Jana Jünger

Ärztliche Kommunikation

Mit Beiträgen von

Michael Akbar
Attila Altiner
Marina Bartolovic
Christoph Becker
Christina Bergdolt
Wulf Bertram
Christiane Bieber
Julia Bird
Christian A. Brünahl
Holger Buggenhagen
Rainer Büscher
Jean-François Chenot
Nicole Deis
Beate Ditzen
Nadine Dreimüller
Ann-Catrin Druck
Marion Duscha
Oliver Evers
Christine Faller
Folkert Fehr
Gregor Feldmeier
Astrid Fink
Sabine Fischbeck
Susanne Frankenhauser
Maryna Gornostayeva
Burkhard Götsch
Matthäus Ch. Grasl
Leyla Güzelsoy
Walter Emil Haefeli
Sybille Häfner
Ernil Hansen
Martin Härter
Steffen Heide
Markus Herrmann
Anne Herrmann-Werner
Pia Heußner
Jochen Heymanns
Barbara Hinding

Jana Hinneburg
Birgit Hladschik-Kermer
Achim Hochlehnert
Susanne Hoffmann
Klaus Hönig
Sabina Hunziker Schütz
Birgit Jaspers
Haang Jeung-Maarse
Ansgar Jonietz
Jana Jünger
André Karger
Katharina Keifenheim
Theresa Kenngott
David Klemperer
Cora Koch
Wolfgang Kölfen
Volker Köllner
Nadja Komm
Johannes Kruse
Marcel Kusch
Eike Langheim
Hedda Lausberg
Christine Lenz
Klaus Lieb
Maike Linke
Christin Löffler
Christiane Lücking
Julia Mahal
Annette Maleika
Tanja Manser
Olaf Martin
Hannah Sophie May
Stefanie Merse
André L. Mihaljevic
Kerstin Mörsch
Claudia Mück
Friederike Mumm
Anna Mutschler

Eckhard Nagel
Ulrike Necknig
Alexandra Núñez
Samia Peltzer
Frank Peusquens
Lukas Radbruch
Marcel Rarek
Isabelle Rek
Daniela Roesch-Ely
Armin Schafberger
Jörg Schelling
Martin Scherer
Gerhard Schillinger
Marcus Schiltenwolf
Gerhard Schmidmaier
Hanna Seidling
Jost Steinhäuser
Kai-Uwe R. Strelow
Steffen Taubert
Svenja Taubner
Harald Tegtmeyer
Anne Toussaint
Birgit Trierweiler-Hauke
Matthias Villalobos
Frank Vitinius
Christiane Waller
Jürgen Walther
Odette Wegwarth
Katja Welsch
Swantje Wienand
Eva Winkler
Tewes Wischmann
Anja Wollny
Alexander Wünsch
Stephan Zipfel
Brigitte Zrenner

Ärztliche Kommunikation

Praxisbuch zum Masterplan Medizinstudium 2020

Herausgegeben von Jana Jünger

Mit einem Geleitwort von Eckhard Nagel

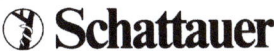 Schattauer

Die digitalen Zusatzmaterialien haben wir zum Download auf www.klett-cotta.de bereitgestellt. Geben Sie im Suchfeld auf unserer Homepage den folgenden Such-Code ein: **OM43252**

Oder scannen Sie direkt diesen QR-Code:

Bibliografische Information der Deutschen Nationalbibliothek
Die Deutsche Nationalbibliothek verzeichnet diese Publikation in der Deutschen National-bibliografie; detaillierte bibliografische Daten sind im Internet über http://dnb.d-nb.de abrufbar.

Besonderer Hinweis
Die Medizin unterliegt einem fortwährenden Entwicklungsprozess, sodass alle Angaben, insbesondere zu diagnostischen und therapeutischen Verfahren, immer nur dem Wissens-stand zum Zeitpunkt der Drucklegung des Buches entsprechen können. Hinsichtlich der angegebenen Empfehlungen zur Therapie und der Auswahl sowie Dosierung von Medika-menten wurde die größtmögliche Sorgfalt beachtet. Gleichwohl werden die Benutzer auf-gefordert, die Beipackzettel und Fachinformationen der Hersteller zur Kontrolle heranzu-ziehen und im Zweifelsfall einen Spezialisten zu konsultieren. Fragliche Unstimmigkeiten sollten bitte im allgemeinen Interesse dem Verlag mitgeteilt werden. Der Benutzer selbst bleibt verantwortlich für jede diagnostische oder therapeutische Applikation, Medikation und Dosierung.
In diesem Buch sind eingetragene Warenzeichen (geschützte Warennamen) nicht beson-ders kenntlich gemacht. Es kann also aus dem Fehlen eines entsprechenden Hinweises nicht geschlossen werden, dass es sich um einen freien Warennamen handelt.

Schattauer
www.schattauer.de
© 2018 by J. G. Cotta'sche Buchhandlung
Nachfolger GmbH, gegr. 1659, Stuttgart
Alle Rechte vorbehalten
Printed in Germany
Cover: Jutta Herden, Stuttgart
Gesetzt von Kösel Media GmbH, Krugzell
Gedruckt und gebunden von CPI – Clausen & Bosse, Leck

Lektorat: Barbara Buchter
Projektmanagement: Dr. Nadja Urbani

ISBN 978-3-608-43252-7

Auch als E-Book erhältlich

Geleitwort

Medizinische Hochschule Hannover, September 1992, 06:30 Uhr. Frühvisite auf den Stationen 18, 16, 26 und 12: Unter Leitung von Herrn Professor Rudolf Pichlmayr beginnt ein Team, bestehend aus einer Oberärztin, zwei Fachärzten, zwei Assistenten (einer davon bin ich), begleitet von der jeweiligen Stationsschwester, den Besuch bei den Patientinnen der Abdominal- und Transplantationschirurgie. Die Aufgaben sind klar verteilt, Informationen werden auf dem Gang in kurzen Worten zum aktuellen Gesundheitszustand, zu den Sorgen und Bedürfnissen der jeweiligen Patientinnen ausgetauscht. Nicht viel mehr als einen kurzen Augenblick pro Zimmer. Vor der Tür eine kurze Diskussion, im Patientenzimmer vollständige Fokussierung auf die Kommunikation zwischen Professor und Patientin.

Bei den Patientinnen nach Lebertransplantation werden die Gespräche des Teams untereinander etwas länger, die Einschätzung ergänzt durch anästhesiologische und internistische Perspektiven. Dabei wird die Anspannung hinsichtlich einer guten Versorgung dieser schwierigen Patientengruppe allenthalben spürbar. Ursache für die wahrnehmbare Unruhe sind nicht selten Missverständnisse bei Übergaben, im Gespräch zwischen Oberärztinnen und Assistentinnen, vor allem aber auch zwischen den Pflegekräften und Ärztinnen. Diese Wahrnehmung hatte mich dazu gebracht, das interprofessionelle Gespräch mit den verschiedenen Berufsgruppen zu suchen und den Versuch zu unternehmen, unsere Arbeitsabläufe zu reflektieren. Dabei wird schnell deutlich, dass nicht nur die Abläufe veränderungswürdig sind, sondern auch das Gespräch untereinander erhebliches Verbesserungspotenzial aufweist. Deshalb schlage ich an diesem Morgen meinem Chef auf dem Stationsflur vor, eine Teamsupervision im Intensivbereich zu veranlassen. Der Begriff löst in der Chirurgie Verwirrung aus. Teamsupervision? Was verbirgt sich dahinter und wozu soll das gut sein? Und was bzw. wen umfasst der Terminus des Teams? Der Versuch der Erläuterung bezieht sich auf ein verbessertes Verständnis der jeweiligen Aufgaben, eine erhöhte Sicherheit in den Handlungsprozessen, einer Unterstützung bei der Koordination der Zusammenarbeit und damit eine Verbesserung der Patientenversorgung. Das Ziel wird positiv beurteilt, der unbekannte Begriff mit Achselzucken und Erstaunen quittiert und die positive Antwort kurzgehalten: »Dann redet's halt mehr miteinander.«

Diese kurze Replik von Herrn Professor Pichlmayr macht deutlich, dass die generelle Bereitschaft alles zu tun, was die Patientenversorgung verbessert, stets ein wichtiges Anliegen verantwortlich handelnder Ärztinnen war. Dabei galt das Gespräch zwischen Ärztin und Patientin als selbstverständlich notwendig, aber nicht besonders wichtig. Über die allgemeine Qualifikation eines sogenannten normalen Umgangs hinaus wurden an die Gesprächsführung keine besonderen Qualitätsanforderungen gestellt. Diese Vernachlässigung hat sich nicht nur problematisch auf die Patientenversorgung ausgewirkt, hat negative Auswirkungen auf die Zusammenarbeit zwischen den verschiedenen Berufsgruppen z. B. im Krankenhaus, sondern hat sich mit der immer stärker werdenden Arbeitsverdichtung zu einer besonderen Belastung für viele Ärztinnen entwickelt.

Dies liegt nicht zuletzt daran, dass die Ansprüche an die ärztliche Kunst häufig gleichbedeutend sind mit der Hoffnung, durch spezielle Fertigkeiten könne Krankheit überwunden und Leben erhalten werden. Hierzu brauchte es stets und braucht es auch heute detailliertes Wissen auf der Höhe der Zeit, vor allem aber auch die Fähigkeit, Menschen zu begegnen, sie zu verstehen, zu begreifen, in Beziehung zu treten und womöglich, so wie der römische Philosoph Seneca es formuliert hat, ein freundschaftliches Verhältnis zu den Betroffenen und Hilfsbedürftigen aufzubauen. Dass man an einer solchen Aufgabe, dass man an einer solchen Erwartungshaltung scheitern kann, ist nachvollziehbar.

Hier liegt für jede Generation sowohl der Lehrenden als auch der Lernenden eine besondere Herausforderung, der man häufig nicht genügt hat. Schon Molière beschrieb in seiner letzten Komödie, der eingebildete Kranke, wie die Gesellschaft zum damaligen Zeitpunkt Ärztinnen wahrgenommen hat, die sich hinter einer unverständlichen Sprache, einer auf Distanzierung abzielenden Bekleidung und einem unverständlichen Hochmut versteckt hielten. Schon die damaligen Betrachterinnen hatten viel an der ärztlichen Profession zu kritisieren und haben sich dabei nicht selten ins Lachen geflüchtet.

Eine solche Reaktion ist eine besondere Form von Kommunikation und ein Zeichen für eine bestehende schmerzliche Enge. Nimmt man das vorliegende Buch in die Hand, erkennt man schnell, dass den Autorinnen und Autoren diese Schwierigkeiten gut bekannt sind. Frau Professorin Jünger ist es gelungen, eine exzellente Gruppe von Personen zusammenzubringen, um für die heute Lernenden (und dazu gehören stets auch alle bereits praktizierenden Ärztinnen) in einer übersichtlichen Form das Fundament für ärztliches Handeln didaktisch nachvollziehbar aufzuarbeiten: die ärztliche Kommunikation.

Wer dieses Buch liest, beginnt in der Realität der betroffenen Patientinnen, bekommt die Chance mit ihren Augen zu sehen, ihre Bedürfnisse zu erleben und ihre Erwartungshaltungen zu verstehen, um dann sorgsam in die Kunst der Gesprächsführung eingeführt zu werden.

Der Begriff ›Erwartungsmanagement‹ gehört zu den eher unverständlichen Wortschöpfungen einer auf Dienstleistungen sich immer stärker fokussierenden Gesellschaft. Im Patient-Arzt-Verhältnis beschreibt er aber eine der jeweiligen medizinischen Entwicklung geschuldete Anpassungsnotwendigkeit von Beziehung. Und diese Beziehung basiert auf Kommunikation. Das vorliegende Buch hat diese Erkenntnis als Grundlage gewählt und baut alle Lernschritte darauf konsequent auf.

So ein Buch hätten sich viele Ärztinnengenerationen gewünscht. Nun liegt es vor, kann Grundlage einer neuen Verständigung zwischen Ärztinnen und Patientinnen werden und somit einen wichtigen Beitrag dazu leisten, dass die Stellung des ärztlichen Berufes in den kommenden Jahrzehnten den Erwartungshaltungen besser gerecht wird, als das vielen Generationen vorher trotz aller bewundernswerter medizinischer Fortschritte gelungen ist.

In diesem Sinne darf man wünschen, dass die ärztliche Kommunikation vermittelt durch das vorliegende Praxisbuch zu einer belastbar tragenden Säule der zukünftigen medizinischen Versorgung wird und Medizin 4.0 sich besonders durch die sprachliche Kompetenz einer Profession auszeichnet, die auch in Zukunft zum Fundament des menschlichen Zusammenlebens gehören wird.

Univ.-Prof. Dr. Dr. med. habil. Dr. phil. Dr. theol. h. c. Eckhard Nagel
Ordinarius und Geschäftsführender Direktor
Institut für Medizinmanagement und Gesundheitswissenschaften
Ärztlicher Direktor der Sonderkrankenanstalt Ederhof, Stronach, Osttirol

Vorwort

Einer meiner ersten Patienten war Bernhard. Voller Neugier hatte er sein Studium begonnen. Beim Skifahren mit seinen Kommilitoninnen war er vor Schwäche gestürzt und erholte sich auch die folgenden Tage nicht, war müde und matt. Kurz darauf wurde eine akute myeloische Leukämie diagnostiziert. Nach der ersten Remission infolge der Hochdosischemotherapie war er zuversichtlich und lebensmutig. Sein Bruder trug ihn auf dem Rücken zum Jazzfestival auf dem Hohentwiel, weil er selbst noch nicht fit genug war. Im Herbst kamen die Blasten wieder, die erneute Chemotherapie schlug nicht mehr richtig an, die geplante Stammzelltransplantation konnte nicht durchgeführt werden. Von Anfang an stellte mir Bernhard viele Fragen, die ich und meine Kolleginnen[1] nicht beantworten konnten und auf die ich nicht vorbereitet war. Dann, wenn die Nacht kam und ich noch die Chemotherapie anhängen wollte und existenzielle Angst und Fragen in seinen Augen stand. Wie sollte ich ihm mitteilen, dass der Befund sich verschlechtert hatte, wie, dass die Chemo nicht angeschlagen hatte? Wie mit seinen besorgten Eltern und Geschwistern sprechen? Die Hoffnung nicht verlieren, aber die Verschlechterung nicht leugnen? Die Therapieziele ändern, begleiten statt heilen? Die Begegnung mit seinen Fragen und den Nöten der anderen Patientinnen mitten im Trubel einer überbelegten Station machten mir schnell deutlich, dass ich in meinem Studium viel Wissen angehäuft hatte, aber dass wir nicht vorbereitet wurden auf die Kommunikation mit den Patientinnen und den Angehörigen. Wir lernten auch nicht, uns selbst zu schützen, die intensive Begegnung zum kranken Menschen zuzulassen und sich dennoch nicht darin zu verlieren. Ich beobachtete, dass einige meiner älteren Kolleginnen sich abgrenzten, freundlich, aber distanziert Befunde übermittelten. Wir jungen Stationsärztinnen trafen uns, wir wollten nicht so abgegrenzt sein, wir engagierten uns für unsere Patientinnen bis spät abends und nahmen sie in den Gedanken mit nach Hause.

Zwanzig Jahre später wurde zum ersten Mal die Ärztliche Gesprächsführung als Pflichtbestandteil in Lehre und Prüfung in die ärztliche Approbationsordnung aufgenommen. Erstmalig wurden im Nationalen kompetenzorientierten Lernzielkatalog Medizin (NKLM), der vom Medizinischen Fakultätentag 2015 verabschiedet wurde, von unserer Arbeitsgruppe konsentierte Lernziele für die Ärztliche Gesprächsführung definiert. Im Nationalen Krebsplan des Bundesgesundheitsministeriums wurde die Entwicklung eines Nationalen Mustercurriculums Kommunikation gefordert und gefördert. Mit mehr als 400 Kolleginnen und Kollegen aus allen deutschen Medizinischen Fakultäten haben wir gemein-

---

1 Aus Gründen der besseren Lesbarkeit wird im Text verallgemeinernd das generische Femininum verwendet. Diese Formulierungen umfassen gleichermaßen weibliche und männliche Personen; alle sind damit selbstverständlich gleichberechtigt angesprochen.

sam dieses Mustercurriculum unter der Schirmherrschaft des damaligen Gesundheitsministers Herrmann Gröhe aufbauend auf den Lernzielen des NKLM zum Thema Kommunikation erarbeitet. Dazu haben wir Best-Practice-Beispiele von 16 Fakultäten und Institutionen gesammelt und allen beteiligten Dozierenden zur Verfügung gestellt (https://www.medtalk-education.de/toolbox/). Am 29. Februar 2016 wurde das Nationale longitudinale Mustercurriculum Kommunikation in der Medizin und die Heidelberger Erklärung zur Förderung kommunikativer Kompetenzen in der ärztlichen Ausbildung verabschiedet. Die Implementierung des Mustercurriculums Kommunikation wurde in den am 31. März 2017 verabschiedeten Masterplan Medizinstudium 2020 als eine der 37 Maßnahmen aufgenommen. Explizit fordert der Masterplan: »Anknüpfend an die Vorgaben der Approbationsordnung für Ärzte, die die ärztliche Gesprächsführung ausdrücklich als Gegenstand der ärztlichen Ausbildung und Inhalt der abschließenden Staatsprüfung vorgibt, und an die im NKLM hierzu entwickelten Lernziele, unterstützt das Bundesministerium für Gesundheit (BMG) den Erwerb kommunikativer Kompetenzen in der ärztlichen Ausbildung. Ziel ist, das Mustercurriculum ›Nationales longitudinales Mustercurriculum Kommunikation in der Medizin‹ in die Curricula der Hochschulen umzusetzen und spezielle Prüfungsformate hierfür zu entwickeln« (Maßnahme 8).

Medizin ist eine Handlungs- und Erfahrungswissenschaft. Ärztinnen lernen an konkreten Patientengeschichten am besten. Wir haben deshalb die Autorinnen und Autoren dieses Buch gebeten, das notwendige Kommunikationswissen verknüpft mit dem jeweiligen Behandlungsanlass oder dem Anliegen der Patientin sowie dem dafür erforderlichen Fachwissen zu verbinden. Kommunikationstheorien und -techniken, die nicht mit der zugewandten Haltung zur Patientin und dem notwendigen medizinischen Hintergrundwissen integriert im Gespräch mit der Patientin genutzt werden, sind nur sehr begrenzt hilfreich. Gesprächstechniken und -modelle unterstützen Ärztinnen darin, ihre Patientenorientierung und Empathie der Patientin gegenüber sichtbar und spürbar zu machen. Deswegen sind die im Buch vermittelten Gesprächsmodelle und -techniken immer nur eine innere Orientierung, die helfen sollen, ein Gespräch zu strukturieren oder einen roten Faden zu erhalten, insbesondere wenn die medizinischen und menschlichen Herausforderungen groß sind oder auch wenn die Zeit, wie häufig, knapp ist.

Gespräche mit Menschen in existenziellen Lebenslagen, aber auch in wichtigen Beratungssituationen – dann, wenn z. B. nicht klar ist, woher die Symptome kommen, wenn Angst und Unsicherheit im Raum stehen – sind eine Möglichkeit zur direkten unverstellten Begegnung zwischen Ärztin und Patientin. Es ist ein ärztliches Privileg, dass sich uns Patientinnen bereits im Erstkontakt mit ihren Sorgen anvertrauen. Wir dürfen Patientinnen Fragen stellen, die im normalen Alltagsumgang völlig unmöglich wären. Mit diesem Privileg sorgsam und verantwortlich zum Wohle der Patientin umzugehen, muss gelernt werden. Oft sind sich Ärztinnen nicht bewusst, wie unbedachte missglückte Formulierungen Patientinnen jahrelang begleiten und manchmal negativ wirken. Umgekehrt wissen wir heute, wie heilend und heilungsunterstützend eine gute Arzt-Patient-Beziehung wirken kann und wie wir selbst über unsere Kommunikation mit den Patientinnen maßgeblich zum Heilungsprozess beitragen können.

Dieses Buch ist als Begleitung durch das ganze Studium und für das gesamte ärztliche Berufsleben gedacht. Es soll unterstützen, wenn wir in Situationen kommen, auf die wir nicht vorbereitet sind und die unvermeidbar sind.

Das Buch ist nach den sechs Kompetenzbereichen des NKLM-Kapitels 14c zur Ärztlichen Gesprächsführung gegliedert. Die einzelnen Beiträge beginnen mit einer konkreten Patientengeschichte oder einer Situation aus dem ärztlichen Berufsalltag. Wichtig war es den Autorinnen und Autoren, nicht nur das spezifische Kommunikationswissen, sondern auch die Evidenz und die wissenschaftlichen Befunde zusammenfassend darzustellen. Nach Darstellung der Fallvignette werden daher der Leserin in einer Faktenbox nähere Informationen zum Krankheitsbild bzw. zur behandelten Thematik gegeben. Nach kurzer Einführung in die Thematik finden evidenzbasierte Daten sowie die Darstellung einer gelungenen Arzt-Patient-Kommunikation Berücksichtigung. Anhand einer Patientengeschichte werden jeweils die erforderlichen kommunikativen Inhalte erarbeitet. Konkrete Gesprächsbeispiele und Gesprächsdialoge dienen hierbei der Leserin zur Veranschaulichung. Die Aufbereitung der inhaltlichen Aspekte anhand von Fallvignetten stellen jedoch nur Beispiele dar, wie z. B. das Thema »Umgang mit Unsicherheit« vermittelt werden kann. In einer anderen Fakultät wird dieser spezifische Kommunikationsanlass vielleicht mit einem anderen Patientenbeispiel in einem anderen Fachbereich gelehrt und geprüft. Jedes Kapitel schließt mit einer kurzen Zusammenfassung praxisrelevanter Informationen, sog. Praxistipps, sowie ein oder mehrerer Übungsaufgaben, welche die Autorinnen und Autoren verfasst haben und am Ende des Buches der Leserin zur Überprüfung ihres erworbenen Wissens zur Verfügung stehen. Manche Kommunikationsmodelle, die mittlerweile in fast allen Fakultäten gelehrt werden, wie z. B. das NURSE-Modell zum Umgang mit Emotionen, werden einmal ausführlich dargestellt und erläutert. In den weiteren Beispielen wird dann jeweils auf eine kontextabhängige, unterschiedliche Ausgestaltung eingegangen, sodass die Leserin verstehen kann, dass Modelle immer situationsadaptiert eingesetzt werden müssen. Durch Querverweise in den Kapiteln wird jeweils auf die ausführliche Darstellung verwiesen. In den komplexeren Gesprächssituationen für höhere Semester besteht somit die Gelegenheit, Grundlagen zu wiederholen, falls diese nicht mehr präsent sind.

Über 100 Autorinnen und Autoren aus insgesamt 47 Fakultäten und Institutionen sowie aus knapp 30 medizinischen Fachgebieten und gesundheitsnahen Berufsgruppen haben an diesem Buch mitgearbeitet. Ihnen gebührt mein größter Dank. Über alle Fächergrenzen und Disziplingrenzen hinweg haben sich die Autorinnen und Autoren, die sich häufig vorher nicht kannten, zusammengesetzt, um die medizinischen Inhalte mit den notwendigen Kommunikationskenntnissen zu verbinden. Dadurch sind viele lebhafte Diskussionen und auch neue Kooperationsprojekte entstanden. Vor allem hat die Zusammenarbeit gezeigt, wie beeindruckend viele Kolleginnen und Kollegen sich trotz des zunehmenden ökonomischen Drucks einer patientenorientierten und menschenwürdigen Medizin verbunden und verpflichtet fühlen.

Ohne die engagierte, sorgfältige und nie nachlassende Geduld von Anna Mutschler wäre dieses Buch nie zustande gekommen. Sie hat mit allen Autorinnen und Autoren die Korrespondenz geführt und unermüdlich alle Linien zusammengeführt. Ihr gebührt mein außerordentlicher Dank für die Konsequenz, mit der sie zur Fertigstellung beigetragen hat.

Mein Dank gilt auch Thure von Uexküll, den ich noch viele Jahre erleben durfte und der mich schon als junge Assistenzärztin unterstützt und ermutigt hat, in der studentischen Ausbildung in allen Fächern der Medizin eine Sichtweise umzusetzen, die in gleicher Weise Seele und Körper beachtet und respektiert.

Dem langjährigen Geschäftsführer des Schattauer Verlags und gutem Freund Wulf Bertram verdanke ich, dass wir dieses Buch, das wir seit vielen Jahren planen und dessen Inhalte uns in vielen Gesprächen immer wieder beschäftigt haben, jetzt endlich in die Tat umgesetzt haben.

Ein herzliches Dankeschön gilt auch allen studentischen Tutorinnen der nationalen Summerschool Kommunikation, die von Kurs zu Kurs zeigen, dass sie mit Begeisterung und Idealismus ihren Kommilitoninnen die Kommunikation mit den Patientinnen vermitteln.

Ich wünsche und hoffe, dass Studierenden und Kolleginnen und Kollegen dieses Buch eine Unterstützung in ihrer herausfordernden und erfüllenden Aufgabe der Begleitung und Behandlung von Patientinnen ist und freue mich gemeinsam mit den Autorinnen über Rückmeldungen und Anregungen, die wir gerne aufgreifen.

August 2018   **Prof. Dr. med. Jana Jünger**

Autorinnen und Autoren

PD Dr. med. Michael Akbar
Klinik für Orthopädie und Unfallchirurgie
Universitätsklinikum Heidelberg
Zentrum für Wirbelsäulenchirurgie
Schlierbacher Landstr. 200a
69118 Heidelberg
E-Mail: michael.akbar@med.uni-heidelberg.de

Prof. Dr. med. Attila Altiner
Universitätsmedizin Rostock
Institut für Allgemeinmedizin
Postfach 100888
18055 Rostock
E-Mail: altiner@med.uni-rostock.de

Dipl.-Psych. Marina Bartolovic
Universitätsklinikum Heidelberg
Klinik für Allgemeine Psychiatrie
Zentrum für Psychosoziale Medizin
Voßstr. 4
69115 Heidelberg
E-Mail: marina.bartolovic@med.uni-heidelberg.de

Dr. med. Christoph Becker
Universitätsspital Basel
Abt. für Medizinische Kommunikation/Psychosomatik
Klingelbergstr. 23
4031 Basel
E-Mail: christoph.becker@usb.ch

Dr. med. Christina Bergdolt
Universitätsklinikum Heidelberg
Klinik für Orthopädie und Unfallchirurgie
Schlierbacher Landstr. 200a
69118 Heidelberg
E-Mail: christina.kahlert@med.uni-heidelberg.de

Dr. med. Dipl. Psych. Wulf Bertram
Schattauer Verlag/Verlag Klett-Cotta
Rotebühlstraße 77
70178 Stuttgart
E-Mail: w.bertram@klett-cotta.de

Prof. (apl.) Dr. med. Christiane Bieber
Universitätsklinikum Heidelberg
Klinik für Allgemeine Innere Medizin und Psychosomatik
Zentrum für Psychosoziale Medizin
Thibaustr. 4
69115 Heidelberg
E-Mail: christiane.bieber@med.uni-heidelberg.de

Julia Bird
Universitätsklinikum Heidelberg
Unternehmenskommunikation/Pressestelle
Im Neuenheimer Feld 672
69120 Heidelberg
E-Mail: julia.bird@med.uni-heidelberg.de

Dr. med. Christian A. Brünahl
Universitätsklinikum Hamburg-Eppendorf
Institut und Poliklinik für Psychosomatische Medizin und Psychotherapie
Martinistr. 52
20246 Hamburg
E-Mail: c.bruenahl@uke.de

Dr. med. Holger Buggenhagen (MME)
Universitätsmedizin Mainz
Zentrale Lehrplattform – Rudolf Frey Lernklinik
Langenbeckstr. 1
55131 Mainz
E-Mail: buggenha@uni-mainz.de

Prof. Dr. med. Rainer Büscher (MME)
Universitätsklinikum Essen
Klinik für Kinderheilkunde II
Hufelandstr. 55
45147 Essen
E-Mail: rainer.buescher@uk-essen.de

Prof. Dr. med. Jean-François Chenot (MPH)
Universitätsmedizin Greifswald
Abteilung Allgemeinmedizin
Institut für Community Medicine
Fleischmannstr. 6
17475 Greifswald
E-Mail: jchenot@uni-greifswald.de

Dipl.-Psych. Nicole Deis
Institut für medizinische und pharmazeutische Prüfungsfragen
Große Langgasse 8
55116 Mainz
E-Mail: ndeis@impp.de

Prof. Dr. phil. Beate Ditzen
Universitätsklinikum Heidelberg
Institut für Medizinische Psychologie
Zentrum für Psychosoziale Medizin
Bergheimer Str. 20
69115 Heidelberg
E-Mail: beate.ditzen@med.uni-heidelberg.de

Dr. med. Nadine Dreimüller (MME)
Universitätsmedizin Mainz
Klinik für Psychiatrie und Psychotherapie
Untere Zahlbacher Str. 8
55131 Mainz
E-Mail: nadine.dreimueller@unimedizin-mainz.de

Ann-Catrin Druck
Universitätsklinikum Heidelberg
Chirurgische Klinik Abt. Kinderchirurgie
Im Neuenheimer Feld 110
69120 Heidelberg
E-Mail: catrin.druck@gmx.de

Dipl. Soz.-Arb. Marion Duscha
Heidelberger Selbsthilfebüro
Alte Eppelheimer Str. 38
69115 Heidelberg
E-Mail: duscha@selbsthilfe-heidelberg.de

M. Sc. Psych Oliver Evers
Universitätsklinikum Heidelberg
Institut für Psychosoziale Prävention
Bergheimer Str. 54
69115 Heidelberg
E-Mail: oliver.evers@med.uni-heidelberg.de

Christine Faller
Universitätsklinikum Heidelberg
Klinische Pharmakologie und Pharmakoepidemiologie
Kooperationseinheit Klinische Pharmazie
Im Neuenheimer Feld 410
69120 Heidelberg
E-Mail: christine.faller@med.uni-heidelberg.de

Dr. med. Folkert Fehr
Gemeinschaftspraxis Dr. Folkert Fehr & Dr. Jan Buschmann
Karlsplatz 5
74889 Sinsheim
E-Mail: folkert.fehr@t-online.de

Dr. med. Gregor Feldmeier
Institut für Allgemeinmedizin
Universitätsmedizin Rostock
Postfach 100888
18055 Rostock
E-Mail: gregor.feldmeier@med.uni-rostock.de

Dr. med. Astrid Fink
Martin-Luther-Universität Halle-Wittenberg
Medizinische Fakultät
Institut für Medizinische Soziologie
Magdeburger Str. 8
06112 Halle (Saale)
E-Mail: astrid.fink@medizin.uni-halle.de

Dr. rer. physiol. Dipl.-Psych. Sabine Fischbeck (MME)
Universitätsmedizin Mainz
Klinik und Poliklinik für Psychosomatische Medizin und Psychotherapie
Schwerpunkt Medizinische Psychologie und Medizinische Soziologie
Saarstr. 21
55099 Mainz
E-Mail: fischbec@uni-mainz.de

Dr. med. Susanne Frankenhauser (MME)
Berufsgenossenschaftliche Unfallklinik Ludwigshafen
Centrum für interdisziplinäre Rettungs- und Notfallmedizin
Ludwig-Guttmann-Str. 13
67071 Ludwigshafen
E-Mail: susanne.frankenhauser@bgu-ludwigshafen.de

Maryna Gornostayeva
Institut für medizinische und pharmazeutische Prüfungsfragen
Große Langgasse 8
55116 Mainz
E-Mail: mgornostayeva@impp.de

Diplom-Pflegepädagoge Burkhard Götsch
Akademie für Gesundheitsberufe Heidelberg
Leiter Gesundheits- und Krankenpflegeschule
Wieblinger Weg 19
69123 Heidelberg
E-Mail: burkhard.goetsch@med.uni-heidelberg.de

Ao. Univ.-Prof. Dr. med. Matthäus Ch. Grasl (MME)
Medizinische Universität Wien
Universitätsklinik für Hals-Nasen- und Ohrenkrankheiten
Währinger Gürtel 18 – 20
1090 Wien
E-Mail: matthaeus.grasl@meduniwien.ac.at

Dr. med. Leyla Güzelsoy
Klinikum Nürnberg
Klinik für Psychosomatische Medizin und Psychotherapie
Psychosomatischer Konsiliar- und Liaisondienst
Paracelsus Medizinische Privatuniversität
Prof.-Ernst-Nathan-Str. 1
90419 Nürnberg
E-Mail: leyla.froehlich-guezelsoy@klinikum-nuernberg.de

Prof. Dr. med. Walter Emil Haefeli
Klinische Pharmakologie und Pharmakoepidemiologie
Universitätsklinikum Heidelberg
Im Neuenheimer Feld 410
69120 Heidelberg
E-Mail: walter-emil.haefeli@med.uni-heidelberg.de

PD Dr. med. Sybille Häfner
Universitätsklinikum Heidelberg
Klinik für Allgemeine Psychiatrie
Voßstr. 4
69115 Heidelberg
E-Mail: sibylle.haefner@med.uni-heidelberg.de

Prof. Dr. med. Dr. rer. nat. Ernil Hansen
Universitätsklinikum Regensburg
Klinik für Anästhesiologie
Franz-Josef-Strauß-Allee 11
93042 Regensburg
E-Mail: ernil.hansen@ukr.de

Prof. Dr. med. Dr. phil. Martin Härter
Universitätsklinikum Hamburg-Eppendorf
Institut und Poliklinik für Medizinische Psychologie
Zentrum für Psychosoziale Medizin
Martinistr. 52 – W 26
20246 Hamburg
E-Mail: m.haerter@uke.uni-hamburg.de

Prof. Dr. med. Steffen Heide (MME)
Martin-Luther-Universität Halle-Wittenberg
Institut für Rechtsmedizin
Franzosenweg 1
06221 Halle (Saale)
E-Mail: steffen.heide@uk-halle.de

Prof. Dr. med. Markus Herrmann (MPH) M. A.
Otto-von-Guericke-Universität Magdeburg
Institut für Allgemeinmedizin
Leipziger Str. 44
39120 Magdeburg
E-Mail: markus.herrmann@med.ovgu.de

Dr. med. Anne Herrmann-Werner (MME)
Universitätsklinikum Tübingen
Medizinische Klinik
Psychosomatische Medizin und Psychotherapie
Osianderstr. 5
72076 Tübingen
E-Mail: anne.herrmann-werner@med.uni-tuebingen.de

Dr. med. Pia Heußner
Klinikum der Universität München
Medizinische Klinik und Poliklinik III
Interdisziplinäres Zentrum für Psycho-Onkologie
Marchioninistr. 15
81377 München
E-Mail: pia.heussner@med.uni-muenchen.de

Dr. med. Jochen Heymanns
Praxisklinik für Hämatologie und Onkologie Koblenz
Neversstr. 5
56068 Koblenz
E-Mail: heymanns@onkologie-koblenz.de

Dr. phil. Dipl.-Psych. Barbara Hinding
Institut für medizinische und pharmazeutische Prüfungsfragen
Große Langgasse 8
55116 Mainz
E-Mail: bhinding@impp.de

M.Ed. Jana Hinneburg
Max-Planck-Institut für Bildungsforschung
Harding-Zentrum für Risikokompetenz
Lentzeallee 94
14195 Berlin
E-Mail: hinneburg@mpib-berlin.mpg.de

Mag. Dr. Birgit Hladschik-Kermer (MME)
Medizinische Universität Wien
Abt. für Medizinische Psychologie
Kinderspitalgasse 15/0
1090 Wien
E-Mail: birgit.hladschik-kermer@meduniwien.ac.at

Dr. med. Achim Hochlehnert
Universitätsklinikum Heidelberg
Klinik für Allgemeine Innere Medizin und Psychosomatik
Im Neuenheimer Feld 410
69120 Heidelberg
E-Mail: achim.hochlehnert@med.uni-heidelberg.de

Dr. sc. (ETH) M.A. Susanne Hoffmann
Institut für Patientensicherheit
Sigmund-Freud-Str. 25
53127 Bonn
E-Mail: susanne.hoffmann@gmx.ch

Dr. Dipl.-Psych. Klaus Hönig
Universitätsklinikum Ulm
Klinik für Psychosomatische Medizin und Psychotherapie
Albert-Einstein-Allee 23
89081 Ulm
E-Mail: klaus.hoenig@uniklinik-ulm.de

Prof. Dr. Sabina Hunziker Schütz
Universitätsspital Basel
Klinik für Innere Medizin
Abt. für Medizinische Kommunikation/Psychosomatik
Klingelbergstr. 23
4031 Basel
E-Mail: sabina.hunziker@usb.ch

Dr. Birgit Jaspers
Universitätsklinikum Bonn
Klinik für Palliativmedizin
Sigmund-Freud-Str. 25
53127 Bonn
E-Mail: birgit.jaspers@malteser.org

Dr. med. Haang Jeung-Maarse
Universitätsklinikum Heidelberg
Klinik für Allgemeine Psychiatrie
Zentrum für Psychosoziale Medizin
Voßstr. 4
69115 Heidelberg
E-Mail: haang.jeung-maarse@med.uni-heidelberg.de

Ansgar Jonietz
»Was hab' ich?« gemeinnützige GmbH
Theaterstr. 4
01067 Dresden
E-Mail: ansgar.jonietz@washabich.de

Prof. Dr. med. Jana Jünger (MME)
Institut für medizinische und pharmazeutische Prüfungsfragen
Große Langgasse 8
55116 Mainz
E-Mail: jjuenger@impp.de

Dr. med. André Karger (MME)
Universitätsklinikum Düsseldorf
Klinisches Institut für Psychosomatische Medizin und Psychotherapie
Moorenstr. 5
40225 Düsseldorf
E-Mail: andre.karger@med.uni-duesseldorf.de

Dr. med. Katharina Keifenheim
Universitätsmedizin Tübingen
Medizinische Klinik
Psychosomatische Medizin und Psychotherapie
Osianderstr. 5
72076 Tübingen
E-Mail: katharina.keifenheim@med.uni-tuebingen.de

Theresa Kenngott
Universitätsklinikum Heidelberg
Klinik für Allgemein-, Viszeral- und Transplantationschirurgie
Im Neuenheimer Feld 110
69120 Heidelberg
E-Mail: theresa.kenngott@med.uni-heidelberg.de

Prof. Dr. med. David Klemperer
Ostbayerische Technische Hochschule Regensburg
Fakultät für angewandte Sozial- und Gesundheitswissenschaften
Seybothstr. 2
93053 Regensburg
E-Mail: david.klemperer@oth-regensburg.de

Dr. med. Cora Koch
Universitätsmedizin Mainz
Klinik für Psychiatrie und Psychotherapie
Untere Zahlbacher Str. 8
55131 Mainz
E-Mail: cora.m.koch@googlemail.com

Prof. Dr. med. Wolfgang Kölfen
Städtische Kliniken Mönchengladbach
Zentrum für Kinder- und Jugendmedizin
Hubertusstr. 100
41239 Mönchengladbach
E-Mail: wolfgang.koelfen@sk-mg.de

Prof. Dr. med. Volker Köllner
Reha-Zentrum Seehof der Deutschen Rentenversicherung Bund
Abt. für Verhaltenstherapie und Psychosomatik
Lichterfelder Allee 55
14513 Teltow
E-Mail: koellner@charite.de

Nadja Komm
Institut für Qualitätssicherung und Transparenz im Gesundheitswesen IQTIG
Katharina-Heinroth-Ufer 1
10787 Berlin
E-Mail: nadja.komm@iqtig.org

Prof. Dr. med. Johannes Kruse
Universitätsklinikum Gießen
Klinik für Psychosomatik und Psychotherapie
Friedrichstr. 33
35392 Gießen
E-Mail: johannes.kruse@psycho.med.uni-giessen.de

Marcel Kusch
Universitätsklinikum Heidelberg
Klinische Pharmakologie und Pharmakoepidemiologie
Kooperationseinheit Klinische Pharmazie
Im Neuenheimer Feld 410
69120 Heidelberg
E-Mail: marcel.kusch@med.uni-heidelberg.de

Dr. med. Eike Langheim
Reha-Zentrum Seehof der Deutschen Rentenversicherung Bund
Abt. Innere Medizin, Kardiologie, Sozialmedizin, Rehabilitationswesen
Lichterfelder Allee 55
14513 Teltow
E-Mail: dr.med.eike.langheim@drv-bund.de

Univ.-Prof. Dr. med. Hedda Lausberg
Deutsche Sporthochschule Köln
Psychosomatische Medizin und Psychiatrie
Abt. für Neurologie, Psychosomatik und Psychiatrie
Am Sportpark Müngersdorf 6
50933 Köln
E-Mail: h.lausberg@dshs-koeln.de

Dr. med. Christine Lenz
Lehrbeauftragte am Klinikum der Universität München
Institut für Allgemeinmedizin
Allgemeinarztpraxis Dr. med. Christine Lenz und Dr. med. Andreas Lenz
Alpenstr. 29
82538 Geretsried
E-Mail: christinelenz@praxislenz.de

Prof. Dr. med. Klaus Lieb
Universitätsmedizin Mainz
Klinik für Psychiatrie und Psychotherapie
Untere Zahlbacher Str. 8
55131 Mainz
E-Mail: klaus.lieb@unimedizin-mainz.de

Dipl.-Psych. Maike Linke (MME)
Technische Universität Dresden
Medizinische Fakultät Carl Gustav Carus
Psychosoziale Medizin und Entwicklungsneurowissenschaften
Fetscherstr. 74
01307 Dresden
E-Mail: maike.linke@tu-dresden.de

Dr. rer. pol. Christin Löffler
Universitätsmedizin Rostock
Institut für Allgemeinmedizin
Postfach 100888
18055 Rostock
E-Mail: christin.loeffler@med.uni-rostock.de

Dr. phil. M.A. klin. ling. Christiane Lücking
Hochschule Fresenius
Fachbereich Gesundheit und Soziales
Lilienstr. 5–9
20095 Hamburg
E-Mail: christiane.luecking@hs-fresenius.de

M. Sc. Psych Julia Mahal
Universitätsklinikum Heidelberg
Institut für Medizinische Psychologie
Zentrum für Psychosoziale Medizin
Bergheimer Str. 20
69115 Heidelberg
E-Mail: julia.mahal@med.uni-heidelberg.de

Dr. med. Annette Maleika
GRN-Klinik Schwetzingen
Bodelschwinghstr. 10
68723 Schwetzingen
E-Mail: annette.maleika@grn2.de

Prof. Dr. phil. Tanja Manser
Fachhochschule Nordwestschweiz
Hochschule für Angewandte Psychologie FHNW
Riggenbachstr. 16
4600 Olten
E-Mail: tanja.manser@fhnw.ch

M.A. Olaf Martin
Martin-Luther-Universität Halle-Wittenberg
Institut für Medizinische Soziologie
Magdeburger Str. 8
06112 Halle (Saale)
E-Mail: olaf.martin@medizin.uni-halle.de

Dr. med. Hannah Sophie May
Ruprechts-Karls Universität Heidelberg
Medizinische Fakultät
Im Neuenheimer Feld 346
69120 Heidelberg
E-Mail: hannahsophiemay@gmail.com

Dr. med. Stefanie Merse (MME)
Universitätsklinikum Essen
Klinik für Infektologie
Projektleitung
Modellprojekt Empathische-Interkulturelle-Arzt-Patienten-Kommunikation
(EI-AP-K)
Hufelandstr. 55
45147 Essen
E-Mail: stefanie.merse@uk-essen.de

PD Dr. med. André L. Mihaljevic
Universitätsklinikum Heidelberg
Klinik für Allgemein-, Viszeral- und Transplantationschirurgie
Im Neuenheimer Feld 110
69120 Heidelberg
E-Mail: mihaljevic@uni-heidelberg.de

Kerstin Mörsch
Deutsche Aidshilfe e. V.
Abt. Schwule, MSM und Leben mit HIV
Wilhelmstr. 138
10963 Berlin
E-Mail: kerstin.moersch@dah.aidshilfe.de

Dipl.-Psych. Claudia Mück
Klinikum der Universität München
Medizinische Klinik und Poliklinik III
Familiensprechstunde der Psycho-Onkologie
Marchioninistr. 15
81377 München
E-Mail: claudia.mueck@med.uni-muenchen.de

Dr. med. Friederike Mumm
Klinikum der Universität München
Medizinische Klinik und Poliklinik III
Interdisziplinäres Zentrum für Psycho-Onkologie
Marchioninistr. 15
81377 München
E-Mail: friederike.mumm@med.uni-muenchen.de

Dipl.-Päd. Anna Mutschler
Institut für Kommunikations- und Prüfungsforschung
Wieblinger Weg 92a
69123 Heidelberg
E-Mail: a.mutschler@cares.institute

Univ.-Prof. Dr. Dr. med. habil. Dr. phil. Dr. theol. h. c. Eckhard Nagel
Institut für Medizinmanagement und Gesundheitswissenschaften
Universität Bayreuth
Prieserstraße 2
95444 Bayreuth
E-Mail: eckhard.nagel@uni-bayreuth.de

Dr. med. Ulrike Necknig (MME)
Klinikum Garmisch-Partenkirchen GmbH
Abt. für Urologie und Kinderurologie
Auenstr. 6
82467 Garmisch-Partenkirchen
E-Mail: ulrike.necknig@klinikum-gap.de

M.A. Alexandra Núñez
Institut für Kommunikations- und Prüfungsforschung
Wieblinger Weg 92a
69123 Heidelberg
E-Mail: a.nunez@cares.institute

M. Sc. Psych. Samia Peltzer
Universitätsklinikum Köln
Klinik und Poliklinik für Psychosomatik und Psychotherapie
Kerpener Str. 62
50937 Köln
E-Mail: samia.peltzer@uk-koeln.de

M. A. Frank Peusquens
Universitätsklinikum Bonn
Klinik für Palliativmedizin
Sigmund-Freud-Str. 25
Gebäude 66
53127 Bonn
E-Mail: frank.peusquens@ukbonn.de

Prof. Dr. med. Lukas Radbruch
Universitätsklinikum Bonn
Klinik für Palliativmedizin
Sigmund-Freud-Str. 25
Gebäude 66
53127 Bonn
E-Mail: lukas.radbruch@ukb.uni-bonn.de

cand. med. Marcel Rarek
Universitätsklinikum Köln
Klinik und Poliklinik für Psychosomatik und Psychotherapie
Kerpener Str. 62
50937 Köln
E-Mail: marcel.rarek@web.de

Dr. sc. hum. M. Sc. Psych. Isabelle Rek
Universitätsklinikum Heidelberg
Klinik für Allgemeine Psychiatrie
Zentrum für Psychosoziale Medizin
Thibautstr. 6
69115 Heidelberg
E-Mail: isabelle.rek@med.uni-heidelberg.de

Prof. (apl) Dr. med. Daniela Roesch-Ely
Universitätsklinikum Heidelberg
Klinik für Allgemeine Psychiatrie
Zentrum für Psychosoziale Medizin
Voßstr. 4
69115 Heidelberg
E-Mail: daniela.roesch-ely@med.uni-heidelberg.de

Armin Schafberger
Deutsche Aidshilfe e. V.
Abt. Medizin und Beratung
Wilhelmstr. 138
10963 Berlin
E-Mail: armin.schafberger@dah.aidshilfe.de

Prof. Dr. med. Jörg Schelling
Klinikum der Universität München
Institut für Allgemeinmedizin
Pettenkoferstr. 8 a
80336 München
E-Mail: joerg.schelling@med.uni-muenchen.de

Prof. Dr. med. Martin Scherer
Universitätsklinikum Hamburg-Eppendorf
Institut für Allgemeinmedizin
Martinistr. 52
20246 Hamburg
E-Mail: m.scherer@uke.de

Dr. med. Gerhard Schillinger
AOK-Bundesverband
Rosenthaler Str. 31
10178 Berlin
E-Mail: gerhard.schillinger@bv.aok.de

Prof. Dr. med. Marcus Schiltenwolf
Universitätsklinikum Heidelberg
Klinik für Orthopädie und Unfallchirurgie
Schlierbacher Landstr. 200a
69118 Heidelberg
E-Mail: marcus.schiltenwolf@med.uni-heidelberg.de

Prof. Dr. med. Gerhard Schmidmaier
Universitätsklinikum Heidelberg
Klinik für Orthopädie und Unfallchirurgie
Schlierbacher Landstr. 200a
69118 Heidelberg
E-Mail: gerhard.schmidmaier@med.uni-heidelberg.de

PD Dr. sc. hum. Hanna Seidling
Klinische Pharmakologie und Pharmakoepidemiologie
Universitätsklinikum Heidelberg
Im Neuenheimer Feld 410
69120 Heidelberg
E-Mail: hanna.seidling@med.uni-heidelberg.de

Prof. Dr. med. Jost Steinhäuser
Universitätsklinikum Schleswig-Holstein
Institut für Allgemeinmedizin
Ratzeburger Allee 160
23583 Lübeck
E-Mail: jost.steinhaeuser@uksh.de

Kai-Uwe R. Strelow
Universitätsmedizin Mainz
Zentrale Lehrplattform – Rudolf Frey Lernklinik
Langenbeckstr. 1
55131 Mainz
E-Mail: kai-uwe.strelow@uni-mainz.de

Steffen Taubert
Deutsche Aidshilfe e. V.
Abt. Medizin und Beratung
Wilhelmstr. 138
10963 Berlin
E-Mail: steffen.taubert@dah.aidshilfe.de

Prof. Dr. phil. Svenja Taubner
Universitätsklinikum Heidelberg
Institut für Psychosoziale Prävention
Bergheimer Str. 54
69115 Heidelberg
E-Mail: svenja.taubner@med.uni-heidelberg.de

Dr. med. Dipl. Psych. Harald Tegtmeyer
Kemptener Str. 28
88131 Lindau
E-Mail: dr.harald.tegtmeyer@t-online.de

Dr. phil. Anne Toussaint
Universitätsklinikum Hamburg-Eppendorf
Institut und Poliklinik für Psychosomatische Medizin und Psychotherapie
Martinistr. 52
20246 Hamburg
E-Mail: a.toussaint@uke.de

Birgit Trierweiler-Hauke
Universitätsklinikum Heidelberg
Klinik für Allgemein-, Viszeral- und Transplantationschirurgie
Im Neuenheimer Feld 110
69120 Heidelberg
E-Mail: birgit.trierweiler-hauke@med.uni-heidelberg.de

Dr. med. Matthias Villalobos
Universitätsklinikum Heidelberg
Thoraxklinik Heidelberg
Röntgenstr. 1
69126 Heidelberg
E-Mail: matthias.villalobos@med.uni-heidelberg.de

Dr. med. Frank Vitinius
Universitätsklinikum Köln
Klinik und Poliklinik für Psychosomatik und Psychotherapie
Kerpener Str. 62
50937 Köln
E-Mail: frank.vitinius@uk-koeln.de

Prof. Dr. med. Christiane Waller
Klinikum Nürnberg
Klinik für Psychosomatische Medizin und Psychotherapie
Paracelsus Medizinische Privatuniversität
Prof.-Ernst-Nathan-Str. 1
90419 Nürnberg
E-Mail: christiane.waller@klinikum-nuernberg.de

Jürgen Walther
Universitätsklinikum Heidelberg
Nationales Centrum für Tumorerkrankungen Heidelberg
Im Neuenheimer Feld 672
69120 Heidelberg
E-Mail: juergen.walther@med.uni-heidelberg.de

Priv.-Doz. Dr. rer. nat. Dipl. psych. Odette Wegwarth
Max-Planck-Institut für Bildungsforschung
Harding-Zentrum für Risikokompetenz
Lentzeallee 94
14195 Berlin
E-Mail: wegwarth@mpib-berlin.mpg.de

Dipl.-Psych. Katja Welsch
Universitätsklinikum des Saarlandes
Zentrum für Palliativmedizin und Kinderschmerztherapie
66421 Homburg
E-Mail: katja.welsch@uks.eu

Dr. Swantje Wienand
Klinikum Links der Weser
Gesundheit Nord GmbH
Senator-Weßling-Str. 1
28277 Bremen
E-Mail: swantje.wienand@gesundheitnord.de

Prof. Dr. med. Dr. phil. Eva Winkler
Universitätsklinikum Heidelberg
Nationales Centrum für Tumorerkrankungen Heidelberg
Abt. Medizinische Onkologie
Im Neuenheimer Feld 460
69120 Heidelberg
E-Mail: eva.winkler@med.uni-heidelberg.de

Prof. (apl.) Dr. sc. hum. Dipl.-Psych. Tewes Wischmann
Universitätsklinikum Heidelberg
Institut für Medizinische Psychologie
Bergheimer Str. 20
69115 Heidelberg
E-Mail: tewes.wischmann@med.uni-heidelberg.de

Dr. phil. Anja Wollny
Universitätsmedizin Rostock
Institut für Allgemeinmedizin
Postfach 100888
18055 Rostock
E-Mail: anja.wollny@med.uni-rostock.de

Dr. phil. Dipl.-Psych. Alexander Wünsch (MME)
Universitätsklinikum Freiburg
Psychosoziale Krebsberatung Freiburg
Tumorzentrum Freiburg – CCCF in Kooperation mit der Klinik für
Psychosomatische Medizin und Psychotherapie
Hauptstr. 5a
79104 Freiburg
E-Mail: alexander.wuensch@uniklinik-freiburg.de

Prof. Dr. med. Stephan Zipfel
Universitätsklinikum Tübingen
Medizinische Klinik
Psychosomatische Medizin und Psychotherapie
Osianderstr. 5
72076 Tübingen
E-Mail: stephan.zipfel@med.uni-tuebingen.de

Dr. med. Brigitte Zrenner
Universitätsklinikum Tübingen
Neurologische Universitätsklinik
Hoppe-Seyler-Str. 3
72076 Tübingen
E-Mail: brigitte.zrenner@med.uni-tuebingen.de

Inhalt

I Konzepte, Modelle und allgemeine Grundlagen

Eine gelungene Arzt-Patient-Beziehung nimmt eine wesentliche Bedeutung im ärztlichen Berufsalltag sowie in der Gesundheitsversorgung ein. In diesem Kapitel werden die Grundlagen der ärztlichen Gesprächsführung geschaffen sowie unterschiedliche Konzepte und Modelle vorgestellt, anhand derer das eigene kommunikative ärztliche Handeln reflektiert und begründet werden kann.

1 Grundlagen

1.1 Kommunikation hat viele Facetten
Theoretische Grundlagen der ärztlichen Kommunikation

Tewes Wischmann, Julia Mahal, Beate Ditzen

Lernziel nach NKLM 14c

1.1.1 Allgemeine theoretische Grundlagen der ärztlichen Kommunikation erklären

Fallvignette

Herr und Frau Müller, 31 bzw. 27 Jahre alt, verheiratet seit vier Jahren, haben vor einem Jahr die Verhütung abgesetzt und versuchen, ein Kind zu bekommen – bislang erfolglos. Vor einem Vierteljahr ließ sich Frau Müller von Ihnen als ihrer Frauenärztin aus diesem Grund untersuchen. Sie haben keine auffälligen Befunde erkannt und eine Spermiogrammerstellung bei Herrn Müller empfohlen. Frau Müller wiegt allerdings 71 kg bei einer Körpergröße von 1,56 m, was einen BMI von 29 ergibt. Damit gilt sie als übergewichtig, aber noch nicht als adipös. Sie haben ihr damals zur Gewichtsabnahme geraten, da das hormonelle Gleichgewicht durch einen zu hohen Körperfettanteil ungünstig verschoben und die Chance eines Schwangerschaftseintritts dadurch verringert wird.

Ihre medizinische Fachangestellte informiert Sie, dass Frau Müller für heute einen Termin vereinbart hat und verzweifelt wirkte, da sie immer noch nicht schwanger sei. Sie haben die Patientin kurz im Wartezimmer gesehen. Auf den ersten Blick wirkte sie noch etwas fülliger als beim letzten Treffen und sie wich Ihrem Blickkontakt aus. Herr Müller begleitet seine Frau, ist allerdings nach draußen gegangen, um eine Zigarette zu rauchen. Sie rufen Frau Müller in Ihr Sprechzimmer.

[▶ NKLM-Kapitel 20: Kinderwunsch (20.53)]

Informationen zum Krankheitsbild

Hintergrund: Von unerfülltem Kinderwunsch (Infertilität) wird gesprochen, wenn eine Frau trotz regelmäßigen ungeschützten Geschlechtsverkehrs mit dem Partner nach einem Jahr noch nicht schwanger geworden ist. Wenn sowohl gynäkologische als auch urologische Untersuchungen keine erklärenden Befunde erbringen können, wird von idiopathischer Infertilität gesprochen [5].

Trotz regelmäßigen Verkehrs an den fruchtbaren Tagen seit einem Jahr ist beim Paar Müller keine Schwangerschaft eingetreten, weshalb dieses sich bei Frau Müllers Frauenärztin beraten lässt. Bislang wurde beim Paar noch keine Ursache für den unerfüllten Kinderwunsch gefunden.

[▶ NKLM-Kapitel 20: Gewichtszunahme/Adipositas (20.43)]

Fakten zum unerfüllten Kinderwunsch

- Bei unerfülltem Kinderwunsch sind die medizinischen Diagnosen zwischen den Geschlechtern weitgehend gleich verteilt: ca. 30 % nur andrologischer Faktor, 30 % nur gynäkologischer Faktor (z. B. Endometriose), bei 30 % sind beide Partner ursächlich beteiligt. Bei ca. 10 % der Paare findet sich keine medizinische Ursache (idiopathische Infertilität) [5]. Daher ist eine sorgfältige ärztliche Untersuchung unabdingbar, um die Ursachen für den unerfüllten Kinderwunsch festzustellen.
- Die psychologische Auswirkung ungewollter Kinderlosigkeit kann gravierend sein: Von einigen Forschern wird die emotionale Auswirkung mit dem Verlust eines nahen Angehörigen bzw. dem Erleben einer schwerwiegenden körperlichen Erkrankung gleichgesetzt.
- Das Hoffen auf eine Schwangerschaft nach dem Eisprung bei der Frau, gefolgt von der Enttäuschung bei Nichteintritt der Schwangerschaft, wird zutreffend als »Achterbahn der Gefühle« bezeichnet.
- Neueren Studien zufolge sind Frauen und Männer von Infertilität emotional gleichermaßen betroffen, auch wenn der Kinderwunsch bei der Frau meist etwas stärker ausgeprägt ist.
- Unerfüllter Kinderwunsch betrifft etwa eine halbe Million Frauen und Männer in Deutschland, etwa jedes vierte Paar ohne Kinder ist damit ungewollt kinderlos [4].
- Entgegen weit verbreiteter Annahmen in der Öffentlichkeit (»Laienätiologie«) ist eine direkte psychische Verursachung einer Fertilitätsstörung (»innere Blockade« oder stressbedingt) aus wissenschaftlicher Sicht nicht anzunehmen. Eine indirekte Verursachung über die sogenannte verhaltensbedingte Fertilitätsstörung (z. B. Essstörung, Genussgifte) betrifft nur einen kleinen Teil der Paare mit unerfülltem Kinderwunsch [5].
- Die Kosten der medizinischen Diagnostik bei Fertilitätsstörungen werden in der Regel von den gesetzlichen Krankenkassen vollständig übernommen.
- Die S2k-Leitlinie »Psychosomatisch orientierte Diagnostik und Therapie bei Fertilitätsstörungen« der AWMF (Arbeitsgemeinschaft der Wissenschaftlichen Medizinischen Fachgesellschaften e. V.) ist online verfügbar unter www.leitlinien.net.

1.1.1 Einführung

Ärztin und Patientin stehen bei einem gemeinsamen Gespräch in ständigem sozialem Kontakt. Damit dieser Austausch/Kontakt erfolgreich sein kann, ist eine gelungene Arzt-Patienten-Kommunikation sehr bedeutsam. Von ihr kann sowohl die Auswahl einer geeigneten Intervention als auch der Erfolg nach ihrer Durchführung abhängen. Eine gute Arzt-Patienten-Kommunikation sorgt für eine höhere Behandlungsadhärenz der Patientin und steigert somit den Behandlungserfolg. Dies ist sowohl von Bedeutung, wenn gesunde Patientinnen zur Durchführung einer bestimmten Präventionsmaßnahme bewegt werden sollen (z. B. Impfen), als auch wenn bereits eine Erkrankung bzw. ein medizinisches Problem (z. B. unerfüllter Kinderwunsch) diagnostiziert wurde, welche/s nun behandelt werden soll.

Im Fall des Paares Müller agiert die Ärztin in einem Mehrpersonen-Setting und muss also zwischen mehreren Personen vermitteln. Dies stellt eine besondere Herausforderung dar, da die Anliegen und Sorgen beider Partner berücksichtigt und respektiert werden müssen. Eine vorgeschlagene Maßnahme, die nur bei einem der beiden Parteien Zustimmung findet, wird selten zum Erfolg führen, da sich die andere Person wahrscheinlich übergangen fühlt und sich möglicherweise dementsprechend reaktant (widerständig) verhalten wird. Die Ärztin sollte bei Mehrpersonengesprächen (die beide Personen gleichermaßen betreffen) also versuchen, eine möglichst allparteiliche und ergebnisoffene Haltung einzunehmen, die die Ansichten aller Anwesenden gleichermaßen berücksichtigt und in die partizipative Entscheidungsfindung auf der Basis bestmöglicher Informiertheit aller Beteiligten einfließen lässt (▶ Kap. 2.7; ▶ Kap. 17.1).

Um zu einer korrekten Diagnose zu gelangen, braucht die Ärztin grundlegende Kompetenzen in der Gesprächsführung und benötigt Kenntnisse der gängigsten Kommunikationsstörungen (wie z. B. die Auswirkungen paradoxer Kommunikation).

Auf den amerikanischen Kommunikationsforscher Paul Watzlawick geht die bekannte Aussage zurück: »Man kann nicht *nicht* kommunizieren!«. Das bedeutet, dass Kommunikation nicht ausschließlich auf die sprachliche Vermittlung beschränkt ist, sondern ebenso paraverbale Signale (wie Stimmhöhe, Sprechgeschwindigkeit, Dialekt etc.) und nonverbale Äußerungen (Gestik, Mimik, Körperhaltung und deren jeweiligen Veränderungen) umfasst [1, 2]. So können beispielsweise leichte Veränderungen in den paraverbalen Aspekten die inhaltliche Botschaft einer Aussage stark verändern: Der Satz »Der kluge Mensch denkt an sich selbst *zuletzt*« verändert seinen Sinn durch eine leicht andere Betonung vollständig: »Der kluge Mensch denkt an *sich* selbst zuletzt«. Ebenso werden Widersprüchlichkeiten zwischen verbalen und nonverbalen Inhalten von den meisten Menschen schnell registriert: Das verbale »Willkommen heißen« durch den Sprecher (»Sender« der Botschaft) kann durch eine abweisende Körperhaltung mit verschränkten Armen und weggedrehtem Kopf beim Gegenüber (»Empfänger« der Botschaft) drastisch relativiert werden. Dem Wahrheitsgehalt des nonverbalen Kanals wird dabei meist eher geglaubt als der verbalen Botschaft. Die Glaubwürdigkeit des Satzes »Ich habe jetzt Zeit für Sie« wird z. B. durch ständiges auf die Uhr schauen durch die Ärztin und ihr nervöses Fingertrippeln infrage gestellt.

Aspekte der Kommunikation

Paul Watzlawick unterscheidet zudem zwischen dem **Inhaltsaspekt** und dem **Beziehungsaspekt** menschlicher Kommunikation. Während die inhaltlichen Aspekte über die Sprache vermittelt werden (»digitale« Kommunikation), teilen sich die Beziehungsaspekte meist über para- und nonverbale Kanäle mit (»analoge« Kommunikation). Widersprüchlichkeiten zwischen Inhalts- und Beziehungsaspekt werden nach Watzlawick als **paradoxe Kommunikation** bezeichnet. Die Kommunikation über die Kommunikation, z. B. das Ansprechen dieser Widersprüchlichkeiten, wird als **Metakommunikation** bezeichnet.

1.1.2   Das Vier-Ohren-Modell nach Schulz von Thun

Ein praxisorientiertes Modell zur Wahrnehmung von Inhalts- und Beziehungs-
aspekten der Kommunikation ist das etablierte sogenannte Vier-Ohren-Modell
des Psychologen Friedemann Schulz von Thun (▶ Abb. 1-1).

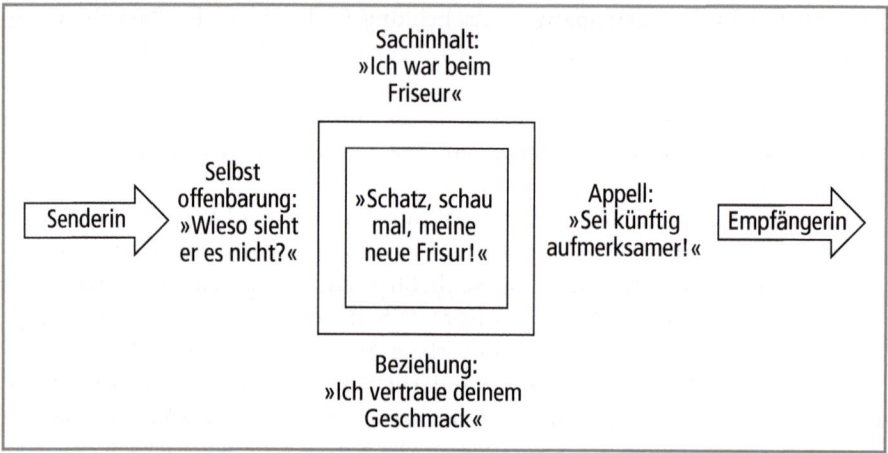

Abb. 1-1   Vier-Ohren-Modell nach Schulz von Thun (stilisierte Darstellung) [6]

Nach diesem Modell [3] wird davon ausgegangen, dass jede Äußerung bezüglich
vier verschiedener Aspekte interpretiert werden kann, sowohl von der Senderin
der Botschaft als auch von der Empfängerin [1, 2]. In der ersten Abbildung werden diese Aspekte durch die verschiedenen Seiten eines Quadrates dargestellt,
welche die Botschaft »Schatz, schau mal, meine neue Frisur!« zwischen einer Senderin und einem Empfänger anhand der vier nachfolgend dargestellten Interpre-
tationsmöglichkeiten vermitteln.

Auf der **Sachseite** informiert die Sprechende über den Sachinhalt, also über
Daten und Fakten, in diesem Fall über ihre neue Frisur nach dem Friseurbesuch.

Die **Selbstoffenbarung** umfasst, was die Sprechende durch das Senden der
Botschaft von sich zu erkennen gibt, also in diesem Fall ihr Erstaunen darüber,
dass ihrem Partner ihre neue Frisur noch gar nicht aufgefallen ist bzw. er sie noch
nicht darauf angesprochen hat.

Auf der **Beziehungsseite** kommt zum Ausdruck, wie die sendende Person
meint, zum Empfänger zu stehen, und was sie von ihm hält. Sie geht also davon
aus, dass ihr Partner die Wichtigkeit ihrer neuen Frisur durchaus zu würdigen
weiß, und möchte seine Meinung hören.

Was die Senderin beim Empfänger erreichen möchte, wird von der **Appell-
seite** repräsentiert: Hier also die Botschaft an ihn, ihre neue Frisur zu loben und
ihren Aufwand (des Friseurs) wertzuschätzen.

Die vier Seiten der gesendeten Nachricht, also das, was die Senderin mit einer
Äußerung ausdrücken bzw. bewirken will, entsprechen nicht immer den vier Seiten, die vom Empfänger interpretiert werden (»in den falschen Hals kriegen«).

Mithilfe dieses Modells können deshalb eine Reihe von Kommunikationsstörungen zwischen zwei Partnern analysiert werden. Dabei ist allerdings zu beachten, dass nicht jede Botschaft immer Aspekte auf allen vier Ebenen enthält.

Ärztinnen sollten sich darüber bewusst sein, dass auch ihre eigenen Aussagen auf verschiedenen Ebenen von Patientinnen interpretiert werden können [2]. Viele Fragen einer Ärztin an ihre Patientin sind nicht nur auf der Sachebene interpretierbar, sondern sagen auch etwas über die Beziehung zu dieser Patientin aus (Beziehungsebene). Die einfache Frage nach dem aktuellen Körpergewicht auf der Sachebene beispielsweise kann von der Patientin als Aufforderung verstanden werden, endlich abzunehmen (Appellebene). Des Weiteren sagen die Fragen auch etwas über die Ärztin selbst aus, die sie stellt (Selbstoffenbarungsebene).

Andersherum können auch Ärztinnen die Aussagen der Patientinnen missverstehen, wenn sie sie auf einer anderen Bedeutungsebene interpretieren, als sie die Patientin ursprünglich gemeint hat. Ärztinnen können dies umgehen, indem sie das Gesagte der Patientin kurz zusammenfassen (paraphrasieren) und sie fragen, ob das Zusammengefasste der Kernaussage der Patientin entspricht. Auch wenn Patientinnen »nur« ein körperliches Symptom beschreiben, dann sagt dieses trotzdem etwas über sie selbst aus, z.B. dass sie unter der Erkrankung leiden, sich schnelle Hilfe wünschen oder sich in ihrem Alltag eingeschränkt fühlen. Die Art und Weise, wie sie dies an die Ärztin herantragen (fordernd, zögerlich etc.), sagt auch etwas darüber aus, in welchem Vertrauensverhältnis sie zu der Ärztin stehen oder wie unangenehm ihnen das Schildern ihrer Symptome ist.

Das Vier-Ohren-Modell von Schulz von Thun ist sehr allgemein gehalten und wurde nicht speziell für die Kommunikation zwischen Ärztin und Patientin entwickelt. Auch ist zu beachten, dass bei einem Arzt-Patienten-Gespräch noch andere Faktoren für die Interaktion eine Rolle spielen, die in diesem Modell nicht explizit berücksichtigt wurden. Hierzu gehören beispielsweise die Rollenerwartungen an die Ärztin, die Motivation der Patientin, etwas an ihrer Krankheit zu ändern (▶ Kap. 2.10; ▶ Kap. 16.1), und der Kontext (z.B. ob die Ärztin gerade viel Zeit für die Patientin hat oder nicht) [2]. Auch sollte die Ärztin sich in die Perspektive der Patientin hineindenken (kognitive Empathie) und hineinfühlen (emotionale Empathie) können, dies wird die Patientin registrieren. Sie sollte grundsätzlich versuchen, allen Patientinnen eine positive Wertschätzung entgegenzubringen und dies auch authentisch auszudrücken, dies vermindert den Widerstand gegen möglicherweise angezeigte Verhaltensänderungen (▶ Kap. 2.1; ▶ Kap. 2.4). Das ist nicht immer einfach, denn wir alle tendieren dazu grundsätzlich, Personen, die uns ähnlich sind und mit denen wir uns stärker identifizieren, mehr Wertschätzung entgegenzubringen – und nicht jede Patientin wird der Ärztin gleich ähnlich sein (▶ Kap. 10.1).

Schließlich sollte die Ärztin durch aktives Zuhören die Patientin dazu ermuntern, von sich aus Information preiszugeben. Aktives Zuhören meint hierbei auch Blickkontakt, Nicken, Zustimmen (»hm«, »ja, ich verstehe«, »ja, das kann ich mir vorstellen«) und eine zugewandte Körperhandlung. Dies ist unter Zeitdruck und dem Anspruch, die relevante Information parallel zum Gespräch im Computer zu dokumentieren, nicht immer einfach – verbessert allerdings das Ergebnis jedes ärztlichen Gesprächs, beispielsweise im Hinblick auf Verhaltensänderungen (► Kap. 2.1).

Evidenz

Die Wichtigkeit des ärztlichen Gesprächs kommt allein dadurch zum Ausdruck, dass die Hälfte aller Diagnosen bereits aufgrund der Informationen gestellt werden können, die die Allgemeinärztin bei der Erhebung der Anamnese gewinnt. 80 % der Diagnosen stehen schließlich nach Anamneseerhebung und einfacher körperlicher Untersuchung fest.

1.1.3 Darstellung einer gelungenen Arzt-Patienten-Kommunikation

Das folgende Gesprächsbeispiel veranschaulicht einige exemplarische Aspekte bezüglich der verschiedenen Kommunikationskanäle in einer ärztlichen Konsultation bei unerfülltem Kinderwunsch (► Tab. 1-1).

Tab. 1-1 Gesprächsbeispiel: Inhalts- und Beziehungsaspekte der Kommunikation bei unerfülltem Kinderwunsch

Gesprächs-verlauf	Gesprächssituation	Handlungsdimension
Vor dem Gespräch		Die Ärztin hat wegen mehrerer Notfälle heute früh nur noch einen Zeitrahmen von ca. 5 – 8 Minuten zur Verfügung.
Gesprächs-eröffnung	Ärztin (Ä): »Guten Tag, Frau Müller«. Frau Müller: »Guten Tag, Frau Doktor!« Ärztin: »Kommen Sie doch bitte herein und nehmen Sie Platz.«	
	<Pause>	
Während des Gesprächs	Frau Müller nimmt Platz, sitzt zusammengesunken auf dem Stuhl. Ärztin: »Frau Müller, Sie wirken so bedrückt, was ist denn los?« Frau Müller: »Ach, Frau Doktor, Sie hatten mir ja empfohlen abzunehmen, aber das hat überhaupt nicht geklappt, im Gegenteil.«	Aufnehmen nonverbaler Signale

Gesprächs-verlauf	Gesprächssituation	Handlungsdimension
	Ä: »Was heißt ›im Gegenteil‹?« Frau Müller (verschämt): »Ich glaube, seit unserem letzten Treffen habe ich einige Kilos zugenommen.«	WWSZ-Technik (Warten, Wiederholen, Spiegeln, Zusammenfassung) (▶ Kap. 2.1)
	Ä: »Empfinden Sie das als persönliche Niederlage?«	• emotionales Erleben ansprechen • Zeit lassen
	‹Pause›	
	Frau Müller: »Ja. Machen Sie mir jetzt deswegen Vorwürfe?« Ä: »Frau Müller, wenn ich jetzt mit erhobe-nem Zeigefinger käme, hätten weder Sie noch ich etwas davon. Lassen Sie uns lieber gemeinsam überlegen, wie Sie dem Ziel der Gewichtsreduktion näherkommen können. Haben Sie schon mal von den Weight Watchers gehört?« Frau Müller: »Ja, das ist doch so ein Grup-penangebot, oder?« Ä: »Genau, in der Gruppe fällt vielen das Abnehmen leichter, ich gebe Ihnen mal Infomaterial mit. Leider habe ich wegen der Notfälle heute nur noch sehr wenig Zeit für Sie, aber einen Punkt wollte ich noch ansprechen.« Frau Müller (erschrickt): »Was denn?«	• Metakommunikation • Transparenz bezüglich des zeitlichen Rahmens
	Ä: »Kein Grund zur Sorge! Mir ist nur aufgefallen, dass Ihr Mann wohl starker Raucher ist. Das kollidiert mit ihrem Kinderwunsch, das wissen Sie?« Frau Müller: »Ich weiß, aber ich kann es ihm doch nicht verbieten.«	Aufnehmen nonverbaler Signale
Gesprächs-abschluss	Ä: »Das würde vermutlich auch nichts brin-gen. Ich wollte Ihnen nur vorschlagen, dass Sie ihn das nächste Mal mit reinbringen, dann können wir uns für ihn auch eine Lösungsmöglichkeit überlegen. Gewichts-reduktion und Zigarettenentwöhnung gehen leichter mit professioneller Hilfe. Außerdem muss ich ihn wegen der Erstel-lung eines Spermiogramms ansprechen.«	Unterstützung anbieten

Tab. 1-1 *Fortsetzung*

Gesprächs-verlauf	Gesprächssituation	Handlungsdimension
	Frau Müller: »Ja, gerne! Danke, Frau Doktor.« Ä: »Prima! Jetzt entschuldigen Sie mich bitte, mein Zeitplan ist heute leider komplett durcheinander gewürfelt worden.« Frau Müller: »Ich verstehe das. Auf Wiedersehen!«	Authentizität in der ärztlichen Rolle

Worauf Sie achten sollten!

- Emotionale Krisen (»Achterbahn der Gefühle«) und sexuelle Probleme beim Paar im Verlauf einer Kinderwunschbehandlung sollten durch Sie antizipiert, von Ihnen angesprochen und auch akzeptiert werden.
- Bagatellisierende Äußerungen wie »Das klappt schon noch mit dem eigenen Kind, Sie sollten sich nicht so hineinsteigern in den Kinderwunsch« werden von Patientinnen als nicht hilfreich oder gar entwertend wahrgenommen und sollten deshalb von Ihnen unbedingt vermieden werden.
- Entlastende Interventionen wie die Normalisierung spezifischer emotionaler Reaktionen (wie z.B. Neid auf Schwangere) sollten im Mittelpunkt Ihres Gesprächsverhaltens stehen.
- Gewinnen Sie den Eindruck, dass konkrete fertilitätseinschränkende Verhaltensweisen vorliegen (z.B. Essstörung, Konsum von Genussgiften), dann sprechen Sie diese mit empathischer und nicht vorwurfsvoller Haltung konkret an. Bieten Sie mögliche kurz- und langfristig wirksame Änderungsschritte an (► Kap. 16.1).

Merke

- Auch medizinische Probleme, deren Krankheitswert nicht unumstritten ist (z.B. unerfüllter Kinderwunsch), können von betroffenen Patientinnen als existenzielle Krise wahrgenommen werden. Im ärztlichen Gespräch sollte dieses berücksichtigt werden, Bagatellisierungen sind fehl am Platz.
- Jede Nachricht von einer Person an eine andere kann auf verschiedene Arten interpretiert werden. Auch bei Gesprächen zwischen Ärztin und Patientin kann es dadurch zu Missverständnissen kommen. Die Ärztin sollte daher stets durch Rückfragen sicherstellen, dass sie zum einen die Patientin richtig verstanden hat und zum anderen sie selbst richtig verstanden wurde.
- Im Mehrpersonengespräch sollten die Anliegen aller Beteiligten berücksichtigt werden, von daher ist hierbei eine allparteiliche und ergebnisoffene ärztliche Gesprächsführung unumgänglich.

Literatur

[1] Faller H, Lang H. Medizinische Psychologie und Soziologie. 4., überarb. Aufl. Berlin, Heidelberg: Springer; 2016.
[2] Hoefert H-W. Psychologie in der Arztpraxis. Göttingen: Hogrefe; 2010.
[3] Tutorenmanual HeiCuMed Vorklinik. Fach: Allgemeinmedizin, Kurs: Anatomie am Lebenden PLUS (AaLPLUS). 6., überarb. Aufl. Heidelberg: Medizinische Fakultät der Universität Heidelberg; 2017.
[4] Wippermann C. Kinderlose Frauen und Männer – Ungewollte oder gewollte Kinderlosigkeit im Lebenslauf und Nutzung von Unterstützungsangeboten. Sozialwissenschaftliche Untersuchung des DELTA-Instituts. Penzberg/Berlin; 2014.
[5] Wischmann T. Einführung Reproduktionsmedizin: Medizinische Grundlagen – Psychosomatik – Psychosoziale Aspekte. München: Reinhardt; 2012.
[6] Schulz von Thun, F. Miteinander reden: Störungen und Klärungen. Psychologie der zwischenmenschlichen Kommunikation. Rowohlt, Reinbek; 1981.
[7] Rockenbauch K, Decker O, Stöbel-Richter Y (Hrsg.). Kompetent kommunizieren in Klinik und Praxis. Lengerich, Berlin et al.: Pabst Science Publ.; 2006.

1.2   Zuhören will gelernt sein
Spezifische Grundlagen der ärztlichen Kommunikation

Tewes Wischmann, Julia Mahal, Beate Ditzen

Lernziel nach NKLM 14c

1.1.2 Spezifische Grundlagen der ärztlichen Kommunikation (Einflussfaktoren, Spezifika und Anforderungen) erklären.

Fallvignette

Herr und Frau Müller versuchen weiterhin ein Kind zu bekommen (▶ Kap. 1.1). Die Spermaprobe hat Herr Müller heute Morgen beim Urologen abgegeben, er wartet jetzt auf die Befundmitteilung. Er kann sich nicht vorstellen, dass es da Besonderheiten geben könnte. Etwas nervös ist er allerdings schon.

Der Befund lautet »Azoospermie«, d. h. es konnten keine Samenzellen im Ejakulat gefunden werden. Dieser Befund muss natürlich noch durch ein weiteres Spermiogramm gesichert werden, erfahrungsgemäß bleibt der Befund aber bestehen, da der Patient in der Anamnese einen zu spät behandelten beidseitigen Hodenhochstand in der Kindheit angegeben hatte. Herrn Müller müssen nun die Ergebnisse der Diagnostik erklärt werden sowie mögliche therapeutische Optionen. Eine Spontanschwangerschaft erscheint extrem unwahrscheinlich, im Hoden bzw. im Nebenhoden könnte mittels Biopsie nach befruchtungsfähigen Spermien für eine assistierte Reproduktion gesucht werden, ansonsten bleibt aus medizinischer Sicht nur die Option einer Spendersamenbehandlung.

[▶ NKLM-Kapitel 20: Kinderwunsch (20.53), Labor- oder technische Untersuchungen als Therapie- oder Nebenwirkungskontrolle (20.59)]

Informationen zum Krankheitsbild

Hintergrund: Bei Paaren mit unerfülltem Kinderwunsch liegt mit einer Prävalenz von ca. 5 % eine Azoospermie beim Mann vor. Ein völliges Fehlen vitaler Spermien im Nativejakulat bzw. im Zentrifugat (Azoospermie) kann vielfältige Ursachen haben, die immer andrologisch gründlich abgeklärt werden sollten, da auch eine schwerwiegende Erkrankung dafür ursächlich sein kann (z. B. Hodentumor). In der Regel muss diese Diagnose durch ein Kontrollsper- miogramm ca. 12 Wochen später gesichert werden.

Ursachen einer gestörten Samenzellbildung können u. a. sein: Infektionen, Durchblutungs- störungen, Diabetes, Tumore, hormonelle Störungen, Medikamenteneinnahme, übermäßi- ger Nikotingenuss und sehr wahrscheinlich Umweltgifte und Umwelteinwirkungen. Auch angeborene und erworbene Veränderungen des Hodens und Chromosomenanomalien sind für eine gestörte Samenzellproduktion verantwortlich zu machen. Seltener sind Schädigun- gen der Samenleiter ursächlich [6].

Verlauf: Der Versuch einer operativen Spermiengewinnung aus dem Nebenhoden (mikro- chirurgische epididymale Spermienaspiration; MESA) oder aus dem Hoden (testikuläre Sper- mienextraktion; TESE) vor assistierter Reproduktion kann den Patienten mit Kinderwunsch angeboten werden; alternativ dazu ist die Behandlung mit Spendersamen zu sehen [6].
[▶ NKLM-Kapitel 21: Sterilität und Infertilität (21.1.6.38)]

Fakten zum unerfüllten Kinderwunsch

- Im Jahr 2016 wurden ca. 62 800 Frauen mit Methoden der assistierten Reproduktion in Deutschland behandelt [2].
- Die Lebendgeburtenrate beträgt durchschnittlich ca. 20 % pro Behandlungszyklus. Damit liegt die kumulative Lebendgeburtenrate bei ca. 50 % nach drei und bei 60 % nach vier Behandlungszyklen.
- In der Allgemeinbevölkerung wurde einer Untersuchung aus Deutschland zufolge die durchschnittliche Lebendgeburtenrate pro Behandlungszyklus auf 44 % eingeschätzt.
- Die Kosten der Verfahren der assistierten Reproduktion werden in der Regel von den ge- setzlichen Krankenkassen nur anteilmäßig übernommen. Pro Behandlungsversuch kommt auf das Paar eine finanzielle Eigenbeteiligung zwischen 1000 und 2500 Euro zu [6].

1.2.1   Einführung

Die ärztliche Kommunikation ist durch eine Vielzahl von spezifischen Einfluss- faktoren und Anforderungen geprägt. Hierzu zählen neben der Persönlichkeit von Ärztin und Patientin sowie Professionalität und Expertise insbesondere die Spezifika wie die Asymmetrie der Beziehung, Übertragungs- und Gegenübertra- gungsphänomene sowie unterschiedliche Modelle der Arzt-Patienten-Beziehung. Während vor einigen Jahrzehnten diese Beziehung und die Rollen weitgehend festgeschrieben waren (»paternalistisches Modell«, ▶ Kap. 1.4), sind inzwischen neue Beziehungsformen entstanden, die je nach Kontext, Krankheitsbild und Therapieoptionen unterschiedlich eingesetzt werden können. Heutzutage wird in den meisten Fällen eine partnerschaftliche Arzt-Patient-Beziehung angestrebt, die dementsprechend besondere Anforderungen an die kommunikative Kompe- tenz der Ärztin stellt. In der Behandlung von Paaren mit unerfülltem Kinder- wunsch kommt zusätzlich das Konsumentenmodell zum Tragen.

1.2.2 Klientenzentrierte Gesprächsführung

Eine hilfreiche Gesprächstechnik der Ärztin, um die Ziele, Wünsche und Befürchtungen der Patientin auf der Grundlage des partnerschaftlichen Modells eruieren zu können, stellt das **aktive Zuhören** dar [5]. Das aktive Zuhören geht auf die Ausführungen von Carl Rogers zurück, der postuliert, dass die Realisierung von drei Grundbedingungen (»Kernvariablen«) notwendige *und* hinreichende Bedingungen dafür sind, dass eine Patientin selbstständig zur Lösung ihres (psychischen) Problems kommt. Da nach dieser Konzeption die Ärztin nicht mehr die alleinige Expertin für die Schwierigkeiten der anderen ist (wie im »paternalistischen Modell«), spricht Rogers auch konsequent von Klientinnen (statt Patientinnen). Die Theorie Rogers hat eine eigene Psychotherapierichtung begründet, die klientenzentrierte Gesprächspsychotherapie. Unabhängig von der Psychotherapie spielen die Grundsätze Rogers für die Arzt-Patienten-Kommunikation eine zentrale Rolle. So zeigte sich, dass in gelungenen Arzt-Patienten-Gesprächen alle drei Kernvariablen der Theorie tatsächlich in hohem Maße realisiert werden.

Diese Kernvariablen lauten:
- Positive Wertschätzung und emotionale Wärme,
- Echtheit (Authentizität) und
- Einfühlendes Verständnis (empathische Reaktion).

Positive Wertschätzung und emotionale Wärme (wohlwollende Achtung des Gegenübers als selbstständige, freie und in allen Facetten wertzuschätzende Person) sowie **Echtheit** (Bereitschaft der gefühlsmäßigen Auseinandersetzung mit dem Gegenüber auch außerhalb der professionellen Rolle) sind hier als Haltungen zu verstehen, die üblicherweise in einem eher langwierigen Prozess im Berufs- und Lebensalltag erworben werden (können). Diese beiden Haltungen können auch als Wertschätzung der anderen und der eigenen Person verstanden werden. Das **einfühlende Verständnis** (mit seiner Gesprächstechnik des aktiven Zuhörens) ist leichter zu erlernen.

Die Ärztin begegnet der Patientin also mit Akzeptanz und Respekt, selbst wenn diese beispielsweise einmal nicht die Anregungen der Ärztin befolgt (Non-Compliance). Die Entscheidung der Patientin wird dann trotzdem akzeptiert und die Patientin als Person nicht herabgewürdigt. Die Echtheit der Ärztin zeigt sich dadurch, dass diese gegenüber der Patientin nicht gekünstelt auftritt oder Floskeln und Phrasen verwendet, sondern sich authentisch, ehrlich und offen zeigt. Durch dieses Verhalten wird zusätzlich das Vertrauen der Patientin in die fachlichen Fähigkeiten der Ärztin gestärkt.

Aktives Zuhören: Die »aktive Zuhörerin« versucht, die Gefühle des Gegenübers so zu verstehen, wie diese sie selbst erlebt (»to stand in someone's shoes«), und teilt ihr Verständnis aktiv mit. Damit signalisiert sie der anderen, was und wie es bei ihr »angekommen« ist. Dieses Vorgehen regt beim Gegenüber einen selbstexplorativen Prozess an, der idealerweise zu emotionaler Klarheit führt (aber auch z. B.

zu klar benennbaren Ambivalenzen). Die aktive Zuhörerin konkretisiert dazu die Gefühlslage der anderen, versucht deren Wünsche (bzw. Befürchtungen) herauszuarbeiten (»zwischen den Zeilen lesen«) und spiegelt diese zurück. Da die Fremd- bzw. Selbstexploration prozesshaft abläuft, können unpassende Spiegelungen vom Gegenüber auch korrigiert und das Gefühl genauer benannt werden. Aktives Zuhören bedeutet nicht, sich mit den Emotionen der anderen vollständig zu identifizieren, da ärztliche Handlungsfähigkeit eine professionelle Distanzierungsfähigkeit voraussetzt (siehe z. B. die Notfallmedizin), sondern bedeutet Anteilnahme, die die andere auch als solche wahrnimmt [4].

Aktives Zuhören als Technik alleine kann sogar schädlich wirken, wenn es nicht auf einer wertschätzenden und authentischen Haltung beruht. Wenn eine solche Haltung für die andere Person nicht deutlich wahrnehmbar ist, wird das aktive Zuhören womöglich als formelhaft leere Gesprächsführungstechnik wahrgenommen, was in der Folge eine vertrauensvolle Arzt-Patient-Beziehung ernsthaft gefährden kann. Aktives Zuhören stellt natürlich nur eine ärztliche Gesprächstechnik unter vielen dar und ersetzt beispielsweise nicht eine gründliche Exploration und Anamneseerhebung. Beim Erstgespräch, bei schambesetzten Themen und bei Aufklärung bei schwerer Erkrankung sowie bei Konflikten ist aktives Zuhören aber mit Sicherheit gewinnbringend einzusetzen. Das Erkennen und Ansprechen von Gefühlen kann Patientinnen helfen, sich zu beruhigen, und Situationen schnell deeskalieren. Mit dem »aktiven Zuhören« wird nicht nur die Sachebene angesprochen, sondern vor allem auch die Selbstoffenbarungsebene berücksichtigt (vgl. ▸ Kap. 1.1).

Metakommunikation: Durch Metakommunikation ist es möglich, festgefahrene Gespräche zu reflektieren und sowohl der Ärztin als auch der Patientin die Kommunikation zu erleichtern. Die Metakommunikation dient der Bewusstmachung von Gesprächsstrukturen bzw. Gesprächsvorgängen. Erlebt die Ärztin beispielsweise, dass die Patientin ihr immer ins Wort fällt oder ständig vom Thema abschweift, kann sie dies ansprechen. Wichtig ist hierbei zu beachten, dass Metakommunikation auch maßregelnd erscheinen kann und daher immer nur mit Bedacht eingesetzt werden sollte. Metakommunikation sollte daher möglichst in einem vorwurfsfreien Tonfall und ohne Wertung stattfinden, um der Patientin selbst die Möglichkeit zu geben, ihr Verhalten zu ändern, ohne sich gemaßregelt zu fühlen.

Die Ärztin kann mithilfe der Metakommunikation auch zwischen dem eigenen Vorschlag und den Ideen der Patientin navigieren. Hier kann es hilfreich sein, sowohl die Perspektive der Ärztin als auch die der Patientin noch einmal anzusprechen und nacheinander vorzutragen, um Vor- und Nachteile beider Perspektiven noch ausführlich zu erläutern. Des Weiteren kann Metakommunikation sehr gut zum Ansprechen von Emotionen eingesetzt werden und der Patientin zudem die Möglichkeit geben, ihre eigenen Emotionen zu beschreiben [3].

Rollenerwartungen: Ärztin und Patientin sehen sich in der Arztpraxis mit bestimmten Verhaltenserwartungen konfrontiert, denen sie gerecht zu werden versuchen. Hierbei findet ein stetiger wechselseitiger Anpassungsprozess an die Rolle der jeweils anderen Person statt, welcher die Dynamik des Gesprächs beeinflusst [4] (▶ Tab. 1-2).

Tab. 1-2 Wechselseitiger Anpassungsprozess der Ärztin und der Patientin [4]

Anpassung	Ärztin	Patientin
maximal	Ärztin hält Patientin für eine »Expertin in eigener Sache«, betrachtet das Krankheitserleben als Bestandteil des Krankheitsbildes und bezieht dieses in ihre Diagnose mit ein	Patientin traut der Ärztin zu, die für eine Diagnose wichtigen Informationen herauszuhören, *oder* berücksichtigt das knappe Zeitbudget und beschränkt sich auf die medizinisch vermutlich relevanten Informationen
tendenziell	Ärztin toleriert persönliche Themen, greift sie jedoch nicht auf und integriert sie nicht in ihre Diagnose	Patientin lässt in Nebenbemerkungen erkennen, was sie bewegt, öffnet sich aber nicht weiter, weil sie der Meinung ist, dass dies nicht interessiert
minimal	Ärztin hält Patientin medizinisch für inkompetent, folgt einem festen Diagnoseschema, interessiert sich nicht für Persönliches	Patientin betrachtet Ärztin als Ansprechpartnerin für alle Probleme, ignoriert deren zeitlichen und organisatorischen Rahmen, redet »drauflos«

Je nachdem, welche Anpassungsprozesse zwischen Ärztin und Patientin stattfinden, können demnach unterschiedliche Informationen in die Diagnose miteinbezogen werden. Bei der Patientin spielt hierbei auch die subjektive Krankheitstheorie eine gewichtige Rolle, die auch ihre Compliance maßgeblich beeinflusst (▶ Tab. 1-3).

Evidenz

- Mehr als 80 % der untersuchten Patientinnen und Patienten einer deutschen Stichprobe wollten gemeinsam mit ihrer Ärztin über ihre Behandlung entscheiden, aber nur 45 % konnten diesen Wunsch in die Tat umsetzen.
- 52 % aller Teilnehmerinnen beim Gesundheitsmonitor 2012 wünschen eine gemeinsame Entscheidungsfindung. Für das paternalistische Modell stimmten 23 %, das autonome Konzept wählten 18 %. Die übrigen Befragten konnten sich nicht entscheiden [1].

Tab. 1-3   Regeln für das einfühlende Verständnis in der Arzt-Patienten-Beziehung

Kein »papageien-haftes« Paraphra-sieren:	Patientin: »Ich fühle mich in meiner Entscheidungssituation sehr einsam.« Ärztin: Weniger gut: »Sie fühlen sich sehr allein.« Besser: »Sie wünschen sich mehr Kontakt mit anderen?«
Die Patientin direkt ansprechen:	Patientin: »Hier in diesem Kinderwunschzentrum herrscht eine starke Hektik.« Ärztin: Weniger gut: »Ja, hier ist immer gut was los!« Besser: »Sie wünschen sich mehr Ruhe hier?«
Bilder statt Fremd-wörter benutzen:	Patientin: »Bezüglich der Kinderwunsch-Therapieoptionen fühle ich mich hin- und hergerissen.« Ärztin: Weniger gut: »Sie fühlen sich jetzt sehr ambivalent.« Besser: »Sie befürchten, einen falschen Weg einzuschlagen?«
Antworten, ohne zu werten oder Diag-nosen zu stellen:	Patientin: »Am liebsten würde ich die hormonelle Therapie sofort abbrechen!« Ärztin: Weniger gut: »Das sollten Sie aber jetzt nicht machen, den gesamten aufwändigen Therapieplan der assistierten Reproduk-tion gefährden!« Besser: »Im Moment fragen Sie sich, ob Sie die Nebenwirkungen weiter auf sich nehmen wollen?«
Auch auf das ach-ten, was nicht ge-sagt wird (»zwi-schen den Zeilen«):	Patientin: »Das Wetter ist ja auch nicht gerade zur Aufmunterung geeignet!« Ärztin: Weniger gut: »Die Sonne wird schon wieder scheinen!« Besser: »Auf mich wirken Sie niedergeschlagen.«
Möglichst kurz und direkt antworten, damit der Patient den Gesprächsver-lauf bestimmt und bei seinen Gefühlen bleibt:	Patient: »Am Anfang war die Diagnose ›Azoospermie‹ für mich natürlich ein großer Schock.« Ärztin: Weniger gut: »Meinen Sie jetzt die Aufklärung durch den Urologen oder die durch den Reproduktionsmediziner?« Besser: »Sie können es eigentlich immer noch nicht richtig fassen.«
Auf Gefühle auch in ihrer Appellfunktion eingehen:	Patientin: »Hier auf der Station fühle ich mich vor meiner dritten Endometriose-OP wie im Gefängnis!« Ärztin: Weniger gut: »Sie können – wenn auch gegen ärztlichen Rat – die Station jederzeit verlassen!« Besser: »Was könnten wir denn tun, damit dieses Gefühl vielleicht abnimmt?«
Auf Selbstoffen-barungsebene reagieren, nicht auf Appell-Ebene:	Patientin: »Was machen wir, wenn die Insemination nicht zur Schwangerschaft führt?« Ärztin: Weniger gut: »Dann setzen wir invasivere Verfahren wie In-vitro-Fertilisation (IVF) oder eine Intrazytoplasmatische Sper-mieninjektion (ICSI) ein.« Besser: »Sie haben Angst, dass Ihr Kinderwunsch weiterhin un-erfüllt bleibt? Sprechen wir darüber.«

1.2.3   Darstellung einer gelungenen Arzt-Patienten-Kommunikation

Folgendes Gesprächsbeispiel veranschaulicht einige exemplarische Aspekte eines diagnostischen Aufklärungsgesprächs in der Reproduktionsmedizin, in dem von der Ärztin sowohl die emotionalen Auswirkungen des diagnostischen Befundes »Azoospermie« als auch das weitere Vorgehen im Sinne der partizipativen Entscheidungsfindung im Mehrpersonen-Setting angesprochen werden (▶ Tab. 1-4).

Tab. 1-4   Aufklärung und partizipative Entscheidungsfindung bei Azoospermie

Gesprächs-verlauf	Gesprächssituation	Handlungs-dimension
Vor dem Gespräch		Die Ärztin hat einen Zeitrahmen von 20 bis 30 Minuten zur Verfügung.
Gesprächs-eröffnung	Ärztin (Ä): »Guten Tag, Herr und Frau Müller«. Frau und Herr Müller: »Guten Tag!« Ä: »Wir wollen ja heute den Spermiogramm-befund besprechen. Möchten Sie da zu zweit sein, oder Sie lieber allein, Herr Müller?« Herr Müller: »Das möchten wir lieber zu zweit hören.« Ä: »Gut, das macht Sinn, denn die medizini-sche Situation der einzelnen Person betrifft Sie ja immer auch als Paar.«	
	\<Pause\>	
Während des Gesprächs	Ä: »Herr Müller, ich denke, das Ergebnis der Spermienuntersuchung erklärt uns, warum Sie, Frau Müller, bisher leider nicht schwanger ge-worden sind. Es war deshalb sehr gut, dass Sie diese Untersuchung gemacht haben, Herr Müller.« Herr Müller (erregt): »Was meinen Sie damit?! Sieht der Befund bei mir schlecht aus?«	• Stufenweise Auf-klärung und Ein-ordnung der Resul-tate in den Diagnostik- und Behandlungsplan • Anerkennen (res-pecting)
	Ä: »Ja, ehrlich gesagt tut er das. Wir haben weder im natürlichen noch im zentrifugierten Ejakulat Spermien finden können.« Herr Müller: »Das kann gar nicht sein!« (Frau Müller schießen Tränen in die Augen)	Klare Aussagen treffen
	Ä: »Das empfinden Sie vermutlich wie einen Schlag in die Magengrube, aber der Befund ist eindeutig.«	Emotionales Erleben ansprechen
	\<Pause\>	Zeit lassen

Teil I

Tab. 1-4 *Fortsetzung*

Gesprächs-verlauf	Gesprächssituation	Handlungs-dimension
	Herr M.: »Kann das kein Zufallsbefund sein?« Ä: »Sie haben Recht, Herr Müller, ein Kontroll-spermiogramm müssen wir noch machen. Auf-grund ihrer Vorgeschichte mit dem unbehan-delten Hodenhochstand als Kind befürchte ich aber, dass der Befund dann nicht anders aus-fallen wird.«	Kenntnisse vermitteln
	\<Pause\>	
	Frau M.: »Was bedeutet das jetzt für unseren Kinderwunsch?« Ä: »Frau Müller, da gibt es noch ein paar Optionen, da möchte ich Sie beruhigen.« Frau M.: »Was denn konkret?« Herr M.: »Ich möchte zunächst lieber das Kontrollspermiogramm abwarten!«	
	Ä: »Das können wir so machen, wie Sie es wünschen. Ich kann Ihnen jetzt kurz beschrei-ben, welche Möglichkeiten es in Ihrem Fall gibt, wir können das aber auch beim nächsten Termin besprechen.« Herr M.: »Also ich glaube, mir ist das hier alles zu viel. Ich muss jetzt erst mal raus an die fri-sche Luft.«	Partizipative Ent-scheidungsfindung
Gesprächs-abschluss	Ä: »Das kann ich gut verstehen. Dann schlage ich vor, dass wir das Gespräch heute hier ab-schließen. Wir würden uns hier wieder zum Kontrollspermiogramm in ungefähr zwölf Wo-chen sehen. Falls zwischendurch Fragen auf-tauchen: Sie kennen ja meine Telefonsprech-stunde. Sie können aber gerne auch vorher noch einen Termin bei mir ausmachen. Sind Sie damit einverstanden?« Herr M.: »Ja; danke, Frau Doktor.« Frau M.: »Okay, auf Wiedersehen!«	• Nachfolgetermin vereinbaren • Unterstützung anbieten

Worauf Sie achten sollten!

• Klären Sie vorab die Rahmenbedingungen (realistischer Zeitrahmen für das Gespräch).
• Stellen Sie dem Paar aktuelles und leicht verständliches Informationsmaterial zur Repro-duktionsmedizin zur Verfügung.

- Akzeptieren Sie mögliche unterschiedliche Reaktionen auf die Diagnoseeröffnung bei der Frau und beim Mann.
- Benennen Sie realistische Erfolgsraten der assistierten Reproduktion.
- Besprechen Sie in Folgegesprächen frühzeitig die Notwendigkeit eines »Plans B«.

Merke
Aktives Zuhören stellt eine ärztliche Gesprächstechnik unter vielen dar, durch das Erkennen und Ansprechen von Gefühlen kann Patientinnen geholfen werden sich zu beruhigen, und es können Situationen schnell deeskalieren. Ohne die Realisierung der anderen beiden »Kernvariablen« positive Wertschätzung und Authentizität kann aktives Zuhören allerdings schnell als formelhafte Gesprächsführungstechnik wahrgenommen werden und damit kontraproduktiv wirken.

Literatur

[1] Böcken J, Braun B, Meierjürgen R (Hrsg.). Gesundheitsmonitor 2014. Gütersloh: Bertelsmann Stiftung; 2014.
[2] Deutsches IVF-Register: Jahrbuch 2016. http://www.deutsches-ivf-register.de/jahrbuch.php (Zugriffsdatum: 25.7.2018).
[3] Emmerling, P. Ärztliche Kommunikation. Stuttgart: Schattauer; 2015.
[4] Hoefert H-W. Psychologie in der Arztpraxis. Göttingen: Hogrefe; 2010.
[5] Rockenbauch K, Decker O, Stöbel-Richter Y (Hrsg.). Kompetent kommunizieren in Klinik und Praxis. Lengerich, Berlin, Bremen, Viernheim, Wien: Pabst Science Publ.; 2006.
[6] Wischmann T. Einführung Reproduktionsmedizin: Medizinische Grundlagen – Psychosomatik – Psychosoziale Aspekte. München: Reinhardt; 2012.

1.3   Das wird schon wieder …

Biopsychosoziales Krankheitsmodell

Eike Langheim, Volker Köllner

Lernziele nach NKLM 14cNKLM 14c

1.1.3 Das biopsychosoziale Modell der Entstehung von Gesundheit und Krankheit erklären.
1.1.4 Die theoretischen Konzepte der Übertragung/Gegenübertragung, Reziprozität, Intersubjektivität sowie den Einfluss von Erwartung und Erfahrung in ihren Auswirkungen auf die Arzt-Patienten-Kommunikation erklären.

Fallvignette
Herr Lohmeier ist ein 48-jähriger Reisebusfahrer, der häufig auf Fernrouten unterwegs und selten zu Hause ist. Abends an einem Freitag bekommt er nach einem familiären Streit einen plötzlichen Thoraxschmerz. Er negiert die Beschwerden, die sich auch kurzzeitig bessern, aber dann in heftiger Form zurückkommen. Erst am Montag stellt er sich bei seinem Hausarzt vor. Ein sofort geschriebenes EKG zeigt einen subakuten ST-Hebungsmyocardinfarkt (STEMI) der Vorderwand, Herr Lohmeier wird sofort durch einen hinzugezogenen Notarzt in die Klinik gebracht. Dort erfolgt die Rekanalisation des Ramus interventrikularis anterior

(RIVA) bei koronarer 1-Gefäßerkrankung. Im Anschluss zeigt sich eine höhergradig eingeschränkte Ejektionsfraktion von 28 %. Nach sechs Wochen, in denen der Patient eine Defi-
brillator-Weste getragen hat und medikamentös intensiviert behandelt wurde, erfolgt in
der Klinik bei weiterhin deutlich reduzierter linksventrikulärer Ejektionsfraktion (LVEF) die
Implantation eines implantierbaren Cardioverter-Defibrillators (ICD). Eine Anschlussheilbehandlung wird beantragt. Herr Lohmeier ist Raucher mit 25 Packungsjahren, eine Hypercholesterinämie und ein arterieller Hypertonus sind bekannt. Ergänzend kommen zu diesen kardiovaskulären Risikofaktoren Adipositas und beruflicher Stress hinzu. Durch lange
Abwesenheiten kommt es auch zu familiären Konflikten. Als Ursache für seinen Infarkt
sieht Herr Lohmeier vor allem den ständigen Termindruck im Beruf. Trotzdem möchte er
aus finanziellen Gründen unbedingt als Busfahrer weiterarbeiten.
[▶ NKLM-Kapitel 20: Thoraxschmerzen (20.107), Transplantation (20.109)]

Informationen zum Krankheitsbild

Diagnose und Hintergrund: Subakuter ST-Hebungsmyocardinfarkt (STEMI) der Vorderwand
mit Entwicklung einer Herzinsuffizienz durch eine ischämische Kardiomyopathie, ICD-Im-
plantation.
Verlauf: Herrn Lohmeier wird nach der Implantation des ICD mitgeteilt, dass er seinen Beruf
als Reisebusfahrer nicht mehr ausüben darf. Neun Wochen nach dem akuten Ereignis tritt
der Patient seine Rehabilitation an.
[▶ NKLM-Kapitel 21: Koronare Herzerkrankung (21.1.1.12), Herzrhythmusstörungen (21.1.1.13),
Herzinsuffizienz (21.1.1.14), Essentielle Hypertonie (21.1.1.17), Adipositas (21.1.2.26)]

Fakten zur koronaren Herzerkrankung

- *Histologie:* Die Durchblutungsstörung der Herzkranzgefäße wird durch eine systemische,
  inflammatorische Systemerkrankung der Arterien verursacht. Diese wird als Arteriosklerose bezeichnet und führt zu Ablagerungen in der Gefäßwand (Plaquebildung). Im Falle
  einer Plaqueruptur kann eine Arterie durch Thrombenbildung komplett verschließen und
  damit im Falle der Herzkranzgefäße einen Herzinfarkt auslösen.
- Neben einer genetischen Disposition sind gesellschaftlich geprägte Risikofaktoren (Rauchen, arterielle Hypertonie, Hypercholesterinämie und Diabetes mellitus) ursächlich für
  die koronare Herzerkrankung (KHK). Auch Bewegungsmangel, Übergewicht und psychosoziale Faktoren gehören zu den wichtigen verursachenden Faktoren [3].
- Im Falle eines Myokardinfarktes kann es zu Nekrosen überwiegend im Bereich des linken
  Ventrikels kommen. Daher ist die koronare Herzerkrankung auch eine wichtige Ursache
  für eine Herzinsuffizienz.
- Im Falle einer Herzinsuffizienz (ischämische Kardiomyopathie) steigt die Gefahr eines
  plötzlichen Herztodes durch ventrikuläre Arrhythmien. Dieser Gefahr kann durch Implantation eines *implantierbaren Cardioverter-Defibrillators (ICD)* vorgebeugt werden [5, 6].
- Arteriosklerose ist eine chronische Erkrankung, deren Verlauf durch die Modifikation der
  genannten Risikofaktoren, aber auch durch interventionelle, operative, rehabilitative und
  medikamentöse Therapie günstig beeinflusst werden kann.
- Die Mortalität der KHK und des akuten Koronarsyndroms ist in den letzten Jahrzehnten
  deutlich zurückgegangen, die KHK ist aber mit 121 116 Todesfällen im Jahr 2014 immer
  noch die häufigste Todesursache in Deutschland [1, 2].
- Präventionsmaßnahmen können das kardiovaskuläre Risiko deutlich senken [4].
- Pocket-Leitlinie zur kardiovaskulären Prävention online verfügbar unter: https://leitlinien.
  dgk.org.

- Ab einer LVEF < 35 % und/oder nach Implantation eines ICD ist keine Fahrerlaubnis für LKW und Busse gegeben [7].
- Sogenannte »Leistungen zur Teilhabe am Arbeitsleben (LTA)« helfen Betroffenen, die aufgrund ihrer Erkrankung für den zuletzt ausgeübten Beruf anhaltend nicht mehr arbeitsfähig sind [8].

1.3.1 Einführung

Ziel für das Beratungsgespräch nach einem Herzinfarkt in der Akut- oder Rehabilitationsklinik sind das Vermitteln der Diagnose und die Analyse der Risikofaktoren mit der Patientin. Hier ist auf eine vorbeugende Verhaltensweise (tertiäre Prävention) abzuzielen, die häufig für die Betroffenen eine Änderung des Lebensstils bedeutet. Im Rahmen solcher Gespräche neigen Ärztinnen dazu klarzustellen, dass das Nichtbefolgen von Präventionsmaßnahmen grundsätzlich mit ernsten Folgen für die Patientinnen verbunden sein muss. »Wenn Sie jetzt nicht aufhören zu rauchen, dann …«. Hier empfiehlt es sich vielmehr, Strategien der partizipativen Entscheidungsfindung (▶ Kap. 2.7) und der motivierenden Gesprächsführung einzusetzen (▶ Kap. 2.10; ▶ Kap. 16.1) und zu zeigen, dass Änderungen des Lebensstils nicht nur die Gesundheit, sondern auch die Lebensqualität positiv beeinflussen können. Lebensstiländerungen können in Verbindung mit Medikamenten neben einer Verbesserung der funktionellen Ebene bei einer von Arteriosklerose betroffenen Patientin das statistische Risiko für einen Herzinfarkt oder Schlaganfall fast halbieren [1, 2]!

Definition

Prävention und Gesundheitsförderung

Abzugrenzen bezüglich einer Modifikation des Lebensstils sind trotz ähnlicher Zielstellungen die Begriffe Prävention (Frage nach der Pathogenese: »Was macht uns krank?«) und Gesundheitsförderung (Frage nach der Salutogenese: »Was hält uns gesund?«) [9].
Prävention wird je nach Zeitpunkt ihres Eintretens in primäre, sekundäre, tertiäre und quartäre Prävention eingeteilt. Primärprävention beginnt vor einer Krankheit und soll eine Erkrankung im Vorfeld verhindern. Sekundärprävention setzt im Frühstadium einer Krankheit an. Sie dient der Früherkennung und soll das Fortschreiten einer Erkrankung verhindern (z. B. Krebsvorsorge).
Tertiärprävention erfolgt nach Feststellung einer Diagnose bzw. nach deren akuter Therapie und ist somit für unser Thema die entscheidende Präventionsform. Sie dient der Verhinderung von Krankheitsrezidiven und ist daher ein wichtiges Prinzip der Rehabilitation. Quartärprävention wiederum soll Patienten vor unnötiger Medizin und vor übertriebener medizinischer Behandlung schützen.
Patienten von präventiven oder gesundheitsfördernden Maßnahmen zu überzeugen, ist eine häufige ärztliche Aufgabe insbesondere im Zusammenhang mit kardiovaskulären Erkrankungen. Bewährt haben sich hier ein Einbeziehen verhaltensmedizinischer Elemente und die Verwendung des bio-psycho-sozialen Modells der International Classification of Functioning, Disability and Health (ICF) [10, 11].

1.3.2 Das bio-psycho-soziale Modell der International Classification of Functioning, Disability and Health (ICF)

Die akutmedizinische Sicht auf die Krankenbehandlung ist in erster Linie durch die Ätiopathogenese und klinischen Manifestation einer Erkrankung orientiert und beschreibt den Zustand der Patientin durch eine Diagnose (International Classification of Diseases; ICD-10).

Dabei zeigt sich, dass die ICD-10-Diagnose alleine wegen der mit ihren sehr unterschiedlichen und individuell geprägten Krankheitsfolgen bei den einzelnen Patientinnen in keiner Weise einen Bezug zur Teilhabe eines Individuums an Arbeitswelt und Gesellschaft und zur alltäglichen funktionellen Auswirkung einer Erkrankung abbildet.

Die WHO erstellte daher 2001 eine Klassifikation, die das Befinden von Patientinnen nicht mehr nur alleine durch die Diagnose (ICD-System), sondern durch den funktionalen Gesundheitszustand beschreibt. Dabei wird das »sich mit einer gleichen Diagnose relativ Krank- oder relativ Gesundfühlen« durch zahlreiche Faktoren variieren. Die ICF nutzt dabei »Körperfunktionen und Körperstrukturen« und stellt diese in den Zusammenhang mit »Aktivitäten und gesellschaftlicher Teilhabe« sowie mit sogenannten »Kontextfaktoren« (umwelt- als auch personenbezogene Faktoren). Die Kontextfaktoren können bezüglich der Teilhabe Barrieren, aber auch Förderfaktoren sein. Daher zeigt diese Klassifikation eine deutlich erweiterte Sicht auf die Beschreibung von Krankheit und Gesundheit.

In der ICF erfolgt dabei ein bio-psycho-sozialer Ansatz zur Beschreibung von Krankheit und ihren Folgen (▶ Abb. 1-2).

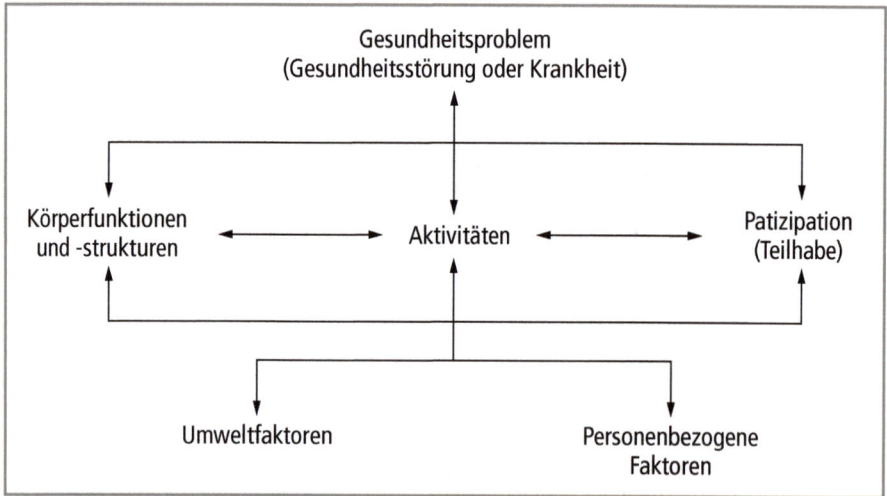

Abb. 1-2 Bio-psychosoziales ICF-Modell mit Wechselwirkung der Komponenten [10, 11]

Die Darlegung eines Zustandes der Behinderung im ICF-Klassifikationssystem ist dabei sehr komplex. Das hat dazu geführt, dass zwar das bio-psycho-soziale

Krankheitsmodell das Medizinverständnis entscheidend geprägt hat, die Klassifikation jedoch im medizinischen Alltag eher selten verwendet wird. Bestandteile der Klassifikation sind zwei Hauptteile:

- Teil 1: Funktionsfähigkeit/Behinderung
- Teil 2: Kontextfaktoren

Der erste Teil wird nach den Komponenten »Körperfunktionen und -strukturen« und »Aktivitäten/Teilhabe« verschlüsselt. Im zweiten Teil werden die Komponenten »Umweltfaktoren« und »personenbezogene Faktoren« berücksichtigt.

Eine umfassende Darstellung von theoretischem Hintergrund, Entwicklung, Zielen, Nutzen und praktischem Einsatz findet sich in der Originalpublikation der WHO [9, 10].

1.3.3   Einfach sprechen: So geht's!

Für die beratende Ärztin ist es wichtig, die subjektive Krankheitstheorie ihres Patienten zu kennen. Je größer die Diskrepanz zwischen der Krankheitstheorie der Ärztin und der Patientin, umso wahrscheinlicher wird es zu Adhärenz-Problemen und damit zum Nichtbefolgen von Therapieempfehlungen kommen.

Viele Patientinnen haben eine monokausal somatisch (»alles genetisch bedingt«) oder auch external psychosozial (»der Druck auf der Arbeit macht mich krank«) geprägte Krankheitstheorie. Problematisch ist, wenn hierdurch ein dysfunktionales Schonverhalten begründet oder wichtige Verhaltensänderungen blockiert werden.

Bei einer multifaktoriell bedingten Erkrankung wie der KHK hilft ein bio-psycho-soziales Krankheitskonzept, alle Möglichkeiten zur Heilung, Sekundär- bzw. Tertiärprävention und zum Erhalt der Teilhabe an Erwerbsleben und Gesellschaft zu nutzen.

Im Gespräch geht es darum, ein solches Modell zu erarbeiten und dabei Elemente von Wissen und Überzeugungen, die bei der Patientin implizit schon vorhanden sind, in diese Richtung zu nutzen.

Stark ausgeprägte Angst führt eher zur Vermeidung als zur konstruktiven Auseinandersetzung mit der neuen Lebenssituation. Auf Drohungen und Angstauslösung als Mittel der »Complianceförderung« sollte daher verzichtet werden.

Entsprechend dem Coping-Modell nach Lazarus [12] folgt auf die Mitteilung einer bedrohlichen oder das Lebenskonzept einschränkenden Diagnose zunächst eine emotional geprägte erste Bewertung, in der die Patientin die neue Situation erst einmal an sich heranlassen muss. Die zweite Bewertung ist dann eher kognitiv und von der Suche nach neuen Bewältigungsstrategien geprägt. In der ersten Phase gegebene Detailinformationen kommen daher oft nicht korrekt bei der Patientin an. Die Aufklärung und Beratung benötigt daher meist mehrere Gespräche in zeitlichem Abstand und ein an die jeweilige Phase der Patientin adaptiertes Vorgehen.

Nicht selten reagieren Patienten auf die Erkrankung und die mit ihr verbundenen Einschränkungen mit Wut und Ärger, der sich zunächst auf den Überbringer der schlechten Nachricht, also der Ärztin überträgt (▶ Kap. 11.4). In dieser Situation ist es wichtig, sich die Ursache der Gefühle der Patientin und die eigenen als Reaktion hierauf auftretenden Gefühle (Gegenübertragung) bewusst zu machen. Ansonsten besteht die Gefahr, diese zum Schaden der Patientin auszuagieren (z. B. durch einen vorzeitigen Abbruch des Gesprächs, sodass wichtige Inhalte unausgesprochen bleiben).

Bei Herrn Lohmeier ist die Angst nach dem schweren Infarkt sehr stark ausgeprägt. Sein Selbstwertgefühl ist durch den drohenden Verlust der Fahrerlaubnis massiv bedroht. Insgeheim macht er sich auch Vorwürfe, erst so spät in die Klinik gefahren zu sein. Diese Gefühle widersprechen aber seinem Männlichkeitsideal und sind für ihn nur schwer erträglich. Er versteckt sie deshalb hinter einer rauen Fassade. Gleichzeitig überwiegt ein ausschließlich auf beruflichen Stress (Überlastung, Zeitdruck) ausgelegtes Krankheitskonzept, sodass wenig Motivation besteht, sein gesundheitliches Risikoverhalten (Nikotinabusus, Fehlernährung, Bewegungsmangel) zu verändern.

1.3.4　Darstellung einer gelungenen Arzt-Patienten-Kommunikation

Ziel eines ersten Beratungsgespräches ist es, »die Karten offen auf den Tisch zu legen«, die dann entstehenden Emotionen auszuhalten und zu benennen, um auf dieser Basis vorsichtig neue Handlungsoptionen erarbeiten zu können. Diese werden dann in folgenden Gesprächen vertieft und in konkrete Handlungspläne umgesetzt (▶ Tab. 1-5).

Tab. 1-5　Beispiel für ein erstes Beratungsgespräch nach der Diagnose einer schweren Erkrankung

Gesprächs-verlauf	Gesprächssituation	Gesprächsführung und Aspekte des bio-psycho-sozialen Modells (ICF)
Vor dem Gespräch	Der Stationsarzt hat Herrn Lohmeier in der Rehabilitation aufgenommen und schildert seiner Oberärztin den Krankheitsverlauf. Bei der Frage nach der sozialmedizinischen Beurteilung wird besprochen, dass Herr Lohmeier seinen Beruf als Reisebusfahrer nicht mehr ausüben kann, da diese Tätigkeit nach den Leitlinien mit dem ICD und der Herzinsuffizienz nicht vereinbar ist [7]. Die umfangreichen kardiovaskulären Risikofaktoren einschließlich der schwierigen Berufsbedingungen mit längeren Abwesenheiten und dar aus resultierenden familiären Kon-	• Wichtiger personenbezogener Faktor: Beruf mit hoher Verantwortung im Personentransport kann nicht mehr ausgeübt werden. • Wichtige personenbezogene Faktoren und Umweltfaktoren bestimmen Gesundheitsproblem des Patienten

Teil I

Gesprächs-verlauf	Gesprächssituation	Gesprächsführung und Aspekte des bio-psycho-sozialen Modells (ICF)
	flikten werden angesprochen. Der Stationsarzt erwähnt eine sehr »ablehnende Haltung« des Patienten, um die Oberärztin (OÄ) auf eine schwierige Gesprächs-situation vorzubereiten.	
Gesprächs-eröffnung	OÄ: »Guten Tag Herr Lohmeier, wir haben zu Beginn der Rehabili-tation immer eine oberärztliche Visite, um über die medizinischen Dinge zu reden und vor allem, um die Ziele der Rehabilitation zu be-sprechen.«	• Agenda • Setting
	Herr L.: »Was denn für Ziele? Die haben mir gesagt, dass ich meinen Beruf nicht mehr ausüben kann … hätte ich bloß diesem ›Defi‹ nicht zugestimmt!«	Herr L. ist wütend und vorwurfs-voll.
	OÄ: »Ich verstehe Ihren Ärger, aber verstehen Sie bitte, dass Sie auch mit der Herzschwäche alleine keine Personentransporte mehr durchführen dürften.«	Gefühle des Patienten werden an-gesprochen und validiert
	Herr L. (ärgerlich): »Was sollen da jetzt noch meine Ziele sein …?«	Die Ärztin lässt Pausen zu, diese ermöglichen Herrn L., seine Ge-fühle auszudrücken und sich lang-sam zu öffnen. Nach der Wut zeigen sich Trauer und Zukunfts-angst.
	<Pause>	
	Herr L.: »… das ist doch sinnlos jetzt! Sie haben gut reden!«	
Gesprächs-verlauf	OÄ: »Wir würden Ihnen gerne helfen mit dem, was geschehen ist, umzugehen« Herr L.: »… leicht gesagt …« OÄ: »Können Sie sich denn Ziele für den weiteren Verlauf vor-stellen?«	Der Ärztin gelingt es, den Ärger des Patienten nicht auf sich zu be-ziehen und freundlich-zugewandt zu bleiben.

Tab. 1-5   *Fortsetzung*

Gesprächs-verlauf	Gesprächssituation	Gesprächsführung und Aspekte des bio-psycho-sozialen Modells (ICF)
	Herr L.: »Im Krankenhaus haben die mir gesagt, dass es zu spät für die Behandlung gewesen sei.«	
	OÄ: »Es könnte ein Ziel sein, dass wir Ihnen helfen, gesundheitlich und auch beruflich wieder Fuß zu fassen.« Herr L.: »Wie soll das denn gehen?«	An dieser Stelle vermeidet es die Ärztin, dem Patienten Vorwürfe für sein spätes Aufsuchen von Hilfe zu machen und lenkt seine Gedanken stattdessen auf seine positiven Handlungsmöglichkeiten.
	OÄ: »Zunächst ist es wichtig, einem erneuten Herzinfarkt vorzubeugen. Durch eine Veränderung des Lebensstils kann die Gefahr deutlich gesenkt werden. In der Sozialberatung kann überlegt werden, wie Sie auch beruflich wieder einen Einstieg finden.« Herr L.: »Es ging alles so schnell!«	Die Ärztin lässt wieder Pausen zu und ermöglicht es Herrn L. damit, sowohl Gefühle und Gedanken auszudrücken als auch eigene Lösungsansätze zu entwickeln. Positive Beeinflussung von Umweltfaktoren und personenbezogenen Faktoren können Körperfunktionen, Aktivitäten und Partizipation (Teilhabe) steigern und damit das Gesundheitsproblem abmildern.
	<Pause>	
	Herr L.: »Die Ärzte haben gesagt, dass ich eine hochgradige Herzschwäche habe!« OÄ: »Es gibt heute sehr gute Möglichkeiten der Behandlung und der Vorbeugung. Vielleicht sehen Sie eine Möglichkeit sich darauf einzulassen.«	
	Herr L.: »Ich würde gerne mit dem Rauchen aufhören … und ich habe wegen meines Berufes immer so unregelmäßig und ungesund gegessen.«	Der Patient formuliert erstmalig Ziele in einer positiven Veränderung von personenbezogenen Faktoren.

Worauf Sie achten sollten!

- Schwere und chronische Erkrankungen haben auch eine soziale Dimension, die durchaus existenziell bedrohlich sein kann. Dies sollte im Gespräch thematisiert werden, um entsprechende Hilfestellungen anbieten zu können (z. B. Leistungen zur Teilhabe am Arbeitsleben).
- Im Gespräch ist es wichtig darauf zu achten, dass der Patient in der optimalen Zone zwischen lähmender Angst und Bagatellisierung der Erkrankung bleibt.
- Die im Gespräch bei dem Patienten und als Reaktion hierauf bei einem selbst auftretenden Gefühle sollten reflektiert und als diagnostisches Instrument genutzt werden. Dies kann z. B. in einer Anamnese- oder Balintgruppe [13] erlernt werden.

Merke
Es ist nicht immer richtig, im Zusammenhang mit einer koronaren Herzkrankheit Zuversicht zu verbreiten, es ist aber auch genauso wenig richtig, keine Zuversicht zu verbreiten.

Literatur

[1] Der Deutsche Herzbericht 2016. Frankfurt a. M.: Deutsche Herzstiftung; 2016.
[2] Nabel EG, Braunwald E. A Tale of coronary artery disease and myocardial infarction; N Engl J Med 2012; 366: 54–63.
[3] Ladwig KH, Lederbogen F, Albus C, Angermann C, Borggrefe M, Fischer D, Fritzsche K, Haass J, Jordan J, Jünger J, Kindermann I, Köllner V, Kuhn B, Scherer M, Seyfarth M, Völler H, Waller C, Herrmann-Lingen C: Positionspapier zur Bedeutung psychosozialer Faktoren in der Kardiologie. Update 2013, Kardiologe 7: 7–27.
[4] Piepoli MF, Hoes A, Agewall S et al. 2016 European Guidelines on cardiovascular disease prevention in clinical practice: the Sixth Joint Task Force of the European Society of Cardiology and other societies on cardiovasular disease prevention in clinical practice (constituted by representatives of 10 societies and by invited experts). Eur Heart J 2016; 37: 2315–81.
[5] Moss A, Zareba W, Hall W, et al. For the Multicenter Automatic Defibrillator Implantation Trial II Investigators. Prophylactic implantation of a defibrillator in patients with myocardial infarction and reduced ejection fraction. N Engl J Med. 2002; 346: 877–883.
[6] Gust H, Bardy, MD, Kerry L, Lee, PhD, et al. For the Sudden Cardiac Death in Heart Failure Trial (SCD-HeFT) Investigators Amiodarone or an Implantable Cardioverter-Defibrillator for Congestive Heart Failure. N Engl J Med 2005; 352: 225–37.
[7] Gräcmann N, Albrecht M. Bundesanstalt für Straßenwesen Begutachtungsleitlinien zur Kraftfahreignung; Berichte der Bundesanstalt für Straßenwesen. Mensch und Sicherheit, Heft M 115, Stand: 28. Dezember 2016.
[8] Morfeld M, Mau M, Jäckel WH, Koch U. Im Querschnitt: Rehabilitation, Physikalische Medizin und Naturheilverfahren. München: Elsevier GmbH, Urban & Fischer; 2007.
[9] Broda M. Salutogenese und Prävention. In: Köllner V, Broda M. (Hrsg.), Praktische Verhaltensmedizin. Stuttgart: Thieme; 2005, 24–30.
[10] DIMDI. ICF Internationale Klassifikation der Funktionsfähigkeit, Behinderung und Gesundheit. Köln: DIMDI; 2004.
[11] World Health Organisation. International classification of functioning, disability and health (ICF). Genf; 2001.
[12] Dinger-Broda A, Schüßler G. Chronisch-körperliche Krankheit. In: Senf W, Broda M, Praxis der Psychotherapie. Stuttgart: Thieme; 519–26.
[13] Köllner V, Foltin Y, Speidel V, Müller AK, Jäger J. Anamnesegruppen als Einstieg in die Gesprächsführung und Arzt-Patient-Beziehung. Med Welt 2016; 6.

1.4   Das sticht jetzt mal kurz!

Subjektive Einflüsse auf die Arzt-Patienten-Kommunikation

Ernil Hansen

Lernziel nach NKLM 14c

1.1.4 Die theoretischen Konzepte der Übertragung/Gegenübertragung, Reziprozität, Intersubjektivität sowie den Einfluss von Erwartung und Erfahrung in ihren Auswirkungen auf die Arzt-Patienten-Kommunikation erklären.

Fallvignette

Herr Schuster, 63 Jahre alt, soll sich einer endoskopischen Knieoperation in Regionalanästhesie unterziehen. Er hat Schmerzen im rechten Knie und Angst vor der Operation und der Anästhesie. Er ist nüchtern und hat Durst. Sein Puls und sein Blutdruck sind erhöht. Er wird flach liegend in seinem Krankenbett vom Transportdienst von der Station in den Aufzug und vom Aufzug über einen langen Gang zur OP-Schleuse geschoben. Routinemäßig soll er dort vom OP-Pfleger in Empfang genommen und später an die Anästhesieschwester übergeben werden. Nach Anschluss an den Überwachungsmonitor und Anlegen eines intravenösen Zugangs soll er dann auf den Anästhesisten treffen. Dazwischen wird auch der Operateur noch einmal nach ihm schauen.
[▶ NKLM-Kapitel 20: perioperative Versorgung, Aufklärung (20.72)]

Informationen zum Krankheitsbild

Hintergrund: Osteoarthrose im rechten Kniegelenk
Verlauf: Bei dem Patienten hatten sich in den letzten 3 Jahren zunehmend bewegungsabhängige Schmerzen und zeitweise eine Bewegungseinschränkung im rechten Knie eingestellt. Anamnese, klinische Untersuchung und Röntgenbild haben zur Diagnose Gonarthrose geführt. Mit Schonung, physikalischer Therapie und antiphlogistischen Analgetika sind jetzt die Schmerzen nicht mehr zu beherrschen, und es erscheint eine Arthroskopie zum Debridement und zur Gelenksspülung angezeigt.
[▶ NKLM-Kapitel 21: Arthrose (21.1.2.31)]

Fakten zur Osteoarthrose

- Etwa 5 Millionen Menschen in Deutschland leiden unter einer Arthrose, die häufigste Gelenkerkrankung des Erwachsenen. Die Häufigkeit steigt mit zunehmendem Alter.
- Nach derzeitigem Verständnis handelt es sich um eine v. a. belastungsbedingte Abnutzung des Gelenkknorpels mit anschließender Entzündungsreaktion, z. T. mit genetischen Risikofaktoren.
- Eine Heilung ist bisher nicht möglich. Die konservative Therapie zielt mit physikalischer Therapie, orthopädischen Hilfsmitteln und Medikamenten gegen Schmerzen und Entzündung auf eine Symptomminderung und Prophylaxe der Progredienz. Operativ stehen Arthroskopie und Gelenksersatz zur Verfügung, an Knorpelzellersatz wird geforscht.
- Eine Kniearthroskopie wird in den meisten Fällen in Regionalanästhesie durchgeführt, bei der die zu Behandelnden wach oder sediert sind.
- Viele Erkrankte haben mehr Angst vor einer Anästhesie als vor der Operation.

1.4.1 Einführung

Die Kommunikation mit Kranken ist als Teil der Behandlung von zentraler Bedeutung. Kommunikationsfehler sind für einen beträchtlichen Teil an Komplikationen bei der Therapie verantwortlich [4] (▶ Kap. 13.1). Darum haben zunehmend Checklisten Verbreitung gefunden. Mit ihnen und einem standardisierten Vorgehen kann die Komplikationsrate deutlich gesenkt werden [2]. Allerdings ist die Abfrage von Befunden (Anamnese) und die Gabe von Informationen (Diagnosen) und Anweisungen (Medikamenteneinnahme, Verhalten) keinesfalls neutral, da sie die Erkrankten, ihre Symptome und die Wirksamkeit der Behandlung beeinflussen.

Das medizinische Umfeld ist voller negativer Suggestionen und Erwartungen mit deutlichen Negativwirkungen auf Krankheit und Heilungsverlauf [5, 14]. Eine gute, patientenorientierte Kommunikation ändert daran wenig und wird erst wirklich wirksam, wenn die Negativeinflüsse verringert oder vermieden werden. Dazu ist es notwendig, sie zu kennen und in seinem Arbeitsfeld zu erkennen [6]:
1. Jede Behandlung muss, um wirksam zu sein, von Kommunikation begleitet werden. Ohne entsprechende Ankündigung entfalten pharmakologische oder chirurgische Behandlungen nur 20–50 % der Wirkung [9, 10]. Dies erklärt sich aus der induzierten Erwartung und dem daraus folgenden Placebo-Effekt.
2. Eine positive Erwartung entsteht besonders dann, wenn neben der Information zu einer Intervention auch die Bedeutung für den betreffenden Menschen kommuniziert wird.
3. Auch ohne spezifischen Anlass oder Behandlung können, sozusagen als eine Grundkommunikation, positive Erwartungen und Placebo-Effekte durch das Ansprechen bedeutungsvoller Bedürfnisse ausgelöst werden.

Definition

Menschliche Kommunikation und speziell Patienten-Kommunikation ist, im Gegensatz zu EDV und Informatik, mehr als Informationsweitergabe. Durch die Ausdrucksweise und durch die Beziehung bekommt sie Bedeutung.

Placebo-Effekte sind positive Wirkungen, die aus einem Lernen in der Vergangenheit (Konditionierung) oder Erwartungen (an die Zukunft) entstehen. Sie werden sichtbar zum einen bei der Gabe von Tabletten oder Spritze ohne Wirkstoff (Placebo) oder einem Scheineingriff (sham surgery), zum anderen bei dem Vergleich zwischen einer angesagten, offenen Intervention (open) und einer verborgenen (hidden), die allein die Medikamenten- oder Eingriffswirkung zeigt [1]. Die Erwartung erhöht die Wahrscheinlichkeit für das Eintreten einer Wirkung. Ist sie positiv, sprechen wir von einem Placebo-Effekt (placebo = lat. »ich werde gefallen«), ist sie negativ, von Nocebo-Effekten (nocebo = lat. »ich werde schaden«).

1.4.2   Darstellung einer gelungenen Arzt-Patienten-Kommunikation

Im Folgenden wird die Kommunikation bei einer perioperativen Versorgung zum Vergleich in einer Version mit Beschränkung auf Informationsweitergabe und einer Version, in der neben der Information auch die Bedeutung für den Patienten vermittelt wird, gezeigt.

Tab. 1-6   Beispielgespräche bei der Aufnahme eines Patienten in den OP-Bereich

Maßnahme	Information (z. T. mit Negativsuggestion)	Information und Bedeutung
Aufnahme durch den OP-Pfleger	• »Guten Tag, Herr …?« • »Schuster.« • »Geboren?« • »Am 13. 3. 1955.«	• »Guten Tag, Herr Schuster?« • »Ja.« • »Sie sind am 13. 3. 1955 geboren? Ist das richtig?« • »Ja.«
Abfrage	• »Was soll bei Ihnen operiert werden?« • »Das Knie« • »Welche Seite?« • »Rechts.«	• »Was können wir Gutes für Sie tun?« • »Mein rechtes Knie soll operiert werden.«
Decke	• »Ziehen Sie Ihr Nachthemd aus. • Hier haben Sie eine Decke.«	• »Das Nachthemd brauchen Sie jetzt nicht mehr. • Dafür bekommen Sie von mir eine warme Decke, damit es für Sie angenehm ist.«
Gurt	• »Ich lege Ihnen jetzt einen Gurt an.«	• »Und zu Ihrer Sicherheit bekommen Sie einen Gurt.«
Übergabe	• »Jetzt bringe ich Sie zur Anästhesie. • Der Operateur wird auch noch vorbeikommen.«	• »Ich bringe Sie jetzt zum Narkose-Einleitungsraum, wo sich eine Anästhesieschwester und ein Anästhesist weiter um Ihr Wohlbefinden und Ihre Sicherheit kümmern werden. • Und Dr. Klein, Ihr Operateur, wird auch noch einmal nach Ihnen sehen. Vielleicht haben Sie ja noch Fragen. Alles Gute!«
Vorbereitung durch die Anästhesieschwester	• »Hallo, ich verkable Sie jetzt, • der Anästhesist kommt auch bald.«	• »Willkommen, ich bin Schwester Tanja. Ich werde mich jetzt um Sie kümmern. Zusammen auch mit Dr. Groß, Ihrem Anästhesisten, sind wir ein ganzes Team, das ausschließlich für Ihre Sicherheit und Ihr Wohlbefinden zuständig ist. Wir weichen nicht von Ihrer Seite, bis Sie das gut überstanden haben.

Teil I

Maßnahme	Information (z. T. mit Negativsuggestion)	Information und Bedeutung
		• Als Erstes schließe ich Sie an einen Monitor an, mit dem wir immer sehen können, *dass* es Ihnen gut geht. Das Piepsen hat nur Bedeutung für uns, weil wir geschult sind, an den Tönen jede Veränderung sofort zu erkennen, um gleich darauf zu reagieren. Wir können immer etwas Gutes für Sie tun.«
i. v.-Zugang	• »Jetzt lege ich Ihnen eine Nadel. • Das sticht jetzt mal kurz!«	• »Ich lege Ihnen jetzt eine Infusion an, damit Sie wieder Flüssigkeit bekommen und wir jederzeit Medikamente geben können. • Ich fange jetzt an.«
Der Anästhesist	• »So, Herr …? Ich bin der Anästhesist.	• »Herr Schuster, schön Sie wiederzusehen. Sie wissen, ich bin Ihr Anästhesist, der Sie jetzt die ganze Zeit begleitet.« …
Der Operateur	• »Da ist ja das Knie von der (Station) 53. Ihr Kniegelenk ist ja ein ziemlicher Scherbenhaufen, da wird einiges Debridement notwendig sein.«	• »Ach ja, Herr Schuster: Nun ist es soweit, jetzt richten wir das. Sie können zuversichtlich sein, dass Sie Ihr Knie, wenn ich das Gelenk erst einmal geputzt habe, wieder gut verwenden können.« *(Gerade bei endoskopischen Eingriffen ist der Anteil des Placebo-Effektes sehr hoch [11], sodass die Wirksamkeit des Eingriffs ganz wesentlich von den begleitenden positiven Worten bzw. der ausgelösten positiven Erwartung abhängt.)*

Aus den psychologischen Grundbedürfnissen nach K. Grawe [13] und den Stressfaktoren, die eine posttraumatische Belastungsstörung (PTSD) auslösen können, lässt sich ableiten, welche Themen Menschen in Not hören wollen und müssen, welche Bereiche also in einer guten Kommunikation angesprochen werden sollten. Diese Themen müssen mit eigenen Worten benannt werden, um authentisch zu kommunizieren.

Tab. 1-7   Ableitung einer Grundkommunikation aus Grundbedürfnissen und Stressoren

(Psychologische) Grundbedürfnisse (n. K. Grawe)	Traumatisierende Stressoren	Themen der Grundkommunikation
Bindung und Zugehörigkeit	• Verlassenheit • Sich nicht äußern können	• Begleitung • Kontakt
Lustgewinn und Unlustvermeidung	• Schmerz • Leid	• Wohlbefinden
Orientierung und Kontrolle	• Chaos • Ausgeliefertsein • Hilflosigkeit	• Information • Kontrolle • Anleitung
Selbstwerterhöhung und -schutz	• Entwürdigung • Angst, Bedrohung • Verletzung	• Achtung • Sicherheit • Heilung

Evidenz

- Das medizinische Umfeld ist voller Negativsuggestionen mit ungünstigen Wirkungen auf Erkrankte und ihren Heilungsverlauf, die erkannt und vermieden werden müssen, bevor eine positive Kommunikation greifen kann [5, 14].
- In einer Untersuchung zur Blutabnahme war der Schmerz nach der Ankündigung »Das sticht jetzt!« signifikant stärker als nach »Achtung, ich fange jetzt an!« [12].
- Eine »Grundkommunikation« während des Transports vom Unfallort in ein Krankenhaus, bei der negative Kommunikation vermieden und positive Worte verwendet wurden, soll zu einer deutlichen Verbesserung des Outcomes geführt haben [7].
- Die begleitenden Worte tragen wesentlich zur Wirksamkeit einer medizinischen Behandlung bei [1], sei sie pharmakologisch [10] oder operativ [9, 11].
- Diese wirkungsverstärkenden Placebo-Effekte sollten wichtiger Bestandteil jeder Therapie sein, während der Einsatz von Placebos, d. h. Tabletten ohne Wirksubstanz oder Scheinoperationen, ethisch und rechtlich problematisch sind [8].

Worauf Sie achten sollten!

- Nutzen Sie jedes Beisammensein mit Kranken zur Kommunikation, auch bei Bewusstlosen.
- Nehmen Sie stellvertretend die Position der Kranken ein, erkennen Sie verbale und nonverbale Signale im medizinischen Umfeld und schalten Sie negative Suggestionen aus.
- Vermeiden Sie Negationen, verwenden Sie Ausdrücke wie z. B. »... damit Sie sich wohler fühlen« statt »... damit Sie weniger Schmerzen haben«.
- Erzeugen Sie positive Erwartungen (Placebo-Effekt) – nicht durch Schönreden oder Lügen, sondern durch Benennung des vorhandenen Positiven.

Merke
- Ohne das Erkennen und Vermeiden von Negativsuggestionen und Nocebo-Effekten im medizinischen Umfeld bleibt die Wirkung positiver Kommunikation begrenzt.
- Jede Behandlung sollte von positiver Kommunikation begleitet werden, sodass der Placebo-Effekt genutzt wird. Das ist viel wichtiger, als Placebos einzusetzen.
- Eine positive Erwartungshaltung mit Placebo-Effekt entsteht, wenn neben Informationen auch die Bedeutung kommuniziert wird oder wenn die psychologischen Grundbedürfnisse angesprochen und so erfüllt werden.

Literatur

[1] Benedetti F. Placebo and the new physiology of the doctor-patient relationship. Physiol Rev 2013; 93: 1207 – 46.

[2] Bergs J, Hellings J, Cleemput I, et al. Systematic review and meta-analysis of the effect of the World Health Organization surgical safety checklist on postoperative complications. Br J Surg 2014; 101(3): 150 – 58.

[3] Bundesärztekammer. Stellungnahme des Wissenschaftlichen Beirats der Bundesärztekammer. Placebo in der Medizin. Dtsch Arztebl 2010; 107(28 – 29): 1417 – 21.

[4] Burghofer K, Lackner CK. Kommunikation – Risikofaktor in der Akutmedizin. Notfall Rettungsmed 2010; 13: 363 – 67.

[5] Häuser W, Hansen E, Enck P. Nocebophänomene in der Medizin: Bedeutung im klinischen Alltag. Dtsch Ärztebl 2012; 109(26): 459 – 65.

[6] Hansen E, Bejenke C. Negative und positive Suggestionen in der Anästhesie – Verbesserte Kommunikation mit ängstlichen Patienten bei Operationen. Anaesthesist 2010; 59: 199 – 209.

[7] Hansen E, Zimmermann M, Dünzl G. Hypnotische Kommunikation mit Notfallpatienten. Notfall Rettungsmed 2010; 13: 314 – 21.

[8] Hansen E, Zech N, Meissner K. Placebo/Nocebo: nützlich, schädlich, wie einsetzen bzw. vermeiden? Der Internist 2017; 58(10): 1102 – 10.

[9] Jonas WB, Crawford C, Colloca L, et al. To what extend are surgery and invasive procedures effective beyond a placebo response? A systematic review with meta-analysis of randomized, sham controlled trials. BMJ Open 2015;5:e009655. doi:10.1136/bmjopen-2015-009655

[10] Meissner K, Linde K. Krankheitsspezifische Ausprägung von Placeboeffekten. Expertise für die Bundesärztekammer (BÄK), Berlin 2013. Online verfügbar unter: http://www.bundesaerztekammer.de/downloads/Placeboeffekte-Linde.pdf (Zugriffsdatum: 25. 7. 2018).

[11] Moseley JB, O'Malley K, Petersen J, et al. A controlled trial of arthroscopic surgery for osteoarthritis oft the knee. New Engl J Med 2002; 347(2): 81 – 88.

[12] Ott J, Aust S, Nouri K, et al. An everyday phrase may harm your patients -The influence of negative words on pain during venous blood sampling. Clin J Pain 2012; 28(4): 324 – 328.

[13] Stucki C, Grawe K. Bedürfnis- und Motivorientierte Beziehungsgestaltung. Psychotherapeut 2007; 52: 16 – 23.

[14] Zech N, Seemann M, Hansen E. Nocebo-Effekte und Negativsuggestionen in der Anästhesie. Anaesthesist 2014; 63: 816 – 24.

1.5   Wir können gemeinsam klären, wie wir weiter vorgehen

Kommunikationsmodelle (und deren Auswirkungen)

Astrid Fink, Olaf Martin

Lernziel nach NKLM 14c

1.1.5 Unterschiedliche Modelle der Arzt-Patienten-Kommunikation und die unterschiedlichen Auswirkungen von patienten- und arztzentrierter Kommunikation erklären.

Fallvignette

Frau Leopold ist 42 Jahre alt, verheiratet und professionelle Musikerin.

Kürzlich wurde Frau Leopold von ihrem Mann in die Notaufnahme des Krankenhauses gebracht, weil sie unter Luftnot, Wassereinlagerungen in den Extremitäten und Aufmerksamkeitsveränderungen litt. Im Krankenhaus zeigte sich zudem eine Blutdruckentgleisung. Es wurde die Diagnose eines chronischen Nierenversagens mit einhergehendem interstitiellem Lungenödem und einer systemischen Urämie gestellt.

Frau Leopold spielt in einem Orchester der Hauptstadt Bratsche. Neben ihrem Beruf, der durch sehr unterschiedliche Tagesabläufe geprägt ist, versucht sie auf ihre Gesundheit zu achten. Sie geht mindestens dreimal in der Woche laufen, macht Gymnastik und ernährt sich vollwertig, wobei sie die meisten Zutaten für ihre Ernährung auf dem Wochenmarkt und im Bioladen kauft.

Seit dem frühen Erwachsenenalter hat Frau Leopold immer wieder Nierenentzündungen, für die sie aber vor 10 Jahren mit ihrem Arzt eine therapeutische Lösung gefunden hat und die seitdem nicht mehr merklich auftraten. Dieser Umstand hat dazu geführt, dass sie in den letzten Jahren die routinemäßigen fachärztlichen Kontrollen vernachlässigt hat.
[▶ NKLM-Kapitel 20: Atemnot und Kurzatmigkeit (20.7), verminderte oder fehlende Urinausscheidung (20.117)]

Informationen zum Krankheitsbild

Hintergrund: Die chronische Niereninsuffizienz zeichnet sich durch deutliche Auswirkungen auf den gesamten Organismus des betroffenen Patienten aus. Oft fußt sie auf chronischen, interstitiellen Entzündungsprozessen des Nierenparenchyms oder auf rezidivierenden Entzündungen des Nierenbeckens.

Die klinischen Symptome lassen sich durch die Störung der exkretorischen und inkretorischen Funktionen sowie durch eine Beeinflussung der hormonellen Adaptationsvorgänge erklären. Da die Niere ihrer Aufgabe der Aufrechterhaltung der Homöostase im Blutkreislauf nicht mehr ausreichend nachkommt, kann es zu Störungen des Wasserhaushaltes und zu Entgleisungen des Elektrolyt- und Säure-Basen-Haushaltes kommen. Zudem kann die Ansammlung harnpflichtiger Substanzen im Körper zum Krankheitsbild der Urämie führen. Bei den Betroffenen können sich Probleme mit der Autoregulation des Blutdrucks sowie eine gestörte Blutbildung aufgrund der Beeinträchtigung der Hormonbildung durch die Niere oder der Beeinträchtigung der Hormonwirkung an der Niere entwickeln. Bei fehlender Intervention kann ein kompletter und irreversibler Funktionsverlust der gesamten Niere eintreten.

Histologie: Die mit der chronischen Niereninsuffizienz assoziierten entzündlichen Prozesse bewirken eine Involution des funktionellen Nierengewebes mit einhergehender Hypoplasie der gesamten Niere. Hierbei gehen die funktionellen Einheiten (Nephrone) auf Basis der chronischen Entzündung und aufgrund der damit entstandenen Änderung des gesamten physiologischen Milieus verloren. Dieser Prozess imponiert mikroskopisch in Form von fibrotischen und sklerotischen Veränderung des Nierenparenchyms mit teilweisen Vakatwucherungen. Das sonst funktionell gut organisierte Gewebe erscheint je nach Stadium der chronischen Insuffizienz entweder teilweise oder komplett als bindegewebige Struktur ohne blutfilternde Funktion.

Verlauf: Da die chronische Niereninsuffizienz in vielen Fällen mit einer irreversiblen Schädigung der Niere einhergeht, ist eine vollständige Wiederherstellung der Nierenfunktion im Rahmen der Therapie oftmals nicht möglich. Empfohlen wird eine strenge Regelung der Trinkmenge auf Basis der noch verbliebenden Ausscheidungsfähigkeit sowie eine regelmäßige Kontrolle des Elektrolyte- und Säure-Basen-Haushalts. Zudem sollte eine strenge Einstellung des Blutdrucks mit engmaschigen Kontrollen erfolgen, um eine eventuelle Restfunktion der Niere nicht zu gefährden und blutdruckassoziierte Schäden an anderen Organ zu vermeiden. Für den Fall, dass harnpflichtige Substanzen nicht in ausreichendem Maße mithilfe der verbliebenen Nierenrestfunktion über den Urin abgeführt werden können, muss sich der Patient regelmäßig einer Hämodialyse (oder Peritonealdialyse) unterziehen. Nach einer terminalen Niereninsuffizienz und mit Beginn der Dialyse ist die Möglichkeit einer Nierentransplantation in Betracht zu ziehen.

[▶ NKLM-Kapitel 21: Chronisches Nierenversagen (21.1.6.15)]

Fakten zur chronischen Niereninsuffizienz

- Im Jahr 2016 waren lt. Gesundheitsberichterstattung des Bundes 81 058 Menschen in Deutschland auf eine Dialyse angewiesen. 75 967 wurden mittels Hämodialyse in einer Einrichtung versorgt, 4437 Betroffene erhielten die Peritonealdialyse. Die Zahl der Nierentransplantationen lag im Jahr bei 2094 (Deutsche Stiftung Organtransplantation).

1.5.1 Einführung

Das Schlagwort von mündigen Patientinnen ist aus der aktuellen Diskussion um die gesundheitliche Versorgung nicht mehr wegzudenken. Von der mündigen Patientin wird erwartet, dass sie Eigenverantwortung zeigt und mehr finanzielle Verantwortung übernimmt. Dafür soll sie mehr Mitbestimmungsrechte bekommen sowie als souveräne Verbraucherin auftreten und wahrgenommen werden. In den Diskussionen ist auffällig, dass Patientenvertretungen, Krankenkassen, Medien oder Parteipolitikerinnen denselben Schlüsselbegriff verwenden, wobei zu vermuten ist, dass damit unterschiedliche Interessen und Ziele verfolgt werden [1]. Die Rechte und Pflichten von Patientinnen machen es erforderlich, die Arzt-Patienten-Beziehung und die Kommunikation derart zu gestalten, dass diese Patientenbeteiligung auch praktisch umsetzbar ist.

Der Sachverständigenrat formulierte in seinem Gutachten 2000/2001 als häufig geäußerten Kritikpunkt am deutschen Gesundheitswesen »die mangelnde Einbindung der Patienten und Versicherten in die prima vista paternalistische gesundheitspolitische Zielbildung« [2]. Frühe Beschreibungen von patientenzentrierten Modellen stammen überwiegend aus dem angloamerikanischen Raum [3, 4]. In Deutschland setzte dieser Trend später ein, welches auf den wachsenden Rationalisierungsbedarf im Gesundheitswesen und die zunehmende Qualitätssicherung mit ihrer Bedeutung von Patientenzufriedenheit und -partizipation zurückgeführt werden könnte [5].

1.5.2 Modelle der Arzt-Patienten-Interaktion

Emanuel und Emanuel [6] beschreiben vier Modelle der Arzt-Patienten-Interaktion, die auf dem unterschiedlichen Verständnis der (1) Ziele der Arzt-Patienten-Interaktion, (2) den Pflichten der Ärztin, (3) der Rolle der Werte der Patientinnen und (4) dem Verständnis der Patientenautonomie beruhen. Von den ursprünglich vier Modellen werden im Zeitverlauf drei als prominent beschrieben und lassen sich bis heute sowohl in den Darstellungen zu den Modellen als auch in der Praxis finden [7, 8, 9].

Das paternalistische Modell

Das paternalistische Modell geht auf das hippokratische Modell zurück, nach dem die Ärztin Kraft ihrer (mütterlichen) bzw. der Arzt Kraft seiner (väterlichen) Autorität in der Lage ist, zum Besten der ggf. als unmündig erachteten Patientin zu entscheiden und zu handeln. In diesem Modell wird die Ärztin als Beschützerin der Patientin angesehen. Die Ärztin setzt ihre Fertigkeiten zur Feststellung des Gesundheitszustandes der Patientin ein, fragt gezielt nach, bewertet die Informationen und entscheidet über die diagnostischen sowie therapeutischen Maßnahmen, die aus ihrer professionellen Sicht am besten dazu geeignet sind, die Gesundheit der Patientin wieder herzustellen. Dem paternalistischen Modell liegt die Annahme zugrunde, dass es objektive Kriterien für das Beste gibt. Aufgrund ihrer Erfahrung und des Fachwissens kann die Ärztin das Für und Wider unterschiedlicher Behandlungsmöglichkeiten am besten abwägen. Weiterhin wird angenommen, dass die Ärztin aufgrund der Verpflichtung auf ethische Prinzipen das Patientenwohl über alle anderen Interessen stellt. Die Beteiligung der Patientin erfolgt in eingeschränkter Form, ihren Autonomiebedürfnissen wird wenig Raum gegeben. Die Ärztin entscheidet über die Art und Menge der Informationen, die die Patientin erhält [6, 10, 11].

Beispiel: Eine Psychiaterin entscheidet sich aufgrund medizinischer Abwägung der jeweiligen Vor- und Nachteile bei einer Patientin mit einer mittelschweren Depression für eine medikamentöse Behandlung anstelle einer psychotherapeutischen Behandlung, ohne der Patientin diese Möglichkeit unterbreitet zu haben.

Das informative Modell

Das informative Modell wird auch das Konsumentinnen-Modell genannt. Die Aufgabe der Ärztin besteht darin, der Patientin alle relevanten medizinisch-wissenschaftlichen Informationen zur Verfügung zu stellen, damit diese eine informierte Entscheidung treffen kann, die ihren Vorstellungen und Werten entspricht. Dazu gehören Informationen über den Gesundheitszustand, die Risiken und Chancen der Maßnahmen und alle Unsicherheiten im Wissen. Im Anschluss daran entscheidet die Patientin allein über die Behandlung und die Ärztin führt diese aus. Diesem Modell liegt die Annahme zugrunde, dass die Patientin feststehende, ihr bekannte Werte hat. Dabei werden allerdings etwaige medizinische Unsicherheiten auf Seiten der Patientin nicht berücksichtigt. Auch mögliche Veränderungen der Präferenzen im Rahmen eines Prozesses der Reflektion und Abwägung, an dem auch andere Personen beteiligt sein können, sind nicht Teil des informativen Modells. Die Ärztin erfüllt die Rolle einer Dienstleisterin, die für ausreichend Informationen zu sorgen hat. Die Integration und Verarbeitung der Informationen auf ihre spezifischen Lebensumstände und Werte ebenso wie die Entscheidung vollzieht die Patientin allein [6, 10].

Beispiel: Eine Patientin mit Ulcus cruris lässt sich von ihrer behandelnden Ärztin die unterschiedlichen Möglichkeiten der Wundversorgung darstellen und entscheidet sich für das Verfahren, das sie selber am besten zu Hause umsetzen kann.

Das partizipative/patientenzentrierte Modell

Mit den Interaktionsprozessen im partizipativen Modell wird das Ziel verfolgt, unter gleichberechtigter und aktiver Beteiligung von Patientin und Ärztin auf Basis geteilter Information zu einer gemeinsam verantworteten Übereinkunft zu gelangen. In diesem Modell werden sowohl die Krankheit (disease), also die Symptome der Patientin, die Normabweichung der Struktur, Funktion der Organe oder Systeme des Körpers, als auch die Krankheitserfahrung (illness), wie die Patientin ihre Beschwerden erlebt, berücksichtigt und in die Behandlung integriert. Eine partizipative Entscheidungsfindung ist allerdings nicht in jeder medizinischen Situation sinnvoll und anwendbar (beispielsweise in Notfallsituationen oder bei eingeschränkten kognitiven Fähigkeiten). Zu berücksichtigen ist auch, wenn die Patientin die medizinische Entscheidung explizit der Ärztin überlassen möchte [6, 10].

Beispiel: Ein Urologe möchte nach medizinischer Abwägung der jeweiligen Vor- und Nachteile bei einem Patienten mit lokal begrenztem Prostatakarzinom eine Entscheidung herbeiführen, ob eine aktive Überwachung oder eine Operation der nächste Versorgungsschritt sein soll.

Auswirkungen von paternalistischer (direktiver) und partizipativer (non-direktiver) Interaktion

Gerade das paternalistische und das partizipative Modell der Arzt-Patienten-Beziehung sind häufig eng verknüpft mit einer bestimmten Art der Interaktion. Während Ärztinnen im paternalistischen Modell die Interaktion mit der Patientin direktiv gestalten, wird die Interaktion im partizipativen Modell non-direktiv gestaltet. Durch die direktive Interaktion im paternalistischen Modell wird das asymmetrische Verhältnis zwischen Ärztin und Patientin gefestigt. Einigen Menschen kommt das entgegen, sich auf die Krankenrolle zu konzentrieren und Verantwortung abgeben zu können, für andere mag das schwieriger sein. Des Weiteren muss sich die Patientin auf die fachliche Expertise der Ärztin verlassen und alle Faktoren, die möglicherweise einer Behandlung entgegenstehen, erst einmal zurückstellen. Das kann dazu führen, dass die Emotionen der Patientin u. U. nicht ausreichend berücksichtigt werden. Wird in einer paternalistischen Arzt-Patienten-Beziehung eine direktive Interaktionsform mit geschlossenen Fragen eingesetzt, bleibt die Befunderhebung kurz und kalkulierbar. Irritationen durch zusätzliche Informationen können vermieden werden. Doch darin liegt auch der Nachteil, wenn durch die Fokussierung auf die somatischen Zusammenhänge und Hauptsymptome zusätzliche Diagnosen oder für die Behandlung relevante Informationen übersehen werden. In diesem Beziehungsmodell kann mangelnde Compliance der Patientin den Erfolg der Behandlung schmälern [11].

Dem partizipativen Modell liegt die Annahme zugrunde, dass eine Behandlung insbesondere dann erfolgreich sein kann, wenn der Entschluss zur Behandlung in Kooperation von Patientin und Ärztin getroffen wird. Diese Vorgehensweise steigert die Eigenverantwortung der Patientin. Sie bekommt durch die non-direktive Interaktion alle Informationen, um in eigenverantwortlicher Weise mitzuentscheiden. Durch diese Übernahme von Verantwortung werden viele Complianceprobleme umgangen. Die Ärztin erfährt eine Entlastung, da sie in schwierigen ethischen Fragen nicht die Entscheidung übernehmen muss. Allerdings bleibt es eine komplexe Aufgabe, die Patientin so weit aufzuklären, dass sie die Verantwortung tragen kann. Dies kostet zunächst Zeit, doch zeigt sich auch, dass mit dem partizipativen Modell, gerade bei Patientinnen, die die paternalistische Vorgehensweise ablehnen, Vertrauen aufgebaut und dadurch in späteren Behandlungen Zeitersparnis verzeichnet wird. Das partizipative Modell eignet sich demnach insbesondere bei chronischen Erkrankungen, die eine längerfristige Begleitung der Patientinnen erfordern (z. B. Diabetes mellitus, chronische Rückenschmerzen u. Ä.) [11].

1.5.3 Patienten- und arztzentrierte Kommunikation in der Praxis

Im Mittelpunkt des ärztlichen Gesprächs steht die Patientin. Trotzdem wird zwischen patienten- und arztzentrierter Gesprächsführung unterschieden, wobei jeweils der Namensgeber die Inhalte der Gesprächsphase vorgibt. Legt die Ärztin die Inhalte fest, indem sie gezielt nach Beschwerden fragt oder Informationen vermittelt, wird von arztzentrierter Phase gesprochen, während in einer patientenzentrierten Gesprächsphase die Patientin entscheidet, welche Symptome sie mitteilt oder welche Belastungen sie anspricht. ▶ Tab. 1-9 zeigt Techniken der patienten- und arztzentrierten Gesprächsführung, wobei grob gesagt im partizipativen Modell die patientenzentrierten Techniken (▶ Kap. 2.7) angewendet werden und im paternalistischen Modell überwiegend die arztzentrierten Techniken zum Einsatz kommen, die Gespräche aber im Idealfall immer beide Phasen enthalten.

Tab. 1-8 Techniken der patienten- und arztzentrierten Gesprächsführung

Patientenzentriert	Arztzentriert
Patientin bestimmt die Themen und erhält Raum für ihre Darstellung (ausreden lassen)	Ärztin bestimmt die Themen und steuert, indem ggf. auch interveniert wird (unterbrechen)
Ärztin stellt offene Fragen	Ärztin stellt geschlossene Fragen, Katalogfragen oder Alternativfragen
Ärztin ermutigt verbal und nonverbal zur Weiterrede	Ärztin bringt eigene Themen/Hypothesen: Eigene Hypothesen durch gestellte Fragen bestätigen oder verwerfen
Ärztin lässt der Patientin durch Warten und Pausen Zeit	Klare Struktur des Gespräches orientiert an den (Leit-)Symptomen der Patientin
Paraphrasieren: Ärztin greift Worte der Patientin auf	
Verbalisieren: Ärztin spiegelt Emotionen	
Zeitrahmen benennen	
Übergänge in der Gesprächsführung ankündigen	
Vereinbarungen treffen	
Gesprächsende ankündigen	

Beispiel
Patientenzentrierte Kommunikation
Ärztin (Ä): Wir hatten die Ergebnisse Ihrer Untersuchungen im Krankenhaus bereits besprochen und nun möchte ich gerne von Ihnen hören, welche Gedanken Sie sich zwischenzeitlich zur Dialyse gemacht haben.
Patientin (P): Das ist jetzt erstmal schon ein Schock, dass der Befund so negativ ist. Ich fühle mich doch gar nicht schlecht und dass ich jetzt ständig zur Dialyse muss. Ich habe das Gefühl, da kann ich gleich in das Krankenhaus einziehen.
Ä: Sie machen sich Sorgen, dass die Dialyse Sie stark an uns und unser Haus bindet?
P: Natürlich. Ich meine, Sie geben sich alle Mühe und sind sehr freundlich. Aber ich habe doch auch ein Leben, das ich bewältigen will. Ich möchte arbeiten und mit meinem Orchester auf Konzertreise gehen. Das kann ich dann doch alles nicht mehr.
Ä: Natürlich, das sind Nachteile der Hämodialyse, wie Sie sie hier im Krankenhaus kennengelernt haben. Wir können mit Ihnen über ein anderes Dialyseverfahren sprechen und schauen, ob dieses für Sie besser passt.

Arztzentrierte Kommunikation
Ärztin: Gut, die Befunde sind soweit klar. Dann kommen wir jetzt zur Planung der weiteren Versorgung in der Dialyse.
Patientin: Ja, muss das denn immer noch sein? Weiter Dialyse?

Teil I

Ä: Natürlich, Ihre Niere funktioniert nicht mehr, da müssen wir als Klinik unterstützen. Die Dialyse ist leider notwendig. Am besten kommen Sie dreimal in der Woche einen Vormittag in unsere Dialyseabteilung.

P: Ich weiß nicht, …

Ä: Wenn Sie möchten, können Sie auch am Nachmittag kommen? Das können wir einrichten.

Worauf Sie achten sollten!

- Achten Sie darauf, eine vertrauensvolle Beziehung/Atmosphäre herzustellen und dem Patienten Behandlungsoptionen und -risiken verständlich mitzuteilen.
- Beachten Sie die vom Patienten gewünschte Rolle in der Interaktion und fragen Sie ggf. Erwartungen und Präferenzen des Patienten ab.

Merke

Bei einem ausschließlich patientenzentrierten Gespräch können der Zeitrahmen gesprengt und diagnose- oder therapierelevante Fakten verloren gehen, während mit einem ausschließlich arztzentrierten Gespräch die Patientin in ihrer Mündigkeit übergangen wird. Ein wirksames und angemessenes Gespräch entsteht insbesondere dann, wenn patienten- und arztzentrierte Phasen in einem ausgewogenen Verhältnis stehen [12].

Literatur

[1] Dieterich A. Arzt-Patient-Beziehung im Wandel: Eigenverantwortlich, informiert, anspruchsvoll. Dtsch Arztebl International 2007; 104(37): A-2489.

[2] Sachverständigenrat für die konzertierte Aktion im Gesundheitswesen. Bedarfsgerechtigkeit und Wirtschaftlichkeit. Bd. 1. Zielbildung, Prävention, Nutzerorientierung und Partizipation. Gutachten 2000/2001. Baden-Baden: Nomos Verlagsgesellschaft; 2000.

[3] Cassileth BR, Zupkis RV, Sutton-Smith K, March V. Information and participation preferences among cancer patients. Annals of internal medicine 1980; 92(6): 832 – 36.

[4] Maple FF. Shared decision making. Beverly Hills (CA): Sage Publications; 1977.

[5] Scheibler F, Janßen C, Pfaff H. Shared decision making: Ein Überblicksartikel über die internationale Forschungsliteratur. Sozial- und Präventivmedizin/Social and Preventive Medicine 2003; 48(1): 11 – 23.

[6] Emanuel EJ, Emanuel LL. Four models of the physician-patient relationship. Jama 1992; 267(16): 2221 – 26.

[7] Charles C, Gafni A, Whelan T. Shared decision-making in the medical encounter: what does it mean? (or it takes at least two to tango). Social science & medicine (1982) 1997; 44(5): 681 – 92.

[8] Charles C, Whelan T, Gafni A. What do we mean by partnership in making decisions about treatment? BMJ 1999; 319(7212): 780 – 82.

[9] Faller H. Patientenorientierte Kommunikation in der Arzt-Patient-Beziehung. Bundesgesundheitsblatt, Gesundheitsforschung, Gesundheitsschutz 2012; 55(9): 1106 – 12.

[10] Klemperer D. Shared Decision Making und Patientenzentrierung – vom Paternalismus zur Partnerschaft in der Medizin. Balint 2005; 6(3): 71 – 79.

[11] Schweickhardt A, Fritzsche K, Geigges W. Kursbuch ärztliche Kommunikation: Grundlagen und Fallbeispiele aus Klinik und Praxis; mit 15 Tabellen. 2., erw. Aufl. Köln: Dt. Ärzte-Verl.; 2009.

[12] Fritzsche K, Wirsching M, Schweickhardt A. Psychosomatische Medizin und Psychotherapie [neue Approbationsordnung]. Heidelberg: Springer; 2006.

1.6 Gut kommunizieren? Es lohnt sich!

Auswirkungen der Arzt-Patienten-Kommunikation

Alexandra Núñez, Barbara Hinding, Jana Jünger

Lernziel nach NKLM 14c

1.1.6 Einfluss der Arzt-Patienten-Kommunikation auf Sicherheit, Adhärenz, Outcome, Lebensqualität, Konflikte, Bewältigungsstrategien und Zufriedenheit von Ärztinnen und Ärzten sowie Patientinnen und Patienten erklären.

Fallvignette

Frau Bayer (62 Jahre, übergewichtig, Filialleiterin bei einer Supermarktkette) hat aufgrund der Symptome vermehrtes Wasserlassen, trockene Haut mit Juckreiz, aber insbesondere auch wegen ihrer Vergesslichkeit und Müdigkeit ihre Hausärztin konsultiert. Die Symptome machen ihr sehr zu schaffen und sie erhofft sich eine harmlose Diagnose und eine effektive Therapie. Bereits vor einer Woche hat die Ärztin verschiedene Untersuchungen durchgeführt. Heute liegen alle Ergebnisse vor. Gleich nach der Begrüßung konfrontiert die Ärztin sie direkt mit der Diagnose Diabetes mellitus Typ 2: »Ihr Blutzucker ist zu hoch.« Sie erklärt ihr ganz sachlich, dass es eine chronische Krankheit sei und sie deshalb nun häufiger kommen müsse. Frau Bayer ist überrascht – damit hat sie nicht gerechnet. Sie möchte gerne mehr über die Erkrankung und ihre Folgen wissen, doch die Ärztin fährt unbeirrt fort. Sie müsse dringend abnehmen und ihre Ernährung umstellen, sonst müsse sie bald Insulin spritzen. Frau Bayer fragt, was das bedeuten solle, doch das Telefon klingelt und eine medizinische Fachangestellte kommt kurz herein. Schließlich bekommt sie nur zur Antwort, dass die Arzthelferin ihr alles erklären werde. Sie schreibe ihr noch Tabletten auf, die sie unbedingt nehmen müsse, und zwar jeden Morgen eine.

Die Ärztin steht auf, verabschiedet sich von Frau Bayer und übergibt sie an die medizinische Fachangestellte, die ihr ein Rezept und ein Merkblatt zum Verhalten bei Diabetes gibt. Frau Bayer fühlt sich alleine gelassen. Diese Ärztin ist total auf ihr Geschäft fixiert, alles schnell schnell, Patient egal, kann es wahrscheinlich auch nicht besser, denkt sie sich. Sie verlässt die Arztpraxis, zündet sich erst einmal eine Zigarette an und geht zum Bäcker, um sich ein Kuchenteilchen zu kaufen. Diabetes, denkt sie, na so was. Es wird wohl nicht so schlimm sein, sonst hätte es die Ärztin doch gesagt, oder? Frau Bayer ist verunsichert. Eigentlich weiß sie gar nicht genau, was das bedeutet. Was sollte sie jetzt machen? Würden nun die Vergesslichkeit und Müdigkeit verschwinden, wenn sie die Tabletten nehmen würde? Abnehmen. Wie soll sie das schaffen? Sie hat schon mehrere Diäten durchgestanden, jedoch ohne anhaltenden Erfolg. Das hat sie aufgegeben. Außerdem liebt sie gutes Essen und Kuchen und Schokolade. Ein Leben ohne diese Genüsse erscheint ihr fad und trübselig. So geht sie nach Hause, um die Angelegenheit mit ihrer Familie zu diskutieren und wenigstens eine Nacht zu überschlafen.

Insgeheim hat sie bereits beschlossen, nicht mehr zu dieser Ärztin zu gehen, da sie ihre Art als sehr überheblich und nicht hilfreich empfand. Sie hatte sich nicht unterstützt und aufgeklärt gefühlt. Möglicherweise würde sie es morgen woanders versuchen.

[► NKLM-Kapitel 20: Gedächtnisstörungen und Vergesslichkeit (20.32), Juckreiz (20.52), Müdigkeit/Erschöpfung/Allgemeine Schwäche (20.63), schuppige/trockene Haut (20.89)]

Informationen zum Krankheitsbild

Hintergrund: Diabetes mellitus Typ 2
Verlauf: Erstdiagnose
[▶ NKLM-Kapitel 21: Diabetes mellitus Typ 2 (21.1.3.5), Diabeteskomplikationen (Mikro- und Makroangiopathien, Nephropathie, KHK, pAVK, Apoplex, diabetisches Fußsyndrom, diabetische Polyneuropathie, diabetische Retino- und Makulopathie) (21.1.3.6)]

Fakten zu Diabetes mellitus Typ 2

- Symptome: Polydipsie, Polyurie, Glucosurie, trockene Haut, Juckreiz, Gewichtsverlust, Amenorrhoe, erektile Dysfunktion, Müdigkeit, Abgeschlagenheit, Leistungsschwäche, Sehstörungen, Muskelfaszikulationen
- Ursache: Chronische Hyperglykämie bei peripherer Insulinresistenz und (im Verlauf) verminderter Insulinsekretion
- Wichtigste bekannte Risikofaktoren: genetische Prädisposition, Adipositas und Bewegungsmangel
- Nach Schätzungen auf Basis von Surveys und Abrechnungsdaten von Krankenkassen sind etwa 7–8 % der erwachsenen Bevölkerung in Deutschland von Diabetes mellitus Typ 2 betroffen [1].
- Eine Analyse des Zentralinstituts für die kassenärztliche Versorgung zeigt, dass jährlich etwa 500 000 Versicherte der gesetzlichen Krankenkassen neu die Diagnose Typ-2-Diabetes erhalten [2].
- Diabetes ist altersabhängig: Die Prävalenz ist in den Altersgruppen ab 70 am höchsten [2].
- Bedingt durch den demografischen Wandel, verbesserte Diagnostik und frühere Erkennung sowie zunehmende Risikofaktoren (Adipositas und Bewegungsmangel) wurde in den letzten Jahren eine Zunahme beobachtet [2].
- Personen mit niedriger Bildung und niedrigerem sozialen Status erkranken häufiger an Diabetes Typ 2 [2].
- Folgeerkrankungen: Myokardinfarkt, koronare Herzkrankheit, Apoplex, periphere arterielle Verschlusskrankheit, Retinopathie, Neuropathien, Nephropathie, diabetisches Fußsyndrom, Depression.
- Mortalität: Es ist davon auszugehen, dass ein 50-jähriger, männlicher Diabetes-Patient verglichen mit einem gleichaltrigen eine um 5,8 Jahre reduzierte Lebenserwartung hat, bei Frauen wird eine Reduktion um 6,5 Jahre geschätzt [3]. Die häufigsten Todesursachen sind diabetesbedingte Komplikationen wie Myokardinfarkt und Nierenversagen.
- Therapie: Gewichtsreduktion, Ernährungsumstellung, körperliche Aktivität, Antidiabetika; Insulin erst bei Sekundärversagen der Bauchspeicheldrüse

1.6.1   Einführung

Die Ärztin in der Fallvignette hat erkannt, dass der aktuelle Lebensstil für die Patientin nicht gut ist und ihr Informationen zum Krankheitsbild sowie dem Umgang damit zur Verfügung gestellt. Die Patientin hatte das Verhalten der Ärztin allerdings so wahrgenommen, dass sie weder auf ihren Informations- und Beratungsbedarf noch auf ihre emotionalen Wünsche und Bedürfnisse eingegangen ist. Die Patientin möchte erheblich mehr Wissen über ihre Erkrankung und Unterstützung bei der Entwicklung einer Strategie zur Bewältigung der anstehenden Aufgaben. Die Diagnose einer chronischen Erkrankung stellt für die meisten Menschen eine große Belastung dar, auch dann, wenn sie nicht unbedingt lebensbedrohend ist. Bei Typ-2-Diabetes sind manchmal weitreichende Änderungen im Lebensstil erforderlich. Neben einer Umstellung der Ernährung müssen Möglichkeiten gefunden werden, mehr Bewegung und Sport in den Alltag zu integrieren. Sie als Ärztin können diesen Prozess anstoßen und begleiten. Dies erfordert allerdings den Aufbau einer vertrauensvollen und längerfristig tragfähigen Arzt-Patienten-Beziehung.

Hilfreich ist dabei eine patientenorientierte Haltung und Kommunikation. Patientenorientierung bedeutet, sich für die Bedürfnisse und Präferenzen der Patientinnen zu interessieren, diese ernst zu nehmen und eine Beziehung zur einzelnen Patientin herzustellen [4, 5]. Van Es et al. [6] operationalisieren diese Fähigkeit zum Beispiel durch Verhaltensweisen wie das Explorieren von Erwartungen und Gefühlen, das Aufgreifen von Emotionen oder auch das Paraphrasieren und Zusammenfassen. Dem steht die arzt- oder aufgabenorientierte Kommunikation gegenüber, die gekennzeichnet ist durch eine klare, von der Ärztin vorgegebene Struktur und direktiven, oft geschlossenen Fragen. Die Kommunikation in der Diagnosephase geht vorwiegend von den ärztlichen Hypothesen und Vermutungen aus. Die Informationsvermittlung ist überwiegend standardisiert und orientiert sich an sachlichen Notwendigkeiten, mit wenig Rücksicht auf die Bedürfnisse und die Verständnismöglichkeiten der Patientinnen (▶ Kap. 1.5).

Die beiden Kommunikationsstile schließen sich nicht gegenseitig aus. Zwar gibt es Ärztinnen, die eher nach dem einen oder mehr nach dem anderen Stil agieren [7], dennoch scheinen eher patientenorientierte Ärztinnen nicht schlechter in der Aufgabenorientierung zu sein [6]. In einer konkreten Situation wird es daher vor allem darauf ankommen, Aufgaben- und Patientenorientierung angemessen in Einklang zu bringen (▶ Kap. 1.5).

Die Fallvignette verdeutlicht die Folgen einer allzu einseitig aufgabenorientierten Kommunikation. Die Patientin ist am Ende des Gesprächs nicht nur unzufrieden, sie ist auch desorientiert, da sie nicht einschätzen kann, was ihre Erkrankung für ihr weiteres Leben und ihren Alltag bedeutet, welchen Verlauf sie nehmen kann und welche Folgeerkrankungen auftreten können. Sie hat zwar mündlich und vor allem mit dem Merkblatt Verhaltensempfehlungen bekommen, weiß aber weder, wie ernst sie diese nehmen muss, noch, wie sie diese in ihrem Alltag umsetzen kann. Ein patientenorientiertes Vorgehen hätte diese Themen aufgegriffen. Insbesondere hat die Ärztin versäumt, gemeinsam mit der Patientin zu überlegen, in welcher Weise und mit welchen Zwischenzielen sie ihre Ernährungs- und Bewegungsgewohnheiten so umstellen kann, dass eine Gewichtsreduktion eintreten müsste und dem Diabetes entgegengewirkt wird. Die Folge ist, dass die Patientin ohne Plan und mit dem Gefühl der Überforderung und Hilflosigkeit aus der Praxis kommt. Sie fühlt sich alleingelassen und hat daher auch kein Vertrauen zu dieser Ärztin, mit dem Ergebnis, dass sie sich nicht an deren Empfehlungen gebunden fühlt. Adhärenz im Sinne einer aus einer partnerschaftlichen Beziehung resultierenden Verpflichtung zur Therapietreue ist nicht entstanden.

Definition

Adhärenz: Adhärenz ist ein weit gefasster Terminus. Im Gegensatz zu Compliance, also das Befolgen oder Nichtbefolgen einer Anweisung, liegt der Fokus beim Terminus Adhärenz auf der gemeinsamen Vereinbarung der Therapieziele und -wege, die die Ärztin und die Patientin im Gespräch gemeinsam beschlossen haben. Der Adhärenzbegriff betont die partnerschaftliche Beziehung zwischen der Ärztin und der Patientin und damit stärker die gegenseitige Verpflichtung von Ärztin und Patientin, die auf Patientenseite die Einhaltung der gemeinsam abgestimmten Therapie bedeutet [8] (▶ Kap. 14.1).

Bewältigungsstrategien: Bewältigungsstrategien bezeichnen das Verhalten, das eine Patientin im Hinblick auf eine belastende Situation zeigt. Häufig wird zwischen problem- und emotionszentrierter Bewältigung unterschieden. Während problemzentrierte Bewältigungsversuche darauf zielen, die belastende Situation durch Informationssuche und zielorientiertes Handeln aufzulösen, geht es bei emotionszentrierter Bewältigung um die Neutralisierung der negativen Emotionen und um die Reduktion von Erregungszuständen etwa durch Bagatellisieren, Leugnen, Substanzmissbrauch etc. [9].

Konflikte: Konflikte zwischen Ärztin und Patientin können aufgrund verschiedener situativer (z. B. Zeitdruck vonseiten der Ärztin) und emotionaler Faktoren (z. B. unerfüllte Erwartungen und Bedürfnisse der Patientin) zustande kommen. Sie betreffen im alltäglichen Behandlungskontext handlungsleitende Entscheidungen und damit potenzielle Uneinigkeiten, wenn es um die Medikation, die nächsten Untersuchungs- und Therapieschritte oder gar lebenserhaltende Maßnahmen geht. Dabei spielt die Einstellung (z. B. Aversionen, Antipathien) der Ärztin gegenüber der Patientin und vice versa eine maßgebliche Rolle, da sie Konflikte unterschwellig generieren und eskalieren lassen.

Lebensqualität: Lebensqualität umfasst mehrere Dimensionen, vor allem die physische, psychische und soziale Ebene, und bezieht sich auf das subjektive Erleben von Zufriedenheit und Wohlbefinden. Lebensqualität umfasst hier die Wahrnehmung der physischen und mentalen Gesundheit, die Gesundheitsrisiken und -bedingungen, die soziale Situation der Patientin und deren sozioökonomische Lage sowie Umweltfaktoren wie Verfügbarkeit und Zugänglichkeit medizinischer Versorgung [10, 59].

Outcome: Outcome bezeichnet das Ergebnis einer Therapiestrategie oder einer präventiven Maßnahme.

Sicherheit: Patientinnen sollen durch die ärztliche Behandlung keinen Schaden nehmen. Um sie vor unerwünschten Ergebnissen oder Schäden physischer oder psychischer Art zu schützen, werden in Klinik und Praxis Maßnahmen ergriffen [11]. Hierzu gehört auch eine gute Kommunikation, z. B. die Information, Aufklärung und Beratung von Patientinnen.

1.6.2 Auswirkungen der Arzt-Patienten-Kommunikation

Die patientenorientierte Arzt-Patienten-Kommunikation spielt für den Behandlungsverlauf und den Behandlungserfolg eine zentrale Rolle. Es gibt zahlreiche Forschungsarbeiten, die belegen, dass eine rein formale und arztzentrierte [12] Arzt-Patienten-Kommunikation negative Auswirkungen mit sich bringt und sogar ein großes Sicherheitsrisiko für die Patientinnen darstellen kann. Zum Beispiel zeigte sich [13], dass unzureichende Kommunikation bei der Anamnese zu ungeeigneten therapeutischen Maßnahmen führen kann. Zudem haben die Patientinnen bei ausgeprägter Arztzentrierung oft zu wenig Vertrauen zu ihrer Ärztin [14, 15], und fehlendes Vertrauen zwischen Ärztin und Patientin kann zu Konflikten und risikobehafteten Handlungen und Entscheidungen [16, 17, 18] und zu mangelnder Adhärenz [14, 15, 19] führen. Dies äußert sich z. B. darin, dass getroffene Termin- und Therapieabsprachen nicht eingehalten werden oder die Behandlung einfach abgebrochen wird, angeordnete Medikationen falsch eingenommen oder trotz indizierter Dringlichkeit ohne Rücksprache abgesetzt werden oder einfach die Ärztin gewechselt wird [20]. Dadurch entstehen zusätzliche Kosten für die Behandlung und das Gesundheitssystem [21] sowie möglicherweise schwerwiegende gesundheitliche Folgen für Patientinnen. Sie betreffen die Versorgung und die Sicherheit, das Bewältigungsverhalten im Hinblick auf die Krankheitssituation und ihre Anforderungen und damit auch das Behandlungsergebnis, die Lebensqualität [22] und die emotional-psychische Verfassung.

Umgekehrt können die genannten Aspekte durch eine gelungene Arzt-Patienten-Kommunikation positiv beeinflusst werden. Die günstigen Effekte einer guten patientenorientierten Kommunikation sind im Rahmen des Paradigmas der evidenzbasierten Medizin [23] mithilfe zum Teil randomisierter Studien [24, 25, 26, 27, 28] belegt worden. Insbesondere Studien, die die kontextuellen Faktoren [29] und somit den Behandlungsrahmen und das Setting berücksichtigen, sprechen von positiven Effekten für die Patientinnen und den Behandlungsverlauf und -erfolg. Um jedoch präzisere Aussagen über einzelne Wirkfaktoren und genauere Kenntnisse über ihre Wirkungsweise machen zu können, ist weitere Forschung nötig [30].

Im Einzelnen wurde deutlich, dass bereits eine positive und freundlich-zugewandte Arzt-Patienten-Kommunikation auf der psychologischen Ebene Angst [26, 28, 30, 31] und Stress [9, 28, 31, 32] verringern kann. Vor dem theoretischen Hintergrund von Ansätzen zur Belastungsbewältigung [9] wird deutlich, dass eine einfühlsame Erläuterung der Symptome, Risiken und Folgen durch die Ärztin der Patientin nicht nur ermöglicht, das Ausmaß und die Art der Bedrohung zutreffend einzuschätzen, die Ärztin kann dabei auch Einfluss auf die Emotionen und die Haltung der Patientin nehmen, zum Beispiel Angst reduzieren und den Aspekt der Herausforderung hervorheben. Damit wird auch die Handlungsmotivation für die anstehenden Aufgaben gestärkt.

Werden klare Behandlungsverläufe und positive (Heil-)Prognosen und Erwartungen im Hinblick auf den Behandlungserfolg geäußert, dann unterstützt dies eine konstruktive Bewältigung und damit zusammenhängend auch die Selbstwirksamkeitserwartungen [33, 34] der Patientin, also den Glauben daran, dass ihre eigenen Handlungen zum Erfolg und schließlich zur Heilung führen werden, was zugleich die Ängste reduziert. Insbesondere für chronisch kranke Patientinnen (z. B. Diabetes, HIV etc.) [34, 35] und Krebspatientinnen [28, 32, 36] mit angedachten kurativen oder palliativen Behandlungsstrategien ist eine gelungene Arzt-Patienten-Kommunikation auch aus diesem Grund wichtig.

Die Adhärenz [35, 37, 38, 39, 40, 41], also die Einhaltung des gemeinsam vereinbarten Behandlungsplans, leistet einen wichtigen Beitrag zur Sicherheit, zur Lebensqualität [22] und zu Wohlbefinden und Zufriedenheit [36, 42, 43] von

Patientinnen. Dabei ist die gemeinsam getroffene und einvernehmliche Entscheidung zwischen der Ärztin und der Patientin [12] (▸ Kap. 7) über die einzuhaltenden Behandlungsformen und -ziele zentral und bildet die Basis für die Therapietreue. Eine Metaanalyse zum Verhältnis von Kommunikationsqualität und Adhärenz über 106 Einzelstudien zeigt einen hochsignifikanten Zusammenhang. Dabei ist die Chance auf die Adhärenz der Patientin um den Faktor 2,16 höher, wenn die Ärztin effektiv kommuniziert [41]. Weitere Arbeiten kamen zu dem Ergebnis, dass patientenzentrierte Kommunikation mit einem besseren Arbeitsbündnis zwischen Ärztin und Patientin und mehr Kooperation einhergeht [46, 47]. Das gemeinsame verantwortliche Handeln, das auf die gute Arzt-Patienten-Kommunikation zurückgeht, führt schließlich im Idealfall dazu, dass am Ende ein gutes gemeinsames Therapieergebnis [19, 44, 45] erreicht wird.

Weitere Studien zeigen einen direkten Zusammenhang von patientenorientierter Kommunikation und Behandlungserfolg [46, 47] sowie Gesundheit und Patientenzufriedenheit [48, 49, 50, 51, 52, 53]. Und schlussendlich gilt es auch, an die Gesundheit und Arbeitszufriedenheit der Ärztinnen zu denken. Eine patientenorientierte Kommunikation hängt mit weniger Stress und geringerem Burnout-Risiko zusammen [54, 55].

Eine gelungene Arzt-Patienten-Kommunikation geht im Ergebnis einher mit mehr Sicherheit, Adhärenz, verbesserten Outcomes, mehr Lebensqualität, weniger Konflikten, konstruktiveren Bewältigungsstrategien und größerer Zufriedenheit sowohl bei den Patientinnen als auch bei den Ärztinnen. Mit welchen Mitteln dies erreicht werden kann, ist Gegenstand dieses Buchs. In den vorangegangenen und vor allem in den noch folgenden Beiträgen werden eine ganze Reihe an Modellen und Methoden zur Gesprächsführung vorgestellt und Empfehlungen gegeben. Es obliegt Ihnen als angehender Ärztin, sich diese anzueignen, um sie später im Berufsleben flexibel anwenden zu können und zu wissen, was zu Ihnen passt und in welcher Situation welches Vorgehen zum gewünschten Ergebnis führt.

1.6.3   Arzt-Patienten-Kommunikation: So geht's!

Eine gute Arzt-Patienten-Kommunikation umfasst zunächst Reflexionen über die Rolle der Ärztin als Kommunikatorin (vgl. dazu auch die CanMEDS-Rollen) und ein Bewusstsein für den prototypischen Behandlungsgesprächsablauf (▸ Kap. 2.1; ▸ Kap. 4.1; ▸ Kap. 8.1; ▸ Kap. 8.2). Eine gute Arzt-Patienten-Kommunikation fußt auf einem empathischen [20, 24, 26, 56, 57, 58], patientenzentrierten [12, 20, 30, 42, 58] (▸ Kap. 2.1) verbalen und nonverbalen [26] (▸ Kap. 2.3) Kommunikationsstil [42] der Ärztin. Der patientenzentrierte Kommunikationsstil übt einen positiven Einfluss auf die Emotionen und Affekte der Patientin aus, indem die situativ präsenten Affekte, die Einfluss auf die Wahrnehmung, das Denken und Handeln der Patientin ausüben, entsprechend kommunikativ beeinflusst werden. Empathie als eine Form des Umgangs mit der Patientin ist insbesondere auch bei sogenannten schwierigen Patienten notwendig. In diesem Fall gilt es für die Ärztin, während eines konfliktbehafteten Gesprächs die eigenen

Teil I

Emotionen gegenüber der Patientin professionell zu kontrollieren (▸ Kap. 10.1) [17].

Der patientenzentrierte Kommunikationsstil zeigt sich z. B. darin, dass die Ärztin sich des strukturierten Gesprächsablaufs (▸ Kap. 3.1; ▸ Kap. 4.1; ▸ Kap. 8.1; ▸ Kap. 8.2, und der zeitlichen Begrenzung ▸ Kap. 3.1) bewusst ist. Sie eröffnet das Gespräch, räumt der Patientin jedoch sogleich viel Gesprächsraum ein und vermag durch aktives Zuhören und gezieltes Nachfragen mithilfe offener Fragen [12, 58] auf die situativen Bedürfnisse der Patientin kommunikativ einzugehen (▸ Kap. 2.1). Dabei ist die Ärztin aufmerksam und nimmt durch die Aussagen der Patientin Informationen über ihren kulturellen, sozialen Hintergrund (▸ Kap. 18 – 21) und über die Gesundheitskompetenz (▸ Kap. 20.1) der Patientin auf und stimmt ihre eigenen kommunikativen Handlungen bei der Gesprächsübernahme (turn taking) entsprechend ab. Fachliche Informationen sind von der Ärztin an den Wissenshintergrund der Patientin anzupassen (▸ Kap. 20.1).

Evidenz

- Eine patientenorientierte und empathische Arzt-Patienten-Kommunikation führt zu positiven Effekten und kann den Stress der Patientinnen reduzieren [8, 22, 31, 36].
- Eine empathische Arzt-Patienten-Kommunikation bewirkt in Kombination mit realistisch und positiv kommunizierten Erwartungen im Hinblick auf das Behandlungsergebnis eine Reduktion der Angst bei der Patientin und vermag deren Selbstwirksamkeitskräfte zu mobilisieren [2, 9, 26, 28, 31, 36].
- Die gemeinsame vertrauensvolle Übereinkunft zwischen Ärztin und Patientin, wie die Behandlungsschritte und Medikation erfolgen sollen, führt zu Adhärenz und somit zur Therapietreue und einem besseren Therapieergebnis [13, 15, 17, 21, 24, 26, 30, 35].
- Die Sicherheit der Patientin umfasst die physische und psychische Gesundheit und somit die Lebensqualität und die Zufriedenheit der Patientin. Diese Aspekte können durch eine empathische Arzt-Patienten-Kommunikation gesteigert werden [6, 15, 18].

Worauf Sie achten sollten!

- Seien Sie der Patientin gegenüber freundlich, empathisch und authentisch.
- Zeigen Sie Ihre Professionalität und Ihr Rollenverständnis als Ärztin.
- Überlassen Sie der Patientin zunächst die Gesprächsführung. Haben Sie zugleich die zeitliche Begrenzung des Gesprächs im Blick.
- Nehmen Sie sich Zeit für die Patientin, hören Sie aktiv zu und stellen Sie offene Fragen.
- Versuchen Sie dabei nachzuvollziehen, was die Patientin bewegt und wie sie denkt.
- Holen Sie die Patientin dann da ab, wo sie vor dem Hintergrund ihrer sozialen Bildung, ihrer kulturellen und sprachlichen Hintergründe steht.
- Verwenden Sie ein angemessenes Sprachregister, sodass ihre Informationen verständlich bleiben.

Merke
Bemühen Sie sich stets darum, die Sichtweise und das Erleben der Patientin nachzuvollziehen und in ihr Denken und Handeln zu integrieren.

Literatur

[1] Deutsche Diabetes Gesellschaft und diabetesDE – Deutsche Diabetes-Hilfe (Hrsg.). Deutscher Gesundheitsbericht Diabetes 2018. Online verfügbar unter: https://www.diabetesde.org/system/files/documents/gesundheitsbericht_2018.pdf (Zugriffsdatum: 25.7.2018).

[2] Goffrier B, Schulz M, Bätzing-Feigenbaum J. Administrative Prävalenzen und Inzidenzen des Diabetes mellitus von 2009 bis 2015. Versorgungsatlas-Bericht Nr. 17/03, Zentralinstitut für die kassenärztliche Versorgung in Deutschland (Zi): Berlin; 2017.

[3] Thompson A et al. Diabetes mellitus, fasting glucose, and risk of cause-specific death. N Engl J Med, 2011; 364(9): 829 – 41.

[4] Laine C, Davidoff F. Patient-centered medicine. A professional evolution. J Am Med Assoc 1996, 275: 152 – 56.

[5] Kurtz S, Silverman J, Benson, J. Draper J. Marrying content and process in clinical method teaching: Enhancing the Calgary-Cambridge guides. Acad Med 2003; 78: 802 – 09.

[6] Van Es J, Schrijver C, Oberink R, Visser M Two-dimensional structure oft he MAAS-Global rating list for consultation skills of doctors. Medical Teacher 2012, 34: e794 – e799.

[7] Hall J, Roter D, Katz N. Task versus socioemotional behaviors in physicians. Med Care 1987; 25: 399 – 412.

[8] Seehausen M, Hänel P. Arzt-Patienten-Kommunikation: Adhärenz im Praxisalltag effektiv fördern. Dtsch Arztebl 2011; 108(43): A-2276/B-1918.

[9] Folkmann S. (Hrsg). Stress, health, and coping: synthesis, commentary, and future directions. The Oxford Handbook of Stress, Health, and Coping. Oxford University Press; 2010.

[10] Herman C. Lebensqualität. In MA Wirtz (Hrsg.), Dorsch – Lexikon der Psychologie, 2018. https://m.portal.hogrefe.com/dorsch/lebensqualitaet/ (Zugriffsdatum: 25.7.2018).

[11] Ärztliches Zentrum für Qualität in der Medizin. Gemeinsames Institut von Bundesärztekammer und Kassenärztlicher Bundesvereinigung. Glossar Patientensicherheit. Definitionen und Begriffsbestimmungen. Berlin; 2005.

[12] Hahn S, Bradt P, Hewett K, Ng D. Physician-patient communication about overactive bladder: Results of an observational sociolinguistic study. 2017; PLoS ONE 12 (11): e0186122.

[13] Chen RC, Clark JA, Manola J, Talcott JA. Treatment ,mismatch' in early prostate cancer – Do treatment choices take patient quality of life into account? Cancer 2008; 112: 61 – 68.

[14] Kerse N. Physician-patient relationship and medication compliance: a primary care investigation. The Annals of Family Medicine 2004; 2: 455 – 61.

[15] Goedhuys, J, Rethans, J. On the relationship between the efficiency and the quality of the consultation. A validity study, Fam. Pract. 2001; 18: 592 – 96.

[16] Schwartz CE. When patients and surgeons disagree about surgical outcome: investigating patient factors and chart note communication. England: BioMed Central. In: Health and quality of life outcomes, 2015, S. 161.

[17] Halpern, J. Empathy and Patient-Physician Conflicts. J Gen Intern Med. 2007 May; 22(5): 696 – 700.

[18] Breen, CM, Abernethy AP, Abbott, KH and Tulky, JA Conflict associated with decisions to limit life-sustaining treatment in intensive care units. J Gen Intern Med 2001 May; 16(5): 283 – 89.

[19] Yelovich MC (MA MD). The patient-physician interaction as a meeting of experts: one solution to the problem of patient non-adherence. J Eval Clin Pract, 2016; 22(4): 558 – 64. doi: 10.1111/jep.12561.

[20] Ringel N, Mutschler A, Kröll K, Weiss C, Fellmer-Drüg E, Schultz JH, Herzog W, Schäfert R, Jünger J. Kommunikative Herausforderungen bei Patienten mit somatoformen Störungen meistern. In Med Welt 2015; 5: 232–36.

[21] Bertakis KD, Azari R. Determinants and outcomes of patient-centered care, Patient Educ. Couns. 2011; 12: 46–52.

[22] Richardson J, Iezzi A, Khan M, Maxwell A. Validity and Reliability of the Assessment of Quality of Life (AQoL)-8D Multi-Attribute Utility Instrument. Validity and Reliability of the Assessment of Quality of Life. Patient 2014; 7: 85–96.

[23] Baethge C. Evidenzbasierte Medizin: In der Versorgung angekommen, aber noch nicht heimisch. In: Dtsch Arztebl. 111 (39), 2014; S. A-1636/B-1416/C-1348.

[24] Bieber C. A shared decision-making communication training program for physicians treating fibromyalgia patients: Effects of a randomized controlled trial. England: Elsevier Inc. In: Journal of Psychosomatic Research, 2008, S. 13–20.

[25] Dulmen AMv, Bensing JM. Health promoting effects of the physician–patient encounter. Psychol Health Med, 2002; 7: 289–300.

[26] Kraft-Todd GT, Reinero DA, Kelley JM, Heberlein AS, Baer L, Riess H. Empathic nonverbal behavior increases ratings of both warmth and competence in a medical context. 2017; PLoS ONE 12(5): e0277758.

[27] Osch, Mv. Specifying the effects of physician's communication on patients' outcomes: A randomised controlled trial. In: Patient Educ. Couns, 2017; 1482–89.

[28] Zwingmann J. Effects of patient-centered communication on anxiety, negative affect, and trust in the physician in delivering a cancer diagnosis: A randomized, experimental study. J.B. Lippincott Company. In: Cancer, 2017; 3167–75.

[29] Di Blasi Z, Harkness E, Ernst E, Georgiou A, Kleijnen J. Influence of context effects on health outcomes: a systematic review. The Lancet, 2001; 357, March 10.

[30] Bensing JM The silent healer: The role of communication in placebo effects. Ireland: Elsevier Ireland Ltd. In: Patient Education and Counseling, 2010; 293–99.

[31] Verheul W. The effects of physicians' affect-oriented communication style and raising expectations on analogue patients' anxiety, affect and expectancies. In: Patient Educ. Couns, 2010; 300–06.

[32] Schmith JA, Richardson J, Hoffmann C, Pilkington K. Mindfullness-based Stress Reduction as supportive therapy in cancer care: systematic review. Journal of Advanced Nursing, 2004; 52 (3), 315–27.

[33] Trummer UF, Mueller UO, Nowak P, Stidl T, Pelikan JM. Does physician-patient communication that aims at empowering patients improve clinical outcome? A case study. Patient Educ. Couns, 2006; 61.

[34] Schaefer MR, Kavookjian J. The impact of motivational interviewing on adherence and symptom severity in adolescents and young adults with chronic illness: A systematic review. Patient Educ. Couns. 2017; 100(12): 2190–99.

[35] WHO. Chronic diseases and health promotion. Adherence to long-term: evidence for action. 2003.

[36] Kleeberg UR et al. Patient satisfaction and quality of life in cancer outpatients: results of the PASQOC study. Supportive care in cancer. Official journal of the Multinational Association of Supportive Care in Cancer, 2005; 13(5): 303–10.

[37] Haskard KB. Physician communication and patient adherence to treatment: a meta-analysis. Lippincott Williams & Wilkins. In: Medical Care, 2009; 826–34.

[38] La Greca AM, Schuman WB. Adherence to prescribed medical regimens. In Roberts MC (Ed.), Handbook of pediatric psychology, 1995. New York: Guilford Press, pp. 55–83.

[39] Robyn Rosina RN, Jackie Crisp RN, Steinbeck K. Treatment adherence of youth and young adults with and without a chronic illness. Nursing & Health Sciences 2003; 5(2): 139–47.

[40] Sabate E. WHO Adherence Meeting Report. World Health Organ, Geneva, 2001.

Teil I

[41] Zolnierek KB, Dimatteo MR. Physician communication and patient adherence to treatment: A meta-analysis. Med Care, 2009; 47(8): 826–34.

[42] Kim SS. Patient-perceived communication styles of physicians in rehabilitation: the effect on patient satisfaction and compliance in Korea. United States. American journal of physical medicine & rehabilitation/Association of Academic Physiatrists, 2008; 998–1005.

[43] Mann RK. Effect of HCAHPS reporting on patient satisfaction with physician communication: HCAHPS Surveys and Patient Satisfaction. Journal of Hospital Medicine, 2016; 105–10.

[44] Street Jr RL, Makoul G, Arora NK, Epstein RM. How does communication heal? Pathways linking clinician–patient communication to health outcomes. Patient Educ. Couns, 2009; 74: 295–301.

[45] Stewart MA. Effective physician-patient communication and health outcome – Review. Can. Med. Assoc. J, 1995; 152: 1423–33.

[46] Schmid-Mast M, Hall JA, Roter, DL. Disentangling physician sex and physician communication style: their effects on patient satisfaction in a virtual medical visit. Patient Educ. Couns. 2007; 68: 16–22.

[47] Mallinger J, Griggs J, Shields C. Patient-centered care and breast cancer survivors' satisfaction with information, Patient Educ. Couns. 2005; 57: 342–49.

[48] Baile WF, Aaron J. Patient-physician communication in oncology: past, present, and future. Current Opinion in Oncology 2005; 17: 331–335.

[49] Griffin SJ, Kinmonth AL, Veltmn M, Gillard S, Grant J, Steward M. Effect on health-related outcomes of interventions to alter the interaction between patients and practitioners: a systematic review of trials. Ann. Fam. Med. 2004; 2: 595–608.

[50] Street RL Jr, Makoul G, Arora NK, Epstein RM. How does communication heal? Pathways linking clinician-patient communication to health outcomes. Patient Educ Couns 2009; 74: 295–301.

[51] Thorne SE, Bultz BD, Baile WF. SCRN Communication Team: Is there a cost to poor communication in cancer care?: a critical review of the literature. Psychooncology 2005; 14, 875–84; discussion 885–76.

[52] Zandbelt LC, Smets E, Oort FJ, Godfried MH, de Haes H. Medical specialists' patient-centered communication and patient-reported outcomes. Med. Care 2007; 45: 330–39.

[53] Venetis MK, Robinson JD, LaPlant Turkiewicz K, Allen M. An evidence base for patient-centered cancer care: a meta-analysis of studies of observed communication between cancer specialists and their patients, Patient Educ. Couns. 2009; 77: 379–83.

[54] Travado L et al. Physician-patient communication among Southern European cancer physicians: the influence of psychological orientation and burnout. Psycho-Oncology 2005; 14(8): 661–70.

[55] Graham J, Potts, H, Ramirez A. Stress and burnout in doctors. Lancet 2002; 360(9349): 1975–76.

[56] Derksen FAWM, Besing JM, Lagro-Janssen ALM. Effectivness of empathy in general practice: a systematic review. Br J Gen Pract 2013.

[57] Shin DW. Physician gender and patient centered communication: the moderating effect of psychosocial and biomedical case characteristics. In: Patient Educ. Couns. 2015; 55–60.

[58] Jünger J, Mutschler A, Kröll K, Weiss C, Fellmer-Drüg E, Köllner V, Ringel N. Ärztliche Gesprächsführung in der medizinischen Aus- und Weiterbildung. Das Nationale longitudinale Mustercurriculum Kommunikation. Med Welt 2015; 4: 189–93.

[59] The WHOQOL Group. The World Health Organization Quality of Life Assessment (WHOQOL). Development and psychometric properties, Soc Sci Med. 1998; 46: 1569–85.

II Fertigkeiten und Aufgaben der ärztlichen Kommunikation

Der Aufbau einer vertrauensvollen, tragfähigen und positiven Arzt-Patient-Beziehung ist für die weitere Behandlung und Therapieplanung von zentraler Bedeutung und zählt zum professionellen Handeln einer jeden Ärztin. Neben eine an der Patientin ausgerichteten Kommunikation werden in den folgenden Kapiteln spezifische Gesprächstypen, die Struktur einzelner Gesprächsphasen sowie Gesprächsaufgaben, wie beispielsweise die Anamneseerhebung, näher erläutert.

2 Aufbau und Erhalt der Arzt-Patient-Beziehung

2.1 Die Patientenperspektive im Blick!

Patientenperspektive berücksichtigen und Informationen sammeln

Christin Löffler, Anja Wollny, Gregor Feldmeier, Attila Altiner

Lernziele nach NKLM 14c

2.1.1 Eine patientenzentrierte (kongruente, akzeptierende und empathische) Grundhaltung einnehmen, entsprechend kommunizieren und dabei Nähe und Distanz professionell gestalten.
2.1.3 Die Patientenperspektive (Ideen, Gefühle, Autonomie, Werte, Genderaspekte, soziales, kulturelles und materielles Umfeld) wahrnehmen, einnehmen und respektieren und in Entscheidungen einbeziehen.
2.1.4 Techniken der systematischen und strukturierten Informationssammlung anwenden.

Fallvignette

Frau Schuster hat seit einer Woche produktiven Husten, dazu anfangs auch leichtes Fieber um 38,6 Grad. Sie hat bereits frei verkäufliches ACC (Acetylcystein) und ein Phytotherapeutikum eingenommen. In den letzten Tagen sind bei Frau Schuster noch Schmerzen beim Husten hinzugekommen. Frau Schuster sucht, nachdem auch das Wochenende keine Besserung brachte, am Montagmorgen ihre Hausärztin auf. Sie ist als berufstätige Mutter zweier kleinerer Kinder einer hohen Arbeitsbelastung ausgesetzt und wirkt bereits zu Beginn der Konsultation angespannt. Auf die Frage der Ärztin »Was kann ich für Sie tun?« antwortet sie: »Seit einer Woche geht das jetzt schon, ich huste und huste. Was soll ich denn jetzt machen? ACC und so was Pflanzliches hab ich auch schon genommen. So kann das doch nicht weitergehen. Das ist jetzt schon das dritte Mal in diesem Winter. Nicht, dass ich das jetzt schon wieder verschleppe ...«.
Bereits aus diesen Informationen ist für die Hausärztin zweierlei ableitbar. Erstens leidet Frau Schuster mit sehr hoher Wahrscheinlichkeit an einem selbstlimitierenden akuten Atemwegsinfekt. Sofern ein abwendbar gefährlicher Verlauf, z. B. eine Pneumonie, durch Anamnese und körperliche Untersuchung ausgeschlossen werden kann, sind weitere diagnostische oder therapeutische Interventionen bis auf die Linderung der Symptome nicht sinnvoll. Zweitens artikuliert Frau Schuster bei einer eher harmlosen Erkrankung einen hohen Leidensdruck, was im weiteren Gespräch adressiert werden muss. Im Gespräch mit Frau Schuster besteht die Aufgabe für die Hausärztin darin, die Angespanntheit und möglichen Sorgen der Patientin angemessen zu würdigen, ihr aber zugleich eine Rückversicherung über die medizinische Harmlosigkeit ihrer Erkrankung zu geben. Außerdem muss die Hausärztin berücksichtigen, dass manche Patientinnen in diesen Fällen fälschlicherweise die Verordnung eines Antibiotikums wünschen bzw. sogar einfordern.
[▶ NKLM-Kapitel 20: Husten – produktiv oder nicht-produktiv inkl. Haemoptoe (20.49)]

Informationen zum Krankheitsbild

Hintergrund: Akuter infektbedingter Husten (früher häufig auch als akute Bronchitis bezeichnet) ist ein typisches Symptom bei Atemwegsinfekten. Viele Patientinnen haben daneben noch andere Symptome wie etwa Rhinorrhoe und Halsschmerzen. Vor allem Kinder haben häufig initial Fieber.

Ätiologie: Akuter infektbedingter Husten ist bei gesunden Kindern und Erwachsenen in der ganz überwiegenden Anzahl der Fälle viral bedingt. Aufgrund der zahlreichen Viren, die akute Atemwegsinfekte verursachen, können auch mehrere dieser Infekte als fast nahtlos ineinander übergehende Krankheitsepisoden auftreten. Während die meisten Symptome in der Regel nach einer Woche abklingen, kann der Husten auch deutlich länger anhalten.

Verlauf: Da ein akuter Atemwegsinfekt im natürlichen Verlauf selbstlimitierend ist, besteht die Aufgabe der Ärztin nach dem Ausschluss eines abwendbar gefährlichen Verlaufes im Wesentlichen darin, die Patientin über die Erkrankung und Prognose aufzuklären sowie über symptomlindernde Maßnahmen, wie z. B. die Einnahme von nichtsteroidalen Antiphlogistika (NSAR) bei Schmerzen, zu beraten [1]. Die Hausärztin kann durch Anamnese, das Auskultieren der Lunge, der Inspektion des Rachens und der Ohren einen abwendbar gefährlichen Verlauf in der Regel ausschließen. In unklaren Fällen können auch Point-of-Care-Tests (POCT), z. B. die Bestimmung des C-reaktiven Proteins (CRP) bei negativem Ergebnis Rückversicherung geben.

[▶ NKLM-Kapitel 21: Akute und chronische Bronchitis, Bronchiektasen (21.1.4.6), akute/chronische Rhinitis und Sinusitis (inkl. dentogener Sinusitus), Pharyngitis (21.1.4.22)]

2.1.1   Einführung

Die eingangs geschilderte Konsultationssituation erleben Allgemeinärztinnen so oder so ähnlich fast täglich in ihrer Praxis. Obwohl etwa 90 % dieser Infekte von Viren verursacht werden, verordnen Hausärztinnen bei ca. 40 % der Patientinnen mit infektbedingtem Husten ein Antibiotikum [1]. Neben der Zunahme bakterieller Resistenzentwicklung und der Verursachung von vermeidbaren Kosten für das Gesundheitssystem stellt der (nicht-indizierte) Gebrauch von Antibiotika auch ein individuelles Risiko für Patienten dar. Bis zu einem Viertel aller Patientinnen, die mit einem Antibiotikum behandelt werden, ist von relevanten Nebenwirkungen betroffen [13].

Zahlreiche Studien haben gezeigt, dass sich nahezu alle Hausärztinnen darüber bewusst sind, dass Husten auch mit Auswurf nicht regelhaft mit einem Antibiotikum behandelt werden muss. Mittlerweile konnte analysiert werden, warum »trotz besseren Wissens« verordnet wird: Ärztinnen neigen dazu, die Patientenerwartungen hinsichtlich Antibiotikaverordnungen deutlich zu überschätzen. Patientenseitig überwiegt der Wunsch nach einer plausiblen Diagnose, einer realistischen Prognose und einer Anleitung zum Symptommanagement. Die meisten Patientinnen sorgen sich mehr um ihre Gesundheit, als Ärztinnen dies wahrnehmen. Lassen sich Ärztinnen nun von einem meist fälschlicherweise empfundenen Verordnungsdruck leiten und besprechen diese Thematik nicht offen mit der Patientin, sondern stellen stattdessen – auch ohne davon wirklich überzeugt zu sein – ein Rezept für ein Antibiotikum aus, so »lernt« die Patientin fälschlicherweise, dass ein Antibiotikum eine angemessene Therapie eines infekt-bedingten Hustens ist und erwartet möglicherweise bei der nächsten Husten-episode wieder ein Antibiotikum [1, 2]. Um diesen Teufelskreis aufzubrechen, ist es notwendig, das Thema Antibiotikaverordnung in der Konsultation zu themati-sieren. Sollte die Patientin tatsächlich die Verordnung eines Antibiotikums erwarten, wird die Ärztin sie über das Schaden-Nutzen-Verhältnis eines Antibio-tikums im konkreten Fall aufklären und sich hierfür die wenige notwendige zusätzliche Zeit nehmen. Studien zeigen, dass die Patientenzufriedenheit dann auch bei ausbleibender Antibiotikaverordnung nicht sinkt [3].

Das Beispiel macht deutlich, wie wichtig es ist, patientenseitige Erwartungen und Krankheitskonzepte in *jeder* Konsultation anzusprechen. Studien belegen jedoch, dass Patientinnen schon während ihrer initialen Schilderung des Behand-lungsanlasses häufig nach kürzester Zeit unterbrochen werden. Zudem haben Patientinnen sehr selten die Gelegenheit, das initial nicht Gesagte wenigstens zu einem späteren Zeitpunkt anzubringen [4, 5].

Dagegen ermutigt eine patientenzentrierte Kommunikation die Patientin, ihre Agenda, also die Beweggründe für die Konsultation sowie die damit verbunde-nen Wünsche, Bedürfnisse und Präferenzen vorzubringen bzw. im Gespräch zu entwickeln. Patientenzentrierte Kommunikation ist damit auch eine Vorausset-zung für die partizipative Entscheidungsfindung (▶ Kap. 2.7). Die Ärztin ist aktive Zuhörerin, die die Patientin durch eine empathische und offene Gesprächs-führung ermutigt, zu erzählen, was ihr wirklich wichtig ist. Die Patientenpers-pektive umfasst dabei auch patientenseitige Wertvorstellungen, z. B. mit Blick auf die jeweilige soziale und kulturelle Herkunft, aber auch Genderaspekte genauso wie individuelle Normen [6]. Vor diesem Hintergrund kann die Ärztin erkennen, inwieweit sie die patientenseitigen Erwartungen erfüllen kann und will.

Um eine solche patientenzentrierte Kommunikation zu ermöglichen, wurden verschiedene Gesprächs- bzw. Kommunikationstechniken entwickelt. Einige relevante Techniken, die sich zum Teil gegenseitig ergänzen, werden im Folgen-den kurz erläutert.

Gesprächs- und Kommunikationstechniken in der patientenzentrierten Kommunikation

Das Konsultationsmodell nach Roger Neighbour: Der britische Allgemeinarzt Roger Neighbour empfiehlt einen Ansatz, bei dem es darum geht – ähnlich einer Reise – verschiedene Etappen (sog. Checkpoints) innerhalb der Arzt-Patienten-Konsul-tation zu erreichen: Die erste Etappe »Connecting« zielt darauf ab, am Anfang der Konsultation eine Beziehung zur Patientin aufzubauen. Verbale Äußerungen, Mimik und Gestik, aber auch das Ausreden lassen der Patientin helfen der Ärztin hierbei. Auch die körperliche Untersuchung kann Teil dieser Phase sein.

Bei der zweiten Etappe »Summarizing« fasst die Ärztin die von ihr verstande-nen Beweggründe der Patientin für die Konsultation zusammen. Auch die Befunde einer ggf. schon durchgeführten körperlichen Untersuchung werden kommuniziert. Gleichzeitig hat die Patientin die Möglichkeit, Aspekte, die die

Ärztin noch nicht vollkommen nachvollzogen hat, zu ergänzen bzw. deutlicher hervorzuheben.

Nachdem im weiteren Verlauf der Konsultation das weitere Vorgehen z. B. in Bezug auf Diagnostik und Therapie im Mittelpunkt steht, wird schließlich die dritte Etappe, das »Handover«, erreicht: Die Ärztin versichert sich, dass ein Konsens über das weitere Vorgehen erreicht wurde und möglichst konkrete Vereinbarungen getroffen werden.

Etappe vier ist das »Safety-netting«: An dieser Stelle werden u. a. noch einmal abwendbar gefährliche Verläufe bedacht. Die Ärztin legt für sich fest, wie lange an der jeweiligen Arbeitsdiagnose festgehalten werden kann und wann eine Re-Evaluation erfolgen muss. Dies beinhaltet auch klare Vereinbarungen zur Wiedervorstellung der Patientin.

Die fünfte und damit letzte Etappe »Housekeeping« ist den anderen Etappen insofern komplementär zugeordnet, als sie sich ausschließlich mit der mentalen und emotionalen Verfassung der Ärztin befasst und der Frage nachgeht »Bin ich bereit für den nächsten Patienten« [7].

Der personenzentrierte Ansatz nach Carl R. Rogers: Der amerikanische Psychologe Carl R. Rogers entwickelte den klientenzentrierten Ansatz schon vor über 70 Jahren. Im Zentrum seiner Arbeiten stand die Frage: Unter welchen Bedingungen sprechen Menschen *von sich aus* über ihr Erleben und setzen – ausgehend von dem Gefühl, verstanden zu werden – eigenständig Einstellungs- und Verhaltensänderungen in Gang? Die möglichst präzise Wiedergabe des Erzählten durch den Zuhörer soll die Patientin befähigen, ihre eigenen Gedanken zu reflektieren, um so eigenständig Lösungsansätze für ihre Situation zu entwickeln [8, 9] (ausführlicher ▸ Kap. 1.2).

Die Ask-tell-ask-Methode: Im Mittelpunkt dieser Methode steht der Paradigmenwechsel von der direktiven hin zur partizipativen Gesprächsführung. Während die direktive Gesprächsführung durch das eher kontinuierliche Erklären der Ärztin und geschlossenen Fragen gekennzeichnet ist, zielt die Ask-tell-ask-Methode darauf ab, die Patientin aktiv einzubeziehen. Dabei wird die Patientin zunächst gefragt, wie sie sich fühlt und/oder was sie über ihren Gesundheitszustand weiß. Die Ärztin versucht dabei herauszufinden, inwieweit die Patientin in der Lage ist, die Bedeutung der jeweiligen medizinischen und nicht-medizinischen Aspekte zu verstehen bzw. diese auch umzusetzen. Daran anknüpfend erläutert die Ärztin wichtige Konzepte oder Kenngrößen, um sich dann im letzten Schritt durch erneutes Nachfragen zu vergewissern, dass die Patientin die Bedeutung auch erfasst hat. Ziel ist es auch, mögliche patientenseitige Barrieren für die Umsetzung des Therapieplans zu erkennen und die Patientin entsprechend zu unterstützen [10].

Die WWSZ-Techniken (Warten, Wiederholen, Spiegeln, Zusammenfassen): Die WWSZ-Techniken helfen herauszufinden, mit welchem Problem die Patientin heute in die Sprechstunde gekommen ist, was *ihre* »Agenda« ist. *Warten*, das Aushalten von (kurzen) Pausen, soll die Patientin dabei unterstützen, ihre Erzählung zu Ende zu führen. Mimik und Gestik der Ärztin können die Patientin hierin unterstützen (Augenkontakt, Nicken). Auch das *Wiederholen* einzelner Aussagen oder zentraler Begriffe soll die Patientin einladen, ihre Erzählung fortzuführen und hat dabei eine noch stärkere Wirkung als das Warten. In diesem Zusammenhang kann auch der Einsatz eines narrativen Stimulus sinnvoll sein, also eines Satzes, der die Patientin zum Erzählen animieren soll. Das Wiedergeben dessen, was die Ärztin verstanden hat, wird als *Spiegeln* bezeichnet. Sowohl Inhalte als auch Emotionen können von der Ärztin an die Patientin zurückgespiegelt werden. Auch hier ist es Ziel, weitere Informationen zum Konsultationsgrund von der Patientin zu erhalten. Gleichzeitig signalisiert die Ärztin Interesse und Empathie. Die *Zusammenfassung* dessen, was die Patientin gesagt hat, ermöglicht der Ärztin, sich zu vergewissern, ob sie die Aussagen der Patientin korrekt verstanden hat. Gleichzeitig hat die Patientin Gelegenheit, das Gesagte ggf. zu konkretisieren und Falschverstandenes richtig zu stellen [11].

2.1.2 Darstellung einer gelungenen Arzt-Patienten-Kommunikation

Im Folgenden wird unter Berücksichtigung der oben erläuterten Kommunikationstechniken eine gelungene Arzt-Patienten-Kommunikation in Exzerpten dargestellt (▶ Tab. 2-1).

Tab. 2-1 Gesprächsbeispiel zur Fallvignette Frau Schuster

Gesprächssituation	Handlungsdimension
Frau Schuster: »Was soll ich denn jetzt machen? So kann das doch nicht weitergehen. Das ist jetzt schon das dritte Mal in diesem Winter. Nicht, dass ich das jetzt schon wieder verschleppe …«	Die Hausärztin (Ä) hört Frau Schuster zunächst aktiv zu und lässt sie ausreden. Durch eine offene Körperhaltung, Blickkontakt und verbale Äußerungen signalisiert sie Interesse an Frau Schusters Situation *(Connecting nach Neighbour)*. Nachdem Frau Schuster ausgeredet hat, spiegelt sie zurück:
Ärztin (Ä): »Sie sagten, Sie haben bereits ACC und etwas Pflanzliches eingenommen?« *(WWSZ)* Frau S.: »Ja genau, leider hat es nicht geholfen, das Fieber ist zwar runter, aber der Husten hört einfach nicht auf und nun schmerzt es auch noch richtig beim Husten.«	Bevor die Hausärztin sich nun der körperlichen Untersuchung zuwendet, fasst sie zusammen, weshalb Frau Schuster heute in die Praxis gekommen ist und überzeugt sich, dass keine unmittelbar offenen Punkte mehr bestehen *(WWSZ bzw. Summarizing)*. Die körperliche Untersuchung der Patientin ist neben der Befunderhebung auch als Kommunikation mit der Patientin zu verstehen: Die Hausärztin signalisiert, dass sie ihre Patientin in ihren Beschwerden ernst nimmt und teilt die Ergebnisse ihrer Untersuchung unmittelbar mit.

Teil II

Tab. 2-1   *Fortsetzung*

Gesprächssituation	Handlungsdimension
	Ihre Aussage *»Ihre Lunge ist frei«* kann der Patientin ggf. schon einen Teil ihrer Sorgen nehmen *(Connecting)*.
Ä: »Ihr Körper wehrt sich im Moment gegen die Krankheitserreger und offenbar tut er das ganz erfolgreich: Das Fieber ist ja schon heruntergegangen. Der Auswurf kommt dadurch zustande, dass abgestorbene Schleimhautzellen abgehustet werden müssen. Deshalb kann es auch gut sein, dass Sie noch ein paar Tage kräftigen Husten haben werden. Alles in allem braucht ihr Körper noch etwas Ruhe.« *(Handover)*	Aufgrund der von ihr wahrgenommenen Anspannung der Patientin erläutert die Ärztin das Untersuchungsergebnis. Dennoch: Frau Schuster wirkt noch nicht vollständig überzeugt.
Frau S.: »Das kann ja alles sein, aber ich muss spätestens am Mittwoch wieder fit sein, da haben wir eine wichtige Fortbildung. Das ist für mich wirklich wichtig, damit ich …«	Die Ärztin wartet bewusst ab *(WWSZ)* und so fährt die Patientin fort.
Ä: »Sie sagten vorhin auch, dass Sie es nicht schon wieder verschleppen wollen«. *(Narrativer Stimulus)* Frau S. erzählt daraufhin: »Ich habe vor zwei Jahren eine Erkältung so stark verschleppt, dass ich fast eine Lungenentzündung bekommen hätte!« *(WWSZ)*	Für die Ärztin wird nun deutlich, warum Frau Schuster möglicherweise so angespannt ist. Auch wird deutlich, dass eine Arbeitsunfähigkeitsbescheinigung keine Erleichterung für die Patientin darstellen würde *(Personenzentrierter Ansatz)*. Zu diesem Zeitpunkt wiederholt die Ärztin, was von der Patientin ganz zu Beginn erzählt wurde.
Ä: »Frau Schuster, ich kann das alles gut nachvollziehen. Einige Patienten erwarten in dieser Situation, dass sie mithilfe eines Antibiotikums schneller wieder gesund werden …«	Spätestens an dieser Stelle reflektiert die Hausärztin darüber, ob Frau Schuster möglicherweise die Verordnung eines Antibiotikums erwartet. Sie exploriert diese mögliche Erwartung ergebnisoffen, indem sie den nebenstehenden Satz in den Raum stellt.
Wie etwa 80 % aller Patienten sagt Frau S.: »Also für Antibiotika bin ich eigentlich nicht so – nur, wenn's unbedingt sein muss.«	

Gesprächssituation	Handlungsdimension
Ä: »Ich bin mir ziemlich sicher, dass es Ihnen bald schon zumindest etwas besser gehen wird. Ich weiß, das ist leichter gesagt, als getan, aber Sie brauchen jetzt etwas Geduld. Vielleicht können Sie in den nächsten Tagen die Dinge, die nicht ganz wichtig sind, einfach mal liegen lassen. Eine Lungenentzündung droht ganz sicher nicht. Und die Schmerzen beim Husten sind durchaus auch normal. Das ist quasi ein Muskelkater der Atemmuskulatur. Dagegen können Sie ein Schmerzmittel wie etwa Ibuprofen einnehmen.« *(Handover)*	Die Ärztin greift nun den Gesprächsfaden wieder auf und erklärt an dieser Stelle auch, warum ein Antibiotikum nicht indiziert ist *(Ask-tell-ask Methode)*. Im Anschluss versichert sie der Patientin, das kein ernsthafter Verlauf zu erwarten ist.
Frau S. antwortet: »O. k., dann weiß ich, worauf ich mich einstellen muss – und Ibuprofen habe ich sogar noch zu Hause«. Die Ärztin schließt mit: »Und für den unwahrscheinlichen Fall, dass es in den nächsten Tagen nicht besser wird oder sie erneut Fieber bekommen sollten, dann kommen Sie bitte direkt nochmal in die Sprechstunde« *(Safety-Netting nach Neighbour)*.	In diesem Fall würde die Ärztin die Situation neu bewerten und ggf. weitere Untersuchungen (z. B. Labor, Röntgen-Thorax) veranlassen.
	Als Frau Schuster das Sprechzimmer verlässt, ist der Ärztin bewusst, dass sie Frau Schuster vielleicht nicht völlig zufrieden stellen konnte. Frau Schusters Problem, trotz Atemwegsinfekt Familie und Beruf in Einklang zu bringen, kann nicht medizinisch gelöst werden. Aber dennoch: Sie konnte Frau Schuster nachvollziehbar Rückversicherung geben und ihr eine Prognose mitteilen. Außerdem wurde so eine nicht indizierte Antibiotikaverordnung vermieden. Damit ist die Ärztin für die nächste Konsultation bereit *(Housekeeping)*.

Evidenz

- Viele Ärztinnen empfinden bei Patientinnen mit akuten Atemwegsinfektionen einen Verordnungsdruck in Richtung eines Antibiotikums. Tatsächlich erwartet aber nur eine Minderheit der Patientinnen mit Atemwegsinfekt tatsächlich ein Antibiotikum [1, 2].
- Die meisten Patientinnen suchen hingegen Rückversicherung, dass sie nicht von einer ernsthafteren Erkrankung betroffen sind und wünschen sich eine Prognose. Durch eine gelungene Arzt-Patienten-Kommunikation verbunden mit einer körperlichen Untersu-

chung kann diese Rückversicherung fast immer vermittelt werden. Dies beinhaltet auch die offene Thematisierung der patientenseitigen Erwartungen [1, 2].

- Mehrere hochqualitative Studien haben gezeigt, dass Interventionen, die Ärztinnen in Richtung einer patientenzentrierten Kommunikation motivieren, die nichtindizierte Verordnung von Antibiotika bei akuten Atemwegsinfekten um relativ 40–60 % reduzieren können [12].

Worauf Sie achten sollten!

- Einen offenen, zur Erzählung einladenden Gesprächseinstieg nutzen.
- Die Patientin aussprechen lassen und nicht unterbrechen.
- Verbal und nonverbal signalisieren, dass das Erzählte verstanden wird.
- Pausen bewusst setzen und aushalten.
- Bei offenen Aspekten das Erzählte zurückspiegeln.
- Auf Äußerungen achten, die erahnen lassen, dass hier mehr dahinterstecken könnte, als die Patientin augenblicklich sagt (hidden agenda). Gerade hier spiegeln, z. B. »Sie sprachen gerade davon, dass Sie das jetzt nicht schon wieder verschleppen wollen« und anschließend warten, wie die Patientin fortfährt.
- Potenzielle Konflikte ergebnisoffen thematisieren.
- Zwischenfazits nutzen, um die patientenseitige Agenda zusammenzufassen und sich zu vergewissern, dass relevante Aspekte von der Ärztin und Patientin verstanden wurden.

Merke
Patientenzentrierte Kommunikation verhindert Fehl- und Überversorgung.

Literatur

[1] Altiner A. Husten, Schnupfen, Heiserkeit. In: Kochen MM (Ed.), Allgemeinmedizin und Familienmedizin. Stuttgart: Thieme; 2006: 381–89.

[2] Altiner A, Knauf A, Moebes J, et al. Acute cough: a qualitative analysis of how GPs manage the consultation when patients explicitly or implicitly expect antibiotic prescriptions. Fam Pract 2004; 21(5): 500–6.

[3] O'Sullivan JW, Harvey RT, Glasziou PP, et al. Written information for patients (or parents of child patients) to reduce the use of antibiotics for acute upper respiratory tract infections in primary care. Cochrane Database Syst Rev 2016; 11: Cd011360.

[4] Marvel MK, Epstein RM, Flowers K, et al. Soliciting the patient's agenda: have we improved? Jama 1999; 281(3): 283–87.

[5] Rhoades DR, McFarland KF, Finch WH, et al. Speaking and interruptions during primary care office visits. Family medicine 2001; 33(7): 528–32.

[6] Levinson W. Patient-centred communication: a sophisticated procedure. BMJ Qual Saf. England 2011; 823–25.

[7] Neighbour R. The Inner Consultation. How to develop an effective and intuitive consulting style. Boca Raton: CRC Press Taylor & Francis Group; 2005.

[8] Rogers CR. Die nicht-direktive Beratung. Frankfurt am Main: Fischer; 2014.

[9] Weinberger S. Klientenzentrierte Gesprächsführung. Lern- und Praxisanleitung für psychosoziale Berufe. Weinheim, Basel: Beltz; 2013.

[10] University of California, San Francisco Center for Excellence in Primary Care. Health coach-

ing curriculum. 2017. Online verfügbar unter: http://cepc.ucsf.edu/sites/cepc.ucsf.edu/files/Curriculum_sample_14-0602.pdf (Zugriffsdatum: 25.7.2018).

[11] Langewitz W. Patientenzentrierte Kommunikation. In: Adler RH, Herzog W, Joraschky P, Köhle K, Langewitz W, Söllner W, Wesiack W (Ed.), Psychosomatische Medizin Theoretische Modelle und klinische Praxis. München: Elsevier, Urban & Fischer 2011; 338–47.

[12] Coxeter P, Del Mar CB, McGregor L, Beller EM, Hoffmann TC. Interventions to facilitate shared decision making to address antibiotic use for acute respiratory infections in primary care. Cochrane Database of Systematic Reviews 2015, Issue 11. Art. No.: CD010907.

[13] Centers for Disease Control and Prevention. Antibiotic Resistance Threats in the United States, 2013. Atlanta, GA: Centers for Disease Control and Prevention; 2014. Online verfügbar unter: www.cdc.gov/drugresistance/threat-report-2013 (Zugriffsdatum: 25.7.2018).

2.2 Die psychosoziale Dimension einer Erkrankung ist wichtig

Berücksichtigung psychosozialer und demografischer Aspekte einer Erkrankung

Christin Löffler, Anja Wollny, Gregor Feldmeier, Attila Altiner

Lernziel nach NKLM 14c

2.1.2 Psychische, somatische, soziale, alters- und geschlechterbezogene Aspekte einer Erkrankung während des Gesprächs simultan berücksichtigen.

Fallvignette
Siehe die Fallvignette in ▸ Kap. 2.1.

Informationen zum Krankheitsbild

Siehe die Informationen zum Krankheitsbild in ▸ Kap. 2.1.

2.2.1 Einführung

Um den verschiedenen Dimensionen einer Erkrankung gerecht zu werden, wurde Ende der 1970er-Jahre das bio-psycho-soziale Modell entwickelt (▸ Kap. 1.3) [1]. Unterschiede in Kultur, sozialer Herkunft und Sozialisation oder auch eine unterschiedliche Bildung führen zu verschiedensten Lebenskonzepten mit unterschiedlicher Wirkung auf die Wahrnehmung von und den Umgang mit Erkrankungen. Deshalb ist insbesondere die Berücksichtigung sozialer und psychologischer Dimensionen notwendig, um die Bedeutung einer Erkrankung für Betroffene zu erfassen und geeignete Therapieoptionen auszuwählen.

Daran anknüpfend beziehen sich demografische Aspekte auf die Verteilung verschiedener Merkmale innerhalb der erkrankten Population, wie beispielsweise Alter, Geschlecht, Familienstand, Beruf oder Wohnort [2]. Sind von einer bestimmten Erkrankung beispielsweise zumeist Kinder betroffen, so sind ggf. Hilfsangebote auch für die betroffenen Eltern notwendig. Oder leiden vor allem

Hochbetagte an einer bestimmten Krankheit, so sollte bei Diagnose und Therapie die besondere Situation dieser Patientengruppe im Blick behalten werden.

Schauen wir zurück auf unsere Fallvignette: Selbst an der im Grunde genommen harmlosen und selbstlimitierenden Erkrankung »akuter Atemwegsinfekt« kann beispielhaft die Bedeutung, die demografischen und psychosozialen Aspekten zukommt, erläutert werden. Große Teile der Bevölkerung erkranken mehrfach pro Jahr, wobei Kinder im Vorschulalter besonders betroffen sind. Sie infizieren sich im Durchschnitt vier- bis achtmal jährlich [3]. Zwar sind akute Atemweginfekte bei sonst gesunden Kindern und Erwachsenen meist selbstlimitierend und betroffene Patientinnen erholen sich nach relativ kurzer Zeit vollständig, dennoch kann – wie in der Fallvignette beschrieben – der plötzlich einsetzende Krankheitsbeginn für Patientinnen eine besondere Herausforderung darstellen. Ob in der Familie, im Beruf oder im sozialen Leben: Durch den akuten manchmal durchaus heftigen Krankheitsbeginn fallen Patientinnen ungeplant aus. Berufstätige – besonders alleinerziehende – Eltern befinden sich häufig in einer Bredouille, wenn sie ihr erkranktes Kind betreuen möchten, aber gleichzeitig den beruflichen Anforderungen gerecht werden müssen. Als Ärztin gilt es auch hier die psychosozialen Aspekte einer Erkrankung im Blick zu behalten: Während das Aushändigen einer Arbeitsunfähigkeitsbescheinigung für manche Patientinnen hilfreich sein kann, gilt dies – so wie in unserer Fallvignette – für andere Patientinnen trotz gleichartiger Beschwerden nicht. Hier ist es daher notwendig, im Gespräch offen und sensibel die Lebenssituation und die daraus resultierenden Erwartungen der Patientin einzubeziehen. Diese gehen nicht selten über den rein medizinischen Bereich hinaus. In der Arzt-Patienten-Kommunikation muss geklärt werden, wo die Unterstützung der Ärztin nötig und sinnvoll ist und wo ggf. auch andere Akteure hinzugezogen werden sollten.

Das Beispiel des akuten Atemwegsinfekts unterstreicht auch noch einmal die Bedeutung psychosozialer und demografischer Aspekte im Umgang mit Erkrankungen: Wenn diese Faktoren schon bei einer vergleichsweise einfachen und selbstlimitierenden Erkrankung so wichtig sind, dann lässt sich die immense Rolle, die ihnen bei dem Umgang mit chronischen Erkrankungen zukommt, erahnen.

Evidenz

- Die psychosozialen Faktoren beeinflussen bei gleicher Erkrankung die zur Verfügung stehenden Ressourcen und Bewältigungsstrategien in erheblichem Maße [4].
- Insbesondere bei Patientinnen mit chronischen Erkrankungen kann der Krankheitsverlauf durch die adäquate Berücksichtigung psychosozialer Aspekte positiv beeinflusst werden [5].

2.2.2 Darstellung einer gelungenen Arzt-Patienten-Kommunikation

In ▶ Tab. 2-2 ist eine gelungene Arzt-Patienten-Kommunikation dargestellt.

Tab. 2-2 Gesprächsbeispiel zur Berücksichtigung psychosozialer und demografischer Aspekte einer Erkrankung

Gesprächssituation	Handlungsdimension
	Im vorherigen Abschnitt konsultierte Frau Schuster aufgrund eines akuten Atemwegsinfekts ihre Hausärztin (Ä). Frau Schuster ist berufstätig und hat zwei kleinere Kinder. Aktuell ist Frau Schuster im Beruf einer hohen Arbeitsbelastung ausgesetzt. Ihr plötzlicher Krankheitsbeginn und möglicher Ausfall ist für sie daher besonders problematisch. Im Gespräch mit ihrer Ärztin deutet sie dies mehrfach an. Für die Ärztin wird deutlich, warum Frau Schuster möglicherweise so angespannt ist und dass eine Arbeitsunfähigkeitsbescheinigung kaum eine Erleichterung für die Patientin darstellen würde. Die Ärztin kommuniziert, dass sie versucht, die psychosoziale Situation der Patientin zu verstehen, weiß aber, dass sie das Problem nicht allein durch ärztliche Maßnahmen lösen kann. Dies signalisiert sie, indem sie sagt:
Ä: »Das kann ich gut nachvollziehen, dass das gerade schwierig für Sie ist. Das Ausstellen einer Arbeitsunfähigkeitsbescheinigung hilft Ihnen wahrscheinlich nur wenig, oder?« Frau Schuster entgegnet: »Nein, die Fortbildung kann ich auf gar keinen Fall ausfallen lassen.«	Die Ärztin regt Frau Schuster an, das Problem für sich zu reflektieren:
Ä: »Vielleicht können Sie in den nächsten Tagen die Dinge, die nicht ganz wichtig sind, einfach mal liegen lassen.« Frau Schuster denkt einen Augenblick nach: »Naja, vielleicht kann ich ein paar Dinge verschieben und eigentlich könnte ich auch meinen Mann bitten, mir ein bisschen mit den Kindern zu helfen. Ein, zwei Tage kann er vielleicht früher Schluss machen und die Kinder abholen.«	

Worauf Sie achten sollten!

- Hören Sie Ihrer Patientin aktiv zu, um zu erfahren, inwieweit psychosoziale Aspekte einer Erkrankung eine Rolle spielen.
- Vermeiden Sie pauschale Empfehlungen wie »Rauchen ist ungesund«. Nutzen Sie die Konsultation zum Explorieren der Lebenssituation der Patientin und suchen Sie bei Problemen gemeinsam nach Lösungsansätzen.
- Spiegeln Sie Andeutungen zurück und warten Sie im Gespräch ab.
- Vermitteln Sie Ihrer Patientin, dass Sie nachvollziehen können, in welcher Situation sie sich befindet.
- Nutzen Sie den personenzentrierten Ansatz nach Rogers (▶ Kap. 2.1.1), um der Patientin die Möglichkeit zu geben, selbst eine Lösung der Situation zu finden.
- In der Kommunikation mit der Patientin ist es wichtig zu klären und zu kommunizieren, wo der ärztliche Behandlungsauftrag anfängt und wo er endet.

Merke
Medizinische Entscheidungsfindung muss immer die psychosoziale Dimension berücksichtigen.

Literatur

[1] Engel GL. The need for a new medical model: a challenge for biomedicine. Science (New York, NY) 1977; 196(4286): 129–36.
[2] Feichtinger G. Demographische Analyse und populationsdynamische Modelle: Grundzüge der Bevölkerungsmathematik. Wien: Springer 1979.
[3] Arzneimittelkommission der deutschen Ärzteschaft. Empfehlungen zur Therapie akuter Atemwegsinfektionen und der ambulant erworbenen Pneumonie. Arzneiverordnung in der Praxis: Arzneimittelkommission der deutschen Ärzteschaft, 2013.
[4] Ziegeler G. Psychosoziale Determinanten des Krankseins. In: Kochen MM (Hrsg.), Allgemeinmedizin und Familienmedizin. Stuttgart: Thieme 2006.
[5] Davy C, Bleasel J, Liu H, et al. Effectiveness of chronic care models: opportunities for improving healthcare practice and health outcomes: a systematic review. BMC Health Serv Res 2015; 15: 194.

2.3   Selbstberührungen und andere nonverbale Zeichen im ärztlichen Gespräch

Non-, para- und verbale Kommunikationsaspekte

Hedda Lausberg

Lernziel nach NKLM 14c

2.1.5 Sowohl verbale als auch nonverbale und paraverbale Aspekte in der Kommunikation bei sich und anderen berücksichtigen.

Fallvignette

Teil 1: Schwierige Arzt-Patienten-Kommunikation

Ein 23-jähriger Mann konsultiert einen Arzt, da er sich in sozialen Kontakten sehr unsicher fühlt. Er berichtet, dass er insbesondere auf Partys, aber auch auf der Arbeit Angst habe, von anderen Menschen angesprochen zu werden. Er habe dann häufig das Gefühl, der Hals schnüre sich ihm zu, und er werde unruhig und unsicher.

Der Arzt spürt die Unsicherheit und Unruhe des Patienten auch im Gespräch und bemerkt nach einiger Zeit, dass er selbst anfängt, an den Händen zu knibbeln (▶ Abb. 2-1).

[▶ NKLM-Kapitel 20: Angst und Ängstlichkeit (20.4)]

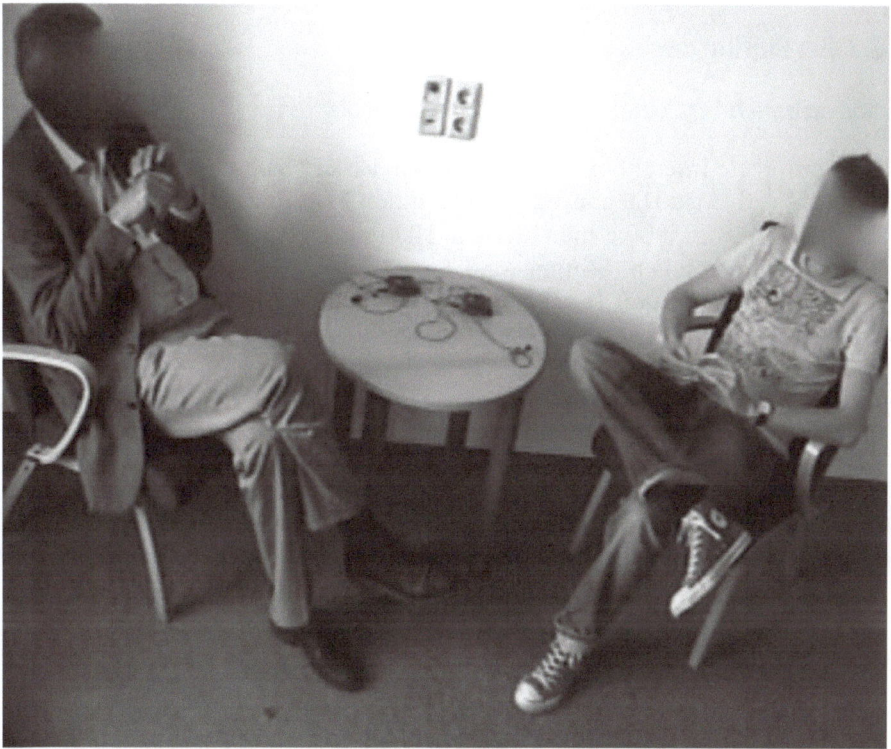

Abb. 2-1   Irreguläre Hand-zu-Hand-Bewegungen bei Arzt und Patient

Informationen zum Krankheitsbild

Hintergrund: Soziale Phobie (ICD-10: F40.1)

Ätiologie: Die Eltern des Patienten hatten ausgeprägte Sorgen, dass sie selbst oder ihr Sohn sich in Gesellschaft »daneben« benehmen könnten. Soziale Begegnungen wurden daher in der Familie des Patienten als belastend und mit Versagensängsten besetzt erlebt.

Verlauf: Die Beschwerden des Patienten, d. h. *Erröten, Händezittern und Bewegungsunruhe* bei sozialen Kontakten, begannen in der Pubertät und hatten sich seit Beginn des Studiums mit Umzug in eine andere Stadt und der damit verbundenen Notwendigkeit, neue soziale Kontakte zu knüpfen, verstärkt.

Teil II

[► NKLM-Kapitel 21: Angststörungen (1.10.53); Spezifische Phobien (21.1.10.54); Störungen des Sozialverhaltents (21.1.10.50)]

Fakten zur Sozialen Phobie

- Lebenszeitprävalenz: 11,1 % für Männer, 15,5 % für Frauen
- Soziale Phobien beginnen oft in der Jugend, zentrieren sich um die Angst vor prüfender Betrachtung durch andere Menschen und führen schließlich dazu, dass soziale Situationen vermieden werden.
- Soziale Phobien sind in der Regel mit einem geringen Selbstwertgefühl und Angst vor Kritik verbunden.

2.3.1   Einführung

Nonverbale Interaktion

Die nonverbale Interaktion umfasst den Bereich der menschlichen Interaktion, der nicht verbal ist. Die nonverbale Interaktion bzw. Kommunikation wird traditionell in mehrere Bereiche unterteilt: Haltung, Gestik, Berührungsverhalten, Mimik, Blickverhalten, Stimme und Sprachmelodie, Proxemik (persönlicher Raum und Territorium) [1]. Diese Aufteilung wurde weitgehend aus der Ausdruckspsychologie übernommen [2], in der Physiognomonik, Mimik, Gestik, Haltung, Gang, Stimme und Handschrift als Ausdruck der Persönlichkeit untersucht wurden. Die nonverbalen Parameter geben daher nicht nur Aufschluss über die Interaktion, z. B. über Offenheit oder Über-/Unterlegenheit, sondern auch über das Individuum: sein Fühlen und Denken, seine Persönlichkeit und ggf. auch psychische Erkrankung.

Im Gegensatz zur verbalen Interaktion erfolgt die nonverbale Interaktion primär unbewusst. Typischerweise führt daher eine Patientin im Gespräch sprachbegleitende Gesten spontan, ohne sich dessen bewusst zu sein, aus und die Ärztin verarbeitet – ebenfalls unbewusst – die gestische Information der Patientin. Beide Interaktionspartnerinnen können sich nach dem Gespräch zwar nicht bewusst an die Gesten erinnern, die gestische Information wurde jedoch effektiv nonverbal vermittelt. In Ergänzung zu den verbalen Aussagen liefert daher das nonverbale Verhalten der Patientin Informationen z. B. über ihr psychisches Befinden, über Gefühle und Vorstellungen, die ihr nicht bewusst sind oder die sie nicht in Worte fassen kann oder will, wie z. B. Angst vor der Ärztin, eine sich selbst nicht eingestandene Angst vor einer OP oder eine diffuse Vorstellung, dass alles einen bösen Ausgang nehmen wird.

Ferner ermöglicht die Wahrnehmung des nonverbalen Verhaltens der Ärztin auch Einblicke in die Beziehung zwischen der Patientin und ihr, z. B. ob gegenseitige Offenheit besteht, und auch in ihr eigenes Befinden. Ein kurzes Richten der Aufmerksamkeit auf ihre eigene Körperhaltung kann der Ärztin z. B. bewusst werden lassen, dass sie sich selbst mit dieser Patientin unwohl fühlt. Die Selbstwahrnehmung des eigenen nonverbalen Verhaltens trägt daher dazu bei, Probleme in der Beziehung zu erkennen und entsprechend zu lösen. Ärztinnen, die eine warme und freundliche Beziehung zu ihren Patientinnen herstellen, sind effektiver hinsichtlich Compliance, Heilungsrate und Krankheitsdauer als Ärztinnen, die eine derartige Beziehung nicht etablieren können [3].

Körperliche und psychische Erkrankungen verändern das nonverbale Verhalten einer Person in spezifischer Weise. Ein relevanter Parameter sind Selbstberührungen. Bei diesen Handbewegungen bewegt sich die Hand direkt und dynamisch am Körper. Die Bewegungstrajektorie kann dabei *phasisch*, z.B. an der Wange entlangstreichen, *repetitiv*, z.B. sich am Unterarm kratzen, oder *irregulär* sein, z.B. an den Fingern knibbeln (▶ Abb. 2-1) [4].

2.3.2 Nonverbales Verhalten bei Menschen mit sozialer Phobie

Menschen mit sozialer Phobie zeigen in interaktiven Situationen häufig motorische Unruhe, die durch viele, kurzdauernde Bewegungen charakterisiert ist und sich im Sitzen insbesondere durch *irreguläre* Bewegungen der Hände manifestiert [5]. In der englischsprachigen Literatur wird dieses Phänomen mit dem weiten Begriff *fidgeting* beschrieben (übersetzt: nervöse Unruhe, Nesteln, Fummeln, Knibbeln und Herumspielen) [6–8]. Bei erfolgreicher Psychotherapie der sozialen Phobie kommt es zu einer signifikanten Abnahme von *irregulären* Handbewegungen[2] und Handbewegungen *am Körper* [5]. Dabei nähern sich die Patientinnen hinsichtlich dieser Parameter dem nonverbalen Verhalten ihrer Therapeutinnen an.

In Interaktionsdyaden, in denen eine Partnerin an sozialen Ängsten leidet, führen beide Partnerinnen, d.h. auch die gesunde Partnerin, mehr *fidgeting* aus als die Partnerin in gesunden Dyaden. Das *fidgeting* wird dabei signifikant häufiger von der sozial ängstlichen Person initiiert und überträgt sich auf den nicht ängstlichen Interaktionspartner [7]. In der oben beschriebenen Fallvignette lässt sich der Arzt von dem nonverbalen Verhalten des sozialphobischen Patienten dahingehend »anstecken«, dass er selbst anfängt, *irreguläre* Handbewegungen *am Körper* auszuführen und – z.T. durch dieses Verhalten selbst wiederum bedingt – unsicher wird.

┌ **Evidenz zu Handbewegungen *am Körper* (Selbstberührungen)**

- Bei unterschiedlichen Formen von Stress kommt es zu einem signifikanten Anstieg von Handbewegungen *am Körper* [9–13].
- Bei sozialer Phobie und depressiven Störungen ist die Frequenz und der Zeitanteil von Handbewegungen *am Körper* signifikant erhöht und nimmt bei klinischer Besserung signifikant ab [14–17].

---

2 *Irreguläre* Bewegungen können nicht nur *am Körper*, sondern auch an dem Körper *anhängenden Objekten*, z.B. ein Ring, oder *separaten Objekten*, z.B. der Stuhllehne, ausgeführt werden.

Fallvignette
Teil 2: Gelungene Arzt-Patienten-Kommunikation
Der o. g. Arzt bemerkt, dass sich die Unruhe des Patienten auf ihn selbst überträgt. Er beendet daher die *irregulären* Hand-zu-Hand-Bewegungen und nimmt eine offene Sitzposition ein, in der er sich entspannt (► Abb. 2-2). Kurze Zeit später beendet auch der Patient die *irregulären* Hand-zu-Hand-Bewegungen, nimmt eine offene Sitzposition ein und wird ruhiger.

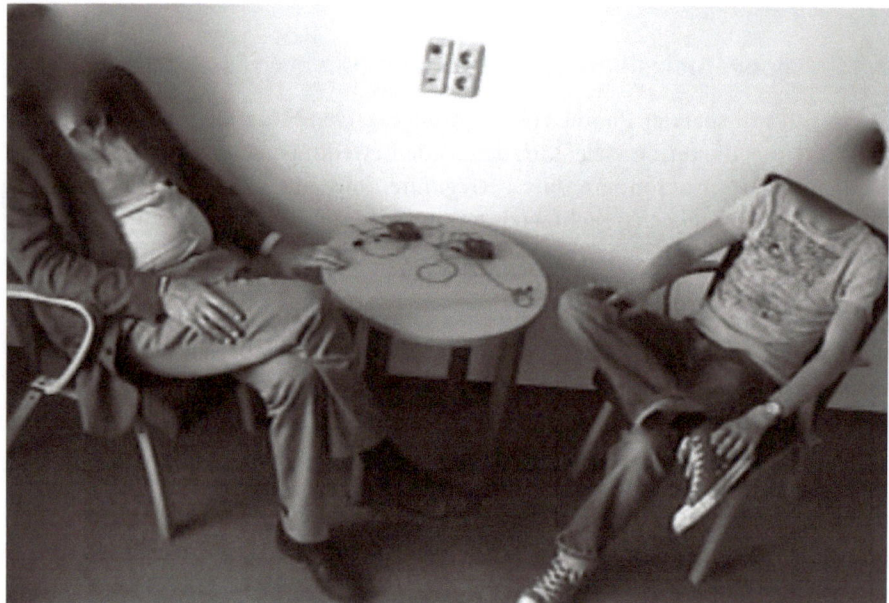

Abb. 2-2   Offene Ruheposition der Hände bei Arzt und Patient

Worauf Sie achten sollten!

Handbewegungen am Körper, insbesondere wenn sie *irregulär* sind (► Abb. 2-1), sind ein Indikator für Stress. Zeigt die Patientin dieses Verhalten, sollte die Ärztin versuchen, über das eigene nonverbale Verhalten (und ihre verbalen Äußerungen) Entspannung zu vermitteln.

Merke
Die objektive Wahrnehmung der nonverbalen Interaktion erweitert die Diagnostik und verbessert den therapeutischen Effekt der Gesprächsführung.

Literatur

[1] Knapp ML, Hall JA. Nonverbal communication in human interaction. Orlando Harcourt Brace College Publishers 1992.

[2] Asendorpf J, Wallbott HG. Contributions of the German »Expression Psychology« to Nonverbal Communication Research. Part I: Theories and Concepts. Journal of Nonverbal Behavior 1982; 6(3): 135–147.

[3] Di Blasi Z, Harkness E, Ernst E, Georgiou A, Kleijnen J. Influence of context effects on health outcomes: a systematic review. Lancet. 2001; 357: 757–62.

[4] Lausberg H, Slöetjes H. Coding gestural behavior with the NEUROGES-ELAN system. Behavior Research Methods 2009; 41: 841–49.

[5] Kreyenbrink I, Joraschky P, Konstantinidis I, Neumann N, Lausberg H. Nonverbales Verhalten von Patienten mit sozialen Phobien und ihren Therapeuten in psychodynamischen Psychotherapien (Teilprojekt SOPHONET). Zeitschrift für Psychosomatische Medizin und Psychotherapie 2017; 63(3): 297–313.

[6] Dow MG. Peer Validation and Idiographic Analysis of social Skill Deficits. Behavior Therapy 1985; 16: 76–86.

[7] Heerey EA, Kring AM. Interpersonal Consequences of Social Anxiety. Journal of Abnormal Psychology 2007; 116(1): 125–134.

[8] Kang SH, Rizzo A, Gratch J. Understanding the Nonverbal Behavior of Socially Ancious People during Intimate Self-disclosure. IVA, LNAI 7502, 2012; 212–217.

[9] Freedman N. The Analysis of Movement Behavior During the Clinical Interview. In A. W. P. Siegman B. (Ed.), Studies in Dyadic Communication. New York: Pergamon 1972; pp. 153–75.

[10] Sousa-Poza JF, Rohrberg R. Body movements in relation to type of information (person- and non-person oriented) and cognitive style (field dependence). Human Communication Research 1977; 4(1): 19–29.

[11] Barosso F, Freedman N, Grand S. Evocation of Two Types of Hand Movements in Information Processing. Journal of Experimental Psychology 1978; 4(2): 321–29.

[12] Heubach T. Auswirkungen von kognitivem Stress auf das Handbewegungsverhalten – Können wir durch Handbewegungen während kognitiver Tests unsere Leistung steigern? (Masterarbeit), Deutsche Sporthochschule Köln 2016.

[13] Monti PM, Boice R, Fingeret AL, Zwick WR, Kolko D, Munroe S, Grunberger A. Midi-Level Measurement of Social Anxiety in Psychiatric and Non-Psychiatric Samples. Behaviour Research and Therapy 1984; 22(6): 651–60.

[14] Ulrich G. Videoanalytische Methoden zur Erfassung averbaler Verhaltensparameter bei depressiven Syndromen. Pharmakopsychiat. 1977; 10: 176–82.

[15] Ulrich A, Harms K. A Video Analysis of the Non-Verbal Behaviour of Depressed Patients Before and After Treatment. Journal of Affective Disorders 1985; 9: 63–67.

[16] Lausberg H. Understanding Body Movement: A Guide to Empirical Research on Nonverbal Behaviour. With an Introduction to the NEUROGES system. Frankfurt/Main: Peter Lang 2013.

[17] Lausberg H, Kryger M. Gestisches Verhalten als Indikator therapeutischer Prozesse in der verbalen Psychotherapie: Zur Funktion der Selbstberührungen und zur Repräsentation von Objektbeziehungen in gestischen Darstellungen. Psychotherapie-Wissenschaft 2011; 1: 41–55.

2.4   Wie verkraften Sie das alles?

Umgang mit Emotionen

Klaus Hönig

Lernziel nach NKLM 14c

2.1.6 Eigene und fremde Emotionen und Gefühle, wie Scham oder Ekel wahrnehmen, unterscheiden und benennen und situativ angepasst entsprechende Modelle zur Gesprächsführung professionell einsetzen.

Fallvignette

Herr Algeier, von Beruf Lagerist und 48 Jahre alt, kommt in Begleitung seiner Ehefrau zur Befundbesprechung und weiterer Behandlungsplanung. Vor einem Jahr wurde bei ihm die Erstdiagnose Speiseröhrenkrebs gestellt. Schluckbeschwerden und Magenschmerzen hatten damals zur Erstaufnahme im Krankenhaus geführt. Nach histologischer Sicherung des Karzinoms, Bestimmung seiner Eindringtiefe sowie der lokalen Ausbreitung wurde eine neoadjuvante Radiochemotherapie durchgeführt, die er schlecht vertragen habe. Die anschließende Operation sei aber gut verlaufen. Nach sechs Monaten wurde ein Lymphknoten-Rezidiv festgestellt und bestrahlt. Weitere sechs Monate später wurden Metastasen im Kopf gefunden. Das Ehepaar geht aufgrund der »wiederholten Rückschläge« stark belastet in das Arztgespräch. Die Ehefrau des Patienten wünscht sich nichts sehnlicher, als dass man ihr jetzt endlich mal sage, dass alles in Ordnung ist.
Aus Sicht der aufklärenden Ärztin stehen nun verschiedene Behandlungsoptionen zur Auswahl. Sie ist sich des rasanten Fortschreitens der Erkrankung bewusst, sieht den Patienten bzgl. der Behandlungsmöglichkeiten (Operation, Bestrahlung) aber durchaus noch lange nicht am Ende. Jede Ausführung der Ärztin wird von der Angehörigen drängend appellativ fragend mit den Worten »… und dann?« bzw. »… was kommt dann?« quittiert.
[▶ NKLM-Kapitel: Angst und Ängstlichkeit (20.4), Betreuung unheilbar Kranker und Sterbender (20.18), Labor- und technische Untersuchungen als Therapie- und Nebenwirkungskontrolle (20.59), Kopfschmerzen (20.57), Schwindel und Taumel (20.97)]

Informationen zum Krankheitsbild

Hintergrund: Karzinom des distalen Ösophagus
Histologie: Adenokarzinom (ca. 20 % aller Speiseröhrenkarzinome)
Verlauf:
* Erstaufnahme aufgrund von Magenschmerzen und Schluckbeschwerden
* Endoskopische Biopsie zur histologischen Sicherung (DD: Plattenepithelkarzinom), endosonografische Bestimmung der Infiltrationstiefe sowie Computertomografie, Laparaskopie zur Überprüfung lokaler Ausbreitung
* Neoadjuvante Radiochemotherapie (schlechte Verträglichkeit) und operative Entfernung (guter Verlauf)
* Rezidiv und Bestrahlung der befallenen Lymphknoten (guter Verlauf)
* vermehrt Kopfschmerzen, Feststellung von Metastasen

[▶ NKLM-Kapitel 21: Ösophaguskarzinom (21.1.7.11)]

Fakten zum Speiseröhrenkarzinom

- Im Jahr erkranken in Deutschland ca. 6500 Menschen an Speiseröhrenkrebs; Männer etwa viermal so häufig wie Frauen.
- Beim Ösophaguskarzinom werden zwei verschiedene Gewebstypen unterschieden, das Adenokarzinom und das Plattenepithelkarzinom.
- Das Ösophaguskarzinom hat insgesamt eine sehr schlechte Prognose.
- Das durchschnittliche Erkrankungsalter liegt bei Männern bei 67 und bei Frauen bei 71 Jahren.
- Da bösartige Neubildungen der Speiseröhre in frühen Stadien oft kaum Beschwerden verursachen, wird der Tumor meist erst in einem bereits fortgeschrittenen Stadium erkannt.
- Die relative 5-Jahres-Überlebensrate liegt bei Männern bei 21 % und bei Frauen bei 24 % (je 100 000 Personen altersstandardisiert nach Europastandard) [1].
- In Abhängigkeit vom Tumorstadium kann ein kurativer Ansatz mittels endoskopischer Behandlung, Operation mit/ohne Radiochemotherapie oder auch nur mit Radiochemotherapie alleine verfolgt werden.
- Ein sequenzielles Behandlungskonzept aus Chemo-, Radiochemo- und Antikörpertherapie sowie verschiedenen Bestrahlungstechniken kann bei lokal fortgeschrittenen, inoperablen oder fernmetastasierten Tumoren durchgeführt werden [2].
- S3-Leitlinie (Langversion) Diagnostik und Therapie der Plattenepithelkarzinome und Adenokarzinome des Ösophagus. Online verfügbar unter: http://www.awmf.org/leitlinien/detail/ll/021-023OL.html

2.4.1 Einführung

Die Krebsdiagnose selbst, die Mitteilung eines Rezidivs oder des Fortschreitens der Erkrankung sowie die physischen, emotionalen, familiären und existenziellen Folgebelastungen der Erkrankung und Behandlung stellen gemeinhin eine enorme Bedrohung dar, auf die wir mitunter sehr heftig emotional reagieren. Die Emotionen können dabei von Wut und Ärger bis hin zu Scham oder Traurigkeit reichen. Ihr Ausdruck schließt verbale und nonverbale Verhaltensweisen gleichermaßen mit ein.

Die emotionalen Ausdrucksformen und Gesten können hierbei subtil und verschiedenartig sein. Schweigen, Weinen, Frustrationsbekundungen, offener Ärger mit Vorwürfen und Anschuldigungen, Hilf- und Hoffnungslosigkeit können hierzu ebenso zählen wie Unterbrechung des Blickkontakts, Ungläubigkeit, Uneinsichtigkeit, Verzweiflung oder zeitweiliger Kontaktabbruch [3 – 5].

In Zeiten ernster Bedrohung oder widersprüchlicher innerer Konflikte kommt es nicht selten zu automatischen und bisweilen irrationalen Reaktionen. Diesen liegen meist psychische Abwehrmechanismen zugrunde, wie z. B. Vermeidung, Rationalisierung oder Verleugnung, deren Funktion es ist, sich funktionsfähig zu erhalten, eine Überschwemmung mit Gefühlen zu verhindern sowie Distanz zum leidvollen Erleben herzustellen und erst mal Zeit zu gewinnen. Auch wenn diese Reaktionsweisen unangemessen, überzogen, bisweilen sogar sonderbar oder bizarr anmuten mögen, so sind sie doch der derzeit beste verfügbare Selbstschutz des Individuums. Diese Schutzmaßnahmen sind von der Behandlerin

Teil II

unbedingt zu respektieren und äußerst behutsam aufzugreifen, da sie darauf abzielen, erneute Kränkung zu vermeiden.

Die erste und wichtigste Aufgabe der Behandlerin besteht in solchen Momenten darin, der Patientin in ihrer akuten Überlastungssituation beizustehen und darüber hinwegzuhelfen. Hierbei besteht die kritische Herausforderung in der Identifikation der rohen natürlichen Emotionen und dem empathischen Umgang damit. Direkte oder indirekte Emotionsäußerungen treten meist zusammen mit anderen inhaltlichen Äußerungen auf. Bei gemischten Botschaften mit emotionalem Inhalt ist aber stets – und zwar nicht nur aus Zeitgründen – der emotionalen Ebene der Vorrang zu geben [3, 6].

Definition

Emotion bezeichnet eine meist kurzzeitige, affektive und meist nach außen gerichtete Gemütsbewegung wie etwa Angst, Freude, Wut, Ekel, Verachtung, Scham, Traurigkeit, Schuld und Überraschung. Emotionen umfassen sensorische, kognitive, physiologische, motivationale und expressive Anteile [7 – 10].

2.4.2 Emotionen angemessen aufgreifen: So geht's!

Immer wieder gerät man im klinischen Alltag in Situationen, in denen ein plötzliches Weinen oder entsetztes Schweigen einer Patientin von Behandlerseite mit voreiligen Tröstungsversuchen oder einer anderweitig ausweichenden Reaktion mehr abgewimmelt bzw. überspielt als beantwortet wird. Dies ist aus mehreren Gründen ungünstig: Zum einen bringen Emotionen wichtige Aspekte der subjektiven Bedeutung des Krankseins zum Vorschein. Zum anderen spielen Emotionen eine wichtige Rolle in der Bewusstwerdung der eigenen Situation. Sie zeigen außerdem an, wie viel Nähe oder Distanz zu diesem Bewusstwerden von der Patientin gerade zugelassen werden kann bzw. benötigt wird.

In Anbetracht der bio-psycho-sozialen Bedingtheit des Krankseins einer Patientin (▶ Kap. 1.3) mit ihren persönlichen Hintergründen, Wertvorstellungen und Rollenerwartungen, ist das Kennenlernen der subjektiven Erlebniswirklichkeit – und hier insbesondere der emotionalen Verarbeitung – der Patientin ein wichtiges Ziel. Erst durch die Kenntnis der subjektiven Bedeutung der Erkrankung für die Patientin wird eine an den Bedürfnissen der Patientin orientierte Behandlung und Unterstützung möglich. Für die häufig vorgebrachte Sorge der Behandlerin, durch Aufgreifen oder Ansprechen von Emotionen die Lage noch zu verschlimmern bzw. selbst zeitlich und emotional in die Bredouille zu kommen, kann aufgrund der vorliegenden empirischen Evidenz Entwarnung gegeben werden. Ein angemessen empathisches Aufgreifen der Emotionen wird von Patientinnen in aller Regel als unterstützend erlebt. Es reduziert vielfältige Belastungen, erhöht die Patientenzufriedenheit und steigert die Behandlungstreue (s. Liste »Evidenz«). Die dadurch verbesserte Behandlerin-Patient-Beziehung lässt in Bezug auf das weitere gemeinsame Vorgehen somit im Gegenteil eher einen Zeitgewinn erwarten. Bereits eine kurze empathische Reaktion auf die

Emotionen einer Patientin vermag deren Wahrnehmung von Mitgefühl zu erhöhen und ihre Ängstlichkeit zu reduzieren [11].

Im angelsächsischen Raum haben sich unter dem Akronym NURSE mittlerweile fünf konkrete empathische Kommunikationstechniken etabliert, die effektiv beim angemessenen Aufgreifen von Emotionen Struktur und Orientierung geben können [5, 12, 13].

> **Evidenz**
>
> - Eine emotional verstehende, einfühlsame Kommunikation zwischen Ärztin und Patientin ist angesichts der zahlreichen emotionalen Belastungen wie Ängste oder Depressionen etc. bei Patientinnen mit Krebserkrankungen dringend erforderlich [14].
> - Sorgen und Nöte in einer vertrauensvollen Arzt-Patient-Beziehung offenbaren zu können, kann die Krankheitsverarbeitung positiv beeinflussen [15, 16].
> - Krebspatientinnen offenbaren ihren Onkologinnen gerade mal 50 % ihrer emotionalen Belastungen [17, 18].
> - Indirekte kommunikative Hinweise auf emotionale Belastungen, wie z. B. Schweigen, plötzlicher Themenwechsel oder »kommunikative Sackgassen«, werden von Klinikerinnen nur unzureichend wahrgenommen und diese Gelegenheiten werden viel zu selten für empathische Reaktionen genutzt [14, 19–22].
> - Empathisches Aufgreifen von emotionalen Äußerungen oder indirekten Hinweisen darauf stärkt die Arzt-Patient-Beziehung, erhöht die Patientenzufriedenheit und das Selbstwirksamkeitserleben, stärkt das Gefühl eigener Kontrolle, reduziert emotionale Belastungen sowie das Bedürfnis, negative Emotionen wiederholt vorzubringen, und erhöht die Wahrscheinlichkeit für die Offenbarung künftiger Sorgen [11, 23, 24].
> - Empathische Gesprächsführung erhöht die Behandlungstreue [25].
> - Patientinnen erleben die Nachfrage der Behandlerin nach ihrem emotionalen Befinden in aller Regel als unterstützend [26–28].
> - Behandlerinnen müssen darin geschult werden, Patientinnen zu emotionalen Reaktionen zu ermutigen, diese bzw. indirekte kommunikative Hinweise darauf zu erkennen und empathisch darauf zu reagieren [13].
> - Schulungen empathischer Kommunikation sind wirksam [12, 29].

Um der allgegenwärtigen Herausforderung durch emotionale Patientenreaktionen einfühlsam, kompetent und selbstsicher begegnen zu können, wurde das NURSE-Schema entwickelt (▶ Tab. 2-3). Die darin enthaltenen fünf empathi-

Tab. 2-3 Das NURSE-Schema [5, 12, 13]

N	Emotionen benennen (**N**aming an emotion)
U	Emotionen verstehen (demonstrating **U**nderstanding)
R	Anerkennung, Respekt zeigen (offering **R**espect)
S	Unterstützung anbieten (expressing **S**upport)
E	Emotion erforschen (**E**xploring the emotion)

schen Kommunikationstechniken sind nicht der Reihe nach abzuarbeiten. Allerdings ist es wichtig, dass die infrage stehende Emotion tatsächlich konkret benannt und von der Patientin als stimmig bestätigt wurde, bevor Verständnis geäußert oder gar Unterstützung angeboten wird [5, 6, 12, 13].

N*URSE*: Emotionen benennen – Naming an emotion

Im ersten Schritt geht es darum, das »Ding« beim Namen zu nennen. Dies gestaltet sich einfach, wenn die Emotion von der Patientin *offen* benannt wird (»*... ich habe große Angst vor der bevorstehenden Behandlung ...*«). Emotion können aber auch *verdeckt* zum Ausdruck kommen: (a) Sie können sich körperlich manifestieren, in dem die Patientin z. B. weint, ihre Körperhaltung verändert oder sich abwendet; (b) vielleicht verstummt die Patientin aber auch völlig; (c) oder sie wird plötzlich wütend oder ärgerlich; (d) möglicherweise reagiert sie aber auch nur überraschend gefasst oder schildert selbst schreckliche Dinge in auffallend nüchternem Ton; (e) Hinweise auf emotionales Geschehen können aber auch plötzliche Themenwechsel geben oder (f) wiederholt beständiges Nachfragen/Klagen (sog. kommunikative Sackgassen) und zwar unbeeindruckt von den Ausführungen der Ärztin. In diesen speziellen Fällen empfiehlt es sich, der Patientin die am ehesten vermutete Emotion anzubieten, damit sie entweder zustimmen oder sie gegebenenfalls korrigieren kann. Vielleicht möchte sie aber auch einfach das Angebot, über die vermeintliche Emotion zu sprechen, zum gegenwärtigen Zeitpunkt z. B. aus Unsicherheit/Angst oder weil sie meint, dass dies nicht hier hergehöre, noch nicht annehmen. Diese Gelegenheit könnte nun gut dazu genutzt werden, der Patientin zurückzumelden, dass ihr emotionales Erleben durchaus auch in dem gegebenen Rahmen einen Platz haben darf, den sie für sich gerne bei Bedarf nutzen kann. Wichtig ist, dass das Benennen der Emotion als Wahrnehmung einer Möglichkeit erfolgt (»*... ich habe den Eindruck, das hat Sie jetzt erschreckt ...*« oder »*... ich sehe, dass Sie diese Mitteilung traurig gemacht hat ...*«), damit die Patientin die Zuschreibung durch die Behandlerin ggf. korrigieren oder auch die weitere Besprechung in ihrem Sinne mehr oder weniger emotionsfokussiert steuern kann [5, 6, 12, 13].

N*URSE*: Emotionen verstehen – demonstrating Understanding

Die Angst aufgrund einer bedrohlichen Diagnose oder die Traurigkeit über einen krankheits- oder behandlungsassoziierten Verlust nachzuvollziehen, fällt selten schwer. Dass sich jemand schämt oder angesichts einer unerwarteten Verschlechterung verärgert oder sogar wütend ist, kann man eigentlich oft auch nur zu gut verstehen. Ein solches Verständnis Betroffenen im klinischen Kontext immer wieder angemessen mitzuteilen, setzt voraus, dass die Mitteilung einfühlsam erfolgt, verbal-nonverbal stimmig ist und keinesfalls floskelhaft gerät. Im letzteren Fall läuft das gezeigte Verständnis Gefahr, aufgesetzt und unaufrichtig zu wirken. In den wenigen Fällen, in denen ein empathisches Verständnis schwerfällt, sollte man sich lieber auf die Beschreibung der Wahrnehmung und das

Benennen der Emotion beschränken, um dem andernfalls vielleicht berechtigten Vorwurf der Heuchelei zu entgehen (z. B. Verzweiflung einer Patientin angesichts wiederholter häuslicher Gewalt durch den alkoholkranken Partner »... *er hat doch versprochen, dass er sich ändert.«* – *Ärztin:* »*Ja, ich sehe, dass es Ihnen nicht gut geht. Das ist zweifellos eine schwierige Zeit für Sie. Ich bin beruhigt, dass Sie sich wieder hier vorgestellt haben*«). Ziel ist es, dass sich die Patientin in ihrer Emotion verstanden fühlt und spürt, dass sie absolut berechtigt ist, sich so zu fühlen [5, 6, 12, 13].

NURSE: Anerkennung, Respekt zeigen – offering Respect

Während sich das Verständnis auf die Emotion bezieht, ist die Anerkennung auf die Anstrengungen und Bewältigungsbemühungen der Patientin gerichtet. Im einfachsten Fall legt die Patientin einen Umgang mit aktuell erfahrenen Belastungen an den Tag, die uns Respekt abnötigen (»... *ich bin beeindruckt, wie Sie immer wieder versuchen, alle relevanten Aspekte so gut wie möglich im Blick zu behalten ...*«). Bei dieser Technik ist es hilfreich, wenn es einem gelingt, die mitunter überzogenen, irrationalen oder manchmal auch bizarren Verhaltensweisen der Patientin als Ressourcen zu sehen, die ihr helfen, die bedrohliche Emotion zu regulieren – auch wenn die gewählte Bewältigungsweise für die Behandlerin selbst nicht gerade der Königsweg der Emotionsregulation wäre [5, 6, 12, 13].

NURSE: Unterstützung anbieten – expressing Support

Das Anbieten von Unterstützung kommt erst an dieser Stelle. Nur allzu leicht sind die habitualisierten und generalisierten Verhaltens- und Erlebnismuster der Behandlerin darauf ausgerichtet, aufgrund der Schilderung einer Belastung, Schwierigkeit oder Problematik sofort in aktivistische Lösungsgenerierung zu verfallen. Dies setzt die Behandlerin häufig unnötig unter Stress und macht die Situation zu einer schwierigen. Zu allem Elend wären dann womöglich auch schon eine Menge wertvoller Lösungsideen verbraucht. Es ist vielmehr empfehlenswert, vorerst eine empathische Verständigung dahingehend zu erzielen, was genau das emotionale Problemerleben ist und für was genau jetzt eigentlich von wem Unterstützung benötigt wird. Erst nach dieser Grundsteinlegung haben Empfehlungen oder Lösungsvorschläge der Behandlerin eine gesteigerte Chance, bei der Patientin auf fruchtbaren Boden zu fallen – nicht zuletzt deshalb, weil sich die Patientin nun angemessen wahrgenommen und verstanden fühlt. Eine wertvolle – häufig aus gefühlter Eile heraus vernachlässigte – Form der Unterstützung ist das schweigsame Aushalten der emotionalen Reaktion. Ein kurzer Moment der Stille kann der Patientin die Zeit für einen inneren Suchprozess gewähren, die sie benötigt, um die aktuelle Information zu verarbeiten und ein tieferes Verständnis der Bedeutung sowie der möglichen Auswirkungen zu gewinnen. Diese Form der Unterstützung signalisiert der Patientin zudem, dass es völlig in Ordnung ist, sich so zu fühlen, wie sie es tut, und dass sie sich auch die Zeit für die innere Auseinandersetzung damit nimmt, die sie braucht. Ganz nebenbei ist dieses schweigende Aushalten oder Mittragen übrigens auch eine sehr effektive Form der Respektsbekundung für die Bewältigungsweise der Patientin [5, 6, 12, 13].

NURSE: Emotion erforschen – Exploring the emotion

Wenn man sich auf das Vorliegen einer bestimmten Emotion verständigt hat, ist häufig immer noch nicht ganz klar, welcher Verlust von der Patientin betrauert wird, wovor sie genau Angst hat oder wofür sich nun eigentlich schämt. Dies herauszufinden, möchte die letzte der empathischen Kommunikationstechniken erleichtern und fördern. Hierbei geht es also darum, der Kernproblematik der emotionalen Reaktion durch behutsam tastendes Nachfragen auf den Grund zu gehen. Beispielsweise könnte eine Patientin äußern, dass sie Todesangst hat. Eine typische Reaktionsweise könnte hier sein: »... *Ich bin mir nicht ganz sicher, ob ich wirklich verstanden habe, wovor genau Sie sich fürchten ...*« [5, 6, 12, 13].

2.4.3   Darstellung einer gelungenen Arzt-Patienten-Kommunikation

Folgendes Gesprächsbeispiel veranschaulicht einige exemplarische Aspekte des NURSE-Schemas (▶ Tab. 2-4).

Tab. 2-4   Beispiel für die Aspekte des NURSE-Schemas

Gesprächssituation		Empathische Technik
Patientin	»Ich habe große *Angst* vor der nächsten Chemo.«	*Benennung* der Emotion erfolgt durch die Patientin selbst.
Ärztin	»Ihre Angst ist völlig verständlich. Vielen Patienten geht es in einer solchen Situation genau wie Ihnen.«	Benennung und Verständnis
Patientin	(weint und wendet sich mit Taschentuch ab) »Wie soll ich das alles nur schaffen?«	Nonverbale Emotionsbekundung und direkte Benennung von Überforderung durch die Patientin
Ärztin	»Ich sehe, dass die Befundmitteilung Sie traurig gemacht hat. Das ist jetzt sicherlich alles etwas viel gewesen.«	*Benennung* beider Emotionsäußerungen (Traurigkeit und Überforderungsgefühle)
	»Ich verstehe gut, dass Sie sich sofort fragen, wie das alles zu bewältigen sein soll. Ich schlage aber vor, Sie nehmen sich jetzt erst mal etwas Zeit, um die neuen Informationen zu verarbeiten. Und dann schauen wir gemeinsam, worum wir uns als Nächstes schrittweise kümmern sollten.«	Bekundung von *Verständnis* und *Respekt* für die Bemühung der Patientin; *Unterstützungsangebot*

Gesprächssituation		Empathische Technik
Angehörige (aus Fall-vignette)	»… und was, wenn das auch nicht hilft?«	Kommunikative Sackgasse
Ärztin	»Ich habe den Eindruck, dass ich Sie mit meinen Ausführungen gerade nicht gut erreiche. Sie scheinen im Augenblick mit ganz anderen Sorgen befasst zu sein.« <Pause>	*Benennung* einer vermuteten Emotion (Angst)
	»Sie wirken sehr fokussiert auf das mögliche Scheitern all unserer Bemü-hungen, so als ob Ihnen momentan das Vertrauen in die verbleibenden Möglichkeiten fehlen würde. Ich würde gerne wissen, was Sie im Mo-ment daran hindert, mir zu folgen und was Sie sich von mir in diesem Gespräch wünschen.«	*Benennung* weiterer vermuteter Emotionen (Verzweiflung, Hilf- und Hoffnungslosigkeit). Angebot zur *Exploration* des emo-tionalen Geschehens

Worauf Sie achten sollten!

- Kommunizieren Sie authentisch und empathisch (KEINE Floskeln!).
- Nehmen Sie eine achtsam-gewährende Haltung ein.
- Fragen Sie behutsam tastend und offen-permissiv.
- Gezeigte Emotionen beantworten, nicht abwimmeln oder überspielen.
- Greifen Sie Emotion angemessen auf, ohne vorschnellen Trost.
- Geben Sie Gelegenheit zur Korrektur von Zuschreibungen emotionaler Qualitäten.
- Auf eigene Emotionen achten (Gegenübertragung).
- Gewähren Sie Zeit für innere Klärungsprozesse.
- Emotion auch mal ohne viele Worte mit aushalten (Weniger ist manchmal mehr!).

Merke
Auch das abstruseste Bewältigungsverhalten ist ein inständiges Bemühen um Sicherheit und Kontrolle – und somit Ausdruck eines vitalen Bedürfnisses nach Selbstschutz! Ziel ist es nicht, der Patientin Ratschläge oder fertige Lösungen zu liefern. Vielmehr soll sie Unter-stützung im Umgang mit den eigenen Emotionen erhalten.

Literatur

[1] Robert Koch-Institut (RKI), Gesellschaft der epidemiologischen Krebsregister in Deutschland e. V. (GeKiD). Bericht zum Krebsgeschehen in Deutschland. Berlin; 2016.
[2] S3-Leitlinie Diagnostik und Therapie der Plattenepithelkarzinome und Adenokarzinome des

Ösophagus. 2015. Online verfügbar unter: https://www.awmf.org/uploads/tx_szleitlinien/021-023OLk_Plattenepithel_Adenokarzinom_Oesophagus_2015-09.pdf (Zugriffsdatum: 25.7.2018).

[3] Langewitz W, Laederach K, Buddenberg C. Ärztliche Gesprächsführung. In: Buddenberg C (Hrsg.), Psychosoziale Medizin. Heidelberg: Springer; 2004; 373–407.

[4] Saraiya B, Arnold R, Tulsky JA. Communication skills for discussing treatment options when chemotherapy has failed. Cancer J. 2010; 16(5): 521–23.

[5] Campbell TC, Carey EC, Jackson VA, Saraiya B, Yang HB, Back AL, et al. Discussing prognosis: balancing hope and realism. Cancer J. 2010; 16(5): 461–66.

[6] Langewitz W. Patientenzentrierte Kommunikation. In: Adler RH, Herzog W, Joraschky P, Köhle K, Langewitz W, Söllner W, et al (Hrsg.), Uexküll Psychosomatische Medizin: Theoretische Modelle und klinische Praxis. München: Elsevier Urban & Fischer 2010; 338–47.

[7] Darwin CR. Der Ausdruck der Gemütsbewegungen bei dem Menschen und den Tieren: Köln: Eichborn Verlag 2000.

[8] Ekman P (Hrsg.). Gesichtsausdruck und Gefühl. 20 Jahre Forschung von Paul Ekman. Paderborn: Junfermann 1993.

[9] Mason WA, Capitanio JP. Basic Emotions: A Rejoinder. Emot Rev. 2012; 4(3): 251–52.

[10] Mason WA, Capitanio JP. Basic Emotions: A Reconstruction. Emot Rev. 2012; 4(3): 238–44.

[11] Fogarty LA, Curbow BA, Wingard JR, McDonnell K, Somerfield MR. Can 40 seconds of compassion reduce patient anxiety? J Clin Oncol. 1999; 17(1): 371–79.

[12] Back AL, Arnold RM, Baile WF, Fryer-Edwards KA, Alexander SC, Barley GE, et al. Efficacy of communication skills training for giving bad news and discussing transitions to palliative care. Archives of internal medicine. 2007; 167(5): 453–60.

[13] Pollak KI, Arnold RM, Jeffreys AS, Alexander SC, Olsen MK, Abernethy AP, et al. Oncologist communication about emotion during visits with patients with advanced cancer. J Clin Oncol. 2007; 25(36): 5748–52.

[14] Derogatis LR, Morrow GR, Fetting J, Penman D, Piasetsky S, Schmale AM, et al. The prevalence of psychiatric disorders among cancer patients. Jama. 1983; 249(6): 751–57.

[15] Butow PN, Kazemi JN, Beeney LJ, Griffin AM, Dunn SM, Tattersall MH. When the diagnosis is cancer: patient communication experiences and preferences. Cancer. 1996; 77(12): 2630–37.

[16] Fallowfield LJ, Hall A, Maguire P, Baum M, A'Hern RP. Psychological effects of being offered choice of surgery for breast cancer. BMJ. 1994; 309(6952): 448.

[17] Heaven CM, Maguire P. Disclosure of concerns by hospice patients and their identification by nurses. Palliat Med. 1997; 11(4): 283–90.

[18] Maguire P. Improving communication with cancer patients. Eur J Cancer. 1999; 35(14): 2058–65.

[19] Ford S, Fallowfield L, Lewis S. Can oncologists detect distress in their out-patients and how satisfied are they with their performance during bad news consultations? Br J Cancer. 1994; 70(4): 767–70.

[20] Butow PN, Brown RF, Cogar S, Tattersall MH, Dunn SM. Oncologists' reactions to cancer patients' verbal cues. Psychooncology. 2002; 11(1): 47–58.

[21] Goldberg RJ, Mor V. A survey of psychotropic use in terminal cancer patients. Psychosomatics. 1985; 26(9): 745–8, 51.

[22] Bukberg J, Penman D, Holland JC. Depression in hospitalized cancer patients. Psychosom Med. 1984; 46(3): 199–212.

[23] Mager WM, Andrykowski MA. Communication in the cancer ›bad news‹ consultation: patient perceptions and psychological adjustment. Psychooncology. 2002; 11(1): 35–46.

[24] Zachariae R, Pedersen CG, Jensen AB, Ehrnrooth E, Rossen PB, von der Maase H. Association of perceived physician communication style with patient satisfaction, distress, cancer-related self-efficacy, and perceived control over the disease. Br J Cancer. 2003; 88(5): 658–65.

[25] Butow PN, Dunn SM, Tattersall MH, Jones QJ. Computer-based interaction analysis of the cancer consultation. Br J Cancer. 1995; 71(5): 1115–21.

[26] Smith TJ, Dow LA, Virago E, Khatcheressian J, Lyckholm LJ, Matsuyama R. Giving honest information to patients with advanced cancer maintains hope. Oncology (Williston Park). 2010; 24(6): 521–5.

[27] Parker PA, Baile WF, de Moor C, Lenzi R, Kudelka AP, Cohen L. Breaking bad news about cancer: patients' preferences for communication. J Clin Oncol. 2001; 19(7): 2049–56.

[28] Clayton JM, Butow PN, Arnold RM, Tattersall MH. Discussing end-of-life issues with terminally ill cancer patients and their carers: a qualitative study. Supportive care in cancer: official journal of the Multinational Association of Supportive Care in Cancer. 2005; 13(8): 589–99.

[29] Langewitz W, Edlhaimb HP, Höfner C, Koschier A, Nübling M, Leitner A. Evaluation eines zweijährigen Curriculums in Psychosozialer und Psychosomatischer Medizin – Umgang mit Emotionen und patientenzentrierter Gesprächsführung. Psychotherapie, Psychosomatik, medizinische Psychologie. 2010; 60: 451–6.

2.5   Feedback geben will gelernt sein

Konstruktives Feedback

Alexander Wünsch

Lernziel nach NKLM 14c

2.1.7 Gemäß der Regeln für konstruktives Feedback dieses entsprechend geben und empfangen.

Fallvignette
Eine Studentin soll einer Kommilitonin konstruktives Feedback geben, die das Überbringen einer schlechten Nachricht übt.
Im Unterricht steht das Thema »Überbringung schlechter Nachrichten« auf dem Lehrplan nach dem SPIKES-Protokoll, das als Standard eingeführt wird. Kernpunkt des Unterrichts bildet das praktische Üben der Studierenden mit einem standardisierten Patienten. Der Kurs ist so aufgebaut, dass eine Studentin vor ihren Kommilitoninnen und der Dozentin ein Aufklärungsgespräch über eine Krebsdiagnose durchführt. So hat die Studentin neben dem praktischen Üben auch die Möglichkeit, Feedback von den Kommilitoninnen, der Dozentin oder von dem standardisierten Patienten zu erhalten. Eine Kommilitonin erhält die Aufgabe, das Aufgreifen von Emotionen und Einhalten von adäquaten Gesprächspausen zu beobachten und später Feedback dazu zu geben.
Die übende Studentin erhält die Information von einem Herrn Becker, wie in (▶ Kap. 11.4) skizziert ist, einem Patienten mit einem inoperablen Pankreaskarzinom mit schlechter Prognose und einer Empfehlung für Chemo- und Strahlentherapie. Die Studentin führt das Gespräch mit dem standardisierten Patienten durch und berücksichtigt die einzelnen Punkte des SPIKES-Protokolls. Nachdem sie die schlechte Nachricht übermittelt hat, benennt sie die Emotion des Patienten: »Das ist wie ein Schock für Sie!«. Anschließend lässt sie sich jedoch wenig Zeit und führt recht unvermittelt die Behandlungsoptionen weiter aus. Derweil hält der standardisierte Patient keinen Blickkontakt mehr. Am Ende des Gesprächs fasst die Studentin ihr Vorgehen zusammen und betont, dass das Behandlungsteam Herrn Becker im Weiteren bestmöglich unterstützen wird.

Die Kommilitonin, die die Beobachtungsaufgabe für das Aufgreifen von Emotionen hatte, soll nun Feedback geben, dass Emotionen benannt wurden, jedoch danach eine viel zu kurze Pause war und sie zu unvermittelt auf den Punkt der Therapieoptionen zu sprechen gekommen ist. Ebenso will der standardisierte Patient Feedback geben, dass er bei den Behandlungsoptionen nicht mehr folgen konnte und etwas mehr Zeit für die Verarbeitung der Diagnose gebraucht hätte. Die Dozentin will zusätzlich ein Feed-Forward geben, welche konkreten Handlungsweisen das Gespräch verbessern könnten.

Informationen zum Krankheitsbild

Siehe die Informationen zum Krankheitsbild in ▶ Kap. 11.4

2.5.1 Einführung

Feedback gehört zu den wichtigsten didaktischen Methoden bei der Vermittlung von klinischen Fertigkeiten, insbesondere bei kommunikativen Fertigkeiten. Mittlerweile gibt es eine Vielzahl an Praxisanleitungen für ein gut gestaltetes Feedback, Metaanalysen zu Feedback [4 – 10] und Empfehlungen von Feedback in den Curricula kommunikativer Fertigkeiten [11, 12].

Definition

Feedback wird definiert als eine »spezifische Information über den Vergleich zwischen Performanz eines Übenden mit einem Standard, mit der Absicht, die Performanz zu verbessern« [13]. Die Definition beinhaltet zwei Aspekte: zum einen einen klar definierten Standard, an dem die Handlung ausgerichtet und bewertet werden soll, und zum anderen einen Prozess, wie das Feedback überbracht werden soll.

Übertragen auf das Fallbeispiel bedeutet dies, dass der Standard durch das SPIKES-Protokoll [14] gesetzt wird und die gezeigten kommunikativen Fertigkeiten der übenden Studentin damit verglichen werden. Das SPIKES-Protokoll wird häufig bei der Überbringung schlechter Nachrichten verwendet, kann aber auch bei anderen kommunikativen Aufgaben verwendet werden [15 – 18]. Der Prozess des Feedback-Gebens wird im Folgenden erläutert.

2.5.2 Feedback-Methoden

Der Prozess des Feedback-Gebens kann mittels der Sandwich-Methode [z. B. 19], der geleiteten Exploration [20], des 90/180/270/360°-Feedbacks [z. B. 21] oder Video-Feedbacks erfolgen und wird anschließend beschrieben. Auch ein schriftliches oder computerbasiertes Feedback [z. B. 22] ist möglich. Die Aufnahme des Feedbacks wird über das SARA-Modell [z. B. 23] beschrieben.

Damit Feedback lehrreich sein kann, müssen Voraussetzungen erfüllt sein: Es braucht eine gute Arbeitsbeziehung und die Feedback-Geberin muss als kompetent angesehen werden [10]. Weiterhin muss die Feedback-Empfängerin auch bereit für ein Feedback sein [24], unter Umständen ist es sinnvoll, die Feedback-Empfängerin nach ihrer Bereitschaft, Feedback zu erhalten, zu fragen. Die Feedback-Geberin sollte eine konstruktive Grundhaltung einnehmen [25, 26] und das Feedback sollte so konkret wie möglich an klaren Lernzielen orientiert sein [8]. Dabei empfiehlt es sich, positive Aspekte zu verstärken und ungünstige Verhaltensweisen mit konkreten alternativen Handlungsempfehlungen zu versehen. Bestenfalls sollte Feedback in einer Feedback-Kultur eingebettet sein, d. h. eine ganze Organisation zeigt Bereitschaft, Arbeitsprozesse durch gegenseitiges Feedback zu verbessern.

Sandwich-Methode: Eine in der Praxis häufig anzutreffende Methode des Feedbacks-Gebens ist die Sandwich-Methode [z. B. 19]. Ein Sandwich besteht aus drei Lagen. Übertragen auf das Feedback kann eine Feedback-Geberin zunächst gelungene Aspekte der Performanz positiv herausstreichen (1. Lage), dann eine kritische Bemerkung machen (2. Lage), jedoch am besten kombiniert mit einer Handlungsempfehlung, einem Feed-Forward [22, 27]. Schließlich kann der Feedback-Prozess mit einer positiven Aussage enden (3. Lage). In unserem Fallbeispiel könnte die Kommilitonin positiv herausstreichen, dass Emotionen benannt wurden (1. Lage), dann ihre Beobachtung mitteilen, dass nach dieser Aussage die Behandlungsoptionen zu schnell erläutert wurden (2. Lage). Sie könnte ihr Feedback unterstreichen, indem sie ihre Beobachtung mitteilt, dass der Patient danach abwesend wirkte. Evtl. könnte sie ihre Idee, eine längere Pause einzuhalten, als konkrete Handlungsanweisung benennen (Feed-Forward). Zum Schluss (3. Lage) würde die Feedback-Geberin positiv herausstreichen, dass das Gespräch mit einer fürsorglichen Aussage abschloss.

Offenes Sandwich mit zwei Leitfragen: Eine Variation der Sandwich-Methode ist das offene Sandwich bestehend aus zwei Lagen. Zunächst beginnt man mit einer positiven Aussage, der dann eine kritisch-konstruktive Aussage folgt. Die beiden Leitfragen »Was war gut?« und »Was könnte besser sein?« können diesen Prozess strukturieren und auf eine konstruktive Ebene heben.

Geleitete Exploration: In der geleiteten Exploration [z. B. 20] beginnt die Übende zunächst mit einer eigenen Reflexion, wie sie ihre Performanz einschätzt. In einem Gespräch werden dann Ideen für ein verbessertes Gespräch gemeinsam exploriert, dabei wird die Übende dazu gebracht, diese Ideen selber zu generieren. So könnte in dem Beispiel die Übende äußern, dass sie den Eindruck hatte, dass der Patient abschweift. Durch gezielte Fragen der Feedback-Geberin nach einer möglichen Ursache, könnte die Übende selber auf die Idee der verlängerten Gesprächspause kommen.

90/180/270/360°-Feedback: Das Feedback nach den unterschiedlichen Gradzahlen drückt aus, welche Quellen des Feedbacks integriert werden. So ist das 90°-Feedback ein Feedback von einer Beobachterin mit einer Beobachtungsaufgabe und einer Übenden, wie beschrieben in der Sandwich-Methode. Ein 180°-Feedback würde zusätzlich noch eine weitere Quelle miteinbeziehen, z. B. zusätzliches Feedback durch die Dozentin.

Das 360°-Feedback umfasst ein allumfassendes Feedback. So würde auch der standardisierte Patient Feedback geben. Der standardisierte Patient reflektiert sein Erleben in der Rolle und berichtet davon. Weiterhin kann der standardisierte Patient konkrete Wünsche für ein besseres Gespräch äußern. Dabei ist es wichtig, dass der standardisierte Patient aus seiner Rolle heraus Feedback gibt, um nicht seine eigenen persönlichen Erfahrungen oder Ansichten zu vermischen. Es empfiehlt sich, die Aussage des standardisierten Patienten einleiten zu lassen mit »Ich, in der Rolle von Herrn Becker, habe erlebt, dass ich nicht mehr zuhören konnte.«, »Ich als Herr Becker hätte eine kurze Pause gebraucht.« Standardisierte Patientinnen müssen darin geschult werden.

270°-Feedback wird im Qualitätsmanagement von Unternehmen angewendet und beschreibt, dass Feedback von Kolleginnen auf gleicher Hierarchieebene einbezogen wird. Übertragen auf den Studentenunterricht bedeutet es, dass Kommilitoninnen, die bereits in der gleichen Situation waren, Feedback zum Gesprächsverhalten der übenden Studierenden geben.

Video-Feedback: Eine Ergänzung des oben beschriebenen Feedbacks kann ein Video-Feedback sein [z. B. 28]. Die Übende kann auf Video aufgenommen werden, sich selber beobachten und schließlich sich selbst beurteilen. Ebenso ist es möglich, gezielte Sequenzen des Gespräches von anderen zu analysieren und dabei z. B. die Sandwich-Methode anzuwenden.

SARA-Modell: Feedback empfangen kann eine Herausforderung für den Feedback-Empfänger darstellen. Das SARA-Modell [z. B. 23] beschreibt Phasen, die prototypisch durchlaufen werden können. *SARA* ist ein Akronym und steht für *Shock*, *Anger*, *Resistance* und *Acceptance*, also für Schock, Ärger, Widerstand und Akzeptanz.

Ein Feedback kann die eigene Wahrnehmung infrage stellen oder sogar irritierend für das Selbstbild sein. Eine erste Reaktion kann daher eine Art *Schock* oder absolute Ablehnung als Reaktion sein.

Der Zustand der Irritation oder des Schocks kann sich in *Ärger* verwandeln, indem z. B. die Übungssituation abgewertet wird.

Feedback-Empfänger nehmen die Handlungsweisen unter Umständen nicht gerne an und gehen in den *Widerstand*. Es werden Aussagen gemacht, dass man wie bisher verfahren möchte.

Bestmöglich steht am Ende eine Phase der *Akzeptanz*. Die Übende kann das Feedback annehmen. Für einen besonders intensiven Lernprozess ist es hilfreich, dass die Übende die neue Handlungsweise gleich einübt.

Teil II

Evidenz

Engerer und Kollegen [29–31] untersuchten in einer Studie, ob ein verhaltensorientiertes oder ein allgemeines Feedback die Performanz von Studierenden bei einem Anamnesegespräch verbessert. Hinweise legen nahe, dass eine Verbesserung durch ein verhaltensorientiertes Feedback erreicht werden kann.

2.5.3 Darstellung eines gelungenen Feedbacks

Inadäquates Feedback kann verletzend sein oder sogar schaden. Daher sollen eine konstruktive Grundhaltung eingenommen, keine allgemeinen Aussagen gemacht und das Feedback so konkret wie möglich geäußert werden. Persönlichkeitszuschreibungen sind nicht zielführend.

Nach der Performanz sollte dann die Leistung der Übenden für das Rollenspiel gewürdigt werden. Die Übenden können mit ihrer Eigenreflexion beginnen, an die die anderen Feedback-Geberinnen anknüpfen. Die Kommilitoninnen geben Feedback nach der offenen Sandwich-Methode und lassen sich von den Leitfragen »Was war gut?« und »Was könnte besser sein?« leiten. Der standardisierte Patient gibt Feedback aus seiner Rolle und die Dozentin rundet den Prozess ab und gibt zusätzlich noch Feed-Forward. Um einen Eindruck zu gewinnen, ob und wie die Übende das Feedback aufgenommen hat, kann die Dozentin fragen, was die Übende in der Sequenz lernen konnte.

Übertragen auf das Fallbeispiel wird der Einsatz der Studierenden über einen kurzen Applaus gewürdigt. Die Studierende reflektiert ihr eigenes Verhalten und benennt, dass sie die Aufmerksamkeit des Patienten verloren habe. Die Kommilitoninnen würdigen die konkreten Verhaltensweisen der Studentin, z. B. dass sie Emotionen benannt hat, benennen aber auch, dass die Pause zu kurz war. Dies bestätigt der standardisierte Patient. Die Dozentin nennt weitere Möglichkeiten, wie die Studierende Pausen einhalten kann oder Geschwindigkeit aus dem Gespräch herausnehmen kann. Schlussendlich gibt die Dozentin der übenden Studierenden die Möglichkeit, die Übungssequenz abzuschließen und zu kommentieren, was sie aus der Übung gelernt habe.

Worauf Sie achten sollten!

- Nehmen Sie eine konstruktive Grundhaltung ein und lassen Sie sich von den Leitfragen »Was war gut?« sowie »Was könnte besser sein?« leiten.
- Nehmen Sie in Ihrem Feedback immer Bezug zur konkreten Handlung und formulieren Sie Ihr Feedback als Ihre Beobachtung.
- Nutzen Sie mehrere Beobachtungsperspektiven.
- Achten Sie auf die Bereitschaft der Feedback-Empfängerin.

Merke
Feedback gehört zu den wichtigsten didaktischen Methoden bei der Vermittlung von klinischen Fertigkeiten, insbesondere bei kommunikativen Fertigkeiten. Dabei ist eine konstruktive Grundhaltung der Feedbackgeberin wichtig mit konkretem Bezug zur Handlung. Mehrere Beobachtungsperspektiven erhöhen die Wirkung des Feedbacks.

Literatur

[1] Cantillon P, Sargeant J. Giving feedback in clinical settings. BMJ 2008; 337:a1961. doi:10.1136/bmj.a1961.

[2] van der Leeuw RM, Slootweg IA. Twelve tips for making the best use of feedback. Med Teach 2013; 35: 348–51. doi:10.3109/0142159X.2013.769676.

[3] Ramani S, Krackov SK. Twelve tips for giving feedback effectively in the clinical environment. Med Teach 2012; 34: 787–91. doi:10.3109/0142159X.2012.684916.

[4] Barry Issenberg S, McGaghie WC, Petrusa ER, Lee Gordon D, Scalese RJ. Features and uses of high-fidelity medical simulations that lead to effective learning: a BEME systematic review. Med Teach 2005; 27: 10–28. doi:10.1080/01421590500046924.

[5] Berkhof M, van Rijssen HJ, Schellart AJM, Anema JR, van der Beek AJ. Effective training strategies for teaching communication skills to physicians: An overview of systematic reviews. Patient Educ Couns 2011; 84: 152–62. doi:10.1016/j.pec.2010.06.010.

[6] Bokken L, Linssen T, Scherpbier A, van der Vleuten C, Rethans J-J. Feedback by simulated patients in undergraduate medical education: a systematic review of the literature. Med Educ 2009; 43: 202–10. doi:10.1111/j.1365-2923.2008.03268.x.

[7] Hattie J, Timperley H. The Power of Feedback. Rev Educ Res 2007; 77: 81–112. doi:10.3102/003465430298487.

[9] van de Ridder JMM, McGaghie WC, Stokking KM, ten Cate OTJ. Variables that affect the process and outcome of feedback, relevant for medical training: a meta-review. Med Educ 2015; 49: 658–73. doi:10.1111/medu.12744.

[8] Veloski J, Boex JR, Grasberger MJ, Evans A, Wolfson DB. Systematic review of the literature on assessment, feedback and physicians' clinical performance: BEME Guide No. 7. Med Teach 2006; 28: 117–28. doi:10.1080/01421590600622665.

[10] Bachmann C, Abramovitch H, Barbu CG, Cavaco AM, Elorza RD, Haak R, et al. A European consensus on learning objectives for a core communication curriculum in health care professions. Patient Educ Couns 2013; 93: 18–26. doi:10.1016/j.pec.2012.10.016.

[11] Kurtz S, Silverman J, Draper J. Teaching and Learning Communication Skills in Medicine, Second Edition. 2nd ed. Boca Raton: CRC Press; 2004.

[12] van de Ridder JMM, Stokking KM, McGaghie WC, Ten Cate OTJ. What is feedback in clinical education?: Feedback in clinical education. Med Educ 2008; 42: 189–97. doi:10.1111/j.1365-2923.2007.02973.x.

[13] Baile WF, Buckman R, Lenzi R, Glober G, Beale EA, Kudelka AP. SPIKES – A Six-Step Protocol for Delivering Bad News: Application to the Patient with Cancer. Oncologist 2000; 5: 302–11. doi:10.1634/theoncologist.5-4-302.

[14] Goelz T, Wuensch A, Stubenrauch S, Ihorst G, de Figueiredo M, Bertz H, et al. Specific Training Program Improves Oncologists' Palliative Care Communication Skills in a Randomized Controlled Trial. J Clin Oncol 2011; 29: 3402–7. doi:10.1200/JCO.2010.31.6372.

[15] Wuensch A, Goelz T, Ihorst G, Terris DD, Bertz H, Bengel J, et al. Effect of individualized communication skills training on physicians' discussion of clinical trials in oncology: results from a randomized controlled trial. BMC Cancer 2017; 17: 264. doi:10.1186/s12885-017-3238-0.

[16] Dohrenwend A. Negative feedback is never easy to give, but sandwiching criticism between layers of praise makes it more palatable and more effective. Fam Pr Manag 2002; 9: 43–6.

[17] James IA. The rightful demise of the sh*t sandwich: providing effective feedback. Behav Cogn Psychother 2015; 43: 759–66. doi:10.1017/S1352465814000113.

[18] Garavan TN, Morley M, Flynn M. 360 degree feedback: its role in employee development. JMD 1997; 16: 134–47. doi:10.1108/02621719710164300.

[19] Kluger AN, Van Dijk D. Feedback, the various tasks of the doctor, and the feedforward alternative: Feedback and feedforward. Med Educ 2010; 44: 1166–74. doi:10.1111/j.1365-2923. 2010.03849.x.

[20] Dotlich DL, Noel JL, Walker N. Leadership Passages: The personal and professional transitions that make or break a leader. San Francisco, CA: Jossey-Bass 2004.

[21] Telio S, Ajjawi R, Regehr G. The »Educational Alliance« as a Framework for Reconceptualizing Feedback in Medical Education: Acad Med 2015; 90: 609–14. doi:10.1097/ACM.00000000000 00560.

[22] Bing-You RG, Paterson J, Levine MA. Feedback falling on deaf ears: residents' receptivity to feedback tempered by sender credibility. Med Teach 1997; 19: 40–4. doi:10.3109/01421599709 019346.

[23] Poole G, Jones L, Whitfield M. Helping students reflect: lessons from cognitive psychology. Adv Health Sci Educ Theory Pr 2013; 18: 817–24. doi:10.1007/s10459-012-9373-0.

[24] Molloy, EK. The feedforward mechanism: a way forward in clinical learning? Med Educ 2010; 44(12):1157–1158. doi: 10.1111/j.1365-2923.2010.03868.x

[25] Engerer C, Berberat, PO, Dinkel A, Rudolph B, Sattel H, Wuensch A. Specific Feedback makes Medical Students better Communicators. A controlled Study. Submitted n.d.

[26] Engerer C, Berberat PO, Dinkel A, Rudolph B, Sattel H, Wuensch A. Integrating 360° behavior-orientated feedback in communication skills training for medical undergraduates: concept, acceptance and students' self-ratings of communication competence. BMC Med Educ 2016; 16: 271. doi:10.1186/s12909-016-0792-0.

[27] Radziej K, Loechner J, Engerer C, Niglio de Figueiredo M, Freund J, Sattel H, et al. How to Assess Communication Skills? Development of the Rating Scale ComOn Check. 2017; doi.org/ 10.1080/10872981.2017.1392823.

2.6 Durch Untersuchen begreifen!

Kommunikation und körperliche Untersuchung

Jost Steinhäuser, Martin Scherer

Lernziel nach NKLM 14c

2.1.8 Eine Einwilligung vor und während der körperlichen Untersuchung einholen und das Vorgehen erklären.

Fallvignette

Herr Butschle, von Beruf Metallbauer und 51 Jahre alt, kommt in die Sprechstunde wegen Schmerzen im Bereich des rechten Ohrs. Tags zuvor haben die Beschwerden nach einem Besuch im Schwimmbad begonnen. Er ist besorgt, da er auf dem Ohr nun schlechter als für gewöhnlich hört.

Aus Sicht der Ärztin ist der tatsächliche Beratungsanlass rasch deutlich, abwendbar gefährliche Verläufe soweit anamnestisch möglich ausgeschlossen und sie möchte jetzt bei Verdacht auf Cerumen obturans mit der körperlichen Untersuchung beginnen.

[▸ NKLM-Kapitel 20: Ohrenschmerzen (20.70)]

Teil II

Informationen zum Krankheitsbild

Hintergrund: Cerumen obturans
Histologie: Cerumen selbst ist kein pathologischer Befund
Verlauf: Nach Entfernung des Cerumens sofortige Besserung der Beschwerden

[▶ NKLM-Kapitel 21: Otitis externa einschl. Otitis externa maligna (21.1.9.1), Schallempfindungsschwerhörigkeit (1.9.3), Trommelfellverletzungen (21.1.9.4)]

Fakten zu Ohrenbeschwerden

- Beratungsanlässe aufgrund von Ohrenbeschwerden haben eine relative Häufigkeit von 2,4 % in der Hausarztpraxis [1].
- Cerumen obturans ist hierbei eine häufige Diagnose. Es entsteht nicht selten, nachdem Wasser in den Gehörgang eindringt und das im Gehörgang befindliche Cerumen zum Aufquellen bringt. Cerumen selbst ist kein pathologischer Befund, der bei ca. einem Drittel der Patienten erhoben werden kann.
- Ein durch Cerumen verstopfter Gehörgang wird als »Cerumen obturans« bezeichnet.
- Die Entfernung des Cerumens kann z. B. durch Spülung mit körperwarmen Wasser vorgenommen und ggf. können Erläuterungen zum Umgang mit Wattestäbchen beratend ergänzt werden [2].
- Zur Klärung der Beschwerden werden neben der Inspektion des Mund-Rachen-Raums und Palpation der Lymphknotenstationen auch der Gehörgang und falls einsehbar das Trommelfell mit dem Otoskop untersucht. Hierzu sollte die Ohrmuschel nach hinten oben gezogen werden. Es werden immer beide Seiten untersucht und verglichen. Die Untersuchung beginnt mit dem vermutlich gesunden Ohr. Insbesondere über dem knöchernen Gehörgang ist die Haut reichlich innerviert. Daher kann eine Untersuchung mit dem Otoskop für den Patienten unangenehm sein und zu plötzlichen Bewegungen des Kopfs führen. Hierbei besteht ein Verletzungsrisiko von Gehörgang und Trommelfell.

2.6.1   Einführung

Vor jeder körperlichen Untersuchung erklärt die Ärztin der Patientin, wie die Untersuchung stattfinden wird, welche Körperteile dafür entkleidet werden sollten und was die Patientin dafür zu tun hat (hinlegen, setzen etc.). Die Ärztin erklärt die Untersuchung detailliert und erläutert auch währenddessen weitere Maßnahmen, sofern diese nötig sind. Sie richtet ihre Aufmerksamkeit auf die Reaktionen der Patientin während der Untersuchung, bspw. Schmerzen, und spricht sie an. Allgemein ist zu bedenken, dass die Untersuchung als unmittelbares »Behandeln« vom Patienten oft positiv erlebt wird und auch aus ärztlicher Sicht den Praxisalltags positiv bereichert. Die körperliche Nähe kann vertrauensfördernd wirken und so das Arzt-Patienten-Verhältnis verbessern.

Die Erklärungen während der Untersuchung reduzieren sich auf die Art der Untersuchung. Bei komplizierten, langen oder invasiven Untersuchungen kann die Ärztin auch während der Untersuchung die nachfolgenden Schritte erklären. Bei kleineren Untersuchungen, wie Auskultation oder Blutdruck messen, kann der Ablauf der Untersuchung schon davor erklärt werden [3]. Nach der Untersuchung erklärt die Ärztin die erhobenen Befunde und die daraus folgende Arbeitshypothese oder Diagnose.

Evidenz

Die hier vorgestellten Punkte zum Thema Kommunikation und Untersuchung entstammen dem »Maastricht History-taking and Advice Scoring list consisting of global items« in seiner deutschen Version »MAAS-Global-D« [3] (▶ Abb. 2-3). Dieses Instrument deckt sowohl Arzt-Patienten-Kommunikationsfertigkeiten als auch handlungsorientierte Kommunikationsfertigkeiten ab. Das international seit 1991 eingesetzte Instrument hat in der Literatur eine interne Konsistenz (Cronbach's Alpha) von 0.86 und eine interrater Reliabilität von 0,46 und 0,52 gezeigt [6].

MAAS-Global-D

Bewertungsinstrument für ärztliche Konsultationsfähigkeiten

Arzt: Patient:
Fall: Beobachter:

n. a. = nicht anwendbar   1 = hervorragend   2 = gut   3 = befriedigend
0   = nicht vorhanden   4 = zweifelhaft   5 = unbefriedigend 6 = schlecht

Die Notiz-Boxen sind als Erinnerungshilfe für den Beobachter gedacht.
Umkreisen Sie die erreichte Bewertung für jedes Item.

Teil 1: Kommunikationsfähigkeiten für jede Gesprächsphase

1) Einstieg   1 2 3 4 5 6 0

Dem Patienten Raum geben seine Anliegen vorzubringen

Allgemeine Orientierung, warum sich der Patient vorstellt

Sonstige Gründe für die Konsultation erfragen

2) Folgetermin   n.a. 1 2 3 4 5 6 0

Vorherige Beschwerden, Beratungsanlass und Procedere rekapitulieren

Adhärenz dem Procedere gegenüber erfragen

Nachfrage, wie sich die Beschwerdesymptomatik entwickelt hat

3) Beratungsanlass   1 2 3 4 5 6 0

Benennen des Beratungsanlasses, der Wünsche oder Erwartungen

Benennen der Gründe, warum sich der Patient entschieden hat heute zu kommen

Vervollständigung der Erhebung des Beratungsanlasses

Abb. 2-3   MAAS-Global-D [4]

4) Körperliche Untersuchung   n.a. 1 2 3 4 5 6 0

Anweisungen dem Patienten gegenüber

Erläuterung, was gemacht wird

Respektvoller und umsichtiger Umgang mit dem Patienten

5) Diagnose   1 2 3 4 5 6 0

Befunde, Diagnosen/Hypothesen benennen

Zusammenhang zwischen Befunden und Diagnose benennen

Prognose oder den zu erwartenden Verlauf benennen

Patienten um Rückmeldung bitten

6) Management   1 2 3 4 5 6 0

Partizipative Entscheidungsfindung, Alternativen, Risiken und
Nutzen besprechen

Durchführbarkeit und Adhärenz besprechen

Festlegen, wer was wann macht

Patienten um Rückmeldung bitten

7) Evaluation der Konsultation   1 2 3 4 5 6 0

Allgemeine Frage

Reaktion auf Beratungsanlass

Ausblick

Zweiter Teil: Allgemeine Kommunikationsfähigkeiten

                                                                          1 2 3 4 5 6 0
8) Exploration

Erheben des Beratungsanlasses, der Wünsche oder Erwartungen

Erheben der Reaktion zu gegebenen Informationen

Berücksichtigung des Bezugssystems vom Patienten

Auf nonverbales Verhalten und Hinweise reagieren

                                                                          1 2 3 4 5 6 0
9) Emotionen

Erhebung von/Fragen nach Gefühlen

Gefühle reflektieren (inklusive deren Art und Intensität)

Hinlänglich durch die gesamte Konversation

Abb. 2-3   *Fortsetzung*

10) Vermitteln von Informationen   1 2 3 4 5 6 0

Ankündigend, kategorisierend, in kleinen Portionen, konkrete Erklärungen

Verständliche Sprache

Nachfragen, was der Patient verstanden hat

                                                        1 2 3 4 5 6 0

11) Zusammenfassen

Inhalt ist korrekt und vollständig

Kurz, prägnant, mit eigenen Worten, überprüfend

Hinlänglich während der gesamten Konsultation

                                                        1 2 3 4 5 6 0

12) Strukturieren

Logische Reihenfolge der Phasen

Ausgewogene Zeiteinteilung

Ankündigungen (Anamnese, Untersuchung, andere Phasen)

                                                        1 2 3 4 5 6 0

13) Empathie

Interessiert, zugewandt, aufrichtig empathisch in Tonlage, Gestik und Augenkontakt

Mit kurzen verbalen Äußerungen Empathie ausdrücken

Dritter Teil: Medizinische Aspekte

14) Anamnese   1 2 3 4 5 6 0

15) Körperliche Untersuchung   n. a. 1 2 3 4 5 6 0

16) Diagnose   1 2 3 4 5 6 0

17) Management   1 2 3 4 5 6 0

Individuelles Feedback:

_____

_____

_____

_____

_____

Abb. 2-3   *Fortsetzung*

Das Instrument besteht aus 17 Items und ist in drei Teile gegliedert: Kommunikationsfähigkeiten für jede Gesprächsphase, Allgemeine Kommunikationsfähigkeiten und Aspekte zu medizinischem Fachwissen. Dieses validierte Instrument wird seit über 10 Jahren in der Aus- und Weiterbildung in den Niederlanden eingesetzt. Dort werden im ersten Jahr der Weiterbildung, begleitet von Kommunikationsschulungen, aus 20 aufgezeichneten (banalen) Arzt-Patienten-Kontakten sechs ausgewählt, die dann von einem Psychologen und einem Arzt bewertet werden. Neben dieser summativen ist auch eine formative Bewertung möglich, um das Erreichen von Teillernzielen zu überprüfen. Alle Rater werden einmal im Jahr geschult. Das Instrument hat zwei Sub-Skalen (Arzt-Patienten-Kommunikationsfertigkeiten und handlungsorientierte Kommunikationsfertigkeiten) [5, 6]. Es konnte zeigen, dass Kommunikationsschulungen einen starken Effekt auf handlungsorientierte Kommunikationsfertigkeiten haben.

2.6.2   Eine körperliche Untersuchung durchführen: So geht's!

- »Herr Butschle, ich vermute aus dem, was Sie mir gesagt haben, eine Verstopfung Ihres Gehörgangs mit Ohrschmalz. Dieses würde Ihre Beschwerden auch erklären.«
- »Um diesen Verdacht zu bestätigen möchte ich jetzt mit einem Ohrspiegel (zeigt das Otoskop) in Ihre Gehörgänge schauen. Ich werde mit der nicht betroffenen Seite beginnen.«
- »Um den Gehörgang besser einsehen zu können, muss ich Ihre Ohrmuschel etwas nach hinten oben ziehen (beginnt die Untersuchung erst links, dann rechts).«

Nachdem die Diagnose verifiziert ist:
- »Wie vermutet haben Sie den Gehörgang durch Ohrenschmalz verstopft.«
- »Es gibt nun mehrere Möglichkeiten dies zu entfernen …« (es erfolgt die Aufklärung und partizipative Entscheidungsfindung, ob eine Ohrenspülung, eine Überweisung zum Hals-Nasen-Ohrenarzt oder eine Selbsttherapie mit Tropfen durchgeführt werden soll).

Hierbei wird konkret festgelegt, wer wann was macht.
Abschließend wird der Patient gefragt, ob das Prozedere so in Ordnung für ihn ist (z. B. »Ist das so für Sie in Ordnung?«).

Worauf Sie achten sollten!

- Kündigen Sie an, wie die Untersuchung stattfinden wird, welche Körperteile dafür entkleidet werden sollten und was die Patientin dafür zu tun hat.
- Wenn Sie der Patientin Informationen vermitteln, kategorisieren Sie die Teilaspekte, die besprochen werden.
- Verwenden Sie eine für die jeweilige Patientin gut verständliche Sprache.
- Fragen Sie nach, ob und was die Patientin alles verstanden hat.

> **Merke**
> Eine Diagnose kann auch Negativbefunde enthalten: »Ich kann nichts Ungewöhnliches finden.«

Literatur

[1] Laux G, Kühlein T, Gutscher A, Szecsenyi J. Versorgungsforschung in der Hausarztpraxis – Ergebnisse aus dem CONTENT Projekt 2006 – 2009. München: Urban & Vogel 2010.

[2] Steinhäuser J. PraxisSkills Allgemeinmedizin. Stuttgart: Thieme 2018.

[3] Hammersen F, Boehmer K, von der Bey J, Berger S, Steinhaeuser J. MAAS-Global-D: Instrument zur Messung und Schulung kommunikativer sowie medizinischer Kompetenzen. Zeitschrift für Allgemeinmedizin 2016; 92(1): 13 – 18.

[4] Steinhäuser J et al. MAAS-Global-D Handbuch 2015. Downloadbereich des Instituts für Allgemeinmedizin. Online verfügbar unter: http://www.uksh.de/allgemeinmedizin-luebeck/Downloads.html (Zugriffsdatum: 25.7.2018).

[5] van Nuland M, Van Den Noortgate W, Degryse J, Goedhuys J. Comparison of two instruments for assessing communication skills in a general practice objective structured clinical examination. Med Educ. 2007; 41(7): 676 – 83.

[6] Es JMv, Schrijver CJ, Oberink RH, Visser MR. Two-dimensional structure of the MAAS-Global rating list for consultation skills of doctors. Med Teach. 2012; 34(12): e794 – 9.

2.7 Wollen wir das gemeinsam entscheiden?

Partizipative Entscheidungsfindung

Christiane Bieber, Martin Härter

> **Lernziel nach NKLM 14c**
>
> 2.1.9 Die Methode der Partizipativen Entscheidungsfindung (PEF)/Shared Decision Making (SDM) anwenden.

> **Fallvignette**
> Herr Keller, 60-jähriger Gymnasiallehrer, verheiratet, drei erwachsene Töchter, war bislang immer gesund. Er ist sozial gut eingebunden und geht gemeinsam mit seiner Ehefrau aktiv einigen Hobbys nach. Bei einer Koloskopie im Rahmen der Vorsorgeuntersuchung wurde ein Kolonkarzinom diagnostiziert. Herr Keller wurde zügig operiert und es war eine restlose Entfernung des Tumors (R0-Resektion) möglich. Der Chirurg empfahl Herrn Keller im Anschluss eine Vorstellung bei einer niedergelassenen Onkologin zwecks Beratung zu weiteren möglichen Behandlungsoptionen. Herr Keller sitzt jetzt im Wartezimmer der Onkologin und wartet darauf, ins Sprechzimmer gebeten zu werden.
> Die Onkologin hat bereits die Unterlagen des Patienten vor sich. Die Tumorerkrankung von Herrn Keller befindet sich noch in einem relativ frühen Stadium (Stadium II mit Risikofaktoren, T4 N0 M0 G2), allerdings liegt wegen ausgeprägter Tumorgröße ein Risikofaktor vor. Gemäß Leitlinien [1] ist in diesem Fall eine adjuvante Chemotherapie möglich, aber nicht zwingend erforderlich, denn Nutzen und Risiken der Chemotherapie halten sich in diesem

Stadium aus medizinischer Sicht die Waage. Die Leitlinien [1] empfehlen, die persönlichen Präferenzen des Patienten bei dieser Therapieentscheidung mit einzubeziehen. Die Onkologin möchte daher partizipativ zu einer Entscheidung gelangen.

[▶ NKLM-Kapitel 20: Veränderungen und Beschwerden des Stuhlgangs (20.113)]

Informationen zum Krankheitsbild

Hintergrund: Kolonkarzinom im Stadium II mit Risikofaktoren (T4 N0 M0 G2)
Histologie: G2 – mäßig differenzierter Tumor
Verlauf:
- Diagnosestellung im Rahmen einer Koloskopie bei Vorsorgeuntersuchung
- R0-Resektion möglich
- Leitlinien empfehlen partizipatives Abwägen bzgl. adjuvanter Chemotherapie

[▶ NKLM-Kapitel 21: Name Benigne/maligne Tumore des Kolorektums (21.1.7.19)]

Fakten zum Kolonkarzinomen
- Das kolorektale Karzinom ist bei Frauen der zweit- und bei Männern der dritthäufigste maligne Tumor in Deutschland [1].
- Das mittlere Erkrankungsalter liegt zwischen 70 bis 75 Jahren, bei genetischer Belastung ist eine Erkrankung bereits im frühen Erwachsenenalter möglich [1].
- Für die Früherkennung werden nichtinvasive Untersuchungsverfahren auf Blut im Stuhl und die Koloskopie eingesetzt [1].
- Die Prognose von Patientinnen mit Kolonkarzinom ist abhängig vom Krankheitsstadium bei Erstdiagnose und weiteren biologischen Risikofaktoren [1].
- Die Therapie orientiert sich an den Stadien. Bei lokal begrenztem Kolonkarzinom in den Stadien I–III steht die Operation an erster Stelle. Im Stadium III und in Subgruppen des Stadiums II senkt eine adjuvante Chemotherapie das Rückfallrisiko. Die Fortschritte in der Diagnostik und Therapie der kolorektalen Karzinome haben in den vergangenen 10 Jahren zu einer kontinuierlichen Abnahme der Sterblichkeit geführt [1].

2.7.1   Einführung

Der Begriff Partizipative Entscheidungsfindung (PEF), im Englischen auch Shared Decision Making (SDM) genannt, steht für eine partnerschaftliche Entscheidungsfindung im medizinischen Kontext, die aus einem patientenzentrierten Ansatz heraus erwächst.

Das PEF-Modell wird mittlerweile von vielen Akteuren des Gesundheitssystems als besonders günstige Form der Arzt-Patienten-Interaktion verstanden, da es die mündige, informierte Patientin in den Mittelpunkt des Handelns stellt [3, 4]. Patientin und Ärztin begegnen sich in diesem Modell als gleichberechtigte Partnerinnen auf Augenhöhe. Im PEF-Modell finden sowohl mögliche Autonomiewünsche der Patientin als auch ihr Bedarf nach Anlehnung und Anleitung durch die Ärztin individuelle Berücksichtigung.

Teil II

> **Definition**
>
> **Partizipative Entscheidungsfindung** ist »ein Interaktionsprozess mit dem Ziel, unter gleichberechtigter aktiver Beteiligung von Patientin und Ärztin auf Basis geteilter Information zu einer gemeinsam verantworteten Übereinkunft zu kommen«. [5]

Innerhalb des Gesundheitswesens können mindestens drei unterschiedliche Gestaltungsweisen der Arzt-Patienten-Interaktion zur Anwendung kommen, die jeweils mit einem variierenden Rollenverständnis von Ärztin und Patientin einhergehen. Die Partizipative Entscheidungsfindung nimmt im Spektrum dieser möglichen Formen hinsichtlich der vorhandenen Patientenautonomie eine Mittelstellung zwischen dem Paternalistischen Modell und dem Informationsmodell ein [6, 7, 8] (▶ auch Abb. 2-4).

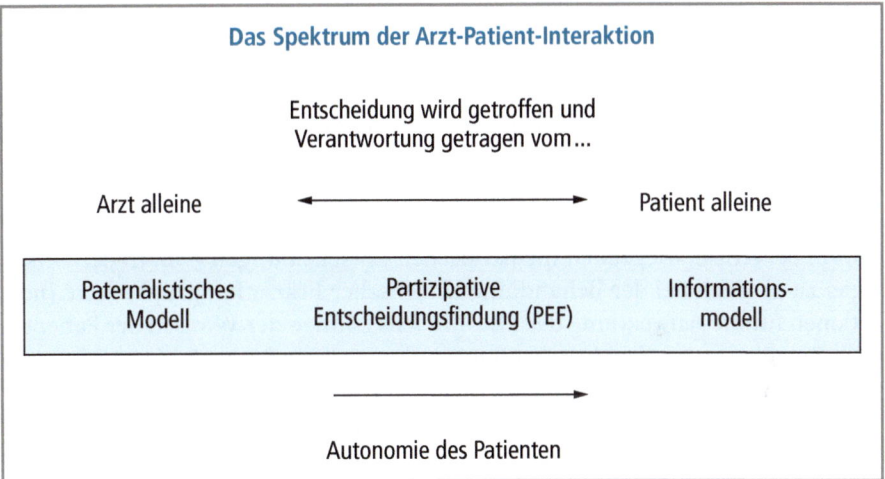

Abb. 2-4 Das Spektrum der Arzt-Patienten-Interaktion

Beim **Modell der Partizipativen Entscheidungsfindung** treffen Ärztin und Patientin gemeinsam die Entscheidung, nachdem sie medizinische und auch persönliche Informationen ausgetauscht und ihre Rollen- und Behandlungspräferenzen offengelegt haben. Die Verantwortung für die Umsetzung der Behandlung wird somit geteilt [6]. Ein Charakteristikum der PEF ist es, dass persönliche Werte, Wünsche und Vorstellungen, Erwartungen, aber auch Sorgen, Ängste und Befürchtungen der Patientin explizit thematisiert werden dürfen und sollen. Auch die Ärztin darf ihre persönlichen Behandlungserfahrungen einbringen. Es obliegt dabei der Ärztin, durch Herstellen einer vertrauensvollen Atmosphäre und ggf. konkretes Nachfragen den Austausch über diese Themen überhaupt erst zu ermöglichen [7] (▶ Kap. 1.5).

Beim **Paternalistischen Modell** beschränkt sich die Patientenautonomie auf ein Minimum [6]. Die medizinischen Informationen sind nur der Ärztin bekannt, welche nachfolgend alleinverantwortlich im vermeintlich besten Interesse der Patientin entscheidet, ohne allerdings deren explizite Bedürfnisse zu kennen (▶ Kap. 1.5). Am diametralen Pol dieses Spektrums befindet sich das **Informationsmodell**, bei dem die Patientenautonomie ein Maximum erreicht [6]. Die Ärztin stellt ihrer Patientin alle relevanten medizinischen Informationen zur Verfügung, nimmt sich aus dem Prozess der Entscheidungsfindung jedoch heraus. Die Patientin wägt die Informationen vor dem Hintergrund ihrer eigenen Befürchtungen und Erwartungen ab und entscheidet alleinverantwortlich (▶ Kap. 1.5).

Seit Beginn entsprechender Erhebungen Ende des 20. Jahrhunderts ist anhand großer Datensätze gut belegt, dass sich die Mehrheit der Bürgerinnen in Deutschland [9, 10] und auch in anderen europäischen Ländern [11] eine partnerschaftliche Beteiligung bei medizinischen Entscheidungen wünscht. Dabei sprechen sich regelmäßig etwas mehr als die Hälfte aller Befragten für PEF als ihr Wunschmodell aus, ca. ein Viertel tendiert sogar zum Informationsmodell.

Eine Entscheidungsfindung im Einklang mit PEF-Prinzipien sollte insbesondere dann erwogen werden, wenn verschiedene evidenzbasierte Behandlungsmethoden zur Wahl stehen, die als gleichwertig erachtet werden können, die sich aber hinsichtlich ihrer Konsequenzen für das weitere Leben der Patientin unterscheiden [12, 13]. Dabei sollte bedacht werden, dass Behandlungsoptionen sich in ihrem Risiko-Nutzen-Profil unterscheiden können, unterschiedliche Konsequenzen für das körperliche und psychische Wohlbefinden der Patientin mit sich bringen können und das Ergebnis der Behandlung oft ungewiss ist. Dies trifft sowohl bei schwerwiegenden medizinischen Entscheidungen (z. B. in der Onkologie) zu als auch bei der Behandlung chronischer Erkrankungen. Weitere Indikationen für die Anwendung des PEF-Modells können der Wunsch der Patientin nach Beteiligung an der Entscheidungsfindung sein, aber auch, dass die Ärztin die Verantwortung nicht alleine übernehmen kann und will.

2.7.2   Partizipative Entscheidungsfindung: So geht's!

Im individuellen Arzt-Patienten-Kontakt kann PEF gelingen, wenn drei Phasen eines partizipativen Gesprächs, weiter untergliedert in sechs Prozessschritte, Berücksichtigung finden [7]. Die Prozessschritte müssen nicht in der festgelegten Reihenfolge durchlaufen werden, sollten sich aber sinnvollerweise in der Konsultation wiederfinden, um PEF zu ermöglichen (▶ Abb. 2-5).

In der Anfangsphase (»Team-Talk«) sollte seitens der Ärztin transparent gemacht werden, dass eine Entscheidung ansteht und mehrere Möglichkeiten bestehen, mit dem Problem umzugehen. Gleichzeitig sollte das Angebot für ein partnerschaftliches Rollenverständnis erfolgen. Die Informationsphase beinhaltet einen Austausch von fachlichen und persönlichen Informationen (»Option-Talk«). Es sollte von der Ärztin erfasst werden, ob die Informationen verstanden wurden, wie die Sichtweise der Patientin ist und welcher Informations- und Beratungsbedarf besteht. In der Abschlussphase (»Decision-Talk«) sollte geklärt werden, welche Behandlungs- und Rollenpräferenzen auf beiden Seiten bestehen und es sollten Vereinbarungen getroffen oder auch vertagt werden.

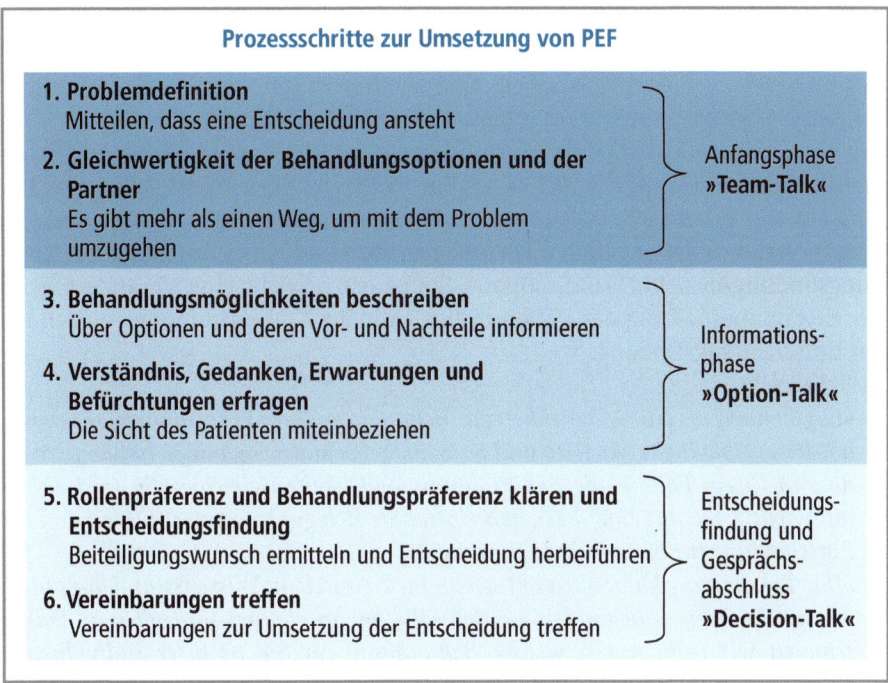

Prozessschritte zur Umsetzung von PEF

1. Problemdefinition
Mitteilen, dass eine Entscheidung ansteht

2. Gleichwertigkeit der Behandlungsoptionen und der Partner
Es gibt mehr als einen Weg, um mit dem Problem umzugehen

Anfangsphase
»Team-Talk«

3. Behandlungsmöglichkeiten beschreiben
Über Optionen und deren Vor- und Nachteile informieren

4. Verständnis, Gedanken, Erwartungen und Befürchtungen erfragen
Die Sicht des Patienten miteinbeziehen

Informations-phase
»Option-Talk«

5. Rollenpräferenz und Behandlungspräferenz klären und Entscheidungsfindung
Beteiligungswunsch ermitteln und Entscheidung herbeiführen

6. Vereinbarungen treffen
Vereinbarungen zur Umsetzung der Entscheidung treffen

Entscheidungs-findung und Gesprächs-abschluss
»Decision-Talk«

Teil II

Abb. 2-5 Die drei Phasen eines partizipativen Gesprächs [14]

2.7.3 Team-Talk: Anfangsphase

1. Problemdefinition

Mitteilen, dass eine Entscheidung ansteht [14].
Klären Sie zunächst den Inhalt und die Ziele des Gesprächs sowie den vorhandenen Zeitrahmen.

Beispiel:

»Ich möchte heute mit Ihnen über die weitere Behandlung Ihrer Erkrankung sprechen und wenn möglich zu einer gemeinsamen Entscheidung kommen. Wir haben dafür insgesamt X Minuten Zeit. Haben Sie selbst noch weitere Anliegen, die Sie heute gerne mit mir besprechen möchten?«

Unterstützen und motivieren Sie Ihre Patientin schon an dieser Stelle dabei, sich aktiv in das Gespräch einzubringen, Fragen zu stellen und eigene Perspektiven sowie Gefühle zu äußern.

Beispiele:

- *»Es ist mir wichtig, dass Sie die Informationen verstehen. Deshalb möchte ich Sie gerne ermutigen, bei Unklarheiten Zwischenfragen zu stellen.«*
- *»Da wir die bestmögliche Entscheidung für Sie treffen möchten, ist es wichtig, dass Sie Ihre Fragen, aber auch persönlichen Bedenken und Sorgen äußern.«*

2. Gleichwertigkeit der Behandlungsoptionen und der Gesprächspartnerin

Es gibt mehr als einen Weg, um mit dem Problem umzugehen. Ärztin und Patientin begegnen sich auf gleicher Augenhöhe [14].

Ein notwendiger Schritt ist das Formulieren eines sogenannten *Equipoise-Statements* (»Equipoise«, auf Deutsch »Gleichgewicht oder Gleichwertigkeit«), welches sich auf die prinzipielle Gleichwertigkeit von Behandlungsoptionen und die Gleichwertigkeit der beteiligten Personen (Ärztin und Patientin) in der Entscheidungsfindung bezieht. Das Equipoise-Statement bewirkt eine Veränderung in der Erwartungshaltung der Patientin hin zu mehr Mitbestimmungsrechten bei der Entscheidungsfindung.

Beispiele:

- »*Es gibt mehr als eine Möglichkeit zur Behandlung Ihrer Erkrankung. Jede davon hat unterschiedliche Vorteile und Risiken. Forschungsergebnisse haben gezeigt, dass in Ihrem Falle beide Behandlungsmöglichkeiten gleichwertig sind. Es ist mir wichtig, Sie mit einzubeziehen, damit Sie sich gut informiert fühlen und die Entscheidung für Sie am Ende stimmig ist.*«
- »*Ihre Erkrankung kann nach aktuellem medizinischem Wissensstand auf unterschiedliche Weisen behandelt werden; alle davon können sinnvoll sein. Daher schauen wir gemeinsam, welche Behandlung für Sie in Ihrer individuellen Lebenssituation die beste Option darstellt. Sind Sie mit diesem Vorgehen einverstanden?*«

Dabei sollte die Patientin nicht in eine Überforderungssituation gebracht werden oder sich alleine gelassen fühlen.

Beispiel:

- »*Sie sind nicht alleine mit der anstehenden Entscheidung. Zuerst werde ich Ihnen Informationen zu den verschiedenen Behandlungsalternativen geben und danach schauen wir gemeinsam, inwieweit Sie sich bereit fühlen, sich an der anstehenden Entscheidung zu beteiligen. In Ordnung?*«

2.7.4   Option-Talk: Informationsphase

3. Behandlungsmöglichkeiten beschreiben

Über Optionen und deren Vor- und Nachteile informieren [14].

Um eine Entscheidung hinsichtlich der verschiedenen Behandlungsoptionen treffen zu können, ist es für Patientinnen wichtig, über Folgendes informiert zu sein:

- *Möglichkeiten:* Welche (evidenzbasierten) Therapieoptionen sind verfügbar?
- *Natürlicher Verlauf der Erkrankung:* Welche Folgen hat es, wenn die Patientin keine der ihr zu Verfügung stehenden Behandlungsoptionen in Anspruch nimmt?
- *Zuverlässigkeit:* Wie hoch ist die Wahrscheinlichkeit, bei der jeweiligen Therapieform (z. B. Chemotherapie versus keine Chemotherapie) erneut zu erkranken?
- *Nutzen:* Was sind die Vorteile der jeweiligen Therapieoptionen?

- *Nachteile und Risiken:* Welche Komplikationen oder anderen Nachteile können durch die jeweilige Therapieoption entstehen?
- *Rahmenbedingungen:* Ablauf und Dauer der Behandlung.

Um die Patientinnen nicht mit Informationen zu überfordern, sollten Sie sich auf die notwendigsten Informationen konzentrieren. Gehen Sie daher sparsam mit (zusätzlichen) Informationen, wie z.B. anatomischen und physiologischen Fakten, um. Der Fokus sollte auf die wesentlichen Informationen zu Nutzen und potenziellen Nebenwirkungen der jeweiligen Therapieoptionen gerichtet sein. Zusätzliche und »überflüssige« Informationen könnten die Patientin verwirren und somit die Entscheidung erschweren. Verwenden Sie einfache Formulierungen und präsentieren Sie nicht zu viele Informationen auf einmal. In dieser Phase des Gesprächs ist es wichtig zu überprüfen, ob die Patientin die Informationen verstanden hat.

Beispiele:
- *»Das waren jetzt viele Informationen für Sie. Ich hoffe, ich konnte es verständlich erklären. Was haben Sie sich denn bisher merken können? Was möchten Sie noch genauer erklärt bekommen?«*
- *»Mir ist es wichtig, die Behandlungsmöglichkeiten verständlich zu erklären, was nicht immer leicht ist. Könnten Sie das Besprochene daher noch einmal so wiederholen, wie Sie es zu Hause Ihrem Mann/Ihrer Frau berichten würden?«*

Außerdem ist es wichtig, die Vor- und Nachteile der verschiedenen Behandlungsoptionen zunächst neutral zu präsentieren, um der Patientin die Ausbildung eigener Präferenzen zu ermöglichen. Hinsichtlich des Option-Talks tritt manchmal die Situation auf, dass nicht nur eine Entscheidung gefällt werden sollte, sondern eine Entscheidung eine weitere nach sich zieht. Hier empfiehlt es sich, Schritt für Schritt vorzugehen. Auch ist es hilfreich, **Visualisierungen und Grafiken** in der Informationsvermittlung einzusetzen, z.B. in Form von medizinischen Entscheidungshilfen, sog. »Decision Aids« (▶ Kap. 15.1) [15].

4. Verständnis, Gedanken, Erwartungen und Befürchtungen erfragen

Die Sicht der Patientin mit einbeziehen [14].

Nachdem Sie nun die Patientin über die möglichen Behandlungsoptionen aufgeklärt haben, ist es ratsam, die Patientin nach ihren *Gedanken, Erwartungen* und *Befürchtungen* zu den verschiedenen Optionen zu fragen. Die wenigsten Patientinnen äußern sich spontan dazu. Das Stellen offener Fragen hat sich dazu bewährt (Was ..., wie ..., welche ...?).

Beispiele:
- *»Was meinen Sie, welche Behandlung für Sie am passendsten ist?«*
- *»Wie würden die verschiedenen Behandlungsoptionen Ihren Alltag beeinflussen?«*
- *»Welche Befürchtungen haben Sie hinsichtlich der verschiedenen Behandlungsmöglichkeiten?«*

Es ist wichtig, die geäußerten Befürchtungen aufzugreifen und anzuerkennen. Banalisierungen und Rationalisierungen sollten vermieden werden. Wenn möglich, können Sie auf Sorgen inhaltlich eingehen oder diese zumindest gemeinsam mit der Patientin kurz aushalten. Auf diese Weise fühlen sich Patientinnen gesehen und angenommen. Unrealistische Bedenken können entkräftet werden, in berechtigten Sorgen fühlt sich die Patientin emotional unterstützt. Techniken des *Aktiven Zuhörens* können dabei hilfreich sein, auf die in diesem Buch eingegangen wird. Am Ende dieser Phase ist es günstig, das Besprochene und Gehörte kurz zusammenzufassen, um so zur nächsten Phase überzuleiten (▶ Kap. 1.1).

2.7.5 Decision-Talk: Entscheidungsfindung und Gesprächsabschluss

5. Rollenpräferenz und Behandlungspräferenz klären und Entscheidungsfindung

Beteiligungswunsch ermitteln und Entscheidung herbeiführen [14].

Mit diesem Schritt geht das Gespräch von der Informationsphase in die Entscheidungsphase über. Der Übergang sollte explizit angesprochen werden.
   Beispiele:
● *»Wir sollten nun zu einer Entscheidung gelangen.«*
● *»Wir sollten nun zu einer Vereinbarung kommen.«*

Klären Sie zunächst, zu welcher Option die Patientin tendiert.
   Beispiel:
● *»Zu welcher Behandlungsmöglichkeit tendieren Sie im Moment?«*

Zögert die Patientin hier sehr, können Sie sie unterstützen, indem Sie aus Ihrer Sicht zusammenfassen, was Sie aus den bisherigen Äußerungen der Patientin verstanden haben. An dieser Stelle fragen Patientinnen oft nach Ihrer *persönlichen Empfehlung*. Nachdem nun ein Abwägungsprozess bei der Patientin stattgefunden hat/angelaufen ist, können Sie hier Ihre professionelle Einschätzung und Erfahrungswerte einbringen.
   Beispiel:
● *»Ich kann verstehen, dass diese Entscheidung schwierig für Sie ist, aber es ist wichtig, die für Sie passende Therapie zu finden. Ich würde ausgehend von meiner Erfahrung und meinen Vorstellungen einen Vorschlag machen. Ihre Vorstellungen können aber ganz andere sein.«*

Es kann dabei hilfreich sein, Ihre Überlegungen in Form von Fragen zu formulieren, um Reflexionsprozesse anzuregen.
   Beispiel:
● *»Wenn Sie eine Chemotherapie machen würden und es zu Nebenwirkungen kommt, wer kann Sie dann aus Ihrem Umfeld unterstützen?«*

Nach ausführlichem Abwägen steht die konkrete Entscheidungsfindung an. Möglicherweise kann die Patientin über die PEF-Gesprächsführung ihre Präferenzen wahrnehmen und tendiert bereits stark zu einer Option. Falls nicht, empfiehlt es sich, offen zu thematisieren, wer letztlich entscheiden soll.

Beispiel:
- »*Einige Patientinnen möchten die Behandlungsentscheidung ganz alleine für sich treffen, andere wünschen sich eine Entscheidung durch die Ärztin. Manche möchten auch gemeinsam mit ihrer Ärztin entscheiden. Ich wüsste nun gerne, wie das bei Ihnen ist?*«

6. Vereinbarungen treffen

Vereinbarungen zur Umsetzung der Entscheidung treffen [14].

Möglicherweise kann in dieser Phase des Decision-Talks eine Entscheidung gemeinsam oder allein von der Ärztin/der Patientin getroffen werden. Es kann jedoch sein, dass die Patientin zu diesem Zeitpunkt noch keine Entscheidung fällen möchte. Vielleicht benötigt sie noch weitere Bedenkzeit, eine Rücksprachemöglichkeit mit Angehörigen, weitere Informationen oder eine Zweitmeinung. Falls es notwendig ist, bis zu einem bestimmten Zeitpunkt eine Entscheidung zu treffen, weisen Sie die Patientin darauf hin. Treffen Sie konkrete Absprachen über das weitere Vorgehen – unabhängig davon, ob eine Behandlungsentscheidung gefällt oder auf einen festen Termin vertagt wurde. Finden Sie dann einen guten Gesprächsabschluss.

Beispiele:
- »*Das ist keine leichte Entscheidung, aber ich denke, wir haben für Sie die am besten passende Lösung gefunden!*«
- »*Lassen Sie die Entscheidung zu Hause in Ruhe auf sich wirken. Wenn Ihnen im Nachgang noch Fragen oder Bedenken kommen, dann dürfen Sie sich gerne melden!*«
- »*Verständlicherweise möchten Sie solch eine wichtige Entscheidung nicht ohne Ihren Partner treffen. Wir sehen uns dann in einer Woche wieder, wenn Sie sich mit Ihrem Partner besprechen konnten.*«

Evidenz

- Internationale Studien belegen günstige klinische und psychosoziale Effekte der Partizipativen Entscheidungsfindung [15, 16]. PEF-Interventionen (Entscheidungshilfen und/oder Ärztetrainings und Patiententrainings) führen zu einer Verbesserung der Arzt-Patienten-Kommunikation und zu einer aktiveren Beteiligung von Patientinnen am medizinischen Entscheidungsprozess. Es kommt zu einer Zunahme des Wissens, einer besseren Risikowahrnehmung, zu realistischeren Erwartungen über die Behandlungsverläufe und zu geringeren Entscheidungskonflikten [15].
- Die Ängstlichkeit von Patientinnen steigt durch die PEF-Interventionen nicht an, die Lebensqualität wird ebenfalls nicht beeinflusst. Hinsichtlich der Inanspruchnahme medizinischer Leistungen ist die Datenlage uneinheitlich. Weiterer Forschungsbedarf besteht auch

Teil II

hinsichtlich des Einflusses von PEF-Maßnahmen auf die Therapietreue, klinische Behandlungseffekte und gesundheitsökonomische Messgrößen [15, 16].

- Auch Behandlerinnen profitieren von PEF mit ihren Patientinnen, da die Arzt-Patient-Beziehung gestärkt wird, sie Verantwortung abgeben können, ihre Zufriedenheit mit dem Patientenkontakt wächst und Folgekontakte ggf. kürzer ausfallen [15].

Fallvignette
(Fortsetzung)

Die Onkologin setzt eine medizinische Entscheidungshilfe im Gespräch mit Herrn Keller ein. In der Entscheidungshilfe sind in einem Flussdiagramm die möglichen Behandlungspfade dargestellt, die für Herrn Keller infrage kommen (▶ Abb. 2-6).

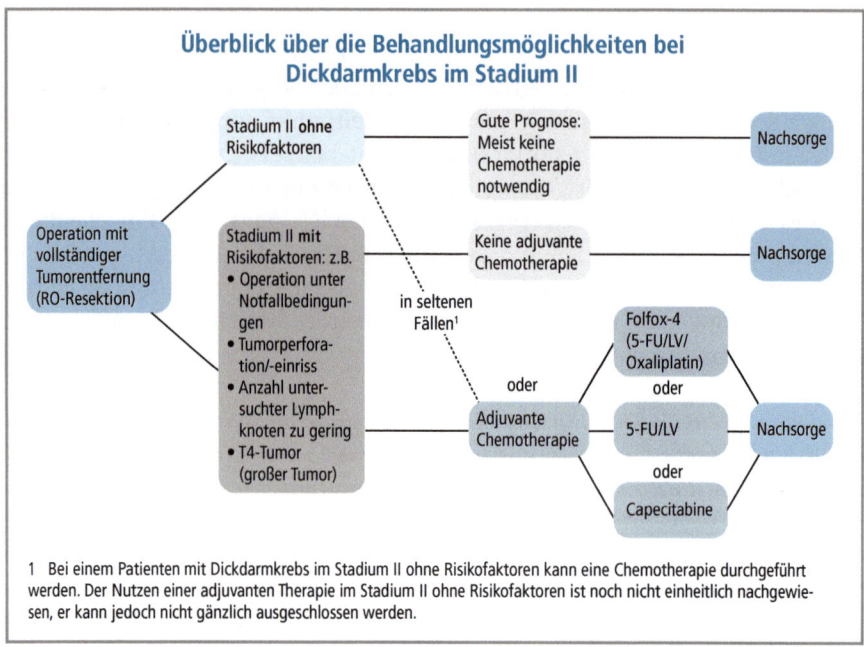

Überblick über die Behandlungsmöglichkeiten bei Dickdarmkrebs im Stadium II

1 Bei einem Patienten mit Dickdarmkrebs im Stadium II ohne Risikofaktoren kann eine Chemotherapie durchgeführt werden. Der Nutzen einer adjuvanten Therapie im Stadium II ohne Risikofaktoren ist noch nicht einheitlich nachgewiesen, er kann jedoch nicht gänzlich ausgeschlossen werden.

Abb. 2-6 Überblick über die Behandlungsmöglichkeit bei Dickdarmkrebs im Stadium II nach Bieber und Nicolai [17]

Herr Keller kann entweder auf eine Chemotherapie verzichten und wird direkt in die Nachsorge eingeschlossen oder er entscheidet sich für eine Chemotherapie, wobei dann drei verschiedene Chemotherapie-Protokolle in Betracht gezogen werden können. Herr Keller möchte von seiner Onkologin wissen, welchen Unterschied die Chemotherapie für seine Prognose machen wird und bekommt in diesem Zusammenhang folgende Risikotafeln gezeigt (▶ Abb. 2-7).

Die Onkologin erläutert ihm anhand der Risikotafeln, wie das Rückfallrisiko innerhalb der nächsten fünf Jahre für Patienten in vergleichbarer Situation einzuschätzen ist. Herr Keller erfährt, dass seine Prognose auch ohne Chemotherapie bereits recht gut ist. Denn ohne Chemotherapie werden 64 von 100 Patienten in ähnlicher Situation nach fünf Jahren weiterhin tumorfrei sein. Bei 29 von hundert Patienten wird es allerdings zu einem Tumorrezi-

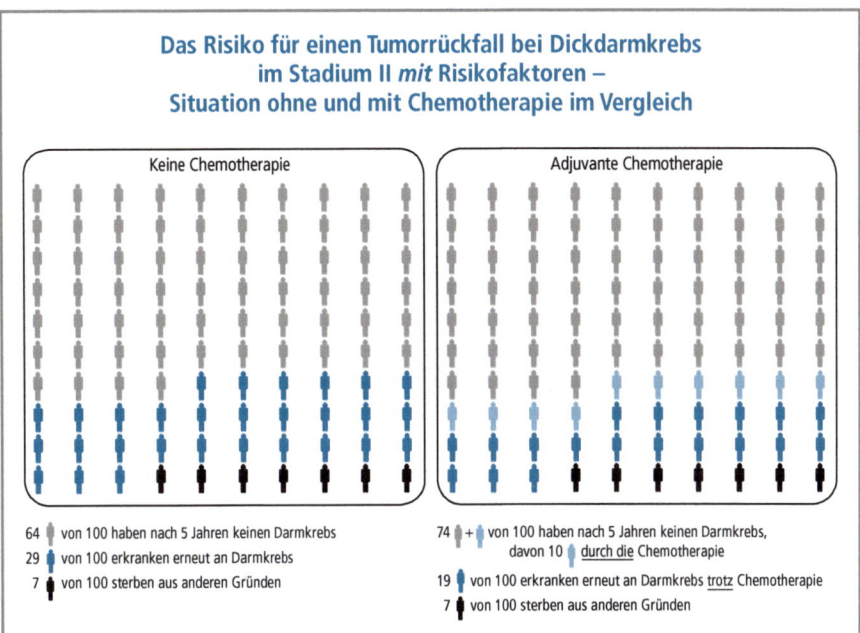

Abb. 2-7 Hunderterdiagramme zur Verdeutlichung der Risikosituation für einen Tumor-rückfall jeweils ohne und mit adjuvanter Chemotherapie im Vergleich nach Bieber und Nicolai [17]

div kommen und sieben von hundert Patienten werden innerhalb der nächsten fünf Jahre aus anderen Gründen verstorben sein. Mit einer adjuvanten Chemotherapie werden hin-gegen zehn weitere Patienten, also insgesamt 74 Patienten, nach fünf Jahren tumorfrei sein, und es wird bei 19 Patienten zu einem Tumorrezidiv gekommen sein. Alle hundert dieser Patienten können jedoch potenziell auch unerwünschte Wirkungen der Chemo-therapie erfahren, wobei 64 dann überbehandelt gewesen wären, da sie ohnehin kein Rezidiv bekommen hätten. Die 19 mit Tumorrezidiv hätten die unerwünschten Wirkungen der Chemotherapie in Kauf genommen, um dann trotzdem wieder zu erkranken. Die Onkologin teilt Herrn K. auch mit, dass es sich hierbei um Mittelwerte aus einer Statistik handelt und niemand ihm vorhersagen kann, welcher dieser Gruppen er nach fünf Jahren zuzuordnen sein wird [18] (▶ Kap. 15.1).

Herr Keller hat jetzt verstanden, dass seine Heilungschancen bereits ohne Chemotherapie relativ gut sind, eine Chemotherapie die Heilungschancen noch etwas verbessert, die Chemotherapie unerwünschte Wirkungen mit sich bringen kann und dass er trotz Chemo-therapie einen Rückfall bekommen könnte. Dennoch tendiert er bei großem Sicherheits-bedürfnis, auch seiner Familie zuliebe, zu einer Chemotherapie. Seine Onkologin sieht dies ebenso. Gemeinsam entscheiden sich Herr Keller, seine Ehefrau und seine Onkologin daher zur Durchführung einer adjuvanten Chemotherapie.

Bei der Wahl des am besten für Herrn Keller geeigneten Chemotherapeutikums setzt die Onkologin eine weitere Entscheidungstafel ein, um den Überblick zu erleichtern. Die drei zur Verfügung stehenden Chemotherapeutika unterscheiden sich nur leicht hinsichtlich ih-rer Effektivität, jedoch deutlich hinsichtlich der Applikationsform (i.v. oder oral), des logis-tischen Aufwands (Durchführung ambulant in der Arztpraxis nach Portimplantation versus

Die drei möglichen Chemotherapeutika im Vergleich

In der folgenden Tabelle sind die in Ihrem Fall in Frage kommenden Chemotherapeutika aufgelistet.

Bitte lassen Sie sich die einzelnen Chemotherapeutika und ihre Vor- und Nachteile ausführlich von Ihrem Arzt erklären.

	Folfox4	5-FU/LV	Capecitabine
Darreichungs-form	über eine Vene (intravenös) über einen Port, zur Anlage des Ports Operation erforderlich		oral – durch den Mund (Filmtabletten)
Ablauf	• ambulant in der Arztpraxis • 12 Behandlungen (Zyklen) über 2 Tage alle 2 Wochen für 6 Monate • ca. 30 Arztbesuche		• zu Hause durchführbar (Gefahr von Einnahme-fehlern, da täglich viele Tabletten eingenom-men werden müssen!) • zweimal täglich für 14 Tage, 1 Woche Pause für 6 Monate • ca. 8 Arztbesuche
Mögliche Neben-wirkungen[1]	**In unterschiedlicher Stärke** und **in Abhängigkeit vom allgemeinen Gesund-heitszustand und Alter:** Übelkeit, Erbrechen, Appetitlosigkeit, Durchfall, Bauch-schmerzen, Rückenschmerzen, Müdigkeit, Abgeschlagenheit, Entzündung der Mund-schleimhaut, Blutarmut, erhöhte Infektionsanfälligkeit, Blutungsneigung, vorübergehender leichter Haarausfall		
	Nervenschäden (Neu-ropathien): Gefühlsstö-rungen wie Taubheit, Kribbeln, Schmerzen der Haut, Probleme mit dem Tast- und Berührungs-empfinden Bei den meisten Patien-ten vorübergehend, bei wenigen Patienten auch dauerhaft		**Hand-Fuß-Syndrom:** schmerzhafte Schwellung von Händen und Füßen/ entzündliche Rötung der Hand- und Fußflächen
Wirksamkeit[2]	• vermutlich etwas wirk-samer • Bei älteren Patienten (über 70 J.) nicht zu empfehlen (Neben-wirkungen)	5-FU/LV und Capecitabine vermutlich gleich wirksam	
Verträglich-keit	**nebenwirkungsreicher, aber in der Regel gute Verträglichkeit; für jüngere Patienten geeignet**	**gute Verträglichkeit**	

[1] Wenn andere Erkrankungen vorliegen, fallen Nebenwirkungen möglicherweise gravierender aus. Die Liste der Nebenwirkungen ist nicht vollständig. In seltenen Fällen können noch andere Nebenwirkun-gen auftreten.

[2] Alle drei Protokolle haben eine gute Wirksamkeit. Folfox ist vermutlich etwas wirksamer. Bislang erlaubt die Studienlage allerdings keine sichere Aussage.

Abb. 2-8 Überblick über die möglichen Chemotherapieschemata im Vergleich nach Bieber und Nicolai [17]

zu Hause ohne vorbereitende Maßnahmen), der Anforderungen hinsichtlich Zuverlässigkeit und Selbstständigkeit (Risiko von Einnahmefehlern mit gravierenden Nebenwirkungen bei Einnahme mehrerer Tabletten täglich) und im möglichen Nebenwirkungsprofil (▶ Abb. 2-8).

Herr Keller und seine Frau entscheiden sich in Übereinstimmung mit der behandelnden Onkologin für das etwas mildere und möglicherweise minimal weniger wirksame oral einzunehmende Chemotherapeutikum. Für diese Entscheidung spielt eine Rolle, dass Herr Keller und seine Frau ihren Alltag nicht zu sehr durch die Chemotherapie beeinflussen möchten. Außerdem wünscht sich Herr Keller, nicht allzu viel Zeit in der Arztpraxis zu verbringen, sondern seine Zeit lieber der Familie und seinen Hobbys zu widmen. Darüber hinaus traut er sich eine selbstständige und zuverlässige Einnahme der erforderlichen Medikation zu.

Herr Keller ist zuversichtlich, eine gute und informierte Entscheidung getroffen zu haben, die er umsetzen kann und die zu seinen Bedürfnissen und Wertvorstellungen passt. Er ist sich im Klaren darüber, mit welchen unerwünschten Wirkungen er durch die orale Chemotherapie rechnen muss. Dies nimmt er seiner Familie zuliebe und bei großem Sicherheitsbedürfnis jedoch in Kauf.

Worauf Sie achten sollten!

- Eine Voraussetzung für PEF ist eine patientenzentrierte Grundhaltung der Ärztin sowie eine Offenheit für die Bedürfnisse der Patientin. PEF kann nur in einer vertrauensvollen, partnerschaftlichen Atmosphäre gelingen [13].
- Hervorzuheben ist hierbei, dass zwar die Patientenautonomie respektiert wird, von Seiten der Ärztin aber nicht erzwungen werden kann. Patienten sollten in dem von ihnen bevorzugten Ausmaß beteiligt werden [19].
- Diese Herangehensweise erfordert ein gewisses Maß an Flexibilität seitens der Ärztin, sich auf die jeweiligen Beteiligungsbedürfnisse der Patientin einzustellen und den eigenen Konsultationsstil entsprechend anzupassen, denn auch ein Erzwingen von Patientenbeteiligung kann eine Form von bevormundendem Paternalismus darstellen und sollte daher unterbleiben [13].

Merke
Partizipative Entscheidungsfindung sollte ein Angebot an die Patientin sein und darf nicht erzwungen werden.

Literatur

[1] Leitlinienprogramm Onkologie der AWMF, Deutschen Krebsgesellschaft e. V., Deutschen Krebshilfe e. V., (Hrsg.). S3-Leitlinie Kolorektales Karzinom, Langversion 1.1, 2014, AWMF Registrierungsnummer: 021-007OL. Berlin: Arbeitsgemeinschaft der Wissenschaftlichen Medizinischen Fachgesellschaften e. V.; 2014.

[2] Hofheinz R-D, Arnold D, Borner M, Folprecht G, Graeven U, Hebart H, Hegewisch-Becker S, Meybier T, Pritzkuleit R, Scheithauer W, Schmoll H-J, Thaler J, Weitz J, Wörmann B. Leitlinien Onkopedia Kolonkarzinom. Stand Januar 2016. Online verfügbar unter: https://www.onkopedia.com/de/onkopedia/guidelines/kolonkarzinom/@@view/html/index.html (Zugriffsdatum: 25. 7. 2018).

Teil II

[3] Bundesgesetzblatt: Gesetz zur Verbesserung der Rechte von Patientinnen und Patienten. Teil 1 Nr. 9. Bonn: Bundesministerium für Gesundheit 2013.

[4] Bundesministerium für Gesundheit. Patientenrechte in Deutschland. Leitfaden für Patientinnen/Patienten und Ärztinnen/Ärzte. 5. Aufl. Berlin 2007.

[5] Härter M. Partizipative Entscheidungsfindung (Shared Decision Making) – ein von Patienten, Ärzten und der Gesundheitspolitik geforderter Ansatz setzt sich durch. Z Arztl Fortbild Qualitatssich 2004; 98(2): 89–92.

[6] Charles C, Gafni A, Whelan T. Shared decision-making in the medical encounter: what does it mean? (or it takes at least two to tango). Soc Sci Med 1997; 44(5): 681–92.

[7] Elwyn G, Edwards A, Kinnersley P. Shared decision-making in primary care: the neglected second half of the consultation. Br J Gen Pract 1999; 49(443): 477–82.

[8] Towle A, Godolphin W. Framework for teaching and learning informed shared decision making. BMJ 1999; 319(7212): 766–71.

[9] Böcken J, Braun B, Schnee M (Hrsg.). Gesundheitsmonitor 2004. Die ambulante Versorgung aus Sicht von Bevölkerung und Ärzteschaft. Gütersloh: Verlag Bertelsmann Stiftung 2004.

[10] Böcken J, Braun B, Meierjürgen R, (Hrsg.). Gesundheitsmonitor 2014, Bürgerorientierung im Gesundheitswesen. Gütersloh: Bertelsmann Stiftung, Barmer GEK 2014.

[11] Coulter A, Magee H. The European Patient of the Future – State of Health. Maidenhead: Open University Press, McGraw Hill 2003.

[12] Charles C, Whelan T, Gafni A. What do we mean by partnership in making decisions about treatment? BMJ 1999; 319(7212): 780–2.

[13] Elwyn G, Edwards A, Kinnersley P, Grol R. Shared decision making and the concept of equipoise: the competences of involving patients in healthcare choices. Br J Gen Pract 2000; 50(460): 892–99.

[14] Bieber C, Gschwendtner K, Müller N, Dwinger S, Bergelt C, Härter M. Patient als Partner in der Onkologie – Training in Shared Decision Making – Trainingsmanual; Universitätskliniken Heidelberg und Hamburg-Eppendorf 2017.

[15] Stacey D, Legare F, Col NF, Bennett CL, Barry MJ, Eden KB, Holmes-Rovner M, Llewellyn-Thomas H, Lyddiatt A, Thomson R, Trevena L, Wu JH. Decision aids for people facing health treatment or screening decisions. Cochrane Database Syst Rev 2014; 1: CD001431.

[16] Loh A, Simon D, Kriston L, Härter M. Patientenbeteiligung bei medizinischen Entscheidungen. Effekte der Partizipativen Entscheidungsfindung aus systematischen Reviews. Dtsch Arztebl 2007; 104: A1483–A8.

[17] Bieber C, Nicolai J. Behandlung nach der Operation beim Dickdarmkrebs (Kolonkarzinom) im Stadium II: Unterstützende (adjuvante) Chemotherapie – Ja oder Nein? Entscheidungshilfe zur Gemeinsamen Planung der weiteren Behandlungsschritte. Heidelberg: Universitätsklinikum Heidelberg; 2010.

[18] Adjuvant! Online Programm für das Kolonkarzinom. Online verfügbar unter: www.adjuvant online.com. Die Zahlen wurden auf Basis des Folfox-4-Regimes geschätzt.

[19] Kiesler DJ, Auerbach SM. Optimal matches of patient preferences for information, decision-making and interpersonal behavior: evidence, models and interventions. Patient Educ Couns 2006; 61(3): 319–41.

[20] Elwyn G, Edwards A, Wensing M, Hood K, Atwell C, Grol R. Shared decision making: developing the OPTION scale for measuring patient involvement. Qual Saf Health Care 2003; 12(2): 93–9.

2.8   Ich weiß selber, was mir fehlt!
Subjektive und ärztliche Krankheitstheorien

Wulf Bertram, Christiane Lücking

Lernziel nach NKLM 14c

2.1.10 Auf die subjektive Krankheitstheorie und die Erklärungsmodelle der Patientinnen und Patienten eingehen, mit den ärztlichen Krankheitstheorien, Werten und Interessen abstimmen und in die Behandlung integrieren.

Fallvignette

Herr Bauer klagte seit Jahren über Geh- und Stehstörungen, »irgendwie« im Sinne von Schwindel, »… *aber nicht so richtig*«. Man hatte ihn neurologisch, kardiologisch, orthopädisch, in der HNO- und in der Augenklinik durchgecheckt, alles war ohne Befund. Er hatte eine diagnostische und zum Teil auch therapeutische Odyssee hinter sich, sein Schwindel, den er nicht recht beschreiben konnte, blieb aber konstant. Schließlich schickte man ihn als *ultima ratio* in die psychiatrische Ambulanz der Universitätsklinik. Dort wurde die Verdachtsdiagnose »psychogener Schwindel« gestellt und die Empfehlung zu einer Psychotherapie ausgesprochen. Herr Bauer wurde einem jungen Psychotherapeuten anvertraut, der unter Supervision der Ärztinnen und Psychologinnen der Poliklinik seine ersten Patienten betreute.

Herr Bauer war keineswegs so abweisend und abwehrend wie viele Patientinnen, denen man nach jahrelangen somatischen Behandlungsversuchen als letzte Möglichkeit eine Psychotherapie anbietet, sondern fast sogar neugierig: Er las von Beginn seiner Behandlung an viel von Freud und über Psychosomatik, kam selber mit psychoanalytischen Deutungen (»Kastrationsangst?«), verwarf die dann, beschäftigte sich danach mit lerntheoretischen, kognitiven und behavioristischen Ansätzen, verwarf auch die, streifte mehrere weitere psychotherapeutische Schulen wie Urschrei- oder Gestalttherapie, kam aber stets wieder zu der Überzeugung, dass das alles auf ihn nicht zuträfe.

Nach ca. 30 Stunden kam er plötzlich vergnügt zur Therapie und verkündete, er habe die Ursache gefunden: Es seien seine Schuhe! Er sei zuhause gelegentlich barfuß gelaufen und habe dann keinerlei Störungen bemerkt. Dann habe er die Schuhe wieder angezogen und schon sei der Schwindel wiedergekehrt. Das habe er mehrmals ausprobiert, mit dem Ergebnis, dass er mit Schuhen immer Störungen, ohne Schuhe aber niemals welche gehabt hätte. Er werde jetzt zuhause immer barfuß herumlaufen und darüber hinaus nach Schuhen suchen, die so gut säßen, dass er sich vorkäme wie beim Barfußlaufen. Er bedankte sich für die Bemühungen des jungen Therapeuten, aber jetzt sei ihm alles klar und er wolle die Therapie beenden. Nicht ohne Mühe konnte ihn der Therapeut überreden, wenigstens noch einmal zu einer Nachbesprechung wiederzukommen. In der Supervision war der Ausbildungskandidat dann fast empört über diesen Verlauf. Eine so simple Lösung sei ja wohl nicht akzeptabel, das sei eine Meisterleistung der Abwehr, Verleugnung und Verdrängung, da müsse man weiter explorieren, konfrontieren, nachhaken! Die erfahrenen Supervisoren sahen es anders: Wenn der Patient diese Erklärung für sich gefunden hätte, hätte er kein Recht, diese aus irgendeiner medizinischen oder psychotherapeutischen Theorie heraus infrage zu stellen. Er solle seine Erklärung akzeptieren, ihm anbieten, dass er jederzeit wiederkommen könne, wenn das Problem wieder auftrete, um dann weiter mit ihm darüber zu sprechen, ihn aber einstweilen ziehen lassen. Herr Bauer kam nie wieder und wurde auch in keiner der anderen Kliniken wieder vorstellig.

[▶ NKLM-Kapitel 20: Schwindel und Taumel (20.97)]

Informationen zum Krankheitsbild

Hintergrund: Verdachtsdiagnose »psychogener Schwindel«
Verlauf: Beim Vorliegen von jahrelangen Geh- und Stehstörungen mit temporärer Schwindelsymptomatik blieb die neurologische, kardiologische, orthopädische, HNO- und augenärztliche Diagnostik ohne Befund.
- Nachdem es nach umfassenden somatischen Diagnostik- und Behandlungsversuchen bei weiterhin konstanten, nicht näher beschriebenen Schwindelsymptomen blieb, wurde Herr Bauer in die psychiatrische Ambulanz der Universitätsklinik überwiesen.
- Die Indikation zu einer Psychotherapie wurde gestellt.
- Es wurden Behandlungen verschiedener Ansätze (z. B. psychosomatische, psychoanalytische, kognitive und behavioristische Ansätze sowie Urschrei- und Gestalttherapie) durchgeführt, ohne dass eine Erklärung für den Schwindel gefunden werden konnte oder eine Linderung der Beschwerden eintrat.
- Nach 30 Therapiestunden fand Herr Bauer als Ursache sein unpassendes Schuhwerk, denn Barfußlaufen ließen seine Schwindelsymptome verschwinden.
- Er brach die Therapie daraufhin ab.
- Sein junger psychotherapeutischer Behandler vermutete Abwehr-, Verleugnungs- und Verdrängungsmechanismen. Seine Supervisoren rieten zur Akzeptanz der Patiententheorie und empfahlen dem Patienten bei Rückkehr der Symptome erneut vorstellig zu werden.
- Herr Bauer wurde nie wieder vorstellig.

[▶ NKLM-Kapitel 21: Somatisierungsstörung, somatoforme autonome Funktionsstörung, somatoforme Schmerzerkrankung (21.1.10.56)]

Fakten zum Schwindel

- Schwindel ist nach Kopfschmerz das zweithäufigste Leitsymptom, nicht nur in der Neurologie. In einer bevölkerungsbezogenen Studie lag die Lebenszeitprävalenz für mittelstarken bis heftigen Schwindel bei 29,5 % [2, 3].
- Viele Patienten haben eine Odyssee von Arztbesuchen hinter sich, bis die Diagnose gestellt und eine Therapie eingeleitet wird.
- Schwindel wird nicht als Krankheitseinheit definiert, sondern umfasst multisensorische und sensomotorische Syndrome unterschiedlicher Ätiologie und Pathogenese.

Folgende Formen sind zu unterscheiden:
- *Periphere vestibuläre Syndrome* gehen vom Labyrinth und/oder dem Nervus vestibularis aus.
- *Zentrale vestibuläre Syndrome* entstehen überwiegend durch Läsionen der vestibulären Bahnen oder durch eine Schädigung des Vestibulozerebellums, selten durch »pathologische Erregung« (paroxysmale Hirnstammattacken mit Ataxie bei MS; vestibuläre Epilepsie).
- *Somatoforme Schwindelsyndrome,* deren häufigste Form der phobische Schwankschwindel ist.
- *Nichtvestibuläre und Nichtsomatoforme Schwindelsyndrome* [5].
- Untersuchungen zur relativen Häufigkeit der verschiedenen Schwindelsyndrome (n =

14689) ergaben Evidenzen für unklare Schwindelsyndrome mit einer Häufigkeit von n = 408. Das entspricht einem prozentualen Anteil von 2,8 % [2].

- Der Schlüssel zur Diagnose ist die Anamnese. Die meisten Formen von peripherem, zentralem und psychogenem Schwindel können bei korrekt gestellter Anamnese spezifisch und wirksam behandelt werden [6].

2.8.1 Einführung

Das ist ein Beispiel für eine heilsame, »gutartige« subjektive Krankheitstheorie, und es sind natürlich Zweifel erlaubt, ob falsche Schuhe eine Erklärung für ein Symptom sein können, wegen dem ein Patient sich solche Strapazen wie jahrelange Konsultationen zugemutet hat und mit dem sich so viele Ärztinnen gewissenhaft beschäftigt haben. Aber das ist unerheblich. Der Patient war mit dieser Erklärung offensichtlich zufrieden und konnte mit ihr seine Besorgnis aufgeben. Was ihn dazu befähigt hat, scheinen die Bemühungen des Therapeuten zu sein, ihm in seinen Gedanken und Befürchtungen einfühlsam zu folgen, ohne ihm selber Erklärungen anzubieten, sodass Herr Bauer schließlich selber eine beruhigende Begründung für seine bisherigen Beschwerden finden und damit offensichtlich gut leben konnte.

In der herrschenden Theorie der Medizin, die entscheidend vom dualistischen Paradigma einer Spaltung in »eine Medizin für kranke Körper ohne Seelen« und eine andere für »leidende Seelen ohne Körper« [1] geprägt ist und sich in erster Linie auf ein naturwissenschaftlich orientiertes Paradigma beruft, werden psychischen Einflüssen durchweg eine geringere Bedeutung zugemessen als den mechanistisch-somatischen, wie das Beispiel des Patienten Bauer eindrucksvoll zeigt, bei dem erst nach einer langen Kette von gescheiterten somatischen Diagnose- und Therapiemaßnahmen die Indikation zu einer psychotherapeutischen Behandlung gestellt wurde.

> **Definition**
>
> **Subjektive Krankheitstheorien** sind persönliche mentale Auffassungen und Erklärungen über die Entstehung, das zugehörige Symptomspektrum, die Behandlung und unter Umständen den lebensgeschichtlichen Zusammenhang oder Sinn einer Erkrankung. Zugrunde liegt ein allgemein menschliches Kausalitätsbedürfnis.

Wir sind es gewohnt, die Ursachen der Phänomene zu suchen, mit denen wir konfrontiert sind. Widersprüche in diesen Elementen werden oft durch zusätzliche Konstrukte erklärt und führen nicht zur Revision der einmal angenommenen Theorie. Großen Einfluss haben dabei kulturelle Aspekte, die zu metaphysischen, mechanistischen oder esoterischen Erklärungen führen können.

Der Umgang mit solchen subjektiven Krankheitstheorien verlangt Empathie und Fingerspitzengefühl bei der Therapierenden und die Fähigkeit, auf die Erklärungen der Patientin mit Respekt einzugehen, auch wenn sie den eigenen wissenschaftlichen und erfahrungsmäßigen Erkenntnissen und Überzeugungen widersprechen. Eine abwertende, apodiktische Beurteilung ruft oft nichts als Widerspruch und Abwehr hervor. Die Patientinnen folgen dann manchmal scheinbar der Autorität der Ärztin, halten sich aber nicht an die Empfehlungen und Verordnungen und beeinträchtigen somit die Compliance entscheidend. Subjektive Krankheitstheorien sind demnach nicht nur wichtig für die medizinische Behandlung, sondern nehmen auch Einfluss auf die Beziehung zwischen Ärztin und Patientin. Einerseits beeinflussen sie das Erleben und Verhalten der Patientin und damit die Mitarbeit während der Behandlung, weil eine Patientin nur die für sie plausiblen Erklärungen der Ärztin Folge leisten wird; andererseits beeinflussen sie das emotionale Empfinden der Patientin. So zeigen Studien mit Krebskranken eine höhere Depressionsrate bei denjenigen Erkrankten mit einer psychosomatischen Krankheitstheorie und mit der Überzeugung, sie seien selbst schuld am Tumor, als bei jenen ohne diese Krankheitstheorie und Überzeugung.

Zudem gilt die subjektive Krankheitstheorie als bester Prädiktor für die berufliche Wiedereingliederung. So gibt es Evidenz dafür, dass die von der Patientin geäußerte Einschätzung, ob sie nach der Rehabilitation ihrer Arbeit wieder nachgehen kann oder nicht, die tatsächliche Wiederaufnahme der beruflichen Tätigkeit am besten voraussagt, und dass sogar unabhängig von der Schwere der Erkrankung. Aus den vorgenannten Gründen bemüht man sich, die subjektive Krankheitstheorie wissenschaftlich zu erfassen. Dafür sind drei Ansätze wichtig, die nachfolgend kurz erläutert werden.

Nach dem ersten, dem »*Akteur-Beobachter-Ansatz*«, wird dem Verhalten standpunktabhängig eine andere Ursache zugeschrieben (»fundamentaler Attributionsfehler«). Wechselt man nun seinen Standpunkt und versetzt sich in andere hinein, kann man die Ursachenzuschreibung verbessern bzw. ausgewogener gestalten. Während für die Akteurin die situativen Umstände für ihr Verhalten entscheidend sind, ist es für die Beobachterin ihre Persönlichkeit.

Der zweite Ansatz, die *Attributionstheorie* geht von der Annahme aus, dass man unterschiedliche Haltungen zum Erfolg bzw. Misserfolg einnehmen kann. Von intern bis extern, global bis spezifisch über stabil bis variabel bis hin zu (un-) kontrollierbar.

Der letzte Ansatz »*Selbstwirksamkeit*« geht davon aus, dass man ein bestimmtes Verhalten auch unter widrigen Umständen umso wahrscheinlicher ausführen kann, je höher die eigene Erwartung ist, eine Situation mithilfe eigener Ressourcen bewältigen zu können.

Evidenz

- Turk, Rudy und Salovey (1986) fanden Hinweise darauf, dass »implizite Krankheitsmodelle« Annahmen zum Schweregrad der Erkrankung, der persönlichen Verantwortlichkeit für ihre Entstehung, ihrer Kontrollierbarkeit und Veränderbarkeit organisieren [7].
- Gravierende körperliche Erkrankungen müssen vor allem wegen ihrer Neuartigkeit, Erwartungswidrigkeit sowie negativen emotionalen Tönung als Lebenssituationen von besonderer subjektiver Erklärungsbedürftigkeit betrachtet werden [8].

2.8.2 Darstellung einer gelungenen Arzt-Patienten-Kommunikation

In ▶ Tab. 2-5 ist eine gelungene Arzt-Patienten-Kommunikation dargestellt.

Tab. 2-5 Gesprächsbeispiel zur Fallvignette Herr Bauer

Gesprächs-verlauf	Gesprächssituation	Gesprächsführung
Vor dem Gespräch		Der Psychotherapeut (PT) hat einen ruhigen Raum ausgesucht, das Handy ausgeschaltet und sich vorher mit seinen Kollegen dahingehend beraten, die Erklärung des Patienten zu akzeptieren, ihn aber dazu aufzurufen, bei Wiederauftreten der Beschwerden wiederzukommen.
Gesprächs-eröffnung	PT: »Guten Tag, Herr Bauer, kommen Sie doch bitte herein!« Patient: »Guten Tag Herr Doktor« (Herr Bauer kommt sichtlich erleichtert und gut gelaunt mit neuen Barfußschuhen in das Behandlungszimmer)	Herr Bauer zeigt sich nicht beeinträchtigt und läuft gerade ohne zu Schwanken.
Gesprächs-verlauf	PT: »Ist es mit dem Schwindel besser geworden?« Patient: »Anfangs dachte ich noch, dass mein Schwindel bald wiederkäme, aber es wurde immer besser. Zuerst bin ich nur zu Hause barfuß gelaufen, aber dann habe ich diese bequemen, leichten Barfußschuhe entdeckt und ich habe überhaupt keine Probleme mehr beim Laufen und Stehen.	Der Arzt spricht ihn direkt auf sein positives Verhalten an und verzichtet auf eine offene Eröffnungsfrage.
	PT: »Sie waren erst skeptisch, ob die Beschwerdefreiheit länger andauert?« Patient: »Ja, das stimmt. Kastrationsangst als Ursache für den Schwindel konnte ich mir auch nicht vorstellen, und auch die Urschreitherapie war zwar intensiv, zeigte aber keine nachhaltige Wirkung, genauso wenig wie meine Ausflüge in die Gestalttherapie.«	Emotionales Erleben ansprechen; Pausen lassen

Teil II

Tab. 2-5   *Fortsetzung*

Gesprächs-verlauf	Gesprächssituation	Gesprächsführung
	PT: »Toll, dass Sie eine Erklärung gefunden haben und nun keine Beschwerden mehr haben. Das freut mich sehr zu hören. Organisch hatten wir über die Jahre ja immer normale Funktionen feststellen können.«	Bestätigen, Akzeptieren, Zusammenfassen; Pausen lassen
	PT: »Nun gibt es bestimmte Verläufe und Entwicklungen, die auch ein pausieren der Symptome erlauben. Ich möchte nicht versäumen Sie darauf hinzuweisen und Ihnen anzubieten, dass Sie sich natürlich jederzeit wieder an mich wenden können, falls der Schwindel sich wieder zeigen sollte.«	Mit Elementen der motivierenden Gesprächsführung hat der Arzt vorsichtig Widersprüche aufgelöst, unter Akzeptanz der subjektiven Krankheitstheorie des Patienten seinen ärztlichen Standpunkt deutlich zu machen, auf Risiken hinzuweisen und selbst aktiv zu werden, wenn es wieder nötig wird. Der Psychotherapeut bestärkt den Patienten, ihn bei erneutem Auftreten der Symptomatik wieder aufzusuchen.
Gesprächs-abschluss	PT: »Gibt es im Augenblick noch etwas, was Sie gern noch mit mir besprechen möchten?«	
	Patient: »Nein, vielen Dank! Es ist mir sehr wichtig, dass ich bei Bedarf wieder zu Ihnen kommen kann. Ich danke Ihnen sehr für Ihre intensive therapeutische Betreuung, aber nun ist mir alles klar, es waren meine Schuhe. Da ich jetzt keine Beschwerden mehr habe, möchte ich nun die Therapie bei Ihnen beenden.«	Partizipative Entscheidungsfindung
	PT: »O. k., gern, wenn Sie es wünschen. Dann machen wir es so, wie besprochen, Sie kommen wieder auf mich zu, falls es nötig werden sollte. Bis dahin wünsche ich Ihnen eine gute Zeit. Sie kennen ja auch meine Telefonsprechstunde und können sie bei Bedarf gern nutzen. Sind Sie damit einverstanden?« Patient: »Ja, danke.«	Unterstützung anbieten
	PT: »O. k. Auf Wiedersehen!«	Verabschiedung

Worauf Sie achten sollten!

- Wecken Sie in einem Patientengespräch Aufgeschlossenheit gegenüber begründeten alternativen Krankheitstheorien.
- Klären Sie eventuelle Widersprüche behutsam auf.
- Begründen Sie Ihre ärztliche Auffassung und Ihre Bewertung der vorliegenden Symptome und leiten Sie daraus nachvollziehbare therapeutische Empfehlungen ab.

Merke

Nur wenn in einem eingehenden Gespräch mit Patientinnen deren Aufgeschlossenheit für Krankheitstheorien geweckt werden kann, die von ihren subjektiv-persönlichen abweichen, ist zu erwarten, dass sie eine begründete ärztliche Auffassung und Bewertung ihrer Symptome akzeptieren.
Nur dann werden sie sich auf die daraus resultierenden Maßnahmen und Empfehlungen einlassen.

Literatur

[1] Von Uexküll T. Grundfragen der psychosomatischen Medizin. Hamburg: Rowohlt 1963.

[2] Neuhauser HK, von Brevern M, Radtke A, Lezius F, Feldmann M, Ziese T, Lempert T. Epidemiology of vestibular vertigo: a neurotologic survey oft the general population. Neurology 2005; 27; 65(6): 898 – 904.

[3] Neuhauser HK. Epidemiology of vertigo. Curr Opin Neurol 2007; 20: 40 – 46.

[4] Brandt T, Dieterich M, Strupp M. Vertigo – Leitsymptom Schwindel. 2. Aufl. Heidelberg: Springer 2012.

[5] Deutsche Gesellschaft für Neurologie. Schwindel – Diagnose. In Diener HC, Weimar C (Hrsg.), Leitlinien für Diagnostik und Therapie in der Neurologie. In Hirnnervensyndrome und Schwindel. 5. Aufl. Stuttgart: Thieme Verlag 2012. Online verfügbar unter: https://www.dgn.org/leitlinien/2308-ll-48-2012-schwindel-diagnose (Zugriffsdatum: 25.7.2018).

[6] Strupp M und Brandt T: Leitsymptom Schwindel: Diagnose und Therapie. Dt. Ärzteblatt 2008; 105 (10): 173 – 180.

[7] Turk DC, Rudy TE und Salovey P. Implicit models of illness. J Behav Med. 1986; 9 (5): 453 – 74.

[8] Filipp SH. Ein allgemeines Modell für die Analyse kritischer Lebensereignisse. In Filipp SH (Hrsg.), Kritische Lebensereignisse. 2. Aufl. München: Psychologie Verlagsunion 1990; 1 – 52.

2.9   Armut durch Krankheit?

Unterstützungsangebot

Jürgen Walther

Lernziel nach NKLM 14c

2.1.11 Unterstützung anbieten.

Fallvignette

Frau Weber ist eine 52-jährige Patientin. Sie erhielt vor vier Jahren die Diagnose eines malignen Melanoms am rechten Unterschenkel. Nach der operativen Entfernung des Tumors und anschließender Lymphknotendissektion wurde sechs Monate später im Rahmen der onkologischen Nachsorge die Diagnose einer derzeit nicht behandlungsbedürftigen chronisch-lymphatische Leukämie CLL gestellt. Frau Weber befindet sich aktuell in der onkologisch-dermatologischen Nachsorge und, im Rahmen einer »watch and wait«-Strategie unter regelmäßiger hämatologischer Beobachtung.

Die Patientin ist geschieden, alleinerziehende Mutter von drei Kindern im Alter von 16, 19 und 22 Jahren in Schule und Ausbildung. Der unterhaltspflichtige Ehemann ist ohne Einkommen, d. h. er leistet keinen oder nur unregelmäßigen Unterhalt.

Bis zu ihrer Erkrankung hat Frau Weber als Krankenschwester in Leitungsfunktion gearbeitet, seither ist sie geringfügig beschäftigt und bezieht eine volle Erwerbsminderungsrente. Zum Zeitpunkt der Kontaktaufnahme mit dem Sozialdienst erhält Frau Weber Rente in Höhe von 1030 Euro, das monatliche Kindergeld beträgt ca. 600 Euro, über ihren Hinzuverdienst erhöht sie das monatliche Einkommen um etwa 450 Euro.

Ihre festen monatlichen Ausgaben belaufen sich auf ca. 1450 Euro für Miete incl. aller Nebenkosten. Sie bittet um einen Termin beim Sozialdienst der Klinik, weil ihr aufgrund von Mietrückständen der Verlust der Wohnung droht.

Bei der dermatologischen Nachsorge stellt die Ärztin verdächtige Hautveränderungen fest. Zur Abklärung vereinbart sie sofort einen stationären Aufnahmetermin zum Ausschluss eines Malignitätsverdachts.

Als sie Frau Weber den Termin nennt, lehnt diese ab. Sie erklärt der Ärztin, dass sie arbeiten müsse. Die Ärztin weist die Patientin auf die Dringlichkeit hin und bittet sie, ihre Prioritäten zu überdenken. Sie gibt ihr abschließend die Telefonnummer des Zentralen Patientenmanagements der Hautklinik, um dort selbst einen Termin zu vereinbaren.

[▶ NKLM-Kapitel 20: Rehabilitation und Nachsorge (20.76), Zufallsbefunde (20.122)]

Informationen zum Krankheitsbild

Hintergrund: Finanzielle Belastungen durch eine Krebserkrankung
Histologie: Melanom Unterschenkel rechts, Tumordicke nach Bredow 10,9 mm; Tumorklassifikation pT4bpN1aL1M0
Verlauf:
- Vor vier Jahren Diagnose eines malignen Melanoms rechter Unterschenkel.
- Operative Entfernung und anschließende Lymphknotendissektion.
- Sechs Monate später Diagnose einer chronisch-lymphatische Leukämie CLL, nicht behandlungsbedürftig.
- Aktuell in der onkologisch-dermatologischen Nachsorge, im Rahmen einer »watch and wait«-Strategie unter regelmäßiger hämatologischer Beobachtung.

Gegenstand von Untersuchungen in diesem Zusammenhang:
- Einfluss einer Krebserkrankung auf den beruflichen Status
- Veränderungen des Einkommens
- Krankheitsbedingte Ausgabensteigerungen
- Risikogruppen für finanzielle Probleme durch eine Krebserkrankung
- Einschränkungen der sozialen und gesellschaftlichen Teilhabe. Damit verbundene größere psychosoziale Belastungen.

[▶ NKLM-Kapitel 21: Benigne und maligne Hauttumore (21.1.8.6)]

Fakten zu Krebserkrankungen und Armutsrisiko
- Schlechte sozioökonomische Lebenslagen sind mit einem höheren Krebsrisiko verbunden [1].
- Zunehmend beschäftigt sich die Fachöffentlichkeit mit der Frage, ob umgekehrt eine Krebserkrankung die Armutsrisiken erhöht. Die Wechselwirkungen zwischen einer Krebserkrankung und der sozioökonomischen Situation Betroffener sind noch weitgehend unerforscht.

2.9.1 Einführung

Die Gefahr in Arzt-Patienten-Gesprächen besteht darin, Aufmerksamkeit nur auf medizinische Fragen zu richten und dadurch andere Aspekte, die für Patientinnen in ihrer aktuellen Lebenssituation von Bedeutung sind, zu übersehen.

Wenn wir uns auf ein bio-psycho-soziales Modell von Gesundheit beziehen, erweitern wir unser Spektrum und fragen uns, was eine Erkrankung für einen Menschen in seinem konkreten Lebenskontext und in seiner Lebenswelt bedeutet (▶ Kap. 1.3).

Therapieplanung in diesem Sinne berücksichtigt neben physischen und physiologischen Prozessen auch psychische und soziale, alltags- und lebensweltbezogene Faktoren (▶ Kap. 2.2).

Evidenz

Die heute vorliegenden Daten liefern keine eindeutigen Hinweise, dass Krebserkrankungen mit einem höheren Verarmungs- oder Prekaritätsrisiko assoziiert sind. Aber es gibt Hinweise auf:
- bestimmte Gruppen (Alleinerziehende, Selbstständige) mit einem höheren Armutsrisiko [2]
- reduzierte soziale und gesellschaftliche Teilhabechancen chronisch kranker Krebspatientinnen [3]
- ein höheres Überschuldungsrisiko durch chronische Krankheit [4]
- erhebliche finanzielle Belastungen im Krankheitsverlauf durch die Kombination steigender Ausgaben und sinkender Einnahmen [5]

2.9.2 Darstellung einer gelungenen Arzt-Patienten-Kommunikation

Psychosoziale Belastungsfaktoren und Hilfsangebote im Beratungsgespräch thematisieren

In der konkreten Fallsituation hat sich Frau Weber aufgrund sozialer Belastungen gegen eine notwendige Behandlung entschieden. Sie trägt Verantwortung für drei Kinder, verfügt über ein geringes Einkommen und wegen Mietschulden droht der Verlust der Wohnung.

Exkurs

Abwärtsentwicklung des Einkommens im Krankheitsverlauf[3]

- Ab dem ersten Krankheitstag Anspruch auf sechs Wochen Weiterzahlung des Gehalts durch den Arbeitgeber
- Nach sechs Wochen maximal 78 Wochen Anspruch auf Krankengeld (ca. 70 % des letzten Nettogehaltes)
- Abhängig vom Krankheitsverlauf Anspruch auf Arbeitslosengeld 1 oder 2
- Erwerbsminderungsrente: Höhe abhängig von der individuellen Erwerbsbiografie, 2015 im Durchschnitt 730 Euro/Monat [6]

Die Patientin betont, dass sie arbeiten muss. Die Ärztin fragt nach, warum sie trotz Rente arbeiten müsse, ob sie vielleicht für Frau Weber wichtige Aspekte übersehen habe.

Frau Weber erzählt von ihren finanziellen Schwierigkeiten, der geringen Rente, den Bemühungen, den Lebensunterhalt für die Familie sicherzustellen. Sie erwähnt zudem die Bedeutung ihres Nebenjobs, den sie bei einem Krankenhausaufenthalt verlieren würde.

Die Ärztin versteht das Problem und informiert sie über das Beratungs- und Unterstützungsangebot des Sozialdienstes an der Klinik. Mit Einverständnis von Frau Weber vereinbart sie mit einer Sozialarbeiterin einen Beratungstermin.

Die Sozialarbeiterin erarbeitet mit der Patientin Lösungsmöglichkeiten, unterstützt sie bei Antragstellungen und vermittelt den Kontakt zu einer ambulanten Krebsberatungsstelle zur weiteren kontinuierlichen Unterstützung.

Die Patientin fühlt sich entlastet und nimmt die Behandlungstermine wahr.

2.9.3 Unterstützungs- und Beratungsangebot durch Sozialdienste

Sozialarbeiterinnen an zertifizierten onkologischen Zentren bieten qualifizierte Beratung zu folgenden Themen an:

- Entlastung bei sozialen, wirtschaftlichen und psychischen Notlagen
- Medizinische Rehabilitation
- Sozialrechtliche Fragen (z. B. Schwerbehindertenrecht, Lohnersatzleistungen, Renten, Leistungsvoraussetzungen)
- Ambulante und stationäre Versorgungsmöglichkeiten, Weitervermittlung zu unterstützenden Angeboten und Fachdiensten
- Berufliche und soziale Reintegration
- Krisenintervention

Die Zertifizierungskriterien sind online verfügbar unter:
https://www.krebsgesellschaft.de/deutsche-krebsgesellschaft-wtrl/deutsche-krebsgesellschaft/zertifizierung/erhebungsboegen/onkologische-zentren.html
(Abrufdatum: 6.6.2018)

---

3 Gilt für Berufstätige, die gesetzlich versichert sind.

Worauf Sie achten sollten!

Denken Sie daran, dass

1. soziale Belastungen, finanzielle Schwierigkeiten, Sorge um Kinder oder pflegebedürftige Angehörige, Verantwortung für einen Betrieb oder Angst vor Arbeitslosigkeit Einfluss auf Behandlungsentscheidungen haben können. Fragen Sie nach: Gibt es noch etwas, das Sie im Moment belastet?
2. auch Patientinnen das Bedürfnis haben, ihren Alltag zu bewältigen. Krankheit verhindert erst einmal gelingende Alltagsgestaltung.
3. bestimmte Themen, z. B. Schulden, Arbeitslosigkeit, Sucht schambesetzt sind und vielleicht deshalb nicht angesprochen werden.
4. interdisziplinäres Arbeiten entlasten kann. Verweisen Sie an Sozialdienste und Krebsberatungsstellen.

Exkurs

Soziale Beratungsangebote für Krebspatienten
- Sozialdienste der Krankenhäuser und Rehabilitationskliniken
- Ambulante Krebsberatungsstellen (zzt. ca. 156 bundesweit, online abrufbar https://www.krebs informationsdienst.de/wegweiser/adressen/krebsberatungsstellen.php; Abrufdatum: 6. 6. 2018)
- Unabhängige Patientenberatung UPD (online https://www.patientenberatung.de/de; Abrufdatum: 6. 6. 2018)

Merke
Aufmerksamkeit für die soziale Situation der Patienten ist wichtig.

Literatur

[1] Lampert T, et al. Armut und Gesundheit. Hrsg. Robert Koch-Institut Berlin. GBE kompakt 5/2010. Online verfügbar unter: www.rki.de/gbe-kompakt (Zugriffsdatum: 25. 7. 2018).

[2] Dubach P, et al. Krebs und prekäre Lebensverhältnisse. Bern 2009.

[3] (BMAS) Bundesministerium für Arbeit und Sozialordnung. Lebenslagen in Deutschland. Der vierte Armuts- und Reichtumsbericht der Bundesregierung. Bonn: BMAS 2013.

[4] Knobloch M, et al. iff-Überschuldungsreport 2015. Überschuldung in Deutschland. Institut für Finanzdienstleistungen e. V. Hamburg. 2015.

[5] Winkler E, et al. Reallocation of resources toward social work and a call for active professionalism. Journal of Clinical Oncology 2016; doi: 10.1200/JCO.2016.69.1329

[6] (DRV) Deutsche Rentenversicherung. Rentenversicherung in Zahlen. Berlin 2016.

2.10   Warnhinweise ernst nehmen: yellow flags und red flags
Ressourcenaktivierende Gesprächsführung

Volker Köllner, Katja Welsch, Marcus Schiltenwolf

Lernziel nach NKLM 14c

2.1.12 Zur Ressourcenaktivierung und Förderung von Eigenverantwortlichkeit entsprechende Techniken anwenden.

Fallvignette

Herr Krause, 54-jähriger Verkäufer, entwickelt beim Aufstehen aus dem Bett heftige Kreuzschmerzen mit Ausstrahlung in das linke Bein. Er fährt zu seinem Hausarzt, der die Anamnese erhebt und ihn körperlich untersucht. Die Anamnese bleibt ohne Hinweise auf neurologische Ausfälle, einen Tumor, ein Trauma oder eine Entzündung (▶ »red flags«, siehe unten). Bis auf eine stark verspannte Muskulatur beidseits paravertebral findet er keinen pathologischen Befund. Der Hausarzt informiert Herrn Krause darüber, dass es sich um einen harmlosen Kreuzschmerz handelt und empfiehlt ihm, seine Alltagsaktivitäten fortzusetzen und extreme Belastungen wie schweres Heben ebenso zu vermeiden wie Bettruhe tagsüber. Zur Behandlung verschreibt er ihm Ibuprofen 2 × 400 mg pro Tag. Die Frage, ob ein Wärmepflaster helfen könne, bejaht der Hausarzt. Da Herr Krause in seinem Beruf öfter schwer heben muss, schreibt er ihn für den Rest der Woche krank. Wenn die Rückenschmerzen nicht besser würden oder neue Symptome auftreten sollten, soll er sich wieder vorstellen.

[▶ NKLM-Kapitel 20: Rückenschmerzen (20.82)]

Informationen zum Krankheitsbild

Hintergrund: Kreuzschmerzen gehören zu den häufigsten Beschwerden in der Bevölkerung. Sie sind definiert als Schmerzen unterhalb des Rippenbogens und oberhalb der Gesäßfalten, mit oder ohne Ausstrahlung. Begleitend können weitere Beschwerden vorhanden sein. Dem bio-psycho-sozialen Krankheitsmodell entsprechend sind bei nicht-spezifischen Kreuzschmerzen neben somatischen (z. B. Prädisposition, Funktionsfähigkeit) auch psychische (z. B. Problemlösekompetenz, Selbstwirksamkeitserwartung) und soziale Faktoren (z. B. soziale Netze, Versorgungsstatus, Arbeitsplatz) bei Krankheitsentstehung und -fortdauer relevant und entsprechend auch bei Diagnostik und Therapie zu berücksichtigen.

Histologie: Keine spezifischen Veränderungen

Verlauf: Bei etwa 90 % der Betroffenen Genesung innerhalb von sechs Wochen, bei 2 bis 7 % Herausbildung eines schwer beeinträchtigenden chronischen Krankheitsbildes.

[▶ NKLM-Kapitel 21: Chronische Rückenschmerzen (21.1.2.44)]

Fakten zu Kreuzschmerzen

- Kreuzschmerzen sind definiert als Schmerzen unterhalb des Rippenbogens und oberhalb der Gesäßfalten, mit oder ohne Ausstrahlung. Begleitend können weitere Beschwerden vorhanden sein [1].
- Bei nicht-spezifischen Kreuzschmerzen lassen sich keine Hinweise auf eine spezifische zu behandelnde Ursache erkennen.

- Dem Verständnis eines bio-psycho-sozialen Krankheitsmodells entsprechend sind bei nicht-spezifischen Kreuzschmerzen neben somatischen auch psychische und soziale Faktoren bei der Krankheitsentstehung und -fortdauer bei Diagnostik und Therapie zu berücksichtigen. Das erfordert besondere Aufmerksamkeit, da psychosoziale Faktoren einen wesentlichen Einfluss auf die Entwicklung und Prognose dieser Erkrankung haben können.
- Kreuzschmerzen sind eines der führenden Gesundheitsprobleme in Deutschland. In einer repräsentativen Befragung gaben 25 % der Frauen (jede vierte Frau) und 17 % der Männer (jeder sechste Mann) an, im Jahr vor der Befragung unter Kreuzschmerzen gelitten zu haben, die mindestens drei Monate anhielten und sich nahezu täglich bemerkbar machten.
- Unterschieden werden [1]:
  - akute Kreuzschmerzen (weniger als sechs Wochen Dauer)
  - subakute Kreuzschmerzen (länger als sechs Wochen Dauer)
  - chronische bzw. chronisch rezidivierende Kreuzschmerzen (länger als zwölf Wochen Dauer).
- Die Angaben zur Chronifizierungsrate schwanken, langfristig entwickeln etwa 35 % der Patienten chronisch anhaltende oder rezidivierende Beschwerden. Die ersten sechs Wochen sind entscheidend für die weitere Prognose.
- Die Kosten für nicht-spezifische Kreuzschmerzen beliefen sich, nach Angaben der Gesundheitsberichterstattung des Bundes aus dem Jahr 2008, auf 3,6 Milliarden Euro. Der überwiegende Anteil ergibt sich aus den chronischen Kreuzschmerzen und indirekten Kosten durch Ausfall der Arbeitsleistung der Patienten.
- Ärztliche Aufgabe ist es daher, der Chronifizierung von Kreuzschmerz entgegenzuwirken, da diese sowohl zu einer schlechten Lebensqualität der Betroffenen als auch zu hohen Folgekosten für die Gesellschaft führt.

Zum Umgang mit Patienten mit nicht-spezifischen, funktionellen und somatoformen Körperbeschwerden: S 3-Leitlinie 051 – 001, Langfassung. Online verfügbar unter: http://www.awmf.org/leitlinien/detail/ll/051-001.html (Abrufdatum: 6.6.2018)

2.10.1 Einführung

Ärztliche Interventionen und Gesprächsführung

Ziele in der akuten und subakuten Phase sind [1, 2]:
- Überprüfung spezifischer Warnhinweise für abwendbar gefährliche Verläufe (»red flags«[4]) oder spezifisch zu behandelnde Erkrankungen
- Linderung der Schmerzen, sodass die Betroffenen ihren täglichen Aktivitäten schnellstmöglich wieder nachgehen können
- Aktive Erfassung von Warnhinweisen für das Vorliegen von psychischen, beruflichen oder iatrogenen Risikofaktoren (»yellow flags«)
- Prävention einer Chronifizierung (bei »yellow flags«: Förderung eines adäquaten (biopsychosozialen) Krankheitsverständnisses)
- Vermeidung von diagnostischen Maßnahmen ohne Konsequenzen
- Vermeidung des Risikos einer iatrogenen Fixierung

---

4   Eine Darstellung der »red flags« findet sich in der NVL Kreuzschmerz unter www.leitlinien.de/nvl/kreuzschmerz (Abrufdatum: 6.6.2018). Hier finden sich auch gut aufbereitete Materialien, wie z.B. Infoblätter für Patientinnen oder eine Kitteltaschenversion der Leitlinie.

Risikofaktoren für die Chronifizierung (yellow flags, nach [1])

- Psychische Risikofaktoren (»yellow flags«): Depressivität, Distress (negativer Stress), schmerzbezogene Kognitionen, passives/überaktives/suppressives Schmerzverhalten, Neigung zur Somatisierung
- Berufliche Risikofaktoren
  - »blue flags«: subjektiv empfundene Belastungen am Arbeitsplatz, wie berufliche Unzufriedenheit, Kränkungsverhältnisse am Arbeitsplatz, chronischer Arbeitsplatzkonflikt (Mobbing)
  - »black flags«: objektiv messbare Arbeitsplatzfaktoren, wie körperliche Schwerarbeit, monotone Körperhaltung, Vibrationsexposition, geringe berufliche Qualifikation, Verlust des Arbeitsplatzes
- Iatrogene Risikofaktoren: mangelhafte Respektierung der multikausalen Genese, Überbewertung somatischer/radiologischer Befunde bei nichtspezifischen Schmerzen, lange, schwer begründbare Krankschreibung, Förderung passiver Therapiekonzepte, übertriebener Einsatz diagnostischer Maßnahmen

Therapeutische Optionen in der akuten und subakuten Phase

- adäquate, individuelle Information und Beratung
- körperliche Aktivität empfehlen, ggf. Bewegungstherapie
- Manipulation/Mobilisation, Wärmetherapie in Verbindung mit aktivierenden Maßnahmen
- traditionelle NSAR (Ibuprofen, Diclofenac, Naproxen) nur in der niedrigsten wirksamen Dosierung und so kurzzeitig wie möglich, nicht parenteral
- Optionen: Entspannungsverfahren (z. B. Progressive Muskelrelaxation)
- Kognitive Verhaltenstherapie bei Vorliegen psychosozialer Risikofaktoren

Evidenz zur Arzt-Patienten-Kommunikation

Der nicht-spezifische Kreuzschmerz wird oft stärker durch die Arzt-Patient-Beziehung beeinflusst als durch diagnostische und therapeutische Maßnahmen. Daher ist der Aufbau einer vertrauensvollen und tragfähigen Beziehung grundlegend wichtig, genauso wie die Anwendung der Schlüsselkompetenzen der ärztlichen Kommunikation. Zudem sollten Patient und Behandler bezüglich der Natur des Problems übereinstimmen, da dies den Outcome signifikant beeinflusst [4]. Die Grundlage für diese Übereinstimmung bildet die Entwicklung eines gemeinsamen Krankheitsmodells. Psychische Begriffe sollten tangential mit allgemeinen Begriffen (Stress, Belastung usw.) eingeführt werden. Schmerz ist immer eine subjektive Erfahrung, was seine Kommunikation erschwert.

2.10.2 Darstellung einer gelungenen Arzt-Patienten-Kommunikation

Am folgenden Montag kommt Herr Krause wieder in die Praxis (▶ Tab. 2-6).

Tab. 2-6   Gesprächsbeispiel zur Fallvignette Herr Krause

Gesprächs-eröffnung	Arzt (A): »Guten Tag, Herr Krause« Patient (P): »Guten Tag, Herr Doktor« (Herr Krause ist beim Gehen deutlich durch Schmerzen beeinträchtigt). A: »Sind die Rückenschmerzen nicht besser geworden?«	Herr Krause ist durch die Schmerzen deutlich beeinträchtigt und er zeigt ein nicht übersehbares Schmerzverhalten. Der Arzt spricht ihn deshalb direkt auf die Beschwerden an und verzichtet auf eine offene Frage als Eröffnung.
Gesprächs-verlauf	P: »Anfangs schon, da dachte ich, es ist bald weg. Am Sonntagabend wurde es dann aber wieder schlimmer und jetzt kann ich kaum laufen, so schlimm war es noch nie. Das ist bestimmt ein Bandscheibenvorfall. Mein Schwager hatte das auch, bei dem ist es auch zuerst nicht erkannt worden und jetzt sitzt er fast im Rollstuhl. Können Sie mich nicht in die Klinik überweisen zum CT? Hoffentlich muss ich nicht operiert werden?!«	Herr K. äußert seine Befürchtungen. Solche katastrophisierenden Annahmen sind ein starker Risikofaktor für eine Chronifizierung der Beschwerden.
	A: »Nun mal langsam, zuerst untersuche ich Sie noch einmal«. *Der Arzt drückt auf die verspannte Muskulatur, Patient gibt deutliche Schmerzen an.*	Der Arzt nimmt die Sorgen ernst, indem er Herrn K. erst einmal untersucht. Die verspannte Muskulatur ist einerseits eine körperliche Erklärung der Beschwerden, andererseits aber eine gute Brücke zu einem bio-psycho-sozialen Krankheitsmodell.
	A: »Da haben wir ja den Übeltäter! Ihre Muskeln entlang der Wirbelsäule sind völlig verspannt, das muss ja wehtun! Bei der neurologischen Untersuchung gab es keine Auffälligkeiten, Hinweise auf einen Bandscheibenvorfall gibt es zum Glück nicht.« P: »Sind Sie sicher? Wäre es nicht doch besser, ein CT zu machen?«	Der Arzt nutzt die Untersuchungsbefunde, um den Patienten zu beruhigen.
	A: »Nein, das bringt Ihnen nur unnötige Strahlenbelastung, aber keine zusätzliche Sicherheit. Der Untersu-	Der Arzt geht ruhig auf die Sorgen des Patienten ein und bringt seine Argumente.

Tab. 2-6 *Fortsetzung*

chungsbefund mit den verspannten Muskeln ist ganz typisch für ungefährliche Kreuzschmerzen. Das sehe ich hier in der Praxis mehrmals am Tag. Haben Sie eine Idee, warum Ihre Muskeln so verspannt sind und warum es am Sonntagabend wieder schlechter geworden ist?«	Mit der Frage nach dem Grund für die erhöhte Muskelspannung nutzt er die Brücke zum bio-psycho-sozialen Krankheitsmodell. Herrn Krause ist der Zusammenhang zwischen Stress und Verspannung einleuchtend und er berichtet von den Problemen mit seinem Chef.
P: »Naja: ehrlich gesagt, ich hatte schon einen Horror davor, am Montag wieder zur Arbeit zu müssen. Wir haben da seit ein paar Wochen einen neuen Chef und der versucht, die alten Mitarbeiter rauszuekeln. Wegen jeder Kleinigkeit macht er Druck, teilweise wird er richtig unverschämt und beschimpft uns. Wegen jeder Kleinigkeit wird man runtergeputzt … und wegen dem Krankenschein hätte er mich bestimmt heute Morgen langgemacht.«	
A: »Und das macht Ihnen ganz schön Stress?« P: »Ja, uns allen geht es so, zwei Kollegen sind schon vor mir krank geworden.« A: »Das kann ich gut verstehen, aber die Krankschreibung löst natürlich leider das Problem nicht …«	Der Arzt setzt Spiegeln als Technik ein. Der Arzt erkennt die Belastung des Patienten an, erklärt ihm aber auch, dass ein Krankenschein keine Lösung ist.
<Pause>	Die Pause gibt dem Patienten Zeit, darüber nachzudenken und nach Lösungen zu suchen.
P: »Da haben Sie Recht – auf der anderen Seite weiß ich gar nicht, was ich jetzt machen soll.« A: »Gibt es jemand, mit dem Sie reden können?« P: »Naja, wir haben schon überlegt, mit den Kollegen zusammen zum Betriebsrat zu gehen. Der neue Chef hat wenig Ahnung und hat sich einige Male so im Ton vergriffen, dass man sich das wirklich nicht gefallen lassen muss. Zum Glück haben wir Zeugen. Aus seiner vorherigen Stelle soll er auch schon wegversetzt worden sein.«	Der Arzt fragt gezielt nach Ressourcen und Herr Krause findet eine Handlungsmöglichkeit.

A: »Na, das ist doch eine gute Idee! Könnten Sie sich denn vorstellen, jetzt zur Arbeit zu fahren?« P: »Ja, vom Vor-sich-herschieben wird es ja auch nicht besser …«	Der Arzt bestärkt Herrn K. darin, diesen Weg zu verfolgen. Er hat Herrn K. die erneute Krankschreibung nicht verweigert, sondern ihm mit Elementen der Motivierenden Gesprächsführung geholfen, selbst eine Alternative zu finden.

Worauf Sie achten sollten!

- Motivierende Beratung zur Aktivität.
- Verzicht auf angstfördernde Beratung (»Ihre Wirbelsäule ist total verschlissen!«).
- Den körperlichen Untersuchungsbefund (z. B. verspannte Muskulatur) zur Sprache bringen, um zusammen mit der Patientin ein bio-psycho-soziales Krankheitsmodell zu entwickeln.
- Auch normale/unauffällige Untersuchungsbefunde zur Entängstigung der Patientin kommunizieren.
- Rechtzeitig psychosoziale Risikofaktoren erkennen und thematisieren, ggf. Vorschlag des Einbezugs anderer Berufsgruppen (z. B. Psychotherapie).
- Längere Krankschreibung ohne therapeutisches Konzept vermeiden.

Merke
Akuter Kreuzschmerz gehört zu den häufigsten Konsultationsanlässen im Gesundheitswesen. Gute Arzt-Patienten-Kommunikation ist eine der wichtigsten Einflussmöglichkeiten, um Chronifizierung zu verhindern.

Literatur

[1] Ärztliches Zentrum für Qualitätssicherung (ÄZQ): Nationale Versorgungsleitlinie nichtspezifischer Kreuzschmerz mit Patientenmaterialien. Online verfügbar unter: www.leitlinien.de/nvl/kreuzschmerz (Zugriffsdatum: 25.7.2018).
[2] Hausteiner-Wiehle C, Henningsen P, Schneider A. Kein Befund und trotzdem krank? Stuttgart: Schattauer 2015.
[3] Schiltenwolf M, Henningsen P. Muskuloskelettale Schmerzen. 2. Aufl. Stuttgart: Schattauer 2018.
[4] Welsch K, Bialas P, Schiltenwolf M, Köllner V. Kommunikative Herausforderungen bei Patientinnen und Patienten mit nicht-spezifischem Kreuzschmerz meistern. Medizinische Welt 2017; 68: 156–61.

3 Gesprächsstrukturierung

3.1 Struktur hilft!

Zeitmanagement, Gesprächs-Agenda, Techniken und Steuerung

Jean-François Chenot

Lernziele nach NKLM 14c

2.2.1 Ein Zeitmanagement angepasst an verschiedene Gesprächssituationen und Erfordernisse betreiben.

2.2.2 Die Agenda für das Gespräch unter Berücksichtigung von Arzt- und Patienten-Anliegen festlegen und entsprechend kommunizieren.

2.2.3 Strukturierende Gesprächstechniken anwenden und je nach Gesprächsaufgabe spezifische Fragetechniken einsetzen.

2.2.4 Den Fokus während des Gespräches erkennen und steuern und einen angemessenen Wechsel zwischen arzt- und patientenzentrierter Gesprächsführung gestalten.

Fallvignette

Frau Quandt, Rentnerin und 72 Jahre alt, die bisher nur wegen Bluthochdruck behandelt wurde, ist vor sechs Tagen mit dem klinischen Bild einer dekompensierten Herzinsuffizienz und Verdacht auf neu aufgetretenes Vorhofflimmern von ihrer Hausärztin ins Krankenhaus eingewiesen worden. Die Diagnose hat sich bestätigt und der Entlassungsbrief ist in die Praxis gefaxt worden. Da sich Frau Quandt noch schwach fühlt, bittet sie um einen Hausbesuch. Sie soll jetzt viele neue Medikamente nehmen, darunter einen sog. »Blutverdünner«. Der macht ihr Angst, denn ihr ist erklärt worden, dass es dadurch zu schweren Blutungen kommen kann. Ihre Hausärztin hat bis zum Beginn der Abendsprechstunde nur noch eine Stunde Zeit und muss noch zwei weitere Hausbesuche machen. Rezepte für die neuen Medikamente und ein Medikationsplan sind in der Praxis schon vorbereitet worden. [▶ NKLM-Kapitel 20: Rehabilitation und Nachsorge (20.76)]

Informationen zum Krankheitsbild

Hintergrund: Vorhofflimmern
Verlauf: chronisch
[▶ NKLM-Kapitel 21: Koronare Herzerkrankung (21.1.1.12), Herzrhythmusstörungen (21.1.1.13), Herzinsuffizienz (21.1.1.14)]

Fakten zu Vorhofflimmern

- Ca. 1 800 000 Menschen in Deutschland haben Vorhofflimmern.
- Vorhofflimmern kann zu Thrombusbildung im linken Vorhof führen.
- Im Durchschnitt erleiden 5 bis 10 von 100 Patienten mit Vorhofflimmern pro Jahr einen thromboembolischen Schlaganfall.

- Durch orale Antikoagulantien kann das Risiko auf 1 bis 2 von 100 Patienten mit Vorhofflimmern pro Jahr gesenkt werden.
- Das Risiko für relevante Blutungskomplikationen liegt bei ca. 1 bis 2 von 100 Patienten mit Vorhofflimmern pro Jahr.
- Leitlinie zur Schlaganfallprävention (Stroke prevention in atrial fibrillation) online unter: http://www.epccs.eu/d/402/the-epccs-stroke-prevention-in-atrial-fibrillation-guidance-document (Abrufdatum: 6.6.2018)

3.1.1 Zeitmanagement

Zeit ist ein wertvolles, begrenztes und nicht vermehrbares Gut. Sowohl Ärztinnen als auch Patientinnen empfinden die zur Verfügung stehende Zeit als zu knapp bemessen. Im Schnitt dauern die meisten Arzt-Patienten-Kontakte einschließlich fokussierter körperlicher Untersuchung im ambulanten Bereich 5 – 10 Minuten, im Krankenhaus sind sie mit geschätzten 15 Minuten im Durchschnitt nur wenig länger [1]. Visiten sind deutlich kürzer [2]. Auch wenn dies sehr kurz erscheint, muss bedacht werden, dass Ärztinnen Patientinnen oft über einen längeren Zeitraum immer wieder sehen *(continuity of care)* und daher viele Informationen nicht mehr austauschen müssen.

Welche Dauer eines Gespräches angemessen ist, hängt nicht nur vom Problem, sondern auch von der Effizienz und Qualität des Gesprächs ab. Besonders ineffizient ist ein Gespräch, wenn Patientinnen ihr Anliegen nicht vorbringen konnten, das Gefühl haben, nicht verstanden worden zu sein und wenn sie am Ende nicht wissen, wie es weitergeht. Das kann für beide Seiten zu zeitaufwendigen und frustrierenden Wiederholungen (Zeitverlust) führen oder zum Abbruch der Arzt-Patienten-Beziehung. Im internationalen Vergleich hat Deutschland im ambulanten Bereich eine sehr hohe Kontaktrate mit durchschnittlich 12 kurzen Kontakten pro Jahr. Im Vergleich dazu fällt der Kontakt mit 1,9 Kontakten pro Jahr in Schweden deutlich geringer aus. Die durchschnittliche mit der Patientin verbrachte gesamte Gesprächszeit ist aber vergleichbar. Die hohen Kontaktfrequenzen sind teilweise durch die Organisation des Gesundheitssystems bedingt. Patientenzufriedenheit hängt nicht nur von der zur Verfügung stehenden Gesprächszeit ab. Von Patientinnen als gut bewertete Gespräche dauern nur etwa eine Minute länger [3]. Gibt es einen Zeitrahmen, in dem das Gespräch stattfinden muss, z.B. in einer Terminsprechstunde, sollte dieser klar kommuniziert werden *(Agenda-Setting)*, z.B. »Ich habe heute 10 Minuten Zeit für Sie«. Bei einem Gespräch mit absehbar höherem Zeitaufwand sollte diese Zeit möglichst eingeplant werden. Das gelingt nur mit etwas Organisation. Dazu gehören z.B. klar designierte Akutsprechstunden ohne Termin, in denen nur ein akutes Gesundheitsproblem gemanagt wird, und Terminsprechstunden. Sinnvoll kann es auch sein, Pufferzeiten einzuplanen, weil ein vorher nicht absehbar erhöhter Zeitbedarf im Arbeitsablauf meist nicht überraschend, sondern regelhaft auftritt.

Hat eine Patientin mehrere Anliegen, die in der zur Verfügung stehenden Zeit realistisch nicht besprochen werden können, kann es helfen, eine Problemliste zu erstellen, diese zu *priorisieren* und die weniger dringenden Probleme auf einen anderen Termin zu verschieben. Patientinnen ist durchaus bewusst, dass die Gesprächszeit knapp ist und dass es nicht immer gelingt, jeden Punkt ihrer Agenda anzusprechen. Daher bringen manche Patientinnen eine Liste mit Problemen mit, die sie besprechen möchten. Auch wenn das manchmal skurril erscheinen mag, ist es eine gute Gelegenheit, Patientinnen zu loben, dass sie sich so gut auf die Konsultation vorbereitet haben. Das Erstellen einer Problemliste wird von Patientenorganisationen, z. B. von der Aktion Patientensicherheit, empfohlen.

3.1.2 Gesprächsagenda

Patientinnen und Ärztinnen verfolgen im Kontakt je eine eigene *Agenda* (lateinisch für »das zu Tuende«), die sich im besten Fall ergänzen. Während des Gespräches findet immer wieder ein Wechsel zwischen patienten- und arztzentrierter Gesprächsführung statt (▶ Tab. 3-1). In der ersten Phase des Gesprächs sollte die *Patientenagenda* (Klärung des Patientenanliegens) im Vordergrund stehen und Patientinnen den größten Redeanteil haben. Dazu sollten Patientinnen aktiv eingeladen werden. Studien haben gezeigt, dass Ärztinnen Zuhören oft schwerfällt und diese – oft schon bevor Patientinnen ihr Anliegen voll darstellen konnten – die Gesprächsführung übernehmen und Patientinnen dann nur noch selten Gelegenheit bekommen, auf die noch nicht vorgebrachten Anliegen zurückzukommen [4]. Offene Fragen, die zum freien weiteren Erzählen einladen, sind daher im ersten Teil wichtig (*»Können Sie mir das noch ein bisschen genauer erzählen, was Ihnen Sorgen macht«*). Die *Arztagenda*, welche Information, welche Untersuchungen und Therapien notwendig sind, dominiert die zweite Phase des Gesprächs, bei der es oft um präzise Informationen für die Entscheidungsfindung oder das weitere Vorgehen geht. Sie zeichnet sich durch geschlossene Fragen aus, die mit ja oder nein oder einer Zeitangabe beantwortet werden (*»Haben Sie noch Luftnot?«*). Der Übergang von der patientenzentrierten Phase zur arztzentrierten Phase kann mit einer Zusammenfassung und der Ankündigung eingeleitet werden (*»Ich möchte Ihnen jetzt ein paar Fragen stellen, damit wir dann entscheiden können, wie es weitergeht«*).

Tab. 3-1 Patienten- und Arztagenda

Patientenagenda	Arztagenda
Problem mitteilen	Problem verstehen
Information geben	Information sammeln
Information erhalten	Information bewerten
Information verstehen	Information geben
Gemeinsame Entscheidungsfindung	

Anamnesebögen, wie sie oft im Krankenhaus verwendet werden, haben den Vorteil, dass sie eine Struktur vorgeben. Das möglichst komplette Ausfüllen dieser Bögen (Arztagenda) kann gerade Medizinstudentinnen dazu verleiten, fast nur geschlossene Fragen zu stellen und sollte vermieden werden [5].

Manche Patientinnen, insbesondere wenn es sich um einen Erstkontakt handelt, bringen erst, wenn das Gespräch beendet werden soll, ihr eigentliches Anliegen vor, denn sie haben eine zweite zunächst *verborgene Agenda* (hidden agenda) [6]. Die bei der offenen Agenda meist zuerst vorgetragenen körperlichen Beschwerden werden auch als *somatische Eintrittskarte* bezeichnet [7]. Zur verborgenen Agenda gehören Erwartungen, Gefühle und Ängste der Patientin, welche der Ärztin nicht ohne Weiteres preisgegeben werden. Dies kann daran liegen, dass sie erst Vertrauen zu der neuen Ärztin fassen müssen und sie sozusagen erst testen oder dass die Ärztin der Patientin im Gespräch keine Gelegenheit gegeben hat, ihre Agenda zu besprechen. Viel wahrscheinlicher ist es aber, dass Patientinnen, die ihre Agenda nicht vorbringen konnten, sich frustriert zurückziehen. Hat man das Gefühl, dass es noch etwas Ungesagtes gibt, kann eine Einladung dazu am Ende des Gesprächs helfen, dies aufzudecken (*»Gibt es sonst noch etwas, was Sie gern besprechen möchten?«*) [8].

3.1.3 Gesprächs- und Fragetechniken

Die Anamnese ist kein Verhör, bei dem die Patientin zu einem Geständnis gebracht werden soll. Für die patientenzentrierte Kommunikation ist die sog. *WWSZ-Technik* (Warten Wiederholen, Spiegeln, Zusammenfassung) hilfreich (▶ Kap. 2.1).

Es konnte mehrfach gezeigt werden, dass Patientinnen oft schon 10 bis 20 Sekunden nach der Aufforderung, ihr Anliegen (Patientenagenda) vorzubringen, unterbrochen werden [10]. Ärztinnen ist aus dem Gesamteindruck und der Schilderung der Beschwerden durch viele vorherige ähnliche Konsultationen oft schon klar, wie es weitergeht, und sie versuchen, den Patientenkontakt aus ihrer Sicht effizient zu beschleunigen. Das bedeutet aber, dass Patientinnen ihre Agenda oft gar nicht darlegen konnten. Das kann das weitere Gespräch ungünstig beeinflussen, weil die Patientin nun selber die Ärztin unterbrechen muss, was sich manche Patientinnen nicht trauen. Es ist daher empfehlenswert, zu warten und Patientinnen nach der Gesprächseröffnung nicht zu unterbrechen, auch wenn sie eine kurze Pause machen. Die meisten sind in weniger als 30 Sekunden fertig. Durch Wiederhohlen und Spiegeln oder offene Fragen gelingt es, weitere Informationen zu erhalten.

Damit die Patientin weiß, was die Ärztin verstanden hat, kann es sinnvoll sein, das Anliegen kurz zusammenzufassen (»Ihnen sind viele neue Medikamente verordnet worden und Sie machen sich Sorgen, dass sie die vielen neuen Medikamente nicht vertragen.«). So hat die Patientin die Möglichkeit, zu prüfen, ob das Anliegen von der Ärztin verstanden wurde oder aus ihrer Sicht wichtige Details zu korrigieren oder zu ergänzen sind. Ist die Patientenagenda geklärt, kann zur Arztagenda, dem Sammeln und Geben weiterer medizinisch und psychosozial

Tab. 3-2   Die WWSZ-Technik nach Langewitz [7]

Technik	Erläuterung	Beispiel/Erläuterung
Warten	• Dem Patienten Gelegenheit geben, sein Anliegen vorzubringen • Blickkontakt aufnehmen, Aufmerksamkeit signalisieren • Abwarten, Pausen zulassen • Zuhören	Faustregel: Pausen bis zu drei Sekunden Länge werden nicht als unangenehm erlebt.
Wiederhohlen (Paraphrasieren)	Sinnvoll, wenn ein stockender Redefluss wiederbelebt werden soll (narrativer Stimulus).	Patient: »Ich bin so erschöpft.« <Pause> Ärztin: »Sie sind erschöpft.«
Spiegeln (Aufgreifen was der Arzt vom Patienten gehört oder wahrgenommen hat)	Emotionen	»Ich habe den Eindruck, dass Sie sehr unzufrieden sind.«
	Informationen	»Sie haben verstanden, dass Sie ein erhöhtes Risiko für einen Schlaganfall haben.«
	Widersprüche	»Sie fürchten sich vor einem Schlaganfall, möchten aber das Medikament dagegen ungerne einnehmen.«
Zusammenfassen	Zusammenfassung der Patientenagenda (Was hat der Arzt verstanden)	»Sie machen sich Sorgen, ob sie die neuen Medikamente vertragen werden.«
	Zusammenfassen des weiteren Vorgehens	»Sie nehmen die Medikamente erst mal wie verordnet ein und wir besprechen in einer Woche, wie Sie sie vertragen haben.«
	Patienten bitten zusammenzufassen (Was hat der Patient verstanden)	»Können Sie noch einmal kurz erzählen, was wir vereinbart haben.«

relevanter Information übergegangen werden. Ist die relevante Information erfasst und das weitere Vorgehen mit der Patientin besprochen worden, ist es sinnvoll die wichtigen Beratungsergebnisse und das weitere Vorgehen noch einmal knapp zusammenzufassen und die Patientin zu bitten zu bestätigen, dass sie diese verstanden hat (»Haben Sie noch eine Frage dazu, wie es weitergeht?«). Optimal ist, wenn Patientinnen noch schriftliche Informationen, Terminzettel, Medikamentenplan oder passende Gesundheitsinformationen erhalten.

Die zentrale Frage

Oft ist Ärztinnen die Ursache der Beschwerden oder das mögliche weitere Vorgehen nach Anamnese und Untersuchung scheinbar völlig klar. Es kann jedoch geschickter sein, dies der Patientin nicht direkt mitzuteilen, sondern in eine Frage zu verpacken, was als zentrale Frage bezeichnet wird (▶ Tab. 3-3). Zum einen erlaubt es, das Krankheitskonzept der Patientin besser zu verstehen und zum anderen Missverständnisse zu vermeiden [11]. In der Fallvignette könnte das die Frage sein: »*Was könnte passieren, wenn Sie die neuen Medikamente nicht einnehmen?*« statt einer ausführlichen Schilderung der möglichen Konsequenzen eines Verzichts auf die orale Antikoagulation. Es ist bekannt, dass Ärztinnen aufgrund falscher Annahmen zu Patientenwünschen entscheiden. Dazu gehört zum Beispiel die Annahme, dass Patientinnen, die sie mit Halsschmerzen konsultieren, die Verordnung eines Antibiotikums wünschen. Es konnte gezeigt werden, dass die meisten Patientinnen eigentlich eine Schmerzlinderung und kein Antibiotikum wünschen [12].

Tab. 3-3 Beispiele für zentrale Fragen

Frage	Ziel
Was glauben Sie, was die Ursache Ihrer Beschwerden ist?	Erfassen des Krankheitskonzepts
Welche Maßnahme könnte Ihnen am ehesten helfen?	Erfassen der Behandlungserwartungen?

3.1.4 Gesprächssteuerung

Die wichtigsten Elemente zur Gesprächsteuerung sind:
- Vorgaben zum Zeitrahmen und Inhalt/Thema der Konsultation
- Zusammenfassung des Patientenanliegens
- Priorisierung
- Zusammenfassung des Beratungsergebnisses/weiteres Vorgehen

Die Ärztin kann durch sog. Agenda-Setting das Gespräch strukturieren, wobei der ersten Teil mit offenen Fragen primär der Patientenagenda und der zweite Teil des Gesprächs mit eher geschlossenen Fragen der Arztagenda dient.

Zwischen Patientin und Ärztin besteht meist in vielerlei Hinsicht ein Gefälle in Bezug auf Fachwissen zum Gesundheitsproblem, Bildung, sozialen Status und Entscheidungsbefugnis. Daher liegt die Gesprächssteuerung meistens bei der Ärztin (▶ Tab. 3-4). Durch die *WWSZ-Technik* soll vermieden werden, dass die Patientenagenda dadurch zu kurz kommt. Ist ein Gespräch ins Stocken gekommen oder unfokussiert, kann eine Zusammenfassung oder Spiegelung helfen.

Teil II

Tab. 3-4   Gesprächssteuerung in schwierigen Situationen

Situation	Technik
Schweigsame oder sehr zurückhaltende Patientin	• Warten • Wiederhohlen • Offene Fragen
Redselige oder unfokussierte Patientin	• Zusammenfassung • Geschlossene Fragen
Wütende oder unzufriedene Patientin	• Verbalisierung/Spiegeln der Emotion
Wenig Zeit oder mehr Probleme, als in der zur Verfügung stehenden Zeit gelöst werden können	• Agenda-Setting • Zusammenfassung • Priorisierung der Problemliste
Unklare Patientenagenda	• Zentrale Frage

Evidenz

- Zeit ist ein wichtiger, aber nicht der einzige Faktor für eine gelungene Arzt-Patienten-Kommunikation. [3]
- Eine aktive Frage nach nicht angesprochenen Problemen verbessert die Kommunikation. [8]
- Gesprächssteuerung erfordert eine gemeinsame Agenda. Agenda-Setting kann die Kommunikation verbessern. [13]

Worauf Sie achten sollten!

- Patientinnen ausreden lassen.
- Patientinnen signalisieren, was Sie verstanden haben.
- Offene Frage, ob es noch nicht angesprochene Probleme gibt.
- Können nicht alle Beratungsanlässe besprochen werden, eine Problemliste erstellen und priorisieren.
- Klare Festlegung, wie es nach dem Gespräch weitergeht.
- Patientin fragen, ob sie das weitere Vorgehen verstanden hat.

Merke

- Unter Patientenagenda versteht man Probleme, Sorgen und Ängste aus Patientensicht.
- Patienten sollten aktiv eingeladen werden, ihre Agenda offenzulegen.
- Unter Priorisierung versteht man eine Ordnung der Beratungsanlässe nach Dringlichkeit.
- Unter Arztagenda versteht man das Sammeln, Bewerten und Geben von Information aus medizinischer Sicht.
- Unter Agenda-Setting versteht man eine Steuerung des Gesprächs unter Berücksichtigung der Patienten- und Arztagenda.

Literatur

[1] Deveugele M, Derese A, van den Brink-Muinen A, Bensing J, De Maeseneer J. Consultation length in general practice: cross sectional study in six European countries. BMJ. 2002; 325(7362): 472.

[2] Jährig C, Koch U. Die Arzt-Patienten-Interaktion in der internistischen Visite eines Akutkrankenhauses: Eine empirische Untersuchung. In Köhle K, Raspe HH (Hrsg.), Das Gespräch während der ärztlichen Visite. München, Wien, Baltimore: Urban & Schwarzenberg 1982; 36–57.

[3] Elmore N, Burt J, Abel G, Maratos FA, Montague J, Campbell J, Roland M. Investigating the relationship between consultation length and patient experience: a cross-sectional study in primary care. Br J Gen Pract. 2016; 66(653): e896–e903.

[4] Dyche L, Swiderski D. The effect of physician solicitation approaches on ability to identify patient concerns. J Gen Intern Med. 2005; 20: 267–70.

[5] Kamien M. The skill of the consultation – some observations on how not to do it. Aust Fam Physician. 2005; 34: 977–8.

[6] Barry CA, Bradley CP, Britten N, Stevenson FA, Barber N. Patients' unvoiced agendas in general practice consultations: qualitative study. BMJ. 2000 6; 320(7244): 1246–50.

[7] Hausteiner-Whiele C, Henningsen P. Kein Befund und trotzdem krank? Schattauer 2015.

[8] Heritage J, Robinson JD, Elliott MN, Beckett M, Wilkes M. Reducing patients' unmet concerns in primary care: the difference one word can make. J Gen Intern Med. 2007; 22(10): 1429–33.

[9] Langewitz W. Patientenzentrierte Kommunikation. In Adler RH et al. Uexküll Psychosomatische Medizin. Theoretische Modelle und klinische Praxis. München: Elsevier Urban & Fischer 2012; 338–47.

[10] Wilm S, Knauf A, Peters T, Bahrs O. Wann unterbricht der Hausarzt seine Patienten zu Beginn der Konsultation? Z Allg Med 2004; 80: 53–7.

[11] Steinhäuser J, Abholz T. Anamnese, körperliche Untersuchung und Dokumentation. In Kochen MM (Hrsg.), Allgemeinmedizin und Familienmedizin. 5. Aufl. Stuttgart: Thieme 2017.

[12] Driel MLv, De Sutter A, Deveugele M, et al. Are sore throat patients who hope for antibiotics actually asking for pain relief? Ann Fam Med. 2006; 4: 494–99.

[13] Rodriguez HP, Anastario MP, Frankel RM, Odigie EG, Rogers WH, von Glahn T, Safran DG. Can teaching agenda-setting skills to physicians improve clinical interaction quality? A controlled intervention. BMC Med Educ. 2008; 8: 3. doi: 10.1186/1472-6920-8-3.

Teil II

4 Gesprächseröffnung und Setting

4.1 Guten Tag, ich bin Ihre Ärztin

Begrüßung und Gesprächseröffnung

Katharina Eva Keifenheim, Stephan Zipfel, Anne Herrmann-Werner

Lernziel nach NKLM 14c

2.3.1 Patientinnen und Patienten begrüßen, sich mit Namen und Funktion vorstellen und mit Eröffnungsfragen beginnen, die den Gesprächsraum für Patientinnen und Patienten öffnen.

Fallvignette

Frau Mönch, eine 48-jährige Verwaltungsangestellte, sucht wegen hartnäckiger Kopfschmerzen die Hausarztpraxis auf. Die Kopfschmerzen bestehen intermittierend schon seit Jahren, waren aber bisher nie Grund für eine Konsultation. In den letzten Wochen sind die Schmerzen häufiger und intensiver geworden und Frau Mönch hat mehrmals wöchentlich eine Schmerztablette nehmen müssen. Sie hofft, dass ihr langjähriger Hausarzt noch eine Idee hat, womit die Kopfschmerzen zusammenhängen könnten. Als eine junge Frau im weißen Kittel sie ins Behandlungszimmer bittet und ihr erklärt, sie sei als Ärztin in Weiterbildung neu im Praxisteam und habe jetzt Zeit für sie, fühlt sich Frau Mönch erst einmal überrumpelt. Die junge Ärztin steht vor der Aufgabe, Frau Mönch angemessen zu begrüßen und einen Gesprächseinstieg zu finden, der ihre Patientin Vertrauen schöpfen lässt.
[► NKLM-Kapitel 20: Kopfschmerzen (20.57)]

Informationen zum Krankheitsbild

Hintergrund: Kopfschmerz
Verlauf:
- Erstvorstellung wegen zunehmender Kopfschmerzen
- Bisher keine Abklärung erfolgt
- Gesprächsführende Ärztin ist der Patientin bisher unbekannt

[► NKLM-Kapitel 21: Migräne (21.1.10.15), Spannungskopfschmerz, Clusterkopfschmerz, Medikamenten-induzierter Kopfschmerz (21.1.10.23)]

Fakten zu Kopfschmerzen

- Kopfschmerzen sind eine Volkskrankheit: Die Lebenszeitprävalenz für den episodischen Spannungskopfschmerz liegt bei ca. 70–90 %, die für Migräne bei ca. 15 % [1–5].
- Die Prävalenz ist am höchsten bei Erwachsenen zwischen 35 und 45 Jahren.

Diagnostik [3]

- Die sorgfältige Anamnese ist Voraussetzung für die richtige Diagnose: 90 % aller Patientinnen in der Praxis haben idiopathische (primäre) Kopfschmerzen, die ausschließlich über die Anamnese anhand ihrer Symptomatik positiv diagnostiziert werden können.
- Eine vollständige körperliche Untersuchung inklusive neurologischer Untersuchung ergänzt die Anamnese.
- Bei atypischen Beschwerden oder Verdacht auf symptomatischen (sekundären) Kopfschmerz, der z. B. durch Blutungen, Infektionen (Meningitiden), metabolische Erkrankungen, Traumata oder Tumore verursacht werden könnte, werden apparative Untersuchungen (Bildgebung) und weitere fachärztliche Abklärungen notwendig.

Therapie

Je nach Kopfschmerzentität wird unterschiedlich behandelt: Eine akute Migräneattacke wird mit Standardanalgetika oder Triptanen behandelt. Bei häufigen und schweren Attacken wird eine Prophylaxe z. B. mit Betablockern durchgeführt. Bei Spannungskopfschmerzen kommt neben Analgetika auch Pfefferminzöl zur Anwendung. In der Prophylaxe spielen Sport, Entspannungsverfahren und Stressbewältigung eine wichtige Rolle [6].

Hinweise zur aktuellen Klassifikation von Kopfschmerzen, Informationen für Patientinnen und Ärztinnen sowie Empfehlungen zur Therapie finden Sie auf der Seite der Deutschen Migräne- und Kopfschmerzgesellschaft: www.dmkg.de

4.1.1 Empfehlungen zu Gesprächseröffnung und Setting

Sicherlich werden Sie sich flexibel unterschiedlichen Situationen anpassen müssen: Es ist ein großer Unterschied, ob Sie Ihre Patientin schon kennen oder ob es sich um einen ersten Kontakt handelt, ob Sie die Patientin auf Station visitieren oder sie in einer Praxis ins Behandlungszimmer bitten.

Wenn Sie die Patientin noch nicht kennen, stellen Sie sich mit Ihrem Namen und Ihrer Funktion vor:

- *»Guten Tag, ich bin Frau Moll. Ich bin Ärztin und gehöre seit diesem Jahr zum Praxisteam hier.«*
- *»Guten Morgen, mein Name ist Nina Müller, ich bin Medizinstudentin im Praktischen Jahr und bin heute bei der Visite mit dabei.«*

Wenn Sie den Namen der Patientin nicht verstanden haben oder unsicher sind, wie man diesen ausspricht, fragen Sie nach. Sollten Sie unpünktlich sein, entschuldigen Sie sich für die Verspätung.

Sorgen Sie für einen möglichst ungestörten Rahmen, indem Sie – je nach Setting – z. B. während des Gesprächs keine Telefonate annehmen oder mit der Patientin das Mehrbettzimmer verlassen und ein Arztzimmer auf der Station aufsuchen. Überlegen Sie auch, wie Sie die Sitzordnung für die Patientin angenehm gestalten können. Im Behandlungszimmer bietet es sich an, mit der Patientin über Eck zu sitzen. Ein ausladender Schreibtisch zwischen Ihnen kann als Barriere wahrgenommen werden. Bei einer Stationsvisite sollten Sie der Patientin die Gelegenheit geben, sich im Bett aufzusetzen, und sich für längere Gespräche idealerweise einen Stuhl ans Bett stellen, sodass Sie sich auf Augenhöhe mit der Patientin befinden.

Zur Gesprächseröffnung ist es am günstigsten, direkt mit einer offenen Frage zum Anlass der Konsultation zu beginnen.

- *»Mit welchen Beschwerden kommen Sie heute zu mir?«*
- *»Was führt Sie zu uns in die Praxis?«*

Zu einer gelungenen Kommunikation gehört es auch, sich ein Bild von der Patientin zu machen und Interesse an persönlichen Aspekten zu zeigen. Dies trägt zum Aufbau einer guten Arzt-Patient-Beziehung bei. Dazu eignen sich beispielsweise Fragen nach der Herkunft, dem Familienstand oder dem Beruf.

Es hat sich bewährt, Patientinnen offen zu sagen, wie viel Zeit für das Gespräch zur Verfügung steht. Dies ermöglicht Patientinnen, sich auf die zur Verfügung stehende Zeit einzustellen und erleichtert es ihnen, die Ausführlichkeit ihrer Antworten entsprechend anzupassen:

- *»Da Sie mit neuen und zunehmenden Beschwerden kommen, würde ich Sie gerne ausführlich befragen und dann die weiteren Schritte mit Ihnen besprechen. Ich habe ca. 30 Minuten Zeit für unser Gespräch eingeplant.«*
- *»Jetzt während der Visite haben wir leider nur 5 bis 10 Minuten Zeit, um das zu besprechen, was heute wichtig ist.«* (Verweis auf eine spätere Gesprächsmöglichkeit anschließen)

Je nach Setting ist es sinnvoll, die Patientin darauf vorzubereiten, was sie erwartet:

- *»Um die Kopfschmerzen näher einzugrenzen, brauche ich mehr Informationen von Ihnen. Wenn ich mir ein genaues Bild gemacht habe, werden wir …«.*
- *»Ich würde Sie gerne ausführlicher zu Ihren Beschwerden befragen. Für die Visite führt das jetzt zu weit, aber ich werde heute Nachmittag gegen 16 Uhr nochmal wiederkommen.«*

Achten Sie auch auf Ihre nonverbale Kommunikation. Was Sie sagen und was Ihre Körpersprache ausdrückt, sollte zusammenpassen (Kongruenz). Es wirkt unglaubwürdig, wenn Sie sagen: »Jetzt erzählen Sie mir noch einmal ganz genau, wie das anfing« und dabei gehetzt auf Ihren Funker schauen. Nehmen Sie bei der Begrüßung Blickkontakt zu Ihren Patientinnen auf [7, 8]. Von einem Handschlag sieht man heute aufgrund der potenziellen Übertragung von Krankheitserregern in Kliniken und Praxen eher ab. Erklären Sie das gerne in einem kurzen Satz, vor allem, wenn Sie einen verwunderten oder fragenden Blick registrieren. Sie könnten zum Beispiel sagen: »Wir möchten hier in der Praxis die Verbreitung von Krankheitserregern minimieren, deshalb geben wir grundsätzlich nicht die Hand, aber ich heiße Sie trotzdem herzlich willkommen.«

Teil II

Evidenz

- Expertinnen sind sich einig, dass eine persönliche Begrüßung, eine möglichst angenehme Gesprächsatmosphäre und ein freundliches, authentisches Auftreten essenziell für den Beginn einer gelingenden Anamnese sind [7, 8].
- Zu einem gelungenen Arzt-Patienten-Gespräch gehören neben inhaltlichen auch strukturelle Punkte wie Zeitvorgaben und eine angenehm gestaltete Gesprächsatmosphäre [9, 10].

Worauf Sie achten sollten!

- Begrüßen und verabschieden Sie sich mit Blickkontakt, nennen Sie Ihre Patientin beim Namen.
- Ermöglichen Sie eine ungestörte Gesprächsatmosphäre und gestalten Sie die Gesprächssituation für die Patientin so angenehm wie möglich.
- Informieren Sie die Patientin über Inhalt und Ziel des Gesprächs sowie den ungefähren zeitlichen Rahmen.

Merke

Die ersten Sekunden im Gespräch entscheiden schon viel. Schaffen Sie durch eine verbindliche Art und klare Strukturen gleich eine gute Orientierung und damit eine gute Atmosphäre!

Literatur

[1] Eikermann A. Umgang mit Kopfschmerzpatienten. In Diener HC. Referenz-Reihe Neurologie: Klinische Neurologie: Kopfschmerzen. Stuttgart: Thieme 2003. doi: 10.1055/b-0034-33018.

[2] Lipton RB, Stewart WF, Scher AI. Epidemiology and economic impact of migraine. Current Medical Research and Opinion 2008; 17(supl): s4–12.

[3] Evers S, Frese A, Marziniak M. Differenzialdiagnose von Kopfschmerzen. Dtsch Arztebl. 2006; 103(45): 3040–48.

[4] Stewart WF, Lipton RB, Celentano DD, Reed ML. Prevalence of migraine headache in the United States: relation to age, income, race, and other sociodemographic factors. Jama. 1992; 267(1): 64–69.

[5] Zwart JA, Dyb G, Holmen T, Stovner L, Sand T. The prevalence of migraine and tension-type headaches among adolescents in Norway. The Nord-Trøndelag Health Study (Head-HUNT-Youth), a large population-based epidemiological study. Cephalalgia. 2004; 24(5): 373–79.

[6] Straube A, Gündel H. Kopfschmerzen. In Hennings P, Gündel H, Ceballos-Baumann A (Hrsg.), Neuro-Psychosomatik Grundlagen und Klinik neurologischer Psychosomatik. Stuttgart: Schattauer 2006; 177–96.

[7] Füeßl H, Middeke M. Duale Reihe Anamnese und Klinische Untersuchung. Stuttgart: Thieme 2014.

[8] Rockenbauch K. Kompetent kommunizieren in Klinik und Praxis. Pabst Science Publ. 2006.

[9] Kurtz SM, Silverman JD. The Calgary-Cambridge observation guides: an aid to defining the curriculum and organising the teaching in communication training programmes. Med Educ. 1996; 30: 83–89.

[10] Kurtz S, Silverman J, Benson J, Draper J. Marrying content and process in clinical method teaching: enhancing the Calgary-Cambridge guides. Acad Med. 2003 Aug; 78(8): 802–09.

5 Anamnese und Informationssammlung

5.1 Wo genau sitzt denn der Schmerz?

Anamnese: Krankheit, Vegetativum, System, Familie, Psychosoziales, Medikamente, Entwicklung und Verhalten

Anne Herrmann-Werner, Stephan Zipfel, Katharina Eva Keifenheim

---

Lernziele nach NKLM 14c

2.4.1 Das medizinische Vorwissen, die Einstellungen, Erfahrungen und Erwartungen bezüglich der Krankheit bei Patientinnen und Patienten erfragen.
2.4.2 Eine situationsgerechte Krankheitsanamnese durchführen.
2.4.3 Eine vegetative Anamnese durchführen.
2.4.4 Einen Systemüberblick erheben.
2.4.5 Eine Familienanamnese (Stammbaum, Genogramm etc.) durchführen.
2.4.6 Eine psychosoziale Anamnese, inklusive Arbeitsanamnese, ggf. Migrationsanamnese, durchführen.
2.4.7 Eine Medikamentenanamnese, inklusive Allergien und Unverträglichkeiten, durchführen.
2.4.8 Eine Entwicklungsanamnese durchführen.
2.4.9 Eine Anamnese gesundheitsrelevanter Verhaltensweisen durchführen.

Fallvignette
(Fortsetzung)
Die junge Ärztin Frau Moll hat der Karteikarte entnommen, dass Frau Mönch bisher vor allem wegen Erkältungsbeschwerden ein- bis zweimal jährlich den Hausarzt aufgesucht hat. Es wurde jeweils eine symptomorientierte Anamnese und Untersuchung durchgeführt. Für eine genaue Diagnosestellung hinsichtlich der Kopfschmerzen möchte Frau Moll nun aber eine aktuelle, systematische Anamnese aller relevanten Teilbereiche erheben (▶ Kap. 4.1).

Informationen zum Krankheitsbild

Siehe Informationen zum Krankheitsbild in ▶ Kap. 4.1.

5.1.1 Einführung

Die Anamneseerhebung und initiale Informationssammlung ist eine der häufigsten Aufgaben von Ärztinnen; innerhalb ihrer beruflichen Laufbahn führen Ärztinnen zwischen 100 000 und 200 000 solcher Gespräche durch. Das Anamnesegespräch erfüllt dabei mehrere Funktionen, es dient zum Informationsgewinn mit nachfolgender Diagnosestellung, zum Aufbau einer tragfähigen Arzt-Patienten-Beziehung und als Basis für gemeinsame Entscheidungsprozesse [1 – 5].

> **Evidenz**
>
> - Trotz all der Entwicklungen und technischen Fortschritte der letzten Jahrzehnte bleibt das Anamnesegespräch weiterhin unersetzlich. So kann in Dreiviertel der Fälle die endgültige Diagnose bereits allein aufgrund der im Anamnesegespräch gesammelten Informationen korrekt gestellt werden; bei jeder Diagnosestellung bildet es einen fundamentalen Bestandteil [6 – 9].
> - Die Fertigkeit »Anamnesegespräch« muss dabei immer wieder geübt werden, um nicht nachzulassen, wobei es keine ideale Form des Lernens und Übens zu geben scheint [10 – 12].

Im Folgenden werden die relevanten Teilbereiche der Anamnese anhand der NKLM-Kriterien vorgestellt.

5.1.2 Elemente der Anemneseerhebung

Vorerfahrung und Erwartungshaltung der Patientinnen

Eine Anamneseerhebung ist ein dynamischer Prozess, der situativ adaptiert werden muss. In einer Notaufnahme-Situation können und sollen Sie nicht genauso fragen wie bei einer Erstvorstellung im hausärztlichen Kontext. Ebenso hängt die strukturelle Gestaltung stark von Ihrem Gegenüber und Ihrer eigenen Erfahrung ab. Prinzipiell kann man innerlich ein Schema an Fragen und Bereichen haben, welche man stringent abarbeitet. Hier braucht die Patientin wertschätzende Brücken, um sich nicht missachtet zu fühlen.

- *Patientin Fr. Mönch: »Also, gestern waren die Kopfschmerzen wieder besonders schlimm. Und wissen Sie, dann mache ich mir noch so viel Sorgen um meinen Mann – dem geht es nämlich auch nicht gut und ich kann ihn grad gar nicht richtig unterstützen …«*
- *Ärztin Fr. Moll: »Das ist sicher eine zusätzliche Belastung und ein wichtiger Punkt, welchen ich später gerne aufgreifen würde. Jetzt möchte ich aber gerne noch am aktuellen Beschwerdebild bleiben. Können Sie mir nochmal schildern, in welchen Situationen genau Ihre Kopfschmerzen immer auftreten?«*

Durch das Aufgreifen und den Verweis auf später kann die Patientin einordnen, warum man nicht ihrem Gesprächsduktus folgt. Diese Variante ist gerade als »Anamnese-Anfängerin« die einfachere, da man mit der eigenen Struktur nicht durcheinanderkommt. Alternativ kann man im Gespräch der Patientin und ihrem Redefluss folgen. Da die Patientinnen zumeist nicht dem eigenen inneren »Anamnese-Skript« folgen, gilt es hier, innerlich die angesprochenen Bereiche zu behalten und am Ende die noch fehlenden Themen anzusprechen.

Teil II

In jedem Fall ist es essenziell, mit der Patientin während des gesamten Anamnesegesprächs in gutem Kontakt zu stehen und sie »da abzuholen, wo sie steht«. Rückversichern Sie sich zwischendrin immer wieder im Gespräch, ob Sie noch »auf der richtigen Spur« sind, indem Sie das Gesagte in Ihren eigenen Worten zusammenfassen (Paraphrasieren).

- *»Habe ich das also richtig verstanden: Sie stehen morgens auf und gleich im Anschluss kommen die ersten Kopfschmerzen?«*

Sie sind dabei die fachliche Expertin für die Erkrankung im Allgemeinen, die Patientin hingegen ist die Expertin für die individuelle Ausprägung der Erkrankung bei sich selbst. Nur durch eine gute Zusammenarbeit zwischen Ihnen beiden kann ein erfolgreiches Arbeitsbündnis entstehen.

Krankheitsanamnese

Hier geht es um die umfassende Erhebung des Leitsymptoms mit seinen aktuellen Auswirkungen, also die Beschwerden, wegen der sich die Patientin vorstellt. Wie beschrieben sollten Sie das Gespräch zunächst mit einer offenen Frage beginnen (▶ Kap. 4.1):

- *»Was führt Sie heute zu mir?«*
- *»Was kann ich für Sie tun?«*

Wenn die Patientin ausreichend Zeit für die initiale Schilderung hatte bzw. selbst den ersten Redefluss beendet, sollten Sie durch klärende (klarifizierende) oder geschlossene Fragen in die Tiefe gehen. Hier kann es auch sinnvoll sein, durch Alternativ- oder Auswahlfragen der Patientin eine Orientierung zu geben.

- *»Treten die Beschwerden vorrangig morgens oder abends auf?«* (Alternativfrage)
- *»Ist der Schmerz eher hell, stechend, wie ein Messerstich, eher elektrisierend-einschießend wie ein Blitz oder eher dunkel, dumpf, so als würde etwas auf Sie drücken?«* (Auswahlfrage)

Für das Leitsymptom ist es hierbei wichtig, es in all seinen Dimensionen (zeitliches Auftreten, Lokalisation, Qualität, Intensität, Begleitsymptomatik/Zusammenhang mit anderen Beschwerden und Aggravation/Linderung) zu erfassen (▶ Tab. 5-1).

Tab. 5-1   Die sieben Dimensionen eines Symptoms

Zeitliches Auftreten (Wann)	»Können Sie mir bitte schildern, wann genau der Kopfschmerz bei Ihnen auftritt?« »Gibt es bei Ihnen auch schmerzfreie Zeiten?«
Lokalisation (Wo)	»Wo genau sitzt denn der Schmerz?«
Qualität (Wie)	»Was ist das denn für ein Schmerz?« »Wie genau fühlt sich der Schmerz denn an?«

Intensität (Wie stark)	»Auf einer Skala von 0 bis 10 – mit 0 = ist »gar kein Schmerz« und 10 ist »der am stärksten vorstellbare Schmerz« – wo liegen Ihre Schmerzen dann?« »Gibt es Zeiten, in denen der Schmerz stärker ist, und Zeiten, in denen er besser ist? Wo auf der Schmerzskala liegen die Schmerzen dann jeweils?«
Begleitsymptomatik/Zusammenhang mit anderen Beschwerden (Was noch)	»Wenn Sie die Schmerzen haben, bemerken Sie dann noch zusätzliche Beschwerden?« »Kennen Sie das, dass Ihnen bei den Schmerzen z. B. schwindelig oder übel wird oder Sie sich erbrechen müssen?«
Aggravation/Linderung (Was macht es besser/schlechter)	»Gibt es irgendwelche Dinge, die Ihre Schmerzen beeinflussen – positiv wie negativ?« »Gibt es für Sie Zusammenhänge zwischen Situationen oder Tätigkeiten und dem Auftreten der Kopfschmerzen?«

Am Ende dieses Anamnese-Abschnittes sollten Sie bereits in der Lage sein, eine erste Hypothese bezüglich der Diagnose zu formulieren. Die folgenden Abschnitte der Anamnese dienen dazu,

a) ihre Verdachtsdiagnose zu untermauern,
b) auszuschließen, dass ein anderes Hauptproblem vorliegt, welches dem von der Patientin geschilderten Konsultationsanlass zugrunde liegt, und
c) Nebendiagnosen sowie zu beachtende Umstände zu erfassen.

Vegetative Anamnese

In die vegetative Anamnese gehören die körperlichen Funktionen einer Patientin (▶ Tab. 5-2).

Tab. 5-2

Appetit	Durst	Unverträglichkeiten
Gewicht	Fieber (Schüttelfrost)	Nachtschweiß
Infektneigung	Husten/Auswurf	Stuhlgang
Wasserlassen	Ein-/Durchschlafstörungen	

Die Triade aus Gewichtsverlust, Fieber und Nachtschweiß wird auch »B-Symptomatik« genannt und kann Hinweis auf eine konsumierende Erkrankung sein (Krebs, Tuberkulose). Bei Frauen sollten Sie im Rahmen der vegetativen Anamnese auch nach gynäkologischen Inhalten (Menses, letzte Periode, Menstruationsbeschwerden, Menarche/Menopause, Geburtenzahl, Aborte, vaginale Blutungen etc.) fragen.

Bei Punkten wie Appetit, Durst, Wasserlassen oder Stuhlgang geht es dabei in erster Linie um Veränderungen, da es nicht unbedingt einen vorgeschriebenen Standardwert gibt (wie viel Appetit darf jemand haben?). Daher sollten Sie sich auch nie mit der Antwort »normal« abspeisen lassen, wenn Sie die Informationen wirklich brauchen. Wenn jemand Ihnen sagt, sein Stuhlgang sei »normal«, wissen Sie nicht, ob für diese Patientin vielleicht seit 2 Jahren täglich zweimal Durchfall normal ist. Wenn Sie sich also nicht nur dafür interessieren, ob sich etwas verändert hat, sondern Sie Details brauchen (ein schäumender Urin kann z. B. Hinweis auf eine Proteinurie sein), dann müssen Sie explizit nachfragen:

● *»Was heißt denn für Sie ein normaler Appetit?«*

Systemüberblick

Der »Systemcheck« dient dazu, sich über die gesamte medizinische Vorgeschichte einen Überblick zu verschaffen und für die aktuelle Diagnose und Behandlung relevante Vorerkrankungen herauszufiltern. Es empfiehlt sich, systematisch »von Kopf bis Fuß« die gängigen Dinge durchzugehen. Wie immer hilft ein Einstiegssatz, der der Patientin eine Art Überschrift vermittelt.

● *»Ich würde jetzt gerne mit Ihnen von oben nach unten durchgehen, ob es irgendwo schon mal was gab, das ich wissen müsste …«*

Jedes einzelne System sollte auch wieder zunächst eingeführt und dann mit Beispielen versehen werden, z. B. »… am Herz-Kreislauf-System etwas bekannt, wie Bluthochdruck, Verkalkungen, Brustschmerz, Herzinfarkt, Herzrhythmusstörungen?« Wenn Sie den Systemüberblick nicht so ausführlich gestalten wollen oder können, sollten Sie zumindest ein kurzes Screening machen, da Patientinnen auf die generelle Frage »Hatten Sie schon mal irgendwelche Erkrankungen« nicht immer unbedingt gut antworten können. Dieses Screening sollte zumindest die großen Volkskrankheiten wie Bluthochdruck, Diabetes oder Krebs einschließen. Gerade Erkrankungen wie Bluthochdruck, die erst einmal keine Beschwerden machen (und daher von der Patientin zunächst so nicht wahrgenommen werden) oder medikamentös bereits gut eingestellt sind (und damit für die Patientin keine Erkrankung mehr darstellen) lohnt es, aktiv und direkt anzusprechen. Auch die Frage nach Operationen oder vorherigen Krankenhausaufenthalten gibt oft wichtige Hinweise; ebenso wie später im Verlauf die Medikamentenanamnese, die Rückschlüsse zulässt.

Wenn in diesem »Screening« Auffälligkeiten zutage kommen, muss an der jeweiligen Stelle in die Tiefe gegangen werden.

Familienanamnese

Auch die Familienanamnese kann je nach Situation mehr oder weniger ausführlich gestaltet werden. Als Minimum sollte erfragt werden, ob auch andere Familienmitglieder von der aktuellen (und ggf. von einer damit verwandten) Erkrankung betroffen waren oder sind und ob generell eine Erkrankung gehäuft auftrat.

- *»Gibt es in Ihrer Familie jemanden, der ähnliche Kopfschmerzen hat wie Sie?«*
- *»Gibt es in Ihrer Familie insgesamt Erkrankungen, die gehäuft vorkommen?«*

Psychosoziale Anamnese

Hierunter fallen die wichtigsten Eck- und Umgebungsdaten der Patientin, also Beruf, Familie und soziales Umfeld, aber auch Ressourcen. Neben der reinen Quantität sollte auch immer die Qualität mit erfragt werden. So ist zum Beispiel gut nachgewiesen, dass eine Arbeitsplatzunzufriedenheit ein eigenständiger Risikofaktor für die Entwicklung von Rückenschmerzen ist. Es geht dabei nicht nur darum, potenzielle Ursachen für bestehende Erkrankungen zu etablieren (z.B. Frisörberuf und Kontaktdermatitis), sondern auch zu schauen, in welche Umgebung die Patientin wieder hin zurück entlassen wird. So muss z.B. eine Patientin mit einer Knieverletzung, die in der Altenpflege arbeitet, länger arbeitsunfähig geschrieben werden, als wenn sie einen Bürojob hat. Ebenso helfen Informationen über das Umfeld, um die Versorgung nach Entlassung aus dem Krankenhaus einschätzen zu können. Auch hier hilft eine Einordnung für die Patientin.

- *»Ich würde Ihnen jetzt gerne noch ein paar Fragen zu Ihrem Umfeld stellen. Was machen Sie denn beruflich?«*

Medikamentenanamnese

Bei der Erfassung der Medikamente geht es zunächst um aktuell eingenommene. Diese müssen mit Dosierung und ggf. vorhandenen Einnahmebesonderheiten erfragt werden. Auch sollten Sie nach Verträglichkeit und ggf. Compliance fragen. Hier kann es sich anbieten, Bezug auf andere Patientinnen oder die eigene Erfahrung zu nehmen, um nicht zu anklagend zu wirken.

- *»Sie nehmen ja wirklich sehr viele Medikamente, Frau Mönch. In meiner Praxis habe ich viele Patientinnen, die ähnlich viele Medikamente nehmen und sich manchmal schwertun, nicht ab und an eins zu vergessen einzunehmen. Wie geht es Ihnen damit?«*

Medikamente bringen manchmal auch noch zuvor nicht angesprochene Erkrankungen zutage; dies sollten Sie dann zum Nachfragen nutzen.

- *»Ich sehe, Sie nehmen BelocZoc Mite®. Wissen Sie, wofür Sie das bekommen?«*

Manche Medikamente werden von den Patientinnen nicht als solche gesehen (z.B. die »Pille« oder pflanzliche Präparate wie Johanniskraut oder Baldrian). Hier lohnt es sich, vor dem Hintergrund möglicher (gefährlicher) Wechselwirkungen explizit nachzufragen.

Zudem sollten Sie auch früher genommene Medikamente mit erfassen. Zum einen, um auch darüber Rückschlüsse auf vorherige Erkrankungen ziehen zu können. Zum anderen, um zu wissen, was schon einmal gewirkt hat (oder auch nicht – denn dann brauchen Sie es mit demselben Medikament eher nicht noch einmal versuchen).

Praxistipp

Am Anfang sind die vielen Medikamentennamen oft verwirrend. Häufig haben Patientinnen selbst geschriebene oder vom Hausarzt mitgegebene Medikamentenlisten, die Ihnen einen schnellen und sicheren Überblick geben. Manchmal ist es auch einfach nur eine Plastiktüte mit allen Tablettenpäckchen, die unverhofft Unterstützung bringt.

Entwicklungsanamnese

Hierunter sollten Sie die wichtigsten Kinderkrankheiten erfassen und einen Überblick über den Impfstatus erhalten. Auch relevante Entwicklungsschritte (oder deren Verzögerung) sowie wichtige Schlüsselzeiten im Leben (sog. »Schwellensituationen« wie Abschluss von (Hoch-)Schule/Ausbildung, Auszug von zu Hause, eigene Familiengründung, Berentung) können hilfreich Aufschluss geben. Natürlich gilt auch für diesen Teil, dass er situativ angepasst werden muss. Bei Frau Mönch ist es wahrscheinlich nicht so relevant, ob sie Mumps als Kind hatte, aber bei einem 20-jährigen Patienten, der sich mit Hodenschwellung vorstellt, vielleicht schon.

Anamnese gesundheitsrelevanter Verhaltensweisen

Hierunter fallen Bereiche wie Suchtmittelkonsum, Bewegung, Ernährung und Freizeitverhalten. Rauchen wird in Packyears gemessen. Die Berechnung erfolgt nach der Formel: Anzahl der Raucherjahre mal Anzahl der gerauchten Schachteln pro Tag = Packyears (py). Es ist dabei gleich, ob man 20 Jahre 1 Schachtel am Tag rauchte, oder 1 Jahr lang 20 Schachteln (beide Male haben wir 20 py), da es bei der Maßeinheit insgesamt darum geht, eine Idee vom Risiko für die Entwicklung raucherbedingter Folgeerkrankungen zu bekommen.

Die Erfragung von Alkoholkonsum wird oft als schwierig empfunden. Hilfreich sind die CAGE-Screening-Fragen [13]. Das Akronym steht für die in ▶ Tab. 5-3 aufgeführten Fragen.

Tab. 5-3   Die CAGE-Screening-Fragen zum Alkoholkonsum

C	Cut down	»Haben Sie jemals daran gedacht, weniger Alkohol zu trinken?«
A	Annoyed	»Haben Sie sich schon mal darüber geärgert, dass andere Ihr Trinkverhalten kritisiert haben?«
G	Guilty	»Haben Sie sich jemals wegen Ihres Trinkens schuldig gefühlt?«
E	Eye-opener	»Haben Sie jemals morgens zuerst Alkohol getrunken, um sich nervlich zu stabilisieren oder den Start in den Tag zu erleichtern?«

Bei zwei oder mehr »Ja«-Antworten ist ein Alkoholmissbrauch oder eine Alkohol-abhängigkeit wahrscheinlich; zur genaueren Abschätzung braucht es dann jedoch weitere Diagnostik (Psychiater/Suchtmediziner).

Die Erfragung von Drogenkonsum sollte auch je nach Setting angepasst gestaltet werden. Es macht einen deutlichen Unterschied, ob Sie nachts in der Notaufnahme einen 23-jährigen Patienten mit akutem Erregungszustand antreffen oder in der Glaukom-Sprechstunde eine 78-jährige Dame zum Follow-up sehen. Bei Erstkontakten empfiehlt es sich, generell nach dem Konsum von Drogen zu fragen.

- *»Haben Sie in Ihrem Leben schon einmal Drogen konsumiert?«*

Wenn die Idee entsteht, es könne mehr dahinterstecken, sollten Sie in die Tiefe fragen. Wenn Sie das Gefühl haben, Ihre Patientin konsumiert große Mengen, kann es beim Thema Suchtmittel (also auch Rauchen und insbesondere Alkohol) hilfreich sein, eher »hochzustapeln«. Erfahrungsgemäß fällt es Patientinnen leichter, wenn ihre Maßangaben unter dem liegen, was ihre Ärztin schätzt, als wenn sie noch höhere Angaben machen müssen.

Worauf Sie achten sollten!

Gestalten Sie Überleitungen zwischen Anamneseblöcken für die Patientin transparent:
- »Jetzt habe ich Sie ja schon ganz viel zu Ihren Vorerkrankungen befragt. Nun würde ich mir gerne mit Ihnen die Medikamente anschauen, die Sie aktuell nehmen.«
- »Das ist ein wichtiger Hinweis, auf den ich später gerne nochmal zurückkommen werde. Aktuell bin ich aber noch bei Ihren jetzigen Beschwerden. Können Sie mir daher bitte einmal genau schildern, in welchen Situationen Ihre Kopfschmerzen auftreten?
- »Ich werde Ihnen jetzt gleich ein paar Fragen stellen, die vielleicht zunächst etwas zusammenhanglos wirken. Ich brauche diese Informationen aber, um mir ein genaueres Bild verschaffen zu können.«
- »Jetzt stelle ich Ihnen noch ein paar Fragen zu Ihrer Familie.«

Merke
Was eine »gute« Anamnese ist, unterscheidet sich erheblich je nach Setting und Aktualität der Situation. Bleiben Sie flexibel!

Literatur

[1] Nichols L, Mirvis D. Physician-patient communication: does it matter? Tennessee medicine: journal of the Tennessee Medical Association. 1998; 91(3): 94–6.

[2] Davidoff F, Deutsch S, Egan K, Ende J. Who has seen a blood sugar? American College of Physicians Philadelphia, PA 1996.

[3] Rosenberg EE. Lessons for clinicians from physician-patient. Arch Fam Med. 1997; 6: 279–83.

[4] Lazare A, Putnam SM, Lipkin Jr M. Three functions of the medical interview. In Lipkin M, Putnam SM, Lazare A, Carroll JG, Frankel RM (Eds), The Medical Interview. Frontiers of Primary Care. New York, NY: Springer, 1995; 3–19. doi.org/10.1007/978-1-4612-2488-4_1

[5] Rezler AG, Woolliscroft JA, Kalishman SG. What is missing from patient histories? Medical teacher 1991; 13(3): 245–52.

[6] Peterson MC, Holbrook JH, Von Hales D, Smith N, Staker LV. Contributions of the history, physical examination, and laboratory investigation in making medical diagnoses. Western journal of medicine 1992; 156(2): 163.

[7] Hampton JR, Harrison M, Mitchell JR, Prichard JS, Seymour C. Relative contributions of history-taking, physical examination, and laboratory investigation to diagnosis and management of medical outpatients. Br Med J. 1975; 2(5969): 486–89.

[8] Roshan M, Rao A. A study on relative contributions of the history, physical examination and investigations in making medical diagnosis. The Journal of the Association of Physicians of India. 2000; 48(8): 771–75.

[9] Sandler G. The importance of the history in the medical clinic and the cost of unnecessary tests. American heart journal. 1980; 100(6): 928–31.

[10] Pfeiffer C, Madray H, Ardolino A, Willms J. The rise and fall of students' skill in obtaining a medical history. Medical education 1998; 32(3): 283–88.

[11] Evans B, Coman G, Goss B. Consulting skills training and medical students' interviewing efficiency. Medical education 1996; 30(2): 121–28.

[12] Keifenheim KE, Teufel M, Ip J, Speiser N, Leehr EJ, Zipfel S, et al. Teaching history taking to medical students: a systematic review. BMC medical education. 2015; 15(1): 1.

[13] Ewing JA. Detecting alcoholism: the CAGE questionnaire. Jama 1984; 252(14): 1905–07.

5.2   Das ist mir jetzt aber peinlich …

Sexualanamnese

Annette Maleika

Lernziel nach NKLM 14c

2.4.10 Eine Sexualanamnese, inklusive Menstruationsanamnese, durchführen.

Fallvignette

Frau Maier ist 32 Jahre alt und kommt wegen unerfülltem Kinderwunsch in die gynäkologische Sprechstunde. Der Arzt kennt die Patientin von den Vorsorgeuntersuchungen, die bislang alle unauffällig ausgefallen sind. Seit fünf Jahren wurde auf Wunsch der Patientin eine Pille zur Kontrazeption verschrieben.

Frau Maier lebt mittlerweile in einer festen Partnerschaft und verhütet seit einem Jahr nicht mehr. Beruflich ist sie ehrgeizig und hat eine gesicherte Position erreicht, sodass eine Schwangerschaft für sie nun ganz gut in ihre Lebensplanung passen würde.

[▶ NKLM-Kapitel 20: Kinderwunsch (20.53), Störungen der sexuellen Funktion und des sexuellen Erlebens (20.103)]

Informationen zum Krankheitsbild

Hintergrund: Unerfüllter Kinderwunsch

Fakten zum Krankheitsbild

- *Ursachen:* Etwa sieben bis neun Prozent aller Paare im reproduktiven Alter haben einen Kinderwunsch und die Frau wird innerhalb eines Jahres bei regelmäßigem Sexualverkehr nicht schwanger (ungewollte Kinderlosigkeit). Die Ursachen der Kinderlosigkeit liegen zur Hälfte bei der Frau (funktionelle und pathologische Veränderungen von weiblichen Hormonen, Gebärmutter, Eileitern) und zur Hälfte beim Mann (Probleme der Samenzellproduktion, Verschluss des Samenleiters, hormonelle Störungen). Es erfolgt in diesem Fall auf Wunsch eine Diagnostik und Therapie, die medizinisch und psychosomatisch orientiert sein sollte [1].
- *Diagnostik bei der Frau:* (Zyklus-)Anamnese, klinische Untersuchung, Temperaturkurve, Hormonstatus, Ultraschall des inneren Genitales, Hysteroskopie und Laparoskopie, Chromopertubation, Chromosomenabklärung
- *Diagnostik beim Mann:* Hormonstatus, klinische und monografische Untersuchung des äußeren Genitales, Spermiogramm, genetische Abklärung

5.2.1 Einführung: Die gynäkologische Anamnese

Die gynäkologische Anamnese berührt in vielen Aspekten sensible Themen, die die Intimsphäre der Frau betreffen. Es ist selbstverständlich, dass das Anamnesegespräch unter vier Augen und ohne Störungen geführt wird. Es gilt das Vertrauen der Patientin durch Aufmerksamkeit und eine strukturierte Gesprächsführung zu gewinnen. Die Menstruations- oder Zyklusanamnese ist obligater Bestandteil der gynäkologischen Anamnese. Die Sexualanamnese ist von Bedeutung, wenn die Patientin dieses Thema gezielt anspricht oder zum Beispiel unter unerfülltem Kinderwunsch leidet.

5.2.2 Menstruationsanamnese

Die Menstruationsanamnese ist obligater Bestandteil einer gynäkologischen Anamnese.

Zuvor sollte abgefragt werden, ob und wie die Patientin hormonelle Kontrazeption benutzt. *Kontrazeptiva* beeinflussen den Zyklus und können auch im Langzyklus verwendet werden, um für mehrere Monate eine Blutungsfreiheit zu erzielen. Oder liegt bei der Patientin eine Spirale (IUD)? Es gibt gestagenhaltige Spiralen, die die Menstruationsblutung durch Endometriumatrofie unterdrücken. Auch gestagenhaltige Implantate beeinflussen den Menstruationszyklus.

Die Konstitution der Patientin kann ihren Zyklus ebenfalls beeinflussen. Ist sie *anorektisch* oder betreibt sie sehr viel *Sport*? Dadurch können die Hypothalamus-Hypophysen-Achse und damit der Zyklus beeinflusst werden.

Als Einstieg eignet sich die *Frage nach der letzten Regelblutung*. Für die Frauenärztin ist sie relevant zur Einschätzung der aktuellen Zyklusphase oder bei einer schwangeren Patientin zur Bestimmung des Gestationsalters und der Errechnung des Geburtstermins. Die *Frage nach der ersten Regelblutung* (Menarche) ist oftmals von der Patientin nicht so exakt zu beantworten, lässt aber grobe Rückschlüsse auf die sexuelle Entwicklung im hormonellen Kontext von Hypothalamus und Hypophyse zu. Anschließend wird der Menstruationszyklus exploriert.

Bei prämenopausalen Frauen wird gefragt: »*In welchen Abständen bluten Sie? Wie viele Tage dauert die Menstruation? Wie stark ist die Blutung und wie viele Binden oder Tampons benötigen Sie am Tag?*«

Hilfreich ist es, wenn die Patientin einen *Regelkalender* führt und die Dauer und Stärke der Blutung angibt oder in einem Schema aufzeichnet, z. B. Kaltenbach-Schema [2]. Wichtig ist es nach Beschwerden während der Blutung zu fragen. Besteht eine *Dysmenorrhoe*, also Schmerzen im Unterbauch während der Menstruation? Dieses Symptom ist besonders bei jungen Frauen häufig, kann aber auch auf eine Endometriose hinweisen. Besteht vielleicht sogar regelmäßig Schul- oder Arbeitsunfähigkeit wegen Schmerzen, *Kreislaufproblemen* oder dem häufig erforderlichen Vorlagenwechsel während der Blutung? In diesem Fall ist eine gynäkologische Intervention zur Zyklusregulierung sinnvoll, da der Leidensdruck in diesen Fällen sehr hoch ist. Gibt es *Blutungen außerhalb der Menstruation*, z. B. nach Geschlechtsverkehr, beim Stuhlgang oder Wasserlassen? Diese können auf entzündliche Zeltveränderungen, Zystitiden, Hämorrhoiden, Endometriose oder selten auch maligne Erkrankungen hindeuten.

Bei postmenopausalen Frauen wird die Frage nach der letzten Regelblutung gestellt und ob es seither zu einer Blutung gekommen ist. Diese kann ihre Ursache in Erkrankungen der äußeren oder inneren Genitalorgane haben, die vom Frauenarzt abgeklärt werden sollten.

5.2.3   Sexualanamnese

Die Sexualanamnese berührt den vielleicht intimsten Bereich der Patientin und erfordert besonderes Einfühlungsvermögen der Ärztin. Sexualität ist nicht spezifisch organgebunden, sondern sie reicht von funktionellen Aspekten der Genitalorgane über vegetative Vorgänge bis hin zu psychischen Aspekten. Sexualität ist auch nicht unipersonell, sondern interpersonell und wird durch den Beziehungsaspekt zum Partner beeinflusst. Gelegentlich sind auch sozio-kulturelle Aspekte zu berücksichtigen.

In der ärztlichen Sprechstunde findet sich normalerweise nicht die Zeit, routinemäßig alle Aspekte der Sexualität abzufragen. Aber besonders in der frauenärztlichen Praxis sollte von ärztlicher Seite die Initiative ausgehen, da nur wenige Patientinnen sexuelle Probleme direkt ansprechen. Gelegentlich werden somatische Beschwerden vorgeschoben, hinter denen sich sexuelle Probleme verbergen.

Um einen Eindruck zu gewinnen, eignen sich Fragen wie: »Haben Sie Geschlechtsverkehr mit einem Partner?« Wird die Frage mit »Ja« beantwortet, kann sich die Frage nach *funktionellen Störungen* beim Geschlechtsverkehr anschließen. Diese beinhalten Lubrikationsdefizite, Erregungsstörungen, Orgasmusstörungen, aber auch Schmerzen oder postkoitale Probleme. Als weiterer Aspekt sollte die *Zufriedenheit mit der Sexualität* eingeschätzt werden. Oftmals bestehen funktionelle Probleme, mit denen sich die Patientin aber arrangiert bzw. für die das Paar eine befriedigende Lösung gefunden hat. Nicht immer haben funktionelle Probleme einen Einfluss auf die sexuelle Erlebnisfähigkeit und sexuelle Zufriedenheit.

Ergeben sich aus den Antworten Hinweise, dass die Patientin in ihrem Sexualleben beeinträchtigt ist und darunter leidet, ist eventuell eine Sexualberatung indiziert. Diese wird zu einem gesonderten Termin angesetzt. Für diese Gespräche werden jeweils etwa 50 Minuten veranschlagt. Dabei sollte eine ausführliche sexualmedizinische Exploration erfolgen. Diese beginnt in der Kindheit mit dem Einfluss und der Dominanz der Eltern sowie mit der Geschlechtsidentität des Kindes. Prägende Phasen wie die Pubertät, Erkundung des eigenen Geschlechtes, Selbstbefriedigung und der erste Freund sind wichtige Stationen der Sexualentwicklung. Wie wurde Sex gelebt, welche Befriedigung gibt er der Patientin und ihrer Beziehung? Gab es Einschränkungen durch Ängste, funktionelle Störungen oder das soziokulturelle Umfeld? Gab es gar Missbrauchserlebnisse? Wie hat sich das Sexualleben verändert, z. B. durch den Partner, Beziehungen, Schwangerschaft, Geburten, Krankheiten, Medikamente? Wo ergeben sich Probleme, die eventuell bis heute prägend sind? Welche sexuellen Wünsche und Neigungen bestehen und wie werden diese ausgelebt?

Wichtig ist, dass die Ärztin dabei ganz genau nachfragt, auch wenn es sich dabei um ein sensibles Tabuthema handelt!

Als Resümee der Exploration werden dann relevante Probleme konkretisiert, die gemeinsam mit der Patientin bearbeitet werden, ggfs. auch unter Einbeziehung des Partners.

5.2.4 Darstellung einer gelungenen Arzt-Patienten-Kommunikation

Gesprächsablauf unter Zuhilfenahme des SPIKES-Modells

Das Akronym SPIKES steht für: Situation, Perception, Invitation, Knowledge, Emotions, Strategy. Zur genauen Erläuterung des SPIKES-Modells (▶ Kap. 11.4, ▶ Tab. 11-4).

- **Situation:** Das Arzt-Patient-Gespräch soll in einem ruhigen Raum ohne Störungen unter vier Augen stattfinden. Es sollten mindestens 20–30 Minuten für das Erstgespräch und eine gynäkologische Untersuchung eingeplant werden. Diese werden allerdings nicht immer ausreichen, eine Fortsetzung sollte auf einen neuen Termin verschoben werden.
- **Perception:** Die Patientin sollte warmherzig begrüßt werden. Eine vertrauensvolle, aber offene und sachliche Gesprächsebene eignet sich für den Einstieg.
- **Invitation:** Die Patientin soll in diesem Setting ermutigt werden, über ihr Problem zu reden.

Tab. 5-4 Gesprächsbeispiel zur Erhebung einer Sexualanamnese nach dem SPIKES-Modell

Arzt	Patientin
Guten Tag, Frau Maier (Frau M.), nehmen Sie doch bitte Platz. Wie geht es Ihnen?	Guten Tag, Herr Doktor, es geht mir gut, aber etwas stimmt nicht …
Sie kommen heute mit einem bestimmten Anliegen in meine Sprechstunde?	Ja genau, ich weiß gar nicht, wie ich anfangen soll … Ich möchte gerne schwanger werden. Vor einem Jahr, kurz nach der letzten Vorsorgeuntersuchung, habe ich die Pille weggelassen, aber es passiert nichts.
Sie meinen, dass keine Schwangerschaft eingetreten ist?	Ja, das würde mir jetzt ganz gut passen. Ich habe meine angestrebte Position in der Firma erreicht und mein Team ist gut eingespielt. Jetzt könnte ich gut eine Babypause einlegen.
Wie hat sich denn Ihr Zyklus nach dem Absetzen der Pille eingespielt?	Na ja, erst kam 6 Wochen nichts und jetzt blute ich so alle 3 bis 5 Wochen, das hängt wohl auch mit dem Stress in der Firma zusammen.
Wann war denn Ihre letzte Blutung?	Vor zwei Wochen etwa.
Haben Sie Schmerzen vor oder während der Blutung?	Manchmal schon.
Wie oft in der Woche haben Sie denn mit Ihrem Partner Geschlechtsverkehr?	Etwa zweimal. Er hat ziemlich viel Stress im Job.
Möchte er denn auch gerne ein Kind?	Grundsätzlich glaube ich schon, aber er kann sich das wohl nicht so richtig vorstellen, wie das alles zusammen funktionieren soll, weil wir beide viel arbeiten.
Haben Sie denn gezielt versucht, in der Mitte von Ihrem Zyklus Verkehr zu haben?	Das klappt meist nicht, mein Partner ist auch oft unterwegs.
Und wenn Sie Sex haben, kommt es dann auch zum Samenerguss bei Ihrem Partner?	Ja ich denke schon …
Und wie oft erleben Sie einen Orgasmus?	Am ehesten, wenn wir im Urlaub sind, ansonsten bin ich meist zu angespannt oder zu müde.

- **Knowledge:** Die Patientin bekommt vom Arzt ein Feedback zu ihrem Problem und über die mögliche Ursache ihres unerfüllten Kinderwunsches.

Tab. 5-5   Gesprächsbeispiel nach dem SPIKES-Modell: Knowledge

Arzt	Patientin
Ich verstehe, dass Sie beide beruflich sehr eingespannt sind. Das ist natürlich positiv, da es ihre beruflichen Karrieren vorangebracht hat. Aber Stress kann sich auch auf Ihre Hormone auswirken und dadurch den weiblichen Zyklus beeinträchtigen. Eventuell kommt es dann gar nicht zu einem Eisprung. Sowohl die Hormone als auch den Eisprung können wir aber untersuchen beziehungsweise feststellen. Wären Sie damit einverstanden?	Ja.
Wenn Ihr Partner ebenso im Stress ist wie Sie, dann hat er sich vielleicht noch gar nicht so klar gemacht, wie wichtig Ihnen eine Schwangerschaft jetzt wäre oder er fühlt sich vielleicht überfordert? Es gibt auch Ursachen für Kinderlosigkeit, die beim Mann liegen, denn nicht nur Stress, sondern auch andere Faktoren können die Samenqualität beeinflussen. Könnten solche Gründe für Ihren Mann zutreffen?	Wäre möglich …

- **Emotions:** Die Patientin soll zu einer Verhaltensänderung bewegt werden. Hierbei benötigt der Arzt das Feedback, ob sie bereit ist, diese Maßnahmen umzusetzen.

Tab. 5-6   Gesprächsbeispiel nach dem SPIKES-Modell: Emotions

Arzt	Patientin
Haben Sie denn einmal gemeinsam den Kinderwunsch konkret besprochen? Ich denke es wäre wichtig, dass Sie sich einmal Zeit für sich nehmen, um über eine Schwangerschaft und Ihren Kinderwunsch zu sprechen. Dieses Thema sollte man ernsthaft, aber dennoch entspannt gemeinsam angehen.	Ja, wir haben es ja bislang entspannt gesehen, aber mittlerweile ist es mir wohl wichtiger als ihm. Das habe ich ihm so noch nicht vermittelt.
Dann sollten Sie ihm mitteilen, dass dieses Thema für Sie nun an Wichtigkeit zugenommen hat.	Ja, das mache ich. Immerhin habe ich auch nicht unbegrenzt Zeit.
Vielleicht können Sie beide ihr Stresslevel gemeinsam etwas reduzieren und sich Auszeiten gönnen?	Ja, das wäre schön. Das werden wir jetzt angehen.

Teil II

- **Strategy:** Der Patientin wird dargelegt, dass es Behandlungsmöglichkeiten für ihr Problem gibt. Die weiteren Schritte werden ihr erläutert.

Tab. 5-7   Gesprächsbeispiel nach dem SPIKES-Modell: Strategy

Arzt	Patientin
Gut, dann werde ich Ihnen heute noch Blut für eine Hormonuntersuchung abnehmen. Und Sie bekommen hier eine Tabelle, in der Sie Ihre morgendliche Körpertemperatur eintragen. Die bringen Sie bitte in 3 Monaten zum nächsten Termin wieder mit. Gerne können Sie dazu auch mit Ihrem Partner zu mir kommen!	Das ist eine gute Idee. Bis dahin werden wir unseren Kinderwunsch intensiv besprechen. Vielen Dank.
Das freut mich. Wir sehen uns dann in gut 3 Monaten. Auf Wiedersehen!	

Peinliche Gesprächssituationen

Peinliche Gesprächssituationen entstehen fast immer bei Tabuthemen. Diese betreffen unter anderem Probleme mit der Menstruation oder der Sexualität, mit denen ein Frauenarzt regelmäßig konfrontiert ist (▶ Kap. 19.2).

Umgang mit den Tabuthemen

Bei Vorliegen von Problemen, die die Sexualität oder Fortpflanzung betreffen, muss der Arzt zunächst das Vertrauen der Patientin gewinnen, sodass sie offen über ihr Problem sprechen kann. Gleichzeitig muss der Arzt der Patientin signalisieren, dass er der verständnisvolle und kompetente Ansprechpartner für ihr Problem ist. Gemeinsame sachliche Ziele des Arzt-Patient-Gespräches sind die Analyse der möglichen Ursachen des unerfüllten Kinderwunsches und die Festlegung weiterer diagnostischer und therapeutischer Maßnahmen (▶ Kap. 6.1).

Worauf Sie achten sollten!

- Die Ärztin soll rasch eine vertrauensvolle Gesprächsatmosphäre schaffen und sich als kompetente Gesprächspartnerin erweisen.
- Fragen Sie genau nach, gerade wenn es um ein sensibles intimes Thema geht.
- Die Patientin soll ermutigt werden, möglichst konkret ihr Problem zu schildern.
- Sie sollte Informationen über die möglichen Ursachen ihres Problems bekommen.
- Sie sollte über die Perspektive weiterer Abklärungsschritte informiert sein.
- Die Patientin soll das Gespräch mit dem Gefühl verlassen, dass sie eine adäquate Ansprechpartnerin gefunden und Vertrauen in den weiteren Behandlungsablauf hat.

> **Merke**
> Auch ein schambesetztes Problem sollte vom Arzt sensibel behandelt und sachlich gelöst werden. Nicht um den heißen Brei herumreden, sondern die Patientin zur klaren Schilderung des Problems und dessen Auswirkungen ermutigen!

Literatur

[1] Leitlinie AWMF: Fertilitätsstörungen, psychosomatisch orientierte Diagnostik und Therapie. Online verfügbar unter: https://www.awmf.org/leitlinien/detail/ll/016-003.html (Zugriffsdatum: 25.7.2018).

2] Ludwig H. Das Kaltenbach-Schema. Der Gynäkologe 2004; 12.

5.3 Darüber redet man(n) doch nicht

Sexualanamnese

Ulrike Necknig

> **Lernziel nach NKLM 14c**
>
> 2.4.10 Eine Sexualanamnese, inklusive Menstruationsanamnese, durchführen.

> **Fallvignette**
> Herr Herzog, ein 56-jähriger verheirateter Unternehmer, stellt sich in der urologischen Ambulanz vor. Er gibt zunächst an, eine Routineuntersuchung durchführen lassen zu wollen. Bei einer Körpergröße von 178 cm wiegt der Patient 102 kg. Er raucht ca. 20–30 Zigaretten täglich. Ein seit Jahren bestehender Bluthochdruck ist medikamentös eingestellt. Insgesamt gehe es ihm gut, allerdings sei der Patient beruflich sehr eingespannt. Im Gespräch gibt der Patient auf Nachfrage an, beruflich zwar äußerst erfolgreich und zufrieden zu sein, sich aber ansonsten nicht mehr als richtiger »Mann« zu fühlen, da sich das Sexualleben verändert habe. In letzter Zeit sei höchstens ein Koitus pro Monat möglich. Der Penis wird praktisch nicht mehr rigide. Seine Partnerin äußere zwar Verständnis, er habe aber Sorgen, dass sich das ändere, wenn er »im Bett nicht mehr kann«.
> Aus Sicht der betreuenden Ärztin sind aufgrund der geschilderten Symptomatik die Erhebung einer um die Sexualität erweiterten Anamnese und eine ergänzende Diagnostik indiziert. Die Ärztin muss Herrn Herzog die Notwendigkeit vor dem Hintergrund vorliegender Risikofaktoren (Adipositas, Rauchen und Bluthochdruck) erläutern und die Möglichkeit der Erstmanifestation einer erektilen Dysfunktion aufgrund einer bislang unentdeckten Gefäßerkrankung erklären.
> [▶ NKLM-Kapitel 20: Störungen der sexuellen Funktion und des sexuellen Erlebens (20.103)]

Informationen zum Krankheitsbild

Hintergrund: Erektile Dysfunktion
Verlauf:
- Auf Nachfrage des Untersuchers berichtet der Patient eine Änderung des Sexuallebens.
- Die Anamnese sollte um die Sexualanamnese erweitert werden.
- Risikofaktoren (z. B. Adipositas, Diabetes, Arteriosklerose) für eine erektile Dysfunktion (ED) müssen im weiteren Verlauf abgeklärt werden.

Cave: Die ED kann auch Erstsymptom einer bisher unerkannten kardiovaskulären Erkrankung sein.
Definition: Chronische Erektionsschwäche von mindestens sechs Monaten Dauer mit 70 % erfolglosen koitalen Versuchen.
Ätiologie: Es werden psychische von organischen Erektionsstörungen unterschieden. Organische Störungen können vaskulär, neurogen oder hormonell bedingt sein. Häufig existieren Mischformen [1].
[▶ NKLM-Kapitel 21: Erektile Dysfunktion (21.1.6.39)]

Fakten zur erektilen Dysfunktion

- Die erektile Dysfunktion nimmt mit dem Lebensalter zu. Die Prävalenz steigt von 2,3 % in der 3. Lebensdekade auf 53,4 % in der 7. Lebensdekade an [2]. Die erektile Dysfunktion kann Vorbote einer ischämischen Erkrankung sein. Vor allem jüngere Männer mit erektiler Dysfunktion haben ein deutlich erhöhtes Risiko für eine koronare Erkrankung.
- Der Verlauf der Erkrankung ist abhängig davon, ob die für die erektile Dysfunktion ursächliche Erkrankung ausreichend behandelt werden kann.
- Leitlinien zur erektilen Dysfunktion sind online verfügbar unter http://uroweb.org/guideline/male-sexual-dysfunction; http://www.auanet.org/guidelines/erectile-dysfunction-aua-guideline-(2018) (Abrufdatum: 9.6.2018)

5.3.1   Einführung

Sexualität ist auch in fortgeschrittenem Alter für viele Patienten wichtig [3]. Sexualstörungen sind häufig und betreffen insbesondere die Altersgruppe > 50 Jahre [4]. Trotz einer im Vergleich zu früher deutlichen Enttabuisierung des Themas Sexualität in unserer Gesellschaft scheuen sich viele Patienten, sexuelle Probleme mit Ihrer Ärztin zu besprechen. Gleichzeitig fürchten viele Ärztinnen, insbesondere Berufsanfängerinnen, eine Grenze in der Arzt-Patienten-Beziehung zu überschreiten, wenn sie den Verdacht auf eine sexuelle Störung ansprechen [5]. Die Sexualanamnese ist zentrales Element der Diagnostik von Sexualstörungen und sollte so genau wie möglich und so umfangreich wie nötig erhoben werden.

Definition

Die **Sexualanamnese** ist der Teil der Anamnese, der systematisch die Symptomatik und den Hintergrund sexueller Beschwerden und Funktionsstörungen (z. B. erektile Dysfunktion) erhebt.

5.3.2   Eine Sexualanamnese erheben: So geht's!

Bei der Erhebung einer Sexualanamnese sind offene, wertfreie, konkrete W-Fragen, mit denen nicht nur Fakten, sondern auch deren Bedeutung hinterfragt werden, hilfreich. Ärztliche Fragen sollten Offenheit ausdrücken und dem Gegenüber gleichzeitig die Möglichkeit geben, über die Tiefe der Antwort selbst zu entscheiden.

Anlässe, die ein Gespräch über Sexualität ermöglichen:
- direkt geäußerter Patientenwunsch
- indirekt geäußerter Patientenwunsch (»Ich wollte mal wegen einem Freund fragen …«)
- Verdacht auf eine organische oder psychische Erkrankung, die Auswirkungen auf die Sexualität haben (z. B. sexuell übertragbare Infektion, Testosterondefizit, koronare Herzkrankheit, Depression, Suchterkrankung)
- Medikamente mit unerwünschten Wirkungen, die sich auf die Sexualfunktion auswirken (z. B. Antidepressiva/SSRI, Betablocker)

Folgende Punkte sind bei der Erhebung einer Sexualanamnese wichtig [6]:
1. Erläutern Sie zu Beginn des Gespräches dem Patienten den Hintergrund (z. B. »Ein Verlust der Gliedsteife kann ein erster Hinweis für das Vorliegen einer Gefäßerkrankung sein. Ich möchte Ihnen daher im Folgenden einige Fragen zu Ihrer Sexualität stellen.«).
2. Achten Sie darauf, welche Begriffe der Patient zur Beschreibung von Sexualität und Beziehungen benutzt, und fragen Sie nach, wenn Ihnen die Ausführungen unklar sind. Bei Verständigungsproblemen kann Bildmaterial unterstützend eingesetzt werden.
3. Inhaltlich sollten folgende Punkte enthalten sein:
   - Erhebung vorliegender Risikofaktoren für Ursachen einer sexuellen Dysfunktion: internistische, neurologische oder psychische Erkrankungen, Operationen, Medikamente (Antihypertensiva, Sedativa, Antiandrogene), Alkohol, Rauchen, Drogen
   - Fragen zu Dauer (seit wann?) und Art der vorliegenden Störung (z. B. bezogen auf Tumeszenz, Libido, Ejakulation)
   - Geschlechtsverkehr möglich (Frequenz?)/unmöglich
   - Beschreibung einer typischen sexuellen Situation
   - Ursachen aus Sicht des Patienten
   - Zurückliegende Behandlungen (Erfolg, Misserfolg?)
   - Aktueller Partnerstatus (einschließlich des Partners)

Worauf Sie achten sollten!

- Führen Sie die Sexualanamnese zeitlich ungestört und örtlich angemessen durch.
- Informieren Sie den Patienten explizit darüber, dass alle Gesprächsinhalte der ärztlichen Schweigepflicht unterliegen.

- Benutzen Sie ggf. Fragebögen, die gezielt für sexuelle Funktionsstörungen entwickelt wurden (z. B. Internationaler Index zur Erfassung der erektilen Dysfunktion (IIEF), Sexual Health Inventory für Men (SHIM)).

> **Merke**
> Die Sexualanamnese:
> - sollte bei Verdacht auf eine Sexualstörung integraler Bestandteil des Anamnesegespräches sein;
> - ist wesentlich für die Erkennung weitergehender Störungen [7].

Literatur

[1] Porst H. Diagnostik und medikamentöse Therapie der erektilen Dysfunktion. In: Michel MS, Thüroff JW, Janetschek G, Wirth M (Hrsg.), Die Urologie. Berlin, Heidelberg: Springer 2016; 1513–1521.

[2] Braun M, Wassmer G, Klotz T, Reifenrath B, Mathers M, Engelmann U. Epidemiology of erectile dysfunction: results of the »Cologne male Survey«. Int. J Impot Res 2000; 12: 305–11.

[3] Hyde Z, Flicker L, Hankey GJ et al. Prevalence of sexual activity and associated factors in men aged 75 to 95 years: a cohort study. Ann Int Med 2010; 153 (11): 693–702.

[4] Lindau ST, Schumm LP, Laumann EO et al. A study of sexuality and health among older adults in the United States. N Engl J Med 2007; 357 (8): 762–74.

[5] Seiderer-Nack J, Sternfeld A. Anamnese. In Christ F (Hrsg.), Anamnese und körperliche Untersuchung. Lehmanns Media 2008; 3–17.

[6] Beier KM, Bosinski HAG, Fröhlich G, Hartmann U, Loewit K, Peglau M, Rauchfuß M, Völkel H, Vogt H-J. Praxisleitlinien der Akademie für Sexualmedizin zur Diagnostik und Therapie von sexuellen Störungen. Sexuologie 2000; 7: 170–181.

[7] Bosinski HAG. Diagnostik und Therapie sexueller Störungen. Urologe (A) 2004; 43: 279–284.

5.4　Faktensammeln im Notfall

Notfallanamnese

Holger Buggenhagen, Kai-Uwe R. Strelow

> **Lernziel nach NKLM 14c**
>
> 2.4.11　Eine Notfallanamnese durchführen.

> **Fallvignette**
> Frau Kiefer, von Beruf Busfahrerin und 58 Jahre alt, wurde in der Notaufnahme mit akut eingetretenen starken Thoraxschmerzen aufgenommen. Die Patientin hatte vor zwei Tagen eine ambulante Arthroskopie am rechten Knie erhalten. Bei starken Schmerzen im rechten Knie war sie seit dem OP-Termin zu Hause immobilisiert.
> Die Patientin wartet nun auf weitere Untersuchungen und ein Anamnesegespräch in ihrem Zimmer. Die Patientin hat eine Tachypnoe mit Dyspnoe und Zyanose. Sie ist kaltschweißig und hustet.

Das sofort angeschlossene Pulsoximeter zeigt eine Herzfrequenz von 120/min und eine Sauerstoffsättigung von 88 % an. Nach hochdosierter Gabe von Sauerstoff und Anlegen einer peripheren Venenverweilkanüle entscheidet sich die diensthabende Ärztin vor Festlegung des weiteren Vorgehens zur Diagnostik und/oder Therapie zunächst für die Durchführung einer Notfallanamnese.
[▶ NKLM-Kapitel 20: Atemnot und Kurzatmigkeit (20.7) Thoraxschmerzen (20.107)]

Informationen zum Krankheitsbild

Hintergrund: Lungenarterienembolie
Ätiologie: Thromboembolie als Hauptursache neben: Sepsis, Knochenmarksembolie, Fettembolie, Luftembolie, Tumorembolie und Embolie durch Fremdmaterial.
Verlauf: Man unterteilt in akute und chronische Lungenembolie.
* Schwere akute Verläufe werden als fulminante Lungenembolie bezeichnet.
* Aus etwa jeder hundertsten akuten Lungenembolie wird eine chronische Lungenembolie.

[▶ NKLM-Kapitel 21: Lungenembolie (21.1.4.3)]

Fakten zu Lungenarterienembolie

* Definition Lungenarterienembolie: partielle oder vollständige Verlegung einer Lungenarterie durch einen Embolus – in den meisten Fällen ist eine Phlebothrombose der tiefen Bein- und Beckenvenen als Emboliequelle zu identifizieren.
* Die Lungenembolie tritt relativ häufig auf und besitzt eine hohe Letalität innerhalb der ersten Stunden nach Auftreten. Bei klinischem Verdacht muss sofort die entsprechende Diagnostik und Therapie eingeleitet werden. Dies ist für die Prognose von entscheidender Bedeutung.
* Bei 30 % aller Thrombosen der tiefen Bein- und Beckenvenen tritt eine Lungenembolie auf [1]
* Die durchschnittliche Letalitätsrate liegt bei 11 % (Deutschland: 40 000 Tote/Jahr) [2]
* Die Haupttodesursache ist das akute Rechtsherzversagen.
* Eine S2 Leitlinie liegt seit 11/2014 vor [3, 4].

5.4.1 Einführung

Die Durchführung einer Notfallanamnese ist vor einer Akutversorgung im Notarztdienst, in der Notfallambulanz und vor dringlichen operativen Eingriffen absolut erforderlich, um die wichtigsten Fakten der Krankengeschichte des Patienten zu erfassen. Dabei werden alle relevanten Informationen für die weitere Behandlung des Patienten mit vitaler Gefährdung erfasst [5, 6]. Art und Umfang der Anamnese richten sich jeweils nach der konkreten Behandlungssituation.

In der Notfallmedizin wird aufgrund der Dringlichkeit der Behandlung sowie bei Vorliegen eines lebensbedrohlichen Notfalls oft nur eine Kurzanamnese oder auch Notfallanamnese des aktuellen Geschehens erhoben. Ziel der Notfallanamnese ist das Einschätzen der Gesamtsituation und die Rekonstruktion des Geschehenen [7]. Bei bewusstlosen Notfallpatientinnen kann oder muss die Anamnese, falls entsprechend Zeit verbleibt und dritte Personen überhaupt anwesend sind, durch eine Fremdanamnese durchgeführt werden [8].

Teil II

Evidenz

- In der Literatur herrscht Konsens darüber, dass in einer Notfallsituation eine Anamnese-erhebung obligat ist [5, 7].
- Eine Anamnese der Vorerkrankungen oder des Krankheitsverlaufs kann gerade in Notfall-situationen unter Zeitdruck ohne schriftliche oder elektronische Informationen über den Patienten vor Behandlungsfehlern schützen [6, 10].
- Auch im Notfall existiert eine Rechtspflicht des Arztes zur Erhebung der Anamnese [8].

5.4.2   Eine Notfallanamnese durchführen: So geht's!

Das SAMPLE-Schema ist ein systematisches Abfrageschema, um ein möglichst vollständiges Bild über einen Notfallpatienten zu erlangen. In einer Notfallsitua-tion ist es oftmals sehr schwierig, den Patientenkontakt herzustellen und die Vor-geschichte zu erfahren. Insbesondere bei vital gefährdeten Patienten oder Patien-ten mit eingeschränktem Bewusstsein. Je nach Notfallgeschehen ist die Notfall-anamnese zu einem späteren Zeitpunkt möglicherweise nicht mehr durch Befragen des Patienten zu erheben. Da manche Aspekte unter Umständen zu einem späteren Zeitpunkt relevant werden können, sollte die Notfallanamnese möglichst früh und vollständig erfasst werden. Auch das Vorhandensein einer Patientenverfügung oder eine persönliche Willensäußerung des Patienten zu Art und Umfang der weiteren Therapie können dazu gehören.

Tab. 5-8   SAMPLE-Schema [5, 6]

S	Symptome	Welche Symptome hat die Patientin?
A	Allergien	Welche Allergien hat die Patientin? Allergieausweis vorhan-den?
M	Medikamente	Welche Medikamente nimmt die Patientin ein?
P	Patientengeschichte	Vorerkrankungen, Krankengeschichte, Unterlagen oder Ver-lauf bekannt?
L	Letzte Nahrungs-aufnahme	Wann war die letzte Mahlzeit und wann hat die Patientin das letzte Mal getrunken?
E	Ereignis	Ein Ereignis, das zum Notfall/Unfall geführt hat.

Im Beispiel einer Arzt-Patienten-Kommunikation in ▶ Tab. 5-9 wird die Anwen-dung des SAMPLE-Schemas dargestellt.

Tab. 5-9 Darstellung der Arzt-Patienten-Kommunikation

SAMPLE-Schema	Gesprächssituation	
	Arzt	Frau K.
Symptome	Frau Kiefer, ich werde Ihnen jetzt einige wichtige Fragen zu Ihrem Befinden stellen:	Ja, so weit es geht …
	Worin bestehen Ihre aktuellen Beschwerden?	Ich habe sehr starke Schmerzen im Brustkorb und bekomme sehr schlecht Luft und muss dauernd husten.
	Seit wann haben Sie diese Beschwerden, haben sie plötzlich eingesetzt und was haben Sie zu dieser Zeit getan?	Seit 4 Stunden, plötzlich einsetzend und in Ruhe …
	Lassen sich die Schmerzen lindern oder verstärken, sind sie lagerungsabhängig?	Nein, immer gleich …
	Wie fühlt sich der Schmerz an?	Starker dumpfer Druckschmerz.
	Wo genau fühlen Sie den Schmerz? Strahlt er in eine andere Region aus?	Vorne im Brustkorb ohne Ausstrahlung …
	Wie stark sind die Schmerzen auf einer Skala von 1 bis 10?	Sieben …
	Hat sich der Schmerz im zeitlichen Verlauf geändert?	Ja, erst weniger, dann mehr …
	Wie lange haben Sie die Luftnot?	Seit ungefähr 2 Stunden …
	Hat die Art der Luftnot sich im Verlauf geändert?	Ja, erst hat sie zugenommen und danach immer gleich stark …
Allergien	Bestehen bei Ihnen Allergien … auf Medikamente?	Ja, Penicillin-Allergie …
	… oder auf Nahrungsmittel und andere Substanzen?	… nicht dass ich wüsste …
Medikamente	Nehmen Sie regelmäßig Medikamente ein?	Ja, Medikamente gegen meinen hohen Blutdruck, Betablocker und Ca-Antagonist …
	Haben Sie aktuell oder in den letzten Tagen zusätzliche Medikamente eingenommen?	Ja, Ibuprofen und Valoron-Tropfen wegen der Schmerzen …

Tab. 5-9 *Fortsetzung*

SAMPLE-Schema	Gesprächssituation	
	Arzt	Frau K.
	Haben Sie irgendwelche Vorerkrankungen?	Ja, Bluthochdruck seit ca. 10 Jahren und Meniskusschäden in beiden Knien.
Patientengeschichte	Hatten Sie irgendwelche Operationen?	Ja, vor 20 Jahren Schilddrüsen-OP und vor 2 Tagen eine ambulante Kniearthroskopie rechts zur OP des Meniskus.
Letzte Nahrungsaufnahme	Wann haben Sie zuletzt etwas getrunken oder gegessen?	1 Tasse Kaffee vor 3 Stunden und 1 halbes Brötchen mit Käse vor 5 Stunden …
Ereignis	Was ist vor dem Beginn der Brustschmerzen und der Atemnot passiert?	Ich konnte seit der Arthroskopie wegen der starken Schmerzen kaum noch laufen und habe fast 2 Tage nur gelegen.

Worauf Sie achten sollten!

Bei der leitsymptomorientierten Notfallanamnese nach dem SAMPLE-Schema werden idealerweise gezielte und geschlossene Fragen verwendet:
- *Symptome:* Hauptproblem – Beginn, Lokalisation, Verlauf, Dauer, Einflüsse, die zu Verschlechterung oder Verbesserung führen, Art/Qualität, Ausprägung/Stärke
- *Allergien:* Notfallursache oder im Hinblick auf zu verabreichende Medikamente
- *Medikamente:* Dauermedikation, aktuelle Selbstmedikation, Hinweis auf Vorerkrankungen oder Notfallursache (z. B. Überdosierung, Neben- und Wechselwirkungen)
- *Patientengeschichte:* Bekannte Vorerkrankungen, chronische Infektionen, Unterlagen/Ausweise, Voroperationen
- *Letzte Nahrungsaufnahme:* Wann? Was? Wie viel? Aspirationsrisiko, Notfallgeschehen (Vergiftungen, Anaphylaxie), gastrointestinale Infektionen
- *Ereignis:* Welche Ereignisse traten direkt vor dem Notfall/Unfall auf?

Merke

Eine Anamnese in solchen Notfallsituationen erfordert ein systematisches und fokussiertes Vorgehen.

Literatur

[1] Heit JA, Spencer FA, White RH. The epidemiology of venous thromboembolism. J Thromb Thrombolysis 2016; 41(1): 3–14.

[2] Cohen AT, Agnelli G, Anderson FA, Arcelus JI, Bergqvist D, Brecht JG, Greer IA, Heit JA, Hutchinson JL, Kakkar AK, Mottier D, Oger E, Samama MM, Spannagl M. Europe VTEIAGi. Venous thromboembolism (VTE) in Europe. The number of VTE events and associated morbidity and mortality. Thromb Haemost 2007; 98(4): 756–64.

[3] Saar JA, Maack C. European Society of C. [Diagnosis and management of acute pulmonary embolism. ESC guidelines 2014]. Herz 2015; 40(8): 1048–54.

[4] Konstantinides SV, Torbicki A, Agnelli G, Danchin N, Fitzmaurice D, Galie N, Gibbs JS, Huisman MV, Humbert M, Kucher N, Lang I, Lankeit M, Lekakis J, Maack C, Mayer E, Meneveau N, Perrier A, Pruszczyk P, Rasmussen LH, Schindler TH, Svitil P, Vonk Noordegraaf A, Zamorano JL, Zompatori M. Task Force for the D, Management of Acute Pulmonary Embolism of the European Society of C. 2014 ESC guidelines on the diagnosis and management of acute pulmonary embolism. European heart journal. 2014; 35(43): 3033–69, 69a–69k.

[5] Limmer D, O'Keefe MF, Dickinson ET. Emergency care. Indianapolis, Ind., London: Prentice Hall: Pearson Education 2008.

[6] Marx JA, Hockberger RS, Walls RM, Adams J, Rosen P. Rosen's emergency medicine. Concepts and clinical practice 2010: 267.

[7] Luxem J, Kühn D, Runggaldier K. Rettungsdienst RS/RH. München: Elsevier 2013. p. 161.

[8] Killinger E. Die Besonderheiten der Arzthaftung im medizinischen Notfall. Berlin, Heidelberg: Springer 2009; 239.

[9] Schneider TH, Wolcke B, Böhmer R. Notfalldiagnostik. Taschenatlas Notfall & Rettungsmedizin: Kompendium für den Notarzt. Berlin, Heidelberg: Springer 2010; 52–69.

[10] Hecker U, Stemmler J. Strategien und Konzepte in Notfallsituationen. Notfallkommando – Kommunikation in Notfallsituationen für Gesundheitsberufe. Berlin, Heidelberg: Springer 2017; 85–137.

Teil II

6 Informationsvermittlung und Diagnosemitteilung

6.1 Let's talk about Sex!
Aufklärung, Beratung, Diagnosemitteilung und Verständnissicherung

Steffen Taubert, Armin Schafberger, Kerstin Mörsch

Lernziele nach NKLM 14c

2.5.1 Eine verständliche und empathische Aufklärung und Beratung durchführen.
2.5.2 Sich am Bedürfnis und an den Ressourcen der Patientinnen und Patienten bzgl. Autonomie und Verantwortung, Informationsmenge und Vollständigkeit orientieren und ihr Recht respektieren, Informationen abzulehnen, insbesondere bei der Diagnosemitteilung.
2.5.3 Erhobene Befunde in deren Bedeutung für Patientinnen und Patienten angemessen kommunizieren.
2.5.4 Das Verständnis von Patientinnen und Patienten respektvoll prüfen.
3.2.1 Tabuisierte Themen und stigmatisierte Erkrankungen wahrnehmen, akzeptieren und, wenn eine Vertiefung sinnvoll bzw. notwendig erscheint, dieses Thema angemessen ansprechen.

Fallvignette
Herr Friese, 36 Jahre alt, Beruf LKW-Fahrer, kommt in die hausärztliche Praxis. Sie kennen ihn und seine Familie gut. Er, seine etwas jüngere Frau und die beiden kleinen Kinder sind in der Praxis seit vielen Jahren in Behandlung.
Der Patient kommt sichtlich nervös ins Sprechzimmer. Er wünscht, sich einmal »gründlich untersuchen zu lassen«. Auf Nachfragen, ob es einen bestimmten Anlass für die Untersuchung gäbe, schildert der Patient, dass er befürchte, sich mit einer Geschlechtskrankheit angesteckt zu haben. Er habe seit einiger Zeit immer wieder mal außereheliche sexuelle Kontakte gehabt. In der Regel schützte er sich dabei, aber letztens sei es einmal ungeschützt passiert. Er hatte zwar nur »oral« Kontakt, aber nun schwitze er seit einiger Zeit über Gebühr und habe starkes Hautjucken. Beim Wasserlassen würde es zudem in der Harnröhre »brennen«. Neben seiner Angst vor einer Infektionserkrankung plagt ihn zudem die Frage, wie er jetzt mit seiner Frau umgehen soll. Sie weiß nichts von den außerehelichen Kontakten.
Auf Nachfragen der Ärztin, ob er diese sexuellen Kontakte zu Männern oder Frauen habe – dies sei schließlich für die Einschätzung eines Ansteckungsrisikos maßgeblich – äußert der Patient sichtlich stockend, in den letzten Monaten öfters sexuelle Kontakte zu Männern gehabt zu haben. Beim Analverkehr schütze er sich in der Regel mit Kondomen, aber beim letzten Mal – vor zwei Wochen – hat er beim Oralverkehr Sperma in den Mund bekommen. Nun mache er sich große Sorgen, sich mit etwas angesteckt zu haben.

Die Ärztin ist zunächst innerlich hin und her gerissen. Auf der einen Seite berührt sie das Vertrauen von Herrn Friese, über seine außerehelichen Kontakte zu reden. Auf der anderen Seite ist sie mit ihren Gedanken automatisch bei der Familie und versucht sich vorzustellen, was die Außenbeziehungen des Mannes für Frau und Kinder bedeuten. Welche Verantwortung erwächst daraus für sie als Ärztin? Die geschilderten Symptome (Schwitzen und Hautjucken) sind jedoch unspezifisch, »Brennen beim Wasserlassen« könnte auf eine sexuell übertragbare Krankheit hinweisen (z. B. Gonokokken- oder Chlamydieninfektion).
[▶ NKLM-Kapitel 20: Angst und Ängstlichkeit, Verstärktes Schwitzen (20.118) psychogener Juckreiz (20.52)]

Informationen zum Krankheitsbild

Hintergrund: Verdacht auf HIV oder eine andere STI (Sexually Transmitted Infection)
Anamnese: Oralverkehr (aktiv) mit Aufnahme von Sperma, Oralverkehr (passiv) mit Risiko für Chlamydien- oder Gonokokkeninfektion, häufig wechselnde Geschlechtspartner in der Vergangenheit
Symptome:
• Verstärktes Schwitzen, episodisches Hautjucken
• Brennen in der Harnröhre

[▶ NKLM-Kapitel 21: Gonorrhoe (21.1.6.33), Chlamydien (21.1.6.35)]

Fakten zu STI (Sexually Transmitted Infection)

• In Deutschland lebten Ende 2016 ca. 88 400 Menschen mit HIV, bei 3100 Neuinfektionen. 68 % aller Neudiagnosen betreffen Männer, die Sex mit Männern haben. [1]
• Die akute HIV-Infektion kann, muss aber nicht mit ausgeprägten Symptomen verlaufen. Mögliche Symptome sind u. a. Fieber, Hautausschlag, Orale Ulzera, Arthralgie/Gelenkschmerzen, Pharyngitis, allgemeines Krankheitsgefühl. [2, 3]
• Zur Diagnostik einer HIV-Infektion wird heute in der Regel ein Kombinationssuchtest verwendet, der sowohl Antikörper als auch Virusbestandteile nachweist. Er kann eine HIV-Infektion ab sechs Wochen nach einem Risikokontakt zuverlässig ausschließen. Der Nachweis einer Infektion kann ggf. aber auch schon früher gelingen: 17 Tage nach dem Risiko fällt der Test bei 50 % der Infizierten positiv aus. Soll früher geprüft werden, ob eine HIV-Infektion vorliegt, ist dies mit einem direkten Virusnachweis (PCR) möglich: 11 Tage nach Infektion ist die PCR bei 50 % der Betroffenen positiv. Da die PCR deutlich teurer ist als der Kombinationssuchtest, wird die PCR nur bei begründetem Verdacht auf eine akute HIV-Infektion durchgeführt. [4]
• Syphilis: Seit 2010 Anstieg an Neudiagnosen (2016: 6834 gemeldete Fälle). Knapp 90 % aller Neudiagnosen betreffen Männer, die Sex mit Männern haben. [5]
• Über ungeschützten Oralverkehr können STI wie Herpes, Chlamydieninfektionen, Gonorrhoe oder Syphilis übertragen werden. Die Übertragung von HIV ist zwar möglich, in der Realität aber sehr selten. Die Leitlinien listen ungeschützten Oralverkehr mit einer HIV-positiven Person deshalb auch nicht mehr als Indikation für eine HIV-Postexpositionsprophylaxe auf. [6]
• Sexuell aktive Menschen mit einem erhöhten Risiko für den Erwerb von STI (z. B. Männer, die Sex mit Männern haben) wird empfohlen, sich regelmäßig auf STI untersuchen zu lassen. [7]

- Eine Infektion mit Chlamydien oder Gonokokken ist bei allen sexuellen Praktiken möglich, bei denen es zu direktem Kontakt mit infektiösen Schleimhäuten oder Körperflüssigkeiten kommt. Der häufigste Übertragungsweg ist ungeschützter Vaginal- und Analverkehr. Aber auch bei Oralverkehr ist eine Übertragung vom Rachen auf die Harnröhre oder vice versa möglich.
- Bei einem Teil der Patientinnen kommt es ein bis drei Wochen nach einer Übertragung mit Chlamydien zu Ausfluss aus der Harnröhre, Jucken und Brennen sowie Schmerzen beim Wasserlassen. Häufig gibt es aber auch symptomlose Verläufe.
- Gonokokkeninfektionen (Gonorrhoe/»Tripper«) der Harnröhre zeigen in der Regel deutlichere Symptome. Männer bemerken typischerweise drei Tage nach einer Erreger-Übertragung ein starkes Brennen und Jucken in der Harnröhre sowie milchig-weißen bis gelben Ausfluss.
- Chlamydien- und Gonokokkeninfektionen können bei entsprechenden Sexualpraktiken auch im Rachen- oder Analbereich auftreten und sind dort fast immer symptomlos oder symptomarm.

[▶ NKLM-Kapitel 21: Angeborene/erworbene Immunschwächesyndrome (inkl. AIDS) (21.1.5.12) sowie Organsystem: Urogenitales System (21.1.6)]

6.1.1   Einführung

Ein HIV-Test wird durchgeführt, wenn ein erhöhtes Risiko für eine HIV-Übertragung vorliegt. Dies könnte eine Nadelstichverletzung mit infektiösem Blut sein oder kondomloser Vaginal- oder Analverkehr mit einer Person, die HIV-positiv und unbehandelt ist. Menschen mit HIV, die aufgrund einer antiretroviralen Therapie keine nachweisbare Viruslast mehr haben, sind hingegen sexuell nicht mehr infektiös. [8, 9]

Der Wunsch nach einem HIV-Test kann aber auch auf nicht adäquat bewältigte sexuelle Erfahrungen hinweisen. »Fremdgehen« bei einer ansonsten monogam gelebten Beziehung oder das Ausprobieren neuer sexueller Spielarten können Ängste und Schuldgefühle auslösen, die ihren Ausdruck in überzogenen Infektionsängsten finden. Über eine einfühlsame Sexualanamnese kann geklärt werden, ob tatsächlich ein relevantes Übertragungsrisiko vorlag und welches diagnostische Vorgehen indiziert ist (▶ Kap. 5.2, ▶ Kap. 5.3).

Die geschilderte Situation bietet zunächst einmal – rein medizinisch betrachtet – keine Begründung für einen HIV-Test. Ungeschützter Oralverkehr stellt ein sehr geringes Risiko für eine HIV-Übertragung dar, zumal nicht geklärt ist, ob der Partner überhaupt HIV-positiv war. Da der fragliche sexuelle Kontakt erst zwei Wochen zurückliegt, würde ein Antikörpertest – bezogen auf dieses Ereignis – kein valides Ergebnis liefern. Die geschilderten Symptome, wie verstärktes Schwitzen und Hautjucken, weisen weniger auf eine akute HIV-Infektion als auf vegetative Übererregung (Angst/Stress) hin.

Ein Antikörpertest könnte jedoch sinnvoll sein, wenn in der Zeit vor dem geschilderten Ereignis bereits ungeschützte Sexualkontakte mit Männern vorkamen. Da der Patient schildert, dass er »in der Regel« Kondome verwende, drückt er auch aus, dass er es hin und wieder nicht tut. Um hier Klarheit zu bekommen, ist eine Untersuchung auf HIV und andere sexuell übertragbare Infektionen sinnvoll.

Für die Gesprächsführung gilt zu bedenken, dass der Patient große Angst hat, dass seine »andere Sexualität« bekannt werden könnte. In dieser Situation wird der Patient sehr genau darauf achten, wie seine Ärztin auf die Neuigkeit reagiert, dass er auch Kontakte zu Männern hat. Wie steht meine Ärztin zu gleichgeschlechtlicher Liebe? Werde ich dafür verurteilt? Wird meine Ärztin gegenüber meine Familie »dichthalten« oder erfahren meine Frau und das medizinische Personal davon?

Für eine gelingende Arzt-Patienten-Kommunikation ist es zentral, Akzeptanz und Wertschätzung zu vermitteln. Sinnvoll kann sein, noch einmal explizit auf die ärztliche Schweigepflicht hinzuweisen, ggf. auch zu erläutern, auf welche Informationen der Krankenakte das Praxis-/Klinikpersonal Zugriff hat. Denkbar sind nur wenige Situationen, in der die ärztliche Schweigepflicht im Kontext von HIV gebrochen werden darf. Eine solche Situation könnte vorliegen, wenn Herr Friese sich mit HIV infiziert hätte, eine antiretrovirale Behandlung abgelehnt, seine Partnerin nicht über die Infektion informiert sowie mit ihr ungeschützten Sex praktiziert und beide Partner beim selben Arzt in Behandlung sind. Nur in einer solchen, in der Praxis sehr seltenen Konstellation könnte es zu einem Konflikt zwischen der Sorgfaltspflicht gegenüber der HIV-negativen Frau und der Schweigepflicht gegenüber dem HIV-positiven Patienten kommen. [10]

6.1.2 Minimale HIV/STI-bezogene Sexualanamnese

Checkliste für die Gesprächsführung mit Patientinnen ohne eindeutige Symptome

Folgende Daten sollten erhoben werden (adaptiert nach Britischer Leitlinie, 2013) [11]
- Bestätigen der fehlenden Symptomatik
- Datum des letzten Sexualkontakts sowie Anzahl der Sexualpartnerinnen der vergangenen drei Monate
- Geschlecht der Partnerinnen.
- beim Sexualkontakt exponierte Körperteile, Verwendung von Kondomen
- Verdachtsmomente für Infektionen
- Infektionsrisiko und mögliche Symptome bei Partnerinnen
- frühere STI
- bei Frauen: letzte Regel, verwendete Verhütungsmittel sowie letzte Vorsorgeuntersuchung (Zytologie)
- Risikoeinschätzung für über Blut übertragbare Viruserkrankungen sowie Anamnese des Impfstatus (u. a. Hepatitis A/B, HPV)
- Vereinbarung, wie das Testergebnis übermittelt werden soll

Ggf. ergänzend
- Alkohol- und Drogenanamnese[5] (▶ Kap. 5.1).

6.1.3 Patientenzentrierte Kommunikation

Berücksichtigung emotionaler Aspekte der Kommunikation

Sexualität und sexuelle Orientierung sind für die meisten Menschen sehr persönliche Themen. Fragen dazu sollten klar, aber auch sensibel und respektvoll formuliert werden. Wenn Patientinnen auf Fragen emotional reagieren, kann ein Vorgehen nach dem NURSE-Modell helfen (▶ Kap. 2.4).

Risikoanamnese

Erst durch das Abklären einer möglicherweise nur oberflächlich beschriebenen Situation wird deutlich, welche Testverfahren sinnvoll sind. Bei Unklarheit gilt es nachzufragen:
- »Sie wünschen einen HIV-Test, da Sie meinen, ein Risiko gehabt zu haben. Was ist denn genau passiert?«
- »Hatten Sie die fraglichen außerehelichen Kontakte mit Männern oder mit Frauen?«
- »Was meinen Sie mit ›nur ein bisschen rumgemacht‹?«
- »Spielte auch Oral- und Analverkehr eine Rolle?«

Sollte sich kein Übertragungsrisiko ermitteln lassen, gehört dies auch klar rückgemeldet gemäß dem Grundsatz »Kein Risiko, kein Test!«. Ihn einfach mal sicherheitshalber durchzuführen, würde letztlich die Unsicherheit hinsichtlich der Übertragungswege und Schutzmöglichkeiten befördern.

Anders sieht die Situation in Gruppen mit besonderen Risiken aus, wie z. B. bei Männern, die Sex mit Männern haben (siehe unten) oder bei schwangeren Frauen. Hier wird der HIV-Test unabhängig von konkreten Einzelsituationen immer empfohlen.

Gesprächsabschluss

Zum Ende des Gesprächs werden die Inhalte und die beschlossene Diagnostik kurz zusammengefasst, ein emotionaler Abschluss geschafft und festgelegt, wie das Testergebnis kommuniziert werden soll.

Bei Vorliegen eines relevanten Übertragungsrisikos

Folgende Fragen sind zu klären:
- Wird der Sexualpartner/die Sexualpartnerin mit antiretroviralen Medikamenten wirksam behandelt?

---

5 Der Konsum von Drogen vor oder während des Sex kann Phasen der sexuellen Aktivität deutlich verlängern und intensivieren. So kann es auch zu kleineren Schleimhautverletzungen kommen, die das Risiko für eine STI-Übertragung erhöhen.

- Wie lange liegt der »Risikokontakt« zurück?
  - bis 72 Stunden: Kommt eine Post-Expositionsprophylaxe infrage? (Hinweis: eine Post-Expositionsprophylaxe sollte möglichst innerhalb der ersten 24 Stunden eingeleitet werden!) [6]
  - bis 6 Wochen: Gibt es Symptome, die auf eine HIV-Infektion hinweisen? Wenn ja, dann zusätzlich zum Kombinationssuchtest ggf. Nukleinsäurenachweis (PCR)
  - länger als 6 Wochen: Kombinationssuchtest (4. Generation)

Beratung von Männern, die Sex mit Männern haben

Männer, die Sex mit Männern haben (MSM), haben statistisch ein deutlich höheres Risiko, sich mit HIV oder einer anderen sexuell übertragbaren Infektion anzustecken. Sexuell aktiven MSM mit wechselnden Partnern wird deshalb empfohlen, sich mindestens einmal jährlich auf HIV und andere STI untersuchen zu lassen [7].

Für die meisten Patienten ist es jedoch nicht ganz leicht, über ihre sexuelle Orientierung mit ihrer Ärztin zu sprechen. Angst vor Ablehnung kann dazu führen, dass Patienten über Gesundheitsrisiken schweigen oder nötige Arzttermine hinauszögern bzw. nicht wahrnehmen [12] (▶ Kap. 19.2). Für die Mehrzahl der Patienten ist es oft sehr befreiend, wenn ihre Ärztin in der Kommunikation Brücken baut und in einer wertschätzenden Grundhaltung offene Fragen stellt.

- »Um Ihre Gesundheitsrisiken richtig einschätzen zu können, wäre es hilfreich für mich zu wissen, ob Sie im vergangenen Jahr mit unterschiedlichen Partnerinnen oder Partnern Sex hatten.«
- »Haben Sie eher Sex mit Männern oder mit Frauen?«
- »Leben Sie in einer Ehe oder eingetragenen Partnerschaft?«

Solche Fragen sind nicht nur diagnostisch wichtig. Sie zeigen, dass die Ärztin grundsätzlich ein Verständnis von anderen Lebensformen hat und signalisieren Akzeptanz und Wertschätzung.

Auf Befund vorbereiten

Vor der Blutuntersuchung sollte geklärt werden, wie gut die Patientin sich mit der Bedeutung eines positiven Testergebnisses auseinandergesetzt hat. Die Wirkung eines HIV-positiven Befundes hängt ganz wesentlich von dem Bild ab, das der Betroffene von HIV und Aids hat. Gibt es ein realistisches Bild von HIV als zwar nicht heilbare, aber gut behandelbare virale Infektion? Oder dominieren verzerrte, alte Bilder von HIV als leid- und todbringende Erkrankung? Solche Bilder von HIV sollten im Gespräch *vor dem Test* entschärft werden.

- Sinnvoller Hinweis: »*Wie Sie vielleicht wissen, ist HIV mittlerweile gut behandelbar, insbesondere, wenn die Infektion früh erkannt wird.*«

Im Weiteren kann das Gespräch genutzt werden, Wissenslücken bezüglich Übertragungsrisiken und Schutzmöglichkeiten zu schließen.

Teil II

6.1.4   Angemessene Befundmitteilung

Positiver Befund

Für die Mitteilung eines HIV-positiven Testergebnisses kann, wie auch beim Überbringen anderer schlechter Nachrichten, ein Vorgehen nach dem SPIKES-Modell [13] hilfreich sein (▶ Kap. 11.4).

- Setting
  - Suchen Sie sich einen ruhigen Raum, und planen Sie ausreichend Gesprächs-zeit ein.
- Patienten-Vorwissen
  - Was wurde vor dem Test schon besprochen?
  - Wie ist das Wissen und die Haltung der Patientin zu HIV und der Therapie?
- Informationen dosiert geben/Kenntnis vermitteln
  - Bei zunächst nur einem reaktiven Suchtestergebnis weisen Sie darauf hin, dass es noch einen Bestätigungstest gibt. Nur dann kann man von einem »HIV-positiven« Testergebnis sprechen.
  - Ist die Diagnose durch einen Bestätigungstest gesichert, sollte man nicht lange drum herumreden. Verwenden Sie einfache und kurze Sätze, dann aber ausreichend Zeit geben für die emotionale Reaktion.
- Emotionale Reaktion: Manche Patientinnen wirken nach einer HIV-Diagnose scheinbar gelassen und wollen recht schnell den Raum verlassen. Dies kann bedeuten, dass die Betroffene sich damit bereits gut auseinandergesetzt hat. Es kann aber auch Ausdruck einer Schock-Abwehr sein. In solchen Situationen hilft es, eigene Gefühle/Eindrücke zu verbalisieren:
  - *»Ich habe den Eindruck, dass Sie ...«*
    evtl. auch:
  - *»Sie wirken recht gelassen. Haben Sie mit dem Ergebnis gerechnet?«*
  - *»Ich mache mir Sorgen, wenn Sie in diesem Zustand allein auf die Straße gehen.«*
    Es kann sinnvoll sein, einen Raum für die Verarbeitung der Nachricht (Neben-raum, ruhiger Bereich) und ein Folgegespräch, z. B. in einer Stunde, anzubieten.
- Strategie/Zusammenfassung
  - Nächste Schritte vereinbaren, z. B. Freunde zwecks Abholung verständigen, HIV-Ärzte vermitteln oder weitere Gespräche in der Aidshilfe anbieten.

Negativer Befund

Auch ein negativer Befund gehört gut kommuniziert. In einem kurzen Post-Test-gespräch kann geklärt werden, ob die Betroffene noch Informationen oder Unter-stützung braucht, um auch zukünftig HIV-negativ zu bleiben.

Das Beratungsgespräch kann z. B. wie folgt eröffnet werden:

- *»Ich habe eine gute Nachricht für Sie. Der HIV-Test ist negativ. Nun bildet der Test natürlich nur eine Situation aus der Vergangenheit ab. Wie wichtig ist es für Sie, auch in Zukunft HIV-negativ zu bleiben? Welche Form der Unterstützung könnten Sie dafür brauchen?«*

Im weiteren Verlauf des Gesprächs kann geklärt werden, wie gut der Gebrauch von Kondomen funktioniert. Manche Männer haben erektile Dysfunktionen, wenn sie Kondome verwenden. Andere sind ungeübt in der Anwendung und erleben häufiger Kondomversagen, z. B. indem sie Gleitmittel fehlerhaft einsetzen. Informationen über korrekten Kondomgebrauch können insbesondere für unerfahrene Männer hilfreich sein.

Es gibt aber auch Menschen, die mit Kondomen – aufgrund ihres sexuellen Skripts – keine befriedigende Sexualität erleben können und deshalb häufiger darauf verzichten. Alle Patienten mit substantiellem Risiko für eine HIV-Infektion sollten auf jeden Fall auch auf die Möglichkeit einer medikamentösen HIV-Prophylaxe (PrEP) hingewiesen werden [18][6].

Nicht immer lässt die Zeit oder das Setting eine ausführlichere Post-Test-Beratung zu. Patienten sollten auf Angebote der Selbsthilfe und professionellen Beratung hingewiesen werden, wie sie zum Beispiel Aidshilfen anbieten. Die Beraterinnen dort haben in der Regel mehr Zeit, auf psychosoziale Fragestellungen von Ratsuchenden einzugehen und Menschen dabei zu unterstützen, ein passendes Schutz- und Risikomanagement aufzubauen.

Evidenz

- 90,9 % aller Patientinnen wünschen sich, dass ihre Ärztin sie direkt anspricht, wenn es um Fragen der sexuellen Gesundheit geht [14].
- 68,1 % der Männer und 41,1 % der Frauen haben im Alter zwischen 65 und 74 noch mindestens einmal wöchentlich Sex mit einer Partnerin oder einem Partner [15].
- 10,6 % der Frauen in einer britischen Studie berichteten über Analverkehr in dem der Befragung vorausgegangenen Jahr [16].
- 44 % aller homo- und bisexuellen Männer, die trotz Verdacht auf eine sexuell übertragbare Infektion nicht zur Ärztin gehen, tun dies aus Scham. 37 % dieser Männer vermeiden den Arztbesuch, da sie nicht wissen, wie sie bei ihrer Ärztin gleichgeschlechtliche Sexualkontakte ansprechen können [12].

Kommunikation bei stigmatisierenden Erkrankungen am Beispiel HIV

Menschen mit HIV erleben unterschiedliche Formen von Ausgrenzung und Stigmatisierung in Beruf, Familie und Bekanntenkreis. Oft geht es dabei um übertriebene Ansteckungsängste, mitunter auch um eine moralische Bewertung der Erkrankung und Abwertung des/der Kranken. Viele Ängste sind irrational, ist doch HIV weder über Alltagskontakte, noch über Küssen, engen Körperkontakt oder Körperflüssigkeit auf gesunder Haut übertragbar. Werden Menschen mit HIV mit einer antiretroviralen Therapie behandelt, kann sogar eine sexuelle

---

6 Medikamente zur HIV-Präexpositionsprophylaxe können in Deutschland auf Privatrezept verordnet werden. Eine Monatspackung ist ab 50 – 70 Euro erhältlich. Eine Erstattungsfähigkeit der PrEP durch die GKV ist in Planung und wird voraussichtlich ab Mitte 2019 möglich sein.

Übertragung verhindert werden. In der medizinischen Versorgung schützen übliche Hygienemaßnahmen zuverlässig vor einer HIV-Übertragung. Selbst bei operativen Tätigkeiten ist eine HIV-Übertragung unter antiretroviraler Therapie nahezu ausgeschlossen.

Obwohl Ärzte und medizinisches Personal die geringe Übertragswahrscheinlichkeit des HI-Virus kennen sollten, machen Menschen mit HIV auch im Gesundheitswesen Erfahrungen von Diskriminierung und Stigmatisierung: ein roter Punkt als Warnhinweis auf der Krankenakte, Betriebsärzte, die den Arbeitgeber widerrechtlich über den HIV-Status der Arbeitnehmer unterrichten und damit die ärztliche Schweigepflicht brechen, Termine am Ende der Sprechzeit, Behandlung nur mit besonderen hygienischen Auflagen oder die vergebliche Suche nach einem Facharzt. 19 % aller Menschen mit HIV haben schon einmal eine Behandlung verweigert bekommen, jeder fünfte dieser Menschen hat aus Angst vor Diskriminierung eine notwendige ärztliche Behandlung vermieden [17].

Nicht wenige Menschen mit HIV gehören zudem Gruppen an, die auch schon ohne HIV gegen Vorurteile und Ausgrenzungen ankämpfen müssen: Drogenkonsumenten, homosexuelle Männer, Migranten oder Sexarbeiter/innen. Diskriminierungserfahrungen sind zwar nicht täglich, können aber immer wieder meist unvorbereitet treffen. Die Sozialwissenschaft spricht von »Minority-Stress«, der Menschen auch anfälliger für Gesundheitsrisiken macht [18]. Das Wissen darum, einer diskriminierbaren Minderheit anzugehören und Formen von Diskriminierung immer wieder zu erleben, kann dazu führen, dass Vorurteile und Stigmatisierungen aus dem Außen internalisiert werden. Dies kann das Selbstwertgefühl schwächen und die Fähigkeit zur gesundheitsbezogenen Selbstversorge negativ beeinträchtigen.

Arzt-Patienten-Kommunikation ohne »Minority-stress«

Wie können Menschen mit alltäglichen Diskriminierungserfahrungen in Klinik und Arztpraxis unterstützt und angemessen angesprochen werden?

Für Menschen mit HIV ist es wichtig, in fachärztlichen Praxen so behandelt zu werden, wie alle anderen Patienten auch. Zudem sind Diskretion und die genaue Einhaltung von Datenschutzregeln besonders wichtig. Patienten müssen sicher sein, dass keine unbefugten Dritten von ihrer Infektion erfahren. Nur dann ist ein offenes, von Vertrauen geprägtes Arzt-Patienten-Gespräch möglich.

Worauf Sie achten sollten!

Über Sexualität reden: Hilfreiche Strategien

- Offenheit gegenüber unterschiedlichen Lebensweisen und sexuellen Orientierungen signalisieren durch bewusste Gestaltung der Arztpraxis/Klinik: genderneutrale Auskunftsbögen; entsprechende Plakate/Broschüren im Wartebereich.
- Sensible Gespräche im geschlossenen Raum durchführen. Ausreichend Zeit einplanen oder auf Zeitgrenzen explizit hinweisen.

- An die ärztliche Schweigepflicht erinnern. Insbesondere auch mit Jugendlichen darüber sprechen, was Eltern erfahren sollen/dürfen.
- Vertrauen durch »emotionale Aufwärmphase« herstellen. Zunächst eher allgemeinere Fragen stellen.
- Sprache dem Sprachniveau des Gegenübers anpassen, verschiedene Begriffe, z. B. für Geschlechtsteile, anbieten.
- Hintergrund von Fragen und intimen Untersuchungen erläutern. Die Fragen in den Kontext stellen: »Um herauszufinden, welche Diagnostik ich durchführen muss, würde ich Ihnen dazu gerne zwei, drei Fragen stellen. Wäre das ok?«
- Positives Wertschätzen/Loben: »Es ist gut, dass Sie so schnell zur Untersuchung gekommen sind. Somit können wir die Syphilis-Infektion rechtzeitig behandeln.«
- Bei sprachlichen Verständigungsproblemen kann der Einsatz von Bildmaterial und Grafiken das Gespräch unterstützen. Bei Bedarf qualifizierte Dolmetscherinnen oder Sprach-/Integrationsmittlerinnen hinzuziehen.
- Schriftliches Material zur Vertiefung von Information nutzen.

Kommunikationskiller

- Anamnese am Tresen oder im Beisein von Mitpatientinnen
- »Abhaken« von intimen Fragen ohne ausreichendes Vertrauensverhältnis
- Bewertungen, zum Beispiel von sexuellen Außenbeziehungen
- Ratschläge/Belehrungen: »An Ihrer Stelle würde ich mich von Ihrem Mann trennen.«; »Sie wissen doch, dass Sie immer ein Kondom verwenden sollten, oder?«
- Unhinterfragte normative Vorannahmen über die Sexualität des Gegenübers.
- Alle Menschen, denen man ihre Homosexualität nicht ansehen kann, werden automatisch als heterosexuell eingeordnet, erst recht solche, die in geschlechtstypischen Berufen arbeiten (z. B. Mann = LKW-Fahrer)! (Heteronormativität)
- Analverkehr wird nur von Homosexuellen praktiziert, Frauen hingegen machen so etwas *grundsätzlich* nicht! (Homonormativität) (s. »Evidenz«)
- Senioren haben – wenn überhaupt – eher selten Sex und ältere Ehepaare sind immer treu! (s. »Evidenz«)
- Abruptes Beenden des Gesprächs ohne Zusammenfassung oder Verweis auf weiterführende Beratung

Umgang mit HIV-Patienten

- Keine übertriebenen Hygienemaßnahmen
- Keine für Außenstehende sichtbare Kennzeichnung von Krankenakten oder Krankenbetten. Solche Kennzeichnungen führen nicht nur zur Stigmatisierung von Patienten, sondern stellen auch einen deutlichen Verstoß gegen den Datenschutz dar.
- Infektionsängste durch Fortbildung und Gesprächen mit Kollegen abbauen und nicht im Kontakt mit Patienten ausagieren.
- Vertraulichkeit und Datenschutz ernst nehmen. (Keine Gespräche über den HIV-Status am Empfangstresen einer Arztpraxis.)
- Fragen zur Erkrankung sollten im Kontext der Behandlung stehen. (Keine neugierigen Fragen zur HIV-Infektion, die nichts mit dem konkreten Arztbesuch zu tun haben.)

Quellen: [7, 19]

Teil II

Merke
Um Risiken für das Vorliegen einer HIV-/STI-Infektion bewerten zu können, bedarf es einer Sexualanamnese, die auf Sexualpraktiken und sexuelle Orientierung eingeht. Entscheidend für ein gelingendes Arzt-Patienten-Gespräch ist die Verwendung einer sensiblen, verständlichen Sprache, eine nicht-wertende Haltung der Ärztin sowie unbedingte Vertraulichkeit der Gesprächsinhalte.

Literatur

[1] Robert Koch Institut. Schätzung der Zahl der HIV-Neuinfektionen und der Gesamtzahl von Menschen mit HIV in Deutschland – Stand Ende 2016. Epid Bull 2017; 39: 535.

[2] Hecht FM, Busch MP, Rawal B, et al. Use of laboratory tests and clinical symptoms for identification of primary HIV infection. AIDS 2002, 16: 1119–1129.

[3] Raben D, et al. HIV-Indikatorerkrankungen: Leitfaden zur Durchführung von HIV-Tests bei Erwachsenen in Einrichtungen des Gesundheitswesens. [HIV in Europe]. 2009. URL: http:// hiveurope.eu/Finalised-Projects/Guidance-HIV-Indicator-Conditions [20.12.2016].

[4] Taubert S, Schafberger A. [HRSG: Deutsche AIDS Hilfe]. 6 Wochen und mehr. HIVreport 2015; 3. http://www.hivreport.de/sites/default/files/documents/2015_03_hivreport.pdf [06.01.2017].

[5] Robert Koch Institut. Syphilis in Deutschland im Jahr 2015: Weiterer verstärkter Anstieg von Syphilis-Infektionen bei Männern, die Sex mit Männern haben Epid. Bull 2016; 50: 548.

[6] Deutsche AIDS Gesellschaft. Deutsch-Österreichische Leitlinien zur Postexpositionellen Prophylaxe der HIV-Infektion. AWMF-Register-Nr.: 055/004. [Leitlinien für Diagnostik und Therapie der HIV-Infektion]. 2013. URL: http://www.daignet.de/site-content/hiv-therapie/ leitlinien-1 [04.01.2017].

[7] S1-Leitlinie 059/006: STI/STD – Beratung, Diagnostik und Therapie. Deutsche STI-Gesellschaft (DSTIG), Robert-Koch Institut (RKI), Bundeszentrale für gesundheitliche Aufklärung (BZgA), Landeszentrum Gesundheit Nordrhein-Westfalen (LZG). AWMF-Register Nr. 059/ 006. [Leitlinien-Detailansicht STI/STD–Beratung]. 2015. URL: http://www.awmf.org/leitlinien/ detail/ll/059-006.html [05.10.2016].

[8] Cohen MS, Chen YQ, McCauley M, et al. Prevention of HIV-1 infection with early antiretroviral therapy. N Engl J Med. 2011 Aug 11; 365(6): 493–505.

[9] Cohen MS, McCauley MS, Gamblec TR. HIV treatment as prevention and HPTN 052. Curr Opin HIV AIDS. 2012 Mar; 7(2): 99–105.

[10] Berner B: HIV-Infektion des Partners: Urteil des Europäischen Gerichtshofs. Deutsches Ärzteblatt, Jg. 106, Heft 47, 20. November 2009. https://www.aerzteblatt.de/pdf.asp?id=66820

[11] Brook G, et al. 2013 UK national guideline for consultations requiring sexual history taking. Int J STD AIDS. 2014 May; 25(6): 391–404. (First Published November 27, 2013.)

[12] Schmidt AJ1, Marcus U. Self-reported history of sexually transmissible infections (STIs) and STI-related utilization of the German health care system by men who have sex with men: data from a large convenience sample. BMC Infect Dis. 2011 May 18; 11: 132.

[13] Baile WF, et al. SPIKES – A Six-Step Protocol for Delivering Bad News: Application to the Patient with Cancer. The Oncologist 2000.

[14] Meystre-Agustoni G, et al. Talking about sexuality with the physician: are patients receiving what they wish? Swiss Med Wkly. 2011 Mar 8;141.

[15] Bucher T, Hornung, R, Buddeberg C. (2003). Sexualität in der zweiten Lebenshälfte. Ergebnisse einer empirischen Untersuchung. Zeitschrift für Sexualforschung, 16, 249–270.

[16] Mercer CH. Changes in sexual attitudes and lifestyles in Britain through the life course and over time: findings from the National Surveys of Sexual Attitudes and Lifestyles (Natsal). Lancet. 2013 Nov 30; 382(9907): 1781–1794.

[17] Vierneisel C, Trost G, Gronski H. »positive stimmen« – the PLHIV Stigma Index in Germany. Highlighted results of the community initiative on HIV-related stigmatization and discrimination. Abstract, AIDS 2012, International Aids Conference, July 22 – 27, Washington, USA.

[18] Meyer IH. Prejudice, Social Stress, and Mental Health in Lesbian, Gay, and Bisexual Populations: Conceptual Issues and Research Evidence, Psychological Bulletin, Vol. 129, No. 5, 2003, pp. 674 – 697.

[19] Taubert S, et al. HIV und andere sexuell übertragbare Infektionen. Diagnostik, Behandlung, Gesprächsführung. Deutsche AIDS Hilfe 2016. URL: http://www.hiv-sti-fortbildung.de/downloads [06.01.2017].

Teil II

7 Gestaltung von Entscheidungsprozessen

7.1 Dann ging alles ganz schnell … – Entscheidungen im Grenzbereich

Zuständigkeiten in Entscheidungsprozessen

Nadja Komm

Lernziel nach NKLM 14c

2.6.1 Zuständigkeiten bei der Entscheidungsfindung erklären und anbieten sowie entsprechende Personen (z. B. Eltern, Sorgeberechtigte, Kinder etc.) in den Entscheidungsprozess einzubeziehen.

Fallvignette

Eine 42-jährige Patientin wurde vom Rettungsdienst mit dem Verdacht auf eine Hirnblutung in die Notfallaufnahme gebracht. Der Notarzt berichtet, dass sie von Passanten auf dem Parkplatz gefunden wurde. Als er dazu kam, sei die Patientin nicht ansprechbar gewesen und zeigte bereits beidseits lichtstarre, weite Pupillen, jedoch noch erhaltene Kreislauffunktionen. In der Notaufnahme wird bei der intubierten Patientin eine ausgeprägte Subarachnoidalblutung (SAB) diagnostiziert.

30 Minuten nach der Verlegung der Patientin auf Ihre Intensivstation trifft der völlig aufgelöste Lebensgefährte ein und möchte dringend Auskunft über den Zustand der Patientin. Er kündigt Ihnen an, dass auch noch die Mutter sowie der 16-jährige Sohn und die 18-jährige Tochter der Patientin auf dem Weg sind.

Da der Zustand der Patientin äußerst kritisch und die Chance auf ein Überleben der Patientin ohne schwere Residuen sehr gering ist, wird mit den Angehörigen über die aktuelle medizinische Situation, die Prognose und eine mögliche Einstellung der Intensivtherapie zu sprechen sein. Ebenso ist das mögliche Auftreten eines irreversiblen Ausfalls der Gesamthirnfunktion (IHA) zu erörtern sowie die Option einer Organspende, falls nicht bereits eindeutige Kontraindikationen (z. B. schriftliche Ablehnung einer Organspende durch die Patientin) vorliegen [1].

[▶ NKLM-Kapitel 20: Bewusstseinsverlust oder -störung, Verwirrung und psychische Dekompensation, Vigilanzstörung (20.20), Kollaps (20.56), Kopfschmerzen (20.57), Nackensteifigkeit (z. B. Meningismus) (20.68)]

Informationen zum Krankheitsbild

Hintergrund: Nicht-traumatische (»spontane«) Subarachnoidalblutung (SAB)
Verlauf:
• cCT- und CT-Angiografie-Diagnostik-Befund: SAB mit Ventrikeleinblutungen, Liquoraufstau sowie beidseits verstrichene Gyrierung des Hirnparenchyms (Grad V nach der

SAB-Stadieneinteilung von Hunt und Hess) und Vorliegen eines rupturierten Aneurysmas der A. communicans anterior.
- Endovaskuläre Versorgung mittels Coiling (angiografische Embolisation) und Anlegen einer Ventrikeldrainage. Dennoch massiv erhöhte Hirndrücke messbar.

[▶ NKLM-Kapitel 21: Aneurysma (21.1.1.5), Synkope, Kollaps und Sturz (21.1.1.16), Angeborene Gefäßmissbildungen (Angiodysplasie, AV-Malformation, Hämangiome, Lymphangiome) (21.1.1.24), Intrakranielle Blutungen (Epidural-, Subdral-, Subarachnoidalblutung, intrazerebrale Blutung) (21.1.10.4)]

Ätiologie:
- Mit einer jährlichen Inzidenz von 6 bis 16 je 100 000 Einwohnern entspricht sie 5 % aller »Schlaganfall«-Ereignisse.
- Häufigste Ursache mit etwa 85 % ist die Ruptur eines Aneurysmas der Hirnbasisarterien.
- Klinische Einteilung nach Hunt und Hess.

Komplikationen:
- Hydrozephalus (initiale Letalität von 10 %),
- Reruptur des Aneurysmas
- Vasospasmen der subarachnoidalen Arterien innerhalb ca. 4 bis 14 Tagen mit konsekutiven Ischämien
- Neurogene kardiale Nekrosen und Einschränkung der Ejektionsfraktion, Lungenödem

Therapie:
- Endovaskuläre oder operative Ausschaltung des intracraniellen Aneurysmas
- bei Spontanhydrozephalus oder Ventrikeleinbruch der Blutung Anlegen einer Ventrikeldrainage
- Nach endovaskulärer Versorgung Gerinnungshemmung mit niedermolekularem Heparin
- Monitoring zur Vasospasmuskontrolle mittels Dopplersonografie

(Quelle: http://www.awmf.org/uploads/tx_szleitlinien/030-073l_S1_Subarachnoidalblutung_2012_abgelaufen.pdf)

Exkurs

Der umgangssprachliche Begriff des *Hirntods* wurde in den aktuellen Richtlinien zur Feststellung des endgültigen, nicht behebbaren Ausfalls der Gesamtfunktion des Großhirns, des Kleinhirns und des Hirnstamms durch die Bezeichnung *irreversibler Hirnfunktionsausfall* ersetzt [14].

7.1.1 Einführung

In einer Akut- bzw. Notfallsituation unterscheidet sich die zumeist hochkomplexe Entscheidungsfindung von der alltäglichen Situation in der Praxis z. T. erheblich. Ursächlich ist hierfür einerseits die veränderte Zuständigkeit (Betroffene kann selbst keine Auskunft über Behandlungswünsche geben, Angehörige stehen unter Schock) und der enorme Zeitdruck andererseits. Dadurch sind die Angehörigen als Vertreter der Patientin sehr viel stärker eingebunden. Jedoch steht das Persönlichkeitsrecht der Patientin soweit im Vordergrund, dass auch in dieser Situation immer gemäß ihrem vermuteten Willen zu handeln ist ([3],

Teil II

Transplantationsgesetz (TPG) § 4 (1)). Dies stellt Sie als behandelnde Ärztin vor zusätzliche Herausforderungen und Verantwortungen: Es erfordert neben dem hohen fachlichen Anspruch an die klinische Situation ein ebenso hohes Maß an Beobachtungsgabe und Empathie für die individuellen Bedürfnisse eines jeden Angehörigen [4 – 6] sowie den Einbezug vieler logistischer Aspekte. Es muss gleichzeitig ein Spagat zwischen zeitkritischer Klärung von klinischen und medizinethischen Fragen erfolgen [1] und den schockierten Angehörigen eine Bedenkzeit gegeben werden, damit sie überhaupt Entscheidungsfähigkeit erlangen [7].

In einer relativ seltenen und komplexen Konstellation wie dieser ist es hilfreich, eine spezialisierte Kollegin hinzuzuziehen [8 – 10].

Ebenfalls für ein gutes Entscheidungsmanagement wesentlich ist die Reflexion der eigenen Situation, um persönliche Einflüsse so gering wie möglich zu halten. Ihre Entscheidungen müssen medizinisch indiziert sein, aber die Patientin und deren Angehörige bleiben mit ihrer Entscheidung im Fokus [11 – 13].

7.1.2 Entscheidungen auf parallelen Ebenen treffen und kommunizieren: So geht's!

Bevor Sie Entscheidungen treffen bzw. mit dem Lebensgefährten sprechen, sollten Sie alle verfügbaren medizinischen Informationen noch einmal durchgehen und so detailliert wie möglich die Begleitumstände kennen. Denn genau die stehen häufig im Fokus der Fragen seitens der Angehörigen. Ebenso wichtig ist es, das Team zu informieren, dass Sie jetzt das Gespräch mit dem Lebensgefährten suchen und Sie bei dem Gespräch nicht gestört werden möchten; es sei denn weitere Angehörige treffen ein. Die sollten entsprechend zu Ihnen geführt werden.

Es ist unbedingt davon abzuraten, diese Gespräche am Patientenbett oder im Arztzimmer zu führen. Ein separater, entsprechend eingerichteter Raum ist angemessen. Vergessen Sie nicht, sich zu Beginn vorzustellen und noch einmal nach dem Namen und dem Angehörigenverhältnis zu der Patientin zu fragen. Bevor Sie den Lebensgefährten informieren, ist es immer ratsam ihn zu fragen, was er denn schon von der Situation weiß. Dadurch signalisieren Sie schon initial Zuwendung, gewinnen nicht selten weitere hilfreiche Informationen und können besser einschätzen, welche Informationen für den Lebensgefährten in der ersten Schockphase relevant sind. Sie erläutern den gesamten Ablauf und die im Team eingeleitete Behandlung der Patientin. Entscheidend für den Prozess des Verstehens seitens der Angehörigen ist hier die lebensbedrohliche Situation zu erklären.

Sobald die Mutter und die zwei Kinder der Patientin zu Ihnen gebracht werden, erläutern Sie ebenso sorgfältig noch einmal die Dinge, die Sie bereits mit dem Lebensgefährten besprochen haben. Sie erklären erneut, dass sie auch damit rechnen müssen, dass die Patientin versterben kann.

In den allermeisten Fällen ist es nicht hilfreich, das Thema Hirntod und Organspende gleich im ersten Gespräch nach Aufnahme mit den Angehörigen zu erörtern. Zu diesem Zeitpunkt besteht die Gefahr, dass der prognostizierte detaillierte Verlauf bis zum Eintreten bzw. der Diagnostizierbarkeit eines Hirntods noch variieren kann und ein verfrühter Hinweis darauf die Unsicherheit aufseiten der Familie fördert.

Achten Sie darauf, sowohl bei der Begrüßung als auch bei den weiteren Gesprächen sich einen Eindruck von der Dynamik innerhalb der Familie zu verschaffen. Nicht selten liegen aufseiten der Angehörigen unterschiedliche Informationsbedürfnisse, Unterschiede in der Wahrnehmung und Verarbeitung einer solchen Schocksituation oder sogar Konflikte untereinander vor, die in den weiteren Gesprächsplanungen und -verläufen berücksichtigt werden müssen.

Das Anbieten von Pausen ist für beide Seiten hilfreich. Die Angehörigen haben die Möglichkeit, die schwerwiegenden Informationen zu erkennen, weitere Fragen aufkommen zu lassen und die Patientin am Bett zu begleiten. Sie selbst können ebenfalls die erlebte Kommunikation rekapitulieren und das weitere Vorgehen anpassen, ggf. sogar auch weitere medizinische oder andere für den weiteren Verlauf entscheidende Informationen einzuholen.

Bevor Sie das erste Gespräch beenden, vereinbaren Sie am besten ein weiteres Gespräch zum späteren Zeitpunkt, um die weiteren Abläufe zu besprechen. Sie notieren im Nachgang alle Inhalte, Namen der Angehörigen und Ihre Eindrücke vom Gespräch und teilen das dem Team mit.

Nun können Sie weitere Gespräche planen und informieren den Transplantationsbeauftragten, der Sie sowohl in der Erklärung der bevorstehenden Optionen, der Darlegung eines möglicherweise anstehenden Funktionsausfalls des Gesamthirns und der Diagnostik als auch in der Weiterbetreuung der Patientin und der Angehörigen unterstützen soll.

Grundsätzlich ist es ratsam, sich vor jedem Angehörigengespräch im Team nach den aktuellen medizinischen Bedingungen bzw. der Situation des Umfelds der Patientin zu erkundigen, um allseits Missverständnisse zu vermeiden. Wichtige Fragen, wie z. B. das Vorliegen einer Patientenverfügung und ihre Relevanz für die aktuelle Situation, sind zu klären.

Es kann hilfreich sein, ggf. Kontakt zum Hausarzt oder anderen behandelnden Kollegen aufzunehmen.

Sie machen deutlich, dass dem mutmaßlichen Willen der Patientin zu folgen ist, und erklären, welche Rahmenbedingungen dieser Zielsetzung zugrunde liegen. Genauso wichtig ist es allerdings auch, sich den Fragen aller Beteiligten zu widmen.

Sie werden merken, dass die Schocksituation der Angehörigen dazu führt, dass Sie nicht selten bereits erläuterte Details oder Fragen wiederholt darstellen müssen. Es empfiehlt sich daher, in den Gesprächen auch Rückfragen an die Angehörigen zu richten, welche Details sie verstanden haben oder wo noch offene Fragen bestehen sowie welche Bedürfnisse für die Ermöglichung einer Entscheidungsfindung bestehen.

Evidenz

- Auch wenn nach dem Transplantationsgesetz die Reihenfolge der entscheidungsbefugten Angehörigen festgelegt ist, empfiehlt es sich, einen *Konsens in der Familie* herbeizuführen [2].
- Die Angehörigen von Patienten, die auf Intensivstation behandelt werden oder sogar dort versterben, haben je nach Betreuungssituation und Verwandtschaftsgrad ein erhöhtes Risiko, Angststörungen oder Depressionen zu entwickeln [15].
- Zeit, das Eingehen auf die Bedürfnisse sowie die vollständige Beantwortung von Fragen der Angehörigen sind entscheidende Faktoren auch bei der Entscheidungsfindung im Rahmen einer potenziellen Organspende sowie dem Risiko für länger andauernde Depressionen danach [16, 17].

Worauf Sie achten sollten!

Auch wenn die zügige Ergründung des Patientenwillens in lebenskritischen Situationen bzw. am möglichen Lebensende wesentlich ist, sind viele Aspekte zusätzlich zu beachten. Dies gilt insbesondere bei der Behandlung von Patientinnen mit drohendem Hirntod und potenzieller Organspende und ist sicherlich eine der größten Herausforderungen bei dem Ablauf des Gesamtprozesses innerhalb weniger Tage.
Hierzu zählen:

- die Sicherheit der medizinischen Prognose
- die klinische Verlaufsbeobachtung
- die exakte und inhaltlich umfassende Kommunikation und deren Dokumentation mit Angehörigen, allen involvierten Kolleginnen sowie mit externen Beteiligten (z. B. Hausarzt, Kripo, Staatsanwalt usw.)
- die Erhebung einer umfassenden Anamnese und einer ausführlichen körperlichen Untersuchung
- Reflektion der eigenen Situation als Ärztin und ihr Einfluss auf die Kommunikation mit den Angehörigen

Merke

Kein Fall, der potenziell zum Hirntod und der Frage nach Organspende führen kann, ist wie der andere! Das gilt für die medizinischen Umstände, die Angehörigensituation und den weiteren logistischen Verlauf. Daher ist immer eine individualisierte Planung und Reaktion notwendig.

Literatur

[1] Hahnenkamp KBM, Burchardi H. Entscheidungen bei potentiellen Organspendern. Gemeinsames Positionspapier der Sektion Ethik und Sektion Organspende und -transplantation der DIVI. DIVI 2016; 7: 10–11.
[2] Neurologie DGf. Leitlinien zur Diagnostik und Therapie vaskulärer Erkrankungen: Subarachnoidalblutung. 2012. Online verfügbar unter: https://www.dgn.org/leitlinien/2318-ll-26-2012-subarachnoidalsblutung-sab (Zugriffsdatum: 25.7.2018).
[3] Bundesärztekammer. Arbeitspapier zum Verhältnis von Patientenverfügung und Organspendeerklärung. Dtsch Arztebl International. 2013; 110(12): 572–74.

[4] Gallagher R, Krawczyk M. Family members' perceptions of end-of-life care across diverse locations of care. BMC Palliat Care. 2013; 12(1): 25.

[5] Azoulay E, Pochard F, Kentish-Barnes N, Chevret S, Aboab J, Adrie C, et al. Risk of post-traumatic stress symptoms in family members of intensive care unit patients. Am J Respir Crit Care Med. 2005; 171(9): 987–94.

[6] Lang F, Quill T. Making decisions with families at the end of life. Am Fam Physician 2004; 70(4): 719–23.

[7] Kesselring A, Kainz M, Kiss A. Traumatic memories of relatives regarding brain death, request for organ donation and interactions with professionals in the ICU. Am J Transplant. 2007; 7(1): 211–7.

[8] Nationaler Ethikrat. Die Zahl der Organspenden erhöhen – Zu einem drängenden Problem der Transplantationsmedizin in Deutschland. Stellungnahme 2007; 23–4. Online verfügbar unter: http://www.krause-schoenberg.de/organ_NER_Stellungnahme_Organmangel_4-2007.pdf (Zugriffsdatum: 25.7.2018).

[9] Williams MA, Lipsett PA, Rushton CH, Grochowski EC, Berkowitz ID, Mann SL, et al. The physician's role in discussing organ donation with families. Crit Care Med. 2003; 31(5): 1568–73.

[10] Martinez JM, Lopez JS, Martin A, Martin MJ, Scandroglio B, Martin JM. Organ donation and family decision-making within the Spanish donation system. Soc Sci Med. 2001; 53(4): 405–21.

[11] Rodrigue JR, Cornell DL, Howard RJ. Organ donation decision: comparison of donor and nondonor families. Am J Transplant. 2006; 6(1): 190–98.

[12] Sanner MA. Two perspectives on organ donation: experiences of potential donor families and intensive care physicians of the same event. J Crit Care. 2007; 22(4): 296–304.

[13] Streat S. Clinical review: moral assumptions and the process of organ donation in the intensive care unit. Crit Care. 2004; 8(5): 382–88.

[14] Bundesärztekammer. Richtlinien zur Feststellung des endgültigen, nicht behebbaren Ausfalls der Gesamtfunktion des Großhirns, des Kleinhirns und des Hirnstamms nach § 3 Abs. 2 Nr. 2 TPG, Vierte Fortschreibung. 2015.

[15] Pochard F, Darmon M, Fassier T, Bollaert PE, Cheval C, Coloigner M, et al. Symptoms of anxiety and depression in family members of intensive care unit patients before discharge or death. A prospective multicenter study. J Crit Care. 2005; 20(1): 90–96.

[16] Sque M, Long T, Payne S. Organ donation: key factors influencing families' decision-making. Transplant Proc. 2005; 37(2): 543–46.

[17] Walker W, Broderick A, Sque M. Factors influencing bereaved families' decisions about organ donation: an integrative literature review. Western Journal of Nursing Research 2013; 35(10): 1339–59.

7.2   Interessenskonflikte besser vermeiden

Behandlungsoptionen, Gesundheitspolitik und -Ökonomie

Cora Koch, Klaus Lieb

Lernziele nach NKLM 14c

2.6.2 Information über die verschiedenen Behandlungsoptionen mit deren Vor- und Nachteilen und Risiken unter Einsatz von Hilfsmitteln verständlich mitteilen.

2.6.6 Gesundheitspolitische und -ökonomische Einflussfaktoren auf die Entscheidungsfindung sowie zeitliche und organisatorische Rahmenbedingungen erklären.

Teil II

Fallvignette

Frau PD Dr. Klein hat sich vor Kurzem nach langjährigerer Arbeit als Oberärztin in der Universitätsklinik als Neurologin niedergelassen. Sie hatte sich in ihrer Forschungstätigkeit auf die Multiple Sklerose (MS) spezialisiert. Während dieser Tätigkeit kooperierte sie häufig mit pharmazeutischen Unternehmen (pU) bei klinischen Studien und erhielt auch für die Beratung der Unternehmen Honorare. Aufgrund ihrer Expertise wird sie auch weiterhin von pU eingeladen, bei Fortbildungen zur MS als Referentin tätig zu sein.

Heute stellt sich Frau Mai, 36 Jahre, in der Sprechstunde von Frau Klein vor. Bei ihr war vor Kurzem die Diagnose einer MS gestellt worden. Sie möchte sich beraten lassen, welches Medikament zur langfristigen Therapie ihrer Erkrankung am besten geeignet ist. Da sie weiß, dass sie dieses Medikament vermutlich lange begleiten wird und Angst vor einer bleibenden Behinderung durch ihre Erkrankung hat, ist ihr die Entscheidung für ein passendes Medikament sehr wichtig. Sie hatte von Bekannten erfahren, dass Frau Klein bis vor Kurzem noch an einer Universitätsklinik gearbeitet hatte und erhofft sich aufgrund von Frau Kleins Tätigkeit in der Forschung eine besonders hohe Expertise der Ärztin.
[▶ NKLM-Kapitel 20: Lähmungen (20.60), Taubheitsgefühl und Kribbeln/Sensibilitätsstörungen (20.106)]

Informationen zum Krankheitsbild

Hintergrund: Frau Mai hatte sich vor zwei Monaten notfällig vorgestellt, weil sie eine Schwäche ihres rechten Beines bemerkt hatte. Zudem war ihr ein Taubheitsgefühl der linken Hand aufgefallen. Bereits ein halbes Jahr zuvor war das Taubheitsgefühl der linken Hand für einige Tage vorhanden gewesen, da es jedoch von keinen weiteren Symptomen begleitet wurde und von selbst wieder verging, hatte Frau Mai diesem Symptom keine Bedeutung beigemessen.

Diagnostik: Im cMRT, welches aufgrund der von Frau Mai geschilderten Symptomatik durchgeführt wurde, waren mehrere aktive, kontrastmittelaufnehmende Herde so wie ältere Herde ohne Kontrastmittelaufnahme zu sehen. Im Nervenwasser wurden oligoklonale Banden festgestellt.

Verlauf: Frau Mai erhielt eine Steroidstoßtherapie, unter der ihre Symptome komplett rückläufig waren. Seitdem ist sie beschwerdefrei.
[▶ NKLM-Kapitel 21: Multiple Sklerose, Akute disseminierte Enzephalomyelitis (21.1.10.11)]

Fakten zur Multiplen Sklerose

- MS ist die häufigste chronische ZNS-Erkrankung junger Menschen mit mehr als 120 000 Erkrankten in Deutschland [1].
- Klinisch beginnt die MS bei über 80 % der Patientinnen mit einem schubförmigen Verlauf. Häufige Frühsymptome sind Sensibilitätsstörungen, Gangstörungen sowie eine einseitige Optikusneuritis [2].
- Unbehandelt kommt es bei mindestens 50 % der Patientinnen nach durchschnittlich 10 Jahren zu einer sekundären Progredienz, d. h. zu einer schleichenden Zunahme klinischer Symptome [2].
- Ein akuter MS-Schub wird mit einer i. v. Glukokortikosteroid-Therapie behandelt. Langfristig ist eine schubprophylaktische Dauertherapie notwendig [2].
- Zur Schubprophylaxe sind in den letzten Jahren mehrere neue, sehr teure Arzneimittel zugelassen worden, wie z. B. Alemtuzumab, Natalizumab, Teriflunomid und Dimethylfumarat. Der Zusatznutzen einiger dieser Medikamente ist umstritten und das Sicherheitsprofil z. T. noch unklar [3–6].

Die S2e-Leitlinie Multiple Sklerose ist unter folgendem Link abrufbar: https://www.dgn.org/images/red_leitlinien/LL_2012/pdf/030-050l_S2e_Multiple_Sklerose_Diagnostik_Therapie_2014-08_verlaengert.pdf [08/2014] (Abrufdatum: 10.6.2018)

7.2.1 Einführung

Es gibt Situationen, in denen das Risiko besteht, dass ärztliches Handeln in Bezug auf das primäre Interesse, das Wohl der Patientin, durch ein sekundäres Interesse, z. B. einen finanziellen Anreiz, unangemessen beeinflusst wird. Solche Situationen nennt man Interessenkonflikte [7, 8]. Bei Ärztinnen entstehen sie häufig aus Interaktionen mit pU, denn wenngleich pU für die Erforschung und Entwicklung neuer Medikamente unverzichtbar sind, steht bei ihnen als wirtschaftliche Unternehmen das Interesse, Profit zu erwirtschaften, im Vordergrund.

Inzwischen haben viele Studien gezeigt, dass Interaktionen mit pU tatsächlich dazu führen, dass Ärztinnen Medikamente anders beurteilen, also eine verzerrte Sichtweise auf die Medikamente entwickeln; meist führt es dazu, dass sie den Nutzen der Therapien über- und die Risiken unterschätzen (▶ »Evidenz«). Das stellt Ärztinnen vor die Herausforderung, mit solchen Interessenkonflikten professionell umzugehen, um ihren Patientinnen nicht zu schaden. Aufgrund der Auswirkungen auf das ärztliche Urteilsvermögen stellt dies auch ein Problem für die partizipative Entscheidungsfindung dar (▶ Kap. 2.7). Bisher werden Patientinnen nicht über Interessenkonflikte ihrer Ärztinnen aufgeklärt, obwohl diese einen Einfluss darauf haben können, wie die Ärztinnen ihre Patientinnen beraten. Damit fehlen Patientinnen wichtige Informationen, die ihre Entscheidungsfindung beeinflussen könnten.

Evidenz

- Deutsche Ärztinnen erhielten im Jahr 2015 mind. 575 Mio. Euro von pU [9].
- In Deutschland wurden 2007 ca. 80 % der niedergelassenen Ärztinnen mindestens einmal wöchentlich von Pharmavertretern besucht [10].
- Medizinstudierende in Deutschland haben zu 88 % bereits mindestens einmal ein Geschenk von einem pU bekommen oder an einer von einem pU gesponserten Veranstaltung teilgenommen [11].
- Autorinnen mit finanziellen Interessenkonflikten in Bezug auf bestimmte Medikamente empfehlen diese Medikamente eher [12, 13].
- Häufige Besuche von gesponserten Fortbildungen oder Kontakte mit Pharmavertreterinnen sind mit einer reduzierten Verschreibungsqualität und erhöhten Verschreibungen der beworbenen Präparate assoziiert [14, 15].
- Ärztinnen unterschätzen die eigene Beeinflussung, obwohl sie sie bei ihren Kolleginnen wahrnehmen [10, 16]. Dies bezeichnet man als »Bias blind spot« [17].

Teil II

7.2.2   Darstellung einer gelungenen Arzt-Patienten-Kommunikation

Ein guter Umgang mit Interessenkonflikten beginnt bereits vor dem Patientengespräch. Die einzige Möglichkeit, das Risiko einer unangemessenen Beeinflussung sicher zu verhindern, ist, Interessenkonflikte völlig zu vermeiden. Für Interessenkonflikte, die aus Interaktionen mit pU entstehen, ist das für rein klinisch tätige Ärztinnen gut möglich. Dafür gibt der Verein MEZIS e. V. (»Mein Essen zahl' ich selbst«; www.mezis.de) sehr gute und hilfreiche Hinweise [18]. Kontakte, die man vermeiden kann, sind z. B. der Empfang von Pharmavertreterinnen in der eigenen Praxis, die Annahme von Geschenken oder die Übernahme von Reisekosten oder Kursgebühren im Rahmen von Fortbildungen durch ein pU. Außerdem gibt es die Möglichkeit, von pU unabhängige Informationsmedien zu nutzen und unabhängig finanzierte Fortbildungen zu besuchen. Gute, unabhängig finanzierte Informationsmedien, sind in ▶ Tab. 7-1 aufgelistet.

Tab. 7-1   Unabhängige Informationsquellen

Name	Zielgruppe	Erscheint	Link	Kommentar
Der Arznei-mittelbrief	Fachpersonal	Monatlich	www.der-arzneimittel-brief.de	Erste deutsche unabhängige Medizinzeitschrift; Online-Archiv größtenteils kostenlos zugänglich
Arznei-Telegramm	Fachpersonal	Monatlich	www.arznei telegramm.de	Zusätzlich zur Zeitschrift auch Datenbank zu unerwünschten Arzneimittelwirkungen
Arzneiverordnung in der Praxis	Fachpersonal	Alle drei Monate	www.akdae.de/Arzneimittel therapie/AVP	Herausgegeben von der AkdÄ; kostenfrei
Cochrane Collaboration	Fachpersonal	Datenbank	www.cochrane library.org	Qualitativ hochwertige systematische Reviews; ab 2020 kostenfrei
Gute Pillen – Schlechte Pillen	Laien	Sechsmal jährlich	www.gute pillen-schlechte pillen.de	

Allerdings gibt es auch Interessenkonflikte, die schwer zu umgehen sind. Studien zur Testung der Wirksamkeit neuer Wirkstoffe werden größtenteils in Kooperationen zwischen pU und Ärztinnen durchgeführt und führen zu der Entwicklung von für Patientinnen hilfreichen Medikamenten. Dennoch können diese Kooperationen zu Interessenkonflikten für Ärztinnen führen. Weiterhin können auch aus der Zugehörigkeit zu einer bestimmten Facharztgruppe, aus dem ärztlichen Vergütungssystem oder durch ein berufspolitisches Engagement Interessenkonflikte entstehen. Es ist daher die Frage, wie man mit solchen unvermeidbaren Interessenkonflikten umgeht, um den Schaden durch eine verzerrte Sichtweise zu minimieren. Zwei häufig empfohlene Strategien im Umgang mit Interessenkonflikten sind die Offenlegung der Interessenkonflikte sowie der Ausschluss von Ärztinnen mit Interessenkonflikten von bestimmten Entscheidungen, etwa in der Gremienarbeit zur Bewertung von Arzneimitteln oder bei der Erstellung von Leitlinien [8].

Da für die direkte Arzt-Patienten-Beziehung insbesondere die Frage der Offenlegung von Interessenkonflikten von Bedeutung ist, soll dieser Aspekt hier besonders diskutiert werden. Die Offenlegung von Interessenkonflikten im wissenschaftlichen Kontext ist inzwischen größtenteils üblich. Eine Offenlegung von Interessenkonflikten gegenüber Patientinnen im Gespräch dagegen wird bisher nicht praktiziert und ist auch umstritten. Auf den ersten Blick ist eine Offenlegung einleuchtend, denn sie liefert Patientinnen die relevanten Informationen, um entscheiden zu können, wie die Beratung der Ärztin einzuschätzen ist. Es gibt auch viele Studien, die zeigen, dass sich die meisten Patientinnen eine solche Offenlegung wünschen, wobei manche Patientinnen von eventuell bestehenden Interessenkonflikten nichts wissen wollen, weil sie ihrer Ärztin in jedem Fall vertrauen [19, 20].

Viele Ärztinnen befürchten auf der anderen Seite durch die Offenlegung ihrer Interessenkonflikte einen Vertrauensverlust ihrer Patientinnen. Tatsächlich wurde in mehreren Studien gezeigt, dass Patientinnen Ärztinnen mit Interessenkonflikten weniger vertrauen, obwohl die meisten Patientinnen sich in der Theorie durch eine Offenlegung einen Zuwachs des Vertrauens in ihre Ärztin erhoffen [19, 21]. Die Offenlegung an sich ist zudem nicht dafür geeignet, die durch Interessenkonflikte entstehende Verzerrung zu reduzieren; es gibt sogar Hinweise darauf, dass sie noch verstärkt werden könnte. Eine Offenlegung kann z. B. dazu führen, dass sich die offenlegende Person dazu legitimiert fühlt, auf verzerrte Weise zu beraten (»Moral licensing«) oder aus strategischen Gründen übertreibt, um dem Effekt entgegenzuwirken, den die Offenlegung auf die Person hat, der gegenüber offengelegt wird [22]. Weiterhin besteht die Gefahr, dass Patientinnen sich genötigt fühlen könnten, den Empfehlungen ihrer Ärztin insbesondere dann zu folgen, wenn sie Interessenkonflikte offenlegt, da sie ihr nicht unterstellen wollen, tatsächlich unangemessen beeinflusst zu sein [23].

Möglicherweise könnten durch eine Optimierung der Offenlegung manche der negativen Effekte abgemildert werden. Eine Offenlegung außerhalb des Therapiegespräches, z. B. durch Aushänge, im Internet oder durch das Praxispersonal, könnte das erhöhte Verzerrungsrisikos durch Moral licensing oder strategisches Übertreiben abmildern [23]. Den oben beschriebenen Druck auf Patienten, den Empfehlungen ihres Arztes nach der Offenlegung von Interessenkonflikten zu folgen, kann man vermutlich dadurch reduzieren, dass die Entscheidung nicht in Anwesenheit des Arztes getroffen wird, sondern erst im Anschluss an das Gespräch [23]. Beide Strategien reduzieren jedoch nicht das Risiko der Verzerrung.

In Therapiegesprächen ist die Ärztin, bei der Interessenkonflikte bestehen, daher in der Zwickmühle. Legt sie ihre Interessenkonflikte offen, kann dies die o.g. negativen Folgen haben; auch reduziert sich dadurch nicht die durch den Interessenkonflikt entstehende Verzerrung. Gleichzeitig ist eine wirkungsvolle partizipative Entscheidungsfindung kaum möglich, wenn der Patientin relevante Informationen vorenthalten werden. Damit wird, wie eingangs bereits beschrieben, deutlich, dass die beste Strategie im Umgang mit Interessenkonflikten deren Vermeidung ist.

Worauf Sie achten sollten!

- Vermeiden Sie generell Interessenkonflikte, insbesondere solche, die aus Beziehungen zu pU entstehen.
- Nutzen Sie möglichst unabhängig finanzierte Zeitschriften und Fortbildungen als Informationsquellen.
- Eine Offenlegung von Interessenkonflikten gegenüber Patientinnen müssen Sie im Einzelfall abwägen.
- Wenn Sie Ihre Interessenkonflikte offenlegen, sollten Sie der Patientin die Möglichkeit geben, ihre Entscheidung ohne Ihr Beisein zu treffen.

Merke

Die Vermeidung von Interessenkonflikten ist die beste Strategie, Ihre Unabhängigkeit im Sinne Ihrer Patientinnen zu wahren.

Literatur

[1] Hein T, Hopfenmüller W. Hochrechnung der Zahl an Multiple Sklerose erkrankten Patienten in Deutschland. Nervenarzt 2000; 71(4): 288–94.
[2] Gold R. Leitlinien für Diagnostik und Therapie in der Neurologie: Diagnose und Therapie der Multiplen Sklerose [Leitlinie]. 2014. Online verfügbar unter: https://www.dgn.org/images/red_leitlinien/LL_2012/pdf/030-050l_S2e_Multiple_Sklerose_Diagnostik_Therapie_2014-08_verlaengert.pdf (Zugriffsdatum: 25.7.2018).
[3] Der Arzneimittelbrief. Beschlüsse des gemeinsamen Bundesausschusses (G-BA) zur frühen Nutzenbewertung von Arzneimitteln. Der Arzneimittelbrief 2014; 48(96).
[4] Der Arzneimittelbrief. Sanofi-Aventis/Genzyme – Profitstreben der Pharmaindustrie zu Lasten der Kranken und des Gesundheitssystems. Der Arzneimittelbrief 2013; 47(66).
[5] Der Arzneimittelbrief. Progressive multifokale Leukoenzephalopathie bei Therapie der Multiplen Sklerose mit Natalizumab. Der Arzneimittelbrief 2010; 44(38b).
[6] Biogen. Natalizumab (TYSABRI(R)). Aktualisierung der Maßnahmen zur Minimierung des PML-Risikos [Rote Hand Brief]. 2016. Online verfügbar unter: https://www.dgn.org/images/red_leitlinien/LL_2012/pdf/030-050l_S2e_Multiple_Sklerose_Diagnostik_Therapie_2014-08_verlaengert.pdf (Zugriffsdatum: 25.7.2018).
[7] Thompson DF. Understanding financial conflicts of interest. The New England journal of medicine. 1993; 329(8): 573–76.
[8] Lo B, Field MJ, Committee on Conflict of Interest in Medical Research IoM. Conflict of Interest in Medical Research, Education, and Practice. Washington D.C. National Academies Press; 2009.

[9] Transparenzkodex zeigt Forschungsstärke [press release]. 23. 6. 2016. Online verfügbar unter: https://www.vfa.de/de/presse/pressemitteilungen/pm-015-2016-transparenzkodex-zeigt-for schungsstaerke.html (Zugriffsdatum 03. 09. 2018).

[10] Lieb K, Brandtönies S. A survey of german physicians in private practice about contacts with pharmaceutical sales representatives. Deutsches Arzteblatt international 2010; 107(22): 392.

[11] Lieb K, Koch C. Einstellungen und Kontakte von Medizinstudierenden zur pharmazeutischen Industrie: Eine Befragung an acht deutschen Universitätskliniken. Deutsches Ärzteblatt. 2013; 110 (35 – 36): 584 – 90.

[12] Wang AT, McCoy CP, Murad MH, Montori VM. Association between industry affiliation and position on cardiovascular risk with rosiglitazone: Cross sectional systematic review. Bmj 2010; 340(c1344): 1 – 6.

[13] Dunn AG, Arachi D, Hudgins J, Tsafnat G, Coiera E, Bourgeois FT. Financial conflicts of interest and conclusions about neuraminidase inhibitors for influenza: an analysis of systematic reviews. Annals of internal medicine 2014; 161(7): 513 – 8.

[14] Spurling GK, Mansfield PR, Montgomery BD, Lexchin J, Doust J, Othman N, et al. Information from pharmaceutical companies and the quality, quantity, and cost of physicians' prescribing: A systematic review. PLoS Med 2010; 7(10): e1000352.

[15] Lieb K, Scheurich A. Contact between Doctors and the Pharmaceutical Industry, Their Perceptions, and the Effects on Prescribing Habits. PLoS one 2014; 9(10): e110130.

[16] Zipkin DA, Steinman MA. Interactions between pharmaceutical representatives and doctors in training. A thematic review. Journal of General Internal Medicine 2005; 20(8): 777 – 86.

[17] Ehrlinger J, Gilovich T, Ross L. Peering into the bias blind spot: people's assessments of bias in themselves and others. Personality & social psychology bulletin. 2005; 31(5): 680 – 92.

[18] MEZIS. Mein Essen zahl ich selbst e. V. – Initiative unbestechlicher Ärztinnen und Ärzte 2015 [cited 2015 22.05.]. Online verfügbar unter: http://www.mezis.de/ (Zugriffsdatum: 25. 7. 2018).

[19] Riedl EM, König J, Koch C, Lieb K. Patient attitudes and expectations towards conflicts of interest of attending physicians. Z Evid Fortbild Qual Gesundhwes. 2016; 110 – 111: 45 – 53.

[20] Licurse A, Barber E, Joffe S, Gross C. The impact of disclosing financial ties in research and clinical care: a systematic review. Arch Intern Med 2010; 170(8): 675 – 82.

[21] Perry JE, Cox D, Cox AD. Trust and transparency: patient perceptions of physicians' financial relationships with pharmaceutical companies. J Law Med Ethics 2014; 42(4): 475 – 91.

[22] Loewenstein G, Sah S, Cain DM. The unintended consequences of conflict of interest disclosure. JAMA 2012; 307(7): 669 – 70.

[23] Sah S, Loewenstein G, Cain DM. The burden of disclosure: Increased compliance with distrusted advice. Journal of Personality and Social Psychology. 2013; 104(2): 289 – 304.

7.3   Heikle Themen nicht vermeiden

Patientenbeteiligung in Entscheidungsprozessen

Nadja Komm

Lernziel nach NKLM 14c

2.6.3 Das Beteiligungsbedürfnis von Patientinnen und Patienten individuell klären und Entscheidungsprozesse gemeinsam mit diesen gestalten.

Teil II

Fallvignette

In Ihrer allgemeinmedizinischen Praxis empfangen Sie einen Ihrer Patienten. Herr Becker ist in Begleitung seiner Frau. Der 63-Jährige ist bauchbetont übergewichtig und hat eine vor einigen Jahren diagnostizierte Hypertonie. Zudem wurde damals ein Nüchternglukose-wert von 121 mg/dl festgestellt. Er war seit längerer Zeit nicht mehr bei einer Ärztin, aber seine Frau hat gesagt, er müsse sich mal von Ihnen untersuchen lassen, weil er öfter müde wäre als früher.

Während der Wartezeit hat er in einer Informationsbroschüre über Organspende geblät-tert. Als Sie ihn in das Behandlungszimmer rufen, möchte seine Frau mit eintreten.

Sie erkennen, dass ein Metabolisches Syndrom droht oder bereits vorliegt. Daher möchten Sie eine körperliche Untersuchung vornehmen, eine Labordiagnostik durchführen und zu einer Lebensstilveränderung motivieren (▶ Kap. 2.10; ▶ Kap. 16.1).

Im Anschluss sprechen Sie den Patienten auf die Organspende an.

[▶ NKLM-Kapitel 20: Früherkennung/Vorsorgeuntersuchung (20.30), Gewichtszunahme (20.43), Labor- oder technische Untersuchungen als Therapie- oder Nebenwirkungskontrolle (20.59), Müdigkeit/Erschöpfung/allgemeine Schwäche (20.63), Gewichtszunahme (20.43)]

Informationen zum Krankheitsbild

Diagnose: V. a. Metabolisches Syndrom (Diabetes mellitus Typ 2, Hypertonie, Dyslipoprotein-ämie, viszerale Adipositas)

Verlauf: Bereits vor einigen Jahren festgestellte Risikofaktoren (Übergewicht, Hypertonie und erhöhter Nüchternglukosewert).

Diagnostik:
* ausführliche Anamnese
* Bestimmung von Plasmaglukose, HbA1c, Kreatinin, Kalium, Lipidprofil, Urinanalyse
* EKG

Therapie: Zunächst Lifestyleänderung (Bewegung, Reduktion bzw. Verzicht auf Alkoholkon-sum, Ernährungsumstellung), Gewichtsreduktion (▶ Kap. 2.10; ▶ Kap. 16.1)

[▶ NKLM-Kapitel 21: Essentielle Hypertonie (21.1.1.17), Sekundäre Hypertonie (21.1.1.19), Di-abetes mellitus Typ 2 (21.1.3.5), Adipositas (21.1.2.26), Metabolisches Syndrom (21.1.3.29)]

Fakten zum Metabolischen Syndrom

* In Deutschland beträgt die Prävalenz des Metabolischen Syndroms je nach Definition und Region 25 % [1]. Bis zu 50 % der Kinder mit Adipositas haben bereits ein Metabolisches Syndrom [2]. 17 % der 14- bis 17-jährigen Jugendlichen sind adipös [3].
* Das Risiko für tödliche kardiovaskuläre Ereignisse ist verdoppelt. Auch ohne manifesten Diabetes ist das relative Risiko für tödliche und nicht kardiovaskuläre Ereignisse um etwa das Zweifache erhöht [4, 5].
* Eine kohlenhydratarme Ernährung reduziert die Risiken [6].

S3-Leitlinie: Nationale VersorgungsLeitlinie Therapie des Typ-2-Diabetes – Langfassung [7] unter http://www.leitlinien.de/mdb/downloads/nvl/diabetes-mellitus/dm-therapie-1aufl-vers4-lang.pdf [Stand: 01. 03. 2018]

Teil II

7.3.1 Einführung

Das Prinzip der Beteiligung der Patientin beruht auf ihrem Recht auf Autonomie (▶ Kap. 1.5). Jedoch bedeutet das nicht, dass die Patientin die Erfüllung medizinisch nicht sinnvoller oder ihre Gesundheit gefährdender Maßnahmen verlangen kann. Dies gilt auch für diagnostische Eingriffe. Unter dem Aspekt des Abwendens von Schaden sind Sie ebenso verpflichtet, Ihre Patientinnen auf gesundheitsgefährdendes Verhalten hinzuweisen [8].

Die Beteiligung der Patientin fußt dabei auf einem Prozess, die Patientin nicht nur zu informieren, sondern sie auch entscheidungsfähig zu machen (▶ Abb. 7-1).

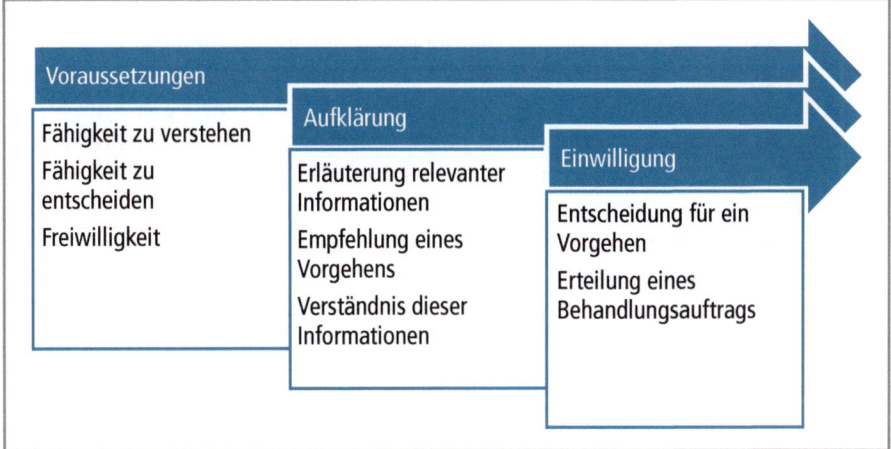

Abb. 7-1 Sequenz bei der Beteiligung der Patientin zur Behandlungsentscheidung

Ihre Partizipation kann also durchaus weitere Aspekte wie Aufforderung, Motivation und Verhandeln beinhalten ohne jedoch den Respekt vor der letztendlichen Entscheidung der Patientin zu verlieren.

Dabei gibt es durchaus Abstufungen, inwieweit die Patientin beteiligt sein möchte [9, 10] und wer ggf. mit ihr Entscheidungen trifft [11].

Gerade in Hinblick auf die Vermittlung der eigenen Verantwortung der Patientin und ihre Entscheidungsfreiheit kann es sinnvoll sein, Informationsmaterial unterstützend zu verwenden, jedoch ersetzt es das Gespräch nicht [12 – 14].

Sowohl Cordasco als auch Jones und Kollegen fanden Hinweise darauf, dass eine gelungene Patientenbeteiligung auch einen besseren Behandlungserfolg und eine erhöhte Patientensicherheit bewirkt [15, 16].

Evidenz

- **Für Sie ist alles viel einfacher als für die Patientin!**
  Selbst bei optimal durchgeführter Aufklärung ist die Aufnahmefähigkeit von Patientinnen für relevante Informationen teilweise sehr eingeschränkt: 13 % der für eine Koronarangio-

grafie aufgeklärten Patientinnen konnten keine mögliche Komplikation nennen. 1 % war der Meinung, gar nicht aufgeklärt worden zu sein [17].

- **Ein Auftrag zur eigenen Fortbildung?**
  44 % der Bevölkerung nennen die Ärztin als potenzielle Ansprechpartnerin für Fragen zur Organspende. 40 % würden mit ihren Angehörigen darüber reden. Knapp über 50 % fühlen sich nur mäßig bis schlecht informiert [18].
- **Sehen hilft!**
  Patientinnen, die zusätzlich zum gewöhnlichen Aufklärungsgespräch durch Videos oder interaktiv Inhalte informiert werden, zeigen bis über 50 % höhere Wissenswerte und bis 34 % höhere Zufriedenheitswerte [19–22].

7.3.2 Wie beteilige ich den Patienten angemessen: So geht's!

Zunächst wertschätzen Sie, dass der Patient zu Ihnen gekommen ist.

Es gelingt Ihnen im ersten Teil des Gesprächs mit Herrn Becker, ihn auf die Risiken seines körperlichen Zustandes sowie das mögliche Vorliegen eines Metabolischen Syndroms aufmerksam zu machen und ihn dafür zu sensibilisieren, wie er selbst den Auswirkungen entgegenwirken und den Verlauf positiv beeinflussen kann.

Im Weiteren ergreifen Sie aktiv die Chance, dem Patienten das schwierige Thema »Organspende« näherzubringen.

Sie halten das Gespräch offen und greifen auf, was Sie im Vorfeld beobachtet haben.

7.3.3 Darstellung einer gelungenen Arzt-Patienten-Kommunikation

Tab. 7-2   Gesprächsbeispiel zur Fallvignette Herr Becker

Arzt	Patient
»Sagen Sie, Herr Becker, ich habe gesehen, dass Sie vorhin eine Broschüre zur Organspende in der Hand hatten. Haben Sie sich hierüber schon einmal zuvor informiert oder mit Ihrer Familie darüber gesprochen?«	»Nein, Frau Doktor, ich dachte ich komme da sowieso nicht mehr infrage?!«
»Na, dann ist das doch eine gute Gelegenheit, dass wir uns darüber einmal unterhalten. Das ist zwar kein einfaches Thema, aber wenn der Unglücksfall doch unerwartet eintritt, ist es von Vorteil, sich gut informiert entweder dafür oder dagegen entschieden zu haben. Aber es ist nicht so einfach. Soll ich Ihnen das einmal in Ruhe erklären?«	»Naja, Frau Doktor, ich glaube nicht, dass ich da wie eine Weihnachtsgans ausgenommen werden möchte. Ich traue diesem komischen Hirntod nicht.«
Sie erkennen, welche Ängste der Patient hat und möchten ihn besser informieren, ihn jedoch auch nicht für den Moment überlasten. »Herr Becker, machen Sie sich keine Sorgen. Ich werde es Ihnen beim nächsten Mal genau erklären. Reden Sie auch	Herr Becker geht auf den Vorschlag ein und bespricht alle Optionen mit Ihnen im nächsten Gespräch, während Sie noch einmal Zeit

Arzt	Patient
ruhig danach mit Ihrer Frau und Familie darüber. Und wenn Sie zu dem Schluss kommen, dass es für Sie nichts ist, können Sie im Organspendeausweis eine Ablehnung eintragen, o.k.?«	hatten sich inhaltlich vorzubereiten.

CAVE

Hätten Sie es gemerkt?
In unserem Fallbeispiel möchte die Ehefrau des Patienten selbstverständlich mit in das Untersuchungszimmer bzw. dem Gespräch beiwohnen.
Auch hier ist es richtig, zunächst den Ehemann zu fragen, ob er sie beim vertraulichen Gespräch dabei haben möchte.

Worauf Sie achten sollten!

- Sie dürfen gegenüber der Patientin ruhig auch mal zugeben, wenn Sie etwas nicht detailliert genug wissen. *Sie sind in erster Linie auch nur ein Mensch!*
- Im Arzt-Patienten-Kontakt ist Authentizität sehr wichtig.
- Liefern Sie Ihrer Patientin die Informationen zuverlässig nach, holen Sie sich Rat bei einem Kollegen oder empfehlen Sie einen Spezialisten.

Merke

Hirntod und Organspende sind für die meisten Menschen keine angenehmen Themen. Wichtig ist es hierbei, die Patientin inhaltlich so genau wie möglich und einfühlsam zu informieren, ohne sie in eine Richtung zu lenken.

Literatur

[1] Schipf S, Alte D, Völzke H, Friedrich N, Haring R, Lohmann T, et al. Prävalenz des Metabolischen Syndroms in Deutschland: Ergebnisse der Study of Health in Pomerania (SHIP). Diabetologie und Stoffwechsel. 2010; 5(03): 161–68.
[2] Weiss R, Dziura J, Burgert TS, Tamborlane WV, Taksali SE, Yeckel CW, et al. Obesity and the metabolic syndrome in children and adolescents. N Engl J Med. 2004; 350(23): 2362–74.
[3] Kurth B-M, Schaffrath Rosario A. Die Verbreitung von Übergewicht und Adipositas bei Kindern und Jugendlichen in Deutschland. Bundesgesundheitsblatt – Gesundheitsforschung – Gesundheitsschutz. 2007; 50(5): 736–43.
[4] Mottillo S, Filion KB, Genest J, Joseph L, Pilote L, Poirier P, et al. The metabolic syndrome and cardiovascular risk a systematic review and meta-analysis. J Am Coll Cardiol. 2010; 56(14): 1113–32.
[5] Gami AS, Witt BJ, Howard DE, Erwin PJ, Gami LA, Somers VK, et al. Metabolic syndrome and risk of incident cardiovascular events and death: a systematic review and meta-analysis of longitudinal studies. J Am Coll Cardiol. 2007; 49(4): 403–14.
[6] Feinman RD, Volek JS. Carbohydrate restriction as the default treatment for type 2 diabetes and metabolic syndrome. Scand Cardiovasc J. 2008; 42(4): 256–63.

[7] Bundesärztekammer (BÄK) KBK, Arbeitsgemeinschaft der Wissenschaftlichen Medizinischen Fachgesellschaften (AWMF). Nationale VersorgungsLeitlinie Therapie des Typ-2-Diabetes – Langfassung, 1. Aufl. Version 4. 2013, zuletzt geändert: November 2014.

[8] Parzeller M, Wenk M, Zedler B, Rothschild M. Aufklärung und Einwilligung bei ärztlichen Eingriffen. Dtsch Arztebl International 2007; 104(9): 576.

[9] McKinstry B. Do patients wish to be involved in decision making in the consultation? A cross sectional survey with video vignettes. BMJ. 2000; 321(7265): 867–71.

[10] Sahm S, Will R, Hommel G. What are cancer patients' preferences about treatment at the end of life, and who should start talking about it? A comparison with healthy people and medical staff. Support Care Cancer 2005; 13(4): 206–14.

[11] Ernst J. Entscheidungsfindung – Welche Rolle spielt die Familie bei der medizinischen Behandlungsentscheidung? Psychother Psych Med 2015; 65(05): 159.

[12] Anderson RM, Funnell MM, Butler PM, Arnold MS, Fitzgerald JT, Feste CC. Patient Empowerment: Results of a randomized controlled trial. Diabetes Care 1995; 18(7): 943–49.

[13] Chen JY, Tao ML, Tisnado D, Malin J, Ko C, Timmer M, et al. Impact of physician-patient discussions on patient satisfaction. Med Care 2008; 46(11): 1157–62.

[14] Lavelle-Jones C, Byrne DJ, Rice P, Cuschieri A. Factors affecting quality of informed consent. BMJ: British Medical Journal. 1993; 306(6882): 885–90.

[15] Jones JW, McCullough LB, Richman BW. Informed consent: it's not just signing a form. Thorac Surg Clin 2005; 15(4): 451–60.

[16] Cordasco KM. Obtaining Informed Consent From Patients: Brief Update Review. In: Making Health Care Safer II: An Updated Critical Analysis of the Evidence for Patient Safety Practices. Rockville (MD): Agency for Healthcare Research and Quality (US); 2013 Mar. (Evidence Reports/Technology Assessments, No. 211.) Chapter 39. Online verfügbar unter: https://www.ncbi.nlm.nih.gov/books/NBK133402/ (Zugriffsdatum: 25.7.2018).

[17] Eran A, Erdmann E, Yuksel D, Dahlem KM, Er F. [Validation of patients' knowledge after informed consent prior to coronary angiography]. Dtsch Med Wochenschr 2011; 136(47): 2407–13.

[18] Caille-Brillet AL, Schmidt K, Watzke D, Stander V. Bericht zur 2014 Repräsentativstudie Wissen, Einstellung und Verhalten der Allgemeinbevölkerung zur Organ- und Gewebespende. Köln: Bundeszentrale für gesundheitliche Aufklärung 2015: 22.

[19] Enzenhofer M, Bludau HB, Komm N, Wild B, Mueller K, Herzog W, et al. Improvement of the educational process by computer-based visualization of procedures: randomized controlled trial. J Med Internet Res 2004; 6(2): e16.

[20] Luck A, Pearson S, Maddern G, Hewett P. Effects of video information on precolonoscopy anxiety and knowledge: a randomised trial. Lancet. 1999; 354(9195): 2032–35.

[21] Mason V, McEwan A, Walker D, Barrett S, James D. The use of video information in obtaining consent for female sterilisation: a randomised study. BJOG. 2003; 110(12): 1062–71.

[22] Shaw MJ, Beebe TJ, Tomshine PA, Adlis SA, Cass OW. A randomized, controlled trial of interactive, multimedia software for patient colonoscopy education. J Clin Gastroenterol. 2001; 32(2): 142–47.

7.4 Was sagt Ihr Herz, was Ihr Verstand?

Entscheidungsfindung und sozialer Kontext

Maike Linke

Lernziel nach NKLM 14c

2.6.5 Die Wechselwirkungen zwischen der Entscheidung und dem sozialen Umfeld der Patientinnen und Patienten thematisieren und berücksichtigen.

Fallvignette

Frau Müller, 32 Jahre alt und von Beruf Zahntechnikerin, ist in der 17. Woche schwanger und erhielt kürzlich die Diagnose Trisomie 18 beim werdenden Kind. Frau Müller ist nun zu einer erneuten Ultraschalluntersuchung in der gynäkologischen Ambulanz vorstellig. Es steht die Frage im Raum, ob Frau Müller die Schwangerschaft fortsetzen oder abbrechen möchte.

Für den Gynäkologen besteht in dieser Situation die Schwierigkeit, herauszufinden, wie sich die werdende Mutter entschieden hat bzw. ihr bei der Entscheidungsfindung beratend, aber nicht beeinflussend zur Seite zu stehen. Falls sich Frau Müller für einen Schwangerschaftsabbruch entscheidet, muss der Gynäkologe zudem dokumentieren, dass damit im Sinne des Gesetzes nach § 218a körperlicher oder seelischer Schaden von der Frau abgewendet werden kann [1].

[▶ NKLM-Kapitel 20: Schwangerschaft (20.90)]

Informationen zum Krankheitsbild

Hintergrund: Trisomie 18 (Edwards-Syndrom)

Histologie: Fehlverteilung der Chromosomen, je nach Art der Trisomie verursacht entweder durch einen Fehler während der Zellteilung (Mitose) oder einen Fehler während der Reifeteilung (Meiose) der Keimzellen

Verlauf:

- Schwere Entwicklungsstörung als Folge einer Chromosomenstörung (bei den betroffenen Kindern ist das Chromosom 18 drei- statt zweifach in jeder Zelle vorhanden).
- Kommt bei lebend geborenen Kindern mit einer Häufigkeit von etwa 1 : 3000 vor [2].
- Der Verlauf hängt von der Schwere der Symptome ab: häufig versterben die Kinder bereits intrauterin bzw. ist die Lebenserwartung stark verkürzt (zwischen wenigen Tagen und mehreren Wochen) [3].
- Die Diagnosestellung findet meist im ersten oder zweiten Trimester einer Schwangerschaft durch pränataldiagnostische Maßnahmen statt.

[▶ NKLM-Kapitel 21: Chromosomenanomalien (Trisomien, Klinefelter-Syndrom, Turner-Syndrom) (21.1.11.21)]

Fakten zum Schwangerschaftsabbruch

Eine Schwangerschaft abzubrechen ist in Deutschland verboten und nur unter bestimmten Voraussetzungen (§ 218a, Strafgesetzbuch) straffrei möglich [1]:

- Neben der Beratungsregelung, die einen Abbruch vor der 12. SSW erlaubt, sowie der kriminologischen Indikation gibt es die sogenannte medizinische Indikation.
- Eine *medizinische Indikation* liegt z. B. vor, wenn im Rahmen der Pränataldiagnostik schwerwiegende pathologische Auffälligkeiten beim werdenden Kind festgestellt werden und sich daraus, unter Berücksichtigung der gegenwärtigen und zukünftigen Lebensverhältnisse der Schwangeren, eine Gefahr für das Leben oder die Gefahr einer schwerwiegenden Beeinträchtigung des körperlichen oder seelischen Gesundheitszustandes der Schwangeren ergibt.
- Auf die medizinische Indikationsstellung durch den Arzt folgen drei Tage Bedenkzeit, in welcher die Schwangere noch einmal alleine oder im Gespräch mit Dritten nachdenken kann, ehe der Schwangerschaftsabbruch erfolgt [4].
- Im Jahr 2016 erfolgten insgesamt 3785 Schwangerschaftsabbrüche aufgrund medizinischer Indikation [5].

7.4.1 Einführung

Im Falle eines schwerwiegenden pathologischen Befundes beim werdenden Kind kann in bestimmten Konstellationen die schwangere Frau vor der Entscheidung stehen, ob sie die Schwangerschaft weiterführen möchte oder ein Abbruch stattfinden soll. Sie muss abwägen, ob sie das Fortführen der Schwangerschaft physisch und psychisch bewältigen kann oder nicht.

Für die Ärztin ist es dabei oft schwer, die betroffene Frau in ihrer Entscheidungsfindung neutral und wertfrei zu beraten. Wünscht die Frau einen Abbruch der Schwangerschaft, muss die Ärztin zudem einschätzen und dokumentieren, ob die Entscheidung der Frau tragfähig ist oder nicht. Die betroffenen Frauen haben in dieser Situation vielfach Schwierigkeiten, mit ihren widersprüchlichen Gefühlen zurechtzukommen und sind gegenüber Bemerkungen Außenstehender leicht verletzlich [4, 10, 12]. Für die Entscheidungsfindung ist wichtig, dass die Frauen die Bedeutung der Diagnose verstanden haben und die Auswirkungen auf ihr zukünftiges Leben abschätzen können.

Evidenz

- Die Aussicht, ein schwerstbehindertes Kind zu bekommen bzw. ein Kind zu gebären, was bei oder kurz nach der Geburt versterben könnte, kann für die schwangere Frau eine starke psychosoziale Belastung darstellen [7, 8].
- Auch ein Schwangerschaftsabbruch stellt für die betroffene Frau eine psychische Ausnahmesituation dar und erhöht das Risiko einer posttraumatischen Stressbelastung [6].
- Frauen nach Schwangerschaftsabbruch zeigen eine erhöhte psychische Belastung. Dabei spielt der protektive Einfluss von Partnerschaft und sozialer Unterstützung eine entscheidende Rolle [7, 8, 11]. Bei unsicherer Partnerschaft oder mangelnder funktionaler sozialer Unterstützung kann sich die psychische Belastung der betroffenen Frau verstärken.
- Frauen in der Entscheidungsphase nach auffälligem pränataldiagnostischem Befund haben ein hohes Informations- und Aufklärungsbedürfnis. Viele sind dabei mit der ärztlichen Beratung im Hinblick auf die möglichen Folgen für sie selbst und ihre Familie und auf die weiteren Informationsmöglichkeiten unzufrieden [9].

7.4.2   Darstellung einer gelungenen Arzt-Patienten-Kommunikation

Folgende Formulierungen können im Gespräch hilfreich sein:
- Offene Fragen zum Einstieg:
  - »*Sie sind heute hier, weil Sie schwanger sind und weil es bei dieser Schwangerschaft Probleme gibt.*«
  - »*Was sind die Probleme, die Sie mit mir besprechen wollen?*«
- Direktes Explorieren der Gefühle und der möglichen Ambivalenz:
  - »*Können Sie mir Ihre Reaktionen und Gefühle beschreiben, als Sie gemerkt haben, dass Sie schwanger sind?*«
  - »*Ich erlebe Sie im Moment als tief verunsichert. Ich kann mir vorstellen, dass es für Sie momentan nicht einfach ist, weiter über Ihre Gefühle zu sprechen, weil das Ihre Verletzung vielleicht noch verstärkt. Aber es besteht immer die Gefahr, dass man sich noch mehr schadet, wenn man nicht die Möglichkeit hat, zu klären, was in einem vorgeht. Ein Gespräch kann dabei helfen.*«
  - »*Wie wird es sein, wenn Sie später an Ihr Kind denken?*«
  - »*Damit Sie sich nicht später fragen, ob Sie die richtige Entscheidung getroffen haben, spreche ich das jetzt hier gemeinsam mit Ihnen an.*«
  - »*Was sagt Ihr Herz, was Ihr Verstand?*«
- Die Partnerschaft und das soziale Umfeld ansprechen:
  - »*Welche Bedeutung hat das Verhalten Ihres Partners oder Ihrer Umwelt für Ihre Gefühle dieser Schwangerschaft gegenüber?*«
  - »*Welche Personen sind für Sie jetzt wichtig?*«
- Informationsverständnis sicherstellen:
  - »*Konnten Sie alles verstehen, was ich Ihnen über den Schwangerschaftsabbruch erklärt habe?*«
  - »*Geben Ihnen die Informationen Sicherheit oder macht Sie das eher unsicher?*«
  - »*Haben Sie weiterhin konkrete Ängste oder Zweifel?*«
  - »*Haben Sie noch Fragen, die wir bisher nicht besprochen haben?*«

Worauf Sie achten sollten!

- Vermitteln Sie alle Informationen in leicht verständlicher Sprache (▶ Kap. 20.1).
- Verwenden Sie offene Fragen, damit die Patientin ihre individuelle Konfliktsituation frei und unbeeinflusst darstellen kann (▶ Kap. 1.2, »Aktives Zuhören«).
- Sprechen Sie ganz direkt die möglichen widersprüchlichen Gefühle an, die die Patientin in der Situation erlebt (Verbalisieren, Spiegeln der Emotionen).
- Weisen Sie auch explizit auf die erhöhte seelische Verletzlichkeit hin, die Frauen bei der Entscheidungsfindung für oder gegen den Schwangerschaftsabbruch erleben können.
- Sprechen Sie die Möglichkeiten, die es gibt um Informationen zu sammeln, konkret an.
- Wenden Sie die Prinzipien der Partizipativen Entscheidungsfindung an (▶ Kap. 2.7).
- Sprechen Sie das soziale Umfeld aktiv an. Lassen Sie sich schildern, wie und vom wem konkret die Patientin soziale Unterstützung erfährt.
- Wenn möglich, führen Sie die Gespräche gemeinsam mit dem betroffenen Paar.
- Vereinbaren Sie bei Bedarf mehrere Gespräche, um eine tragfähige Entscheidung der betroffenen Frau zu ermöglichen.

- Zeigen und verbalisieren Sie während des Gesprächs Ihre Fürsorge und Anteilnahme. Die aufkommenden Gefühle, verbunden mit unbekannten körperlichen Vorgängen, lösen häufig Ängste und das Bedürfnis nach Zuwendung aus (▶ Kap. 2.4).
- Das explizite Angebot, auch nach der Entscheidung für oder gegen den Schwangerschaftsabbruch für weitere Beratung und Behandlung ansprechbar zu sein, kann für die Patientin eine emotionale Stütze sein.

Merke
Die Mitteilung eines auffälligen Befundes in der Schwangerschaft stellt insbesondere für die werdende Mutter eine »schlechte Nachricht« dar (▶ Kap. 12.1).

Literatur

[1] Strafgesetzbuch (StGB) [Internet], Gesetze im Internet [zitiert 07.12.2016]. Online verfügbar unter: http://www.gesetze-im-internet.de/stgb/__218a.html (Zugriffsdatum: 25.7.2018).

[2] Müller-Egloff S. (2017). Chromosomenstörungen. In Strauss A. Ultraschallpraxis in Geburtshilfe und Gynäkologie [Internet]. Berlin, Heidelberg: Springer 2017 [zitiert 22. Mai 2017]. Online verfügbar unter: http://link.springer.com/10.1007/978-3-662-49493-6 (Zugriffsdatum: 25.7.2018).

[3] Wu J, Springett A, Morris JK. Survival of trisomy 18 (Edwards syndrome) and trisomy 13 (Patau Syndrome) in England and Wales: 2004–2011. Am J Med Genet. 2013; 161(10): 2512–8.

[4] Verein psychosoziale Aspekte der Humangenetik e. V. (2015). Schlechte Nachrichten nach vorgeburtlicher Untersuchung: eine Begleitschrift für Frauen und Paare, die einen Schwangerschaftsabbruch in Erwägung ziehen. Dresden: Verein zur Förderung psychosozialer Aspekte der Humangenetik e. V. Online verfügbar unter: https://vpah.de/wp-content/uploads/2017/11/brosch.pdf (Zugriffsdatum: 25.7.2018).

[5] Statistisches Bundesamt. Schwangerschaftsabbrüche. Online verfügbar unter: https://www.destatis.de/DE/ZahlenFakten/GesellschaftStaat/Gesundheit/Schwangerschaftsabbrueche/Tabellen/RechtlicheBegruendung.html (Zugriffsdatum: 25.7.2018).

[6] Davies V, Gledhill J, McFadyen A, Whitlow B, Economides D. Psychological outcome in women undergoing termination of pregnancy for ultrasound-detected fetal anomaly in the first and second trimesters: a pilot study. Ultrasound Obstet Gynecol. 1. April 2005; 25(4): 389–92.

[7] Kersting A, Kroker K, Steinhard J, Lüdorff K, Wesselmann U, Ohrmann P, et al. Complicated grief after traumatic loss. European Archives of Psychiatry and Clinical Neuroscience. 2007; 257(8): 437–43.

[8] Korenromp MJ, Page-Christiaens GCML, van den Bout J, Mulder EJH, Visser GHA. Adjustment to termination of pregnancy for fetal anomaly: a longitudinal study in women at 4, 8, and 16 months. American Journal of Obstetrics and Gynecology. August 2009; 201(2): 160.e1–160.e7.

[9] BZgA: Medien: Schwangerschaftserleben und Pränataldiagnostik. Repräsentative Befragung Schwangerer zum Thema Pränataldiagnostik 2006. Online verfügbar unter: http://www.bzga.de/botmed_13319200.html (Zugriffsdatum: 25.7.2018).

[10] Slade P, Heke S, Fletcher J, Stewart P. Termination of pregnancy: Patients' perceptions of care. J Fam Plann Reprod Health Care 2001; 27(2): 72.

[11] Daugirdaitė V, van den Akker O, Purewal S. Posttraumatic stress and posttraumatic stress disorder after termination of pregnancy and reproductive loss: a systematic review. Journal of Pregnancy. 2015; ID 646345. Online verfügbar unter: http://dx.doi.org/10.1155/2015/646345 (Zugriffsdatum: 25.7.2018).

[12] Rath, W. Geburtshilfe und Perinatalmedizin: Pränataldiagnostik, Erkrankungen, Entbindung. Stuttgart: Thieme 2010.

7.5 Soll ich die Untersuchung machen lassen?

Gesundheitspolitische und -ökonomische Einflussfaktoren

Gerhard Schillinger

Lernziel nach NKLM 14c

2.6.6 Gesundheitspolitische und -ökonomische Einflussfaktoren auf die Entscheidungsfindung sowie zeitliche und organisatorische Rahmenbedingungen erklären.

Fallvignette

Frau Roth ist 32 Jahre alt und arbeitet als wissenschaftliche Mitarbeiterin im anglistischen Institut der Universität. Bei ihrer Frauenärztin wurde ihr eine Screeninguntersuchung auf Eierstockkrebs mit Ultraschall und einem Krebsmarker (CA 125) angeboten. Diese Screeninguntersuchung würde von den gesetzlichen Krankenkassen nicht übernommen und muss daher von ihr als Individuelle Gesundheitsleistung (IGeL) selbst bezahlt werden. Frau Roth hat Angst, an Krebs zu erkranken und möchte sich von Ihnen als Hausärztin beraten lassen, ob sie diese zusätzliche Krebsfrüherkennungsuntersuchung wahrnehmen soll.
[▸ NKLM-Kapitel 20: Früherkennung, Vorsorgeuntersuchung (20.30)]

Informationen zum Krankheitsbild

Diagnose: Krebsfrüherkennung
Hintergrund: Abschätzung des Nutzens zum Risiko von Früherkennungsuntersuchungen
Verlauf: Patientin ist gesund
[▸ NKLM-Kapitel 21: Metabolisches Syndrom (21.1.3.29)]

Fakten zur Krebsfrüherkennung

- Eierstockkrebs ist mit 7320 Neuerkrankungen im Jahr 2013 in Deutschland [1] eine relativ seltene Krebserkrankung. 5–10 % aller bösartigen Erkrankungen des Eierstocks treten bereits unter dem 45. Lebensjahr auf.
- Bei 5466 Sterbefällen ist das Ovarialkarzinom mit 5,6 % aller Krebssterbefälle nach dem Brustkrebs die häufigste tödliche gynäkologische Krebserkrankung [2].
- In großen randomisierten Studien konnte kein signifikanter Vorteil eines Screenings hinsichtlich der Sterblichkeit an Eierstockkrebs gezeigt werden, Nachteile sind falsch positive Befunde und unnötige operative Eingriffe mit möglichen Komplikationen:
  - PLCO-Studie: 78216 Frauen im Alter von 55 bis 74 Jahren wurden randomisiert. Interventionsgruppe mit Screening über 8 Jahre mit transvaginalem Ultraschall (TVU) und CA-125; Kontrollgruppe ohne Screening. Beobachtungszeit 10–13 Jahre. Durch das Screening wurden mit 212 mehr Ovarialkarzinome entdeckt als in der Kontrollgruppe (176 Fälle), die Zahl der Sterbefälle an Ovarialkarzinom konnte nicht gesenkt werden (Interventionsgruppe 118 Frauen, Kontrollgruppe 100). 3285 Frauen (8 %) hatten einen falsch positiven Befund, von diesen erhielten 1080 einen operativen Eingriff, 163 (40 von 10000 gescreenten Frauen) erlitten mindestens eine schwerwiegende Komplikation [3].

– UKCTOCS: 202 638 Frauen zwischen 50 und 74 Jahren randomisiert. Durch ein stufenweises Screening wurde die Sterblichkeit an Eierstockkrebs nicht signifikant um 15 % gesenkt (5 von 10 000 Frauen), durch Ultraschallscreening um 11 % (4 von 10 000 Frauen). 14 von 10 000 Frauen hatten bei einem stufenweisen Screening eine (unnötige) Operation aufgrund eines falsch positiven Befundes, in der mit Ultraschall gescreenten Gruppe waren dies 60 von 10 000 Frauen [4].

- Von einem allgemeinen Screening wird in der »S3-Leitlinie zur Diagnostik, Therapie und Nachsorge maligner Ovarialtumoren« [2] abgeraten.
- In Deutschland übernehmen die gesetzlichen Krankenkassen die Leistungen, die einen nachgewiesenen Nutzen haben, medizinisch notwendig und wirtschaftlich sind. Das Screening auf Ovarialkarzinom ist aufgrund des fehlenden Nutzennachweises keine Regelleistung und muss als individuelle Gesundheitsleistung (IGeL) selbst bezahlt werden.
- IGeL reichen von sinnvollen Leistungen wie Atteste (zum Beispiel der Ohrenärztin für den Tauchkurs) und Reiseuntersuchungen über Leistungen, bei denen man weder weiß, ob sie nutzen oder schaden, bis zu Leistungen, bei denen die Risiken den Nutzen überwiegen.
- Die Ärztinnen verdienen an IGEL, aber wie viel, ist nicht transparent und nicht untersucht. IGeL-Leistungen bilden einen zweiten Gesundheitsmarkt, der pro Jahr auf 1,5 Mrd. Euro geschätzt wird.

7.5.1 Einführung

Die Entscheidung über diagnostische und therapeutische Maßnahmen ist eine originäre ärztliche Aufgabe. Patientinnen wollen bei Behandlungsentscheidungen mehrheitlich explizit beteiligt werden. Die Partizipative Entscheidungsfindung (PEF) oder auch *Shared Decision Making* ist ein interaktiver und gleichberechtigter Entscheidungsfindungsprozess zwischen Patientin und Ärztin mit dem Ziel, unter gleichberechtigter und aktiver Beteiligung von Patientin und Ärztin auf Basis geteilter Information zu einer gemeinsam verantworteten Übereinkunft zu gelangen [7] (▶ Kap. 2.7).

7.5.2 Partizipative Entscheidungsfindung bei Leistungen mit unklarem Nutzen: So geht's!

Leistungen, bei denen der Nutzen unklar ist und die von den Patientinnen selbst bezahlt werden müssen, stellen eine besondere Herausforderung an eine umfassende Aufklärung über die möglichen Vor- und Nachteile der Untersuchung dar. Ein möglicher wirtschaftlicher Interessenkonflikt stellt hohe Anforderungen an eine neutrale Beratung.

- Formulieren Sie, dass Sie diese Entscheidung gemeinsam und gleichberechtigt treffen wollen.
- Informieren Sie über die Wahlmöglichkeiten und über die Vor- und Nachteile des Screenings. Erklären Sie, warum dies keine Leistung der Krankenkasse ist.
- Erfragen Sie die Erwartungen, das Verständnis und die Gedanken von Frau Roth.
- Ermitteln Sie gemeinsam die Präferenzen der Patientin.

- Führen Sie gemeinsam mit der Patientin auf Grundlage der wissenschaftlichen Evidenz und der ermittelten Präferenz der Patientin die Entscheidung herbei.

Evidenz [8]

- PEF erhöht für Screeninguntersuchungen auf Brust-, Darm- und Prostatakrebs das Wissen (mittlere Evidenzstärke).
- PEF vermindert Entscheidungskonflikte und verbessert die Klarheit über die Wahrscheinlichkeiten (geringe Evidenzstärke).
- Es besteht ein Zusammenhang von PEF und der getroffenen Entscheidung (geringe Evidenzstärke).
- PEF führt zu einer fraglichen Verbesserung der Entscheidungszufriedenheit (geringe bis unzureichende Evidenzstärke; Studien zum Prostata- und Darmkrebsscreening).

7.5.3 Darstellung einer gelungener Arzt-Patienten-Kommunikation

Tab. 7-3   Gesprächsbeispiel zur Fallvignette Frau Roth

Patientin Frau Roth	Hausärztin
»Meine Frauenärztin hat mir geraten, eine Früherkennungsuntersuchung auf Eierstockkrebs zu machen. Ich habe Angst, dass ich Krebs bekomme, wenn ich die Früherkennung nicht habe machen lassen, habe aber auch gelesen, dass diese Früherkennungsuntersuchung umstritten sein soll. Und die Krankenkasse bezahlt das auch nicht.«	»Das ist eine wirklich schwierige Entscheidung, die wir nur gemeinsam treffen können, wobei meine Rolle vor allem darin besteht, dass ich Ihnen die möglichen Vor- und Nachteile schildere.«
»Ja, das fände ich sehr gut.«	»Die Chance von Früherkennungsuntersuchungen ist, dass man die Hoffnung hat, Krebs früh zu finden, wenn er vielleicht noch gut behandelbar ist. Der mögliche Nachteil besteht darin, dass die meisten der auffälligen Befunde sogenannte falsch positiven Befunde sind, d. h. die Untersuchung zeigt den Verdacht auf Krebs, obgleich da gar keiner ist. Dann muss man einen solchen Befund weiter untersuchen. Im schlechtesten Fall erfolgt eine Operation mit Entfernung eines Eierstocks, in dem sich am Ende kein Krebs findet. Ein weiteres Problem ist, dass sich auch nach einem unauffälligen Befund bis zur nächsten Untersuchung ein neuer Krebs entwickeln kann. Zur Früherkennungsuntersuchung von Eierstockkrebs gibt es zwei große methodisch hochwertig Studien, bei denen

Tab. 7-3   *Fortsetzung*

Patientin Frau Roth	Hausärztin
	die Früherkennung zur keiner sicheren Senkung des Risikos geführt hat, an Eierstockkrebs zu sterben. Auf der anderen Seite kam es zu unnötigen Operationen bei einigen Frauen. Eine sehr gute Zusammenfassung des verfügbaren Wissens aus Studien gibt es auf der Internetseite www.IGeL-Monitor.de. Entscheidend nun ist aber, was Sie denken.«
»Ich habe schon Angst an Krebs zu erkranken, aber ich habe auch Angst, dass ich einen falschen Alarm bekomme und dann vielleicht einen Eierstock verliere. Ich will ja noch Kinder haben.«	»Was wiegt denn für Sie schwerer: der Wunsch der Sicherheit, dass Sie gerade jetzt keinen Eierstockkrebs haben oder die Sorge vor unnötigen Operationen?«
»Ich weiß es nicht, eigentlich kann man es ja kaum glauben, dass in den Studien durch das Screening das Risiko, an Eierstockkrebs zu sterben, nicht gesenkt werden konnte. Aber wenn zwei große Studien das zeigen, ist das ja schon ein starkes Argument. Ich glaube, ich habe dann mehr Angst vor einer unnötigen Operation.«	»Ich denke, dass Sie da eine richtige Entscheidung treffen, die ich gut nachvollziehen kann. Und ich denke, dass Sie dies dann Ihrer Frauenärztin auch genau so sagen sollten.«

Worauf Sie achten sollten!

Handlungsschritte der Partizipativen Entscheidungsfindung [7]:
- Mitteilen, dass eine Entscheidung ansteht
- Gleichberechtigung der Partner formulieren
- Über Wahlmöglichkeiten informieren
- Über Vor- und Nachteile der Optionen informieren
- Verständnis, Gedanken und Erwartungen erfragen
- Präferenzen ermitteln
- Aushandeln der Entscheidung
- Gemeinsame Entscheidung herbeiführen
- Vereinbarungen zur Umsetzung der Entscheidung treffen

Merke
Eine stärkere Beteiligung von Patientinnen bei Entscheidungen wird international als »Shared Decission Making« [9] und in Deutschland als »Partizipative Entscheidungsfindung« bezeichnet.
Vor allem bei unklarer Evidenz und verschiedenen Handlungsoptionen ist eine Partizipative Entscheidungsfindung sinnvoll.

Literatur

[1] Bericht zum Krebsgeschehen in Deutschland 2016. Robert Koch Institut. Online verfügbar unter: http://www.krebsdaten.de/Krebs/DE/Content/Publikationen/Krebsgeschehen/Krebs geschehen_node.html (Zugriffsdatum: 25.7.2018).

[2] S3-Leitlinie Diagnostik, Therapie und Nachsorge maligner Ovarialtumoren Version 2.0 – Oktober 2016. Online verfügbar unter: https://www.ago-online.de/fileadmin/downloads/leitlinien/ ovar/2016/032-035-OLl_Ovarialkarzinom_2016-10.pdf (Zugriffsdatum: 25.7.2018).

[3] Buys SS and the PLCO Project Team. Effect of screening on ovarian cancer mortality: the Prostate, Lung, Colorectal and Ovarian (PLCO) Cancer Screening Randomized Controlled Trial. JAMA 2011; 305: 2295–303.

[4] Jacobs J, Menon U, Ryan A et al. Ovarian cancer screening and mortality in the UK Collaborative Trial of Ovarian Cancer Screening (UKCTOCS): a randomised controlled trial. Lancet 2016; 387: 945–56.

[5] Coulter A, Magee H. The European patient of the future. Berkshire: Open University Press 2003.

[6] Schnell-Inderst P, Hunger T, Hintringer K, Schwarzer R, Seifert-Klauss V, Gothe H, Wasem J, Siebert U. Individuelle Gesundheitsleistungen. Deutsches Institut für Medizinische Dokumentation und Information (DIMDI), Köln (Hrsg.) Schriftenreihe Health Technology Assessment, Bd. 113. 2011.

[7] Loh A, Simon D, Kriston L, Härter M. Patientenbeteiligung bei medizinischen Entscheidungen. Effekte der Partizipativen Entscheidungsfindung aus systematischen Reviews. Deutsches Ärzteblatt 2007; 104: A1483/B-1314/C-1254.

[8] Lillie S, Partin MR, Rice K et al. The Effects of Shared Decision Making on Cancer Screening – A Systematic Review. Evidence-based Synthesis Program. Washington (DC): Department of Veterans Affairs (US) 2014.

[9] Charles C, Gafni A, Whelan T. Shared decision making in the medical encounter: what does it mean? (or it takes at least two to tango). Soc Sci Med 1997; 44: 681–92.

Teil II

8 Gesprächsabschluss und Diagnostik/ Therapieplanung

8.1 Ihre Behandlung entscheiden wir gemeinsam
Diagnostik- und Behandlungsplanung

Martin Scherer, Jost Steinhäuser

Lernziel nach NKLM 14c

2.7.1 Einen gemeinsamen Diagnostik- und Behandlungsplan festlegen und bei Bedarf verändern

Fallvignette
Die Tochter des 91-jährigen, ehemaligen Bankdirektors Herrn L. ist bei ihren Eltern zu Besuch und ruft in Sorge um den Vater dessen Hausarzt an. Er komme ihr verändert vor, still und antriebslos, würde kaum noch sprechen, sei vergesslicher als sonst und habe an nichts mehr Interesse. Sie frage sich, ob das an seiner bekannten Demenz, der bekannten Depression oder auch an der Schwerhörigkeit liegen könne.
Bei dem Patienten (Größe 1,85 m, Gewicht 76 kg) wurden bisher eine Depression, eine Demenz, eine koronare Herzerkrankung sowie eine Harninkontinenz diagnostiziert. Sein aktueller kardialer Zustand sei nach der Implantation zweier Stents Ende der 1990er-Jahre stabil, er hat derzeit keine Angina pectoris oder Luftnot. Er benutzt Inkontinenzhilfsmittel, möchte aber ansonsten seine Inkontinenz nicht thematisieren. Nachdem seine Frau vor einem Jahr einen Schlaganfall erlitten hat, lebt das Paar sehr zurückgezogen.
Der Patient hat noch eine alte Oberschenkelverletzung aus dem Zweiten Weltkrieg. Die chronische Osteomyelitis ist in der Regel nicht aktiv, muss aber gelegentlich über eine bis zwei Wochen mit Penicillin V behandelt werden.
Aktuell nimmt der Patient folgende Medikamente ein: ASS 100 1 × 1, Molsidomin retard 8 2 × 1 und Carvedilol 12,5 2 × 1.
[▶ NKLM-Kapitel 20: Gedächtnisstörungen und Vergesslichkeit (20.32), Müdigkeit, Erschöpfung, Allgemeine Schwäche (20.63), Multimorbidität (20.64), Stimmungsschwankungen (20.102), Verhaltensauffälligkeiten (20.115)]

Informationen zum Krankheitsbild

Diagnose: Multimorbidität
Hintergrund: Vorliegen von mindestens drei chronischen Krankheiten.
Verlauf: Sehr unterschiedlich, je nach konkreter Krankheitskonstellation.
[▶ NKLM-Kapitel 21: Koronare Herzerkrankung (21.1.1.12), Demenz-Syndrome (21.1.10.59), Depression (21.1.10.45), Schallleitungsschwerhörigkeit (21.1.9.2), Schallempfindungsschwerhörigkeit (21.1.9.3), Blasenfunktionsstörungen (21.1.6.31)]

Teil II

Fakten zur Multimorbidität

Multimorbidität bezeichnet das gleichzeitige Vorliegen mehrerer chronischer Erkrankungen (drei oder mehr), wobei nicht eine einzelne Erkrankung im besonderen Fokus der Aufmerksamkeit steht und Zusammenhänge zwischen den Krankheiten zwar bestehen können (z. B. über geteilte Risikofaktoren oder bei Folgeerkrankungen), aber nicht müssen.

Bezogen auf den vorliegenden Fall muss die Ärztin die in ▸ Abb. 8-1 dargestellten Abwägungen anstellen (vgl. [2]).

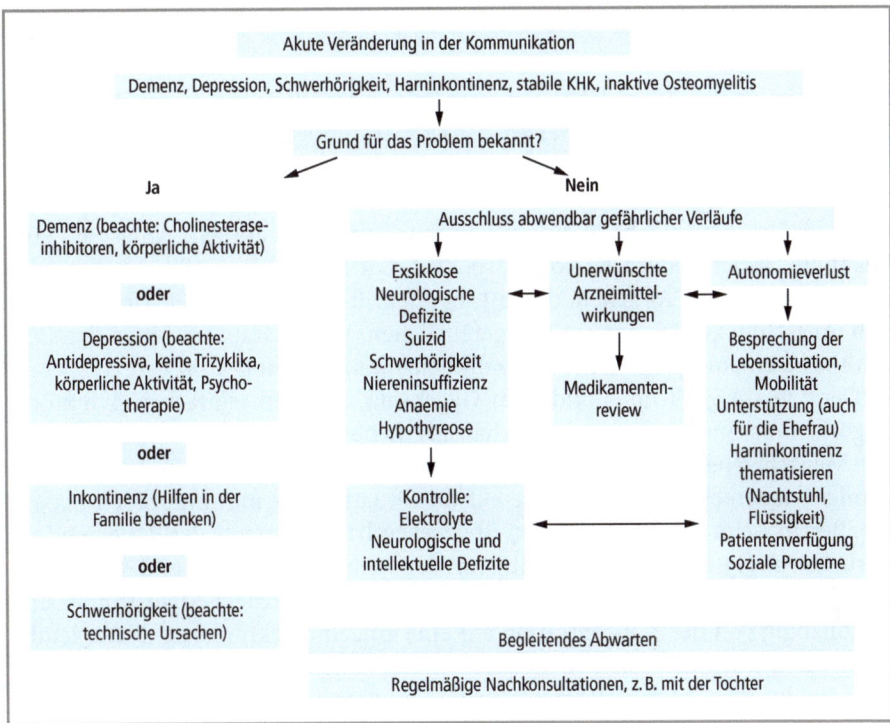

Abb. 8-1   Einzelfallalgorithmus (modifiziert nach: Scherer et al. 2017)

8.1.1   Einführung

Multimorbidität ist ein wachsendes Phänomen, das zukünftig eine noch größere Herausforderung in der hausärztlichen Versorgung darstellen wird. Die ärztliche Tätigkeit bei der Versorgung dieser Patientinnen ist eine hochanspruchsvolle Aufgabe. Es ist nicht immer möglich, den Problemen der Polypharmazie, den widersprüchlichen Behandlungsstrategien und den Wünschen und Bedürfnissen der meist älteren Menschen mit den bisherigen Instrumenten krankheitsspezifischer Leitlinien zu begegnen. Trotz erheblicher Fortschritte in den Bereichen technischer Unterstützung und der elektronischen Datenverarbeitung ist es sehr wahrscheinlich, dass diese Probleme auf absehbare Zeit nur im persönlichen Gespräch zwischen Ärztin und Patientin sinnvoll behandelt werden können.

Evidenz

Patientinnen sollten ermutigt werden, ihre persönlichen Ziele und Prioritäten darzulegen. Geklärt werden sollte der Stellenwert von:
- Erhalt der sozialen Rolle und sozialer Aktivitäten
- Verhinderung von spezifischen Ereignissen (z. B. Schlaganfall)
- Minimierung von Medikamentennebenwirkungen
- Verringerung der Belastung durch Behandlungen
- Lebensverlängerung

Ein multimorbider Mensch hat, wie auch jede andere Patientin, in der Regel einen konkreten Beratungsanlass. Der Anlass ist nicht unbedingt spezifisch für Multimorbidität. Der hier vorgestellte Algorithmus hilft dabei, dem scheinbar einfachen Beratungsanlass eines multimorbiden Menschen gerecht zu werden. Es sollte geklärt werden, ob das aktuelle Symptom bzw. der aktuelle Anlass auf eine bekannte Ursache oder Diagnose zurückführbar ist. Daraus ergibt sich entweder ein diagnostisches Vorgehen, das auf die Identifikation der neuen Ursache bzw. den Ausschluss eines abwendbar gefährlichen Verlaufs abzielt, oder der Entschluss zu einem übergreifenden Krankheitsmanagement (▶ Abb. 8-2; [1, 2]).

Der Meta-Algorithmus bildet im Gegensatz zu einem einfachen Symptom-Algorithmus einen übergeordneten hausärztlichen Denkprozess ab, der den ganzen Menschen berücksichtigt. Er zeigt schematisch eine generelle und allgemeine, immer wiederkehrende Sichtweise auf die Situation der multimorbiden Patientin. Bereits beim »Einstieg« werden drei wesentliche Elemente der Patientensicht berücksichtigt und dabei gleichzeitig mit der erlebten Anamnese und den Patientenwünschen abgeglichen. Die Entscheidungswege des Meta-Algorithmus sind unabhängig von der Konzentration auf eine einzelne Erkrankung. Naturgemäß stellt der Ausschluss von abwendbaren gefährlichen Verläufen einen zentralen Entscheidungsbaum dar, allerdings auch hier unter dem Vorbehalt der Patientenpräferenz.

8.1.2   Einen gemeinsamen Diagnostik- und Behandlungsplan festlegen: So geht's

Bezogen auf die obenstehende Fallvignette ist die Arzt-Patienten-Kommunikation dann gelungen, wenn die Tochter des Patienten einerseits mit ihren Sorgen ernst genommen wurde und nach dem Telefongespräch dies auch so empfindet und bei dem Patienten ein neurologisches Defizit oder eine andere schwerwiegende Erkrankung ausgeschlossen ist. Am Ende des Gesprächs sollten sowohl Tochter als auch Patient das Gefühl haben, dass das weitere Vorgehen zum einen klar ist, zum anderen aber auch den Patientenpräferenzen und der Patientensicherheit Rechnung trägt.

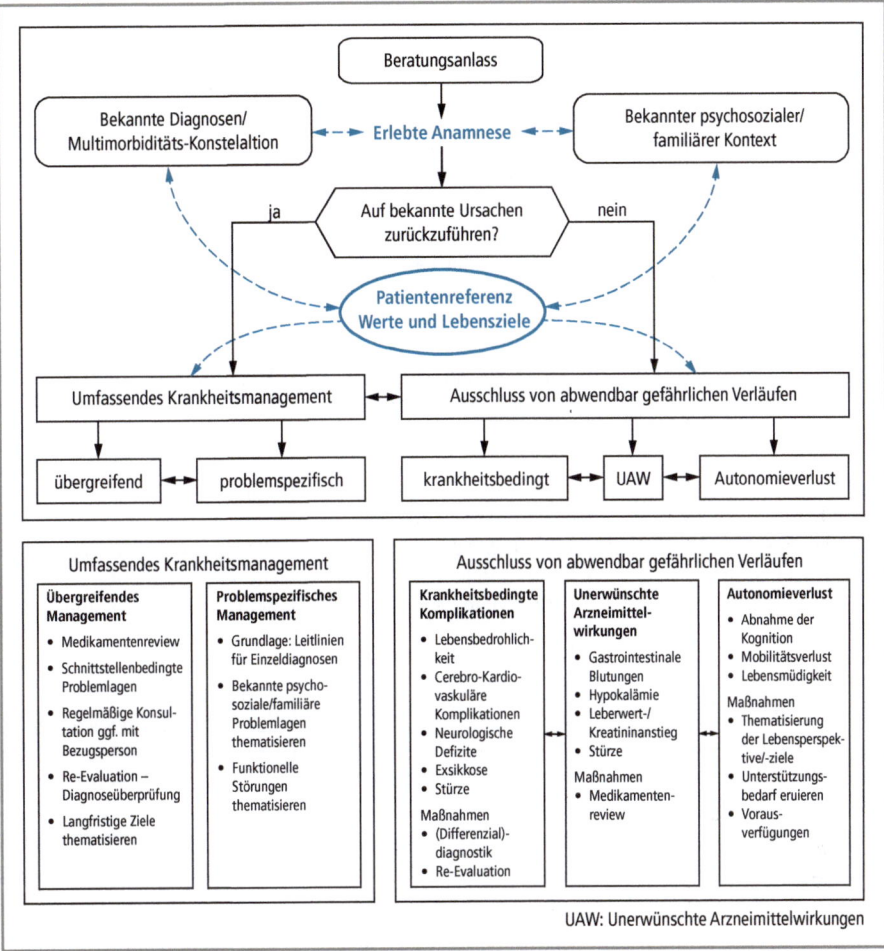

Abb. 8-2 Meta-Algorithmus Multimorbidität

8.1.3 Darstellung einer gelungenen Arzt-Patienten-Kommunikation

Tab. 8-1 Exemplarisches Beispiel eines gemeinsamen Diagnostik- und Behandlungsplanes

Gesprächsverlauf/ Schritte	Gesprächssituation	Handlungsdimension
Vor dem Telefonat	Der Arzt (A) sucht einen ruhigen Raum und stellt sicher, dass er während des Telefonats nicht gestört wird.	

Teil II

Tab. 8-1 *Fortsetzung*

Gesprächsverlauf/ Schritte	Gesprächssituation	Handlungsdimension
Telefonat (▶ Kap. 22.4): Die Tochter (T) von Herrn L. ruft in Sorge um den Vater den Hausarzt an. Der Patient (P) hört nicht mit.	Arzt (A): »Guten Tag, was kann ich für Sie tun?« T: »Ich bin die Tochter von Herrn L. Ich mache mir Sorgen. Mein Vater spricht kaum noch.«	Der Angehörigen das Gefühl geben, dass ihr Anliegen gehört und ernst genommen wird.
	A: »Bitte beschreiben Sie einmal genau, inwiefern sich Ihr Vater verändert hat.«	Abklärung der Wesensveränderung zum Ausschluss eines akuten Notfalls. Vigilanz? Ansprechbarkeit? Orientierung? Hinweise auf Apoplex?
Nachdem ein akuter Notfall ausgeschlossen ist:	A: »Ich würde einmal bei Ihnen und Ihrem Vater vorbeikommen. Wann passt es Ihnen?«	Hausbesuch zur Untersuchung des Patienten in seinem sozialen und familiären Kontext. Wie stellt er sich dar? Was sagt er selbst? Kann er die Sorge der Tochter nachvollziehen?
Hausbesuch, Dreiergespräch zwischen Patient, Tochter, Arzt	Tochter öffnet die Tür: »Guten Tag, kommen Sie herein«	Der Arzt hat sich an einem Mittwochnachmittag eine Stunde Zeit genommen, um zum Patienten zu fahren.
Arzt wird ins Wohnzimmer geführt. Patient sitzt mit einer Zeitung im Sessel. Er ist wach, ansprechbar und adäquat.	A: »Guten Tag, Herr L.« Herr L.: »Guten Tag, Herr Doktor. Schön, dass Sie gekommen sind.«	Erster Eindruck, wiederum Ausschluss einer Akutsituation.
	A: »Ihre Tochter hat mich angerufen, weil sie sich Sorgen macht. Sie seien so still geworden.« Herr L.: »Ja, die Jule. Eine Seele von Mensch. Was sollte ich ohne sie machen.« A: »Ja, Ihre Tochter kümmert sich sehr um Sie.«	Gesprächseröffnung, Hinführung zum Thema
	<Pause>	

Gesprächsverlauf/ Schritte	Gesprächssituation	Handlungsdimension
	A: »Sehen Sie das auch so? Sind Sie stiller geworden?« Herr L.: »Nun ja, Was soll ich sagen. Wenn man so alt ist wie ich und die Kräfte schwinden, kommen schon manchmal finstere Gedanken. Ich frage mich dann manchmal, wozu ich noch nütze bin.«	Hier beginnt ein langes Gespräch, mit einer ausführlichen psychosozialen (und somatischen) Anamnese, in dem der aktuelle psychische und körperliche Leidensdruck erhoben wird und an dessen Ende eine Priorisierung der Problemlagen mit Zieldefinition steht. An den gemeinsam vereinbarten Zielen orientiert sich der weitere Behandlungsplan.

Worauf Sie achten sollten!

Es geht immer zunächst darum, das aktuelle Symptom bzw. den aktuellen Beratungsanlass darauf zu überprüfen, ob er im Zusammenhang mit einer bekannten Ursache/Diagnose steht oder nicht. Daraus ergibt sich entweder ein diagnostischer Weg, der auf die Identifikation der (neuen) Ursache bzw. den Ausschluss des abwendbar gefährlichen Verlaufs abzielt, oder aber die Einsortierung und Bearbeitung des Beratungsanlasses im Rahmen des übergreifenden Krankheitsmanagements (siehe dazu die erläuternden Boxen unter dem Algorithmus).

Merke

Die Überlegung, ob die Beschwerden auf eine bekannte oder eine neue Ursache zurückzuführen sind, stellt die Weichen für das weitere Vorgehen. Nach dem Ausschluss abwendbar gefährlicher Verläufe sind die Patientenpräferenzen, Werte und Lebensziele zu explorieren. Sie bilden den Rahmen für die partizipative Entscheidungsfindung und die Priorisierung der Problemlagen.

Literatur

[1] Muche-Borowski C, Lühmann D, Schäfer I, Mundt R, Wagner HO, Scherer M. Development of a meta-algorithm for guiding primary care encounters for patients with multimorbidity using evidence-based and case-based guideline development methodology. BMJ Open 2017; 7(6): e015478. doi:10.1136/bmjopen-2016-015478.

[2] Scherer M, Wagner H-O, Lühmann D, Muche-Borowski C, Schäfer I, Dubben H-H, Heike Hansen H, Thiesemann R, von Renteln-Kruse W, Hofmann W, Fessler J, van den Bussche H. DEGAM-Leitlinie Multimorbidität 2017. Online verfügbar unter: http://www.awmf.org/uploads/tx_szleitlinien/053-047l_S3_Multimorbiditaet_2018-01.pdf (Abrufdatum: 26.7.2018).

8.2   Wenn wir uns nächste Woche sehen, dann …

Gesprächsabschluss

Christin Löffler, Anja Wollny, Gregor Feldmeier, Attila Altiner

Lernziel nach NKLM 14c

2.7.2 Die Sitzung zusammenfassen, die nächsten Schritte mit den Patientinnen und Patienten besprechen und das Patientengespräch abschließen.

Fallvignette

Frau Meyer, 78 Jahre alt, leidet seit mehreren Jahren unter einer COPD. Sie hat einige Jahrzehnte stark geraucht. Seit der Diagnose COPD hat sie das Rauchen vollständig eingestellt. Ihre Termine in der Hausarztpraxis nimmt Frau Meyer regelmäßig wahr. Heute bittet sie jedoch um einen zeitnahen Hausbesuch. Der medizinischen Fachangestellten berichtet sie am Telefon, deutlich mehr Auswurf als üblicherweise zu haben und sich auch kurzatmig zu fühlen. Leider könne ihr Ehemann sie heute nicht wie sonst in die Praxis fahren. Frau Meyer und ihre Familie wird regelmäßig in der Praxis hausärztlich betreut, sodass der bio-psycho-sozialen Perspektive hier eine besondere Bedeutung zukommt. Die Hausärztin plant aufgrund der sich abzeichnenden Exazerbation einen Hausbesuch für den gleichen Tag.

Hinweis: Die hier dargestellte Fallvignette adressiert sowohl den Hausbesuch als auch den Gesprächsabschluss. Wir empfehlen Ihnen daher zunächst, sich die Darstellung einer gelungenen Arzt-Patienten-Kommunikation in ▸ Kap. 9.7.2 durchzulesen.

[▸ NKLM-Kapitel 20: Atemnot und Kurzatmigkeit (20.7)]

Informationen zum Krankheitsbild

Hintergrund: Bei der Chronisch obstruktive Lungenerkrankung (COPD) handelt es sich letztlich um einen Sammelbegriff für chronische Lungenerkrankungen, die mit einer progredienten nicht reversiblen Atemwegsobstruktion einhergehen [1].
Ätiologie: In den allermeisten Fällen ist langjähriger Nikotinabusus ursächlich.
Verlauf:
• Da die COPD nicht geheilt werden kann, besteht die Therapie vor allem darin, den Krankheitsfortschritt zu verlangsamen, Symptome zu kontrollieren und Exazerbationen zu verhindern. Dies wird bei leichter und mittelschwerer COPD im Wesentlichen durch inhalative Bronchodilatatoren (Beta-2-Mimetika, Anticholinergika) und inhalative Kortikosteroide erreicht.

[▸ NKLM-Kapitel 21: Chronisch obstruktive Lungenerkrankung (21.1.4.8)]

Fakten zur COPD

• Bei vielen Patientinnen führen die mit einer COPD einhergehenden pathologischen Prozesse zu einer bakteriellen Kolonisation der Atemwege.
• Bei einer Exazerbation kommt es zu einer akuten Entzündungsreaktion mit akuter Zunahme der pulmonalen Obstruktion und Abnahme der Lungenfunktion. Für die betroffene

Patientin stellen Exazerbationen v. a. wegen der akuten Atemnot und der damit oft verbundenen Angstzustände eine deutliche gesundheitliche Beeinträchtigung dar.
- Exazerbationen werden initial durch Dosiserhöhung der bestehenden Therapie und systemisch wirkenden Kortikosteroiden und/oder Antibiotika behandelt. Eine ausbleibende oder inadäquate Therapie führt nicht selten zu eigentlich vermeidbaren Krankenhausbehandlungen. Aktuelle Zahlen zeigen, dass etwa drei Viertel der Krankenhauseinweisungen mit der Diagnose Bronchitis/COPD vermeidbar wären [2].
- Je nach Definition und Studie variiert die Prävalenz der COPD in Deutschland zwischen 4 % und 8 % [3].

8.2.1 Einführung

Während des Hausbesuchs stellt die Ärztin fest, dass Frau Meyer nicht nur unter einer beginnenden Exazerbation leidet, sondern auch, dass sich die häuslich-familiäre Situation der 78-Jährigen und ihres Ehemannes verändert hat: Durch den Wegfall der Fahrtauglichkeit ihres Mannes vermindert sich die Autonomie des Ehepaares wesentlich. Frau Meyer kann die Hausarztpraxis nicht mehr so flexibel wie bisher aufsuchen. Während des Gesprächsabschlusses wird die Ärztin daher diesen neuen, für die Versorgung so relevanten Aspekt thematisieren.

Generelles Ziel eines gelungenen Gesprächsabschlusses ist es, die Konsultation für die Patientin und die Ärztin zufriedenstellend und konfliktfrei zu beenden. Das heißt, es sollten keine offenen Aspekte mehr im Raum stehen bzw. diese zumindest konkret benannt werden.

Dabei unterliegt das Entlassungsgespräch in der Klinik häufig anderen Rahmenbedingungen als der Abschluss des Gesprächs in der Hausarztpraxis. Während das Entlassen einer Patientin aus stationärer Behandlung meist mit einem wirklich abschließenden Gespräch endet, sehen sich niedergelassene Ärztinnen und Patientinnen häufig in mehr oder weniger regelmäßigen Abständen wieder. Diese Kontinuität in der Arzt-Patienten-Beziehung ermöglicht es hier, offen gebliebene Aspekte in einer der folgenden Konsultationen aufzugreifen und fortzuführen.

Die Erfahrung vieler Ärztinnen zeigt, dass Patientinnen in dem Moment, wo das Gespräch eigentlich zu Ende erscheint, noch einmal neue Punkte ansprechen. Nicht selten kommt genau hier eine *hidden agenda* zum Vorschein. Verläuft die Arzt-Patienten-Kommunikation jedoch optimal, z. B. durch die Nutzung offener, erzählgenerierender Nachfragen, so ist es eher unwahrscheinlich, dass sich erst im Gesprächsabschluss neue Aspekte auftun. Verhindern lässt sich dies jedoch nicht immer.

Für den Gesprächsabschluss gilt allgemein, dass die Konsultation nicht abrupt beendet werden soll, sondern dieser rechtzeitig implizit und explizit durch die Ärztin angekündigt wird. Nur so haben Patientinnen auch die Chance, offene Fragen noch während der regulären Konsultation und nicht erst im letzten Augenblick zu stellen.

Teil II

Evidenz

Studien zeigen, dass die Inhalte der Arzt-Patienten-Kommunikation und nicht die tatsächlich benötigte Zeit entscheidend für die Patientenzufriedenheit sind [4]. Entsprechend geschulte Ärztinnen können auch komplexe Sachverhalte in angemessener Konsultationszeit kommunizieren.

8.2.2 Darstellung einer gelungenen Arzt-Patienten-Kommunikation

Tab. 8-2   Darstellung einer gelungenen Arzt-Patienten-Kommunikation

Gesprächssituation	Handlungsdimension
In der Fallvignette wird der Hausbesuch bei einer Patientin mit COPD geschildert. Während des Besuchs wird für die Ärztin ersichtlich, dass der sich abzeichnende Verlust an Autonomie des Ehepaares eine immense Bedeutung für die Betroffene hat.	Die Ärztin macht im Gespräch deutlich, dass sie die psychosoziale Komponente (▶ auch Kap. 2.2) der Situation wahrnimmt. Zwar steht innerhalb der eigentlichen Konsultation die aktuelle COPD-Exazerbation im Fokus, dennoch spricht die Ärztin das Thema mit Verweis auf diesen offen gebliebenen Punkt an.
Ärztin: »Und wenn wir uns das nächste Mal sehen, besprechen wir auch, wie Sie und Ihr Mann mit der veränderten Situation zurechtkommen können und wie wir die hausärztliche Betreuung in Zukunft am besten organisieren.«	Die Ärztin thematisiert damit ganz bewusst nicht nur die medizinische, sondern auch die psychosoziale Ebene, und kann diese Konsultation mit einem Ausblick auf den Inhalt der nächsten zeitgerecht abschließen.

Worauf Sie achten sollten!

• Leiten Sie den Gesprächsabschluss für die Patientin nachvollziehbar ein.
• Fassen Sie dazu die wesentlichen Inhalte der Konsultation mit verständlichen Worten kurz zusammen und vergewissern Sie sich, dass Ihre Patientin Ihre Zusammenfassung ebenso verstanden hat.
• Kündigen Sie die nächsten diagnostischen und/oder therapeutischen Maßnahmen an.
• Explorieren Sie in Hinblick auf den Gesprächsabschluss, ob es noch offene Aspekte gibt.
• Benennen Sie diese offengebliebenen Aspekte und bereiten Sie die Patientin darauf vor, dass diese Aspekte erst Gegenstand der kommenden Konsultation sein werden.
• Vermeiden Sie rhetorische Fragen zum Gesprächsabschluss wie etwa: »Haben Sie noch eine Frage?«, wenn dafür eigentlich gar kein Raum mehr besteht.

Merke
Der Gesprächsabschluss in einer gelungenen Arzt-Patienten-Kommunikation beendet nicht nur das aktuelle Gespräch, sondern definiert in erheblichem Maße die sich anschließenden Arztkontakte.

Literatur

[1] Niebling W. Dyspnoe. In: Kochen MM (Ed.), Allgemeinmedizin und Familienmedizin. Stuttgart: Thieme 2006.
[2] Sundmacher L, Schüttig W, Faisst C. Ein konsentierter deutscher Katalog ambulant-sensitiver Diagnosen. Versorgungsatlas.de 2015; Bericht 15/18. Online verfügbar unter: https://www.versorgungsatlas.de/fileadmin/ziva_docs/69/VA-69-ASK-Diagnosekatalog-final.pdf (Abrufdatum: 26.7.2018).
[3] Steppuhn H, Kuhnert R, Scheidt-Nave C. 12-Monats-Prävalenz der bekannten chronisch obstruktiven Lungenerkrankung (COPD) in Deutschland. Journal of Health Monitoting 2017; 2(3): 46–54.
[4] Lemon TI, Smith RH. Consultation Content not Consultation Length Improves Patient Satisfaction. Journal of family medicine and primary care 2014; 3(4): 333–39.

Teil II

9   Gesprächsaufgaben

9.1   Ihr Angehöriger ist bei uns in guten Händen

Fremdanamnese

Anne Herrmann-Werner, Brigitte Zrenner, Stephan Zipfel, Katharina Eva Keifenheim

Lernziel nach NKLM 14c

2.8.2 Eine Fremdanamnese erheben

Fallvignette

Ein 20 Jahre alter Patient wird von der Notärztin ins Krankenhaus gebracht, nachdem er einen ersten generalisierten Krampfanfall erlitten hat. Er reagiert initial nicht auf Ansprache und öffnet nicht die Augen. Auf Schmerzreize reagiert er mit ungerichteter Abwehrreaktion. Der Patient hat eingenässt. Es liegt kein Zungenbiss vor. Die Notärztin wird von der sehr besorgten Mutter begleitet, die den Anfall beobachtet hat. Von ihr ist zu erfahren, dass der Patient nach einer Feier am Vorabend den Krampfanfall beim Betreten der elterlichen Wohnung am Morgen gehabt habe. Die junge Ärztin Frau Dr. Klug hat Dienst in der Notaufnahme und nimmt den Patienten auf. Da der Patient bewusstlos ist, möchte sie wichtige Informationen von der Mutter erfragen.
[▶ NKLM-Kapitel 20: Krampfanfall (20.58)]

Informationen zum Krankheitsbild

Hintergrund: generalisiert tonisch-klonischer Anfall (Grand mal)
Verlauf:
- Erstaufnahme wegen erstmaligem generalisierten Krampfanfall
- Magnetresonanztomografie des Schädels (Schädel-MRT): unauffällige intrakranielle Darstellung
- Elektro-Enzephalogramm (EEG): keine Epilepsie-typischen Potenziale
- Im Verlauf klart der Patient auf und ist nach ca. 1,5 Stunden wieder voll orientiert und wach
- Gelegenheitsanfall, am ehesten verursacht durch Schlafentzug und Alkoholkonsum
- Aktuell keine antikonvulsive Medikation indiziert. Im Verlauf erneute EEG-Kontrolle beim niedergelassenen Kollegen; zunächst Fahrverbot.

[▶ NKLM-Kapitel 21: Krampfanfälle/Epilepsie; Status epilepticus (21.1.10.19)]

Fakten zur Epilepsie

- Epilepsien zeigen eine Prävalenz in der Bevölkerung von 0,7–0,8 % [1].
- Differenzialdiagnosen zu einem epileptischen Ereignis sind psychogene nicht epileptische

Anfälle, (konvulsive) Synkopen und bei Anfällen aus dem Schlaf im höheren Lebensalter REM-Schlaf-Verhaltensstörungen.
- Nach dem ersten Anfall kann, nach mehreren Anfällen sollte eine Therapie der Epilepsie begonnen werden. Primär ist dies eine medikamentöse Therapie mit einem Antikonvulsivum [1].

9.1.1 Einführung

Als Ärztin werden Sie immer wieder in die Situation kommen, dass Sie Personen aus dem Umfeld der Patientin befragen müssen, um an wesentliche Informationen für Diagnostik und Behandlung zu gelangen – sei es, dass Ihre Patientin sich nicht ausreichend verständlich machen kann, sei es, dass es um Aspekte geht, die sie selbst nicht wahrnehmen und/oder nicht berichten kann. Fremdanamnesen sind besonders häufig bei Notfallpatientinnen, bei geriatrischen Patientinnen, bei psychiatrischen Notfällen oder Patientinnen mit schweren psychiatrischen Erkrankungen und bei (Klein-)Kindern [2, 3] (▶ Kap. 5.4, ▶ Kap. 17.1, ▶ Kap. 18.1, ▶ Kap. 18.2). Auch bei epileptischen Geschehen und Traumata ist die Fremdanamnese besonders wichtig.

Immer wieder sind Ärztinnen unsicher, wann sie dritte Personen – vielleicht auch ohne das ausdrückliche Einverständnis oder gegen den Willen der Patientinnen – einbeziehen sollen und dürfen. Neben diesen rechtlichen Aspekten fällt es oft nicht leicht, mit den in Notfallsituationen ja meistens sehr besorgten oder unter »Schock« stehenden Angehörigen zu sprechen.

> **Evidenz**
>
> Nicht nur in der Diagnostik von epileptischen Ereignissen ist die Fremdanamnese einer der wichtigsten Bausteine der Diagnostik [4].
> Wenn Angehörige Informationen liefern, muss immer bedacht werden, dass diese zumeist in einem emotional engen Verhältnis zu den Patientinnen stehen und Wahrnehmungen daher stark subjektiv gefärbt sein können [5].
> Bei manchen Erkrankungen (z. B. Demenz) stellt die Fremdanamnese das wichtigste diagnostische Mittel dar [6].

9.1.2 Empfehlungen zur Fremdanamnese

Rechtliche Aspekte

Wenn möglich, muss vor einer Fremdanamnese das Einverständnis der Patientin eingeholt werden. Das ist nicht der Fall, wenn die Patientin – wie auch in unserem Fallbeispiel – eindeutig nicht geschäftsfähig ist, weil sie bewusstlos ist. Das gilt auch bei z. B. Patientinnen mit einer akuten Psychose oder einer schweren Demenz [7, 8]. Gegen den Willen der Patientin dürfen Sie keine Informationen an Angehörige oder andere Dritte weitergeben (Schweigepflicht) [9]. In den meisten Fällen werden Sie die Fremdanamnese in Anwesenheit der Patientin durchführen.

Teil II

Inhalt

Die Fremdanamnese gliedert sich inhaltlich in ähnliche Bereiche wie die Eigenanamnese. Besonders wichtig sind die Krankheitsgeschichte, die bisherige Lebensgeschichte und ggf. die Familienanamnese (▶ Kap. 5.1).

Hinweise zur Gesprächsführung

Wie die Eigenanamnese, sollten Sie auch die Fremdanamnese der individuellen Situation anpassen. Wenn Sie eine Fremdanamnese bei der Freundin eines Patienten mit langjähriger Depression erheben, werden Sie anders vorgehen, als wenn Sie in einer Notfallsituation rasch wichtige Informationen über Vorerkrankungen und Medikamente einer Patientin einholen müssen.

Begrüßen Sie die Person, von der Sie Informationen erhalten möchten, stellen Sie sich vor, fragen Sie, in welchem Verhältnis sie zur Patientin steht und nennen Sie Ihre Funktion für die Behandlung der Patientin. Machen Sie ggf. auch deutlich, ob Sie sehr rasch Antworten auf einige wenige Fragen benötigen oder ob vielleicht 30 Minuten zur Verfügung stehen, um mehr darüber zu erfahren, wie sich eine Erkrankung über die Jahre entwickelt hat.

- Frau Dr. Klug: *»Guten Tag, Frau Müller. Mein Name ist Dr. Klug, ich habe heute Morgen Dienst in der Notaufnahme und bin für Ihren Sohn die zuständige Ärztin. Um besser einschätzen zu können, was Ihrem Sohn fehlt, habe ich jetzt einige Fragen an Sie. Ihr Sohn wird solange von einer Schwester betreut und stationär aufgenommen.«*

Angehörige sind oft sehr aufgewühlt, wenn sie als Begleitpersonen mit in die Klinik kommen, vor allem, wenn ein akutes Geschehen vorangegangen ist. Bedenken Sie deren Sorge und begegnen Sie dieser empathisch:

- Frau Dr. Klug: *»Ich kann mir vorstellen, dass es für Sie ein Riesenschreck gewesen sein muss, Ihren Sohn heute Morgen so zu sehen. Aber er ist jetzt stabil und wird bei uns gut versorgt. Wir werden schnell herausfinden, was ihm fehlt, und mit einer geeigneten Behandlung beginnen.«*

Gehen Sie aktiv und gezielt vor und fragen Sie die für Sie relevanten Bereiche systematisch ab [9].

Wenn es um sensible Themenbereiche geht, machen Sie deutlich, dass es nicht hilfreich und eventuell sogar schädlich ist, wenn Angehörige wichtige Informationen zurückhalten oder verschweigen.

- Frau Dr. Klug: *»Frau Müller, es ist für mich sehr wichtig, mir ein Bild zu machen, wie viel Alkohol Ihr Sohn trinkt und ob er manchmal Drogen nimmt. Bitte sagen Sie mir, wenn Ihnen diesbezüglich etwas aufgefallen ist. Mit Offenheit können Sie Ihrem Sohn im Moment am besten helfen.«*

Worauf Sie achten sollten!

- Angehörige sind meistens froh, dass sie in kritischen Situationen etwas tun können, und sind gerne bereit, Ihnen mit Zusatzinformationen weiterzuhelfen.
- Wenn Sie in Zeitdruck sind, sagen Sie dies freundlich.
- Beschönigen Sie in Notfallsituationen nichts, aber verbreiten Sie auch keine Panik. Sie können z. B. sagen: »Ihre Angehörige ist bei uns in guten Händen.«

Merke
Die Fremdanamnese stellt einen wichtigen ergänzenden Baustein dar – insbesondere in Fällen, in denen die Patientin nicht adäquat selbst kommunizieren kann. Wenn möglich, holen Sie das Einverständnis der Patientin für eine Fremdanamnese ein und führen Sie das Gespräch wenn möglich in Anwesenheit der Patientin. Angehörige sind zumeist froh, etwas aktiv beitragen zu können.

Literatur

[1] DGN. Leitlinie Erster Epileptischer Anfall und Epilepsien im Erwachsenenalter. Online verfügbar unter: http://www.awmf.org/leitlinien/detail/ll/030-041.html (Abrufdatum: 26.7.2018).
[2] Hampton JR, Harrison M, Mitchell JR, Prichard JS, Seymour C. Relative contributions of history-taking, physical examination, and laboratory investigation to diagnosis and management of medical outpatients. Br Med J. 1975; 2(5969): 486–89.
[3] Flake F, Scheinichen F. Kindernotfälle im Rettungsdienst. Heidelberg, Berlin: Springer 2012.
[4] Steinhoff BJ. Frühdiagnose von Epilepsien – Fremdanamnese, EEG und MRT sind die wichtigsten Bausteine. Notfall & Hausarztmedizin 2009; 35(11): 524–28.
[5] Khan T, Stecker M. Evaluating the patient with loss of consciousness. Surg Neurol Int. 2015; 6(Suppl 6): S262–S265.
[6] Froböse T, Kurz A. So wichtig ist frühe Demenzdiagnose: Alzheimer, Lewy-Körper-Krankheit oder Durchblutungsstörung? DNP (2012) 13: 50.
[7] Bayer TA, Jawhar S, Wittnam JL, Wirths O. Problems During Aging (Alzheimer's and Others). Neuroscience in the 21st Century: Springer; 2013. p. 2953–69.
[8] Hambrecht M, Hambrecht M. Die Bedeutung von Eigen- und Fremdanamnese für psychiatrische Praxis und Forschung. Wahrnehmung der frühen Psychose: Untersuchungen zur Eigen- und Fremdanamnese der beginnenden Schizophrenie 2001: 1–9.
[9] Berger M. Psychische Erkrankungen: Klinik und Therapie. München: Urban Fischer/Elsevier; 2014.

9.2   Im Teufelskreis der Angst

Diagnosemitteilung und Beratung

Volker Köllner

Lernziele nach NKLM 14c
2.8.3 Eine Diagnose mitteilen.
2.8.4 Eine Beratung durchführen und auf weitere geeignete Anlaufstellen verweisen.

Teil II

Fallvignette

Herr Schulze, ein 24-jähriger Sportstudent, war zur Abklärung von paroxysmalen Tachykardien in die Kardiologie überwiesen worden. Der erste Anfall ereignete sich vor fünf
Monaten nach einem feucht-fröhlichen Abend und kurz nach dem plötzlichen Herztod
eines Sportkollegen. Seitdem war es zu mehreren Anfällen pro Woche gekommen, Herr
Schulz war völlig verunsichert und traute sich und seinem Körper nichts mehr zu. Wiederholte Untersuchungen beim Hausarzt und einem niedergelassenen Kardiologen waren unauffällig gewesen. Herr Schulze stellte sich aber immer wieder mit Beschwerden vor, so-
dass der Kardiologe ihn zu Ihnen in die Uniklinik überwies. Alle Untersuchungsbefunde bei
Ihnen waren unauffällig. Die Symptomschilderung klang eindeutig nach Panikanfällen mit
Hyperventilation. Im Langzeit-EKG zeigte sich, als Herr Schulz im Protokoll einen Herzan-
fall beschrieb, eine Sinustachycardie von 110/min, was Ihren Verdacht bestätigte. Auf eine
Koronarangiografie wurde bei einem jungen Mann ohne Risikofaktoren verzichtet, eine
Elektrophysiologische Untersuchung war angesichts der unauffälligen Vorbefunde und
den klaren Hinweisen auf Panikanfälle ebenfalls nicht indiziert. Herr Schulz ist allerdings
sehr auf eine organische Ursache seiner Beschwerden fixiert und droht schon, sich bei
»wirklichen Spezialisten in den USA« untersuchen zu lassen, wenn wieder nichts gefunden
werden sollte.

Aufgabe des Arztes, der ihn gleich in sein Zimmer bittet, um mit Herrn Schulz das Ergebnis
der Diagnostik zu besprechen, ist es, mit ihm ein bio-psycho-soziales Krankheitsmodell zu
erarbeiten und Behandlungsmöglichkeiten aufzuzeigen.

[▶ NKLM-Kapitel 20: Angst und Ängstlichkeit (20.4)]

Informationen zum Krankheitsbild

Hintergrund: Panikstörung

Histologie: keine pathologischen Veränderungen nachweisbar.

Verlauf: Häufig in Kombination mit Agoraphobie auftretend. Unbehandelt Gefahr der Chronifizierung mit zunehmender Einschränkung der Lebensqualität durch Vermeidungsverhalten sowie sekundärer Depression oder Entwicklung eines Alkohol- oder Benzodiazepinabu-
sus. Gute Behandlungsmöglichkeit mit kognitiver Verhaltenstherapie, Ziel ist das Erlernen
von Strategien zur Angstbewältigung.

[▶ NKLM-Kapitel 21: Angststörungen (21.1.10.53)]

Fakten zu Panikstörungen

* Leitsymptom der Panikstörung sind mindestens 2 Anfälle/Woche über > 6 Monate mit
  intensiver, plötzlich auftretender Angst. Hierbei kommt es zu einem Teufelskreis aus psychischen (Angst) und physiologischen (Aktivierung des vegetativen Nervensystems) Komponenten, die sich gegenseitig aufschaukeln (▶ Abb. 9-1: Angst-Teufelskreis).
* Auslöser können sowohl minimale, für die Betroffenen häufig nicht erinnerbare körperliche Veränderungen oder auch Gefühle und Gedanken sein. Panikanfälle können nachts
  aus dem Schlaf heraus auftreten.
* Als Folge der Sympathikus-Aktivierung kommt es zu Symptomen wie Herzklopfen, Herzrasen, Schwitzen, kalten Extremitäten und Muskelanspannung.
* Bei Hyperventilation treten zusätzlich Schwindel, Flimmern vor den Augen, Parästhesien
  und Ohnmachtsgefühl auf. Häufig ist das Gefühl von Kontrollverlust. Die Wahrnehmung
  dieser Vorgänge bestätigt die Patientin in ihrer Befürchtung, dass sich in ihrem Körper
  etwas Bedrohliches abspielt.

- Einzelne Panikanfälle treten bei etwa 20 % der Bevölkerung auf.
- Die Lebenszeitprävalenz für eine voll ausgebildete Panikstörung liegt bei 3,2–3,6 %, m/w = 0,5.
- 34–56 % aller Patientinnen mit unauffälligem Herzkatheterbefund erfüllten die diagnostischen Kriterien einer Panikstörung [1].
- 16–25 % aller Patientinnen in einer Notfallambulanz und 25–57 % der Patientinnen mit atypischem Brustschmerz hatten als Diagnose einen Panikanfall [2] und bei 50–98 % aller Patientinnen, die wegen eines Panikanfalls eine kardiologische Sprechstunde aufsuchen, wurde die Diagnose nicht gestellt.
- Männer spüren häufig die Körpersymptome wesentlich stärker als die Angst, was die Akzeptanz eines bio-psycho-sozialen Krankheitsmodells deutlich erschwert.
- Therapieempfehlung der ersten Wahl sind kognitive Verhaltenstherapie und Antidepressiva vom SSRI-Typ. Als ergänzende Maßnahme kann Ausdauertraining empfohlen werden. Bei rechtzeitig eingeleiteter Therapie ist die Prognose günstig.

Weitere Informationen finden sich in der Deutschen S3-Leitlinie »Behandlung von Angststörungen« unter www.awmf.org/leitlinien.html [3]

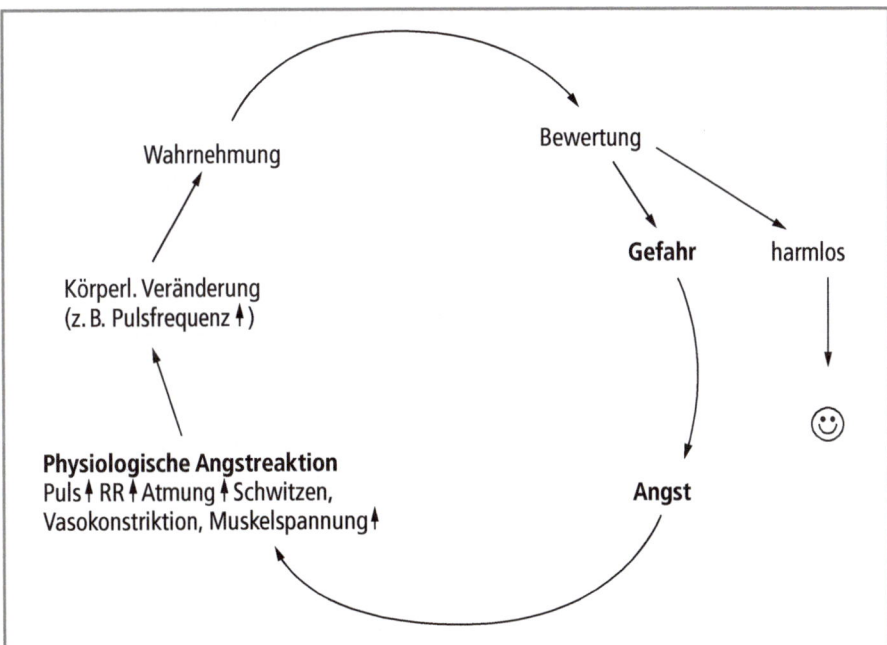

Abb. 9-1   Angst-Teufelskreis [nach 4, 5]

9.2.1   Einführung

Panikanfälle sind eine häufige Differenzialdiagnose in der Allgemein- und Notfallmedizin. Eine gute Gesprächsführung und das Erarbeiten eines bio-psycho-sozialen Krankheitsmodells nach dem in ▶ Abb. 9-1 dargestellten Teufelskreismodell kann wesentlich dazu beitragen, dass es nach einem einzelnen

Panikanfall nicht zur Ausbildung einer Panikstörung mit erheblichen negativen Auswirkungen auf die Lebensqualität und die berufliche Leistungsfähigkeit kommt (▶ Kap. 1.3, ▶ Kap. 1.4).

Wenn der Patient Herr Schulze nur auf die unauffälligen Befunde verwiesen wird (»Alle Untersuchungen sind unauffällig! Sie haben nichts!«) führt das zwar zu einer kurzfristigen Beruhigung. Weil der Patient aber keine Erklärung für seine Beschwerden bekommen hat, setzt die Beunruhigung nach kurzer Zeit wieder ein und führt zusammen mit verstärkter Selbstbeobachtung im Sinne des Teufelskreismodells zum nächsten Panikanfall. Dies kann durch eine plausible Erklärung für die Beschwerden verhindert werden.

Evidenz

Randomisierte kontrollierte Studien (RCT) zu Panikstörung/Agoraphobie belegen eine gute Wirksamkeit für eine Kurzzeit-Verhaltenstherapie mit 10–25 Therapiestunden [3, 5]. Unerkannt und damit unbehandelt drohen Chronifizierung und Komorbidität. 71 % der unbehandelten Patienten entwickeln eine Depression, 50 % einen Alkoholmissbrauch und 28,6 % einen Medikamentenmissbrauch [6].

9.2.2   Aufbau psychosozialer Behandlungsmotivation: So geht's!

Im Folgenden soll daher dargestellt werden, wie mit dem Patienten aus der Fallvignette ein bio-psycho-soziales Krankheitsmodell als Erklärung der Beschwerden erarbeitet und hieraus ein Behandlungskonzept abgeleitet werden können.

Tab. 9-1   Gesprächsbeispiel zur Fallvignette Herr Schulze

Gesprächssituation	Handlungsdimension
Arzt (A): »Guten Tag, Herr Schulze.« Patient (P): »Guten Tag, Herr Doktor.« A: »Kommen Sie doch bitte rein und nehmen Sie Platz, ich möchte Ihnen nun die Ergebnisse der Untersuchungen erklären und mit Ihnen zusammen überlegen, was Sie am besten gegen Ihre Beschwerden tun können.«	Begrüßung. Der Arzt signalisiert, dass er sich für die Befundbesprechung Zeit genommen hat.
P: »Wie – sind Sie mit den Untersuchungen schon fertig? Es wurde doch gar kein Herzkatheter gemacht! Und wieso zusammen überlegen? Da muss es doch eine klare Ursache geben, die Sie dann mit dem Herzkatheter wegoperieren können! Schließlich ist das hier die Uni-Klinik!«	Der Patient reagiert eher gereizt und drängt auf eine schnelle medizinische Lösung.

Gesprächssituation	Handlungsdimension
A: »Lassen Sie mich erst einmal erklären, was wir herausgefunden haben: In allen hier durchgeführten Untersuchungen, also dem Langzeit-EKG, dem Belastungs-EKG, dem normalen Herzultraschall und dem Ultraschall unter Belastungsbedingungen (Stress-Echo) fanden sich keine Hinweise darauf, dass Ihr Herzmuskel zu wenig Sauerstoff bekommt oder das gefährliche Herzrhythmusstörungen vorliegen. Das ist erst einmal eine gute Nachricht. Nun fragen Sie sich aber zu Recht, woher die Beschwerden kommen, die Sie immer stärker spüren. Zum Glück haben Sie während des Langzeit-EKGs sehr sorgfältig Protokoll geführt. Vorgestern um 18.00 Uhr haben Sie wieder Herzklopfen, Druck auf der Brust, Schwindel und Angstgefühl angegeben. Außerdem haben Sie Blutdruck gemessen und dabei einen Wert von 170/90 notiert. Das Langzeit-EKG zeigt zu dieser Zeit einen Anstieg Ihrer Herzfrequenz von 76 auf 96 Schläge pro Minute, also um 20 Schläge. Hierbei handelt es sich aber um eine normale Beschleunigung des Herzschlages, wie sie unter körperlicher Belastung oder Stress auftritt und nicht um eine Herzrhythmusstörung. Hierzu passt auch der Anstieg des Blutdrucks. Wissen Sie noch, was Sie in dieser Situation gemacht haben?«	Der Arzt lässt sich nicht provozieren. Er reflektiert, dass hinter dem aggressiv-fordernden Verhalten des Patienten Angst steht und fährt ruhig mit seinen Erklärungen fort. Er erklärt erst einmal, dass keine gefährliche Erkrankung vorliegt. Er bestätigt aber sofort danach die Glaubhaftigkeit der Beschwerden und validiert das Bedürfnis des Patienten, nach einer Ursache zu suchen. Er lobt ihn für sein sorgfältig geführtes Protokoll und setzt mit seinem Erklärungsmodell bei den vom Patient gespürten Symptomen an und beschreibt genau, was dabei aufgezeichnet wurde. Er deutet die Aufzeichnungen als Bestätigung für die Ungefährlichkeit der Symptome und leitet die Aufmerksamkeit des Patienten mit einigen Fragen auf dessen Gefühle und Gedanken in dieser Situation.
P: »Ich habe mich mit Mitpatienten unterhalten.« A: »Wissen Sie noch, worum es dabei ging?«	Er deutet die Aufzeichnungen als Bestätigung für die Ungefährlichkeit der Symptome und leitet die Aufmerksamkeit des Patienten mit einigen Fragen auf dessen Gefühle und Gedanken in dieser Situation.
<Pause>	
P: »Ein Mitpatient hat erzählt, wie sein Bruder am plötzlichen Herztod gestorben ist. Er ist einfach so umgefallen. Und dann ging es bei mir auf einmal auch wieder los mit dem Herzklopfen!« A: »Hat Sie das beunruhigt, was Sie von Ihrem Mitpatienten gehört haben?« P: »Ja natürlich! Ich habe sofort gedacht, dass wird dir einmal genauso gehen, wenn	Der Patient antwortet auf die Fragen und erlebt diese als Interesse an seiner Problematik. Der Arzt setzt die Technik des Spiegelns ein. Dies hilft dem Patienten, Angst und Beunruhigung wahrzunehmen, wo vorher nur Körpersymptome in seinem Bewusstsein waren. Der Arzt lässt den Patienten durch gezieltes

Tab. 9-1 *Fortsetzung*

Gesprächssituation	Handlungsdimension
nicht endlich jemand etwas findet und dir helfen kann!« A: »Und dann kamen die Beschwerden?« P: »Ja genau!«	Fragen zunächst selbst die einzelnen Elemente des Panik-Teufelskreises aussprechen. Diese Technik ist der kognitiven Verhaltenstherapie entlehnt und nennt sich Sokratischer Dialog [4, 5].
A: »Ihre Beschwerden lassen sich gut als eine Reaktion Ihres vegetativen Nervensystems auf die Beunruhigung, die Sie durch die Erzählung des Mitpatienten erlebt haben, erklären. Unser vegetatives Nervensystem gibt in Situationen, die wir als Bedrohung erleben ›Vollgas‹. Diese Reaktion hatte bei unseren Vorfahren, die vor wilden Tieren fliehen, kämpfen oder schnell auf Bäume klettern mussten, eine lebenswichtige Funktion. Auch bei einem Wettkampf hilft sie Ihnen, den Körper schnell auf Höchstleistung zu bringen. In den Panik-Situationen läuft diese Reaktion aber mangels wilder Tiere oder einer sportlichen Herausforderung ins Leere, Sie müssen in diesen Situationen ja nicht körperlich reagieren. Die Folge der ausgeschütteten Stresshormone spüren Sie aber als körperliche Symptome, wie Herzrasen, Schwindel oder kalte Hände. Was haben Sie gedacht, als Sie diese Symptome gespürt haben?«	Der Arzt beschreibt die Symptome als Folge einer »normalen« physiologischen Reaktion und entpathologisiert sie hierdurch. Er wählt ein Beispiel aus der Lebenswelt des Patienten (Sport). Nach einem kurzen Info-Block führt er den Patienten auf sein Erleben zurück. Der Patient kann sich hierauf einlassen. Der Arzt bestätigt, dass Angst in dieser Situation normal ist und ermöglicht es dem Patienten so, das Gefühl zuzulassen. Erst nachdem der Patient die einzelnen Bestandteile für sich erarbeitet hat, wird das Teufelskreismodell eingeführt.
P: »Ich habe gedacht jetzt kommt es wieder! Es wird immer schlimmer und bald ist es vorbei!« A: »Genau: diese Symptome werden dann wiederum als Zeichen einer gefährlichen Herzerkrankung bewertet und steigern die Angst. So kommt es zu einem Teufelskreis, der die Symptome so stark werden lassen kann wie in der Situation, als Sie damals nachts den Notarzt gerufen haben. *(An dieser Stelle malt er dem Patienten mit den von ihm benutzten Begriffen seinen Teufelskreis auf.)* Wie ist es in der Situation vorgestern weiter gegangen?« P: »Erst ging es so los wie bei einem der Anfälle, wo ich den Notarzt gerufen habe.	Der Arzt hilft dem Patienten durch gezielte Fragen zu erkennen, dass er den Panikanfall durch eine entsprechende Bewertung selbst beendet hat.

Gesprächssituation	Handlungsdimension
Dann habe ich mir aber irgendwie gedacht ›Du bist hier im Krankenhaus, wenigstens kann dir hier sofort geholfen werden, wenn du umkippst.‹ und dann wurde es langsam besser.« A: »Und Sie haben nicht die Schwester gerufen oder den Notfallknopf gedrückt?«	
P: »Den Notfallknopf gedrückt? Irgendwie wollte ich nicht, dass meine Mitpatienten mitkriegen, dass es mir schlecht geht. Und dann wurde es ja auch schon langsam besser.« A: »Aha, als Sie den Gedanken hatten, dass es hier in der Klinik sicher für Sie ist, haben die Beschwerden also langsam wieder nachgelassen und Sie haben die Angst alleine bewältigt? Das ist ja gut!«	Er macht ihm dies deutlich und lobt ihn dafür.
P: »Ehrlich gesagt ja, aber ich bilde mir das doch nicht ein! Glauben Sie, dass das alles wirklich nur von der Angst kommt?« A: »Sie bilden sich das auf keinen Fall ein und das Belastungs-EKG hat ja auch aufgezeichnet, dass sich Ihr Herzschlag um 20 Punkte beschleunigt hat. Was Sie spüren, ist also völlig real. Problematisch war allerdings Ihre Interpretation: Sie haben gedacht, dass eine gefährliche Herzerkrankung vorliegen muss und das hat Sie noch weiter beunruhigt.«	An dieser Stelle wird der Patient nochmals misstrauisch. Wieder versichert der Arzt zunächst die Glaubhaftigkeit der Beschwerden und lenkt die Aufmerksamkeit erst dann auf die Bedeutung der Interpretation.
P: »Ja genau, ich habe immer gedacht, dass es mir wie meinem Kumpel gehen wird, der nach dem Sport plötzlich tot umgefallen ist!« (Der Arzt erarbeitet in dieser Situation mit dem Patienten nochmals das Teufelskreismodell am Beispiel der Nacht des ersten Panikanfalles und verdeutlicht hierbei, welche Rolle der massive Alkoholkonsum spielte (Tachykardien bis hin zu Vorhofflimmern bei Absinken des Alkoholspiegels) und die Bedeutung des plötzlichen Herztodes des Studienfreundes, der dem Patienten in dieser Situation sofort einfiel und die Bewertung in Richtung »Herzanfall« kippen ließ.)	Wiederholung des Teufelskreismodells am Beispiel des ersten Panikanfalls.

Tab. 9-1 *Fortsetzung*

Gesprächssituation	Handlungsdimension
P: »Was kann ich denn jetzt machen, um das wieder loszuwerden?« A: »Wichtig wäre, dass Sie wieder an sich selbst glauben und sowohl mit dem Studium als auch mit dem Sport wieder anfangen.«	Der Patient hat das Panik-Teufelskreis-modell akzeptiert und fragt nun nach einer Lösung.
P: »Ist der Sport für mich denn nicht gefährlich? Kann ich das Herz dabei nicht überlasten?« A: »Unsere Befunde haben ergeben, dass Ihr Herz gesund und gut durchtrainiert ist. Langfristig schützt der Sport Ihr Herz, vorausgesetzt Sie verzichten dabei auf den Einsatz leistungssteigernder Mittel. Trauen Sie sich denn zu, wieder mit dem Training zu beginnen, jetzt wo wir die Erklärung für Ihre Beschwerden gefunden haben?«	Dadurch sind seine Ängste aber nicht plötzlich abgestellt. Der Arzt greift seine Sorgen daher geduldig auf und beantwortet die Frage mithilfe des Teufelskreismodells.
P: »Mir leuchtet das schon ein, was Sie mir erklärt haben. Aber ich fürchte, wenn ich das erste Mal wieder das Herzklopfen spüre, kriege ich wieder die Panik und breche ab.« A: »Gut, dass Sie so ehrlich sind. Viele Menschen mit Panikanfällen haben das Problem, in der Angstsituation anfangs noch nicht richtig umsteuern zu können. Hier gibt es aber professionelle Hilfe, am besten bei einem Verhaltenstherapeuten.«	Der Arzt lobt den Patienten für seine Selbstreflektion und Umsicht.
P: »Wie? Wollen Sie mich jetzt zu so einem Seelenklempner schicken? Eben haben Sie doch noch gesagt, dass ich nicht verrückt bin!«	Wieder bekommt der Patient Angst, für verrückt gehalten zu werden.
A: »Nun mal langsam … viele erfolgreiche Sportler machen doch mentales Training oder haben einen speziellen Coach aus diesem Bereich. Das ist meistens auch nichts anderes als Verhaltenstherapie.«	Der Arzt lässt sich nicht aus der Ruhe bringen und bringt eine Analogie aus dem Sport …
P: »Da haben Sie auch wieder Recht … Ja, dann sollte ich das mal versuchen.«	Dies ermöglicht es dem Patienten, das Hilfsangebot anzunehmen.

Worauf Sie achten sollten!

- Bestätigen Sie die Glaubhaftigkeit der Beschwerden. Sagen Sie nie Sätze wie »Sie haben nichts, Sie sind gesund!«, wenn die Patientin Beschwerden hat.
- Gehen Sie beim Erarbeiten eines Erklärungsmodells zunächst von den von der Patientin erlebten körperlichen Beschwerden aus und versuchen Sie dann, für diese eine alternative Erklärung zu erarbeiten.
- Nutzen Sie hierzu das psycho-physiologische Modell des Teufelskreises und zeichnen Sie mit der Patientin ihren individuellen Teufelskreis auf.
- Verwenden Sie Analogien und Bilder aus der Lebenswelt der Patientin.
- Betonen Sie immer wieder, dass es normal ist, in einer als bedrohlich erlebten Situation mit Angst zu reagieren und dass die körperliche Reaktion hierbei unwillkürlich und unbewusst erfolgt.
- Weisen Sie darauf hin, dass Panikanfälle bei einem von fünf Menschen vorkommen und eine der häufigsten Ursachen für die geklagten Beschwerden sind.
- Wenn sich aus der Anamnese ergibt, dass Hyperventilation eine Rolle spielt, können Sie das Erklärungsmodell auch testen, indem Sie die Patientin hyperventilieren lassen und dann fragen, ob ihr die Beschwerden bekannt vorkommen (Hyperventilationstest [5]). Dieser Test zeigt der Patientin auch, dass sie die bisher als unkontrollierbar erlebten Symptome bewusst herbeiführen und folglich kontrollieren kann.

Merke
Panikanfälle sind eine häufige Differenzialdiagnose in der Notfallmedizin. Wenn das Störungsbild nicht erkannt und mit der Patientin kein für sie akzeptables Krankheitsmodell erarbeitet wird, drohen wiederholte überflüssige Diagnostik (»Doktorhopping«), Chronifizierung und Folgekomplikationen (Depression, Abhängigkeitserkrankung, Verlust der Erwerbsfähigkeit). Das Vermitteln des »Teufelskreismodells der Angst« wirkt akut entängstigend und kann bei einzelnen Panikanfällen die Ausbildung einer Panikstörung verhindern.

Literatur

[1] Fleet RP, Beitman BD. Unexplained Chest Pain: When is it panic disorder? Clin Cardiol 1997; 20: 187–94.
[2] Jeejeebhoy FM, Dorian P, Newman DM. Panic disorder and the heart: a cardiology perspective. Journal of Psychosomatic Research 2000; 48, 393–403.
[3] Bandelow B, Wiltink J, Alpers GW et al. Deutsche S3-Leitlinie Behandlung von Angststörungen. Online verfügbar unter: https://www.awmf.org/uploads/tx_szleitlinien/051-028l_S3_Angstst%C3%B6rungen_2014-05_2.pdf (Abrufdatum: 26.7.2018).
[4] Köllner V. Angststörungen. In Köllner V, Broda M. (Hrsg.): Praktische Verhaltensmedizin. Stuttgart: Thieme 2005; 125–43.
[5] Margraf J, Schneider S. Panik – Angstanfälle und ihre Behandlung. 2. Aufl. Heidelberg: Springer 2013.
[6] Joraschky P, Petrowski K. Angststörungen. In: Köhle K, Herzog W, Joraschky P, Kruse J, Langewitz W, Söllner W (Hrsg.), Uexküll Psychosomatische Medizin, 8. Aufl. München: Elsevier, 2017; 683–96.

Teil II

9.3   Bei Risiken und Nebenwirkungen fragen Sie …

Arzneimittel- und Rezeptberatung

Hanna Seidling, Marcel Kusch, Walter Emil Haefeli

Lernziel nach NKLM 14c

2.8.5 Patientinnen und Patienten und ggf. Bezugspersonen oder Pflegepersonal ausführlich über die Anwendung der verschiedenen Arzneimittel und Rezepte beraten und aufklären.

Fallvignette

Frau Pumeier, 57 Jahre alt, erlitt aus ihrer Sicht überraschend einen Herzinfarkt. Gegen Ende ihres stationären Aufenthaltes klärt die Ärztin sie nochmals in Bezug auf die Weiterführung der medikamentösen Therapie auf. Sie weist sie darauf hin, dass sie künftig fünf Tabletten täglich nehmen müsse, vier davon wahrscheinlich für immer, um einen weiteren Herzinfarkt zu verhindern. Frau Pumeier ist ein bisschen schockiert; erst gestern hatte sie mit der Ernährungsberaterin ein intensives Gespräch über ihre Essgewohnheiten gehabt und ihrem Mann hat sie versprochen, mit dem Rauchen aufzuhören. Sie fragt sich, ob es vielleicht nicht erst einmal ohne die Tabletten geht oder zumindest nicht mit allen – das sind sonst wirklich viele Umstellungen auf einmal. Eine der Tabletten, so hat sie von den Pflegekräften erfahren, senkt den Cholesterinspiegel, was aber ja vielleicht gar nicht mehr nötig ist, wenn sie jetzt ihre Ernährung umstellt. Als sie die Ärztin am Ende des Gespräches noch einmal fragen möchte, drückt diese ihr jedoch schon einen Medikationsplan in die Hand, verabschiedet sich und wünscht ihr alles Gute.

Informationen zum Krankheitsbild

Hintergrund: Herzinfarkt
Verlauf: Frau Pumeier verspürte in den Morgenstunden Brustenge mit starken Schmerzen im Brustbereich, Todesangst, kalter Schweiß und Übelkeit. Ihr Mann verständigte bei Verdacht auf Herzinfarkt umgehend den Notruf. Der Notarzt traf zeitnah ein und Frau Pumeier wurde nach Erstbehandlung ins Krankenhaus zur Katheterisierung gebracht. Da die Intervention rasch erfolgte kann Frau Pumeier demnächst nach ihrem stationären Aufenthalt und ihrem Entlassgespräch wieder entlassen werden.
[▶ NKLM-Kapitel 21: Koronare Herzerkrankung (21.1.10.12)]

Fakten zu Herzinfarkt

- Herz-Kreislauf-Erkrankungen führen die Todesursachenstatistik im Erwachsenenalter an, im Jahr 2015 waren 39 % aller Sterbefälle in Deutschland auf diese zurückzuführen [1].
- Im Jahr 2015 erlagen 5,5 % der Gesamtverstorbenen in Deutschland einem Myokardinfarkt [1].
- Von den 2015 an einem Myokardinfarkt Verstorbenen waren 43,0 % weiblichen und 57,0 % männlichen Geschlechts [1].
- Die Lebenszeitprävalenz einer KHK liegt bei 9,3 % und die eines Herzinfarktes bei 4,7 % [2].
- Männliches Geschlecht, höheres Alter und niedriger Sozialstatus erhöhen die Lebenszeitprävalenz für einen Herzinfarkt [2].

9.3.1 Einführung

Zu den objektiv notwendigen Informationen bezüglich einer Arzneimitteltherapie zählen essenzielle Angaben zur Durchführung der Therapie wie der Name des Arzneimittels, das Dosierungsschema, Einnahmemodalitäten und die Therapiedauer [3]. Sind einer Patientin solche Informationen nicht bekannt, besteht die Gefahr, dass sie vom geplanten Therapieschema abweicht (unbeabsichtigte Nonadhärenz).

Die darüber hinaus subjektiv als erforderlich empfundenen Informationen variieren von Patientin zu Patientin und hängen auch von der allgemeinen Einstellung der Patientinnen gegenüber einer Arzneimitteltherapie ab [4]. Hierzu zählen Informationen und Angaben, die die Patientin letztlich davon überzeugen, die Therapie wie geplant umzusetzen [5]. Gelingt es nicht, die hier erwünschten Angaben zu identifizieren und entsprechend zu vermitteln, besteht die Gefahr, dass die Patientin sich willentlich gegen eine Therapie entscheidet (beabsichtigte Nonadhärenz) [6]. Während die objektiven Informationen zu einer Arzneimitteltherapie typischerweise standardisiert und einfach zu identifizieren sind, besteht die Herausforderung bei den subjektiv als erforderlich empfundenen Informationen vor allem darin, diese im Patientengespräch zu identifizieren und zu benennen.

In jedem Fall muss für alle vermittelten Informationen sichergestellt werden, dass die Patientin die Angaben verstanden hat, wiedergeben und vor allem auch praktisch in die Tat umsetzen kann. Dies ist vor allem bei Arzneimitteln relevant, deren Anwendung gewisse praktische Fertigkeiten voraussetzen (z. B. Teilen von Tabletten, Applikation von Augentropfen, Aufkleben von arzneistoffhaltigen Pflastern, Anwendung von Insulinpens oder Asthma-Devices). Um dieses Ziel zu erreichen, können im Rahmen der Arzneimittelberatung unterschiedliche Methoden zum Einsatz kommen:

- Mündliche Information
- Schriftliche Information, z. B. Medikationsplan oder Informationsbroschüren
- Praktische Schulung mit Teach-Back (also der Aufforderung an den Patienten, das gerade Erlernte zu reproduzieren) zur Erfolgskontrolle

9.3.2 Essenzielle Informationen

Für die Patientin sind zur korrekten Durchführung einer Arzneimitteltherapie die folgenden sechs Informationen absolut essenziell [3]:

1. Welches Arzneimittel (Name und Wirkstärke)?
2. Welche Einzeldosis?
3. Wie oft am Tag/in der Woche (Dosierungsintervall)?
4. Wie lange?
5. Wie soll die Anwendung erfolgen (Verabreichungsweg, wichtige Kofaktoren)?
6. Grund für die Anwendung?

Für jede Informationsweitergabe in Zusammenhang mit einer Arzneimittel-therapie ist es entscheidend, die Informationen deutlich beim jeweiligen Arzneimittel zu verankern – dazu muss die Bezeichnung und Kennzeichnung des Arzneimittels eindeutig sein. »Die Tabletten fürs Herz« sind bei einer Kombinationstherapie keine eindeutige Bezeichnung mehr und relevante Informationen (z. B. zu Dosisänderungen) können von der Patientin fehlinterpretiert werden. Einzeldosis und Dosierungsintervall müssen klar und in einer aus Patientensicht nachvollziehbaren Einheit (z. B. Messbecher oder ml bei Trockensäften anstelle von mg) benannt werden, um Dosierungsfehler zu vermeiden. Auch die Dauer einer Arzneimitteltherapie sollte eindeutig beschrieben werden, was bedeutet, dass z. B. bei Antibiotika nicht »bis zum Ende der Packung« sondern »sieben ganze Tage« angegeben werden sollten, da sich je nach abgegebenem Rabatt-arzneimittel die Anzahl Tabletten in einer Packung unterscheiden kann. Oftmals fehlend, aber im Alltag keineswegs intuitiv, ist die Angabe, wie die Anwendung erfolgen sollte. Das beinhaltet nicht nur eine präzise Angabe des Applikations-ortes (z. B. Zäpfchen rektal und nicht oral, Schmerzpflaster am Oberkörper und nicht direkt auf die schmerzende Stelle), sondern auch das Vorgehen vor, während und nach der Anwendung. Der Anwendungsprozess kann aus bis zu elf Teil-schritten von der Entnahme des Arzneimittels aus der Verpackung, über die Vor-bereitung, tatsächliche Anwendung bis hin zur aktiven Beendigung einer Anwendung oder Nachbeobachtung bestehen [7] und selbst kleine Abweichun-gen in der Umsetzung können zu erheblichen Einschränkungen in der Wirksam-keit führen. Während einige Angaben zur Arzneimittelanwendung reine Wis-sensvermittlung sind (z. B. Notwendigkeit, die Hände vor der Applikation von Augentropfen zu waschen), beziehen sich viele Informationen auf die praktische Umsetzung und müssen daher eher praktisch trainiert als nur verbal geschult werden. Gerade in diesen Situationen lohnt sich eine enge Zusammenarbeit zwi-schen Ärztin und Apothekerin, da die Patientin ja erst in der Apotheke das Arz-neimittel in den Händen hält und daher besser auch dort lernen kann, damit umzugehen. Darüber hinaus können die Apotheken oft Placebo-Devices zur Verfügung stellen, die für die praktische Schulung zur Arzneimittelanwendung eingesetzt werden können.

9.3.3 Ergänzende Informationen

Fragt man Patientinnen, welche weiteren Informationen sie sich in Bezug auf ihre Arzneimitteltherapie wünschen, variieren die Angaben zu diesen subjektiv als notwendig empfundenen Informationen stark [8].

Viele Patientinnen wünschen sich, zum *Nutzen und zu Risiken* ihrer Arznei-mitteltherapie informiert zu werden, wobei in Zusammenhang mit dem Nutzen häufig der Wunsch genannt wird, darüber informiert zu werden, wann die Wir-kung des Arzneimittels eintritt. Die subjektive Einschätzung, welche Risiken kommuniziert werden sollten, variiert. Vorrangig sollten im Patientengespräch wohl vor allem solche Risiken kommuniziert werden, die häufig auftreten (hohe Wahrscheinlichkeit) und die schwerwiegend sind bzw. die Patientin in ihrem

Alltag relevant beeinträchtigen können. Eine Laborwertveränderung, die zwar häufig, aber klinisch nicht relevant ist, ist somit im Patientengespräch wahrscheinlich niedriger zu priorisieren als eine Verfärbung des Urins oder eine orthostatische Dysregulation, die die Patientin in ihrem Alltag bemerken wird und die sie beeinträchtigt oder zumindest verwundert. Wie bei allen subjektiv gewünschten Informationen ist es auch hier entscheidend, mit der Patientin zusammen zu erörtern, welche Art von Risiko sie (wirklich) als besonders wichtig empfindet, um für sich selbst Nutzen und Risiko der Arzneimitteltherapie abwägen zu können (▶ Kap. 15.1).

Zunehmend wünschen sich Patientinnen auch Informationen zum Erkennen und Management von möglichen *Wechselwirkungen* ihrer Arzneimitteltherapie mit anderen Arzneimitteln oder Nahrungsmitteln [9]. Da die Fülle der Informationen zu Arzneimittelwechselwirkungen schwer überschaubar ist und ein proaktives Informieren über alle möglichen Wechselwirkungen einer Substanz praktisch unmöglich ist, könnten solche Informationen priorisiert werden, indem die Patientin gezielt auf potenzielle Wechselwirkungen mit Nahrungsergänzungsmitteln oder apothekenpflichtigen, nicht-verschreibungspflichtigen Arzneimitteln (sogenannte OTC-Präparate; OTC = Over-the-Counter) hingewiesen wird. Auch hier sollte die Zusammenarbeit mit der Apothekerin gesucht werden, die typischerweise einen vollständigeren Überblick über die Selbstmedikation der Patientin besitzt. Vor dem Hintergrund der zunehmend frei verfügbaren Wechselwirkungsprüfwerkzeuge im Internet erscheint es zudem sinnvoll, schwerwiegende, aber bereits berücksichtigte Wechselwirkungen in einer bestehenden Medikation anzusprechen, um einer Verunsicherung der Patientin bei einer zusätzlichen und selbstständigen Prüfung der Medikation auf Wechselwirkungen vorzubeugen.

Für einige Patientinnen ist es besonders wichtig, über mögliche *Alternativen zu der vorgeschlagenen Arzneimitteltherapie* informiert zu werden. Eine solche Information ist jedoch nicht möglich, ohne vorab mit der Patientin Wünsche und Anforderungen an die Arzneimitteltherapie erörtert zu haben, sie abgegrenzt zu haben von »Self-Care-Strategien« (also Strategien, die die Patientin selbst anwenden kann, um ihr Befinden zu bessern), um dann basierend auf den individuellen Präferenzen der Patientin Alternativen diskutieren zu können. Gründe für eine alternative Therapie können nicht nur im Nutzen-Risiko-Profil einer Substanz liegen, sondern auch *organisatorische Aspekte* wie anfallende Kosten in der Therapie oder *Handhabungsaspekte* wie Lagerungsbedingungen berücksichtigen.

Die Liste dieser subjektiv als erforderlich empfundenen Informationen wäre beliebig zu erweitern bis hin zu logistischen und monetären Informationen (z. B. Erstattungsfähigkeit und Zuzahlungen). Umso wichtiger ist daher, offene Fragen zu stellen oder mit Beispielen, die auf die jeweiligen Besonderheiten einer individuellen Arzneimitteltherapie abgestimmt sind, zu arbeiten.

Teil II

9.3.4 Darstellung einer gelungenen Arzt-Patienten-Kommunikation

Für Frau Pumeier war der Krankenhausaufenthalt in vielerlei Hinsicht einschneidend – bislang nicht medikamentös behandelt, verlässt sie das Krankenhaus mit vielen neuen Arzneimitteln, die meisten davon zur chronischen Therapie. In diesem Fall handelt es sich um einen Betablocker, ein Statin, ASS und Clopidogrel (wobei sie Letzteres nur für die nächsten sechs Monate einnehmen soll) und einen ACE-Hemmer. Schon früh sollte mit Frau Pumeier die Rationale dieser Medikation und die konkrete Umsetzung besprochen werden. So wäre es wünschenswert, hätte die behandelnde Ärztin Frau Pumeier direkt ab dem ersten Tag darauf hingewiesen, dass es nun darum geht, weitere Infarkte zu verhindern und die ursächlichen Gefäßeinengungen ggf. sogar zu verkleinern, oder diese zumindest zu stabilisieren. Es sollte hier auch erläutert werden, dass hierfür nun mehrere Medikamente gleichzeitig einzunehmen sind und deren Schutzfunktion und Wirkung umso größer sind, je regelmäßiger es Frau Pumeier gelingt, diese Arzneimittel einzunehmen. Ferner sollte Frau Pumeier verständlich gemacht werden, dass es bei einigen der zukünftig verordneten Medikamente um Langzeitveränderungen geht, die dementsprechend nicht über Nacht umgesetzt werden können. Es bedarf einer regelmäßigen Einnahme der Medikamente, um das assoziierte Infarktrisiko zu senken. Andere Medikamente hingegen haben unmittelbare Effekte, ihr Weglassen oder Vergessen kann deshalb ebenfalls nachteilig sein. Nachdem diese grundlegenden Prinzipien Frau Pumeier vermittelt wurden, wäre es sinnvoll, gemeinsam mit ihr praktikable Erinnerungskonzepte anzuregen und zu diskutieren. Mit solchen Konzepten kann Frau Pumeier die Medikamenten-Einnahme in ihren Alltag integrieren und so zu einem ›Ritual‹ entwickeln. Die essenziellen Informationen zu jedem Arzneimittel, wie Name, Indikation, Dosierung, Einnahmemodalitäten und geplante Dauer der Therapie, sollten dann mit der Patientin nicht nur besprochen, sondern zusätzlich auf dem Medikationsplan vermerkt werden.

Tab. 9-2   Gesprächsbeispiel zur Fallvignette Frau Pumeier

Thema	Gesprächsvorschlag
Ärztin (Ä) – Rationale der Therapie verdeutlichen	»Liebe Frau Pumeier, nach Ihrem Herzinfarkt geht es nun darum, weitere Infarkte zu verhindern. Dafür müssen wir gegen die Verengung der Herzgefäße, die die Blutversorgung Ihres Herzens behindern, vorgehen. Haben Sie zu diesem Therapieziel noch Rückfragen?«
Frau Pumeier (Frau P.) – Rückfragen	»Nein, das Ziel ist mir klar. Aber wie erreichen wir das?«
Ä – Erklärung der Arzneimittel (1)	»Wenn Sie einverstanden sind, setzen wir dafür mehrere Medikamente ein, die umso besser wirken, je regelmäßiger Sie diese einnehmen. Halten Sie sich daher bitte ganz streng an die Angaben auf Ihrem Medikationsplan.«

Thema	Gesprächsvorschlag
Frau P. – Rückfragen	»Also wirken die Medikamente am Anfang gar nicht? Und was mache ich akut?«
Ä – Erklärung der Arzneimittel (2)	»Einige Medikamente haben Langzeiteffekte, die erst bei längerfristiger Einnahme eintreten. Andere Medikamente wirken hingegen sehr rasch und senken Ihr Infarktrisiko schon jetzt. Zusammen sind sie besonders wirksam; daher ist es so wichtig, dass Sie alle verordneten Medikamente regelmäßig einnehmen.«
Frau P. – Rückfragen	»Das sind so viele Medikamente. Vorher hatte ich gar keine! Da kann man leicht den Überblick verlieren und etwas vergessen.«
Ä – Erinnerungshilfen	»Dafür haben Sie einen Medikationsplan. Dieser listet all Ihre Medikamente, die Dosis und die Einnahmezeitpunkte übersichtlich auf. Bitte aktualisieren Sie diesen regelmäßig bzw. binden Sie Ihre (Haus-)Ärztin und die Apotheke mit ein. Um an alle Einnahmen zu denken, bietet es sich an, dass Sie die Einnahme Ihrer Medikamente an Alltagshandlungen koppeln. So verknüpfen Sie die Einnahme optimal mit Ihrem alltäglichen Leben und laufen weniger Gefahr, die Einnahme zu vergessen. Wenn es Ihnen trotzdem schwerfällt oder Sie sich nicht mehr sicher sind, zögern Sie nicht, Ihre Hausärztin oder Ihre Apothekerin um Unterstützung zu bitten.«
Frau P. – Rückfragen	»Das ist eine gute Idee. Morgens nehme ich die Tabletten dann immer beim Frühstück ein!«
Ä – Klärung des Fragebedarfs	»Sehr gut. Haben Sie sonst noch Fragen?«
Frau P. – Verabschiedung	»Nein, danke. Das waren vorerst alle Fragen. Vielen Dank für Ihre Hilfe!«

Evidenz

In vielen Fällen mündet eine ärztliche Konsultation oder ein Krankenhausaufenthalt, wie der Aufenthalt von Frau Pumeier nach ihrem Herzinfarkt, in einer Arzneimitteltherapie. Diese wird im ambulanten Versorgungssektor mehrheitlich von den Patientinnen nach einer Information durch die Ärztin und einer ergänzenden Beratung in der Apotheke allein und selbstständig durchgeführt. Für diese Durchführung der Arzneimitteltherapie benötigen die Patientinnen alle notwendigen Informationen, die sie sowohl objektiv dazu in die Lage versetzen [12] als auch subjektiv davon überzeugen, die Therapie wie geplant umzusetzen [13]. Eine Integration in Alltagsrituale ist dabei von besonderer Bedeutung.

Worauf Sie achten sollten!

- Objektive essenzielle Informationen definieren und verschriftlichen.
- Subjektiven Informationsbedarf der Patientin erfragen und individuell bedienen.
- Verständnis der übermittelten Informationen abfragen.
- Teach-Back bei komplexen Applikationstechniken in Erwägung ziehen.

Merke

Folgende objektiv essenzielle Informationen sind für die selbstständige Durchführung einer Arzneimitteltherapie essenziell und sollten Patientinnen bekannt sein: Arzneimittelname, Dosis, Dosisintervall, Anwendungsdauer, Applikationsweg und Grund für die Anwendung. Daneben sollte man stets auch den subjektiven patientenindividuellen Informationsbedarf, wie z. B. Informationen zu Nutzen und Risiken der Therapie, Kosten, Dauer bis zum Wirkungseintritt, und möglichen Wechselwirkungen identifizieren und befriedigen.

Nach der Identifizierung des Informationsbedarfs ist es wichtig, dass die Informationen im Arzt-Patienten-Gespräch für die Patientinnen verständlich dargestellt sind.

Literatur

[1] destatis – Statistisches Bundesamt. Pressemitteilung Nr. 022 vom 19.01.2017.

[2] Gößwald A, Schienkiewitz A, Nowossadeck E, Busch MA. Prevalence of myocardial infarction and coronary heart disease in adults aged 40–79 years in Germany: results of the German Health Interview and Examination Survey for Adults (DEGS1). Bundesgesundheitsblatt Gesundheitsforschung Gesundheitsschutz 2013; 56: 650–55. Online verfügbar unter: http://www.gbe-bund.de/pdf/DEGS1_Praev_koronarer_Herzkrankheit_40_79_E.pdf (Abrufdatum: 26.7.2018).

[3] Haefeli WE. Drug administration errors – what information is required to enable patients to safely take their drugs?. Ther Umsch 2006; 63: 363–65.

[4] Horne R, Weinman J. Patients' beliefs about prescribed medicines and their role in adherence to treatment in chronic physical illness. J Psychosom Res 1999; 47: 555–67.

[5] Borgsteede SD, Karapinar-Çarkit F, Hoffmann E, Zoer J, van den Bemt PM. Information needs about medication according to patients discharged from a general hospital. Patient Educ Couns. 2011; 83: 22–28.

[6] Náfrádi L, Galimberti E, Nakamoto K, Schulz PJ. Intentional and Unintentional Medication Non-Adherence in Hypertension: The Role of Health Literacy, Empowerment and Medication Beliefs. J Public Health Res 2016; 5: 762.

[7] Seidling HM, Lampert A, Lohmann K, Schiele JT, Send AJ, Witticke D, Haefeli WE. Safeguarding the process of drug administration with an emphasis on electronic support tools. Br J Clin Pharmacol 2013; 76 Suppl 1: 25–36.

[8] Hamrosi KK, Aslani P, Raynor DK. Beyond needs and expectations: identifying the barriers and facilitators to written medicine information provision and use in Australia. Health Expect. 2014; 17: 220–31.

[9] Mutebi A, Warholak TL, Hines LE, Plummer R, Malone DC. Assessing patients' information needs regarding drug-drug interactions. J Am Pharm Assoc (2003) 2013; 53: 39–45.

[10] Werdan K. Secondary prevention following myocardial infarction – there is still more to be done. Dtsch Ärztebl Int 2011; 108: 854.

[11] Barber N, Parsons J, Clifford S, Darracott R, Horne R. Patients' problems with new medication for chronic conditions. Qual Saf Health Care 2004; 13: 172–75.

[12] Mira JJ, Martínez-Jimeno L, Orozco-Beltrán D, Iglesias-Alonso F, Lorenzo S, Nuño R, Pérez P, Toro N, Pérez-Jover V, Gil-Guillen V. What older complex chronic patients need to know about their everyday medication for safe drug use. Expert Opin Drug Saf. 2014; 13: 713–71.

[13] Modig S, Kristensson J, Troein M, Brorsson A, Midlöv P. Frail elderly patients' experiences of information on medication. A qualitative study. BMC Geriatr. 2012; 12: 46.

9.4 Gute Aufklärung gehört zur Operation dazu!

Aufklärungsgespräch

André L. Mihaljevic, Susanne Frankenhauser

Teil II

Lernziel nach NKLM 14c

2.8.6 Ein Aufklärungsgespräch führen.

Fallvignette

Herr Schmidt, 42 Jahre alt und von Beruf Bauarbeiter, hat vor einigen Wochen eine zunehmende Schwellung im Bereich der rechten Leiste festgestellt. Sein Hausarzt stellte die Diagnose einer Leistenhernie. Diese soll operativ versorgt werden, wofür der Patient sich nun ambulant bei Ihnen zur Diagnosesicherung, Indikationsstellung und Operationsvorbereitung vorstellt. Es steht nun das Aufklärungsgespräche über die Operation an.

Herr Schmidt ist nervös, da er noch nie operiert wurde. Er möchte ganz genau wissen, was während der Operation passiert. Andererseits überkommen ihn immer wieder Sorgen, welche Komplikationen auftreten könnten.

Die chirurgische Stationsärztin kommt gerade aus dem OP und muss Herrn Schmidt für die elektive Leistenoperation aufklären. Hierbei wird sie sowohl den chirurgischen Ablauf als auch mögliche Komplikationen des Eingriffs thematisieren.

[▶ NKLM-Kapitel 20: perioperative Versorgung (prä- und postoperativ), OP-Fähigkeit (20.72)]

Informationen zum Krankheitsbild

Hintergrund: Leistenhernien

Histologie/Ätiologie: Leistenhernien entstehen durch eine bindegewebige Schwäche der Hinterwand des Leistenkanals. Männer sind deutlich häufiger betroffen als Frauen (m : w 9 : 1). Zu den intrinsischen (nicht veränderbaren) Risikofaktoren gehören darüber hinaus eine erbliche Komponente, eine vorherige kontralaterale Leistenhernie, das Alter und Störungen des Kollagenmetabolismus. Bei Herrn Schmidt kommen eher erworbene Risikofaktoren wie schweres Heben und die anstrengende körperliche Arbeit auf dem Bau sowie leichtes Übergewicht zum Tragen.

Verlauf: Ohne Operation verlaufen Leistenhernien nicht selten progredient, führen zu Schmerzen, Schwellungen und einer Einschränkung der Lebensqualität und Erwerbsminderung. Zu den Zeichen der Inkarzeration gehören Obstipationen, Ileus, Blutung, Peritonitis und Sepsis. Die Inkarzeration ist mit einer unmittelbaren Lebensbedrohung des Patienten verbunden. Ob ein abwartendes Procedere bei symptomlosen Leistenhernien möglich ist, wird aktuell diskutiert.

[▶ NKLM-Kapitel 21: Leistenhernie, Femoralhernie (21.1.7.12)]

Fakten zu Leistenhernien

- Operationen von Leistenhernien gehören mit mehr als 170 000 Eingriffen im Jahr zu den häufigsten Operationen in Deutschland.
- Leistenhernien entstehen durch eine Störung der Integrität der Bauchwand an der Rückwand des Leistenkanals, in deren Folge es zu einer Verlagerung von Peritoneum (Bruchsack) und intraabdominelle Strukturen (Bruchinhalt) durch eine Bruchpforte medial (direkt) oder lateral (indirekt) der epigastrischen Gefäße in den Leistenkanal kommt. Dadurch kann es zu einer Schwellung, Schmerzen, schwerwiegenden Komplikationen (Einklemmung des Darms mit Ischämie und/oder Darmverschluss), einer Einschränkung der Lebensqualität und Erwerbsunfähigkeit kommen. Die Diagnose einer Leistenhernie wird durch die klinische Untersuchung gestellt. Der Ultraschall kann in bestimmten Situationen (z. B. bei Rezidiven) die Entscheidungsfindung zusätzlich unterstützen.
- Neben den traditionellen, offenen Leistenhernien-Operationen ohne (OP nach Shouldice) oder mit Netz (OP nach Lichtenstein) werden heute die zwei minimal-invasiven Verfahren »transabdominelle präperitoneale Plastik (TAPP)« und »total extraperitoneale Plastik (TEP)« angewendet (beide mit Netz).
- Leistenherniotomien können in vielen Fällen ambulant in Vollnarkose oder in Lokalanästhesie durchgeführt werden. Komplikationen sind selten, können jedoch durchaus schwerwiegend sein. Sie umfassen neben den allgemeinen Operationsrisiken wie Blutungen, Thromboseneigung, Wundinfektionen und allergischen Reaktionen auch Rezidivhernien, Verletzungen des Samenstrangs mit der Möglichkeit der Infertilität, Verletzung der Gefäße mit Blutungsgefahr, Hämatombildung und Hodenatrophie, Verletzungen der Nerven mit Missempfindungen und Schmerzen bis hin zu chronischen Leistenschmerzen und Beschwerden beim Geschlechtsverkehr. Je nach gewählten Operationsverfahren sind zusätzlich noch verfahrenstypische Komplikationen wie z. B. Trokarhernien zu bedenken.
- Konservative Therapieverfahren wie Bruchbänder sind bei der Leistenhernie kontraindiziert, da sie zu Komplikationen (Inkarzeration) führen. In ausgewählten Fällen (symptomlose Leistenhernien bei Männern) kann ein abwartendes Vorgehen (»watch-and-wait«) vertretbar sein, allerdings ist die Cross-over-Rate zur Chirurgie hoch, da die meisten Patienten im weiteren Krankheitsverlauf Schmerzen ausbilden und eine Operation wünschen.
- Nach einer Leistenoperation ist auf eine ausreichende Schmerzmittelgabe zu achten, um das Entstehen des chronischen Leistenschmerzes zu verhindern. Auch sollten Patientinnen für eine gewisse Zeit (die Dauer ist abhängig vom Operationsverfahren) keine schweren Lasten heben, um die Ausbildung von Rezidiven zu verhindern.

9.4.1   Einführung

Das Aufklärungsgespräch vor einer Operation, einer Narkose oder einem diagnostischen Eingriff ist eine originäre ärztliche Aufgabe und hat mehrere Ziele:
- Die Patientin soll über den Ablauf, das Vorgehen sowie mögliche Alternativen informiert werden (medizinische Ebene).
- Die Patientin soll über mögliche Risiken informiert werden (juristische Ebene).
- Es sollen Angst und Aufregung vermindert werden (psychologische Ebene).
- Am Ende steht das Einholen des Einverständnisses zur Durchführung der Operation, der Narkose bzw. des Eingriffes im Sinne eines »informed consent«.

Solche Aufklärungsgespräche stellen für die Ärztin eine tägliche Routinetätigkeit dar. Dies steht im Kontrast zur Patientensituation: die Patientin befindet sich meist in einer Ausnahmesituation, teilweise mit existenzieller Bedeutung. Die Art der ärztlichen Kommunikation im Aufklärungsgespräch nimmt Einfluss auf das Vertrauen der Patientin. Dieses Vertrauen ist unabdingbar, da Patientinnen in Anbetracht einer Operation mit Narkose einen völligen Kontrollverlust mit Abhängigkeit von den behandelnden Ärztinnen assoziieren.

Viele Patientinnen wünschen daher verständlicherweise, dass sie ihre Operateurin präoperativ kennenlernen können. Wenn möglich sollte das Aufklärungsgespräch daher durch die Ärztin erfolgen, die den Eingriff durchführt (► Kap. 4.1).

Teil II

Evidenz

- Sehr viele Patientinnen haben Angst vor Operationen, nicht alle äußern diese von sich aus [1].
- Aufgrund dieser Ängste sind Patientinnen teilweise nicht in der Lage, die gegebenen Informationen im Aufklärungsgespräch zu verstehen bzw. zu verarbeiten.
- Eine empathische Gesprächsführung sowie eine kontinuierliche Versorgung durch die behandelnde Ärztin wirken angstreduzierend [2].
- Negativsuggestionen können im Sinne eines Nocebo-Effektes Ängste noch weiter verstärken (z. B. »Sie sind ein Risikopatient!«) [3, 4].
- Positivsuggestionen können im Sinne eines Placebo-Effektes zum Wohlbefinden der Patientinnen beitragen (z. B. »Wir passen die ganze Zeit gut auf Sie auf, bis Sie die Operation überstanden haben.«) [5, 6].

9.4.2 Ein Aufklärungsgespräch führen: So geht's!

Im besten Fall sollte die Ärztin, die den Eingriff durchführt, auch das Aufklärungsgespräch übernehmen. Dies ist oftmals im klinischen Alltag nur schwer umsetzbar. Wichtig ist auf jeden Fall, dass Sie, wenn Sie das Aufklärungsgespräch führen, in vollem Umfang Kenntnis darüber haben, welcher Eingriff durchgeführt wird und wie die Abläufe, Risiken und Behandlungsalternativen sind. Sollten Sie in einem Punkt selbst nicht Bescheid wissen, müssen Sie sich vor Beginn des Gespräches darüber informieren, sodass Sie alle Punkte korrekt darstellen und sämtliche Fragen der Patientin beantworten können.

Das Gespräch sollte frühzeitig erfolgen, damit die Patientin noch ausreichend Bedenkzeit hat und wohlüberlegt ihre Einwilligung treffen kann. Bei elektiven operativen Eingriffen muss das Aufklärungsgespräch spätestens am Tag vor dem Eingriff erfolgen. Je weniger dringlich die Operation ist, desto umfassender sollte Ihre Aufklärung ausfallen. Bei Notfall-Eingriffen kann entsprechend ein kürzeres Aufklärungsgespräch erfolgen, dies sollte allerdings auch alle wesentlichen Punkte kurz und prägnant zusammenfassen.

Es existieren kommerziell erhältliche Vordrucke im Sinne von Aufklärungsbögen. Diese können Sie der Patientin als Vorabinformation aushändigen. Sie ersetzen allerdings auf keinen Fall das persönliche Gespräch! Die Vordrucke können Sie als Grundlage für das Gespräch zu Hilfe nehmen, sinnvollerweise ergänzen Sie diese mit patientenindividuellen Kommentaren, Ergänzungen und Schemazeichnungen.

Um das Aufklärungsgespräch gut zu gliedern und keine wesentlichen Punkte zu vergessen, empfiehlt es sich, sich zu Beginn des Gespräches eine gewisse Reihenfolge zurechtzulegen. Sinnvollerweise wird der Ablauf des Eingriffes chronologisch geschildert: Beginnend mit den präoperativen Verhaltensanweisungen, gefolgt vom intraoperativen Vorgehen und abschließend mit den postoperativen Besonderheiten. Danach klären Sie über die möglichen Risiken und Komplikationen auf, dabei sollten Sie aber die Patientin nicht unnötig beunruhigen oder mögliche Ängste schüren. Sie müssen neben häufigen und wahrscheinlichen auch seltene Komplikationen benennen, wenn diese für die Patientin schwerwiegende Folgen haben. Die Patientin muss, basierend auf Ihren Informationen, eigenständig eine Nutzen-Risiko-Abwägung vornehmen können. Welchen potenziellen Nutzen hat die Patientin von dem geplanten operativen Eingriff? Welche Alternativen gibt es für die Patientin? Was sind die wahrscheinlichen oder möglichen Folgen der Operation vs. keiner Operation oder einer alternativen Behandlung?

Bei bestehenden Alternativen zum vorgesehenen Eingriff ist das Ziel, eine partizipative Entscheidungsfindung anzustreben: informieren Sie die Patientin über (Behandlungs-)Alternativen und die jeweiligen Vor- und Nachteile. Versuchen Sie Präferenzen zu ermitteln und eine gemeinsame Entscheidung herbeizuführen (▶ Kap. 2.7).

Die Risikoaufklärung ist für viele Patientinnen sehr belastend. Die Aufklärung hat wahrheitsgemäß zu erfolgen und thematisiert sinnvollerweise auch immer das Verhältnis zum erwarteten Nutzen. Je gravierender eine mögliche Komplikation ist, umso umfangreicher ist auf sie hinzuweisen. Allerdings sollten Sie mögliche Risiken nicht ausschließlich über reine Wahrscheinlichkeitsstatistiken darstellen, da diese die meisten Patienten überfordern. Versuchen Sie die Relationen eher verbal zu verankern (z. B. »sehr häufig – mehr als ein Behandelter von 10 Patienten«). Auch können Sie eine Relation zu Alltagswahrscheinlichkeiten heranziehen, um die Wahrscheinlichkeiten weniger abstrakt wirken zu lassen. Auf jeden Fall müssen Sie die Risiken patientenindividuell betrachten – Bezug nehmend auf vorliegende Risikofaktoren wie z. B. spezielle Vorerkrankungen (▶ Kap. 15.1).

Fassen Sie am Ende des Gespräches noch einmal die wichtigen Punkte zusammen und vergewissern Sie sich, inwieweit die Patientin alles verstanden hat. Ermutigen Sie sie, Fragen zu stellen, damit Sie sichergehen können, dass kein Informationsdefizit besteht (»Ich habe Ihnen jetzt viele Informationen gegeben. Was möchten Sie noch wissen? Gibt es noch offene Fragen von Ihrer Seite?«).

Worauf Sie achten sollten!

- Gehen Sie vorbereitet in das Gespräch.
- Berücksichtigen Sie das unterschiedliche Informationsbedürfnis, Vorwissen und die Auffassungsgabe bei Patientinnen.
- Gehen Sie auf die Emotionen der Patientin empathisch ein, versuchen Sie auch nonverbale Zeichen der Patientin wahrzunehmen: Beispielsweise kann ein »abwesender« Eindruck auf mögliche Ängste der Patientin hinweisen.
- Verwenden Sie Wörter mit positiver Bedeutung im Sinne von Positivsuggestionen. Ein empathisches, beruhigendes Aufklärungsgespräch kann einen deutlich angstmindernden Effekt zeigen.

Merke
Ein Aufklärungsgespräch weist sowohl eine medizinische, juristische sowie psychologische Ebene auf. Die Diskrepanz zwischen der Alltäglichkeit der Aufgabe für die Ärztin und der emotionalen, teilweise stark angstbesetzten Situation für die Patientin bedarf einer empathischen und individuellen Gesprächsführung.

Literatur

[1] Pokharel K, Bhattarai B, Tripathi M, Khatiwada S, Subedi A. Nepalese patients' anxiety and concerns before surgery. J Clin Anesth 2011; 23(5): 372–78.
[2] Soltner C, Giquello JA, Monrigal-Martin C, Beydon L. Continuous care and empathic anaesthesiologist attitude in the preoperative period: impact on patient anxiety and satisfaction. Br J Anaesth 2011; 106(5): 680–86.
[3] Lang EV, Hatsiopoulou O, Koch T et al. Can words hurt? Patient-provider interactions during invasive medical procedures. Pain 2005; 114(1–2): 303–09.
[4] Häuser W, Hansen E, Enck P. Nocebo phenomena in medicine: their relevance in everyday clinical practice. Dtsch Arztebl Int 2012; 109(26): 459–65.
[5] Hansen E, Bejenke C. Negative und positive Suggestionen in der Anästhesie: Verbesserte Kommunikation mit ängstlichen Patienten bei Operationen. Anaesthesist, 2010; 59(3): 199–202.
[6] Häuser W, Hagl M, Schmierer A, Hansen E. The efficacy, safety and applications of medical hypnosis – systematic review of meta-analyses. Dtsch Arztebl Int 2016; 113: 289–96.

9.5 TEAM – Together Everyone Achieves More

Visite

Hannah Sophie May, Ann-Catrin Druck, Theresa Kenngott, Burkhard Götsch, Birgit Trierweiler-Hauke, André L. Mihaljevic

Lernziel nach NKLM 14c

2.8.7 Eine Visite durchführen.

Fallvignette

Vor fünf Tagen erfolgte die stationäre Aufnahme von Frau Michalski, einer 65-jährigen Lehrerin, zur Resektion eines Gallenblasenkarzinoms. Nach Auftreten eines schmerzlosen Ikterus erfolgte die Erstdiagnose. Nach entsprechender Bildgebung und umfangreicher Umfelddiagnostik wurde bei lokal fortgeschrittenem Tumorbefund zunächst eine neoadjuvante Radiochemotherapie durchgeführt. Der Ikterus wurde zuvor mittels endoskopischer retrograder Cholangiografie und Stenteinlage in den Gallengang behandelt. Relevante Nebendiagnosen und Voroperation sind bei Frau Michalski nicht bekannt.

Bei Aufnahme befand sich die Patientin in einem guten Allgemein- und Ernährungszustand. Sie gab keine Übelkeit, Erbrechen oder Schmerzen an, sie habe lediglich in den letzten Nächten unruhig geschlafen.

Vor fünf Tagen ist eine komplette (R0 = Resektion im Gesunden) Tumorresektion im Rahmen einer erweiterten Hemihepatektomie rechts erfolgt. Noch am Operationstag wurde die Patientin, nach Überwachung im Aufwachraum, kardiopulmonal stabil auf die Allgemeinstation verlegt.

Bei einem ansonsten unkompliziertem Verlauf nach dem oben genanntem Eingriff klagte die Patientin postoperativ zunächst jedoch über Appetitlosigkeit, Übelkeit, ein Schwächegefühl und starke Schmerzen. Seit zwei Tagen verweigert sie die Nahrungsaufnahme, die Darmmotilität ist noch träge und die Patientin hat erst einmal seit der Operation abgeführt.

Sie betreten das Zimmer zur Visite. Frau Michalskis liegt im Bett und wirkt teilnahmslos und niedergeschlagen.

Aus Sicht des interprofessionellen Teams, das soeben das Zimmer zur täglichen Visite betritt, sollte der Schwerpunkt der pflegerischen, ärztlichen und rehabilitativen Tätigkeit zunächst bei einer ausführlichen Anamnese und gezielter Erfassung körperlicher und diagnostischer Befunde liegen. Was sind Frau Michalskis führende Probleme? Welche Maßnahmen sollten umgehend, welche im Verlauf eingeleitet werden?

Sollte eine körperliche Untersuchung unauffällig sein und auch kein Fieber vorliegen, könne zunächst über eine Einstellung der Schmerzmittel gesprochen werden. Zusätzlich kann ihr ein antiemetisch und prokinetisch wirkendes Medikament angeboten werden, um die Übelkeit zu bekämpfen. Sollte sich unter diesen Maßnahmen keine Besserung einstellen, wird mit Frau Michalski die Option einer parenteralen Ernährung erörtert. Auch erscheint die enge Einbindung der Physiotherapie zur Mobilisierung und Atemtherapie unabdingbar.

Wichtig ist daneben, den weiteren onkologischen Behandlungsplan zu erstellen. Hierzu bedarf es neben eines Konsils mit dem Onkologen einer Vorstellung im interdisziplinären Tumorboard. Die Befunde, weitere Behandlung und Prognose sollten mit der Patientin und den Angehörigen in einem entsprechenden Rahmen besprochen werden (▶ Kap. 17.1). Auch sollte Frau Michalski die Begleitung durch einen Psychoonkologen angeboten werden (▶ Kap. 2.9). Mit dem Sozialdienst und der Patientin sollte darüber hinaus die Frage geklärt werden, ob, wo und wie lange eine Anschlussheilbehandlung gewünscht ist.

Zu den weiteren Maßnahmen gehört es, die ambulante Versorgung der Patienten mit den Angehörigen und weiterbehandelnden (Haus-)Ärztinnen abzustimmen.

Frau Michalski stimmt schließlich mit der Pflege überein, dass sie aufgrund der unzureichenden Schmerzmedikation und ihrer Antriebslosigkeit nur schwer zum Aufstehen aus dem Bett zu motivieren sei.

Sie verstehe jedoch die nun eingeleiteten Maßnahmen, die ihr durch das interprofessionelle Team ausreichend erläutert wurden, und stimmt einer Änderung des Behandlungsplanes zu. Am Ende der Visite versteht Frau Michalski, dass ihre schrittweise Mobilisation und aktive Teilnahme unabdingbar sind und eine rasche Entlassung in das gewünschte häusliche Umfeld beschleunigen.

[▶ NKLM-Kapitel 20: perioperative Versorgung (prä- und postoperativ), OP-Fähigkeit (20.72)]

Informationen zum Krankheitsbild

Hintergrund: Gallenblasenkarzinom
Histologie: Adenokarzinom
Verlauf:

- Erstkonsultation des Hausarztes aufgrund eines schmerzlosen Ikterus
- Erhöhung der Cholestaseparameter und CA 19-9 im Labor
- Abdomen-Sonografie und ERC: Verdacht auf Gallenblasenkarzinom
- CT und MRT Abdomen: Inoperabilität aufgrund eines lokal fortgeschrittenen Befunds

[▶ NKLM-Kapitel 21: Benigne und maligne Tumoren der Gallenblase und der Gallengänge (21.1.7.37)]

Fakten zum Gallenblasenkarzinom (Quelle: [1, 2])

- Inzidenz bösartiger Tumore der Gallenblase und Gallenwege: ca. 3/100 000/Jahr
- w > m
- Häufigkeitsgipfel jenseits des 70. Lebensjahrs
- Risikofaktoren: Cholelithiasis und chronische Cholezystitis; Salmonellen-Dauerausscheider
- Keine Frühsymptome
- Spätsymptome: tastbarer Tumor im Gallenblasenlager; Verschlussikterus
- Labor: Cholestaseparameter erhöht (AP, γGT), eventuell CA 19-9 erhöht
- Diagnostik: Abdomen-Sonografie, endoskopisch retrograde Cholangiografie (ERC), perkutane transhepatische Cholangiografie (PTC), Abdomen CT, Abdomen MRT und Magnetresonanz Cholangiografie (MRC)
- Therapie: Kurativer Ansatz mit chirurgischer Therapie, ggf. präoperative neoadjuvante (Radio-)Chemotherapie, palliative Versorgung mittels Gallendrainage per ERC mit Stenteinlage oder perkutaner transhepatischer Gallendrainage (PTCD)
- Prognose: Die 5-Jahres-Überlebensrate aller Gallenblasen- und Gallenwegstumore liegt bei 15 – 20 %. Der einzige potenziell kurative Ansatz ist die komplette chirurgische Tumorresektion.

9.5.1 Einführung

»Visitare« kommt aus dem Lateinischen und bedeutet »besuchen« [3]. Die Visite stellt somit einen täglichen Besuch am Patientinnenbett dar. Hierbei ist zu berücksichtigen, dass sich die Patientin häufig in einer unsicheren und für sie neuen Situation befindet. Die Privatsphäre der Patientin sollte so gut wie möglich geschützt und respektiert werden.

Für eine interprofessionelle Visite sind ein umfassender Kenntnisstand bezüglich aktueller Diagnosen, relevanter Nebendiagnosen, aktueller Krankengeschichte, des medizinischen und pflegerischen Verlaufs sowie ein Überblick über den Behandlungsplan von Bedeutung [4, 5].

Ziel einer jeden Visite sollte eine vollständige Übersicht über den aktuellen

Genesungs- und Gesundheitszustand der Patientin sowie deren Befinden sein. Anhand fokussierter Fragen sollte das interprofessionelle Team zusammen mit der Patientin auf aktuelle Beschwerden eingehen und die Beschwerden, Ängste und Wünsche der Patientin berücksichtigen.

Aufbauend auf den Ergebnissen der Visite erfolgt die interprofessionelle Ausarbeitung und gemeinsame Umsetzung eines patientenzentrierten Behandlungsplanes, der bei Bedarf weitere diagnostische, therapeutische, pflegerische und rehabilitative Behandlungen der Patientin beinhaltet [4, 5] (▶ Kap. 8.1).

Eine interprofessionelle Visite wird von einem Team aus Pflegekräften, Ärztinnen und anderen Gesundheitsberufen gemeinsam gestaltet und durchgeführt. Die Beteiligten haben hierbei den Anspruch, sich auf Augenhöhe zu begegnen, wodurch die definierten Aufgabenfelder von Pflegenden, Ärztinnen und anderen Berufsgruppen berücksichtigt werden [6]. Dies bildet einen Gegensatz zu den in vielen Krankenhäusern häufig vorherrschenden hierarchisch geprägten Unternehmenskulturen [7], die eine reibungslose Zusammenarbeit zwischen Ärztinnen und Pflege erschweren und dadurch wichtige Aspekte der einzelnen Akteure im Behandlungsplan der Patientin keine Berücksichtigung finden. Eine ineffektive Kommunikation zwischen verschiedenen Berufsgruppen ist eine der häufigsten Ursachen für Behandlungskomplikationen [7].

Eine wertschätzende, empathische und kongruente Kommunikation zwischen allen Beteiligten während der Visite bildet die Grundlage für eine gute Kommunikation im Team [8]. Dies bildet die Grundlage für die Erreichung des gemeinsamen Ziels, die Patientin in ihrer Selbstständigkeit während Krankheit und Rehabilitation zu fördern und ihre Gesundheit wiederherzustellen.

Interprofessionelle Pilotprojekte, wie zum Beispiel HIPSTA (Heidelberger Interprofessionelle Ausbildungsstation) zeigen, dass diese Ansätze erfolgreich umgesetzt werden können. Die Zufriedenheit der Patientinnen spiegelt sich in diesem Zitat wider: »Wichtiger ist doch, dass ich hier das Gefühl habe, dass alle genau wissen, wer ich bin, was ich habe und brauche« [9].

Evidenz

- Ein Mangel an interprofessioneller Zusammenarbeit führt zu Versorgungsdefiziten und Gefährdung der Patientensicherheit [14, 15].
- Die interprofessionelle Visite besteht mindestens aus einer Ärztin und der betreuenden Pflegekraft. Andere Berufsgruppen (Physiotherapie, Pharmazeutin etc.) sollten je nach Fall miteinbezogen werden [6].
- Eine Visite wird häufig von Ärztinnen dominiert, mit dem Ergebnis, dass Pflegekräfte wie auch Patientinnen nicht gleichberechtigt in die Visite involviert werden [10].
- Patientinnen verstehen die Informationen, die sie in der Visite erhalten, häufig nicht und erhalten keine zufriedenstellenden Erklärungen. Patientinnen haben oft Hemmungen offene Fragen von sich aus anzusprechen [10, 12].
- Eine gute Zusammenarbeit zwischen Pflege und Ärztinnen verbessert die Qualität und Effizienz der Patientenversorgung. Informationen werden besser verarbeitet und weitergegeben [11].
- »Man kann nicht nicht kommunizieren.« Paul Watzlawick [13]

9.5.2 Eine interprofessionelle Visite durchführen: So geht's!

Tab. 9-3 Beispiel für die einzelnen Elemente einer interprofessionellen Visite

Vor dem Zimmer	Zu Beginn der interprofessionellen Visite findet vor dem Patienten-zimmer eine kurze (!) Vorstellungsrunde aller Beteiligten statt. Dabei sollte auf einen respektvollen und wertschätzenden Umgang geachtet werden. Alle Teammitglieder sollten auf dem aktuellen Stand sein, um gut vorbereitet vor die Patientin zu treten. Dazu gehört die Analyse und Interpretation der aktuellen Laborwerte, des Krankheitsverlaufs und der Untersuchungen der Patientin und die Klärung offener Fragen. Auch besteht hier die Möglichkeit, Informationen auszutauschen, die die Patientin vorerst (noch) nicht erhalten soll (»ante portas«). Informationen zur Stimmungslage der Patientin oder zum aktuellen Stand ihrer Krankheitsverarbeitung werden ausgetauscht.
Im Zimmer	1. Pflegefachkraft stellt alle relevanten Merkmale anhand der Struktur der Patientenkurve vor (Name, Geburtsdatum, Diagnose, Verlauf, ggf. Operation und aktueller Post-OP-Tag etc.) 2. Ärztin erfragt das aktuelle Befinden der Patientin und die von der Pflegekraft zuvor benannte Pflegeproblematik. Es ist wichtig, Suggestivfragen zu vermeiden und mit offenen Fragen der Patientin Raum zu geben. W-Fragen sollten berücksichtigen werden: z. B. »Wo haben Sie Schmerzen? Welche Art von Schmerzen? Wie oft? Wann? Evtl. in Verbindung mit Bewegung oder anderen Phänomenen?« Die Ärztin führt eine (gezielte) körperliche Untersuchung durch. Falls notwendig: Begutachtung von Wunde, Drainagen etc. 3. Gezielte Fragen zu speziellen medizinischen und pflegerischen Problemen. Hier ist sowohl die Pflege als auch die Ärztin gefordert. 4. Die Patientin berichtet über ihre aktuellen Probleme und bekommt die Möglichkeit, offen Fragen zu stellen. Wichtig ist es, der Patientin den aktuellen, mittelfristigen und langfristigen Behandlungs- und Versorgungsplan klar zu vermitteln, damit sie aktiv mitgestalten kann. Die Patientin kennt ihren derzeitigen Zustand und weiß über ihren weiteren Behandlungs- und Therapieplan Bescheid. 5. Dokumentieren Sie die Visite und den interprofessionellen Behandlungsplan.
Ergebnis	Am Ende der Visite ist die Patientin umfassend über ihren aktuellen Zustand aufgeklärt, hat offene Fragen kommuniziert, ist über ihren Therapieverlauf informiert und versteht das weitere medizinische, pflegerische und rehabilitative Vorgehen. Das interprofessionelle Team konnte erfolgreich einen interprofessionellen Behandlungsplan ausarbeiten, der ärztliche, pflegerische, ethische und patientenspezifische Aspekte adäquat integriert. Abweichungen vom gemeinsamen Behandlungsplan (z. B. durch neue Untersuchungsergebnisse) müssen allen Beteiligten kommuniziert werden.

Worauf Sie achten sollten!

- Gehen Sie vorbereitet in die interprofessionelle Visite.
- Notieren Sie sich ggf. Unklarheiten und Fragen und kommen Sie später darauf zurück.
- Bewahren Sie einen respektvollen und wertschätzenden Umgang mit allen Kolleginnen sowie mit der Patientin.
- Gestalten Sie die Visite zusammen mit der Pflegekraft in einer für die Patientin verständlichen Sprache und erklären Sie Fachtermini (▶ Kap. 20.1).
- Lassen Sie die Patientin zu Wort kommen und geben Sie ihr Zeit für Fragen.
- Stellen Sie W-Fragen und offene Fragen.
- Achten Sie auf nonverbale Kommunikation der Patientin und gehen Sie offen auf Emotionen der Patientin ein (▶ Kap. 2.3).
- Klären Sie, ob die Patientin die Informationen verstanden hat.
- Reflektieren Sie im Team das Ergebnis der Visite.

Merke
Die ärztliche und pflegerische Visite dient als tägliches Qualitätsmerkmal zur Qualitätssicherung!

Literatur

[1] Herold G. Innere Medizin: eine vorlesungsorientierte Darstellung: 2017: unter Berücksichtigung des Gegenstandskataloges für die Ärztliche Prüfung: mit ICD 10-Schlüssel im Text und Stichwortverzeichnis, Köln: Gerd Herold 2017.

[2] Müller M. Chirurgie: für Studium und Praxis: unter Berücksichtigung des Gegenstandskataloges und der mündlichen Examina in den Ärztlichen Prüfungen. 13. Aufl. Breisach: Medizinische Verlags- und Informationsdienste 2016.

[3] Dudenredaktion. Duden – die deutsche Rechtschreibung, 26. Aufl. Mannheim: Bibliographisches Institut 2014.

[4] Berberat PO, Harendza S, Kadmon M. Entrustable professional activities – visualization of competencies in postgraduate training. Position paper of the Committee on Postgraduate Medical Training of the German Society for Medical Education (GMA). GMS Zeitschrift für medizinische Ausbildung, 2013; 30(4): Doc47.

[5] Ten Cate O, et al. Curriculum development for the workplace using Entrustable Professional Activities (EPAs): AMEE Guide No. 99. Medical Teacher 2015; 37(11): 983 – 1002.

[6] Forster A. Visite! – Kommunikation auf Augenhöhe im interdisziplinären Team, Berlin, Heidelberg: Springer 2017.

[7] Antoni C. H. Interprofessionelle Teamarbeit im Gesundheitsbereich. Zeitschrift für Evidenz, Fortbildung und Qualität im Gesundheitswesen, 2010; 104(1): 18 – 24.

[8] Rogers CR, Schmid, PF, 1991. Person-zentriert: Grundlagen von Theorie und Praxis; mit einem kommentierten Beratungsgespräch von Carl Rogers, Mainz: Matthias-Grünewald-Verl.

[9] Robert Bosch Stiftung GmbH, 2017. Mitstreiter Magazin, 23, 4 – 8.

[10] Busby A, Gilchrist B. The role of the nurse in the medical ward round. J adv Nurs 1992; 17: 339 – 46.

[11] Zwarenstein M, Bryant W. Intervention to improve collaboration between doctors and nurses. Cochrane Database Syst Rev. CD 000072; 3, 2007.

[12] Reynolds M. No News Is Bad News: Patients' Views About Communication In Hospital. The British Medical Journal 1978; 1(6128): 1673 – 76.

[13] Watzlawick P. Man kann nicht nicht kommunizieren: das Lesebuch. 2. Aufl. Bern: Hogrefe 2016.

[14] van Leijen-Zeelenberg JE, van Raak AJA, Duimel-Peeters IGP, Kroese MEAL, Brink PRG, Vrij-hoef HJM. Interprofessional communication failures in acute care chains: How can we identify the causes? J Interprof Care. 2015; 29(4): 320 – 30.

[15] The Joint Commission. Most Commonly Reviewed Sentinel Event Types – Q2 2016 – Event_type_2Q_2016.pdf [Internet]. [cited 2017 Nov 21]. Online verfügbar unter: https://www.joint commission.org/assets/1/18/Event_type_2Q_2016.pdf (Abrufdatum: 26. 7. 2018).

9.6 Endlich nach Hause!

Entlassgespräch

Jörg Schelling, Christine Lenz

Lernziel nach NKLM 14c

2.8.8 Ein Entlassgespräch führen.

Fallvignette

Frau Hofmann, eine 68-jährige rüstige Rentnerin, befindet sich wegen einer vorausgegan-genen Katarakt-Operation in stationärer Behandlung. Im Rahmen der Operationsvorbe-reitung wurde erstmalig im EKG eine Tachyarrhythmia absoluta bei Vorhofflimmern fest-gestellt. Außerdem ist bei der Patientin ein seit 10 Jahren medikamentös eingestellter Diabetes mellitus Typ 2 (HbA1c um 7 %) bekannt sowie seit 15 Jahren eine arterielle Hy-pertonie, wofür Sie bisher zwei Medikamente, einen ACE-Hemmer und einen Calcium-Antagonisten, einnahm. Nach der Operation wurde sie zur kardiologischen Abklärung der neu aufgetretenen Herzrhythmusstörung auf die Innere Station verlegt, seitdem bekommt sie nicht nur mehr, sondern auch anders aussehende Tabletten.

Nach weiteren Labor-, EKG- und Ultraschalluntersuchungen, die für Frau Hofmann etwas verwirrend sind (viele verschiedene Ärzte reden in nicht verständlicher Fachsprache), soll sie nun heute aus dem Krankenhaus entlassen werden. Die Patientin freut sich darauf, wieder nach Hause zu dürfen, sie fühlt sich fit und findet sich im Arztzimmer der Stations-ärztin, Frau Dr. Wagner, zum Entlassgespräch ein.

Frau Dr. Wagner mag die agile und aufgeschlossene Patientin. Zur heutigen Entlassung muss sie Frau Hofmann allerdings eine Fülle an Informationen, nämlich die aktuellen Be-funde, die neue Dauerdiagnose Vorhofflimmern, die veränderte Medikation, nötige Kont-rollen, neue Verhaltensweisen sowie die nächsten Schritte, patientengerecht vermitteln.

Informationen zum Krankheitsbild

Hintergrund: Herzrhythmusstörung
hier: Tachyarrhythmia absoluta bei permanentem Vorhofflimmern; sie entsteht durch eine un-koordinierte und zu schnelle Erregungsüberleitung von den Vorhöfen auf die Herzkammern. Die Herzfrequenz liegt meist deutlich über 90/Minute.

Ursachen: Die Ursachen einer Tachyarrhythmia absoluta sind vielfältig, u. a.:
- eine myokardiale Schädigung (z. B. Myokarditis, Kardiomyopathie)
- eine Minderdurchblutung des Herzens (koronare Herzkrankheit)

- eine Erkrankung von Herzklappen, besonders, wenn sie mit einer Vergrößerung des linken Vorhofs einher gehen (z. B. Mitralstenose, Aortenstenose)
- Hyperthyreose

Verlauf: Bei der Patientin wurde die Herzrhythmusstörung zufällig entdeckt bei einem Termin zur OP-Vorbereitung; deshalb liegt nun die Planung einer Antikoagulation (Marcumartherapie) an, um das Risiko eines Schlaganfalles zu reduzieren. Dieses Risiko kann mithilfe des CHA_2DS_2-VASc-Scores (▶ Tab. 9-4) ermittelt werden.
[▶ NKLM-Kapitel 21: Koronare Herzerkrankung (21.1.10.12)]

Fakten zum Vorhofflimmern

- Die Diagnose Vorhofflimmern stellt nicht immer, aber in vielen Fällen eine Dauerdiagnose dar. Für den vorliegenden Fall wird davon ausgegangen, dass diese Herzrhythmusstörung Frau Hofmann durch ihr weiteres Leben begleiten wird.
- Beim permanenten Vorhofflimmern ist neben einer Kontrolle der Frequenz und des Rhythmus vor allem eine ausreichende Blutverdünnung (Antikoagulation) notwendig. Diese ist die vordringlichste Maßnahme beim Vorhofflimmern. Hierfür stehen neben altbewährten Substanzen (Phenprocoumon, z. B. als Marcumar®) auch neue, sogenannte direkte orale Antikoagulantien (DOAK) zur Verfügung. Die Indikation stellt neben der Diagnose Vorhofflimmern den Schlaganfall als gefährlichste Folge mittels eines etablierten Risikoscores, dem CHA_2DS_2-VASc-Score (▶ Tab. 9-4) dar [1].

Tab. 9-4 CHA_2DS_2-VASc-Score zur Ermittlung des Schlaganfallrisikos

	Merkmal	Punkte
C	Herzinsuffizienz (engl. Congestive heart failure)	1
H	Hypertension	1
A_2	Alter ≥ 75 Jahre	2
D	Diabetes mellitus	1
S_2	Früherer Schlaganfall, TIA oder Thrombembolie	2
V	Vaskuläre Erkrankungen wie PAVK oder Herzinfarkt	1
A	Alter 65 – 74 Jahre	1
Sc	Weibliches Geschlecht (engl. Sex category)	1

Die European Society of Cardiology (ESC) empfiehlt eine Therapie für Patientinnen mit einem CHA_2DS_2-VASc-Score von 2 oder mehr Punkten, d. h., es besteht für jede Frau über 65 Jahren eine Behandlungsindikation bei Vorhofflimmern. Die Therapie wird entweder mit Vitamin-K-Antagonisten oder mit einem direkten oralen Antikoagulans, kurz DOAK, wie Dabigatran, Rivaroxaban, Edoxaban oder Apixaban, durchgeführt. Nur bei Patientinnen mit einem geringen Risiko, d. h. einem Wert von einem Punkt, kann eine Therapie mit ASS erwogen werden. Für unser Beratungsgespräch gehen wir davon aus, dass bei Frau Hofmann (Score

1 + 1 + 1 + 1 = 4) verlässliche Evidenz für die Gabe einer Antikoagulation vorliegt. Die behandelnden Ärztinnen haben sich auch wegen einer Niereninsuffizienz (Kontraindikation für die meisten DOAK) für Phenprocoumon entschieden, da hier gute Erfahrungswerte vorliegen und die Patientin einen verlässlichen
und gewissenhaften Eindruck macht.

9.6.1 Einführung

Um ein Entlassgespräch professionell führen zu können, ist es sinnvoll, sich als
Ärztin etwaige Hürden in der ärztlichen Kommunikation bewusst vor Augen zu
führen.

So sollten Sie einerseits berücksichtigen, dass gemäß dem Kommunikations-
quadrat von Schulz von Thun jede Aussage immer auch gleich vier Teilaussagen
beinhaltet (▸ Kap. 1.1).

Um diesen Umständen Rechnung tragen zu können, lohnt eine kurze Rekapi-
tulation der sinnvollen Informationsvermittlung nach Langewitz [2]:

Merke

Grundlagen der Informationsvermittlung:
- Informationen geben
- Verständnis überprüfen
- Ggf. noch einmal erklären
- Verständnis überprüfen
- Weitere Informationen geben

Erschwerend kommt allerdings in einem Entlassgespräch noch hinzu, dass Sie
oftmals eine Unmenge an Fakten und Daten in kurzer Zeit effektiv der Patientin
vermitteln müssen, mit möglichst wenig Informationsverlust. Zu beachten ist
dabei, dass die Menge an Information, die eine Patientin aufnehmen und verarbeiten kann, begrenzt ist.

Evidenz

Die »Cognitive Load Theory« [3, 4] besagt u. a., dass
- das Arbeitsgedächtnis mit 7 +/−2 Informationen umgehen kann,
- ein Mensch 2 bis 4 Inhalte gleichzeitig bearbeiten kann,
- Informationen ohne Wiederholungen nach ca. 20 Sekunden verloren gehen.
- Diese Zahlen gewinnen zusätzlich an Relevanz, wenn man bedenkt, dass in Deutschland
  2015 durchschnittlich 255 Krankenhausentlassungen auf 1000 Einwohner entfielen (5).

Für das Entlassgespräch heißt das nun speziell für Sie, eine effektive Gesprächstechnik anzuwenden, die allen o. g. Punkten bestmöglich gerecht wird.

**Hier empfiehlt es sich, das Gespräch zu gliedern wie ein Buch, das seinen
Inhalt in viele kleinere Abschnitte und Kapitel unterteilt.**

Teil II

Auf den obigen Fall bezogen bedeutet das, einleitend das Gespräch mit dem Titel »Marcumartherapie bei Vorhofflimmern« wie bei einer Inhaltsangabe eines Buches zu untergliedern in kleine Mini-Abschnitte, nämlich:

- Befunde und (neue) Diagnosen
- Was bedeutet das nach der Entlassung (kurzfristig)
- Was bedeutet das in der Zukunft (langfristig)
- Welche Kontrollen sind konkret nötig und zu welchem Zeitpunkt

9.6.2   Zusammenfassung

Idealerweise erzeugt diese Menge an Informationen natürlich bei der Gesprächspartnerin häufig Fragen. Um herauszufinden, welche Fragen die Patientin hat, sollte sie Zeit bekommen, all die Fakten erst einmal zu verarbeiten, d. h. fügen Sie nach ca. ein bis zwei Informationen Pausen in Ihr Gespräch ein und warten Sie, ob sich Fragen ergeben.

9.6.3   Darstellung einer gelungenen Arzt-Patienten-Kommunikation

Fallbeispiel
»Liebe Frau Hofmann, wir beide haben uns jetzt noch etwas Zeit genommen, um Ihren Krankenhausaufenthalt und die Veränderungen für Sie zu Hause zu besprechen.
Sehr gerne möchte ich mit Ihnen folgende Punkte durchgehen:
1. Was haben unsere Untersuchungen ergeben?
2. Welche Diagnosen verbinden wir damit?
3. Welche neuen Medikamente haben Sie von uns erhalten?
4. Was muss Ihr Hausarzt nach der Entlassung machen?
5. Was müssen Sie nach der Entlassung beachten?«

Pause/Blickkontakt
»Am Ende fassen wir die wichtigsten Punkte nochmals gemeinsam zusammen.«

Pause/Blickkontakt
»Haben Sie zu diesem Ablauf bereits eine Frage? Unterbrechen Sie mich bitte sofort, wenn Ihnen etwas unklar ist.
Sie sind ja eigentlich wegen einer Augenoperation zu uns gekommen. Bei den weiteren Untersuchungen haben wir bei Ihnen im EKG eine an sich ungefährliche Herzrhythmusstörung festgestellt.
Ärzte bezeichnen diese als ›Vorhofflimmern‹. Diese Diagnose wird in Zukunft auch in allen Arztbriefen vorkommen und auch bei Ihrem Hausarzt hinterlegt werden.«

Pause bzw. aktives Nachfragen des Verständnisses (»Gibt es soweit Fragen?« o. Ä.)
»Durch ein Vorhofflimmern kann es zu Veränderungen in der Durchblutung kommen und im schlimmsten Fall zu einem Schlaganfall. Dagegen kann man jedoch durch ein Medikament vorbeugen, welches Ihr Blut leicht verdünnt. Dieses Medikament heißt Phenprocoumon oder Marcumar. Ihr Hausarzt wird es Ihnen in der Zukunft auch verschreiben.«

Pause bzw. aktives Nachfragen des Verständnisses
»Nach Entlassung wird er Ihre Blutwerte häufiger kontrollieren, um die richtige Dosis dieses Medikamentes zu finden. Sie selber müssen bei der Ernährung auf bestimmte Lebens-

Teil II

mittel achten. Eine Information dazu habe ich dem Entlassungsbrief beigefügt. Außerdem bekommen Sie eine Art ›Pass‹ für dieses Medikament, in dem die Einnahme genau notiert wird. Sollten Sie zu anderen Ärzten, z. B. dem Zahnarzt oder Augenarzt, gehen, zeigen Sie denen diesen ›Pass‹ auch. Bei operativen Eingriffen kann eine kurzfristige Dosisänderung oder Absetzen des Medikamentes erforderlich sein.«

Pause bzw. aktives Nachfragen des Verständnisses
»Zusammenfassend haben wir bei Ihnen ein sogenanntes Vorhofflimmern festgestellt, zur Blutverdünnung sollten Sie deshalb ein neues Medikament einnehmen. Ihr Hausarzt wird regelmäßig Ihre Blutwerte kontrollieren, das erste Mal bereits morgen Vormittag. Bitte lassen Sie sich dafür gleich einen Termin geben.
Das war jetzt viel Neues für Sie, Frau Hofmann. Haben Sie alles verstanden, was ich Ihnen erklärt habe? Wie geht es zu Hause weiter?«

Worauf Sie achten sollten!

- Passendes Gesprächssetting
- Überlegte Sitzordnung
- Planen Sie genügend Zeit ein
- »Abholen« der Patientin mit ihrem individuellen Vorwissen
- Informationsinhalte in kleine Abschnitte (Buchkapitel) strukturieren
- Um eine gute Informationsübertragung zu erzielen, kann es zusätzlich nützlich sein, Informationen nicht nur verbal zu vermitteln, sondern diese zu kombinieren mit schriftlichen Informationen, z. B. in Form von Informationsbroschüren, Marcumarpass etc.
- Durch diese Interaktion multimedialer Informationsmodule werden verschiedene Speicher im Gehirn aktiviert, was zu einer besseren Speicherung und zu mehr Verständnis der Information führen kann.

Zusammenfassend lässt sich sagen, dass es mithilfe der Buchkapitel-Methode bei Arzt-Patienten-Gesprächen häufig ein »happy end« gibt. Dabei werden viele Informationen portionsweise, also Kapitel für Kapitel, patientengerecht vermittelt mit ausreichend eingebauten Pausen bzw. aktiven Nachfragen. Unterstützend kann Informationsmaterial in schriftlicher Form mitgegeben werden.

Merke
In typischen Arzt-Patienten-Gesprächen (ausgenommen Psychotherapie) geht es hauptsächlich um den Austausch von Informationen. Dieser Informationsfluss kann beim Patienten besser verankert werden, wenn eine begrenzte Anzahl von Einzelinformationen mit explizierter Struktur vermittelt wird.

Literatur

[1] Wikipedia: CHA2DS2-VASc Score. Online verfügbar unter: https://de.wikipedia.org/wiki/CHA2DS2-VASc_Score (Abrufdatum: 26.7.2018).
[2] Langewitz W. Patientenorientierte Kommunikation. In Köhle K, Herzog W, Joraschky P, Kruse J, Langewitz W, Söllner W (Hrsg.). Uexküll, Psychosomatische Medizin: Theoretische Modelle und klinische Praxis. München: Elsevier Urban & Fischer 2011.

[3] Sweller J. Evolution of human cognitive architecture. The Psychology of Learning and Motivation 2003; 43: 215–266.

[4] Sweller J. Implications of cognitive load theory for multimedia learning. In Mayer RE (Ed.), The Cambridge Handbook of Multimedia Learning. New York, NY: Cambridge University Press 2005; 19–30.

[5] Statistika. Anzahl der Krankenhausentlassungen in ausgewählten OECD-Ländern im Jahr 2015. Online verfügbar unter: https://de.statista.com/statistik/daten/studie/257418/umfrage/anzahl-der-krankenhausentlassungen-in-ausgewaehlten-laendern/ (Abrufdatum: 26.7.2018).

9.7　Ein wichtiger Teil der Praxis

Hausbesuch

Christin Löffler, Anja Wollny, Gregor Feldmeier, Attila Altiner

Lernziel nach NKLM 14c

2.8.9　Einen Hausbesuch durchführen.

Fallvignette
Siehe die Fallvignette in ▸ Kap. 8.2

Informationen zum Krankheitsbild

Siehe die Informationen zum Krankheitsbild in ▸ Kap. 8.2

9.7.1　Einführung

In der Hausarztpraxis wird zwischen einem dringenden und einem geplanten Hausbesuch unterschieden. Der dringende Hausbesuch kann von der Patientin ggf. auch außerhalb der Praxiszeiten angefordert werden und ist durch eine *erlebte Dringlichkeit* der Patientin oder ihrer Angehörigen gekennzeichnet. Diese Dringlichkeit bestätigt sich rein objektiv betrachtet nicht in jedem Fall [1], weist dann aber häufig auf eine Überforderungssituation der Patientin oder ihrer Angehörigen hin. Ist die Hausärztin z. B. außerhalb der Praxiszeiten nicht verfügbar, kommt es dann häufig zur Inanspruchnahme des KV-Notdienstes oder der Selbstvorstellung der Patientin im Krankenhaus. In beiden Varianten steigt die Wahrscheinlichkeit einer potenziell nichtindizierten Krankenhausbehandlung. Neben vermeidbaren Kosten ist jeder Krankenhausaufenthalt immer auch mit Risiken verbunden, wie beispielsweise nosokomialer Infektionen oder auch einem erhöhten Sturzrisiko durch den Aufenthalt in einem räumlich unbekannten Umfeld. Der dringende Hausbesuch durch die Hausärztin hat damit also auch eine *präventive Funktion*.

Der geplante Hausbesuch hingegen erfolgt meist im Rahmen einer Langzeitbetreuung in regelmäßigen Abständen bei Patientinnen, die entweder nicht (mehr) in der Lage sind, selbstständig in die Praxis zu gelangen und/oder bei denen das häusliche Umfeld von besonderer Bedeutung für die Betreuung und Versorgung ist.

Der Hausbesuch bietet – richtig genutzt – die Chance, die Beziehung zwischen Ärztinnen und Patientinnen zu vertiefen. Die klassischerweise empfundene Hierarchie zwischen Ärztinnen und Patientinnen wird beim Hausbesuch oft weniger stark wahrgenommen, v. a. weil die Patientinnen sich in ihrem gewohnten Umfeld befinden, während die Ärztinnen quasi zu Gast sind. Der Hausbesuch bietet Ärztinnen im Rahmen der *erlebten Anamnese* die Möglichkeit, zu erfahren und zu verstehen, in welchem sozialen Umfeld die Patientinnen leben und welche Ressourcen oder Hindernisse für die Umsetzung einer Therapie bestehen. So wäre beispielsweise mit Blick auf eine COPD – wie hier im Fallbeispiel – die Bewertung der Wohnsituation, der hygienischen Verhältnisse oder auch des Nikotinkonsums in der Familie relevant.

Die Anzahl der Hausbesuche, die durch Ärztinnen durchgeführt werden, variiert je nach Lage der Praxis und der Altersstruktur der betreuten Patientinnen. Hausärztinnen im ländlichen Raum mit einem hohen Anteil an älteren und von Multimorbidität betroffenen Patientinnen führen die meisten Hausbesuche durch [1].

> **Evidenz**
>
> In Deutschland werden v. a. ältere multimorbide Patientinnen zu Hause besucht [2]. Im internationalen Vergleich ist die Hausbesuchsfrequenz in Deutschland hoch [3]. Aufgrund des demografischen Wandels ist davon auszugehen, dass der Bedarf an indizierten Hausbesuchen zunehmen wird [3]. So werden in manchen Regionen ausgewählte Aufgaben in zunehmendem Maße an Versorgungsassistentinnen in der Hausarztpraxis (VERAH) delegiert [4].

9.7.2 Darstellung einer gelungenen Arzt-Patienten-Kommunikation

Tab. 9-5 Gesprächsbeispiel zur Fallvignette Frau Meyer

Gesprächssituation	Handlungsdimension
	Als die Hausärztin (Ä) bei Frau Meyer ankommt, öffnet ihr 88-jähriger Ehemann die Haustür und bittet sie hinein. Er erzählt, dass seine Frau im Wohnzimmer sitze und schlecht Luft bekomme, er habe schon einen Krankenwagen rufen wollen, dies habe seine Ehefrau aber abgelehnt. Die Hausärztin setzt sich zur Patientin und beginnt.
Ärztin (Ä): »Guten Tag, Frau Meyer, dann erzählen Sie doch mal, was ist denn los?« Frau Meyer berichtet: »Frau Doktor, ich wär' ja zu Ihnen in die Praxis gekommen, aber mein Mann, der ist am Wochenende gegen das Garagentor gefahren und das Auto ist nun zur Reparatur und eigentlich möchte ich auch nicht mehr, dass er mit	Die Hausärztin erkennt, dass neben einer Exazerbation der COPD auch ein Wandel in der Lebens- und Versorgungssituation der Patientin von Bedeutung ist. Zunächst jedoch untersucht die Ärztin Frau Meyer, indem sie eine gründliche Auskultation der Lunge sowie eine Messung der peripheren Sauerstoffsättigung vornimmt. Diese Be-

Tab. 9-5 *Fortsetzung*

Gesprächssituation	Handlungsdimension
dem Auto fährt. Seit gestern Nachmittag geht es mir schlecht. Ich habe viel mehr Auswurf als sonst und das Spray, das hilft mir auch irgendwie nicht mehr.«	stimmung ergibt einen Wert von 92 % SaO$_2$ und entspricht damit ihrem üblichen Wert. Die Ärztin stellt zum aktuellen Zeitpunkt eine leicht- bis mittelgradige Exazerbation fest und kommuniziert dies der Patientin.
Ä: »Frau Meyer, ich bin mir ziemlich sicher, dass wir das in den Griff bekommen und Sie nicht in die Klinik müssen.« Frau Meyer entgegnet: »Da bin ich sehr erleichtert. Ich dachte schon, ich muss wieder ins Krankenhaus.« Die Hausärztin ergänzt: »Wir erhöhen erst einmal die Dosis Ihrer Inhalationsmedikamente und ich verordne Ihnen für einige Tage ein entzündungshemmendes Medikament – Kortison –, das Sie heute schon einnehmen. Morgen Vormittag telefonieren wir miteinander und entscheiden gemeinsam, wie wir weitermachen und ob Sie gegebenenfalls noch zusätzlich ein Antibiotikum einnehmen müssen.«	Die Hausärztin wendet sich an Herrn Meyer und fragt ihn, ob er die Medikamente aus der fußläufig gelegenen Apotheke holen könne. Er macht sich zeitnah auf den Weg. Wieder an Frau Meyer gewandt, adressiert die Hausärztin abschließend auch den Wandel in der häuslich-familiären Situation. Der wahrscheinliche Wegfall der Nutzung ihres Autos bedeutet für Herrn und Frau Meyer einerseits einen Verlust an Autonomie, auf der anderen Seite aber auch einen starken biografischen Bruch: Dem Ehepaar wird bewusst, dass eine neue Lebensphase beginnt. Damit entstehen auch Unsicherheiten in der weiteren medizinischen Versorgung. Die Ärztin fährt deshalb fort:
Ä: »Und wenn wir uns das nächste Mal sehen, besprechen wir auch, wie Sie und Ihr Mann mit der veränderten Situation zurechtkommen können und wie wir die hausärztliche Betreuung in Zukunft am besten organisieren.« Frau Meyer greift das gleich auf: »Ja, Frau Doktor, darüber habe ich mir auch schon Gedanken gemacht. Ich hätte gern, dass meine Tochter bei diesem Termin mit dabei sein kann«.	

Worauf Sie achten sollten!

- Jeder Hausbesuch ist Bestandteil der sich kontinuierlich entwickelnden *erlebten Anamnese* und bietet insbesondere die Chance, durch das Kennenlernen der Patientin in ihrem häuslichen Umfeld Informationen zu erhalten, die früher oder später behandlungsrelevant sein können.
- Auch wenn sich die von der Patientin oder ihren Angehörigen beschriebene Dringlichkeit aus medizinischer Sicht vor Ort nicht bestätigt, realisieren Sie, dass die erlebte Dringlichkeit häufig durch eine Überforderungssituation der Patientin oder ihrer Angehörigen begründet ist, die es in die Entscheidungsfindung mit einzubeziehen gilt.

Teil II

> **Merke**
> Der Hausbesuch bietet aufgrund des für die Patientinnen vertrauten Umfeldes eine beson-
> dere Chance für eine gelungene Arzt-Patienten-Kommunikation und eine Fortschreibung
> der erlebten Anamnese.

Literatur

[1] Tönies H. Hausbesuch. In Kochen MM (Ed.), Allgemeinmedizin und Familienmedizin. Stuttgart: Thieme 2006.
[2] Karen Voigt JL, Riemenschneider H, Gerlach K, Voigt R, Bodendieck E, Schuster A, Bergmann
A. Beratungsanlässe bei allgemeinärztlichen Hausbesuchen. Zeitschrift für Allgemeinmedizin
2011; 2(87): 65 – 71.
[3] Snijder EA, Kersting M, Theile G, et al. Hausbesuche: Versorgungsforschung mit hausärztlichen
Routinedaten von 158 000 Patienten. Das Gesundheitswesen 2008; 69: 679 – 85.
[4] Mergenthal K, Leifermann M, Beyer M, et al. Delegation of GP Work to Qualified Medical Staff
in Germany – An Overview. Gesundheitswesen 2016; 78(8-09): e62 – 8.

9.8   Leben an der Maschine? Das möchte ich nicht?!

Patientenverfügung

Frank Peusquens, Birgit Jaspers, Lukas Radbruch

> **Lernziel nach NKLM 14c**
>
> 2.8.11 Über das Thema Patientenverfügung mit der Patientin oder dem Patienten sprechen.

> **Fallvignette**
> Herr Müller ist ein 58-jähriger Patient, bei dem vor einem Jahr die Diagnose einer amyo-
> trophen Lateralsklerose (ALS) gestellt worden ist. Diese fortschreitende Muskellähmung
> wird in 3 – 5 Jahren zu zunehmendem Funktionsausfall der Skelettmuskulatur, aber auch
> der Schluck- und Atemmuskulatur führen und damit auch zum Tod. Herr Müller hat sich
> seit der Diagnosestellung umfassend über die Krankheit informiert. Er hat einerseits große
> Angst vor Luftnot und der daraus folgenden Erstickungsgefahr, andererseits fürchtet er,
> den Rest des Lebens mit Dauerbeatmung und künstlicher Ernährung, aber vollständig ge-
> lähmt und hilflos im Bett zu liegen. Er hat seinen Hausarzt gebeten, mit ihm gemeinsam
> eine Patientenverfügung auszufüllen. Der Hausarzt fühlt sich aber bei diesem Krankheits-
> bild nicht sicher genug für eine solche Beratung und hat die Ärztin des SAPV-Teams (spe-
> zialisierte ambulante Palliativversorgung) gebeten, dieses Gespräch zu übernehmen.
> Die SAPV-Ärztin besucht den Patienten zu Hause und bespricht mit ihm, seiner Ehefrau
> und der 20-jährigen Tochter den wahrscheinlichen Krankheitsverlauf, die Vor- und Nach-
> teile der medizinischen Behandlungsoptionen und die persönlichen Prioritäten und Präfe-
> renzen. Im Gespräch wird klar, dass Herr Müller zu einigen Themen sehr unrealistische
> Vorstellungen hat und auch falsch informiert ist. Er äußert im Gespräch auch immer wie-
> der seine Zweifel, ob er seine Entscheidungen für die zukünftige Behandlungsplanung
> schon klar genug überlegt hat und ob er sie auch unmissverständlich in einer Patienten-
> verfügung formulieren kann. Die Ärztin rät ihm dazu, das Formular, das sich der Patient

schon aus dem Internet heruntergeladen hat, gründlich durchzulesen, aber noch nicht auszufüllen, und vereinbart einen Folgetermin um das Gespräch in der nächsten Woche fortzusetzen.
[▶ NKLM-Kapitel 20: Müdigkeit, Erschöpfung, allgemeine Schwäche (20.63), Muskelschmerzen (20.65), Muskelschwäche (20.66)]

Informationen zum Krankheitsbild

Hintergrund: amyotrophe Lateralsklerose (ALS, synonym auch Motor Neuron Disease)
Verlauf: Die Erkrankung begann schleichend mit zunehmender Müdigkeit, Schwäche und Gehstörungen, Erstdiagnose der ALS vor einem Jahr.
Seitdem hat die Muskelkraft langsam abgenommen. Inzwischen ist der Patient auf den Rollstuhl angewiesen. Auch in den Armen zunehmende Schwäche. Abends ist der Patient so erschöpft, dass selbst das Umblättern eines Buches anstrengend ist.
Seit zwei Wochen ist die Sprache etwas verwaschen, zunehmend auch Probleme mit dem Schlucken, zum Beispiel häufiges Verschlucken beim Trinken. Eine logopädische Behandlung wurde veranlasst, der Patient hat aber noch keinen Termin vereinbart.
Eine Medikation mit Rilutek wurde nach der Erstdiagnose eingeleitet, auf Wunsch des Patienten aber vor zwei Wochen beendet.
[▶ NKLM-Kapitel 21: Neurodegenerative Erkrankungen, z. B. Amyotrophe Lateralsklerose, Chorea Huntington (21.1.10.36)]

Fakten zur amyotrophen Lateralsklerose (ALS)

- Bei der amyotrophen Lateralsklerose (ALS, synonym auch Motor Neuron Disease) kommt es zu einem fortschreitenden Ausfall der Motoneurone.
- ALS zählt mit 6000–8000 Patientinnen in Deutschland zu den seltenen Erkrankungen.
- Die Lähmung der Muskulatur schreitet langsam und unwiderruflich fort, meist von den Beinen aufsteigend, dann der Arme. Die Muskulatur von Kopf und Hals und auch die Atemmuskulatur werden meist erst spät befallen.
- Die Patientinnen werden im Endstadium ateminsuffizient. Bei vielen Patientinnen reicht es aus, wenn sie dann einige Stunden nachts beatmet werden, zum Beispiel nichtinvasiv mit CPAP (Continuous Positive Airway Pressure) über eine Maske. Danach sind sie oft erholt genug, tagsüber ohne Beatmung auszukommen. Im weiteren Verlauf kann es erforderlich werden, die Dauer der Beatmung weiter auszudehnen, bis am Schluss eine Dauerbeatmung erforderlich werden kann.
- Die Ernährung muss über PEG erfolgen, wenn Schlucken nicht mehr möglich ist. Die Störungen der Atem- und Schluckfunktion führen oft zu Pneumonien. Die Kommunikation kann zunehmend eingeschränkt werden, manchmal ist nur noch eine Verständigung über Finger- oder Augenbewegungen möglich.
- Bei der ALS kommt es zu einer fortschreitenden Degeneration der beiden Motoneurone im Seitenstrang des Rückenmarks.
- Die Erkrankung ist nicht heilbar. Die Lebenserwartung bei ALS liegt zwischen 3 und 5 Jahren ab dem Zeitpunkt der Diagnose, wenn es auch in Einzelfällen sehr lange Verläufe geben kann.
- Riluzol ist als Medikament gegen die ALS zugelassen. Ein positiver Effekt auf den Krankheitsverlauf wurde in zwei großen Studien nachgewiesen, mit einer Lebensverlängerung von 3 Monaten. Riluzol verhindert die Freisetzung von Glutamin in den synaptischen Spalt. Im Ausland (USA und Japan) ist vor Kurzem auch Edavarone zugelassen worden, das

in Deutschland als individueller Heilversuch eingesetzt werden kann. Der genaue Wirk-
mechanismus ist nicht bekannt. Edavarone kann den Verlauf der ALS verlangsamen, allerdings nur in den frühen Krankheitsstadien.

9.8.1 Einführung

Im Zuge des medizinischen Fortschritts sorgen sich zunehmend mehr Patientinnen in der letzten Phase einer schweren Erkrankung, in der sie eventuell nicht
mehr in der Lage sind, ihren aktuellen Willen zu äußern, in eine Situation zu
geraten, in der ihr Sterben einen nach ihren Vorstellungen unwürdigen Verlauf
nehmen könnte. Sie fürchten, dass ihr Recht auf Selbstbestimmung in dieser
Phase nicht ausreichend beachtet wird.

Deshalb kommt der Patientenverfügung (neben Vorsorgevollmacht und
Betreuungsverfügung als weitere Vorsorgeinstrumente) eine grundlegende
Bedeutung zu. In der Patientenverfügung dokumentiert die Patientin ihre
Behandlungspräferenzen für den Fall, dass sie nicht mehr in der Lage sein sollte,
selbstständig Entscheidungen zu Fragen ihrer Behandlung zu treffen [1].

Die Patientenverfügung ist ein Dokument, das idealerweise in einem Prozess
entsteht, der sich über mehrere Beratungstermine erstreckt und im Verlauf des
Lebens bzw. von Erkrankungen immer wieder aktualisiert wird, weil sich die
Einstellungen von Patientinnen zu ihren Erkrankungen und zu vorgeschlagenen
therapeutischen Maßnahmen ebenso wie ihre Leidenstoleranz grundlegend
ändern können.

Kritikerinnen der Patientenverfügung erheben gegen die Patientenverfügung
gewichtige Einwände. Im Extremfall drohe der Patientin die Versklavung durch
ihre eigene Patientenverfügung, wenn zum Beispiel Willensäußerungen bei kognitiv eingeschränkten Patientinnen nicht mehr beachtet werden, sondern nur
noch der Inhalt der Patientenverfügung. Ein weiterer Kritikpunkt ist die oft
unzureichende Konkretheit der in der Verfügung beschriebenen Situationen, für
die die Patientin bestimmte Maßnahmen wünscht oder ablehnt. Formulierungen
wie »wenn ich mich im unmittelbaren Sterbeprozess befinde« oder »wenn mein
Zustand nach dem Stand der Wissenschaft die Wiederkehr der menschlichen
Kommunikation und das Wiedererstarken des Lebenswillens nicht mehr erwarten lässt« sind nicht klar definiert und lassen der Interpretation der behandelnden Ärztinnen breiten Spielraum. Die Patientenverfügung wird auch als statisches Dokument gesehen, mit dem man kaum zeitlich angemessen auf veränderte
Haltungen der Patientin eingehen könne. In der praktischen Umsetzung ergibt
sich außerdem oft das Problem, dass die Patientenverfügung zwar ausgefüllt ist,
aber in der Notaufnahme des Krankenhauses nicht vorliegt oder von den Behand-
lern ignoriert oder übergangen wird.

Bei der Erstellung einer Patientenverfügung stellt sich ein grundsätzliches
Problem, das im Beratungsgespräch immer präsent ist: Wie sicher, wie genau und
wie vollständig lassen sich Einstellungen zu zukünftigen Ereignissen antizipie-
ren, deren Eintritt und spezifische Ausgestaltung in allen ihren Aspekten und
kontextbezogenen Ausformungen aus erkenntnistheoretischen Gründen nur

rein hypothetisch denkbar sind. Auch ob eine antizipierte Situation so und nur so real eintritt, ist mit sehr großen Unsicherheiten behaftet. Dies gilt insbesondere dann, wenn die Patientenverfügung nicht im Verlauf einer schweren Erkrankung ausgefüllt wird, mit besonderem Bezug zu den spezifischen Problemen und Komplikationsmöglichkeiten dieser Erkrankung, sondern ohne einen solchen Anlass, vielleicht auch schon in einer früheren Phase des Lebens. Soll für die Entscheidungsfindung in einer konkreten klinischen Situation eine Patientenverfügung in Anspruch genommen werden, ist immer zu prüfen, wie die Validität der Patientenverfügung in Bezug auf diese Situation einzuschätzen und wie passgenau die Verfügung auf die aktuelle Situation ist.

> **Definition**
>
> **Patientenverfügung:** Mit einer Patientenverfügung trifft eine volljährige und entscheidungsfähige Patientin Festlegungen über den Umfang der Behandlung für den Fall, dass sie sich hierzu selbst nicht mehr äußern kann. Die Verfügung bezieht sich somit auf eine zukünftige, von ihr antizipierte Situation [2].
> Sie kommt erst dann zum Tragen, wenn die Patientin ihren Willen nicht mehr bilden beziehungsweise nicht kommunizieren kann. Solange die Patientin ihren Willen zur Behandlung äußern kann, ist dieser aktuelle Wille der Patientin dem in der Patientenverfügung niedergelegten Willen vorgeordnet.

9.8.2   Gesetzliche Lage

Durch das dritte Gesetz zur Änderung des Betreuungsrechts [3] wurden Wirksamkeitsbedingungen und Verbindlichkeitskriterien für eine Vorausverfügung geregelt. Insbesondere ist die Gültigkeit einer Patientenverfügung nicht durch eine sogenannte Reichweitenbegrenzung eingeschränkt. Sie gilt unabhängig von Stadium und Art der Erkrankung. Sie besitzt nicht nur für den unmittelbar einsetzenden Sterbeprozess Verbindlichkeit. Eine Patientenverfügung kann also auch für die Behandlung einer Demenz gültig sein.

In der Patientenverfügung festgelegte Entscheidungen sind verbindlich, wenn die Festlegungen auf die aktuelle Lebens- und Behandlungssituation zutreffen, medizinisch indiziert sind und gültigem Recht nicht widersprechen. Dafür ist eine Prüfung der Einschlägigkeit dieser vorausverfügten Entscheidungen erforderlich, also ob die in der Verfügung beschriebene Situation auch wirklich vorliegt.

In zwei aktuellen Beschlüssen aus den Jahren 2016 (XII ZB 61/16) und 2017 (XII ZB 604/15) hat der XII. Zivilsenat des Bundesgerichtshofs bestätigt, dass eine Patientenverfügung nur dann unmittelbare Bindungswirkung entfaltet, wenn ihr konkrete Entscheidungen der Betroffenen über die Einwilligung oder Nichteinwilligung in bestimmte, noch nicht unmittelbar bevorstehende ärztliche Maßnahmen entnommen werden können. Allgemeine Formulierungen wie »keine lebensverlängernden Maßnahmen« seien nicht ausreichend. Der Bundesgerichtshof merkt allerdings auch an, dass die Anforderungen an die Bestimmtheit einer Patientenverfügung auch nicht überspannt werden dürften.

Als Konsequenz aus den genannten Problemen mit der Patientenverfügung wurde ein erweitertes Modell der gesundheitlichen Vorsorgeplanung entwickelt. »Advance Care Planning« (ACP), auch als »Behandlung im Voraus Planen«, BVP, oder individuelle gesundheitliche Versorgungsplanung benannt, ersetzt die klassische Patientenverfügung durch ein prozedurales und deliberatives Modell [4, 5]. Geschulte Moderatorinnen erarbeiten mit der Patientin und möglichst auch mit der Hausärztin und anderen Behandlerinnen die Prioritäten und Präferenzen der Patientin und darauf basierend die spezifischen Wünsche und Forderungen an die medizinische und pflegerische Behandlung. Auch bei ACP wird eine Patientenverfügung erstellt, aber im Zuge eines moderierten Prozesses mit mehreren Gesprächen. Ein weiterer wesentlicher Teil von ACP ist eine lokale und regionale Vernetzung und Koordinierung, sodass die vorausverfügten Entscheidungen der Patientin auch im Falle eines Rettungsdiensteinsatzes oder einer Krankenhauseinweisung umgesetzt werden können. Hierzu werden regional Koordinatorinnen benötigt sowie einheitliche Notfallbögen und Verfahrensanweisungen.

Evidenz

- Die überwiegende Mehrzahl der Menschen (91 %) möchte ihre eigenen Entscheidungen für die Versorgung am Lebensende treffen, 83 % möchten dafür eine Patientenverfügung nutzen [6]. In älteren Studien wurde jedoch eine sehr niedrige Prävalenz von Patientenverfügungen in Deutschland beschrieben. So berichten van Oorschot et al. [7] in einer Übersicht über Umfragen aus den Jahren 2002 bis 2007, das nur 10 % der Bevölkerung eine Patientenverfügung haben, wenn auch bei spezifischen Patientengruppen (Krebs, Dialyse) höhere Anteile von 15 – 18 % gefunden wurden. In einer weiteren systematischen Übersicht von Umfragen [8] wurden ebenfalls niedrige Werte in der Bevölkerung (2,5 – 10 %) und teilweise höhere Werte bis 62 % bei spezifischen Patientengruppen beschrieben.
- Neuere Umfragen zeigen eine deutliche Zunahme. In einer internistischen Krankenhausabteilung hatten immerhin 40 % der Befragten eine Patientenverfügung [9], und in einer Umfrage bei geriatrischen Patientinnen ohne Demenz hatten 69 % eine Patientenverfügung und 65 % eine Vorsorgevollmacht [10].
- Die Gründe, die Patientinnen von der Nutzung dieser Vorsorgeinstrumente abbringen, sind vielfältig. Neben fehlender Information über den Nutzen der Vorsorgeplanung und fehlender Beratung der behandelnden Ärztinnen zu diesen Optionen geben Patientinnen auch an, dass sie sich nicht mit den Themen Sterben und Tod auseinandersetzen möchten [9].
- Patienten sind auch misstrauisch, ob die Behandlerinnen sich an die festgelegten Verfügungen halten werden [7]. Andererseits geben Patientinnen auch als Begründung für das Fehlen einer Patientenverfügung an, dass sie den Angehörigen und den behandelnden Ärztinnen vertrauen und dass sie davon ausgehen, dass diese Personen schon die richtigen Entscheidungen treffen werden [10].
- Die ambivalente Haltung gegenüber Patientenverfügungen zeigt sich auch in der Angst vor unerwünschten Wirkungen dieser Instrumente. In einer großen Bevölkerungsumfrage gaben 51 % der Befragten Angst vor Zwang bei der Erstellung der Patientenverfügung an, 35 % waren besorgt, dass die Patientenverfügung von den Behandlerinnen autoritär umgesetzt wird und 43 % befürchteten, dass sie missbraucht werden könnte [11]. In vielen

Fällen wird wegen solcher Befürchtungen die Hausärztin gar nicht erst informiert über die Erstellung einer Patientenverfügung [12]. In einer anderen Umfrage wünschten nur 21 % der Befragten eine wörtliche Umsetzung ihrer Verfügungen [9]. In einer Untersuchung zur Umsetzung einer Patientenverfügung anhand von Fallvignetten gaben immerhin 25 % der Probanden an, dass sie als Bevollmächtigte in dieser konkreten Situation die Patientenverfügung nicht befolgt hätten [13]. Dies war insbesondere dann der Fall, wenn die betroffene Patientin in der Fallvignette in ihrem Zustand (Demenz) zufrieden wirkte.

- Diese Bedenken führen bei Patientinnen zur bevorzugten Nutzung von allgemeinen Formulierungen für ihre Patientenverfügungen. In der Studie von Nauck et al. [14] fielen auch deutliche Diskrepanzen zwischen den Präferenzen und Prioritäten, die Patientinnen in einem Interview äußerten, und den in der Patientenverfügung festgehaltenen Einstellungen auf.
- Ärztinnen stehen dem Instrument der Patientenverfügung ebenfalls skeptisch gegenüber. Zwar fanden 71 % der leitenden Ärztinnen von Intensivstationen Patientenverfügungen generell hilfreich, aber 87 % würden einen zielorientierten Ansatz in der Erstellung der Patientenverfügung, möglichst unter intensivmedizinischer Expertise, bevorzugen [15]. Ärztinnen waren skeptischer als die Angehörigen über den Nutzen von Patientenverfügungen und die Umsetzungen in konkreten Entscheidungssituationen [16].
- Eine neuere systematische Übersichtsarbeit untersuchte die Auswirkungen von Patientenverfügungen auf die Behandlungskosten [17]. Die wenigen Studien zu diesem Aspekt gaben Hinweise auf mögliche Netto-Kosteneinsparungen. Es fehlen aber robuste Studien mit klar beschriebenen ACP-Interventionen, um belastbare Aussagen zu erhalten.

9.8.3 Führen eines Beratungsgesprächs: So geht's!

Eine Anfrage zu einem Beratungsgespräch sollte rasch umgesetzt werden, weil erfahrungsgemäß die Mehrzahl der Patientinnen eine Beratung erst angesichts einer kritischen Phase im Verlauf ihrer Erkrankung erwägt. Wichtig ist es, auf ein passendes Setting für das Gespräch zu achten (separater Raum, ungestörte Atmosphäre, Privatheit), weil sehr persönliche und existenzielle Themen angesprochen werden. Situative Gegebenheiten können den Gesprächsrahmen ungünstig gestalten (Vier-Bett-Zimmer, Anwesenheit von Angehörigen anderer Patientinnen, Unterbrechungen durch Visiten oder pflegerische Kontakte usw.). In einem Haus der Maximalversorgung kann es jedoch vorkommen, dass das Gespräch in einem Mehrbettzimmer nicht zu vermeiden ist, zum Beispiel bei immobilen Patientinnen. In diesem Fall ist von der Beraterin Fingerspitzengefühl gefragt, damit das Gespräch nicht eher formell und unpersönlich geführt wird, wenn es Patientinnen in diesem Setting schwerfällt, ihre individuellen Einstellungen zu Behandlungswünschen frei zu äußern, sich gegenüber der Beraterin zu öffnen und Sorgen und Ängste ohne Scham auszusprechen.

Für das Gespräch sollte die Beraterin ein geeignetes Kommunikationsmodell wählen, das sich weniger an einem zu erreichenden Ergebnis orientiert, sondern vor allem eine offene und empathische Grundhaltung vermittelt und eine nicht-direktive Gesprächsführung nutzt, in der die Patientin über ihre persönlichen Prioritäten und Präferenzen nachdenken kann und genügend Raum erhält, um sie dann der Beraterin zu vermitteln.

Auch wenn aus ärztlicher Sicht die Erstellung einer Patientenverfügung sinnvoll und wünschenswert ist, sollte die Patientin auf keinen Fall in irgendeiner Form genötigt oder unter Druck gesetzt werden, weder zu den Inhalten noch zu der Frage, ob im Verlauf des Beratungsgesprächs oder später überhaupt eine Patientenverfügung erstellt werden soll. Patientinnen haben auch ein Recht darauf, die Erstellung einer Patientenverfügung für sich selbst abzulehnen.

Es kommt immer wieder vor, dass eine Patientin die Beraterin fragt, welche medizinischen Maßnahmen sie in einer vergleichbaren Situation für sich ablehnen oder einfordern würde. Hier ist eine gute Balance zwischen der objektiven Beratungstätigkeit und dem persönlichen und empathischen Kontakt zur Patientin notwendig (»Ich würde wahrscheinlich [...], aber ich bin nicht sicher, ob das für Sie die richtige Lösung wäre.«).

Die Beraterin sollte sich darauf einstellen, dass durch das Gespräch in der Patientin starke Emotionen, wie z. B. Wut, Trauer, Angst, Hoffnungslosigkeit oder Verzweiflung, hervorgerufen werden können. Die Patientin braucht Beistand in dieser emotionalen Krisensituation (▸ Kap. 2.4). Hier ist es von Vorteil, wenn die Beraterin diese Situation proaktiv gleich zu Beginn des Gesprächs anspricht und der Patientin und anwesenden Angehörigen bzw. gesetzlichen Vertreterinnen erläutert, dass die Beratung sofort abgebrochen oder pausiert werden kann, wenn die Patientin die Gesprächssituation als zu belastend empfindet, und dass gegebenenfalls eine Krisenintervention angeboten werden kann.

Ein Beratungsgespräch sollte nach Möglichkeit immer unter Einbezug der bevollmächtigten Angehörigen oder der gesetzlich bestellten Vertreterin geführt werden, sofern dies dem Willen der Patientin entspricht.

Worauf Sie achten sollten!

- Im Idealfall ist die Frage nach einer Patientenverfügung in die Abläufe der Institution integriert, sodass zum Beispiel im Aufnahmebogen des Krankenhauses auch nach den Vorsorgeinstrumenten gefragt wird. Ist dies nicht der Fall, sollte die Patientin situationsangemessen gefragt werden, ob sie eine Beratung zu diesem Thema wünscht. Von der Patientin benannte und gewünschte potenzielle Vertreterinnen oder Bevollmächtigte sollten an einem Beratungsgespräch beteiligt werden, um Missverständnisse über den Willen der Patientin und deren Behandlungspräferenzen zu vermeiden sowie gegebenenfalls über medizinische Implikationen des Gewünschten und Abgelehnten zu informieren.
- In der Beratung sollte an persönliche Erlebnisse der Patientin, die als Anlass oder Grund für den Wunsch nach Erstellung einer Patientenverfügung gelten können, angeknüpft werden. Diese können anschauliche Bezugspunkte für Konkretisierungen in der Patientenverfügung bieten, z. B. wenn eine Patientin äußert, nicht so sterben zu wollen wie ihr Vater, der zudem an einer anderen Grunderkrankung litt. Empfehlenswert ist die Erstellung eines Wertebildes oder einer Werteanamnese über die persönlichen Prioritäten und Präferenzen der Patientin.
- Das behandelnde Team sollte bei der Erstellung der Verfügung mit einbezogen werden, d. h. Patientin und ärztliches Team besprechen gemeinsam die erstellte Verfügung, um zum Beispiel Fragen der Patientin zu medizinischen Sachverhalten gleich zu klären und Fehlinformationen vorzubeugen. Eine sorgfältige Dokumentation der Beratung ist schon

aus rechtlicher Sicht erforderlich. Die Verfügung und andere Vorsorgeinstrumente sollten unmittelbar nach ihrer Erstellung in die elektronische Patientenakte eingestellt werden. Hierzu gehört auch das Festhalten von Angehörigengesprächen und aktuellen Behandlungswünschen des Patienten. Sinnvoll ist eine Dokumentation im Klinikinformationssystem, wo die Informationen zur Vorsorgeplanung zentral erfasst werden und auch nach einer Verlegung auf eine andere Abteilung für alle Behandler einsehbar sind.

- Patientenverfügungen können als Freitext erstellt werden oder auf der Basis eines Formulars. Eine Übersicht über die mehr als 200 in Deutschland vorhandenen Formulare findet sich bei http://www.ethikzentrum.de/patientenverfuegung/verfuegungsliste/verfuegungen.htm (Abrufdatum: 11. 6. 2018).

Merke

Eine Patientenverfügung ist kein statisches Dokument und bedarf meistens der Auslegung.

Literatur

[1] Bundesärztekammer. Empfehlungen der Bundesärztekammer und der Zentralen Ethikkommission bei der Bundesärztekammer Umgang mit Vorsorgevollmacht und Patientenverfügung in der ärztlichen Praxis. Deutsches Ärzteblatt 2013; 110: 1580–85.

[2] May A, Kreß H, Verrel T, Wagner T. Patientenverfügungen. Handbuch für Berater, Ärzte und Betreuer. Berlin, Heidelberg: Springer 2016.

[3] Bundesministerium für Justiz. Drittes Gesetz zur Änderung des Betreuungsrechtes. Bundesgesetzblatt 2009; Teil 1 Nr. 48: 2286–87.

[4] International Society of Advance Care Planning and End of Life Care. Definition of Advance Care Planning. 2016.

[5] In der Schmitten J, Lex K, Mellert C, Rotharmel S, Wegscheider K, Marckmann G. Implementing an advance care planning program in German nursing homes: results of an interregionally controlled intervention trial. Dtsch Arztebl Int 2014; 111: 50–57.

[6] Fegg M, Lehner M, Simon ST, Gomes B, Higginson IJ, Bausewein C. What influences end-of-life decisions? Results of a representative German survey. Bundesgesundheitsblatt Gesundheitsforschung Gesundheitsschutz 2015; 58: 1118–23.

[7] van Oorschot B. Patient advance directives from the population and the patient point of view – a review on empirical studies from German-speaking countries. Bull Soc Sci Med Grand Duche Luxemb 2008: 443–54.

[8] Evans N, Bausewein C, Menaca A, et al.: A critical review of advance directives in Germany: attitudes, use and healthcare professionals' compliance. Patient Educ Couns 2012; 87: 277–88.

[9] Elmeadawy S, Fitzner C, Elsner F, Dietrich CG: Wissen, Haltung und Meinung von Patienten zum neuen Patientenverfügungsgesetz: Ergebnisse einer Umfrage in einer allgemeininternistischen Abteilung. Schmerz 2017; 31: 54–61.

[10] Luck T, Rodriguez FS, Wiese B, et al. Advance directives and power of attorney for health care in the oldest-old – results of the AgeQualiDe study. BMC Geriatr 2017; 17: 85.

[11] Schroder L, Hommel G, Sahm S. Intricate decision making: ambivalences and barriers when fulfilling an advance directive. Patient Prefer Adherence 2016; 10: 1583–89.

[12] Becker M, Jaspers B, King C, Radbruch L, Voltz R, Nauck F. Did you seek assistance for writing your advance directive? A qualitative study. Wien Klin Wochenschr 2010; 122: 620–25.

[13] Schoene-Seifert B, Uerpmann AL, Gerss J, Herr D. Advance (Meta-)Directives for Patients with Dementia who Appear Content: Learning from a Nationwide Survey. J Am Med Dir Assoc, 2016; 17: 294–299.

[14] Nauck F, Becker M, King C, Radbruch L, Voltz R, Jaspers B. To what extent are the wishes of a

signatory reflected in their advance directive: a qualitative analysis. BMC Med Ethics 2014; 15: 52.

[15] Langer S, Stengel I, Fleischer S, Stuttmann R, Berg A. Perspectives on advance directives among German intensive care physicians in leading positions. Dtsch Med Wochenschr 2016; 141: e73–9.

[16] Leder N, Schwarzkopf D, Reinhart K, Witte OW, Pfeifer R, Hartog CS. The Validity of Advance Directives in Acute Situations. Dtsch Arztebl Int 2015; 112: 723–29.

[17] Klingler C, In der Schmitten J, Marckmann G. Does facilitated Advance Care Planning reduce the costs of care near the end of life? Systematic review and ethical considerations. Palliat Med 2015. doi:10.1016/j.jamda.2016.01.014.

9.9 Gemeinsam helfen wir uns selbst!

Unterstützung durch Selbsthilfegruppen

Maryna Gornostayeva, Marion Duscha, Jana Jünger

Lernziel nach NKLM 14c

2.8.12 Informationen und Beratung zur Teilnahme an einer Selbsthilfegruppe geben.

Fallvignette

Frau Mees ist eine 36-jährige Patientin mit Bein-Becken-Amputation. Mit 16 Jahren, als sie gerade die Ausbildung zur Zahnarzthelferin angefangen hatte, wurde bei ihr Knochenkrebs im Oberschenkel diagnostiziert. Drei Jahre lang haben die Ärztinnen versucht, ihr Bein zu erhalten. Danach wurden schrittweise bis zum 21. Lebensjahr mehrere Teilamputationen durchgeführt. Die Ausbildung musste abgebrochen werden. Die Prognosen der Ärztinnen schwankten zwischen einer Überlebenszeit von vier Wochen bis zu vier Monaten, was bei der Patientin ein Gefühl der Perspektivlosigkeit auslöste. Ihre Pläne, nach der Ausbildung ein Medizinstudium zu absolvieren und später eine große Familie mit drei bis vier Kindern zu haben, musste Frau Mees aufgeben und wurde mit 21 Jahren frühberentet.

Abschließende Bemerkung: 11 Jahre nach diesem Gespräch lebt Frau Mees mit ihrem Partner zusammen, liebt das Leben, macht viel Sport, ist gern unterwegs und vielseitig interessiert. Vor rund 10 Jahren hat sie mit ihren Freundinnen eine Selbsthilfegruppe für beinamputierte Menschen gegründet mit dem Ziel, Betroffenen und ihren Angehörigen Informationen zu Amputationen und eigene Erfahrungen zur Verfügung zu stellen sowie einen bundesweiten Austausch mit Gleichbetroffenen zu ermöglichen. Frau Mees engagiert sich ehrenamtlich. Ihr ist es wichtig, den Patientinnen alle Optionen aufzuzeigen und zu beweisen, dass es möglich ist, ein selbstständiges und aktives Leben zu führen. Austausch der gegenseitigen Erfolge mit den Gleichbetroffenen steigert die Motivation, so ihr heutiger Standpunkt.

Informationen zum Krankheitsbild

Hintergrund: Knochenkrebs
Verlauf:
● Osteosarkom im rechten Oberschenkel

- Chemotherapie und mehrere Teilamputationen
- Mehrere Rezidive, Phantomschmerzen
- Bein-Becken-Amputation

Fakten zu Knochenkrebs

- Im Jahr werden ca. 60 000 Menschen in Deutschland durch einen Unfall oder aufgrund einer Erkrankung mit der Frage einer Amputation konfrontiert [1].
- Indikationen zur Amputation: Durchblutungsstörungen, Malignome, Posttraumatische schwere Funktionseinschränkungen am Bein, angeborene Deformitäten [1].
- Nach der Operation ist eine zeitnahe Aufnahme in eine Rehabilitationseinrichtung erforderlich; hier lernen die Patientinnen u. a. das Gehen mit den Hilfsmitteln [2].
- Nach einer Amputation kann es zu verschiedenen Komplikationen kommen, wie z. B. Phantomsensationen, Phantomschmerzen, Muskelatrophie durch mangelnde Bewegung, etc. [1, 3].
- Eine Amputation ist ein schwerer Eingriff in die Persönlichkeit der Patientin mit erheblicher Beeinträchtigung bzw. teilweise sogar Zerstörung des Selbstwertgefühls [1].
- Patientenbetreuung durch ein multidisziplinäres Team ist eine wichtige Voraussetzung für eine bestmögliche physische und psychische Entwicklung nach Amputation [1, 4].
- Eine Teilnahme an einer Selbsthilfegruppe kann die Patientinnen im Umgang mit ihrer Situation unterstützen und durch Austausch mit Gleichbetroffenen die Lebensqualität verbessern [5].

9.9.1   Einführung

Selbsthilfegruppen ergänzen die professionelle medizinische Versorgung und nehmen in der Gesundheitsversorgung von Patientinnen mit chronischen Erkrankungen, Behinderungen und psychosozialen Problemen eine wichtige Rolle ein. Die Patientinnen erhalten emotionale und psychosoziale Unterstützung zur Bewältigung ihrer Erkrankung sowie der damit einhergehenden sozialen Krankheitsfolgen [6 – 12, 18]. Durch die Teilnahme an einer Selbsthilfegruppe erwerben die Patientinnen neue Kenntnisse über ihre Erkrankung und die Bewältigung von Nebenwirkungen [13, 18]. Dies kann zu einer erhöhten Adhärenz der Patientinnen beitragen und somit behandelnde Ärztinnen entlasten und unterstützen. Gleichzeitig haben Selbsthilfegruppen einen positiven Einfluss auf die sozialen Beziehungen sowie das allgemeine Wohlbefinden der Patientinnen [10, 14 – 15, 18].

Ärztinnen erleben die Kooperation mit Selbsthilfegruppen als förderlich. Durch die Zusammenarbeit mit den Selbsthilfegruppen erhalten sie Einblick in die Erfahrungen der Patientinnen mit Schnittstellen und unterschiedlichen Versorgern im Gesundheitssystem und profitieren von den Rückmeldungen der Patientinnen. Dies trägt dazu bei, dass Ärztinnen verstärkt über longitudinale Behandlungsprozesse und Schnittstellen im Versorgungssystem reflektieren [14, 16 – 17].

Definition

Selbsthilfegruppen sind freiwillige, meist lose Zusammenschlüsse von Menschen, deren Aktivitäten sich auf die gemeinsame Bewältigung von Krankheiten, psychischen oder sozialen Problemen richten, von denen sie – entweder selber oder als Angehörige – betroffen sind [2].

Was können Selbsthilfegruppen leisten?
- Patientenkompetenz im Umgang mit Erkrankung stärken [7, 10]
- psychische Befindlichkeit der Patientinnen verbessern [10, 18, 20, 24]
- bei der Bewältigung der Krankheitsfolgen emotional und psychosozial unterstützen [10, 18, 20, 21]
- Ärztinnen entlasten und unterstützen [10, 14, 16, 22]
- soziale Isolation und Ängste abbauen [10, 18, 20–21]
- neue Lebensinhalte und Perspektiven entwickeln [10, 21]

Was können Selbsthilfegruppen nicht leisten?
- nicht für Menschen in akuten Krisen geeignet [23]
- Selbsthilfegruppen können medizinische/psychotherapeutische Behandlung nicht ersetzen [9–10]
- Selbsthilfegruppen können keine Therapieaufgaben oder Betreuungsfunktionen übernehmen [9–10]
- Die Verweisung an eine Selbsthilfegruppe sollte nicht primär aufgrund eines schwierigen Arzt-Patienten-Kontaktes wahrgenommen werden
- Positive Veränderungen nur durch eigene aktive Mitarbeit. Selbsthilfegruppen können nicht ausschließlich als Auskunfts- und Hilfeinstanz in Anspruch genommen werden [23]

9.9.2 Über eine Teilnahme an einer Selbsthilfegruppe informieren und beraten: So geht's!

Die Zusammenarbeit zwischen Gesundheitseinrichtungen und Selbsthilfegruppen wird durch das Netzwerk Selbsthilfefreundlichkeit und Patientenorientierung im Gesundheitswesen gefördert. In den Qualitätskriterien für ein »Selbsthilfefreundliches Krankenhaus« ist festgelegt, dass Patientinnen und deren Angehörige regelmäßig über Selbsthilfegruppen informiert werden. Um die Patientinnen gezielt über Möglichkeiten der Selbsthilfe informieren zu können, ist es wichtig, dass die Mitarbeiterinnen aller Berufsgruppen im Gesundheitssystem mit dem Thema vertraut sind. Dies wird im Rahmen der Fort- und Weiterbildung zur Selbsthilfe der ärztlichen Mitarbeiterinnen und des Pflegepersonals umgesetzt. Dabei wird nicht nur die Arbeit der Selbsthilfegruppen vorgestellt, sondern es werden auch deren Vertreterinnen aktiv mit einbezogen [24].

> **Vermittlung von Selbsthilfegruppen und Selbsthilfekontaktstellen**
>
> Nationale Kontakt- und Innformationsstelle zur Anregung und Unterstützung von Selbsthilfegruppen (NAKOS) finden Sie unter: https://www.nakos.de/adressen

Ärztliche Reflexion über longitudinale Versorgungsprozesse und Schnittstellen im Gesundheitssystem trägt wesentlich zu einer optimalen interdisziplinären Patientenversorgung bei. Einbezug von Vertreterinnen der Selbsthilfegruppen in die Aus-, Fort- und Weiterbildung regt diese Reflexion an und stärkt die Patientenorientierung.

> **Evidenz**
>
> * Patientinnen, die in einer Selbsthilfegruppe organisiert sind, sind insgesamt besser über ihre Krankheit informiert und weisen ein besseres Krankheits- und Therapieverständnis auf [8].
> * Selbsthilfegruppen tragen zu einem besseren Arzt-Patienten-Verhältnis bei. Dadurch wird die Therapie-Adhärenz der Patientinnen verbessert und die Wahrscheinlichkeit des Therapieerfolges steigt [5, 9–10].
> * Die Arbeit der Selbsthilfegruppen fördert die Patientenkompetenz sowie einen geeigneten Umgang mit ihrer Erkrankung [1–7].
> * Durch die Zusammenarbeit der Ärztinnen mit den Selbsthilfegruppen wird die Patientenorientierung gestärkt und die Patientenversorgung kann insgesamt verbessert werden [9, 16–17].

9.9.3   Darstellung einer gelungenen Arzt-Patienten-Kommunikation

Im Folgenden werden Schritte beschrieben, die eine Patientin zur Teilnahme an einer Selbsthilfegruppe motivieren können (▶ Kap. 2.10).

Tab. 9-6   Gesprächsbeispiel: Beratung über Teilnahme an einer Selbsthilfegruppe

Gespräch	Motivationsschritt
Patientin (P): »Mir geht es überhaupt nicht gut, daher bin ich auch zu Ihnen gekommen. Ich habe das Gefühl immer alleine zu sein und kann mit niemandem über meine Probleme sprechen. Ich möchte meine Familie nicht damit belästigen, sie haben ja bereits mit mir so viel durchgemacht.« Ärztin (Ä): »Gut, dass Sie gekommen sind und das so offen ansprechen. Die Situation ist sehr belastend für Sie …?« P: »Ja, schon …« Ä: »Wir können gerne heute miteinander darüber reden, wie es Ihnen geht und welche Möglichkeiten es für Sie gibt, sich auch mit anderen über Ihre Situation auszutauschen.« P: »Ja, ok …«	Erkundung der Stufe der Veränderungsmotivation

Teil II

Gespräch	Motivations-schritt
Ä: »Viele Patientinnen empfinden es als hilfreich, sich mit anderen, die in der gleichen Situation sind, auszutauschen. Vielleicht wäre eine Selbsthilfegruppe auch etwas für Sie?« P: »Davon habe ich auch schon gehört, aber ich mache mir Sorgen, dass die Teilnahme an einer Selbsthilfegruppe mich noch mehr belasten würde ...« Ä: »Sie sind skeptisch?« P: »Ja, ich habe Angst, dass die Geschichten der anderen mich noch mehr runterziehen ...«	Ermittlung der Überlegungen der Patientin
Ä: »Ja, diese Sorge ist nachvollziehbar ... Viele meiner Patienten hatten die gleichen Sorgen und berichteten mir darüber, dass sie in der Selbsthilfegruppe sehr viel Unterstützung und Motivation erfahren haben. Die Teilnehmer erleben täglich Gleiches oder Ähnliches und profitieren vor allem davon zu hören, wie andere mit verschiedenen Herausforderungen fertig werden. Das kann eine wertvolle Hilfe für Sie sein, neue Umgangsformen mit Ihrer Situation zu entwickeln. Sie können offen sprechen, die anderen verstehen, wovon Sie sprechen und Sie werden sich nicht so alleine fühlen. Was halten Sie davon?«	Konstruktiver Umgang mit Widerstand
P: »Ich bin mir überhaupt nicht sicher, ob ich das machen möchte. Es kommt nur noch zusätzlicher Aufwand auf mich zu. Ich muss doch irgendwie dorthin kommen, d. h. meine Familie muss sich auch noch darum kümmern ... Außerdem weiß ich gar nicht, wo ich eine für mich passende Selbsthilfegruppe finden kann.« Ä: »Sie möchten Ihre Familie entlasten?« P: »Ja, ich möchte denen nicht noch mehr zur Last fallen ... Außerdem weiß ich ja wie gesagt gar nicht, wo ich eine passende Gruppe finden soll ...«	Darstellung des Nutzens der Selbsthilfegruppe
Ä: »Vielleicht finden wir ja eine Gruppe in der Nähe, so dass Sie möglicherweise alleine dorthin kommen können ... Sie brauchen sich auch überhaupt nicht sofort zu entscheiden, wir können auch gerne das nächste Mal nochmal darüber sprechen. Wenn Sie möchten, kann ich Ihnen gerne die Optionen aufzeigen, die möglich wären.« P: »Hm, wenn Sie meinen ...« Ä: »Ich kann Ihnen erstmal Webseiten von Selbsthilfegruppen nennen. Darüber können Sie die lokalen Ansprechpartner anschreiben und so in Kontakt kommen, um u. a. zu erfahren ob und wann regelmäßige Treffen stattfinden. Außerdem kooperieren wir eng mit dem Selbsthilfebüro. Die Mitarbeiter dort können Sie dann zu verschiedenen Gruppen noch intensiver und näher beraten, wenn Sie das möchten.« P: »Ach, ich weiß nicht ... na ja, wenn es hier in der Nähe etwas gibt, kann ich es ja mal versuchen ...«	Vereinbarung zur Umsetzung

Tab. 9-6 *Fortsetzung*

Gespräch	Motivations-schritt
Ä: »Sie können jederzeit mit mir sprechen, wenn es Ihnen nicht gut geht. Ich würde Ihnen jetzt die Kontaktdaten des Selbsthilfebüros geben, damit Sie sich informieren können.«	
Ä: »Wollen wir beim nächsten Mal darüber sprechen, was Sie in Erfahrung gebracht haben, ob es eine Option für Sie gibt?« P: »In Ordnung.«	Vereinbarung eines Kontrolltermins/ Folgegesprächs

Worauf Sie achten sollten!

- Erkunden Sie die Veränderungsmotivation der Patientin und ermitteln Sie Ihre Überlegungen zur möglichen Teilnahme an einer Selbsthilfegruppe.
- Informieren Sie die Patientin über die Nützlichkeit und Effektivität der Selbsthilfegruppen.
- Stellen Sie den positiven Einfluss der Selbsthilfegruppen für emotionale und psychosoziale Unterstützung beim Umgang mit der Erkrankung dar.
- Bieten Sie die Kontaktdaten einer konkreten Selbsthilfegruppe an.
- Vereinbaren Sie einen Termin, um die ersten Ergebnisse zu besprechen.

Merke

Die Teilnahme an einer Selbsthilfegruppe fördert die Kompetenz der Patientinnen sowie einen geeigneten Umgang mit ihrer Erkrankung.

Literatur

[1] Greitemann B, Brückner L, Schäfer M, Baumgartner R (Hrsg.). Amputation und Prothesenversorgung. Indikationsstellung – operative Technik – Prothesenversorgung – Funktionstraining. 4. Auflage, Stuttgart: Thieme 2016.
[2] Stein V, Greitemann B (Hrsg.). Rehabilitation in Orthopädie und Unfallchirurgie. Methoden – Therapiestrategien – Behandlungsempfehlungen. Heidelberg: Springer 2005.
[3] Baumgartner R. Amputation als Komplikation – Komplikationen bei Amputationen. Medizinisch-Orthopädische Technik 2009; 129: 7–28.
[4] Brückner L. Beinamputation bedarf interdisziplinärer Zusammenarbeit. Akutmedizin, Orthopädietechnik, Rehabilitation und Kostenträger. Medizinisch-Orthopädische Technik 2006; 57: 31–40.
[5] Lange C, Heuft G. Krankheitsbewältigung und Psychotherapie bei Patienten nach Amputation. Der Orthopäde 2001; 30: 155–60.
[6] Adamsen L, Rasmussen JM. Sociological perspectives on self-help groups: Refections on conceptualization and social processes. Journal of Advanced Nursing 2001; 35: 909–17.
[7] Borgetto B. Selbsthilfe und Gesundheit – Analysen, Forschungsergebnisse und Perspektiven in der Schweiz und in Deutschland; Buchreihe des Schweizerischen Gesundheitsobservatoriums. Bern: Hans Huber 2004.
[8] Castelein S, Bruggeman R, van Busschbach JT, van der Gaag M, Stant AD, Knegtering H,

Wiersma D. The effectiveness of peer support groups in psychosis: A randomized controlled trial. Acta Psychiatrica Scandinavica 2008; 118: 64–72.

[9] Wöbbeking HJ. Welchen Beitrag können Selbsthilfegruppen leisten? Bundesgesundheitsblatt – Gesundheitsforschung – Gesundheitsschutz 1999; 42: 306–07.

[10] Hundertmark-Mayser J, Möller B. Selbsthilfe im Gesundheitsbereich; in Gesundheitsberichterstattung des Bundes. Berlin, Robert Koch-Institut 2004, 23: 35.

[11] Jakubowski AM. Neue Entwicklungen in der Selbsthilfeförderung. Bundesgesundheitsblatt – Gesundheitsforschung – Gesundheitsschutz 2002; 45: 33–38.

[12] Schwartz CE, Meir Sendor R. Helping others helps oneself: Response shift effects in peer support. Social Science & Medicine 1999; 48: 1563–75.

[13] Ussher J, Kirsten L, Butow P, Sandoval M. What do cancer support groups provide which other supportive relationships do not? The experience of peer support groups for people with cancer. Social Science & Medicine 2006; 62: 2565–76.

[14] Slesina W, Knerr A. Kooperation von Ärzten und Selbsthilfegruppen – für alle ein Gewinn. In Bundesverband BKK (Ed). Essen 2005.

[15] Wilson W, Pratt C. The Impact of Diabetes Education and Peer Support upon Weight and Glycemic Control of Elderly Persons with Noninsulin Dependent Diabetes Mellitus (NIDDM). American Journal of Public Health 1987; 77: 634–35.

[16] Knerr A, Slesina W. Zusammenarbeit von Ärzten und Selbsthilfegruppen – Vergleich einer ost- und einer westdeutschen Region. In Kirsch W, Badura B, Pfaff H (Ed.), Prävention und Versorgungsforschung, Berlin Heidelberg: Springer, 2008; 133–55.

[17] Slesina W, Fink A. Kooperation von Ärzten und Selbsthilfegruppen. Bundesgesundheitsblatt – Gesundheitsforschung – Gesundheitsschutz 2009; 52: 30–39.

[18] Gesundheitsbezogene Selbsthilfe in Deutschland – Entwicklungen, Wirkungen, Perspektiven (SCHILD). Online verfügbar unter: https://www.uke.de/extern/shild/index.html (Abrufdatum: 26.7.2018).

[19] Geislinger R. Selbsthilfe und professioneller Bereich bei psychischen Erkrankungen: Formen der Kooperation. In e.V. DASDS (Ed.), Selbsthilfegruppenjahrbuch 2004. Gießen 2004; 91–96.

[20] Haller F. Zur Wiksamkeitsforschung bei psychologisch-therapeutischen Selbsthilfegruppen. In e.V. DASDS (ed) Selbsthilfegruppenjahrbuch 2012. Gießen 2012; 148–55.

[21] Hartmann S, Zepf S. Hilfe zur Selbsthilfe – Ergebnisse von Laienbehandlungen in unterschiedlichen Selbsthilfegruppen. In e.V. DASDS (ed) Selbsthilfegruppenjahrbuch 2005. Gießen 2005; 110–20.

[22] Merten A. Arzt und Selbsthilfe. Auf gutem Wege. Dtsch Ärztebl 2003; 100(20): 1330–31.

[23] Der Paritätische. Selbsthilfe in Deutschland. Online verfügbar unter: https://www.paritaetselbsthilfe.org/thema1/faq/ (Abrufdatum: 26.7.2018).

[24] Bobzien M. Selbsthilfefreundliches Krankenhaus – auf dem Weg zu mehr Patientenorientierung. In Bundesverband BKK (Ed.), Essen 2008; 26.

Teil II

III Emotional herausfordernde Situationen

Jede Ärztin wird in ihrem Berufsleben mit typischen, sensiblen Themenfeldern, wie beispielsweise suizidal gefährdeten Patientinnen, häuslicher Gewalt oder sexuellem Missbrauch, konfrontiert. Aber auch die Überbringung einer schlechten Nachricht an die Patientinnen (z. B. Vermittlung einer Krebsdiagnose) oder Fehlerkommunikation stellen Ärztinnen und Angehörige anderer Gesundheitsberufe, v. a. zu Beginn ihrer beruflichen Tätigkeit, vor große kommunikative Herausforderungen. Ziel der folgenden Kapitel ist es, eine Sensibilisierung für diese Themengebiete sowie eine angemessene Gestaltung der ärztlichen Gesprächsführung in solch schwierigen Situationen zu schaffen.

10 Umgang mit Emotionen und Störungen der Kommunikation

10.1 Sich einfühlen will gelernt sein

Unterschiede der Emotionsbewältigung, Umgang mit eigenen Emotionen

Christiane Waller

Lernziele nach NKLM 14c

3.1.1 Situative und individuelle Unterschiede der Emotionsbewältigung erkennen und angemessen berücksichtigen.

3.1.2 Eigene Gefühle im Kontakt mit anderen, insbesondere Patientinnen und Patienten, Kolleginnen und Kollegen, erkennen, vor Konzepten der Übertragung und Gegenübertragung reflektieren und einen angemessenen und sachlichen Kommunikationsstil bewahren.

Fallvignette

Frau Eckle, 21 Jahre alt und Studentin im zweiten Semester Betriebswirtschaftslehre, wurde heute wegen einer Synkope unklarer Genese in die Notaufnahme aufgenommen. Vor zwei Wochen war ein fieberhafter Infekt vorausgegangen, seither beschreibt die Studentin eine unklare körperliche Schwäche und zunehmend Schwindelattacken. Bei Frau Eckle wurden Blutuntersuchungen, ein EKG mit Rhythmusstreifen und eine Echokardiografie durchgeführt. Die Patientin sitzt erwartungsvoll und scheinbar sorglos auf ihrer Untersuchungsliege und ist in Fachliteratur vertieft. Sie habe schon bei der Schwester nachgefragt, ob die Befundbesprechung noch länger auf sich warten lassen würde, denn eigentlich habe sie am morgigen Tag eine wichtige Prüfung zu schreiben. Die Pflegekräfte sind schon ein wenig verärgert über die Ungeduld der Patientin.

Aus Sicht der Ärztin, die sich gerade ein Bild von der Befundlage macht, handelt es sich bei den Symptomen der Patientin um ein akutes, schweres Krankheitsbild mit im Rhythmustreifen länger anhaltenden, spontan terminierenden ventrikulären Tachykardien als mögliche Ursache für die Synkope. In der Echokardiografie zeigt sich eine hochgradig eingeschränkte linksventrikuläre Funktion und in den Laborparametern Zeichen eines noch nicht ganz ausgeheilten viralen Infektes. Die Ärztin muss der Patientin angemessen die Schwere der Erkrankung mitteilen mit der Notwendigkeit einer sofortigen stationären Aufnahme unter Monitorüberwachung. Sie weiß um die ungünstige Verlaufsform der Grunderkrankung und denkt besorgt an die Konsequenzen, die diese Erkrankung für die junge Studentin haben kann. Dabei kommt ihr der Gedanke an die eigene Tochter, die 22 Jahre alt geworden ist und gerade mitten im Studium steckt.

[▶ NKLM-Kapitel 20: Atemnot und Kurzatmigkeit (20.7), Kollaps (20.56)]

Informationen zum Krankheitsbild

Hintergrund: Die Myokarditis ist eine akute oder chronisch verlaufende Entzündung des Herzmuskels, meist verursacht durch einen Virusinfekt.
Verlauf:

- Erstaufnahme wegen Synkope
- EKG mit Rhythmusstreifen: anhaltende, dann selbst terminierte ventrikuläre Tachykardie
- Echokardiografie: deutlich eingeschränkte linksventrikuläre Funktion, massiv dilatierter linker Ventrikel, EF 20 %.

[▶ NKLM-Kapitel 21: Myokarditis (21.1.1.10)]

Fakten zur Myokarditis

- Aufgrund der uncharakteristischen Beschwerdesymptomatik und ihrer klinisch nicht unterscheidbaren ätiologischen Faktoren ist die Prävalenz der Myokarditis nicht bekannt.
- Zur eindeutigen Diagnosesicherung ist eine Myokardbiopsie notwendig.
- 60 bis 70 % der Patientinnen verbessern sich klinisch, die übrigen entwickeln innerhalb von Monaten bis Jahren eine chronische Herzinsuffizienz oder dilatative Kardiomyopathie.
- Der langfristige Verlauf hängt vom auslösenden Erreger, dem Ausmaß und der Art der Entzündung und den bereits entstandenen Myokardschäden ab.
- Die akute Therapie sind körperliche Schonung und die Rhythmusüberwachung sowie die medikamentöse Therapie der akuten Herzinsuffizienz.

Sk2-Leitlinie der akuten Myokarditis von 2013 online verfügbar unter: http://www.awmf.org/uploads/tx_szleitlinien/023-025m_S2k_Myokarditis_2013-08.pdf

10.1.1   Einführung

Jede Auseinandersetzung mit einer Erkrankung geht mit einer Auslösung verschiedenster Emotionen (Angst, Enttäuschung, Wut, Hilflosigkeit) einher. Daher steht die Bewältigung einer Erkrankung, vor allem wenn sie weitreichende Konsequenzen für das weitere eigene Leben oder auch das Leben der anderen hat, immer in Verbindung mit der Bewältigung der dazugehörigen Emotionen.

Nicht nur die Patientinnen selbst müssen ihre Emotionen bewältigen und damit umgehen, sondern auch das gesamte zwischenmenschliche Umfeld (Familie, Ärztinnen, Pflegekräfte etc.). So löst eine einschneidende, schicksalhafte Neuerkrankung oder ein schwerer Krankheitsverlauf, aber auch ein unerwarteter Behandlungserfolg oder eine Heilung auch bei der Ärztin oder dem Pflegeteam verschiedenste Emotionen aus.

Essenziell für eine gelungene Kommunikation sind eine geübte Reflektion und ein professionell erlernter Umgang mit den eigenen Emotionen im Rahmen der ärztlichen Gesprächsführung und Sozialkompetenz.

Die Reflektion und Bewältigung eigener Emotionen wird nicht nur davon beeinflusst, was die Gesprächspartnerin direkt in uns auslöst, sondern auch davon, was wir für eigene Emotionen (z.B. aktuelle Stimmungslage) mit in das Gespräch bringen und was wir aus dem eigenen Leben in der Gesprächspartnerin bewusst, aber auch unbewusst wiedererkennen (z.B. Patientin erinnert an eigene Tochter).

Evidenz

- Das Erkennen und Ausdrücken eigener Gefühle befähigt zu aktivem Umgang mit der Krankheit, zu Selbstwirksamkeit und zu einer positiven Einstellung dem Leben mit Erkrankung gegenüber [2].
- Krankheitsbedingter Stress und auch Stressresilienz stehen in direktem Zusammenhang damit, wie eine Person mit ihren Emotionen umgeht [3–6].
- Die Fähigkeit zum Erkennen und Ausdrücken von Emotionen der Behandlerin gegenüber der Patientin ist bedeutsam für die tragfähige Arzt-Patienten-Beziehung [7–9].

Definition

Emotion und Grundemotionen
- Eine Emotion (lat. Gemütsbewegung, Gefühlserregung) ist ein psychischer, gefühlsbezogener Zustand, welcher sowohl positiv als auch negativ sein kann.
- Es werden sieben Grundemotionen unterschieden: Ärger, Trauer, Ekel, Angst, Freude, Überraschung, Verachtung [1].

10.1.2 Emotionserkennung ist der erste Schritt zur Emotionsbewältigung

Das Erkennen von Emotionen bei sich und anderen ist eine wesentliche Voraussetzung dafür, dass Kommunikation überhaupt möglich ist. Ohne dass eine Emotion benannt werden muss, erkennen wir diese beim anderen an mimischen oder gestischen Ausdrucksweisen (z. B. Angst steht ihr ins Gesicht geschrieben). Diese Fähigkeit ist bei jedem Menschen unterschiedlich ausgeprägt und durch Konzepte wie z. B. der emotionalen Intelligenz [10] oder der Empathiefähigkeit theoretisch untermauert. Sich empathisch in jemand anderen einzufühlen, bedeutet die Fähigkeit, Emotionen und Gedanken des anderen zu erkennen und zu verstehen. Dazu bedarf es der Fähigkeit zu mentalisieren, das bedeutet, sich bewusst machen zu können, was in einem anderen Menschen oder was in uns selbst vorgeht [11–13]. Die beim Einzelnen unterschiedlich stark ausgeprägte Fähigkeit zu mentalisieren hängt dabei nicht nur von der jeweiligen Situation, sondern auch vom Stressniveau ab. Der Patientin Empathie entgegenzubringen und zu mentalisieren, sind Grundvoraussetzungen in der patientenzentrierten Kommunikation, um die Emotionen der Patientin zu erkennen, sie zu besprechen und schlussendlich gemeinsam zu bewältigen.

Definition

Empathie ist die Fähigkeit zum Einfühlen und Nachempfinden der Erlebnisse und Gefühle anderer.
Mentalisieren ist die Fähigkeit, sich bewusst zu machen, was in einem anderen Menschen und in uns selbst in Bezug auf Grundhaltungen, Emotionen und Absichten vorgeht.

Wenn Sie sich als Ärztin empathisch in Frau Eckle hineinversetzen, dann können Sie die scheinbare Sorglosigkeit und Ungeduld der Patientin wegen der langen Wartezeit bei Sorge um die Prüfung am nächsten Tag verstehen, denn Frau Eckle weiß ja noch nichts von der weitreichenden Diagnose. Gleichzeitig mentalisieren Sie und fragen sich, was hinter dieser scheinbar sorglosen, aber doch erwartungsvollen Grundhaltung von Frau Eckle stecken könnte. Sicherlich wird Frau Eckle auch Angst haben vor dem Gespräch mit Ihnen als Ärztin, denn sie fühlt sich gesundheitlich ja deutlich eingeschränkt. Auch in Ihnen geht etwas vor, denn sie spüren vielleicht Mitleid mit der Patientin, die so jung schon so schwer krank ist, und Ihnen fällt es schwer, durch die Übermittlung der schlechten Nachricht die scheinbare Sorglosigkeit der Patientin zu »zerstören«.

10.1.3 Darstellung einer gelungenen Arzt-Patienten-Kommunikation

Das NURSE-Schema wurde bereits in Kapitel 2.4 dargestellt und soll hier anwendungsbezogen erläutert werden (▶ Kap. 2.4). NURSE wird in der Regel nicht komplett durchlaufen, sondern zeigt Möglichkeiten auf, wie Sie als Ärztin mit Emotionen im Verlauf des Gespräches umgehen können [14].

Tab. 10-1   Möglicher Gesprächsverlauf mithilfe des NURSE-Schemas

Naming	Sie könnten Frau Eckle fragen, wie sie sich gerade fühlt. Falls Frau Eckle keine spezifischen Gefühle benennen kann, könnten Sie anbieten zu sagen: »An Ihrer Stelle wäre ich jetzt auch etwas ungeduldig, weil Sie ja morgen eine Prüfung haben.« oder ›Andere Patienten berichten auch von Verunsicherung oder Angst in der Situation, wenn sie nicht wissen, woher ihre Beschwerden kommen.«
Understanding	Sie könnten sagen: »Ich könnte gut verstehen, wenn Sie jetzt ungeduldig, verunsichert oder ängstlich wären. Anderen Patientinnen in Ihrer Situation ginge das sicherlich genauso.«
Respecting	Sie könnten benennen: »Ich finde es eine große Leistung, dass Sie trotz ihrer körperlichen Schwäche und Ihres Schwindels versuchen, sich auf Ihre Prüfung vorzubereiten.«
Supporting	Hier wäre es sicher hilfreich zu sagen: »Ich könnte Sie unterstützen, indem ich ein Attest für Sie ausstelle, dass Sie aus gesundheitlichen Gründen die Prüfung verschieben können. Das würde Ihnen sicher guttun.«
Exploring	Zum Abschluss wäre es hilfreich zu fragen: »Fühlen Sie sich nach unserem Gespräch jetzt etwas besser informiert oder etwas entlastet, obwohl ich Ihnen die Verunsicherung und Angst in der jetzigen Situation gerade nicht nehmen kann?«

10.1.4 Reflektion und Umgang mit den eigenen Gefühlen als wichtige Voraussetzung für eine ungestörte Kommunikation

Für eine ungestörte Kommunikation reicht es nicht immer aus, sich empathisch nur in die Patientin hineinzuversetzen und zu erkennen, was in dieser gerade vorgeht (▶ Kap. 2.4). Wenn Sie gut mentalisieren können, dann beschäftigen Sie sich selbstverständlich auch damit, was in Ihnen selbst im Kontakt mit der Patientin emotional passiert.

Es gibt Patientinnen, die lösen in Ihnen selbst Emotionen aus, die Sie daran hindern, eine ungestörte Kommunikationsebene herzustellen. Das liegt mitunter nicht an der Patientin selbst, sondern an dem, was Sie mit dieser Patientin emotional verbinden. Die Patientin kann Sie z. B. an eine Ihnen wichtige eigene Bezugsperson erinnern, die Ihnen sehr am Herzen liegt. Oder eine Patientin verhält sich so wie eine bestimmte Person Ihres Bekanntenkreises, die Sie schon immer nicht ausstehen konnten. Die dadurch in Ihnen ausgelösten Emotionen können den Gesprächsverlauf deutlich beeinflussen. Sie übertragen Ihre eigenen Gefühle auf die Patientin, sind vielleicht dadurch überbesorgt oder ungehalten und stören damit selbst die Kommunikation. Dieses Phänomen wird Gegenübertragung genannt und wurde erstmals von Sigmund Freud beschrieben (1910) als der »Einfluss des Patienten auf das unbewusste Fühlen des Arztes«.

> **Definition**
> **Übertragung** ist das Erleben von Emotionen und Haltungen gegenüber der Ärztin, die ihren Ursprung in der Beziehung zu wichtigen Personen des eigenen Lebens haben und unbewusst auf die Ärztin in der Gegenwart verschoben werden.
> **Gegenübertragung** beschreibt die komplementären Vorgänge bei der Ärztin.

Am Beispiel unserer Patientin Frau Eckle lassen sich folgende Phänomene von Übertragung und Gegenübertragung in den wahrgenommenen Emotionen erkennen:

- Die Patientin überträgt auf die Ärztin und die Pflegekräfte Gefühle von Erwartung und Sorglosigkeit sowie Ungeduld.
- Die Pflegekräfte reagieren in der Gegenübertragung auf die Ungeduld der Patientin mit einem Gefühl von Ärger, denn sie interpretieren die Ungeduld der Patientin z. B. als Unachtsamkeit der von der Pflege entgegengebrachten Fürsorge.
- Die Ärztin zeigt in der Gegenübertragung ein Gefühl von Besorgnis, denn sie denkt daran, dass ihre Tochter in gleichem Alter in eine ähnliche Situation hätte kommen können.

Der Ärger bei den Pflegekräften und die Besorgnis bei der Ärztin sollten angemessen reflektiert und als Gegenübertragungsphänomene erkannt werden. Dieses ermöglicht erst einen adäquaten Umgang mit den eigenen Gefühlen und verhindert so Störungen in der Arzt-Patientinnen-Kommunikation.

Teil III

> **Merke**
> Mentalisieren und Empathiefähigkeit wollen gelernt und geübt sein.
> Phänomene von Übertragung und Gegenübertragung in der Arzt-Patienten-Kommunikation sollten identifiziert und reflektiert werden.

Literatur

[1] Ekman P, Cordaro D. What is meant by calling emotions basic. Emotion Review 2011; 3(4), 364–370.

[2] de Ridder D, Geenen R, Kuijer R, van Middendorp. Psychological adjustment to chronic disease. The Lancet 2008; 372(9634): 246–55. doi: 10.1016/S0140-6736(08)61078-8.

[3] Smyth JM, Stone AA, Hurewitz A, Kaell A. Effects of writing about stressful experiences on symptom reduction in patients with asthma or rheumatoid arthritis: a randomized trial. JAMA. 1999; 281(14): 1304–09.

[4] Plaut TF. Symptom reduction after writing about stressful experiences. JAMA. 1999; 82(19): 1811; author reply 1811–12.

[5] Gandhi N, Tosiello L. Symptom reduction after writing about stressful experiences. JAMA. 1999; 282(19): 1811; author reply 1811–2.

[6] Spiegel D. Healing words: emotional expression and disease outcome. JAMA. 1999; 281(14): 1328–9.

[7] Marshall AA, Smith RC. Physicians' emotional reactions to patients: recognizing and managing countertransference. Am J Gastroenterol. 1995; 90(1): 4–8.

[8] Zinn WM. Transference phenomena in medical practice: being whom the patient needs. Ann Intern Med 1990; 113(4): 293–98.

[9] Smith S. Dealing with the difficult patient. Postgrad Med J 1995; 71(841): 653–57.

[10] Goleman D. EQ: Emotionale Intelligenz. München: dtv 1997. [Original in englischer Sprache: Emotional intelligence: why it can matter more than IQ, 1995.]

[11] Fonagy P, Gergely G, Jurist EL, Target M. Affektregulierung, Mentalisierung und die Entwicklung des Selbst. Stuttgart: Klett-Cotta 2004.

[12] Taubner S. Konzept Mentalisieren. Gießen: Psychosozial Verlag 2015.

[13] Schultz-Venrath U. Lehrbuch Mentalisieren. Stuttgart: Klett-Cotta 2015.

[14] Back AL, Arnold RM, Baile WF, Fryer-Edwards KA, Alexander SC, Barley GE, et al. Efficacy of communication skills training for giving bad news and discussing transitions to palliative care. Archives of internal medicine 2007; 167(5): 453–60.

10.2   Wenn Reden keine Lösung bringt!?

Erkennen und Einordnen von Konflikten

Christian A. Brünahl, Anne Toussaint

> **Lernziel nach NKLM 14c**
>
> 3.1.3 Konflikte wahrnehmen, analysieren, gegenüber Patientinnen/Patienten und ggf. Bezugspersonen konkret ansprechen und dahinter liegende soziokulturelle Dynamiken und ethische Dilemmata in ihrer Bedeutung angemessen einordnen.

Fallvignette

Die 21-jährige Frau Özkan stellt sich gegen 23 Uhr mit diffusen Schmerzen im Unterbauch in der Notaufnahme vor. Die Schmerzen würden intermittierend auftreten und bestünden bereits seit ca. zwei Jahren. Frau Özkan habe sich bereits mehrfach ärztlich vorgestellt. Sie wird von ihrem Ehemann begleitet; sie hätten vor zwei Jahren, vor ihrem Umzug aus der Türkei nach Deutschland, geheiratet. Die Patientin wirkt leidend und verzweifelt, der Ehemann wirkt aufgebracht. Im Nachtdienst sind in dieser Nacht nur männliche Ärzte tätig; der Ehemann lehnte bereits bei der Aufnahme eine körperliche Untersuchung seiner Frau durch einen männlichen Arzt ab.

Der Arzt, der nun mit diesen Vorinformationen in die Notaufnahme gerufen wird, hält es für notwendig, aufgrund der Schmerzsymptomatik eine körperliche Untersuchung durchzuführen und möchte auch gerne ohne den Ehemann alleine mit der Patientin sprechen.

[▶ NKLM-Kapitel 20: Angst und Ängstlichkeit (20.4), Bauchschmerzen (20.15), Schmerz ohne offensichtliches organisches Korrelat (20.85), somatisch nicht erklärbare Beschwerden (20.98), Störungen der sexuellen Funktion und des sexuellen Erlebens (20.103)]

Informationen zum Krankheitsbild

Hintergrund: Chronischer Unterbauchschmerz ohne erklärende Organpathologie [1]
Verlauf:

- Anamnestisch haben gynäkologische und urologische Untersuchungen keine erklärenden Befunde für die chronischen Schmerzen erbracht.
- Eine diagnostische Laparoskopie blieb ebenfalls ohne pathologischen Befund.
- Frau Özkan beschreibt Anpassungsschwierigkeiten an ihre neue Umgebung sowie einen Paarkonflikt.
- Aufgrund der Schmerzen findet aktuell keine Sexualität statt.
- Es liegt eine chronische Schmerzsymptomatik mit ängstlicher Verarbeitung und depressiven Symptomen vor.

[▶ NKLM-Kapitel 21: Depression (21.1.10.45), Angststörungen (21.1.10.53), Somatisierungsstörung, somatoforme autonome Funktionsstörung, somatoforme Schmerzerkrankung (21.1.10.56)]

Fakten zum chronischen Unterbauchschmerz

- Der chronische Unterbauchschmerz ist definiert als anhaltende Schmerzstörung im Unterbauch von mindestens sechs Monaten Dauer. Es bestehen deutliche Einschränkungen in der Lebensqualität.
- Bei der Entstehung können somatogene wie auch psychogene Faktoren (emotionale Konflikte, psychosoziale Belastungen) eine wichtige Rolle spielen. Sowohl bei der Diagnostik als auch der Therapie sollen die zugrunde liegenden bio-psycho-sozialen Faktoren beachtet werden [1].

Die S2K-Leitlinie zum chronischen Unterbauschmerz ist online verfügbar unter: http://www.awmf.org/leitlinien/detail/ll/016-001.html

Teil III

10.2.1 Einführung

In der geschilderten Situation ist es wichtig, neben der medizinischen Versorgung auch die zugrunde liegenden Konflikte und beteiligten Emotionen zu erkennen und gegenüber den Beteiligten im Sinne einer Deeskalation konkret anzusprechen [2].

Außerdem sollte der individuelle soziokulturelle Hintergrund beachtet werden. In einer sozial, kulturell und sprachlich immer vielschichtiger werdenden Einwanderungsgesellschaft kommt der Thematik »Umgang mit kultureller und sozialer Heterogenität« auch im medizinischen Kontext eine wichtige Rolle zu. Patientinnen, die nicht ausreichend Deutsch oder eine andere gängige Fremdsprache wie Englisch sprechen, können sich oft schwer verständlich machen und werden daher zum Teil nicht richtig verstanden. Sprachbarrieren können dabei die Qualität der gesundheitlichen Versorgung erheblich beeinträchtigen. Es kann daher sinnvoll sein, eine Dolmetscherin mit einer professionellen Ausbildung einzusetzen, um interkulturell zu vermitteln (▶ Kap. 20.2, ▶ Kap. 21.1). Gleichzeitig kann das aktuelle Milieu eine Person stärker prägen als ihre sogenannte Herkunftskultur (▶ Kap. 2.2). Daher muss im konkreten Fall immer wieder analysiert werden, welche Anteile bei der jeweiligen Patientin kulturell und welche individuell bedingt sind [3, 4].

Die geschilderte Situation stellt aus den oben genannten Gründen eine besondere Herausforderung in der Kommunikation mit der Patientin dar. Die gewünschte medizinische Behandlung durch eine weibliche Person kann in diesem Fall nicht gewährleistet werden. Dies muss auch unter Berücksichtigung des scheinbar vorliegenden Paarkonfliktes mit allen Beteiligten thematisiert werden [5, 6]. Es sollte versucht werden, auf eine möglichst große Einhaltung der Privatsphäre der Patientin zu achten. Aufgrund der Schilderungen des Beschwerdebildes sollten auch psychosoziale Faktoren berücksichtigt werden [7]. Mögliche Sprachbarrieren sollten beachtet werden [3].

(▶ Kap. 19.3).

Evidenz

- Eine gute Kommunikationsfähigkeit im Patientenkontakt gilt heute als ärztliche Kernkompetenz.
- Entscheidungen während einer Behandlung sollen möglichst individuell im Dialog mit der Patientin in einer Balance zwischen empathischer Nähe und professioneller Distanz getroffen werden.
- Nur wenn die Kommunikation gut gelingt, kann es ein Vertrauensverhältnis geben.
- Insbesondere kritische und konflikthafte Situationen erfordern dabei ein besonderes Bewusstsein für die Art der Gesprächsführung [8].
- Aber auch aus Ärztinnensicht ist eine erfolgreiche Kommunikation hilfreich: Eine gute Arzt-Patienten-Beziehung durch bewusste Kommunikation bewirkt auch, dass es der Ärztin besser geht. Das Risiko, an einem Burnout-Syndrom zu erkranken, ist dann deutlich geringer [9].

- Die Regeln einer guten Kommunikation lassen sich erlernen [2].
- Beim Erkennen und Einordnen von Konflikten können die Techniken des NURSE- und des CALM-Modells Hilfestellungen leisten [10, 11] (▸ Kap. 2.4).

10.2.2 Darstellung einer gelungenen Arzt-Patienten-Kommunikation

Hilfreich im Umgang mit Emotionen und Konflikten kann die Anwendung des sogenannten NURSE-Modells nach Back et al. [10] sein (▸ Kap. 2.4).

Sie begrüßen die Patientin und ihren Ehemann und fragen nach möglichen Sprachbarrieren. Sie sprechen die Verzweiflung der Patientin an (»**N**aming«) und drücken Verständnis für den Ärger des Ehemanns aus (»**U**nderstanding«).

Sie verdeutlichen, dass Sie den soziokulturellen Hintergrund respektieren (»**R**especting«), dass aber aktuell leider keine weiblichen Ärztinnen im Nachtdienst sind.

Dennoch bieten Sie Ihre Hilfe an (»**S**upporting«), empfehlen ein persönliches Gespräch mit der Patientin und raten auch eine körperliche Untersuchung an. Sie fragen, ob das Ehepaar selbst eine Idee hat, wie Sie mit dieser Situation umgehen sollen.

Sie bieten an, dass während der gesamten Zeit beispielsweise eine weibliche Person aus dem Pflegeteam anwesend ist und fragen, ob das Ehepaar sich damit wohler fühlen würde (»**E**xploring«).

Auch mit der Hilfe der Techniken des sogenannten CALM-Modells [11] kann potenziellen Konflikten deeskalierend entgegengetreten werden (▸ Kap. 11.7).

Im Fall von Frau Öskan könnte das beispielsweise so aussehen:

1. **C**ontact: Schwierigkeiten der Patientin anerkennen bzw. mögliche eigene Schwierigkeiten eingestehen oder erklären:
   - »Es tut mir wirklich leid, dass aktuell keine diensthabende Ärztin anwesend ist. Ich verstehe, dass diese Situation für Sie Schwierigkeiten beinhaltet. Ich halte es dennoch für wichtig, dass die Untersuchung durchgeführt wird. Wollen wir uns nicht erstmal setzen?«
2. **A**ppoint: Erlebte Emotionen benennen:
   - An Herrn Öskan gewandt: »Ich erlebe Sie gerade sehr aufgebracht.« An Frau Öskan gewandt: »Sie wirken gerade sehr verzweifelt auf mich.«
   - Sorgen oder Ängste der Patientin aufgreifen: »Sie machen sich jetzt sicherlich Sorgen, weil ein Arzt nun diese Untersuchung durchführen soll.«
3. **L**ook ahead: Angebot zur gemeinsamen Weiterarbeit unterbreiten:
   - »Für mich stellt sich jetzt die Frage, wie wir weiter verfahren wollen. Ich kann Ihnen anbieten, dass eine Krankenschwester zusätzlich bei der wichtigen Untersuchung dabei sein wird.«
4. **M**ake a decision: Bedenkzeit geben:
   - »Ich denke, mit Reden kommen wir aktuell nicht weiter. Ich biete Ihnen gerne an, dass wir wie besprochen vorgehen. Sie müssen nun aber selbst entscheiden, ob Sie das wollen. Nehmen Sie sich gerne kurz Zeit, dies zu überdenken.«

Worauf Sie achten sollten!

- Erklären Sie das Ziel und die Struktur des Gesprächs in einer einfachen und klaren Sprache.
- Beachten Sie nonverbale Äußerungen und sprechen Sie erlebte Emotionen direkt an.
- Beziehen Sie die Patientin in den Entscheidungsprozess mit ein.
- Versuchen Sie verständliche Ängste, Bedürfnisse oder Überzeugungen zu erkennen oder vorsichtig zu erfragen.
- Hilfreich beim Erkennen und Einordnen von Konflikten im klinischen Setting sind die Bausteine des NURSE-Modells nach Back et al. [10] sowie das CALM-Modell [11]. Ein Vorgehen nach den Modellen kann dabei helfen, die Situation mit dem zugrunde liegenden Konflikt sowie die Motivation der Patientinnen zu verstehen. Bedürfnisse und damit einhergehende Emotionen lassen sich besser verstehen und es kann versucht werden, gemeinsam eine Kompromisslösung zu finden. Das führt in der Regel zu einer Entspannung der Situation.
- Gegebenenfalls kann es sinnvoll sein, weitere Bezugspersonen (in diesem Fall vielleicht eine weibliche Pflegekraft) hinzuzuziehen.
- Beachten Sie den individuellen soziokulturellen Hintergrund und ordnen Sie diesen angemessen ein [3, 4]. Ziehen Sie eine professionelle Dolmetscherin hinzu, wenn Sie das Gefühl haben, dass Verständigungsprobleme bestehen.

Merke

Versuchen Sie Konfliktpotenziale innerhalb der Arzt-Patienten-Kommunikation möglichst frühzeitig zu erkennen. Adressieren Sie diese Konflikte, in dem Sie ihnen deeskalierend entgegentreten. Gut zu wissen: Relativ simple, gut erlernbare Techniken und wenig Zeit reichen oftmals aus, um viel zu erreichen. Nutzen Sie beispielsweise Kommunikationstechniken wie NURSE oder CALM [10, 11].

Literatur

[1] Siedentopf F, Weijenborg P, Engman M, Maier B, Cagnacci A, Mimoun S, Wenger A, Kentenich H. ISPOG European Consensus Statement – chronic pelvic pain in women (short version). J Psychosom Obstet Gynaecol 2015; 36: 161 – 70.

[2] Langewitz W. Zur Erlernbarkeit der Arzt-Patienten-Kommunikation in der Medizinischen Ausbildung. Bundesgesundheitsblatt. 2012; 55: 1176 – 82.

[3] Maletzke G. Interkulturelle Kommunikation: zur Interaktion zwischen Menschen verschiedener Kulturen. Opladen: Westdeutscher Verlag 1996.

[4] Heringer HJ. Interkulturelle Kommunikation. Grundlagen und Konzepte. Tübingen, Basel: Francke 2010.

[5] Weidner K, Neumann A, Siedentopf FTS, Brünahl C. Chronischer Unterbauchschmerz: Die Bedeutung der Schmerzanamnese. Frauenarzt 2015; 56: 982 – 988.

[6] Egger JW. Theorie der Körper-Seele-Einheit: Das erweiterte biopsychosoziale Krankheitsmodell – zu einem wissenschaftlich begründeten ganzheitlichen Verständnis von Krankheit. Integrative Therapie – Zeitschrift für Vergleichende Psychotherapie und Methodenintegration. Wien: Krammer/Edition Donau-Universität Krems, 2008.

[7] Graham E. Guidelines for interpreted visits, ethnic medicine guide. Seattle, WA: Harborview Medical Center, University of Washington, 1995 – 96.

[8] Berkhof M, van Rijssen HJ, Schellart AJ, Anema JR, van der Beek AJ. Effective training strategies for teaching communication skills to physicians: an overview of systematic reviews. Patient Educ Couns. 2011; 84: 152 – 62.

[9] Bördlein I. Resilienz im Arztberuf: So vermeiden Kollegen den Burn-out. Ärzte Zeitung, 20.10.2012.

[10] Back AL, Arnold RM, Baile WF, Fryer-Edwards KA, Alexander SC, Barley GE, Gooley TA, Tulsky JA. Efficacy of communication skills training for giving bad news and discussing transitions to palliative care. Arch Intern Med 2007; 167: 453 – 60.

[11] Schweickhardt A, Fritzsche K. Kursbuch ärztliche Kommunikation. Grundlagen und Fallbeispiele aus Klinik und Praxis. 3. Aufl. Köln: Deutscher Ärzte-Verlag 2016.

Teil III

11 Umgang mit sensiblen Themenfeldern

11.1 Eine sichere Gesprächssituation ist das A und O

Häusliche Gewalt, Kindeswohlgefährdung, Misshandlung und sexueller Missbrauch

André Karger

Lernziele nach NKLM 14c

3.2.2 Bei Verdacht auf Belastung durch häusliche Gewalt dies sensibel ansprechen.
3.2.3 Bei Verdacht auf Kindeswohlgefährdung angemessene Maßnahmen einleiten.
3.2.4 Eine eventuelle biografische Belastung durch Misshandlung oder sexuellen Missbrauch in der Kindheit in der Anamnese angemessen erfragen.

Fallvignette

Theresa Walther, Mitte dreißig, hat seit zwei Wochen akute Schlafstörungen und ist deshalb bei ihrem Hausarzt in der Praxis. Im Gespräch gibt sie an, viel Stress am Arbeitsplatz zu haben und wünscht sich einige Nächte Schlaf, »um alles vergessen zu können«. Dabei ist ihr eine starke Anspannung sichtbar anzumerken. Nachts habe sie Alpträume, in denen sie bildhaft vor sich sieht, was neulich passiert ist. Zwischen ihrem Mann und ihr war es wegen Kleinigkeiten wiederholt zu einer heftigen Auseinandersetzung gekommen, in deren Verlauf ihr Mann sie geschüttelt und zu Boden geschubst hatte. Darüber will sie aber nicht sprechen, da sie sich sehr schämt über das Vorgefallene. Es macht ihr zudem Sorgen, dass ihr Sohn David (4 Jahre) wieder angefangen habe, nachts ins Bett zu machen. Wahrscheinlich bekommt er »zu viel« von den Streitigkeiten mit. Aus Sicht des Arztes wirkt Frau Walther deutlich belastet. Im Gespräch macht sie Andeutungen, dass zu Hause »etwas« nicht in Ordnung ist. Dabei wirkt sie verängstigt und antwortet ausweichend. Der Arzt muss sich im Gespräch zunächst darum bemühen, Frau Walther zu beruhigen und ihr Sicherheit und Vertrauen vermitteln. Dann ist es möglich, dass Frau Walther eventuell offen über das spricht, was ihr passiert ist. U. U. ist es sinnvoll, die direkte Frage zu stellen, ob Frau Walther in ihrem häuslichen Umfeld Gewalt widerfahren ist.
[▶ NKLM-Kapitel 20: Gewalterfahrung und Missbrauch (20.41)]

Informationen zum Krankheitsbild

Hintergrund: Posttraumatische Belastungsstörung
Verlauf:
- Auslösendes Ereignis (erlebte Partnergewalt)
- Seit zwei Wochen akute Schlafstörungen
- Alpträume und Flashbacks an das Gewaltereignis

[▶ NKLM-Kapitel 21: Anpassungsstörungen (21.1.10.52), Akute Belastungsreaktion/Posttraumatische Belastungsstörung (21.1.10.55)]

Fakten zu häuslicher Gewalt

- Häufigkeit: Interpersonelle Gewalterfahrungen sind ein häufiges Phänomen. Nationale und internationale Studien berichten bei Erwachsenen 12-Monats-Prävalenz-Raten widerfahrener körperlicher Gewalt von 3 bis 6 % sowie bezüglich widerfahrener psychischer Gewalt von 15 bis 20 % [1–3]. Frauen sind häufiger von Gewalt im sozialen Nahraum (häuslicher Gewalt), im Besonderen von Partnergewalt sowie von sexueller Gewalt, Männer häufiger von Gewalt im öffentlichen Raum betroffen [3]. In einer repräsentativen Befragung von Kindern und Jugendlichen (11 bis 17 Jahre) in Deutschland berichtete jedes 10. Kind in den letzten 12 Monaten Gewalt erlebt zu haben [4].
- Gewaltfolgen: Gewalt macht krank und ist mit zahlreichen körperlichen, psychischen und psychosomatischen Folgen, gesundheitsgefährdenden Strategien und Auswirkungen für die reproduktive Gesundheit verbunden [5]. Kindliche Gewalterfahrungen erhöhen die Morbidität und Mortalität im Lebensverlauf [6].

11.1.1 Einführung

Menschen, denen Gewalt widerfahren ist, wenden sich häufig wegen der körperlichen Begleitfolgen an Ärztinnen, denen somit eine Schlüsselrolle bei der Betreuung dieser Patientinnen zukommt. Die Betroffenen sprechen ihre Gewaltwiderfahrnis im Gespräch mit der Ärztin meist nicht offen an. Daher stellen das Wahrnehmen, das Ansprechen und der sensible Umgang mit der Gewaltproblematik eine besondere emotionale Herausforderung für den ärztlichen Umgang mit der Patientin und deren Angehörigen und für die ärztliche Gesprächsführung dar. Die Versorgung von kindlichen und erwachsenen Gewaltopfern ist zudem oft mit der Notwendigkeit der Kooperation mit anderen Einrichtungen (Rechtsmedizin, Gesundheitsamt, Jugendamt, kommunale Beratungsstellen etc.) verbunden. Auch rechtliche Besonderheiten (Schweigepflicht, Meldepflicht etc.) verunsichern viele Ärztinnen.

> **Definition**
>
> **Häusliche Gewalt:** Bei häuslicher Gewalt handelt es sich um eine Form der Gewalt in Paarbeziehungen. Gewalt in Paarbeziehungen bezeichnet die Anwendung von Gewalt durch einen oder beide Beziehungspartner, einschließlich körperlicher Gewalt, sexueller Nötigung, psychischer Gewalt (einschließlich Vernachlässigung und kontrollierendem Verhalten). Die Definition umfasst Gewalt durch aktuelle und ehemalige Ehepartner, Lebensgefährten und andere Beziehungspartner. Bei der häuslichen Gewalt leben die Partner in einem gemeinsamen Haushalt. Es besteht oft ein langjähriges durch Abhängigkeit und Machtasymmetrie gekennzeichnetes Beziehungsmuster, in dem Opfer und Täter emotional miteinander verstrickt sind. Gewalt findet über einen längeren Zeitraum, oft mutuell, statt und es sind meist mehrere Personen (i. d. R. Kinder) direkt oder indirekt mit betroffen.
> **Kindeswohlgefährdung:** Gewalt gegen Kinder und Jugendliche ist eine nicht zufällige (bewusste oder unbewusste) gewaltsame körperliche und/oder seelische Schädigung, die in Familien oder Institutionen (z. B. Kindergärten, Schulen, Heimen) geschieht und die zu Verletzungen, Entwicklungsverzögerungen oder sogar zum Tode führt und die somit das Wohl und die Rechte eines Kindes beeinträchtigt oder bedroht. Auch das Münchhausen-

Stellvertreter-Syndrom ist eine komplexe Form der Kindeswohlgefährdung. Es wird zwischen latenter und akuter Kindeswohlgefährdung unterschieden.

Misshandlung und sexueller Missbrauch: Bei den interpersonellen Gewaltformen wird zwischen körperlicher und psychischer Gewalt, Vernachlässigung und sexueller Gewalt unterschieden, die erlitten oder ausgeübt wird. Die Begriffe *Missbrauch* und *Misshandlung* bezeichnen die Opferperspektive und werden je nach rechtlichem, psychologischem oder moralischem Kontext unterschiedlich gebraucht.

11.1.2   Gesprächsführung bei interpersoneller Gewalt: So geht's

Eine empathische, akzeptierende, geduldige und respektvolle Haltung bildet die Grundlage jedes Gesprächs. Im Folgenden werden zunächst Hinweise zur Gesprächsführung bei häuslicher Gewalt dargestellt. Im Anschluss daran wird auf Elterngespräche bei Verdacht auf Kindeswohlgefährdung eingegangen.

Hinweise zur Gesprächsführung bei interpersoneller Gewalt:
1. Herstellen einer sicheren Gesprächssituation und einer vertrauensvollen Beziehung
2. Eingehen auf Emotionen
3. Direktes Ansprechen bei Verdacht auf häusliche Gewalt
4. Schuldverhältnisse eindeutig benennen und Betroffene entlasten
5. Handlungsperspektiven aufzeigen und stärken (Empowerment)
6. Entscheidungsdruck vermeiden
7. Schutzbedürfnis abklären
8. Folgekontakte anbieten

1. Herstellen einer sicheren Gesprächssituation und einer vertrauensvollen Beziehung

Von elementarer Bedeutung ist es, initial eine sichere Gesprächssituation herzustellen und eine vertrauensvolle Beziehung zur betroffenen Person aufzubauen. Dazu ist es erforderlich, einen ungestörten Gesprächsort und einen entsprechenden Zeitrahmen zu wählen. Mit Begleitpersonen ist sensibel umzugehen bzw. diese sind ggf. zu separieren.

⌐ Evidenz

- Aktuelle Gewaltereignisse werden nur von einem geringen Anteil der Betroffenen selbst erwähnt und von den im Gesundheitswesen Tätigen oft unzureichend erkannt und thematisiert [7, 8].
- Die betroffenen Gewaltopfer wünschen sich jedoch meist, dass der psychosoziale Hintergrund der Verletzungen (die Gewalterfahrung) in einem vertraulichen Rahmen möglichst offen von den Heilberuflerinnen thematisiert wird [9].
- Interdisziplinäre Konzepte zur Gewaltopferversorgung im Gesundheitswesen und deren strukturelle Implementierung einschließlich der spezifischen Qualifizierungs- und Trainingsmaßnahmen sind sinnvoll und notwendig [10].

2. Eingehen auf Emotionen

Personen, die Gewalt erfahren haben, befinden sich oft in einem emotionalen Ausnahmezustand. Es ist wichtig, auf diese starken Emotionen wie beispielsweise Scham oder Angst im Gespräch einzugehen (▸ Kap. 19.2). Hilfreiche Techniken hierfür sind im NURSE-Modell [15] beschrieben (▸ Kap. 2.4).

3. Direktes Ansprechen bei Verdacht auf häusliche Gewalt

Besteht der Verdacht auf häusliche Gewalt, sollte dies behutsam, aber direkt angesprochen werden. Hier kann es auch unterstützend wirken, auf die ärztliche Schweigepflicht hinzuweisen. Aussagen sind stets ernst zu nehmen, auch wenn Schilderungen auf den ersten Blick widersprüchlich erscheinen. Viele Betroffene sind sehr belastet und daher u. U. kaum in der Lage, erlebte Gewalt chronologisch zu schildern. Bei scheinbar nicht überzeugender oder teilnahmsloser Darstellung ist an Schutz- und Abwehrstrategien zu denken.

Hilfreiche Formulierungen zum Ansprechen können sein:
- *»Könnte es sein, dass vielleicht doch noch etwas anderes zu Ihren Verletzungen geführt hat?« oder »Wissen Sie, wir haben hier häufiger Patientinnen, die mit körperlichen Verletzungen zu uns kommen, weil sie von jemandem, der ihnen nahesteht, verletzt worden sind.«*

Unkonkrete Andeutungen sind ebenso zu vermeiden wie konfrontierende Formulierungen.
Negativ-Beispiel:
- *»Das Muster ihrer Verletzungen passt aber gar nicht zu der von Ihnen angegebenen Unfallursache.«*

4. Schuldverhältnisse eindeutig benennen und Betroffene entlasten

Da sich viele Gewaltopfer in Umkehrung des Täter-Opfer-Verhältnisses die Schuld geben und sich schämen, können Formulierungen hilfreich sein, die ein Korrektiv für die verzerrte Wahrnehmung der Betroffenen darstellen und die Unrechtmäßigkeit der Gewalterfahrung betonen.
Beispiel:
- *»Niemand hat ein Recht, Sie körperlich und psychisch zu verletzen.«*
- *»Ich kann mir vorstellen, dass es sehr schwerfällt, über das Erlebte zu sprechen.«*

Zu vermeiden sind dagegen Formulierungen, die Vorwurfscharakter haben, wie:
- *»Warum sind Sie immer noch mit ihm zusammen?«*

Es kann auch hilfreich sein, mögliche Schuldvorwürfe, die sich die Patientinnen machen, direkt anzusprechen:
- *»Machen Sie sich keine Vorwürfe, nichts was Sie tun, gibt einem anderen das Recht, Sie zu schlagen.«*

5. Handlungsperspektiven aufzeigen und stärken (Empowerment)

Viele Betroffene erleben sich als hilf- und wehrlos, ohnmächtig einer Situation ausgesetzt, die sie nicht beeinflussen können. Hier kann im Gespräch der Hinweis auf die eigenen Handlungsmöglichkeiten hilfreich sein. Das Erzählen der erlebten Gewalthandlungen ist der erste Schritt, sich Hilfe zu holen. Dies sollte positiv aufgenommen und bestärkt werden:

- »Ich finde es sehr mutig von Ihnen, dass Sie mir von dem, was Sie erlebt haben, erzählen. Es ist gut, dass Sie nun hier sind und sich Hilfe holen.«

Das bestärkende und ermutigende Aufzeigen der Handlungsmöglichkeiten für Betroffene soll den erlebten Ohnmachtsgefühlen entgegenwirken. Nach der deutlichen Einordnung der Unrechtmäßigkeit kann aufgezeigt werden, welche rechtlichen Mittel gegen Gewalthandlungen zur Verfügung stehen: Wohnungsverweisungsrecht, einstweilige Verfügung, Strafanzeige wegen Körperverletzung, Kontakt- und Annäherungsverbot.

Auch die Aufklärung darüber, dass eine »gerichtsfeste« und vertrauliche Dokumentation von Verletzungsfolgen ggf. vor dem »negativen« Ausgang eines späteren Strafverfahrens schützen kann, unterstützt die Patientin.

6. Entscheidungsdruck vermeiden

Wegen der beschriebenen Abhängigkeiten der Betroffenen und des Prozesscharakters der Ablösung von der gewaltausübenden Person soll der Entscheidungsdruck auf die Patientin, sich unmittelbar von dieser zu trennen oder direkt Anzeige gegen sie zu erstatten, unbedingt vermieden werden.

7. Schutzbedürfnis abklären

Betroffene kehren aufgrund der spezifischen häuslichen Situation häufig nach dem ärztlichen Gespräch wieder in ihr Umfeld zurück, was einen weiteren Kontakt mit der gewaltausübenden Person bedeutet. Daher ist es wichtig, zu einer Einschätzung der Gefährdungslage und des Schutzbedürfnisses der Patientinnen zu gelangen.

- Besteht Kontakt zur gewaltausübenden Person?
- Gibt es bezogen auf die Wohnsituation räumliche Ausweichmöglichkeiten?
- Zu klären ist auch, ob Kinder oder weitere Personen betroffen sind.

Besteht eine Situation akuter Gefährdung für Betroffene, sind ggf. gemäß rechtlicher Rahmenbedingungen Sofortmaßnahmen zum Schutz der betroffenen Person unter Hinzuziehung von Polizei und weiteren Behörden notwendig. Wünscht die Patientin dies nicht, kann im Fall akuter Gefährdung auch auf das regionale Opferhilfesystem (z. B. Frauenhäuser) zurückgegriffen werden.

8. Folgekontakte anbieten

Da häusliche Gewalt eine hohe Wiederholungshäufigkeit hat und regelmäßig in festen Beziehungen stattfindet, ist es hilfreich, einerseits Notrufnummern zu nennen und andererseits aktiv Folgekontakte auch unter dem Aspekt des Aufbaus einer vertrauensvollen Beziehung anzubieten. Dieser Beziehungsaufbau benötigt Zeit zum Wachstum.

Besonderheiten der Führung von Elterngesprächen bei Kindeswohlgefährdung

Bei akuter Kindeswohlgefährdung sind sofortige Maßnahmen zum Schutz des Kindes zu ergreifen. In den meisten Fällen ist die Kindeswohlgefährdung latent gegeben. Hilfen zur Beurteilung und Dokumentation gibt es über die Bundesärztekammer [12]. Bei Unsicherheiten in der Beurteilung der Gefährdungslage haben Ärztinnen seit 2012 ohne Verletzung der ärztlichen Schweigepflicht die Möglichkeit, sich mit einer im Kinderschutz erfahrenen Fachkraft des zuständigen Jugendamtes anonym zu beraten. Meist geht es darum, in einem längeren Prozess mit den betroffenen Kindern und Jugendlichen und den Eltern eine Lösungsperspektive zu erarbeiten [bspw. 13].

Am Anfang dieses Prozesses steht ein Elterngespräch, wenn zunächst der Verdacht auf Kindeswohlgefährdung gegeben ist (▸ Tab. 11-1).

Tab. 11-1 Beispiel für ein Elterngespräch beim Verdacht auf Kindswohlgefährdung

Gesprächssituation	Handlungsdimension
Arzt (A): »Ich bin in Sorge um Ihr Kind. Ich vermute, dass …«	Bestehenden Verdacht klar benennen
A: »Ich verstehe, was Sie meinen. Ich sehe das aber etwas anders.«	Unterschiedliche Sichtweisen nebeneinanderstellen
A: »Kinder fordern uns heraus. Es gibt viele Eltern, die hin und wieder an ihre Grenzen stoßen.«	Entpathologisieren; Verständnis zeigen
A: »Was können wir tun, damit es Ihrem Kind besser geht?«	Gemeinsame Ziele definieren
A: »Wie sehen gute Zeiten in Ihrer Familie aus? Steht Ihnen jemand zur Seite?«	Ressourcen und Hilfsmöglichkeiten thematisieren
A: »In Ihrem konkreten Fall kann ich mir vorstellen, dass Ihnen … hilft.«	Konkrete Hilfsmöglichkeiten (Familienberatung, Jugendamt etc.) aufzeigen
A: »Ich erwarte, dass Sie das nächste Mal am … zu mir kommen. Bis dahin machen Sie bitte …«	Klare Vereinbarungen über das weitere Vorgehen festlegen

Teil III

Tab. 11-1 *Fortsetzung*

Gesprächssituation	Handlungsdimension
A: »Ich halte es für notwendig, so zu handeln, dass ich mir keine Sorgen mehr um Ihr Kind machen muss ...«	Aufzeigen von Konsequenzen (z. B. das Jugendamt informieren)

Worauf Sie achten sollten!

- Übernehmen Sie Verantwortung und schätzen Sie dabei eigene Grenzen realistisch ein.
- Das Wohl des Gewaltopfers, ob Kind oder Erwachsener, steht im Vordergrund. Es geht nicht darum, detektivisch den Gewalthintergrund nachzuweisen.
- Vermeiden Sie Druck und stellen Sie sich auf eine längere Lösungsperspektive ein.

Merke
Gewalterfahrungen ereignen sich meist im sozialen Nahraum (Partnerschaft und Familie), betreffen mehrere Personen und haben einen komplexen Hintergrund. Meist sind Geduld, Nachhaltigkeit und der Einbezug multiprofessioneller Hilfen sinnvoll. Akute Gefährdung erfordert jedoch sofortiges Handeln.

Literatur

[1] Fanslow J, Robinson E, Crengle S et al. Juxtaposing beliefs and reality: prevalence rates of intimate partner violence and attitudes to violence and gender roles reported by New Zealand women. Violence Against Women 2010; 16(7): 812–831.

[2] Garcia-Moreno C, Jansen HA, Ellsberg M et al. Prevalence of intimate partner violence: findings from the WHO multi-country study on women's health and domestic violence. Lancet 2006; 368(9543): 1260–69.

[3] Hornberg C, Schröttle M, Khelaifat N, Pauli A, Bohne S. Gesundheitliche Folgen von Gewalt, unter besonderer Berücksichtigung von häuslicher Gewalt gegen Frauen, Themenheft 42. Berlin: Robert Koch Institut 2008.

[4] Schlack R, Hölling H. Gewalterfahrungen von Kindern und Jugendlichen im subjektiven Selbstbericht. Erste Ergebnisse aus dem Kinder und Jugendgesundheitssurvey (KiGGS). Bundesgesundheitsbl – Gesundheitsforsch – Gesundheitsschutz 2007; 50 (5/6): 819–26.

[5] World Health Organization (WHO). Weltbericht Gewalt und Gesundheit 2003. Online verfügbar unter: http://www.who.int/violence_injury_prevention/violence/world_report/en/summary_ge.pdf (Abrufdatum: 26.7.2018).

[6] Middlebrooks JS, Audage NC. The effects of childhood stress on health across the lifespan (p. 4). US department of health and human services centers for disease control and prevention publishing 2011.

[7] Olive P. Care for emergency department patients who have experienced domestic violence: a review of the evidence base. J Clin Nurs 2007; 16(9): 1736–48.

[8] Gahr B, Ritz-Timme S. Umgang mit Opfern von häuslicher Gewalt in der ärztlichen Praxis. Bundesgesundheitsblatt Gesundheitsforschung Gesundheitsschutz 2016; 59(1): 81–87.

[9] Feder GS, Hudson M, Ramsay J et al. Women exposed to intimate partner violence: expectations and experiences when they encounter health care professionals: a meta-analysis of qualitative studies. Arch Intern Med, 2006; 166(1): 22–37.

[10] Graß H, Berendes L, Mützel E et al. Medizinische Intervention gegen Gewalt an Frauen. Rechtsmedizin, 2013; 23(3): 180 – 185.
[11] Ärztekammer Nordrhein (Hrsg.). Kommunikation im medizinischen Alltag. Ein Leitfaden für die Praxis. Düsseldorf: Ärztekammer Nordrhein 2015. Online verfügbar unter: https://www.aekno.de/downloads/aekno/leitfaden-kommunikation-2015.pdf (Abrufdatum: 26.7.2018).
[12] Bundesärztekammer. Vernachlässigung und Misshandlung von Kindern: Früherkennung und Prävention als ärztliche Aufgabe. Internet http://www.bundesaerztekammer.de/aerzte/versorgung/praevention/kindesmisshandlung/ (aufgerufen am 14.05.2017).
[13] Ministerium Arbeit und Soziales Sachsen-Anhalt, Techniker Krankenkasse (Hrsg.). Stoppt Gewalt gegen Kinder und Jugendliche. Ein Leitfaden für Ärztinnen und Ärzte in Sachsen-Anhalt zu Früherkennung, Handlungsmöglichkeiten und Kooperation. 2015. Online verfügbar unter: https://ms.sachsen-anhalt.de/fileadmin/Bibliothek/Politik_und_Verwaltung/MS/MS/Presse_Publikationen_2015/Webversion_leitfaden_kinderschutz_2015.pdf (Abrufdatum: 26.7.2018).

11.2 Bitte keinen »Nebel« verbreiten!

Gespräche mit Sorgeberechtigten und Bezugspersonen

Wolfgang Kölfen

Lernziel nach NKLM 14c

3.2.5 Ein sensibles Gespräch mit Sorgeberechtigten/Bezugspersonen eines (schwerst-) kranken Kindes führen.

Fallvignette

Frau Klinke, von Beruf Journalistin, kommt mit ihrem Säugling Josefine um 7.00 Uhr früh an einem Sonntagmorgen in die Notaufnahme einer Kinderklinik. Josefine ist sechs Monate alt und hat seit mehreren Tagen Durchfall. Zusätzlich gibt die Mutter an, das Kind habe seit gestern nicht mehr richtig getrunken und Fieber bis 39,5 Grad. Josefine ist weinerlich und in einem schlechten Allgemeinzustand.

Frau Klinke hat inzwischen 45 Minuten auf den diensthabenden Arzt gewartet. Die letzte Nacht konnte sie aus Sorge um ihr Kind kaum schlafen, da Josefine sehr viel geweint hat. Der Aufnahmeschwester ist bereits aufgefallen, dass Frau Klinke emotional sehr aufgewühlt wirkt und den Tränen nahe ist.

Der diensthabende Arzt, Dr. Anton, ist ein junger und unerfahrener Assistenzarzt. Er hat einen sehr stressigen Nachtdienst hinter sich und betritt das Behandlungszimmer mit gesenktem Kopf. Aus der Ferne begrüßt er Frau Klinke mit einem genuschelten »Guten Morgen« und setzt sich sofort an seinen Computerarbeitsplatz. Gedanklich immer noch beim letzten Patienten, hackt er noch ein paar Notizen zum letzten Fall in die Tastatur. Inzwischen fängt Frau Klinke an, von Josefine zu erzählen, als sie ihre Erzählung unvermittelt unterbricht. Erstaunt über die Pause hebt Dr. Anton den Kopf und blickt Frau Klinke zum ersten Mal in die Augen. Mit einem Kopfnicken signalisiert er der Mutter weiterzusprechen und tippt dabei gleichzeitig weitere Informationen ins Computersystem. Als Frau Klinke mit ihrer Erzählung fertig ist, steht er unvermittelt auf und untersucht den jetzt nackten Säugling auf dem Arm der Mutter.

Nach der Untersuchung erklärt Dr. Anton der Säuglingsmutter, die angesichts ihres kraftlosen Kindes mit den Tränen kämpft: »Ihre Tochter hat eine Gastroenteritis. Aufgrund des reduzierten Allgemeinzustandes mit einer Trinkverweigerung müssen wir Josefine stationär aufnehmen. Das Kind muss unbedingt eine Infusion bekommen. Ich mache jetzt alles soweit fertig und dann werden Sie später auf Station geholt.« Bevor die Mutter die für sie wichtigen Fragen stellen kann, verlässt der Arzt ohne Abschied das Arztzimmer.
[▶ NKLM-Kapitel 20: Fieber (20.27), Veränderungen und Beschwerden des Stuhlgangs (20.113)]

Informationen zum Krankheitsbild

Hintergrund: Gastroenteritis bei Säugling
Histologie:
Verlauf:
- Durchfall des sechsmonatealten Säuglings seit mehreren Tagen
- seit einem Tag Trinkverweigerung
- Fieber bis 39,5 °C

[▶ NKLM-Kapitel 21: Kolitis/Enterokolitis/Gastroenteritis und Wurmerkrankungen (21.8.7.28)]

Fakten zur Gastroenteritis

- Die akute infektiöse Gastroenteritis ist eine der häufigsten Gründe für eine stationäre Aufnahme im Kindesalter [1].
- In den ersten drei Lebensjahren macht ein Kind durchschnittlich ein bis zwei Durchfallerkrankungen durch [2].
- Etwa 80 % der akuten Durchfallerkrankungen bei Kindern sind durch Viren bedingt. Im Vordergrund stehen hier Rota-, Noro- und/oder Adenoviren [2].
- Je jünger das Kind ist, umso größer ist das Risiko einer Dehydratation. Der Flüssigkeitsverlust durch Durchfall und Erbrechen kann das Dreifache des zirkulierenden Blutvolumens betragen [3].
- Je nach Erreger kommt es nach einer Inkubationszeit von 1 bis 7 Tagen zu wässrigen Durchfällen, manchmal finden sich auch Blutbeimengungen im Stuhl. Initial zeigen die Kinder häufig Erbrechen und es kann auch zu Fieber kommen. Weitere klinische Symptome hängen immer vom Ausmaß des Wasser- und Elektrolytverlustes bei der Patientin ab [3].
- Komplikationen einer akuten Durchfallerkrankung reichen von einer Dehydratation über eine metabolische Azidose bis hin zu den klinischen Zeichen einer Bewusstseinstrübung und Krampfanfällen. Eine besondere Gefahr geht von der Hypo- oder auch Hypernatriämie des Patienten aus [3].
- Entscheidend ist, das Ausmaß der Dehydratation richtig einzuschätzen. Dazu lautet die zentrale Frage, ob und wie viel das Kind aktuell trinkt. Zusätzlich entscheidet dann die Ärztin nach der körperlichen Untersuchung, wie das weitere Vorgehen ist. Die Dehydratation zeigt sich besonders an der Haut durch einen Verlust des Hautturgors. Auch Temperaturerhöhungen und eine Minderung der Vigilanz können auftreten. Neben einer Urinuntersuchung ist es notwendig, die Elektrolyte und Blutgase durch eine Blutuntersuchung zu bestimmen. Gegebenenfalls muss noch ein Blutbild angefertigt werden. Ein Erregernachweis im Stuhl ist möglich, aber nicht zwingend erforderlich – denn meistens ist der Patient schon wieder zu Hause, wenn das Ergebnis aus dem Labor zurück ist [3].

11.2.1 Einführung

Im Laufe ihres Berufslebens führt eine Kinder- und Jugendärztin bis zu 300 000 Gespräche mit Patientinnen und Eltern. In diesen Gesprächen muss die Ärztin versuchen, bei Patientinnen und Eltern eine möglichst große Zufriedenheit zu erreichen. Dabei können sprachliche Interventionstechniken helfen. Kommen sie zum Einsatz, nimmt das Gespräch weniger Zeit in Anspruch, Patientinnen und Eltern sind zufriedener und auch die Arbeitszufriedenheit der Ärztin ist nachweislich höher.

Allerdings geben 80 % der in Deutschland arbeitenden Kinder- und Jugendärztinnen an, keine Ausbildung oder Fortbildung zum Thema »Zielorientierte Arztgespräche« gemacht zu haben.

11.2.2 Gespräche mit Eltern: So geht's!

Schon vor dem gesprochenen Wort, also bevor das Arztgespräch beginnt, legt die Ärztin über die nonverbale Kommunikation den Grundstein für den Verlauf des Gesprächs. Kleidung, Gestik, Mimik, Körperhaltung und Stimmlage entscheiden zu 90 % darüber, ob das Gespräch ein Erfolg wird oder nicht. Und diese Entscheidung fällt in den ersten Sekunden – denn die Körpersprache ist immer viel schneller als das gesprochene Wort [4] (► Kap. 2.3).

Äußeres Erscheinen überprüfen!

Vor Ihrem »Arztauftritt« sollten Sie einen Blick auf sich selbst werfen: Wie sieht der Arztkittel aus? Wurde er vor Kurzem gewechselt? Oder sind noch Blutflecken, Marmeladen- und Kaffeekleckser darauf? Dann greifen Sie einfach zu einem neuen.

Bevor Sie den Gesprächsraum betreten, atmen Sie einen Moment tief durch und halten Sie kurz inne. Versuchen Sie, eventuelle Anspannung aus Ihrem Gesicht zu vertreiben und bewusst eine freundliche Haltung einzunehmen – das zahlt sich aus. Mit einer positiven Ausstrahlung senden Sie gestressten Eltern ein positives, vertrauensvolles Signal. Und das ist gerade in diesem ersten Moment so wichtig: Denn nur, wer der Ärztin vertraut, wird ihr intime Dinge über ihr krankes Kind erzählen. Durch eine gelassene Körperhaltung und einen direkten Blickkontakt zu Eltern und Patientin setzen Sie gleich ein Zeichen für eine notwendige vertrauensvolle Zusammenarbeit. Diese Zeichen sind Teil der ärztlichen Sprachheilkunst, die einen nachhaltigen Beitrag dazu leisten, Eltern besser mit Ihren medizinischen Sachbotschaften zu erreichen [5].

Achten Sie auf den Gesprächsanlass: Warum sind die Eltern mit ihrem kranken Kind gekommen?

Nach dem Selbstcheck und einem körpersprachlich entspannten Betreten des Aufnahmeraums kann es helfen, sich kurz Gedanken über den Gesprächsanlass

Teil III

zu machen. Kommen Eltern am Wochenende? Oder erscheinen sie mitten in der Nacht in der Notaufnahme (wie in unserem Beispiel)? Dann ist es sehr wahrscheinlich, dass diese Eltern mit ihrem kranken Kind sehr besorgt und angespannt sind. Außerdem liegt es nahe, dass sie aus Sorge um ihr Kind die ganze Nacht nicht geschlafen haben, also sehr übermüdet sind.

Kommen die Eltern aber mit einem Überweisungsschein oder einer Einweisung in die Notaufnahme, um etwas abzuklären oder eine elektive Operation durchführen zu lassen, so sind zwar auch elterliche Besorgnis und Angst im Spiel, allerdings sind diese Eltern dann mehr an Detailinformationen interessiert. Zum Beispiel wie genau die geplante Untersuchung oder Operation im Krankenhaus ablaufen wird oder wie lange das Kind im Krankenhaus bleiben muss.

Vielleicht handelt es sich auch nur um eine geplante U-Untersuchung in einer Kinderarztpraxis, sodass hier zunächst gar keine Sorgen der Eltern zu befürchten sind (▶ Kap. 18.2). Die Rahmenbedingungen eines Arztgespräches sind – genau wie Selbstcheck und entspannte Körpersprache – ebenfalls ein wesentlicher Bestandteil für ein gelungenes Arztgespräch.

Leuchttürme der ärztlichen Gesprächsführung im Gespräch mit Eltern: Empathie und aktives Zuhören

Der wichtigste Schritt auf dem Weg zu einem gelingenden Arztgespräch gerade bei Eltern ist die Empathie, also das Einlassen auf die Emotionen, Sorgen und Nöte der Eltern mit ihrem erkrankten Kind. Eltern leiden in der Regel unter erheblichem Schlafmangel, wenn ihr Kind krank ist. Dieser Schlafmangel kann selbst Menschen, die normalerweise gut zuhören und sachlich klare Entscheidungen treffen können, in labile und emotional gesteuerte Persönlichkeiten verwandeln. Dies sollte die Ärztin wissen und in ihrer Kommunikation berücksichtigen. Auch kann es zu gegenseitigen Schuldzuweisungen zwischen den Eltern in Bezug auf die Erkrankung des Kindes kommen, wodurch das Arztgespräch weiter emotionalisiert werden kann. Ist die Ärztin empathisch und präsentiert sich als mitfühlende Partnerin, ist ein zweiter Grundstein zum Erfolg gelegt. Darum ist es zwingend notwendig, dass die Ärztin ihre eigenen Befindlichkeiten zurückstellt. Denn im professionellen Rahmen ist es für die hilfesuchenden Eltern nicht nur uninteressant, sondern vielleicht sogar befremdlich, wenn die Ärztin ihnen von ihren komplizierten ärztlichen Aufgaben erzählt.

Nur wenn die Ärztin den Eltern das Gefühl gibt, dass sie hier und jetzt die Nummer eins für sie sind, kann sie genau erfahren, was das Problem des erkrankten Kindes ist und was die Eltern bewegt. Bevor die Ärztin dies nicht genau verstanden hat, ist das aktive Zuhören ihrerseits noch nicht erfolgreich abgeschlossen. Sie sollte so lange fragen, bis sie die gesamte Situation richtig verstanden hat. Fragen wie »Was ist genau das Problem Ihres Kindes?« oder »Was hat sie gerade heute Nacht so stark beunruhigt?« können ihr beim aktiven Zuhören helfen. Solange die Ärztin fragt, macht sie auch nicht den Fehler, die Situation übereilt ärztlich zu bewerten. Denn dies kann zu Fehlinterpretationen oder Fehldiagnosen führen (▶ Kap. 2.1).

Haben Sie es mit den anfänglich aufgeführten Bausteinen geschafft, eine gute und tragfähige Verbindung zu den Eltern aufzubauen, können Sie jetzt beispielsweise mit den Worten »Ich habe jetzt einen ersten Eindruck, worum es Ihnen heute bei Josefine geht. Ich werde Ihr Kind erst einmal gründlich untersuchen« auf die körperliche Untersuchung übergehen.

Das strukturierte Gespräch: Bitte keinen »Nebel« verbreiten!

Nach der körperlichen Untersuchung des Kindes ist nun die strukturierte Gesprächsführung an der Reihe. Gerade für die Ärztin, die beispielsweise in der Notaufnahme arbeitet und somit die Eltern mit ihrem kranken Kind noch nicht kennt, ist es von Bedeutung, den Eltern die Ergebnisse ihrer Untersuchung und das weitere Vorgehen in einer klaren und strukturierten Sprache zu übermitteln. Die Eltern sind in der Regel mit sich und ihren Gedanken in einem Chaos. Fragen wie »Hätte ich besser aufpassen müssen?« und »Wird mein Kind wieder gesund?« rasen durch die übermüdeten Gehirne der Eltern. Hier ist eine klare Struktur des Arztgespräches entscheidend für den optimalen Zeiteinsatz. Dabei ist das Ziel der Ärztin, den sogenannten Verzerrungswinkel in der Kommunikation mit den Eltern möglichst klein zu halten. Nur so bekommen die Eltern die Chance, nicht nur möglichst viel vom Arztgespräch zu verstehen, sondern auch zu behalten.

Um eine sinnvolle Struktur des Gespräches sicherzustellen, kann es hilfreich sein, die Botschaft an die Eltern in die drei Kapitel Einstieg, Botschaft und Ausstieg zu unterteilen. Kurze Sätze, klare verständliche Worte ohne Einsatz von medizinischen Fachbegriffen und die Visualisierung mit Bildern oder Modellen helfen den Eltern, die Sprache des Arztes zu verstehen (▸ Kap. 2.1).

> **Evidenz**
> - 77 % der Kinder- und Jugendärztinnen führen täglich 10 bis 40 Gespräche [6].
> - Der Zeiteinsatz für ärztliche Gespräche in der Kinder- und Jugendmedizin liegt bei unkomplizierten Erkrankungen zwischen 2 und 10 Minuten, bei chronischen Erkrankungen dauert ein Gespräch bis zu 20 Minuten [5].
> - In der Kinder- und Jugendmedizin sind 45 % der Patientinnen mit der Art der Kommunikation nicht zufrieden [7].

11.2.3 Wichtige Bausteine der Kommunikation für erfolgreiche Elterngespräche

Positive Körpersprache und Empathie

Setzen Sie positive körpersprachliche Signale und zeigen Sie Ihre Empathie für die angsteinflößende Situation der Eltern mit ihrem kranken Kind. Dies sind die beiden wichtigsten Bausteine für eine stabile Beziehung zwischen Ärztin und Eltern. Eine empathische Ärztin geht eine kurze Strecke auf dem inneren Weg der Eltern mit, hört aufmerksam zu und versucht, die Welt der Eltern in dieser

Teil III

Situation aus ihrem Blickwinkel zu verstehen. Wichtige Voraussetzungen dafür sind, dass die Ärztin sich selbst wahrnehmen kann, dass sie ein Wissen um Ambivalenz bei sich, den Eltern und bei der Patientin hat und ihre eigenen Bedürfnisse zumindest für die Zeit der beruflichen Tätigkeit zurückstellen kann.

Technik des aktiven Zuhörens auf verbaler und nonverbaler Ebene

Wenn Sie als behandelnde Ärztin der Patientin bzw. den Eltern zeigen wollen, dass Ihnen wirklich daran liegt zu verstehen, was genau das Problem ist, dann nutzen Sie die Technik des aktiven Zuhörens. Benutzen Sie Fragen wie »*Ich will erst einmal genau verstehen, worum es Ihnen heute hier geht*« oder »*Ist es richtig, dass …*«. Fassen Sie das Gesagte der Eltern zusammen, lassen Sie sich rückversichern, dass Sie es richtig verstanden haben, und versuchen Sie, das Hauptproblem zu identifizieren. Eine weitere Möglichkeit aktiv zuzuhören ist, zu beschreiben wie Sie die Eltern erlebt haben: »*Ich merke, dass Sie durch die Erkrankung Ihres Kindes sehr aufgewühlt sind. Das kann ich gut verstehen*« oder »*Ich kann nachvollziehen, dass Sie letzte Nacht in großer Aufregung waren, weil Ihr Kind so viel geschrien hat*« (▶ Kap. 2.1).

Aktives Zuhören funktioniert auch auf der nonverbalen Ebene! Suchen Sie zu Eltern und Patientinnen Blickkontakt, nicken Sie ihnen kurz zu und verstärken Sie durch Mimik und Gestikulieren mit den Händen Ihre sprachlichen Botschaften.

Arztgespräch sauber strukturieren

Versuchen Sie immer, Ihr Arztgespräch zu strukturieren. Mithilfe der Sandwichtechnik, mit einem Einstieg, dann der Kernbotschaft und anschließendem Ausstieg, geben Sie sich selbst einen Fahrplan (▶ Abb. 11-1). Die Kernbotschaft wäre, dass die Ärztin sich namentlich vorstellt, mitteilt, in welcher Funktion sie gerade unterwegs ist, und dann den Eltern die wesentlichen Punkte zu Diagnostik und Therapie erklärt. Mit Worten wie »*Bei weiteren Fragen bitte ich Sie, diese zu notieren und sie mit mir morgen gemeinsam zu besprechen*« oder »*Ab 16.00 Uhr ist Doktor Schmidt für Sie da*« könnte die Ärztin das Gespräch abschließen.

Das Vier-Ohren-Modell von Schulz von Thun in seiner praktischen Anwendung beim Elterngespräch

Wie in diesem Buch bereits dargestellt, kann die Ärztin die vier unterschiedlichen Ohren bzw. Ebenen, die durch eine gesprochene Nachricht bedient werden, mithilfe des Vier-Ohren-Modells im Gespräch aktivieren (▶ Kap. 1.1.) (▶ Abb. 11-2).

Als sehr störanfällig gilt die Beziehungsebene, denn wenn sie nicht positiv besetzt ist, können die Eltern die auf der Sachebene gegebenen medizinischen Informationen nicht verstehen. In einem solchen Fall kommt es häufig dazu, dass die Ärztin umgehend die Tonlage und somit den Druck auf die Appellebene

NEGATIV		POSITIV
»Ich weiß gar nicht, wo Ihr Problem liegt!« »Ohne Ihre Unterlagen ist es für mich sehr schwierig, die Situation Ihres Kindes zu verstehen.« »Sie müssen sich schon daran halten, was ich sage!« »Wenn Sie hier nicht richtig mitmachen, dann wird Ihr Kind auch nicht wieder gesund.«	**Einstig** – kurz, knapp, aber freundlich und mitfühlend! Keine langen Erläuterungen!	»Toll, dass Sie beide den weiten Weg hierhergefunden haben.« »Schön, dass Sie das U-Heft Ihres Kindes mitgebracht haben!« »Danke, dass Sie so geduldig gewartet haben!« »Toll, dass Sie sich bemüht haben, die Diät einzuhalten.«
»Also nach der Untersuchung haben wir jetzt noch keine so richtige Erklärung für die anhaltenden Durchfälle Ihrer Tochter. Wir müssen erstmal schauen, wie wir weitermachen. Später kommt noch mein Oberarzt vorbei. Vielleicht hat der noch eine gute Idee. Bis dahin müssen Sie abwarten.«	**Kernbotschaft** – Was haben Sie herausgefunden? Was folgt daraus?	»Ich bin Dr. Anton und habe Ihr Kind gerade untersucht. Ich werde Ihnen jetzt die wichtigsten Dinge erklären, die wir festgestellt haben: Josefine ist sehr schlapp und müde. Das ist ein Zeichen dafür, dass sie durch den Durchfall sehr viel Flüssigkeit verloren hat. Wir werden jetzt Blut abnehmen und schauen, wie viel. Wenn es nötig ist, können wir ihr mit einer Infusion helfen, damit sie schnell wieder gesund wird.«
»Ich denke, es wird sich noch alles klären.« »Eigentlich bin ich gar nicht für Sie zuständig.« »Im Moment kann ich leider gar nichts für Sie tun.« »Wir müssen jetzt warten, bis der Oberarzt kommt.«	**Ausstieg** – Wie geht es weiter? Wer ist zuständig? Wann sehen die Eltern Sie wieder?	»Heute Nacht sind Dr. Franzen und Schwester Monika für Sie zuständig.« »Wenn Sie noch weitere Fragen haben, um 16 Uhr bin ich wieder für Sie da.« »Nehmen Sie sich für diese Entscheidung ruhig Zeit. Ich komme in einer Stunde wieder. Dann können wir auch noch die offenen Fragen besprechen.«

Abb. 11-1 Strukturiertes Arztgespräch mit positiven und negativen Satzbeispielen

Teil III

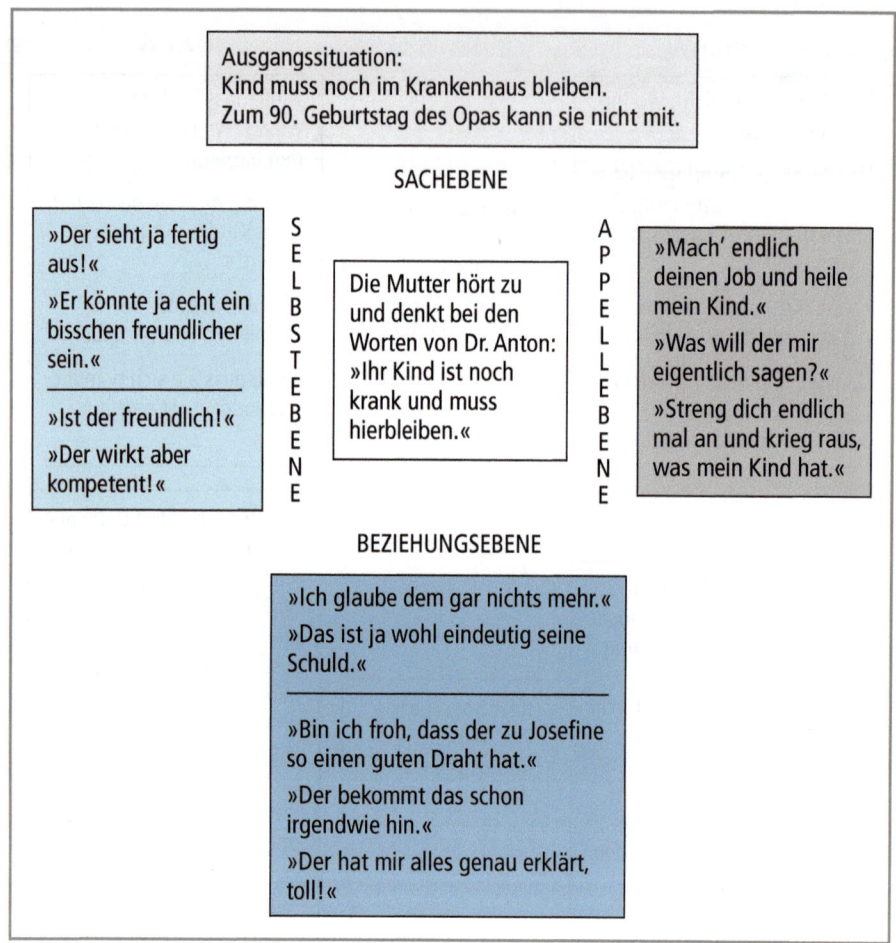

Abb. 11-2   Praktische Anwendung des Vier-Ohren-Modells im Elterngespräch

erhöht. Eine Erhöhung des Drucks auf der Appellebene führt aber meist nicht zu einem besseren Verstehen, sondern nur zu einer weiteren Abwertung der Beziehungsebene auf Seiten der Gesprächspartnerinnen (»Typisch Gott in Weiß«).

Kommunikation gelingt am besten, wenn die Gesprächspartnerinnen es schaffen, auf allen vier Kommunikationsebenen ausgeglichen zu kommunizieren. Emotional aufgewühlte, sich im Chaos befindliche Eltern reagieren in der Regel nur dann auf übermittelte Sachinformationen, wenn es der Ärztin gelungen ist, ein stabiles Vertrauensverhältnis auf der Beziehungsebene aufzubauen. Erst wenn die Eltern Angst und Sorge ein wenig verloren haben und wenn sich bei ihnen das Gefühl eingestellt hat, dass diese Ärztin vertrauensvoll auf sie wirkt, werden sie die medizinischen Sachbotschaften richtig verstehen. Die Ärztin sollte die Chance nutzen, durch gute körpersprachliche Inszenierung, den Einsatz von Empathie und aktivem Zuhören umgehend eine stabile Beziehung zu den Eltern aufzubauen. Dies kann in wenigen Minuten gelingen und dann verstehen die Eltern auch die medizinische Sachbotschaft.

11.2.4 Elterntypen richtig beurteilen

Um die Chancen eines professionellen effektiven Arztgespräches zu erhöhen, kann es der Kinder- und Jugendärztin helfen, die unterschiedlichen elterlichen Persönlichkeitsstile richtig einzuschätzen:

- **Ängstliche Eltern** zeigen in der Regel durch ihr fehlendes Selbstvertrauen und durch ihre enorme Ängstlichkeit viele Zweifel an der ärztlichen Kompetenz. Entscheidungen, die im Rahmen einer ärztlichen Untersuchung notwendig sind, werden häufig von diesen Eltern aus Angst blockiert. Neben dem Aufbau eines guten vertrauensvollen Verhältnisses spielt es hier für die Ärztin eine große Rolle, ob sie es schafft, Sicherheit zu vermitteln – sowohl mit ihrer Körpersprache als auch in ihren gewählten Worten – und möglichst viel Ruhe und Erfahrung auszustrahlen.
- **Sachliche Eltern** wünschen sich von einer Ärztin eher klare, nachvollziehbare Sachaussagen zu dem medizinischen Problem ihres Kindes. Emotionale Botschaften spielen hier eine untergeordnete Rolle und können sogar hinderlich sein. Ein besonderes Merkmal gelingender Kommunikation ist für diese Eltern, dass unterschiedliche Ärztinnen gleichlautende medizinische Informationen und Handlungsanweisungen übermitteln.
- **Autonome Eltern** wollen umfassend informiert werden, verfügen über sehr viele Informationen, die sie schon selbst eingeholt haben, und verlangen eine differenzierte Diskussion. In den Gesprächen mit ihnen ist die Ärztin gut beraten, das elterliche Wissen anzuerkennen und zu würdigen. Wichtig ist es, die Fragen und kritischen Äußerungen dieser Eltern nicht persönlich zu nehmen!
- Erkennt die Ärztin, dass es sich bei den Eltern um sehr **mitteilsame emotionale Menschen** handelt, sollte sie vorsichtig mit dem Einsatz offener Fragen umgehen. Dieser Elterntyp neigt dazu, der Ärztin mit einem Sammelsurium von wichtigen und unwichtigen Informationen zu überhäufen. Die ärztliche Aufgabe besteht hier darin, den Redeschwall in den elterlichen Atempausen zu unterbrechen und durch gezielte Fragen das Gespräch zu strukturieren. Auch eine kurze Zusammenfassung mit den wesentlichen Punkten auszuformulieren, die durch die Eltern bestätigt werden, kann der Ärztin zu einem optimierten Zeiteinsatz verhelfen.
- Als **anstrengend** werden **Eltern** von Ärztinnen dann wahrgenommen, wenn sie alles besser wissen und mit den meisten angebotenen Lösungen nicht zufrieden sind. Hilfreich kann es hier sein, diesen Eltern eine besondere Anerkennung und Wertschätzung über ihr erarbeitetes Wissen zu gewähren. Denn hinter diesem Auftreten der Eltern verbergen sich meistens Gefühle wie Ärger, Angst, Trauer und Schmerz. Wichtiger Tipp für die Ärztin: Sie muss versuchen herauszufinden, ob die Eltern wirklich an einer Lösung interessiert sind oder ihre Zeit mit permanent neuen Vorwänden im Sinne einer destruktiven

Kritik verbringen wollen. Bei diesem Elterntyp kann es nicht immer gelingen, durch gute ärztliche Kommunikation zu einem Erfolg zu kommen. Im Gegenteil: Wollen diese Eltern in absehbarer Zeit keine zufriedenstellende Lösung erarbeiten, sollte die Ärztin das Gespräch umgehend beenden.

Herausforderung: Elterngespräch im Beisein der Kinder

Heutzutage geht man davon aus, dass Kinder ein Recht darauf haben, über medizinische Behandlungen mitzuentscheiden. Aus diesem Grund spricht man von einer triadischen Beziehung zwischen Patientin, Eltern und Ärztin. Wenn beispielsweise die kindliche Patientin im vorgegebenen Beispiel ein Alter von 8 Jahren hätte, ist sie in dem Gespräch auch eine Gesprächspartnerin – hier handelt es sich dann um drei Personen, die mit ihren Bedürfnissen, Ängsten und Gefühlen Einfluss nehmen auf das Gespräch. Das ursprüngliche Wort »Triade« bedeutet Dreiheit und zielt auf die Anzahl der Gesprächsteilnehmer ab, die alle zueinander in Beziehung treten.

Da das Kind mitentscheiden darf, müssen auch medizinische Entscheidungen altersgerecht kommuniziert werden. Allerdings bedeutet dies nicht, Kindern das letzte Wort in diesen Entscheidungen zu überlassen.

Als Maßstab für Mitentscheidungen stehen die kognitiven, sozialen, emotionalen und psychischen Fähigkeiten der Patientinnen und natürlich auch erkrankungsspezifische Gesichtspunkte – nicht das rein chronologische Alter (▶ Kap. 7.1; ▶ Kap. 18.1; ▶ Kap. 18.2).

Die unterschiedlichen Kommunikationsbedürfnisse von Eltern und Kindern an ein medizinisches Aufklärungsgespräch machen das Elterngespräch im Beisein der Kinder so herausfordernd. Diese Herausforderung anzunehmen und zu meistern lohnt sich – denn sie ist ein wichtiger Baustein in der Beziehung zwischen dem Kind und dem medizinischen Team.

Diese ist außerdem abhängig von der Kind-Bezugsperson-Beziehung. Sie verändert sich mit zunehmendem Alter des Kindes: In der frühen Kindheit ist die Bezugsperson komplett verantwortlich (wie in unserem Beispiel); mit steigender Reife erhalten die Kinder zunehmend größere Verantwortlichkeit mit dem Resultat einer möglicherweise zunehmenden Unstimmigkeit zwischen Eltern und Kind.

Worauf Sie achten sollten!

- Benutzen Sie keine medizinischen Fremdwörter – gestresste und unter Schock stehende Eltern verstehen nur einfache und klar formulierte Botschaften.
- Halten Sie Ihre Sätze kurz.
- Versuchen Sie, verneinende Formulierungen zu vermeiden – Eltern haben sehr viel Angst um ihr Kind und behalten negative Begriffe deutlich besser (Beispiel: Denken Sie als Leserin bitte jetzt »*nicht* an einen rosa Elefanten« – was Sie in der Folge genau tun!).
- Keine »Kerzenlöscher« in Ihren Formulierungen verwenden (Worte wie »müssen«, »kein«, »aber«, »nicht«) – *Sie sind die Ärztin, nicht die Erzieherin der Eltern.*

- Beschreiben Sie die Erkrankung des Kindes und die notwendige Therapie so konkret wie möglich; eine Zeichnung oder das Zeigen an einem Modell kann Eltern beim Verständnis helfen.
- Nutzen Sie die Chance, durch Nachfragen Klarheit bei den Eltern zu erlangen – *Schlafmangel erschwert das konzentrierte Zuhören.*
- Glauben Sie niemals, Sie sind nur Übermittlerin von medizinischen Botschaften – *als Ärztin vermitteln Sie bei den Eltern auch immer Emotionen.*
- Medizinische Betreuung ohne die Berücksichtigung der Emotionen der Eltern führt zu einer ärztlichen Arbeit, die rein von der Medizintechnik bestimmt wird.

Merke
Heilen mithilfe einer individuell an die Patientin und ihre Eltern angepassten Sprache ist die Königsklasse der ärztlichen Kommunikation. Sie kann einen Beitrag leisten zu einer erfolgreichen Beziehung zwischen Patientinnen/Eltern und Ärztinnen und ein Garant für die persönliche Arbeitszufriedenheit.

Literatur

[1] Soriano-Gabarro M et al. Burden of rotavirus disease in European Union countries. Pediatr Infect Dis J 2006; 25(1 Suppl): 7–11.
[2] Van Damm P et al. Multicenter prospective study oft he burden of rotavirus acute gastroenteritis in Europe 2004-2005: the REVEAL study, J Infect Dis 2007; 195 (suppl 1): S. 4–16.
[3] Koletzko S, Osterrieder S. Akute infektiöse Durchfallerkrankung im Kindesalter. Dtsch Ärzteblatt Int 2009; 106(3): 539–48.
[4] Kölfen W. Körpersprache: ohne Worte wirken, Pädiatrie Hautnah 2015; 271(1): 5–52.
[5] Kölfen, W. Professionelle ärztliche Kommunikation in der Kinder- und Jugendmedizin – Elterngespräche sind Heilkunst. Monatz Kinderhilkd 2016; 164: 574–82.
[6] Kölfen W. Kommunikationsgewohnheiten von Klinikärzten in deutschen Kinder- und Jugendkliniken – Ergebnisse einer Befragung. Monatz Kinderhilkd 2015; 163: 583–89.
[7] Nadj-Kittler M. Dramatische Defizite Führung & Wirtschaften 12/2014-1/2015: 1172–74.

11.3 Wie sag ich's einem Kinde?

Gesprächsführung mit Kindern

Claudia Mück, Pia Heußner

Lernziel nach NKLM 14c

3.2.6 Ein sensibles, personenzentriertes Gespräch mit Kindern als Angehörige (schwerst-) kranker Sorgeberechtigter/Bezugspersonen führen.

Teil III

Fallvignette

Herr Funke, 43 Jahre alt, war vor 4 Tagen notfallmäßig mit Gesichtsfeldausfällen und Sprachproduktionsproblemen stationär aufgenommen worden. Bis dahin hatte er sich gesund und fit gefühlt. In einem CT wurden Raumforderungen im Gehirn festgestellt. Des Weiteren sind Leber und Lymphknoten befallen. Heute Vormittag hat Herr Funke von Frau Dr. Meisner schon erfahren, dass die Biopsie einen Lungenkrebs als Primärtumor ergeben hat und die Ärzte zunächst eine Ganzhirnbestrahlung planen, um die Symptome zu lindern. Wie wird die Ärztin dem Sohn von Herrn Funke nun erklären, was hier passiert? Darum hatte der Patient sie gebeten, da er sich selbst ein solches Gespräch nicht zutraut. Im nun anstehenden Arztgespräch soll der 6-jährige Sohn des Patienten, der gerade zu Besuch ist, darüber informiert werden, dass sein Vater metastasierten Krebs hat und ab nächster Woche eine Ganzhirnbestrahlung erhalten soll. Beim Gespräch sind der Patient, seine Ehefrau, Sohn Leon sowie eine Freundin der Familie anwesend.
[▶ NKLM-Kapitel 20: Bewegungsstörungen und ungewollte Bewegungen (20.19), Stimm-, Sprech- und Sprachstörungen (20.101)]

Informationen zum Krankheitsbild

Hintergrund: kleinzelliges Bronchialkarzinom mit Metastasen in Leber, Lymphknoten und Gehirn
Verlauf:
- Notfallmäßige Überweisung aus Kreiskrankenhaus nach plötzlich auftretenden Gesichtsfeldausfällen und Sprachproblemen, zunächst Verdacht auf Schlaganfall
- CT: malignitätsverdächtige Raumforderungen im Gehirn sowie an Leber und zervikalen Lymphknoten
- Lymphknotenbiopsie belegt als Primärtumor ein kleinzelliges Bronchialkarzinom
- **Behandlungsplan:** zunächst Ganzhirnbestrahlung oder Radiochemotherapie

[▶ NKLM-Kapitel 21: Lungenkarzinom und pulmonale Metastasen (21.1.4.17)]

11.3.1 Einführung

Überfordert und belastet man Kinder und Jugendliche nicht mit Informationen über die elterliche Erkrankung? Sollte man sie nicht lieber schützen und ihnen nicht erzählen, dass der Vater oder die Mutter schwer krank ist? Nein. Denn selbst sehr junge Kinder bekommen mit, dass »etwas« passiert und werden durch Nichtinformation nur zusätzlich verunsichert.

Langfristig besteht bei Kindern von schwer kranken Patienten die Gefahr, im Laufe ihres Lebens an einer psychischen Störung zu erkranken [3]. Dem kann mithilfe von frühzeitiger Aufklärung und offener, kindgerechter Kommunikation über die elterliche Erkrankung entgegengewirkt werden.

Mittlerweile wächst die Überzeugung, dass selbst junge Kinder über die elterliche Diagnose aufgeklärt und frühzeitig miteinbezogen werden sollten. Aber welche Worte sollte man in welchem Alter verwenden? Wie weit kann/darf man vorgreifen? Sollte in jedem Fall gleich ein potenzieller Tod thematisiert werden?

11.3.2 Gesprächsführung mit Kindern: So geht's!

Wichtigster Grundsatz sollte sein, die Kinder miteinzubeziehen und ihnen angemessene Erklärungen zu geben.

Die Gesprächsführung mit Kindern unterscheidet sich von der Gesprächsführung mit Erwachsenen primär in der *entwicklungs- und altersgerechten Wortwahl*. Einer Zweijährigen erklärt man beispielsweise, dass der Vater krank ist (ein »Aua« hat), ab 3 Jahren sollte die Krankheit (z. B. »Krebs«) benannt und beschrieben werden (»Da wächst etwas, das da nicht hingehört.«). Grundschülerinnen möchten häufig schon mehr über die genaueren Umstände wissen und fordern Informationen ein (»Wo kommt der Krebs her?« »Wann wird Papa wieder gesund?«) und mit Jugendlichen können auch weiterführende Themen wie eine potenzielle Erblichkeit besprochen werden (▶ Kap. 18.1; ▶ Kap. 18.2).

Für eine gute Gesprächsführung mit Kindern gibt es zudem günstigere und ungünstigere *Zeitpunkte*. Die Überbringung von schlechten Nachrichten sollte, wenn möglich, bei Kindern jeden Alters mit genügend zeitlichem Puffer im Anschluss erfolgen (z. B. nachmittags statt kurz vor dem Schlafengehen), um ausgleichende Aktivitäten zu ermöglichen sowie emotionale Reaktionen aufzufangen (▶ Kap. 11.4).

Gerade kleinere Kinder müssen nicht alle medizinischen Details wissen, aber es sollte das Grundprinzip gelten: *Was gesagt wird, muss wahr sein.*

Die Patientin und idealerweise der andere Elternteil (oder eine weitere Bezugsperson) sollten beim Gespräch dabei sein.

Kindgerechtes *Aufklärungsmaterial* sollte eingesetzt werden – etwa zur Erklärung der Strahlentherapie: »Radio Robby« [4].

Kinder begreifen noch besser, wovon man spricht, wenn man es ihnen zeigt – z. B. kann die Besichtigung des Bestrahlungsraums angeboten werden oder der Elternteil zur Chemotherapie begleitet werden.

Im Gespräch mit Kindern sollte berücksichtigt werden, dass sie auf Basis ihrer *eigenen Krankheitserfahrung* zuhören. Somit sollte besonders bei Kindern im Kindergarten- und Grundschulalter eine Abgrenzung von »krank« (Erfahrungswerte der Kinder: etwa Grippe, Beinbruch) zu »krank« (langwierige, schwere Erkrankung des Vaters mit potenziell tödlichem Ausgang) stattfinden.

Evidenz

- Jährlich sind in Deutschland 200 000 Kinder unter 18 Jahren von einer elterlichen onkologischen Neuerkrankung betroffen [1].
- 12 % der neu diagnostizierten Krebspatientinnen (35 % der Brustkrebspatientinnen) haben minderjährige Kinder [2].
- Kinder von körperlich schwer kranken Eltern haben ein erhöhtes Risiko, im Laufe ihres Lebens psychisch zu erkranken. Dem kann durch altersgerechte Information und Begleitung entgegengewirkt werden [3].

Teil III

Tab. 11-2 Exemplarische Aspekte des Aufklärungsgesprächs

Gesprächsverlauf	Ärztin Dr. Meisner	Leon Funke
Gesprächs-eröffnung	»Hallo Leon, ich würde dir gerne erklären, warum dein Papa hier im Krankenhaus ist.«	»Weiß ich doch schon! Weil er so komisch spricht und nicht mehr richtig sieht.«
Während des Gesprächs	»Ja, das ist richtig. Und seitdem er hier ist, haben wir ganz viele Untersuchungen gemacht, um zu schauen, ob der Papa ganz gesund ist.«	»Und …?«
	»Jetzt muss ich dir etwas nicht so Schönes sagen: Dein Papa ist schwer krank. Bei deinem Papa wachsen in der Lunge und im Kopf Knubbel, die da nicht wachsen sollten. Diese Knubbel sind eine Krankheit und heißen Krebs. Und weil im Kopf alles sehr eng ist, drückt der Knubbel bei Papa im Gehirn auf die Stelle, die für seine Sprache verantwortlich ist. Deshalb spricht er im Moment ganz langsam.«	»Dann schneiden Sie den Knubbel doch aus dem Kopf vom Papa raus!«
	»So leicht ist das leider nicht. Den Krebs im Kopf von Papa kann man nicht einfach rausschneiden. Deshalb machen wir etwas anderes: Bestrahlung. Da fliegen kleine Helfer in den Kopf und machen den Krebs kaputt. Schau mal, wie hier in dem Buch ›Radio Robby‹.« [4]	
	<Pause>	
		»Wird Papa an dem Krebs sterben? Oma Frieda ist doch auch an Krebs gestorben …«
	»Manchmal kann Krebs nicht geheilt werden, das ist richtig. Bei deinem Papa kann ich dir leider auch nicht versprechen, dass er wieder gesund wird. Aber wir versuchen, ihm so gut wir können zu helfen, jetzt erst einmal mit der Bestrahlung.«	
Gesprächsende	»Und danach sehen wir weiter. Wollen wir uns dann noch mal treffen und weiterreden?«	»Ja. Aber jetzt möchte ich erst mal spielen gehen …«

Worauf Sie achten sollten!

- Komplizierte medizinische Fachbegriffe vermeiden.
- Auf für das Kind relevante Themen konzentrieren, Vorwissen ggf. abfragen.
- Dem Kind die Möglichkeit geben, Fragen zu stellen.
- Altersgerechte Rollenverteilung bzw. Mithilfe im Familienleben besprechen.

Merke
Essenziell ist, dass Kinder als Angehörige wahrgenommen werden und genauso wie erwachsene Angehörige die Möglichkeit zu ehrlichen, offenen Gesprächen und Begleitung bekommen.

Literatur

[1] Robert-Koch-Institut. Krebs in Deutschland (Stand 2013). Online verfügbar unter: www.krebs daten.de (Abrufdatum: 26.7.2018).
[2] Krebsinformationsdienst. www.krebsinformationsdienst.de (Abrufdatum: 26.7.2018).
[3] Haagen M, Romer G. Kinder körperlich kranker Eltern. Göttingen: Hogrefe 2007.
[4] Deutsche Kinderkrebsstiftung (Hrsg.) »Chemo Kasper« und »Radio Robby«.

11.4 Leider habe ich keine gute Nachricht für Sie …

Überbringen schlechter Nachrichten

Anna Mutschler, Eva C. Winkler, Jana Jünger

Lernziel nach NKLM 14c
3.2.7 Schlechte Nachrichten unter situationsspezifischer Berücksichtigung eines Gesprächsmodells angemessen überbringen.

Fallvignette
Herr Becker, von Beruf Busfahrer und 62 Jahre alt, wurde vor zwei Tagen aufgrund eines neu aufgetretenen schmerzlosen Ikterus (Gelbsucht) auf die Station aufgenommen. Seitdem wurden u. a. bei ihm eine Sonografie, eine Endoskopisch retrograde Cholangiopankreatikografie (ERCP) und eine Computertomografie (CT) des Abdomens durchgeführt. Die Befunde liegen nun vor und Herr Becker wartet im Untersuchungszimmer auf das Beratungsgespräch mit dem Arzt. Angespannt und unruhig bewegt Herr Becker seine Hände. Was der Arzt wohl gleich zu ihm sagt? Jede Minute kommt ihm vor, wie eine Stunde. Aus Sicht des Arztes, der soeben das Zimmer betritt, ist die Diagnose eines metastasierten Bauchspeicheldrüsenkrebses gesichert. Aufgrund der aktuellen Befundlage hält er eine Chemotherapie für das sinnvollste Konzept. Im Gespräch mit dem Patienten müssen die Ergebnisse der Diagnostik erklärt werden. Ferner muss der Arzt Herrn Becker mitteilen, dass aktuell keine Operation mehr möglich ist und eine palliative Therapie die angemessene Option darstellt.
[▶ NKLM-Kapitel 20: Gelbsucht (20.34)]

Informationen zum Krankheitsbild

Hintergrund: Pankreaskarzinom
Histologie: Wachstum in glandulärer Form (Adenokarzinom)
Verlauf:

- Erstaufnahme wegen schmerzlosem Ikterus
- Sonografie und Endoskopisch retrograde Cholangiopankreatikografie (ERCP) mit histologischer Sicherung fortgeschrittenes Pankreas-Karzinom
- Computertomografie des Abdomens (Abdomen-CT): Inoperabilität mit ausgedehntem Leberbefall

[▶ NKLM-Kapitel 21: Benigne und maligne Tumoren des Pankreas (21.1.7.38)]

Fakten zu Pankreaskarzinom

- Innerhalb eines Jahres erkranken in Deutschland ca. 16 700 Menschen an Bauchspeicheldrüsenkrebs.
- Das durchschnittliche Erkrankungsalter liegt bei Männern bei 70,4 und bei Frauen bei 74,1 Jahren.
- Da bösartige Neubildungen der Bauchspeicheldrüse in frühen Stadien oft keine oder nur unspezifische Symptome verursachen, wird der Tumor meist erst in einem bereits fortgeschrittenen Stadium erkannt.
- Die relative 5-Jahres-Überlebensrate liegt bei Männern und Frauen bei 9 % (je 100 000 Personen altersstandardisiert nach Europastandard). Das Pankreaskarzinom weist die niedrigsten Überlebensraten unter allen Krebserkrankungen auf und ist die vierthäufigste Krebstodesursache [1].
- Eine chirurgische Therapie ist die einzig potenziell kurative Therapieoption beim Pankreaskarzinom. Eine adjuvante Chemotherapie erhöht die Überlebensrate zusätzlich.
- Im o. g. Fallbeispiel ist eine Kombination aus Chemotherapie zu empfehlen. Die mediane Überlebenszeit könnte damit von 4 auf 11 Monate erhöht werden [2].

Leitlinie ICD-10 C25 Pankreaskarzinom. Online verfügbar unter: https://www.onkopedia.com/de/onkopedia/guidelines/pankreaskarzinom/@@view/html/index.html#ID0EJQAE

11.4.1 Einführung

Die Aufklärung über die Diagnose, Prognose und Behandlungsmöglichkeiten ist eine originär ärztliche Aufgabe. Für alle Gesprächsbeteiligten sind das Aufklärungsgespräch und die Überbringung einer schlechten Nachricht emotional sehr belastend [3] (▶ Kap. 9.4).

Viele Ärztinnen sind sich unsicher, wie sie sich in solchen Situationen verhalten sollen, fühlen sich hilflos oder überfordert. Gerade am Anfang der ärztlichen Berufslaufbahn fällt es ihnen schwer, sich mit Schwersterkrankten zu unterhalten.

Schlechte Nachrichten beziehen sich jedoch nicht nur grundsätzlich auf schwere, lebensbegrenzende Erkrankungen wie Krebs: Auch zum Beispiel die Diagnosestellung und Mitteilung von Diabetes mellitus an Betroffene oder die Diagnosemitteilung an die werdenden Eltern, dass ihr ungeborenes Kind an einem Down-Syndrom leidet, gehen mit gravierenden Veränderungen der aktuellen Lebenssituation einher [4].

> **Definition**
>
> Eine **schlechte Nachricht** ist eine »Information, die in negativer und schwerwiegender Weise die Sicht eines Individuums auf seine Zukunft beeinflusst« [5].

11.4.2 Eine schlechte Nachricht überbringen: So geht's!

Wie Sie als Ärztin kommunizieren, hat einen entscheidenden Einfluss darauf, ob das Aufklärungsgespräch für die Patientin eine Unterstützung oder aber eine zusätzliche Belastung darstellt. Besteht zwischen Ihnen und Ihrer Patientin eine Barriere der »Unaussprechlichkeit«, zieht sich Ihr Gegenüber möglicherweise zurück und isoliert sich – gerade dann, wenn Nähe, Verständnis, Unterstützung und Trost am nötigsten wären.

Für ein gelungenes Aufklärungsgespräch ist es daher sinnvoll, wenn Sie sich zunächst mit Ihren eigenen Gefühlen, Gedanken und Ängsten auseinandersetzen. Versetzen Sie sich in die Lage der Patientin (persönliches Einfühlungsvermögen), der Sie die Nachricht überbringen müssen [3, 6]. Ab dem Zeitpunkt der Überbringung der Botschaft wird die Patientin ihren eigenen Lebenskonzeptentwurf infrage stellen. Viele Patientinnen schildern das, als wenn ihnen der Boden unter den Füßen wegbricht.

> **Evidenz**
>
> - Eine Onkologin muss in ihrem Berufsleben im Schnitt etwa 20 000 Mal schlechte Nachrichten überbringen [7].
> - Bei durchschnittlich jeder vierten Krebspatientin werden psychologische Nebendiagnosen festgestellt. In der Mehrzahl handelt es sich um depressive, Angst- oder Anpassungsstörungen [8–17].
> - Nicht nur die Nachricht selbst beeinträchtigt das psychische Befinden der Krebspatientinnen, sondern auch die Art und Weise der ärztlichen Vermittlung hat einen entscheidenden Einfluss auf das Ausmaß der Belastung [18–24].
> - Eine unklare Kommunikation stellt einen maßgeblichen Prädiktor für eine schlechtere Lebensqualität der Krebspatientinnen kurz nach Diagnosestellung und Behandlung wie auch 3 Jahre später dar [25–27].
> - Mit professioneller Kommunikation können Sie den Ängsten und depressiven Reaktionen der Betroffenen entgegenwirken und Unterstützung sowie Begleitung vermitteln [18].
> - Präferenzen bei Krebspatientinnen werden häufig in der Aufklärung nicht ausreichend ermittelt [28].
> - Onkologinnen setzen ihr therapeutisches Vorgehen keineswegs immer mit der von ihnen eingeschätzten Lebensqualität ihrer Patientinnen in Beziehung und führen eine Chemotherapie häufig trotz schlechter Lebensqualität fort [29].

Um diese Herausforderungen zu bewältigen, wurde für Ärztinnen das SPIKES-Modell entwickelt (▶ Tab. 11-3). Dieses gibt Ihnen die Möglichkeit, die Fakten in Abhängigkeit vom Vorwissen und den Bedürfnissen der Patientin mitzuteilen. Eine patientenzentrierte Aufklärung fördert eine gute Arzt-Patient-Beziehung, sodass Sie als Ärztin Unterstützung anbieten und mit der Patientin gemeinsam einen Behandlungsplan erarbeiten können (▸ Kap. 8.1). Das SPIKES-Modell fasst verschiedene Aspekte der Aufklärung in sechs Schritten zusammen. Während der erste und letzte Schritt des Modells den Rahmen bilden, unterliegen die Stufen zwei bis fünf keiner festen Reihenfolge, sondern werden entsprechend dem Bedürfnis der Patientinnen eingesetzt [3, 6, 30, 31].

Tab. 11-3   Das SPIKES-Modell nach Baile et al. (2000) [31]

S	Situation (Setting up the interview)
P	Patienten-Vorannahmen (Assessing the patient's perception)
I	Informationsmenge und Patientenbedürfnis adaptieren (Obtaining the patient's invitation)
K	Kenntnis vermitteln (Giving knowledge and information to the patient)
E	Exploration der emotionalen Reaktionen (Addressing the patient's emotions with empathic responses)
S	Strategie und Zusammenfassung (Strategy and summary)

Spikes: Situation (Setting up the interview)

Im ersten Schritt sollte geklärt werden, wer das Gespräch führen soll. Versuchen Sie, falls möglich, mit Ihrem Kollegium gemeinsam festzulegen, wer die Patientin am besten kennt, wem sie vertraut oder wer am meisten Kontakt hat. Sinnvoll ist es, das Gespräch gemeinsam mit der betroffenen Pflegekraft der Patientin durchzuführen. Weiterhin sollten möglichst Angehörige der Patientin miteinbezogen werden (▸ Kap. 4.1, ▸ Kap. 17.1).

Bevor Sie der Patientin die schlechte Nachricht überbringen, vergewissern Sie sich bitte, dass Ihnen alle für die Aufklärung relevanten Befunde vorliegen. Wurde die Patientin auch von anderen Behandelnden aufgeklärt? Worüber wurde bereits gesprochen? Welche aus Ihrer Sicht wichtigen Informationen sollen überbracht werden? Versuchen Sie ferner zu klären, welche Unterstützungsangebote empfehlenswert sein könnten (▸ Kap. 2.9, ▸ Kap. 9.10).

Achten Sie darauf, dass für das Gespräch ausreichend störungsfreie Zeit eingeplant ist (mind. 20 – 30 Minuten, Telefonanrufe vermeiden, etc.). Es sollte so rasch wie möglich nach der Diagnosesicherung stattfinden.

Da Gesprächsverläufe stark abhängig sind von dem Umfeld, in dem die Gespräche geführt werden, sollten diese in einem geschlossenen Raum stattfinden, indem Sie der Patientin auf gleicher Ebene begegnen können. Aufklärungsgespräche auf dem Flur oder im Mehrbettzimmer zu führen, verletzt die Privatsphäre und die Würde der Patientin. Dies sollte unbedingt vermieden werden. Die Sitzposition sollte die richtige Entfernung zwischen Nähe und Distanz zwischen Ihnen und Ihrem Gegenüber bieten. Hilfreich ist es, sich zum Beispiel über Eck zu setzen, um ggf. angemessen berühren zu können [3, 6, 30, 31].

sPikes: Patienten-Vorannahmen (Assessing the patient's perception)

Nach der Begrüßung der Patientin ist es wichtig, die aktuelle Befindlichkeit der Patientin wahrzunehmen. Angst, Schock oder auch Schmerzen schränken die Aufnahmefähigkeit von neuen Informationen deutlich ein, d. h. die zu vermittelnden Informationen sollten dann reduziert werden. Voraussetzung für ein gelungenes Gespräch ist, den aktuellen Informationsstand der Patientin zu erfragen. Dies gibt Ihnen die Möglichkeit zu überprüfen, ob vorherige Informationen von der Patientin gut verstanden wurden und sie weiß, um was es heute gehen soll [3, 6, 30, 31].

sp/kes: Informationsmenge und Patientenbedürfnis adaptieren (Obtaining the patient's invitation)

In diesem Schritt ist es wichtig, Ihre Agenda mit der Patientin abzustimmen. Erfragen Sie deshalb zu Beginn, ob die Patientin noch unausgesprochene Anliegen bzw. Themen für das Gespräch hat. Die Anpassung der Informationsmenge an die Patientin wird erreicht, indem Sie sich zu Beginn erkundigen, welches Informationsbedürfnis Ihre Patientin hat und worüber sie heute sprechen möchte. Versuchen Sie hierbei die Informationstiefe unter Berücksichtigung nonverbaler Signale wie z. B. Zittern, Schwitzen oder Blickkontakt zu klären (z. B. »Wie soll ich Ihnen die Testergebnisse vorstellen? Soll ich Ihnen alle Ergebnisse ausführlich beschreiben oder nur die wichtigsten Ergebnisse skizzieren und eher den Behandlungsplan ausführlich beschreiben?«) [3, 6, 30, 31].

spiKes: Kenntnis vermitteln (Giving knowledge and information to the patient)

In diesem Schritt wird die eigentliche Nachricht übermittelt. Die Vermittlung der schlechten Nachricht sollte sich an der emotionalen Lage der Patientin orientieren. Vor der direkten Aussprache der Nachricht empfiehlt es sich, die Patientin durch eine »Vorwarnung« vorzubereiten (z. B. »Leider habe ich heute keine guten Nachrichten für Sie«, <Pause>). Während der Vermittlung der Diagnose ist es hilfreich, eine zugewandte Körperhaltung einzunehmen und genügend Pausen zuzulassen. Eine schlechte Nachricht muss durch den Empfänger auch verarbeitet werden: Versuchen Sie, die Informationen in kleine Portionen aufzuteilen, damit die Patientin Rückfragen stellen kann. Berücksichtigen und respektieren Sie dabei auch die psychische Verfassung Ihres Gegenübers und passen Sie die Informationsmenge entsprechend an [3, 6, 30, 31].

spikEs: Exploration der emotionalen Reaktionen (Addressing the patient's emotions with empathic responses)

Emotionen werden entweder offen geäußert oder nonverbal ausgedrückt (►Kap. 2.3, ►Kap. 2.4). Die Reaktion der Patientin bei der Vermittlung der schlechten Nachricht kann sehr unterschiedlich sein. Von völligem Verstummen über langes Weinen bis hin zu Wut oder Gefasstheit sind alle Reaktionsweisen möglich und nicht vorhersehbar. Versuchen Sie daher, die Emotionen und die subjektive Bedeutung der Erkrankung der Patientin wahrzunehmen und im Gespräch aufzugreifen (vgl. NURSE-Modell) [3, 6, 30, 31].

spikeS: Strategie und Zusammenfassung (Strategy and summary)

Im letzten Schritt fassen Sie die wichtigsten Gesprächsinhalte zusammen. Wichtig ist es, abhängig vom Befinden der Patientin, Perspektiven zu öffnen und mit ihr gemeinsam die nächsten Behandlungsschritte und Weiterbehandlungen festzulegen (►Kap. 8.1). Teilen Sie der Patientin einen neuen (festen!) Termin mit und bieten Sie ihr an, eine Bezugsperson mitzubringen. Sofern erwünscht, können Sie der Patientin weitere Unterstützungsmöglichkeiten (z. B. Selbsthilfegruppen) benennen (►Kap. 2.9, ►Kap. 9.10) [3, 6, 30, 31].

Folgendes Gesprächsbeispiel veranschaulicht einige exemplarische Aspekte des SPIKES-Modells (►Tab. 11-4).

11.4.3 Darstellung einer gelungenen Arzt-Patienten-Kommunikation

Folgendes Gesprächsbeispiel veranschaulicht, …

Tab. 11-4   Exemplarische Aspekte des SPIKES-Modell

Schritte SPIKES-Modell	Gesprächs-verlauf	Gesprächssituation	Handlungs-dimension
S	Vor dem Gespräch		Der Arzt hat einen ruhigen Raum ausgesucht und alle notwendigen Informationen seines Patienten gesammelt, den er vor zwei Tagen aufgenommen hat. Sein Handy ist ausgeschaltet und er hat seinem Kollegium bereits mitgeteilt, dass er in den nächsten 30 Minuten nicht gestört werden möchte.

Schritte SPIKES-Modell	Gesprächs-verlauf	Gesprächssituation	Handlungs-dimension
	Gesprächs-eröffnung	A: »Guten Tag, Herr Becker«. Herr B.: »Guten Tag!« A: »Kommen Sie doch bitte rein und setzen Sie sich hin.« >Pause< A: »Sie haben jetzt viele Unter-suchungen hinter sich …«	
P	Während des Ge-sprächs	A: »… und vielleicht auch schon von den anderen Kollegen gehört, worum es im Prinzip geht?« Herr B.: »Ja, … aber ich war ehrlich gesagt so nervös, dass ich das meiste wieder vergessen habe. Sie sagten irgendetwas über die Verlegung der Gallenwege, wenn ich mich recht erin-nere …«	Patientenvorwissen
I		A: »Möchten Sie, dass ich dies für Sie nochmals zusammenfasse?« Herr B.: »Ja, bitte! …«	Informations-wunsch; Informationstiefe
K		A: »Die Verlegung der Gallenwege wird durch eine ernsthafte Veränderung Ihrer Bauchspeicheldrüse verursacht.« <Pause> Herr B.: »Oh, was für eine Verände-rung?«	Vorwarnung
		A: »Ich befürchte, Herr Becker, es ist eine Geschwulst in Ihrer Bauchspeichel-drüse, d. h. da wächst etwas, das da nicht hingehört.« <Pause > Herr B.: »Habe ich etwa Krebs?« A: »Herr Becker, es tut mir sehr leid – ich muss Ihnen sagen, ja, es ist Krebs.«	An die Wahrheit annähern
		<Pause>	Zeit lassen
E		A: »Ich kann mir vorstellen, dass das ein großer Schock für Sie ist … (?)« <Pause> Herr B.: »Ja! … Ich kann das gar nicht glauben …«	Emotionales Erleben ansprechen

Teil III

Tab. 11-4 *Fortsetzung*

Schritte SPIKES-Modell	Gesprächs-verlauf	Gesprächssituation	Handlungs-dimension
E		Herr B.: »Brauche ich jetzt eine Operation?« A: »Ich fürchte, eine Operation würde nicht helfen.« Herr B.: »Oh!«	Erneute Vorwarnung
		A: »Eine Operation würde den Krebs nicht beseitigen können.«	Klären
		<Pause>	Pausen lassen
		Herr B.: <Schweigen> »… Was würde mir dann helfen?« A: »Mit einer Chemotherapie könnten wir versuchen, das Krebswachstum zu verlangsamen.« <Pause> »Ich fürchte, wir werden das Krebswachstum nicht ganz wegbekommen.«	An die Wahrheit annähern
S	Gesprächs-abschluss	Herr B.: »So, wie soll es denn jetzt weitergehen?« A: »Ich möchte Sie gerne einem Spezialisten vorstellen, um mit ihm zu diskutieren, welche Chemotherapie Ihnen helfen könnte.« Herr B.: »Na gut, Herr Doktor!«	Perspektive ermöglichen
		A: »Gibt es im Augenblick noch etwas, was wir nicht besprochen haben und was Ihnen jetzt noch wichtig ist?« Herr B.: »Ehrlich gesagt, ich bin völlig durcheinander …« <Pause>	Eruieren, was angekommen ist
		A: »Möchten Sie, dass ich mich heute Mittag nochmals mit Ihnen und Ihrer Frau zusammensetze?« Herr B.: »Ja, bitte!«	Unterstützung anbieten
		A: »O.k., dann schlage ich 15 Uhr vor. Geben Sie uns auf Station kurz Bescheid, wenn Ihre Frau angekommen ist, dann können wir Ihre Fragen klären?«	Festen Termin vereinbaren; Angehörige einbeziehen

Worauf Sie achten sollten!

- Fachjargon vermeiden.
- Informieren Sie sich durch Nachfragen über das Vorwissen der Patientin.
- Wichtig ist, Pausen und Stille auszuhalten.
- Zeigen Sie Mitgefühl, ohne sich vom Leid der Betroffenen »anstecken« zu lassen.
- Überhäufen Sie Betroffene nicht mit zu viel Informationen.
- Leid auszuhalten und Unterstützung anbieten zu können, gehört zu den wichtigsten Aufgaben.

Merke
Auch die beste und einfühlsamste Gesprächsführung macht aus einer schlechten Nachricht keine gute Nachricht!

Literatur

[1] Robert Koch Institut, Gesellschaft der epidemiologischen Krebsregister in Deutschland e. V. Beiträge zur Gesundheitsberichterstattung des Bundes. Krebs in Deutschland 2011/2012. Berlin, S. 82 ff.

[2] Deutsche Gesellschaft für Hämatologie und Medizinische Onkologie e. V. Leitlinie ICD-10 C25 Pankreaskarzinom. Online verfügbar unter: https://www.onkopedia.com/de/onkopedia/guidelines/pankreaskarzinom/@@view/html/index.html#ID0EJQAE (Abrufdatum: 26.7.2018)

[3] Frischenschläger O, Hladschik-Kermer B. Gesprächsführung in der Medizin. Lernen, lehren, prüfen. Wien: facultas.wuv 2013.

[4] Langewitz W. Arzt-Patient-Kommunikation, Mitteilen schlechter Nachrichten. In Brähler E, Strauss B. Handlungsfelder in der Psychosozialen Medizin. Göttingen: Hogrefe 2002; 54–76.

[5] Buckman R, Kayson Y. How to Break Bad News. A Guide for Health Care Professionals. University of Toronto, Press Toronto 1992.

[6] Bergner TM. Wie geht's uns denn? Ärztliche Kommunikation optimieren. Stuttgart: Schattauer 2009.

[7] Hunt S, Platt S, Junker A, Behrens R, Gaisser A. Krebs: Kein Tabu! Deutscher Krebskongress in Berlin 2004. Der Onkologe 2004; 10: 103–S126.

[8] Sellick SM, Crooks DL. Depression and cancer: An appraisal of the literature for prevalence, detection, and practice guideline development for psychological interventions. Psychooncology 1999; 8: 315–333.

[9] Stark DP, House A. Anxiety in cancer patients. Br J Cancer 2000; 83: 1261–67.

[10] Härter M, Reuter K, Aschenbrenner A, et al. Psychiatric disorders and associated factors in cancer: results of an interview study with patients in inpatient, rehabilitation and outpatient treatment. Eur J Cancer 2001; 37(11): 1385–93.

[11] Stark DP, Kiely M, Smith A, et al. Anxiety disorders in cancer patients: Their nature, associations, and relation to quality of life. J Clin Oncol 2002; 20: 3137–48.

[12] Grassi L, Travado L, Moncayo FL, et al. Psychosocial morbidity and its correlates in cancer patients of the Mediterranean area: findings from the Southern European Psycho-Oncology Study. J Affect Disord., 2004; 83: 243–48.

[13] Keller M, Sommerfeldt S, Fischer C, et al. Recognition of distress and psychiatric morbidity in cancer patients: a multi-method approach. Ann Oncol 2004; 15: 1243–49.

[14] Kissane DW, Grabsch B, Love A, et al. Psychiatric disorder in women with early stage and advanced breast cancer: a comparative analysis. Aust NZ J Psychiatry. 2004; 38: 320–26.

[15] Massie MJ. Prevalence of depression in patients with cancer. J Natl Cancer Inst Monogr 2004; 32: 57–71.

[16] Mehnert A, Koch U. Prevalence of acute and post-traumatic stress disorder and comorbid mental disorders in breast cancer patients during primary cancer care: A prospective study. Psycho-Oncology 2007; 16(3): 181–88.

[17] Fallowfield L, Jenkins V. Communicating sad, bad and difficult news in medicine. Lancet 2004; 363(9405): 312–19.

[18] Fallowfield L. Giving sad and bad news. Lancet 1993; 341(8843): 476–78.

[19] Spiegel D. Psychosocial aspects of breast cancer treatment. Semin Oncol 1997; 24 (1 Suppl 1): S1-36–S1-47.

[20] Gordon GH. Care not cure: dialogues at the transition. Patient Educ Couns 2003; 50(1): 95–98.

[21] Burke MA, Lowrance W, Perczek R. Emotional and cognitive burden of prostate cancer. Urol Clin North Am 2003; 30(2): 295–304.

[22] Jakel P. Patient communication and strategies for managing fatigue. Oncology (Williston Park) 2002; 16 (9 Suppl 10): 141–45.

[23] Ellis PM, Tattersall MH. How should doctors communicate the diagnosis of cancer to patients?. Ann Med 1999; 31(5): 336–41.

[24] Engel J, Kerr J, Schlesinger-Raab A, et al. Predictors of quality of life of breast cancer patients. Acta Oncol 2003; 42(7): 710–18.

[25] Kerr J, Engel J, Schlesinger-Raab A, et al. Communication, quality of life and age: results of a 5-year prospective study in breast cancer patients. Ann Oncol 2003; 14 (3): 421–27.

[26] Kerr J, Engel J, Schlesinger-Raab A, et al. Doctor-patient communication: results of a four-year prospective study in rectal cancer patients. Dis Colon Rectum 2003; 46(8): 1038–46.

[27] Silvestri G, Pritchard R, Welch HG. Preferences for chemotherapy in patients with advanced non-small cell lung cancer. BMJ 1998; 317: 771–75.

[28] Detmar SB, Muller MJ, Schornagel JH, Wever LDV, Aaronson NK. Role of Health-Related Quality of Life in Palliative Chemotherapy Treatment Decisions. J Clin Oncol 2002; 20: 1056–62.

[29] Rockenbauch K, Decker O, Stöbel-Richter Y. Kompetent kommunizieren in Klinik und Praxis. Lengerich: Papst 2006.

[30] Marckmann G. Praxisbuch Ethik in der Medizin. Berlin: Medizinisch Wissenschaftliche Verlagsgesellschaft 2015.

[31] Baile WF, et al. SPIKES – A Six-Step Protocol for Delivering Bad News: Application to the Patient with Cancer. The Oncologist 2000.

11.5   Was höre ich zwischen den Zeilen?

Supportive Intervention bei Schwerkranken

Birgit Hladschik-Kermer

Lernziel nach NKLM 14c

3.2.8 Ressourcenaktivierende und supportive Interventionen bei schwerkranken Patientinnen und Patienten in angemessenem Umfang anwenden.

Fallvignette

Frau Hermann ist 38 Jahre alt, verheiratet und hat eine 7-jährige Tochter. Vor einem Monat wurde bei einer Routineuntersuchung eine 3 cm große maligne Geschwulst in der rechten Brust festgestellt. Es erfolgte eine Segmentresektion der betroffenen Brust und der benachbarten Lymphknoten. Bisher hat Frau Hermann alles sehr gefasst aufgenommen und wirkte eher optimistisch.

Seit Beginn der Chemotherapie wirkt sie verändert. Heute bei der Visite hatte die Ärztin den Eindruck, die Patientin habe geweint. Sie beschließt, am Nachmittag noch einmal mit Frau Hermann darüber zu sprechen, wie sie mit der Situation zurechtkommt.
[▸ NKLM-Kapitel 20: Fehlbildungen (20.03)]

Informationen zum Krankheitsbild

Hintergrund: Mammakarzinom
Histologie: invasives duktales Adenokarzinom, hormonrezeptor-positiv
Verlauf:
- 3 cm großer Knoten bei Routineuntersuchung festgestellt
- Segmentresektion der betroffenen Brust und der benachbarten Lymphknoten

[▸ NKLM-Kapitel 21: Gutartige und bösartige Tumoren der Mamma (21.1.8.5)]

Fakten zum Mammakarzinom
- 2013 erkrankten rund 71 600 Frauen und fast 700 Männer an Brustkrebs.
- Die Zahl der Sterbefälle im gleichen Jahr lag bei etwa einem Viertel der Neuerkrankungen.
- Etwa 45 % der Neuerkrankungen treten in der Screening-Altersgruppe auf, 18 % bis zum 50. Lebensjahr und 37 % im Alter von 70 Jahren und darüber.
- Absolut betrachtet hat sich die Zahl der Erkrankungsfälle in Deutschland seit 1970 mehr als verdoppelt, die Zahl der Sterbefälle ist um etwa 40 % gestiegen.
- In den letzten Jahren deutet sich in Deutschland an, dass die Häufigkeit von Neuerkrankungen, die erst in fortgeschrittenen Stadien diagnostiziert werden, verringert werden konnte.
- Auskunft zur Lebensqualität von Patientinnen mit Brustkrebs gibt die VERDI-Studie[7].
- Die Ergebnisse zeigen, dass Brustkrebspatientinnen sich ein Jahr nach der Diagnose in der Einschätzung der allgemeinen Lebensqualität kaum von Frauen der Allgemeinbevölkerung unterschieden.
- Im Hinblick auf die einzelnen Dimensionen – körperliche, rollenbezogene, kognitive, emotionale und soziale Funktionsfähigkeit sowie die Symptome Ermüdung, Schmerz und Übelkeit (funktionale und symptombezogene Skalen) – beurteilten sie ihre Lebensqualität jedoch schlechter als Frauen der Allgemeinbevölkerung.
- Den stärksten Einfluss auf die Lebensqualität hatte die Erschöpfung (fatigue).

(Bericht zum Krebsgeschehen in Deutschland [1])

11.5.1 Einführung

Auf Krankheit kann man psychosozial nicht *nicht* reagieren. Denn jede körperliche Erkrankung hat Auswirkungen auf den ganzen Organismus und beeinträchtigt somit auch das psychosoziale Gleichgewicht (▸ Kap. 1.3; ▸ Kap. 1.4). Wenn die

---

7 VERDI steht für »Verlauf der diagnostischen Abklärung und der Lebensqualität bei Krebspatienten«.

Erkrankung trotz Therapie fortschreitet oder wiederauftritt, zusätzliche Belastungen (finanziell, familiär, medizinisches Umfeld usw.) auftreten, beeinflusst die Krankheit das psychosoziale Gleichgewicht umso mehr. Deswegen helfen Information und Kommunikation den Kranken nur dann, wenn sie gleichzeitig auch emotional unterstützt werden [2].

Zu den am besten beschriebenen psychosozialen Belastungen zählen:
- Verlust der Gesundheit
- Unvorhersehbarkeit des Krankheitsverlaufes und Todesdrohung
- Körperliche Nebenwirkungen der Erkrankung und der medizinischen Behandlungen (Schmerzen, Verstümmelung durch Operationen)
- Einschränkungen in Bezug auf körperliche und psychische Belastbarkeit (z. B. Fatigue, Stimmungsschwankungen)
- Herausgerissensein aus familiärem und beruflichem Alltag
- Unsicherheit in Bezug auf den Umgang mit der Erkrankung und dem medizinischen System
- Verlust von Selbstbestimmung und Autonomie
- Beeinträchtigung des Selbstwertgefühles

Die Belastungen sind komplex, nachhaltig und beeinträchtigen die Patientin auch noch lange nach Beendigung der medizinischen Behandlung [3].

Der Umgang mit der Krankheit und den damit verbundenen bio-psychosozialen Belastungen birgt immer wieder die Gefahr des psychischen Zusammenbruchs (Dekompensation). Bei etwa einem Drittel aller Krebspatientinnen entwickeln sich psychische Störungen im Sinne des ICD [4]. Risikofaktoren dafür sind hohe körperliche Symptombelastung, Fatigue, eine psychische Störung in der Vorgeschichte, jüngeres Alter bei der Erkrankung, Tumorerkrankungen mit schlechter Prognose hinsichtlich der Überlebenszeit und eine fortschreitende Erkrankung [5].

Um die psychosozialen Belastungen möglichst abzuwenden, stehen der Patientin folgende Mechanismen zur Verfügung:
- Abwehrmechanismen
- Bewältigungsformen
- Emotionale und soziale Unterstützung (social support)
- Biologisch-medizinische Hilfe

Im Folgenden werden die beiden erstgenannten Mechanismen genauer erläutern.

Definition

Abwehrmechanismen wie z. B. Verdrängung der Wahrnehmung der unerträglichen Belastung oder auch Veränderung der Bedeutung und Neutralisieren derselben durch aktive Gegenmaßnahmen, haben immer das Ziel, die Bedrohung und somit die Dekompensation abzuwehren.
Abwehrmechanismen sind besonders zu Krankheitsbeginn, aber auch bei Progredienz und zusätzlichen Belastungen für die Aufrechterhaltung der Persönlichkeit wichtig und dienen als primärer Schutz. Verleugnet eine Patientin beispielsweise die akute Lebensbedrohung,

soll sie nicht zur Auseinandersetzung gezwungen werden. Sie als Ärztin betrachten die Verleugnung zunächst als wichtigen Mechanismus im Verlauf der Krankheitsverarbeitung. **Bewältigungsformen** beziehungsweise **Copingstrategien** sind verhaltensbezogene, kognitive und emotionale Maßnahmen mit dem Ziel, sich an bereits bestehende, aber auch befürchtete und zu erwartende Belastungen bestmöglich anzupassen. Manche mögen durch die Gegenüberstellung den Eindruck gewinnen, dass Abwehr eher zu vermeiden und Bewältigung zu unterstützen sei. Das kann man aber nicht verallgemeinern. Vielmehr gehen Abwehr- und Bewältigungsstrategien im Zuge der Krankheitsverarbeitung Hand in Hand. Im Zusammenhang mit schwerkranken Patientinnen kann man immer wieder erleben, dass eine Patientin, die sich schon mit den Belastungen und deren Bedeutung abgefunden hatte, plötzlich wieder verzweifelt und ängstlich ist oder völlig unrealistische Zukunftspläne macht. Beides ist völlig normal. Es ist wichtig herauszufinden, was der Patientin in der derzeitigen Belastungssituation helfen könnte, und sie nicht, welchem theoretischen Modell auch immer folgend, zu einer »optimalen« Krankheitsverarbeitung zu nötigen.

Darüber hinaus sind viele Copingstrategien, wie z. B. ein sich Ablenken ohne zumindest kurzzeitige Verdrängung der Belastungen gar nicht anwendbar.

Diesen Bewältigungsprozess, der den ganzen Krankheitsverlauf begleitet, nennt man **Krankheitsverarbeitung** [6].

Exkurs

Copingstrategien

Man unterscheidet drei Arten von Copingstrategien:

- *Handlungsbezogen:* ablenkendes Anpacken – Altruismus – aktives Vermeiden – Kompensation – konstruktive Aktivität – konzentrierte Entspannung – Rückzug (sozial) – Solidarisieren – Zupacken (krankheitsbezogen) – Zuwendung
- *Kognitionsbezogen:* Ablenken – Akzeptieren – Dissimulieren – Haltung bewahren – Humor/Ironie – Problemanalyse – Relativieren – Religiosität – Grübeln – Sinngebung – Valorisieren
- *Emotionsbezogen:* Hadern/Selbstbedauern – emotionale Entlastung – Isolieren – Unterdrücken – Optimismus – passive Kooperation – Resignation – Fatalismus – Selbstbeschuldigung – Schuld zuweisen – Wut ausleben [6]

Wir gehen heute davon aus, dass es keinen Königsweg der Verarbeitung gibt, der für alle gilt. Jedoch gelingt Patientinnen, die auf die Erfordernisse einer Situation flexibel reagieren können, die Auseinandersetzung mit der Krankheit häufig besser. Beeinflusst wird die Krankheitsverarbeitung von der subjektiv wahrgenommenen Belastung, der persönlichen Bewältigungskapazität und der Beziehung zu wichtigen Bezugspersonen. Mögliche Copingstrategien sind einerseits, sich über Behandlungsmöglichkeiten zu informieren, sich Ablenkung zu suchen, sich emotional zu entlasten und/oder Hilfsangebote anzunehmen. Andererseits kann es sehr hilfreich sein, sich realistische Ziele zu setzen, Wesentliches von Unwesentlichem zu unterscheiden, lernen, mit den Einschränkungen zu leben und/oder sich aktiv mit den eigenen Ängsten und Sorgen auseinanderzusetzen.

Allerdings gibt es keinen wissenschaftlich haltbaren Beleg dafür, dass durch zwanghaftes positives Denken oder eine kämpferische Grundeinstellung gegenüber der Erkrankung die Krankheitsverarbeitung positiv beeinflusst wird. Angehörige und auch Ärztinnen meinen es gut, wenn sie empfehlen: »Sie müssen daran glauben, dass die Therapie wirksam ist«, oder »Du musst jetzt positiv nach vorne schauen«. In Wahrheit bekämpfen sie damit vor allem ihre eigenen Ängste und belasten die Patientin. Schafft diese es nicht, die geforderte Einstellung zu übernehmen, und die Behandlung zeigt nicht den erwarteten Erfolg, fühlt sich die Patientin selbst schuld daran.

Die Bedeutung der Arzt-Patient-Interaktion

Krankheitsverarbeitung vollzieht sich nicht nur in einem innerpsychischen Prozess, sondern ganz maßgeblich in der Beziehung zu wichtigen Bezugspersonen, zu denen gerade bei schwerkranken Menschen das ganze medizinische Behandlungsteam, allen voran Ärztinnen, zählen.

Die Gestaltung der Arzt-Patient-Interaktion und der ärztlichen Informationsvermittlung beeinflusst die Krankheitsbewältigung der Patientinnen. Eine klare, sensible Informationsvermittlung und das Eingehen der Ärztin auf die emotionalen Belastungen der Patientinnen führen zu einer Reduktion der psychischen Komorbidität [7,8]. Insbesondere die von der Patientin wahrgenommene emotionale Unterstützung durch die Ärztin bewirkt eine deutliche Entlastung [9].

Ärztinnen, die psychische Störungen und ungünstige Krankheitsverarbeitung erkennen und ansprechen, übernehmen hier eine wichtige Screeningfunktion, indem sie den psychosozialen Behandlungsbedarf erkennen und in Kooperation mit anderen Berufsgruppen (Psychologinnen, Psychotherapeutinnen, Sozialarbeiterinnen, Pflegepersonen, …) für eine adäquate Behandlung sorgen [10].

Wenn die psychosozialen Unterstützungsangebote frühzeitig in die Behandlung integriert werden, kann der Entwicklung psychischer Störungen wie Angststörungen, länger dauernder depressiver Episoden und Anpassungsstörungen (als Reaktion auf funktionelle Einschränkungen und körperliche Beeinträchtigungen) entgegengewirkt werden.

Ressourcen

Zumeist ist die Krankheit nicht die erste große Herausforderung, die eine Patientin zu bewältigen hat. Im Laufe unseres Lebens bewältigen wir ständig mehr oder weniger große Belastungen und haben Erfahrung damit, was dabei hilfreich ist und was nicht. Der Mensch hat also gewissermaßen immer einen »Erste-Hilfe-Ressourcen-Koffer« bei sich. Schwerkranke Menschen verfügen über ein großes Repertoire an Ressourcen und Möglichkeiten, wie sie schwierige Situationen gemeistert haben. Sie sind schon länger krank und haben schon vieles bewältigen müssen. Zu den wesentlichen Ressourcen der Patientinnen zählen neben finanziellen, sozialen und persönlichen Ressourcen wie die individuelle Bewältigungskapazität vor allem die Interaktion mit wichtigen Bezugspersonen, zu denen auch sie als Ärztinnen zählen. Durch die Exploration der Ressourcen erinnert sich die Patientin, dass und wie sie bisherige Schwierigkeiten im Leben bewältigt hat und welche Ressourcen sie dafür nutzen konnte. Wenn es beispielsweise früher schon geholfen hat, mit Freunden zu sprechen oder sich aktiv helfen zu lassen, dann ist das auch jetzt zu unterstützen. War es immer schon wichtig, möglichst alles genau zu verstehen, dann kommt es auf die Qualität der Informationsvermittlung an. Auch den »Kopf einmal in den Sand zu stecken« und nichts wissen zu wollen, kann in gewissen Situationen helfen, die Bedrohung abzuwehren.

Hat sich eine Person jedoch immer dann, wenn es Probleme gab, vermehrt in die Arbeit gestürzt oder sich mit Sport abgelenkt, wird sie diese Ressource im Krankheitsfall nur bedingt nutzen können. Das zu erkennen und der Patientin adaptive Unterstützungsmöglichkeiten anzubieten, ist eine wesentliche Funktion im ärztlichen Gespräch.

Wenn die Verleugnung der Patientin lange andauert oder die weitere Behandlung verhindert, sollte das im Behandlungsteam thematisiert werden. Jedoch ist die Ärztin zumeist die erste Ansprechperson und somit wichtige Schnittstelle zwischen Patientin und anderen professionellen Helferinnen (▸ Kap. 16.1).

Psychosoziale Belastungen identifizieren mit der WWSZ-Fragetechnik

Auch bei der Erfahrung von psychosozialen Belastungen und Bewältigungsstrategien ist es hilfreich, offen danach zu fragen und aktiv zuzuhören (▸ Kap. 2.1). Eine offene Frage ermöglicht es der Patientin, frei zu schildern, wie es ihr geht. Entscheidend ist, dass dafür ausreichend Zeit gegeben und zugehört wird. Durch aktives Zuhören (Blickkontakt, Nicken, Geben von Telefonsignalen und Schweigen) vermitteln sie Interesse und geben der Patientin die Gelegenheit, ihre Anliegen zu schildern. Schwerkranke Patientinnen setzen sich mit existenziellen Fragen (z. B. »Hilft das alles noch, kann ich das schaffen und wie schafft das mein Umfeld?«) auseinander. Es fällt schwer, diese Ängste und Sorgen überhaupt auszusprechen. Das Warten fällt vielen Ärztinnen schwer und häufig werden Patientinnen rasch unterbrochen, oder es wird eine zweite und dritte Frage gestellt, ohne dass die erste beantwortet werden konnte.

Darüber hinaus beklagt etwa die Hälfte aller Tumorpatientinnen kognitive Defizite [11]. Zu rasches Nachfragen führt bei ihnen zu zusätzlicher Verwirrung und Verunsicherung. Die Patientinnen brauchen Zeit, um über die Frage nachzudenken und diese beantworten zu können. Sie können die Patientin zum Weitersprechen ermutigen, indem sie das Gehörte in eigenen Worten wiederholen. Dadurch zeigen sie, dass sie zugehört haben, und fördern das gegenseitige Verständnis. Die Patientin kann nun ihrerseits ergänzen, korrigieren oder zustimmen.

Aufgrund von Schmerzen, körperlichen, emotionalen und kognitiven Einschränkungen fällt es schwerkranken Menschen oft schwer, sich selbst klar und verständlich auszudrücken. Sie antworten oft bruchstückhaft, sprechen in Bildern und Symbolen oder verstummen mitten im Satz. Durch Ihr Einfühlungsvermögen können Sie nachempfinden, wie und worum es der Patientin geht. Hier ist insbesondere die Technik des Spiegelns hilfreich, das auszudrücken, was die Patientin selbst nicht sagen konnte, sie aber »zwischen den Zeilen« wahrgenommen haben. Fassen Sie als Ärztin von Zeit zu Zeit zusammen, was gesprochen wurde. So kann die Patientin erkennen, ob sie wirklich das Wesentliche gehört haben und ihrerseits wieder an das Gespräch anknüpfen (▸ Kap. 2.1).

11.5.2 Zum Umgang mit Emotionen bei schwerkranken Patientinnen

Gespräche mit schwerkranken Menschen sind für alle Beteiligten belastend. Die Konfrontation mit Schmerzen, Ängsten, Sorgen und nicht zuletzt dem Tod beeinflusst auch das ärztliche Wohlbefinden. Auch Ärztinnen leiden, wenn sie das Leid ihrer Patientinnen nicht oder nicht ausreichend lindern können. Deswegen soll an dieser Stelle auch erwähnt werden, dass auch den Behandlerinnen Unterstützungsangebote offeriert werden sollten.

Ihre Bereitschaft, sich mit den belastenden Gefühlen der Patientin auseinanderzusetzen, hilft der Patientin sehr. Es macht einen großen Unterschied, ob man den seelischen und körperlichen Schmerz alleine aushalten muss oder ob es jemanden gibt, mit dem man ihn teilen darf. Gegenüber ihren Angehörigen können Patientinnen nur schwer sagen, wie es ihnen wirklich geht, weil sie diese nicht belasten wollen. Häufig sind Ärztinnen die ersten Kommunikationspartnerinnen, denen gegenüber Sorgen und Ängste geäußert werden können.

Zum Umgang mit Emotionen bietet sich das NURSE-Modell an, welches im Buch ausführlich beschrieben wird (▸ Kap. 2.4).

11.5.3 Ressourcenaktivierende und unterstützende Kommunikation: So geht's!

1. Fragen und Zuhören (WWSZ-Technik) (▸ Kap. 2.1)
2. Auf emotionale Reaktionen eingehen (NURSE-Modell) (▸ Kap. 2.4)
3. Nach bisherigem Umgang mit Belastungen fragen (Ressourcen aktivieren) (▸ Kap. 2.10; ▸ Kap. 16.1)
4. Hilfen anbieten (auf Unterstützungsangebote aufmerksam machen) (▸ Kap. 2.9; ▸ Kap. 9.10)
5. Weitere Berufsgruppen miteinbeziehen (Behandlungsteam)

Tab. 11-5   Fallbeispiel zu unterstützender Kommunikation

Gesprächssituation	Handlungsdimension
Ärztin (Ä): »Frau H. wie geht es Ihnen heute?«	Einstieg mit offener Frage
Längere Pause	Warten
Patientin (P): »Naja, es geht so. War schon besser. Ä: Es war schon besser …?«	Wiederholen, zum Weitersprechen anregen
P: *Seufzt, blickt zu Boden.*	Nonverbale emotionale Reaktion
Ä: *wartet*	Warten (mind. 5 Sekunden)

Gesprächssituation	Handlungsdimension
Ä: *spricht weiter* »Frau H., ich habe den Eindruck, es bedrückt Sie etwas?«	Wahrgenommene Emotion ansprechen (Spiegeln auf die Emotion. Frau H. hat nichts gesagt, drückt aber Emotion nonverbal aus)
Ä: *wartet* P: *nach einer längeren Pause* »Ja, da haben Sie schon recht. Wissen Sie, bis jetzt, dass ich nur noch eine Brust habe, naja, das habe ich irgendwie in Kauf genommen. Aber dass ich jetzt noch eine Chemo brauche, das schaffe ich nicht« – *beginnt zu weinen* Ä: *schweigt, reicht ein Taschentuch*	Nonverbale Unterstützung, Emotionen aushalten und Zeit geben
Ä: »Das tut mir wirklich sehr leid für Sie. Ich wünschte, ich könnte Ihnen das ersparen.« P: *weint weiter* Ä: *wartet*	Eingehen auf Emotionen, Mitgefühl zeigen
Ä: »Frau H., können Sie mir bitte sagen, was die Chemotherapie für Sie bedeutet?« P: *schaut Ärztin an* »Dann werden es alle wissen, dann kann ich es nicht mehr verbergen.«	Hintergründe explorieren
Ä: »Würde es Ihnen helfen, wenn wir da gemeinsam schauen, wie ich Ihnen da vielleicht helfen könnte?« P: »Ja, das wäre gut.« *(weint nicht mehr)*	Sich der Sache der Patientin annehmen
Ä: »Sie sagten, dass es für Sie unangenehm ist, wenn es alle wissen. Können Sie mir dazu mehr sagen?« P: »Wissen Sie, ich bin so ein Mensch, ich spreche nicht so gerne mit anderen und wenn die mich dann dauernd fragen, da weiß ich gar nicht, wie ich damit umgehen soll.«	Konkret nach der Art der Belastung fragen
Ä: »Mhm, soweit ich das verstehe, machen Sie alles lieber mit sich alleine aus?« P: »Mhm, glaube schon.«	Fragt nach und präzisiert
Ä: »Was haben Sie denn bisher gemacht, wenn es einmal schwierig wurde oder Sie sehr belastet waren?« P: »Meistens ziehe ich mich da lieber zurück.«	Nach Ressourcen fragen
Ä: »Und hilft Ihnen das dann?« P: »Manchmal schon, aber ich denke mir auch, dass ich die anderen nicht mit meinen Problemen belasten kann. Die haben doch eh alle selber schon so viele Probleme …«	Fragt nach, wie es Patientin damit geht – versucht herauszufinden, ob diese Art von Coping für Patientin adaptiv ist

Tab. 11-5 *Fortsetzung*

Gesprächssituation	Handlungsdimension
Ä: »Mhm. Sie nehmen eher Rücksicht auf andere?« *(spiegelt auf den Inhalt)* P: »Meistens kommen halt alle mit Kummer zu mir.« Ä: »Das kann ich mir gut vorstellen, dass Sie eine gute Zuhörerin sind. Es fällt mir jetzt auch auf, dass Sie auch hier an der Klinik immer sehr gefasst waren und sich auch um Ihre Zimmerkollegin gekümmert haben. Sie erzählte mir, Sie würden immer Mut zusprechen.«	Identifiziert ungünstiges Copingverhalten
P: »Naja.« *Schweigt*	Einhalten der Pause
Ä: *Pause* »Ich glaube schon, dass das eine große Stärke von Ihnen ist, dass Sie sich so gut um andere kümmern können. Glauben Sie, das könnte Ihnen auch guttun?«	Wertschätzung
P: *Denkt lange nach* »Ja, eigentlich schon. Ich weiß nicht.«	Wartet ab, bis P. weiterspricht
Ä: »Wir haben da bei uns im Team die Frau X, die ist Psychologin und die Patientinnen berichten mir immer, dass sie so gut mit ihr sprechen können.« P: »Ist das nicht was für Bekloppte?«	Macht Hilfsangebot, bezieht andere Berufsgruppen mit
Ä: »Ich verstehe Ihre Sorge, aber ich sehe das wirklich ganz anders. Es gibt einfach Zeiten im Leben, die besonders schwer sind, und da ist es wichtig, dass man jede Unterstützung annimmt, die man bekommen kann.« P: »Meinen Sie, ich soll das machen?«	Verständnis, eigene Stellungnahme zum Thema
Ä: »Ich merke, Sie sind da etwas unsicher, was ich nachvollziehen kann.« P: »Kann ich da mal ein Gespräch machen und schauen, ob das was für mich ist?«	Spiegeln auf die Emotion, Emotion benennen, wertschätzen, Pause
Ä: »Selbstverständlich. Ich finde das wirklich mutig von Ihnen, dass Sie sich das einmal anschauen. Soll ich Frau X bitten, bei Ihnen vorbeizukommen?« P: »Ja bitte, das wäre nett.«	Patientin positiv verstärken, sich der Sache der Patientin annehmen

Worauf Sie achten sollten!

- Kommunikation und Beziehung zwischen Ärztin und Patientin beeinflusst die Krankheits-verarbeitung.
- Bewältigungsstrategien und Verdrängungsmechanismen sind gleichwertig.
- Erfragen Sie Ressourcen und machen Sie Hilfsangebote!
- Ziehen Sie andere Berufsgruppen hinzu!
- Achten Sie auf Ihre eigene Psychohygiene!

Merke

Schwere und lebenslimitierende Erkrankungen führen zu einer Vielzahl an psychosozialen Belastungen für die Patientinnen. Ärztinnen können diese durch sensible und patientenzen-trierte Kommunikation identifizieren und übernehmen und bei der Ressourcenaktivierung helfen. Gleichzeitig können sie so den psychosozialen Betreuungsbedarf der Patientinnen erkennen und weitere Berufsgruppen in die Behandlung involvieren.

Literatur

[1] Robert Koch Institut. Zentrum für Krebsregisterdaten. Bericht zum Krebsgeschehen in Deutschland 2016, Berlin.

[2] Sonneck G. Reaktion auf Krankheit. In Frischenschlager O, Hexel M, Hladschik B, Kropiu-nigg U, Pucher I, Scherve M, Sonneck G, Spiess K. Medizinische Psychologie. Wien: Facultas Universitätsverlag 2002; 201 – 12.

[3] Mehnert A. Psychosoziale Langzeitfolgen nach erfolgreich behandelter Krebserkrankung. Forum 2014; 29: 198 – 201.

[4] Härter M, Reuter K, Schretzmann B, Hasenburg A, Aschenbrenner A, Weis J. Komorbide psy-chische Störungen bei Krebspatienten in der stationären Akutbehandlung und medizinischen Rehabilitation. Rehabilitation 2000; 39: 317 – 23.

[5] Weis J, Giesler JM. Psychosoziale Belastungen bei Krebspatienten. Bedarf für eine psycho-onkologische Betreuung. Gastroenterologe 2016; 11: 179 – 82.

[6] Heim E. Krankheitsbewältigung. In Buddenberg C, Wille J. Psychosoziale Medizin. Berlin Heidelberg: Springer 1989; 483 – 504.

[7] Fallowfield L, Hall A, Maguire P, Baum M, A'Hern RP. Psychological effects of being offered choice of surgery for breast cancer. BMJ 1994; 309: 448.

[8] Fallowfield L, Ford S, Lewis S. No news is not good news: information preferences of patients with cancer. Psychooncology 1995; 4: 197 – 202.

[9] Roberts CS, Cox CE, Reintgen DS, Baile WF, Gibertini M. Influence of physician communica-tion on newly diagnosed breast cancer patients' psychologic adjustment and decision-making. Cancer 1994; 74: 336 – 41.

[10] Kruse J, Grinschgl A, Wöller W, Söllner W, Keller M. Psychosoziale Interventionen bei Patien-tinnen mit Brustkrebs. Psychotherapeut 2003; 48: 93 – 99.

[11] Weis J, Faller H. Psychosoziale Folgen bei Langzeitüberlebenden einer Krebserkrankung. Bun-desgesundhbl. 2012; 55: 501 – 08.

Teil III

11.6   Dabei hab' ich niemandem was getan

Fremdgefährdung

Daniela Roesch-Ely, Isabelle Rek, Haang Jeung-Maarse, Marina Bartolovic

Lernziel nach NKLM 14c

3.2.9 Den Verdacht auf Suizidalität oder Fremdgefährdung angemessen ansprechen und die Patientinnen und Patienten bei Bestätigung des Verdachts weitervermitteln.

Fallvignette

Herr Falke (35 Jahre, Maschinenbauer) befindet sich nachts in der chirurgischen Notfallambulanz. Ein ehemaliger Nachbar hatte die Polizei gerufen, die ihn dann aufgrund einer Verletzung der rechten Hand ins Krankenhaus brachte. Er hatte wieder einmal betrunken vor der Tür seiner Ex-Freundin gestanden und um Aussprache gebeten. Da sie nicht die Tür öffnete, schlug er aus Frust so stark dagegen, dass seine Hand nun blutig und geschwollen ist. Er ist immer noch angetrunken, dazu ungeduldig, ärgerlich, gereizt und möchte eigentlich gar nicht wegen so einer »Lappalie« behandelt werden.

Sie sind diensthabende Ärztin in der chirurgischen Ambulanz und sollen die Verletzung von Herrn Falke versorgen. Es ist 24 Uhr, der Patient riecht nach Alkohol. Er pöbelt, ist laut, herausfordernd, nachäffend und unkooperativ. Sie stehen vor der Herausforderung, die Situation zu deeskalieren und mit Herrn Falke das weitere Vorgehen zu besprechen.
[▶ NKLM-Kapitel 20: Schmerzen der Extremitäten und Gelenke (20.86)]

Informationen zum Krankheitsbild

Hintergrund: Alkoholintoxikation, Schmerzen der Extremitäten und Gelenke, Anpassungsstörung
Verlauf:
• Bei Herrn Falke liegt neben den Schmerzen in der Hand eine akute Alkoholintoxikation auf dem Boden einer Anpassungsstörung nach einer Trennung vor.

[▶ NKLM-Kapitel 21: Intoxikationen von Alkohol, Drogen, Medikamenten und andere Toxine (21.1.10.65), Anpassungsstörungen (21.1.10.52)]

Fakten zu Alkoholintoxikation

• Bei einer Alkoholintoxikation kommen Erregungszustände besonders häufig vor, welche sich bis zur Gewalttätigkeit steigern können.
• Schädlicher Gebrauch von Alkohol und Alkoholabhängigkeit sind verbreitete Phänomene. Es muss davon ausgegangen werden, dass etwa 4,5 Millionen Menschen in der Bundesrepublik davon betroffen sind.
• Jedoch nimmt nur jede zehnte von Alkoholabhängigkeit Betroffene eine suchtmedizinische Behandlung in Anspruch. 80 % aller Betroffenen konsultieren eine Hausärztin. Im Krankenhaus ist damit zu rechnen, dass jede fünfte Patientin ein Alkoholproblem hat [1].

11.6.1 Einführung

Die meisten Fremdgefährdungen bei Patientinnen im medizinischen Alltag gehen auf akute Agitiertheit und Erregungszustände zurück. Diese sind durch einen gesteigerten Antrieb, affektive Enthemmung und Gereiztheit, Kontrollverlust (evtl. mit raptusartigen Gewalttätigkeiten) sowie weitere, verschiedene psychopathologische und vegetative Begleitsymptome gekennzeichnet (wie z.B. Wahn, Bewusstseinsstörungen, Tachykardie etc.) [2]. Ihnen können vielfältige medizinische Ursachen zugrunde liegen (▶ Tab. 11-6).

Tab. 11-6 Hauptursachen für Erregungszustände (nach [2] und [3])

Medizinischer Fachbereich	Diagnose/Syndrom
Psychiatrisch/Neurologisch (häufig)	• Intoxikation (Alkohol, Drogen) oder Entzug • Schizophrene Psychosen in der akuten Phase • Akute hirnorganische Psychosyndrome und Delire (z. B. Demenz, Schädel-Hirn-Trauma, epileptischer Dämmerzustand, Enzephalitis) • Intelligenzminderung • Manie • Agitierte Depression • Akute Belastungsreaktionen im Rahmen schwerer psychosozialer Krisen
Internistisch-endokrinologisch (selten)	Hyperthyreose, Hypoglykämie, Hypoxie, Leber-/Niereninsuffizienz, Autoimmunerkrankungen u. a.
Pharmakologisch (selten)	Anticholinerg wirkende Substanzen, paradoxe Reaktionen bei Hypnotika/Sedativa, Kortikosteroide u. a.

Sie stellen auch eine Gefährdung der behandelnden Ersthelferinnen und Ärztinnen dar. Neben der medizinischen Versorgung geht es bei den Betroffenen deshalb auch um eine **Deeskalation** der Situation. Dabei sollte niemals aus dem Blick geraten, dass Erregungszustände auf dem Hintergrund einer intensiven psychischen Not entstehen, z.B. starker Ängste, Kränkungen, Enttäuschungen oder Ohnmachtsgefühle (▶ Kap. 2.4).

11.6.2 Deeskalative Kommunikation

Deeskalatives Arbeiten ist ein vielschichtiger Prozess, der mehrere Ebenen umfasst und sich nicht rein auf die Anwendung deeskalierender Gesprächsführung beschränken kann (▶ Kap. 10.2).

Teil III

> **Definition**
>
> **Deeskalation** ist eine Maßnahme, welche die Entstehung oder die Steigerung von Gewalt und Aggression erfolgreich verhindern kann. Sie stellt auch eine *dauerhafte, grundlegende Arbeitshaltung* dar [6].

Manchmal ist eine Patientin für Gespräche nicht erreichbar oder die Eskalation so weit fortgeschritten, dass jegliche Impulskontrolle zusammengebrochen ist. Dann geht es nur noch darum, sich und andere zu schützen, z.B. aus der Situation zu fliehen, die Patientin möglichst verletzungsfrei abzuwehren, zu fixieren und/oder psychopharmakologisch zu sedieren. Schwerpunkt dieses Kapitels soll jedoch die Vermittlung der wichtigsten Aspekte einer *deeskalativen Gesprächsführung* sein. Dabei sollte nicht aus dem Blick geraten, dass diese immer in ein umfassendes Deeskalationskonzept eingebettet stattfindet (z.B. ProDeMa [6], SafeWards [7], NICE guidelines [8]). So geht es beispielsweise bei ProDeMa darüber hinaus um das Erlernen von patientenschonenden Abwehr-/Flucht- sowie Immobilisations-/Fixierungstechniken. Im Programm SafeWards werden außerdem Strategien zum Bewahren der emotionalen Selbstkontrolle in solchen Situationen beschrieben. Es ist also empfehlenswert, als Ärztin in einem beruflichen Umfeld, in dem es häufig zu fremdaggressivem Verhalten kommt, Fortbildungen zur Deeskalation in Anspruch zu nehmen, da alle diese Strategien und Techniken unbedingt vor einer Anwendung praxisnah eingeübt werden sollten.

Techniken der Gesprächsführung in der Deeskalation (nach [6] und [7])

1) Kontaktaufnahme und -aufbau

Je früher eine drohende Eskalation erkannt und entsprechend deeskalativ interveniert wird, umso besser. Sind Anzeichen eines Erregungszustandes bei der Patientin identifiziert (z.B. aggressives/gereiztes Verhalten, muskuläre Anspannung, vegetative Stressanzeichen wie Schwitzen, »Wutschnauben«, psychomotorische Unruhe) muss zunächst ein Kontakt hergestellt werden – z.B. durch (ggf. laute) Anrede mit Namen, in Verbindung mit einem beherzten »Hallo!«. Wenn die Kontaktaufnahme gelungen ist, sollte die Lautstärke sofort wieder zurückgenommen werden und der Kontaktaufbau beginnen. Hierbei sollten Sie die Patientin durch eine Spiegelung ihrer affektiven Situation und durch offene Fragen in ein Gespräch verwickeln.

2) Konkretisierung/Aufklärung

Im weiteren Gesprächsverlauf geht es darum, gemeinsam mit der Patientin nach den Auslösern ihres aggressiven Verhaltens zu suchen und diese möglichst präzise zu erfassen. Auch das gegenwärtige Bedürfnis sollte fokussiert werden. Das können Sie am besten durch gegenwartsbezogene Konkretisierungsfragen erreichen, die mit dem Fragewort »Was« beginnen. Hilfreich kann es außerdem sein, sich auf das am meisten belastende Moment zu konzentrieren.

> **Merke**
> Auf »Warum/Wieso/Weshalb«-Fragen sollte verzichtet werden, da diese – im Gegensatz zu »Was«-Fragen – Rechtfertigungsdruck erzeugen!

3) Auflösung/Kompromissfindung

Sobald sich Bedürfnis und Motivation der Patientin im Gesprächsverlauf konkretisiert haben, sollten Sie versuchen, gemeinsam eine Lösung oder einen Kompromiss zu finden. Das führt in der Regel zu einer Entspannung aufseiten der Patientin. Gehen Sie dabei auf ihre Gefühle ein, zeigen Sie ehrliches Interesse, arbeiten Sie zusammen! Dabei kann es hilfreich sein, sich – soweit möglich – mit der Patientin zu solidarisieren. Dann fühlt sie sich verstanden und ernst genommen. Versprechen Sie aber nichts, was Sie nicht halten können! Erklären Sie ruhig, freundlich und sachlich, warum etwas ggf. nicht möglich ist (▶ Kap. 10.2).

> **Evidenz**
>
> • In psychiatrischen Krankenhäusern wird bei ca. 7–8 % der Aufnahmen über aggressives Verhalten berichtet [4].
> • In der Notfallmedizin weisen etwa zwei Drittel psychiatrischer Notfälle zumindest milde Agitation/Erregtheit auf [3].
> • Bei Allgemeinmedizinern wurden Prävalenzraten von bis zu 50 % für verbale Aggression durch psychiatrische Patientinnen und Patienten ermittelt [5].
> • **Das größte Risiko für gewalttätige Handlungen liegt bei Patientinnen und Patienten mit Substanzmissbrauch, insb. Alkohol, vor [4].**

11.6.3 Darstellung einer gelungenen Arzt-Patienten-Kommunikation

Tab. 11-7 Der Fall Herr Falke

Gesprächsverlauf	Handlungsdimension
Herr Falke (Herr F): will sich nicht auf die Untersuchungsliege setzen, ist unruhig, läuft im Behandlungsraum hochangespannt hin und her, schimpft laut vor sich hin. Herr F: »Gottverdammter Mist, was soll der Scheiß hier? Ich will jetzt nicht mehr hierbleiben wegen so 'ner Lappalie, ich will raus hier!«	Hohe Anzeichen psychomotorischer Erregung; verbale Aggression; Autonomie wird als bedroht erlebt
Ärztin (Ä) steht im Behandlungszimmer in größerem Abstand, mit der Tür im Rücken.	Abstand halten
Ä: »Herr Falke?« *Keine Reaktion.* *(lauter)* »Hallo, Herr Falke!«	Kontaktaufnahme

Teil III

Tab. 11-7   *Fortsetzung*

Gesprächsverlauf	Handlungsdimension
Der Patient bleibt stehen, schaut die Ärztin an. Herr F: »Ja, was ist denn noch? Ich hab' gesagt, ich will raus hier, also passen Sie bloß auf, sonst setzt es was!«	Provokation zum Spannungs-abbau
Ä: »Herr Falke, Sie scheinen sehr aufgebracht zu sein – und gar nicht so sehr wegen ihrer verletzten Hand. Was ist denn los?«	Kontaktaufbau mit Spiegelung und offener Frage; Drohung wird korrekt ignoriert
Herr F: *(nachäffend)* »›Was ist denn los?‹ … als ob das die Weiber wirklich interessiert, wie's mir geht. Ja, Sie schlaue Ärztin, ganz richtig, ich bin *(nachäffend)* ›auf-gebracht‹ – sogar richtig stinkwütend bin ich … *(lauter werdend)* … auf alle Weiber bin ich wütend, die halten sich doch alle für was Besseres. Sie sind doch auch nicht besser!«	Weitere Provokationen folgen; jedoch lässt sich der Patient auf das Gespräch ein
Ä: »Also scheinen Sie sich von mir und von den Frauen im Allgemeinen gerade nicht verstanden zu fühlen – und das macht Sie ärgerlich?«	Spiegelung der Antwort des Patienten; Beleidigungen werden nicht persönlich ge-nommen
Herr F: »Sie haben es erfasst! Aber bilden Sie sich ja nichts ein, Sie sind mir doch scheißegal … aber von meiner Ex fühl ich mich ganz besonders verarscht!«	Der Auslöser wird klar. Die eigentliche Affektivität hinter der Aggression/Frustration wird deutlicher
Ä: »Ihre Ex? Was genau hat sie Ihnen denn getan?«	Konkretisierungsfrage
Herr F: »Die hat vorhin einfach so getan, als wär' sie nicht da. Dabei hab' ich Licht im Fenster gesehen! Die hat mich einfach ignoriert, dabei wollt ich mich doch nur entschuldigen, um eine zweite Chance bitten. Und die hat mich wie so 'nen Depp einfach vor der Tür ste-hen lassen …!« *(Patient erscheint nun mehr verzweifelt als ärgerlich)*	
Ä: »Also, das stelle ich mir ziemlich verletzend und ent-täuschend vor.«	Solidarisierung mit dem Patienten; Anteilnahme
Herr F: »Das können Sie laut sagen! Und wissen Sie, das Beste kommt erst noch …«	Ärztin wird als anteilnehmen-des Gegenüber akzeptiert
Ä: »Ja, wurde das etwa noch schlimmer?«	
Herr F: »Ganz genau, dann kamen auch noch die Bullen an! Und die haben mich abtransportiert wie 'nen Schwerverbrecher, dabei hab' ich niemandem was getan!«	

Gesprächsverlauf	Handlungsdimension
Ä: »Oje, das muss ziemlich übel sein, so von der Polizei weggeschleppt zu werden. Wahrscheinlich möchten Sie jetzt einfach Ihre Ruhe haben und nach Hause gehen …« *(Patient wird ruhiger, weinerlich)* Herr F: »Ja, das stimmt. Ich möchte jetzt einfach nach Hause. Pennen und diese Scheißnacht vergessen …«	Spiegelung der Antwort des Patienten; Eingehen auf die Bedürfnisse und Gefühle des Patienten Patient fühlt sich verstanden; innere Spannung sinkt
Ä: »Das kann ich total verstehen, so würde es mir auch gehen. Das können Sie ja auch gleich, ich würde mir vorher nur noch gerne kurz Ihre verletzte Hand anschauen.«	Solidarisierung; Angebot machen
Herr F: »Muss das sein? Ich glaube nicht, dass es so schlimm ist, es tut gar nicht so weh.« Ä: »Es ist letztlich Ihre Entscheidung. Aber ich würde gerne bleibende Schäden vermeiden, weil Sie doch im Maschinenbau arbeiten. Und wenn man was getrunken hat, spürt man den Schmerz halt nicht. Gibt es vielleicht etwas, was es Ihnen leichter machen würde?«	Autonomie des Patienten wird respektiert; Hilfe wird angeboten, sachlich begründet, nicht aufgedrängt; es wird eine Kompromisslösung angestrebt
Herr F: »Weiß nicht … na schön, Sie haben ja recht. Wenn Sie schnell machen, dann von mir aus. *(Patient wirkt deutlich entspannter, ruhiger; setzt sich auf die Untersuchungsliege)* Aber nur, wenn ich dann wirklich direkt wieder nach Hause darf und die Bullen mich in Ruhe lassen.«	Patient konnte Vertrauen gewinnen
Ä: »Ich verspreche es. Die sind eh schon wieder weg. Und ich beeile mich.« Herr F: »Na gut, dann machen Sie halt …«	Es ist gelungen, die Situation zu deeskalieren; die Ärztin verspricht nichts, was sie nicht halten kann

Teil III

Worauf Sie achten sollten!

Der Umgang mit aggressiven Patientinnen (nach [6] und [7])

- *Sicherheit:* Spielen Sie niemals den Helden, überschätzen Sie Ihre eigenen Kompetenzen nicht. Holen Sie sich ggf. Hilfe oder verlassen Sie die Situation!
- *Selbstkontrolle:* Bewahren Sie Ruhe, kontrollieren Sie Ihre Gefühle. Nehmen Sie Beleidigungen nicht ernst und reagieren Sie nicht darauf! Vermeiden Sie es, einen Machtkampf mit der Patientin zu führen!
- *Respekt:* Behandeln Sie aggressive Patientinnen weiterhin respektvoll, nehmen Sie deren Anliegen ernst. Vermeiden Sie herablassende, vorwurfsvolle, bewertende und autoritäre Verhaltensweisen! Entschuldigen Sie sich sofort, wenn eine Aussage die Patientin weiter aufbringt!

- *Empathie:* Versuchen Sie sich in die Patientin hineinzuversetzen und ihr mitfühlend, wertschätzend und verständnisvoll zu begegnen. Je authentischer Sie eine solche Haltung einnehmen können, umso wirksamer wird eine Deeskalation sein.
- *Nonverbale Kommunikation:* Halten Sie genügend Abstand und unaufdringlichen Blickkontakt! Vermeiden Sie bedrohliche/provokative Mimik und Gestik (wie verschränkte oder in die Hüfte gestemmte Arme). Sprechen Sie mit klarer und fester Stimme, jedoch möglichst tief, ruhig, fragend und »melodisch«.

> **Merke**
>
> Im Umgang mit aggressiven Patientinnen ist es besonders wichtig, sich eigene Unsicherheit oder Angst einzugestehen und ggf. zu entscheiden, die Situation zu verlassen und/oder (sich) Hilfe zu holen! Ihre eigene emotionale Kontrolle ist in dieser Situation zentral, und wenn Ihnen dies nicht möglich sein sollte, sollten Sie von eigenen Gesprächsversuchen absehen. Versuchen Sie daher, Ihre aktuelle Gefühlslage und kommunikativen Möglichkeiten bzgl. einer notwendigen Deeskalation realistisch einzuschätzen und den Fall ggf. an erfahrenere Kolleginnen abzugeben. Sicherheit und Schutz aller beteiligten Personen gehen immer vor!

Literatur

[1] Berzewski H. Der psychiatrische Notfall. 3., überarb. u. erw Aufl., Berlin, Heidelberg: Springer 2009.
[2] Mavrogiorgou P, Juckel G. Erregungszustände. Der Nervenarzt 2015; 86(9): 1111 – 19.
[3] Pajonk FGB, D'Amelio R. Agitation und Aggression – Eine Herausforderung in der Notfallmedizin. Notfall u. Rettungsmedizin 2016; 19(3): 163 – 71.
[4] Steinert T, Bergk J. Aggressives und gewalttätiges Verhalten. Der Nervenarzt 2008; 79(3): 359 – 70.
[5] Pajonk FGB, D'Amelio R. Psychosozialer Notfall – Erregungszustände, Aggression und gewalttätiges Verhalten im Notarzt- und Rettungsdienst. Anästhesiol Intensivmed Notfallmed Schmerzther 2008; 43(07/08): 514 – 21.
[6] Wesuls R, Heinzmann T, Brinker L. Professionelles Deeskalationsmanagement (ProDeMa) – Praxisleitfaden zum Umgang mit Gewalt und Aggression in den Gesundheitsberufen. Vol. 3. Stuttgart: Unfallkasse Baden-Württemberg 2004.
[7] Bowers L. Safewards: a new model of conflict and containment on psychiatric wards. London: Wiley Subscription Services 2014.
[8] Violence and Aggression: Short-term management in mental health, health and community settings: updated edition. In National Institute for Health and Care Excellence: Clinical Guidelines. London: National Institute For Health And Care Excellence 2015.

11.7 Das Leben macht keinen Sinn mehr

Suizidalität

Marina Bartolovic, Haang Jeung-Maarse, Daniela Roesch-Ely

Lernziel nach NKLM 14c

3.2.9 Den Verdacht auf Suizidalität oder Fremdgefährdung angemessen ansprechen und die Patientinnen und Patienten bei Bestätigung des Verdachts weitervermitteln.

Fallvignette

Herr Müller, ein 57-jähriger selbstständiger Immobilienmakler, hat einen Termin bei seiner Hausärztin gemacht und sitzt nun im Untersuchungszimmer.

Seine Frau hat ihn vor einigen Wochen verlassen, er kann nicht mehr richtig schlafen, sich zu nichts mehr aufraffen, fühlt sich einsam, leer und erschöpft. In seinem Leben sieht er momentan keinen Sinn. Er hofft, dass seine Hausärztin ihm etwas gegen seine Schlaflosigkeit verschreiben kann.

Sie sind Hausärztin und sprechen mit Herrn Müller, den Sie schon seit einigen Jahren als Patienten kennen. Blass, ungepflegt, mit tiefen Augenringen sitzt der sonst vitale Mann vor Ihnen. Sie sind erschrocken über den Zustand Ihres Patienten. Gleichzeitig stehen Sie unter Zeitdruck und haben eigentlich nur wenige Minuten für das Gespräch eingeplant.
[▶ NKLM-Kapitel 20: Müdigkeit/Erschöpfung/Allgemeine Schwäche (20.63)]

Informationen zum Krankheitsbild

Hintergrund: Schwere depressive Episode ohne psychotische Symptome (ICD-10: F32.2)
Verlauf/Symptome: Auf Nachfrage beschreibt Herr Müller eine seit mehreren Wochen bestehende gedrückte Stimmung, Freudlosigkeit, Antriebslosigkeit, Konzentrationsprobleme, Gefühle von Wertlosigkeit, Zukunftsängste, sozialen Rückzug, Appetitlosigkeit mit Gewichtsabnahme sowie quälende Ein- und Durchschlafstörungen. Beobachtbar sind eine psychomotorische Hemmung sowie körperliche Ungepflegtheit.
[▶ NKLM-Kapitel 21: Depression (21.1.10.45)], Suizid(alität) (21.1.10.72)

Fakten zur Depression

- Lebenszeitprävalenz ca. 17 %, Punktprävalenz für unipolare Depression in Deutschland ca. 6 %; Frauen sind etwa doppelt so häufig betroffen wie Männer.
- Suizidalität hoch: Etwa ein Drittel depressiv Erkrankter unternehmen einen Suizidversuch; Suizidmortalität liegt bei bis zu 15 %.

CAVE: Bei depressivem Syndrom jederzeit mit Suizidalität rechnen und immer erfragen! (Epidemiologische Fakten zur Depression [1])

11.7.1 Einführung

Suizidalität ist für Medizinerinnen eine besondere Herausforderung. Sie haben sich der Erhaltung von Leben verschrieben und haben nun plötzlich mit Menschen zu tun, die das Leben abzulehnen scheinen, es in manchen Fällen sogar

Teil III

aktiv beenden wollen. Gerade Ärztinnen, die nicht im psychiatrischen Bereich tätig sind, fühlen sich damit häufig überfordert. Das kann zu ängstlichem, gehemmtem bis hin zu feindseligem Verhalten gegenüber Menschen führen, die eigentlich in einer psychischen Notlage sind und ebenso wie somatische Notfälle einer adäquaten Behandlung bedürfen. Besonders deutlich wird die Behandlungsbedürftigkeit, wenn man bedenkt, dass die überwältigende Mehrheit aller Suizidenten an einer psychiatrischen Erkrankung leiden.

Evidenz

- Im Jahr 2014 nahmen sich insg. 10 209 Personen aller Altersgruppen in Deutschland das Leben. Suizid ist in etwa 1 bis 2 % aller Todesfälle die Todesursache [2].
- Bei etwa 90 % aller erfolgten Suizide in der Allgemeinbevölkerung liegt im Vorfeld eine psychiatrische Erkrankung vor.

Suizid-Risikofaktoren [3]

- Psychische Erkrankungen, v. a. Depression, Sucht, Schizophrenie
- Suizidalität in der eigenen Vorgeschichte oder in der unmittelbaren Umgebung
- Höheres Alter (Einsamkeit, gesundheitliche Einschränkungen, Verwitwung …)
- Männliches Geschlecht (dreimal mehr erfolgte Suizide im Vergleich zu Frauen; bei Frauen mehr Suizidversuche)
- Adoleszenz (Entwicklungs- und Beziehungskrisen)
- Traumatische Situationen und Veränderungskrisen (Beziehungskrisen, Partnerverlust, Kränkungen, Arbeitslosigkeit, Kriminalität etc.)
- Chronische, schmerzhafte, lebenseinschränkende oder terminale körperliche Erkrankungen mit Siechtum und Pflegebedürftigkeit

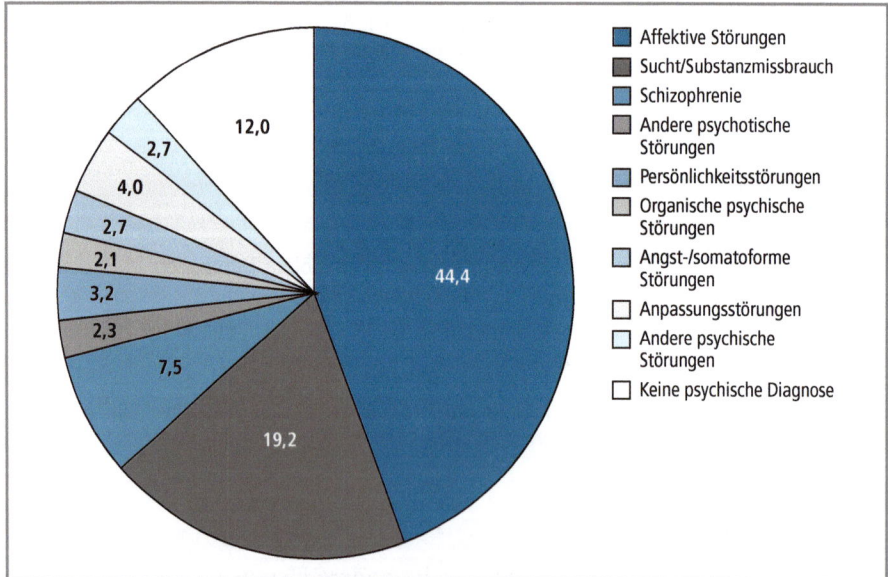

Abb. 11-3 Verteilung psychischer Erkrankungen über eine Stichprobe erfolgter Suizide in der Allgemeinbevölkerung aus einer internationalen Meta-Analyse [4]

11.7.2 Wie exploriere ich Suizidalität richtig?

Informationen sammeln

Um das Suizidrisiko einschätzen zu können, ist es zunächst wichtig, in einem Gespräch Informationen zu sammeln, um einen Überblick über die allgemeine Situation der Patientin zu bekommen (s. o.) (▶ Kap. 2.1). Das Vorliegen allgemeiner Risikofaktoren muss allerdings von der akuten Suizidalität unterschieden werden! Mit der Kenntnis allgemeiner Risikofaktoren kann lediglich die sogenannte »Basissuizidalität« eingeschätzt werden. Eine erhöhte Basissuizidalität sagt aus, dass diesen Personen suizidale Handlungen *im Allgemeinen* näher sind als anderen [5]. Das sagt aber nicht zwangsläufig etwas über die *akute Suizidalität* aus. Daher müssen im Gespräch zusätzlich Indikatoren für akute Suizidalität erfragt werden.

So kann eine detaillierte Exploration der suizidalen Phänomene bei der Patientin vor dem Hintergrund einer *Kontinuitätsannahme der Suizidalität* dabei helfen, die reelle Gefährdung und den Handlungsdruck im konkreten Fall besser einzuschätzen (▶ Abb. 11-4).

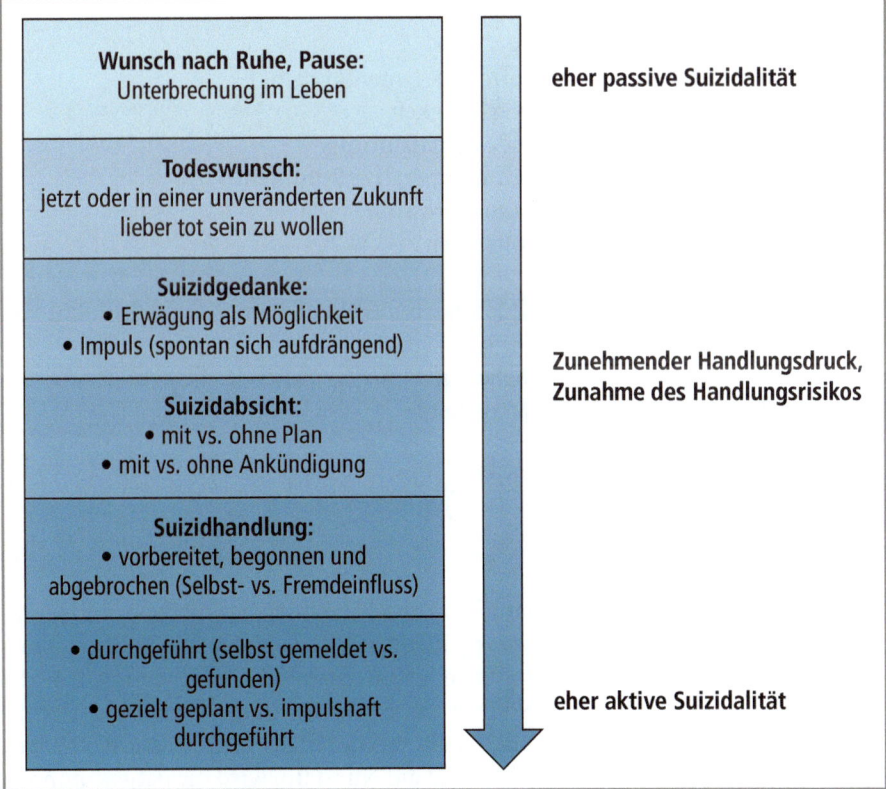

Abb. 11-4 Kontinuitätsannahme der Suizidalität mit Handlungskonsequenzen: zunehmende »sichernde Fürsorge«, Zunahme von Eigenverantwortung zu Fremdverantwortung [6]

Aber auch raptusartig einschießende zwanghafte Suizidideen, die mit hohem Handlungsdruck und Kontrollverlust einhergehen, kommen vor. Hier sollte eine Einschätzung der Absprachefähigkeit und der Fähigkeit zur Impulskontrolle bei der Patientin vorgenommen werden. Ist dem Gespräch ein Suizidversuch vorangegangen oder sind bereits Suizidversuche in der Vergangenheit bekannt, hilft die Kenntnis des Suizidarrangements und der Methode, um die Ernsthaftigkeit des Suizidversuchs einzuschätzen [7]. Je ernsthafter ein Suizidversuch war, umso größer ist die akute Suizidgefährdung. Auch bestimmte Aspekte der gegenwärtigen Psychopathologie erhöhen die Wahrscheinlichkeit für eine akute Gefährdung der Patientin. Eine **Übersicht über die Indikatoren für akute Suizidalität** (entnommen aus [6] und [7]) ist im Folgenden zusammengefasst.

- **Aspekte der Suizidalität**
  - Drängende Suizidgedanken; erklärte Suizidabsicht, Suizidankündigungen; hoher Handlungsdruck, fortgeschrittene Suizidplanung
  - Bei vorherigen Suizidversuchen: Suizidarrangement macht Auffindung schwierig/unmöglich; die Betroffene ist nicht froh, überlebt zu haben
  - Bevorzugung einer harten Methode (Erhängen, Erschießen, zu Tode stürzen etc.) für Suizidplan bzw. -versuch gegenüber einer weichen (Medikamenten-, Substanzeinnahme)
- **Aspekte der Psychopathologie**
  - Tiefe depressive Herabgestimmtheit (»mental pain«)
  - Tiefe (psychotische) Hoffnungslosigkeit
  - Agitiertheit/Unruhe, quälende Schlafstörung
  - Paranoide Angst, Panik, Wahn, imperative Stimmen
  - Impulsivität, Fremd- und Autoaggression
  - Sozialer Rückzug/soziale Isoliertheit
- **Verhaltensaspekte**
  - Patientin distanziert sich (auch nach ausführlichem Gespräch) nicht von Suizidideen/Suizidversuch
  - Patientin reagiert ausgesprochen gereizt/aggressiv oder ist agitiert, ein Gesprächsrapport kommt nicht zustande
- **Situationsaspekte**
  - Der auslösende Konflikt ist nicht gelöst

Eine Beziehung herstellen

Das Sammeln relevanter Informationen zur Risikoabschätzung bei der Exploration von suizidalen Personen ist zwar wichtig, noch wichtiger ist es jedoch, einen *emotionalen Rapport* zu der Betroffenen herzustellen [8]! Hierfür müssen Sie die Patientin in ihrer psychischen Notlage ernst nehmen und authentische Anteilnahme signalisieren. Reden Sie auch nicht um den heißen Brei herum, sondern sprechen Sie das Thema Suizidalität direkt an! Nur dann wird die Patientin Ihnen ihr Vertrauen schenken, sich Ihnen öffnen können, und nur dann werden die erhaltenen Gesprächsinformationen verlässlich sein.

Konsequenzen ziehen

Nachdem Sie in einem ausführlichen Gespräch eine Einschätzung der aktuellen Situation vorgenommen haben, müssen Sie entscheiden, wie es mit der Patientin weitergehen soll. Im Falle einer akuten Gefährdungssituation müssen Sie für eine »fürsorgliche Sicherung« der Patientin sorgen und/oder angemessene Behandlungsmaßnahmen, ambulant oder stationär, einleiten. Anzustreben ist eine gemeinsame Absprache. Im Notfall, bei fehlender Absprachefähigkeit und akuter Suizidalität, müssen Sie ggf. aber auch gegen den Willen der Patientin handeln und eine unfreiwillige stationäre Aufnahme erwirken [3].

11.7.3 Darstellung einer gelungenen Arzt-Patienten-Kommunikation

Tab. 11-8   Gelungene Exploration akuter Suizidalität am Beispiel des Herrn Müller

Gesprächsverlauf	Handlungs-dimension
Herr M. schildert Ihnen zunächst auf Nachfrage seine aktuelle Lebenssituation und die depressiven Symptome. Dann kommt er nochmal auf sein Anliegen zu sprechen, sich von Ihnen Schlafmittel verschreiben zu lassen.	
Herr M.: »Wie gesagt, ich bin so müde, ich kann mich zu nichts mehr aufraffen. Ich brauche dringend Schlaftabletten, um endlich mal wieder zur Ruhe zu kommen. Vielleicht kriege ich das alles dann wieder in den Griff.« Ärztin (Ä): »Ja, das hört sich alles ganz schön belastend an. Ich habe allerdings den Eindruck, dass daran nicht nur die Schlaflosigkeit Schuld hat.« Herr M.: »Nein, die macht das alles halt so unerträglich. Die ganze Situation momentan ist schon schlimm genug, das stimmt schon … irgendwie so sinnlos.«	Einfühlendes Verständnis; Bereitschaft vermitteln, zuzuhören und sich Zeit zu nehmen
Ä: »Das Leben macht momentan keinen Sinn für Sie?« Herr M.: »Nein. Nein, wirklich nicht. Ich fühle mich leer, weiß gar nicht, warum ich noch aufstehen soll.«	Thema Suizidalität einleiten
Ä: »Wenn das Leben für Sie momentan so wenig Sinn macht, haben Sie auch schon daran gedacht, sich das Leben zu nehmen?« Herr M.: »Ehrlich gesagt schon.«	Direkte und offene Fragen stellen
Ä: »Und was genau haben Sie da gedacht?« Herr M.: »Naja, dass es so einfacher ist. Dass ich mich dann nicht mehr so quälen muss mit all dem …« *(Pause; Patient erscheint angespannt, beschämt)* Ä: »Ja, ich kann verstehen, dass das alles sehr quälend für Sie sein muss und dass Sie manchmal einfach nicht mehr weiter wissen und dann solche Gedanken kommen. Das kommt in solchen Situationen oft vor und ist nichts, wofür Sie sich schämen müssten! Können Sie mir mehr davon erzählen?«	Suizidgedanken genauer explorieren (Inhalt, Form, Häufigkeit), dabei auf formalistisches Abfragen verzichten, geduldig sein, Ruhe bewahren, Verständnis signalisieren

Tab. 11-8 *Fortsetzung*

Gesprächsverlauf	Handlungs-dimension
Herr M.: »In Ordnung, ich versuche es.« Ä: »Seit wann genau und wie oft haben Sie denn in den letzten Wochen darüber nachgedacht, diesen Schritt zu tun, sich das Leben zu nehmen?« Herr M.: »Das erste Mal, als sich meine Frau von mir getrennt hat vor sechs Wochen. Und danach immer mal wieder, weiß nicht genau … kann ich nicht so genau sagen.«	
Ä: »Es scheint Ihnen schwer zu fallen, darüber zu sprechen. Haben Sie denn sonst mit jemandem darüber geredet?« Herr M.: »Ehrlich gesagt nein. Es hat auch sonst keiner gefragt …« Ä: »Da müssen Sie sich ja sehr allein gelassen gefühlt haben …« Herr M.: »Ja, das stimmt. Die Kinder sind aus dem Haus und mit ihrem eigenen Leben beschäftigt.«	Einfühlendes Verständnis; auf Bedrängen verzichten; andere Indikatoren für akute Suizidalität erfragen (soziale Isolation)
Ä: »Und wie ist es für Sie, jetzt mit mir zu sprechen?« Herr M.: »Unangenehm, einerseits – aber es tut auch gut, das alles endlich mal auszusprechen.« Ä: »Auszusprechen, dass das alles momentan so schlimm für Sie ist, dass Sie eigentlich nicht mehr leben wollen?« Herr M.: »Ja.«	Beziehungsangebot machen; sich als Beziehungspartner ins Spiel bringen
Ä: »Haben Sie denn schon darüber nachgedacht, wie Sie sich das Leben nehmen würden?« Herr M.: »Ja, ich hatte da mehrere Möglichkeiten in Erwägung gezogen. Ich dachte daran, mich aus dem Fenster zu stürzen. Oder mich zu erhängen, in der Garage.« Ä: »Und haben Sie schon irgendwelche Vorbereitungen getroffen?« Herr M.: »Weiß nicht, nicht wirklich. Aber ich muss zugeben, dass ich schon mal in der Garage nachgeprüft habe, ob die Balken da mein Gewicht halten würden … und ob ich irgendwo ein passendes Seil hätte …« Ä: »Das klingt für mich aber schon sehr ernst. Und – was war der Ausgang Ihrer Nachforschungen?« Herr M.: »Es würde wohl gehen. Ein Seil habe ich nicht direkt, aber es sollte auch mit dem Gürtel oder einer Krawatte gehen …«	Exploration der Indikatoren für akute Suizidalität fortsetzen (entsprechend dem Kontinuitätsmodell): Suizidabsicht, Suizidplan, Suizidvorbereitungen …
Ä: »Und würden Sie sagen, dass Sie schon mal kurz davor standen, das auch wirklich zu tun?« Herr M.: (zögert) »Ähm … weiß nicht … kann sein …« Ä: »Wie meinen Sie das?« Herr M.: »Ja also, das war gestern, wenn ich ehrlich bin. Ich bin da in die Garage gegangen, mit einer Krawatte, habe mir die schon um den Hals gebunden und einen Hocker geholt … aber dann … dann konnte ich es nicht.« *(beginnt zu weinen)*	Gefahr der Umsetzung der Suizidpläne in Handlung prüfen; dabei möglichst nicht bedrängen, kein formalistisches Ausfragen …

Gesprächsverlauf	Handlungs-dimension
Ä: »Da hat Sie ja doch etwas zurückgehalten …« Herr M. *(weinend)*: »Ja. Ja, ich will ja eigentlich gar nicht sterben. Ich bin nur so verzweifelt, ich weiß einfach nicht mehr weiter! Und dann fiel mir ein, dass ich ja heute bei Ihnen einen Termin habe. Und dass es mir vielleicht besser geht, wenn ich wieder etwas Schlaf finde. Dass meine Gedanken dann klarer sind, dass ich dann wieder etwas Hoffnung schöpfen kann … deshalb bin ich da wieder rausgegangen, habe meine Krawatte wieder in den Schrank geräumt, mich hingelegt … Oh Gott, wenn ich daran denke, was ich fast getan hätte!«	Einfühlendes Verständnis; keine Verurteilung des Verhaltens, keine Bagatellisierung
Ä: »Ich kann verstehen, dass es in einer emotional so belastenden Situation manchmal wie der einzige Ausweg wirken kann, sein Leben zu beenden. Sie brauchen sich dafür nicht zu schämen. Irgendwas in Ihnen will leben, und ich bin sehr froh, dass Sie sich gestern für das Leben entschieden haben, und dafür, zu mir zu kommen. Lassen Sie uns doch einmal gemeinsam überlegen, wie es jetzt weitergehen kann mit Ihnen und welche Optionen wir haben. Ich glaube kaum, dass es reicht, wenn ich Sie jetzt einfach mit einem Rezept für Schlafmittel nach Hause schicke … ich hoffe, Sie verstehen das.« Herr M.: »Ja natürlich. Ich glaube, das ist das Beste. Was haben Sie denn für Vorschläge, was ich jetzt machen soll?«	Einfühlendes Verständnis; Beziehungsangebot, die Beziehung ins Spiel bringen; konkrete Hilfsangebote machen
Es ist gelungen, einen emotionalen Rapport herzustellen. Herr Müller konnte sich öffnen, dadurch gelang Ihnen eine angemessene Einschätzung der akuten Suizidalität, auf die nun gemeinsam mit dem Patienten reagiert werden kann. Die Chance ist groß, den Patienten nun für einen stationären Aufenthalt zu gewinnen. Sollte sich der Patient hier jedoch unsicher sein oder sich zunächst gegen eine stationäre Behandlung aussprechen, sollte bei dem vorliegenden erhöhten akuten Suizidrisiko die unverzügliche Hinzuziehung einer psychiatrischen Fachärztin in die Wege geleitet werden!	

Worauf Sie beim Umgang mit suizidalen Menschen achten sollten! [7, 9]

DO
- Direktes Ansprechen
- Einfühlendes Verstehen, (Distanz haltende) Anteilnahme
- Authentizität, Offenheit und Transparenz
- Vorurteilsfreiheit
- Ruhe und Gelassenheit (auch bei provokativem Verhalten)
- Blickkontakt, Vertrauen aufbauen
- Einfache, direkte Sprache

Teil III

DON'T

- **Betreuung zu früh beenden** (einer der häufigsten Fehler!)
- Suizidalität als Tabuthema betrachten
- Bedrängen, fruchtlose Diskussionen
- Suizidversuche/Suizidgedanken (ggf. wie die Patientin selbst) bagatellisieren
- Durch negative Emotionalität geprägter Umgang
- Ungeduld und formalistisches Abfragen

Merke
Das Thema Suizidalität sollte bei Vorliegen von Risikofaktoren nie vermieden und stets offen und direkt angesprochen werden! Sie müssen keine Angst haben, die Patientin dadurch erst auf die Idee zu bringen. Im Gegenteil empfinden es die meisten Betroffenen als Entlastung, endlich darüber sprechen zu können.

Literatur

[1] Schneider F, Weber-Papen S. Psychiatrie, Psychosomatik und Psychotherapie ... in 5 Tagen. Berlin, Heidelberg: Springer 2010.

[2] Statistisches Bundesamt (Destatis). Suizide nach Altersgruppen – Anzahl der Suizide 2014. Online verfügbar unter: https://www.destatis.de/DE/ZahlenFakten/GesellschaftStaat/Gesund heit/Todesursachen/Tabellen/Sterbefaelle_Suizid_ErwachseneKinder.html (Abrufdatum: 26.7.2018).

[3] Wolfersdorf M, Purucker M, Franke C. Krisenintervention und Suizidprävention. In Arolt V, Kersting A (Ed.), Psychotherapie in der Psychiatrie: Welche Störung behandelt man wie? Berlin Heidelberg: Springer 2010; 443 – 65.

[4] Bertolote JM et al. Psychiatric diagnoses and suicide: revisiting the evidence. Crisis 2004. 25(4): 147 – 55.

[5] Wolfersdorf M. Suizidalität. Der Nervenarzt 2008. 79(11): 1319.

[6] Wolfersdorf M. Suizid und Suizidalität aus psychiatrisch-psychotherapeutischer Sicht. PiD – Psychotherapie im Dialog 2012; 13(02): 2 – 7.

[7] Bronisch T. Krisenintervention bei Suizidalität. PiD – Psychotherapie im Dialog 2012; 13(02): 15 – 20.

[8] Dorrmann W. Verhaltenstherapeutische Vorgehensweisen bei akuten suizidalen Krisen. Stuttgart: Thieme 2003.

[9] Lewitzka U. Hochakut suizidgefährdete Patienten. PiD – Psychotherapie im Dialog 2012; 13(02): 8 – 14.

[10] Pöldinger W. Die Abschätzung der Suizidalität: eine medizinisch-psychologische und medizinisch-soziologische Studie. Aktuelle Probleme in der Psychiatrie, Neurologie, Neurochirurgie. Bern, Stuttgart: Huber 1968.

[11] Ringel E. Der Selbstmord: Abschluß einer krankhaften psychischen Entwicklung; (eine Untersuchung an 745 geretteten Selbstmördern). Wiener Beiträge zur Neurologie und Psychiatrie. Wien, Düsseldorf: Maudrich 1953.

Hinweis: Die Literaturangaben 10 und 11 beziehen sich auf Zitationen aus unseren Übungsaufgaben, nicht auf den Artikel selbst.

11.8 Es gibt nichts Besseres, als ein Lob von ganz oben

Ansprechen von psychosozialen, soziodemographischen, arbeitsplatzbezogenen Konflikten

Svenja Taubner

Lernziel nach NKLM 14c

3.2.10 Psychosoziale, geschlechtsspezifische, altersspezifische, kulturelle, insbesondere familiäre oder arbeitsplatzbezogene Konflikte angemessen ansprechen

Fallvignette

Herr Bunge, von Beruf Versicherungskaufmann und 51 Jahre alt, kommt in die HNO-Praxis und klagt über zunehmend stärker werdende Geräusche im Ohr verbunden mit Schlafstörungen. Die Ohrgeräusche hätten bereits vor einem Jahr begonnen, aber bislang hat er keine ärztliche Unterstützung gesucht, da er hoffte, dass die Geräusche von selbst verschwinden würden. Seit drei Monaten seien die Geräusche aber so laut geworden, dass er sich nicht mehr konzentrieren könne und er wesentlich schlechter höre. Das wirke sich auch negativ auf seine Arbeitsfähigkeit aus. Beim Einschlafen würden die Geräusche besonders laut werden und die Einschlafphase deutlich verlängern. Aktuell fühle er sich nur noch niedergedrückt und könne am Morgen kaum das Bett verlassen. Er drückt seine Sorge aus, dass er sich die Geräusche vielleicht nur einbilde oder sie Ausdruck eines Hirntumors seien. Der Patient wünscht sich einen objektiven Befund der Ohrgeräusche und hofft auf die Benennung eines klaren physiologischen Auslösers, wie z. B. eine Durchblutungsstörung. Er wirkt sehr angespannt und verzweifelt.
Die HNO-ärztliche Untersuchung sowie eine Dopplersonografie der hirnversorgenden Arterien ergeben keinen Hinweis auf objektive Ohrgeräusche, Hörverlust oder zerebrale Durchblutungsstörungen. Aus Sicht der Ärztin liegt aufgrund der Befundlage ein chronischer dekompensierter Tinnitus vor, der nach einem Tinnitus-Counselling psychotherapeutisch behandelt werden sollte, sowie möglicherweise eine medikamentöse Unterstützung bei komorbider Depressivität. Im Gespräch mit dem Patienten sollten zunächst mögliche stressauslösende Aspekte (z. B. am Arbeitsplatz) geklärt werden. Ferner möchte die Ärztin abklären, ob das eher physiologische Krankheitsmodell des Patienten auf ein bio-psychosoziales Verständnis erweitert werden kann, um eine Therapieempfehlung und Überweisung an einen psychotherapeutisch arbeitenden Kollegen auszusprechen.
[▸ NKLM-Kapitel 20: Hörstörungen (20.48), Müdigkeit/Erschöpfung/Allgemeine]

Informationen zum Krankheitsbild

Hintergrund: chronischer Tinnitus
Ätiologie: Psychosoziale Stressoren durch strukturelle Arbeitsplatzkonflikte (Stellenabbau) und intrapsychische Arbeitsplatzkonflikte (Versagensängste)
Verlauf:
● Beginn vor einem Jahr
● Seit drei Monaten zunehmend lautere Ohrgeräusche, die das Einschlafen erschweren
● Kein Hörverlust

[▸ NKLM-Kapitel 21: Ohrgeräusche/Tinnitus (21.1.9.6), Depression (21.1.10.45)]

Fakten zum chronischen Tinnitus

- Tinnitus ist eine Erkrankung des auditiven Systems, die in Verbindung mit verschiedenen Komorbiditäten (z. B. Depression, Angst) eine schwere Belastung für das Individuum darstellt.
- Neben den komorbiden Erkrankungen steht Tinnitus in Verbindung mit Beeinträchtigungen des kognitiv-emotionalen, verhaltensbezogenen und physiologischen Reaktionssystems sowie mit Kommunikationsstörungen.
- Liegen die Symptome der subjektiven Ohrgeräusche länger als drei Monate vor, so wird von einem chronischen Tinnitus gesprochen.
- Besteht ein hoher Leidensdruck und eine deutliche Verminderung der Lebensqualität, so wird der Tinnitus als »dekompensiert« bezeichnet.
- Die Punktprävalenz für chronischen Tinnitus in Deutschland beträgt 3,9 %. Von den 10 Millionen Betroffenen leiden 1,5 Millionen unter einem dekompensierten Tinnitus. Die jährliche Inzidenz wird mit 250 000 Neuerkrankten beziffert.
- Eine Tinnitusberatung sowie eine Hörtherapie bei begleitender Schwerhörigkeit stellen die Basistherapiegebote dar. Eine Tinnitus-spezifische Variante der Kognitiven Verhaltenstherapie kann ebenfalls die Tinnitusbelastung verringern und die Lebensqualität durch eine Verringerung der Aufmerksamkeit und eine optimierte Bewältigung verbessern [1]. Darüber hinaus sollten komorbide Erkrankungen mitbehandelt werden.

S3-Leitlinie 017/064: Chronischer Tinnitus online verfügbar unter: http://www.awmf.org/uploads/tx_szleitlinien/017-064l_S3_Chronischer_Tinnitus_2015-02.pdf

11.8.1 Einführung

Da Tinnitus kein einheitliches Krankheitsbild darstellt und multikausal determiniert ist, ist es eine originär ärztliche Aufgabe, differenzialdiagnostisch die individuell maßgeblichen Entstehungsfaktoren und Begleitsymptome zu erfassen, um eine passende Therapieempfehlung aussprechen zu können. Tinnitus wird primär auf einen pathophysiologischen Prozess im Ohr zurückgeführt, der sekundär durch pathologische Reiz-Antworten (z. B. übersteigerte Aufmerksamkeitszuwendung, Angst) und weitere psychosoziale Faktoren (z. B. Stress) gesteigert werden kann [2, 3]. Bei chronischem Tinnitus ist eine vollständige Symptomkontrolle nur selten zu erreichen. Im Vordergrund einer ersten Diagnostik und Beratung stehen die Ermittlung tinnitussensibilisierender Ursachen sowie Möglichkeiten der Behandlung wie z. B. eine langfristige Habituation des Patienten an seinen Tinnitus.

Psychosoziale, soziodemografische und arbeitsplatzbezogene Konflikte sind teilweise auslösende oder aufrechterhaltende Faktoren vieler stressbezogener Erkrankungen (z. B. Schmerzstörungen und andere psychosomatische Erkrankungen), die daher im ärztlichen Gespräch abgeklärt werden sollten. Im Folgenden sollen die arbeitsplatzbezogenen Konflikte vertieft werden, da diese einen Hauptbelastungsfaktor in der Gruppe der Beschäftigten darstellen. Arbeitsplatzbezogene Konflikte sind entweder interpersonell (Konflikte mit Kollegen, Vorgesetzten), intrapsychisch (z. B. Versagensängste) oder strukturell (Arbeitsplatzverlust, mangelhafte Ausstattung, Unvereinbarkeit mit anderen Lebensbereichen) anzusiedeln. Es können aber auch mehrere der vorgenannten Bedingungen zusammentreffen und sich wechselseitig verstärken.

Definition

Arbeitsplatzbezogene Konflikte sind z. B.:

a) Konflikte mit der Arbeitgeberin/der Vorgesetzten (z. B. Gefühle der Ungerechtigkeit)

b) Konflikte mit den Arbeitskolleginnen (z. B. Mobbing)

c) Konflikte um Work-Life-Balance oder Arbeit und Familie (z. B. Unvereinbarkeiten der Lebensbereiche)

d) Arbeitsplatzbezogene Ängste (Belastung, Gefühle der Insuffizienz, Arbeitsplatzverlust)

e) Konflikte durch eine Unausgeglichenheit zwischen Anforderung, Belastung und Ressourcen (z. B. Burnout)

11.8.2 Arbeitsplatzbezogene Konflikte ansprechen: So geht's!

Besonders für Patientinnen mit einem rein biologischen Krankheitsverständnis ist es oft belastend, wenn die Ärztin eine bio-psycho-soziale Bedingtheit einer Erkrankung ansprechen möchte (▶ Kap. 1.3). Patientinnen haben häufig Angst vor Stigmatisierungen, die mit psychischen Erkrankungen einhergehen, und sind daher nicht immer offen, mit ihrer Ärztin über psychosoziale, soziodemografische und arbeitsplatzbezogene Konflikte zu sprechen bzw. sprechen diese nicht von sich aus an. Viele Ärztinnen sind daher unsicher, wie sie anamnestisch vorgehen können, um diese differenzialdiagnostischen Abklärungen durchführen zu können. Im ungünstigsten Falle fühlt sich die Patientin bei Nachfragen zu sensiblen Themenfeldern zurückgewiesen und zieht sich aus der Behandlung zurück. Daher ist es hilfreich, zunächst das subjektive Krankheitserleben und die Behandlungsvoraussetzungen der Patientin zu erfassen, wie es die Operationalisierte Psychodynamische Diagnostik vorschlägt (OPD-2) [4] (▶ Kap. 2.8). Erfassen Sie also die subjektiven Krankheitskonzepte (z. B. an somatischen, psychologischen und sozialen Faktoren orientierte Konzepte) sowie das subjektive Krankheitskonzept der Patientin (»Welche Ursache(n) vermuten Sie für die Entstehung des Tinnitus?«, »Was glauben Sie, welche Behandlung für Sie am besten wäre?«) (▶ Kap. 1.4). Hierbei ist die Haltung der Ärztin entscheidend. Orientiert an modernen Gesprächsführungskonzepten wie z. B. solchen aus der Mentalisierungsbasierten Therapie [5], die bei der Patientin Ressourcen aktiviert und sie als Co-Therapeuten mit in die Verantwortung des eigenen Handelns nimmt, wird eine genuin empathische, validierende und neugierige Haltung empfohlen (▶ Kap. 2.10).

Im Fallbeispiel wird der Patient vermutlich zunächst erleichtert sein, dass seine Ohrgeräusche nicht auf einen Hirntumor zurückgeführt werden können. Gleichzeitig kann ihn die multifaktorielle Bedingtheit seines Tinnitus verunsichern. Sein Krankheitsmodell ist physiologisch orientiert und er hat psychische und soziale Faktoren bislang nicht in Betracht gezogen. Bevor die Ärztin vorsichtig das Krankheitsmodell erweitert, sollte sie den Leidensdruck des Patienten validieren, da betroffene Patientinnen oft die Erfahrung machen, dass andere die nur für sie hörbaren Geräusche als unbedeutsam oder »Einbildung« einstufen. (»Ich kann mir gut vorstellen, wie belastend die Ohrgeräusche sind, die Ihren ganzen Alltag begleiten.«). Auch Lob für das Aufsuchen der Behandlung durch die Ärztin verstärkt die Vertrauensgrundlage, um danach sensible Themenfelder ansprechen zu können (»Ich finde es sehr mutig von Ihnen, dass Sie sich jetzt trotz Ihrer starken Ängste trauen, den Ursachen Ihrer Beschwerden nachzugehen.«).

Nach der empathischen Validierung des Leidensdrucks und der Ängste kann die Ärztin dann behutsam in das bio-psycho-soziale Modell von Erkrankungen einführen und so begründen, warum sie gern weitere Informationen über die Rahmenbedingungen einholen möchte. Für die Patientinnen ist dieses transparente Vorgehen bedeutsam, um den Hintergrund Ihrer Fragen einschätzen zu können. (»Viele Patientinnen berichten von zusätzlichen Problemen oder Konflikten, die evtl. den Tinnitus verstärken können. Hat sich bei Ihnen in der Zeit um die Verschlechterung der Symptomatik etwas im beruflichen Umfeld verändert? Erleben Sie dort besonderen Stress?«). In dem Fall von Herrn Bunge stellt sich heraus, dass seine Firma Arbeitsplätze abbaut und ihm einen neuen Aufgabenbereich zuordnen möchte. Herr Bunge fühlt sich zu alt, um umzulernen, und ist zunehmend gestresst. Im Zusammenhang mit seinem Erleben von Überforderung hat er seinen Ohrgeräuschen immer mehr Aufmerksamkeit gewidmet und gleichzeitig sind seine Versagensängste gestiegen, da er sich abgelenkt von den Ohrgeräuschen noch schlechter auf die Einarbeitung in das neue Arbeitsfeld konzentrieren konnte. In einem letzten Schritt sollte die Ärztin nach dem Ansprechen sensibler Themenfelder rückmelden, wie sie den Zusammenhang zwischen den arbeitsplatzbezogenen Konflikten und der Symptomatik versteht. Dies ist eine wichtige Rückversicherung der Patientin und stellt die Grundlage für die darauffolgende Behandlungsempfehlung dar.

11.8.3 Darstellung einer gelungenen Arzt-Patienten-Kommunikation

Tab. 11-9   Dialogbeispiel zum Ansprechen arbeitsplatzbezogener Konflikte

Anamnesegespräch zwischen Ärztin und Patient	Intervention
Patient (P): Ich bin sehr erleichtert, dass ich offenbar keinen Hirntumor habe und mir die Geräusche auch nicht nur einbilde. Können Sie mir die Ursache meines Tinnitus nennen?	Benennt Ängste und ein eher physiologisch orientiertes subjektives Krankheitsmodell
Ärztin (Ä): Das kann ich gut verstehen, dass Ihnen die Vorstellung eines Hirntumors Sorge bereitet hat. Umso mutiger finde ich, dass Sie der Sache jetzt auf den Grund gehen wollen. Tinnitus hat viele Ursachen, daher würde ich gerne von Ihnen erfahren, ob es im Umfeld des verstärkten Ohrgeräusches noch weitere Symptome gab, die Ihnen aufgefallen sind. Darunter fallen auch psychische Beschwerden. P: Ich habe gleichzeitig angefangen, jede Nacht aufzuwachen und zu grübeln, sodass ich nicht wieder einschlafen konnte und den ganzen Tag wie gerädert bin.	Validierung und Lob, Frage nach dem Kontext der Symptome und Öffnung des Krankheitsverständnisses

Anamnesegespräch zwischen Ärztin und Patient	Intervention
Ä: Gab es in diesem Zusammenhang Veränderungen in Ihrem Lebensumfeld oder Arbeitskontext. Damit meine ich, ob Sie besonderem Stress ausgesetzt waren, da Stress mit Tinnitus in Zusammenhang stehen kann.	Transparenz und Begründung der Frage nach stressauslösenden Faktoren
P: Jetzt wo Sie es ansprechen, ja, es gibt in meinem Betrieb einen neuen Stellenplan, durch den viele Arbeitsplätze abgebaut werden sollen. Ich habe große Sorge, dass ich entlassen oder einem neuen Aufgabengebiet zugewiesen werde. Darüber grübele ich dann die halbe Nacht und bin am nächsten Morgen noch weniger konzentrationsfähig, was meine Ängste weiter steigert.	Benennung eines arbeitsplatzbezogenen Konfliktes und damit in Verbindung stehendem bio-psycho-sozialem Teufelskreis
Ä: Vielen Dank für Ihr Vertrauen, mir diesen Kontext mitzuteilen, den ich für sehr wichtig erachte, um den Auslöser für den Tinnitus zu verstehen und einen passenden Behandlungsansatz zu finden.	Validierung und Lob, Vorbereitung eines ganzheitlichen Behandlungsansatzes gemäß Leitlinie

Worauf Sie achten sollten!

- Informieren Sie sich durch Nachfragen über das Krankheitsmodell der Patientin.
- Validieren Sie das subjektive Erleben der Patientin.
- Loben Sie den Mut der Patientin, sich ihren Ängsten zu stellen (Empowerment).
- Seien Sie empathisch und neugierig gegenüber dem subjektiven Erleben der Patientin.
- Erweitern Sie das Verständnis der Patientin durch Informationen über das bio-psycho-soziale Modell und begründen Sie damit Fragen nach arbeitsplatzbezogenen Konflikten (Transparenz).
- Erörtern Sie Ihr Verständnis stressauslösender Bedingungen, die die Krankheit aufrechterhalten und begründen Sie damit Ihre Behandlungsempfehlung.

Merke
Arbeitsplatzbezogene Konflikte sind psychosoziale Stressoren, die häufig auftreten und auslösende oder aufrechterhaltende Faktoren von stressbedingten Erkrankungen darstellen.
Das Ansprechen arbeitsplatzbezogener Konflikte dient der Entlastung und Aufklärung des Patienten im Rahmen bio-psycho-sozialer Modelle von Erkrankungen.

Literatur

[1] Martinez-Devesa P, Perera R, Theodoulou M, Waddell A. Cognitive behavioural therapy for tinnitus. Cochrane Database Syst Rev 2010) 8: CD005233.
[2] Zenner HP, Pfister M, Birbaumer N. Tinnitus sensitization: Sensory and psychophysiological aspects of a new pathway of acquired centralization of chronic tinnitus. Otol Neurotol 2006; 27: 1054–63.
[3] Georgiewa P, Klapp BF, Fischer F, Reisshauer A, Juckel G, Frommer J, Mazurek B. An integra-

tive model of developing tinnitus based on recent neurobiological findings. Med Hypotheses 2006; 66: 592–600.

[4] Arbeitskreis OPD (Hrsg). Operationalisierte Psychodynamische Diagnostik OPD-2. Das Manual für Diagnostik und Therapieplanung. Bern: Huber 2006.

[5] Bateman A, Fonagy P. Mentalization-Based-Treatment for Personality Disorders. Oxford: Oxford University Press 2016.

11.9 Wie lange werde ich noch hier sein?
Kommunikation im Kontext von Sterben und Tod, Trauerberatung

Birgit Hladschik-Kermer

Lernziele nach NKLM 14c

3.2.11 Wahrhaftig und empathisch mit Sterbenden und deren Angehörigen kommunizieren.

3.2.12 Eine Trauerbegleitung durchführen oder vermitteln.

Fallvignette

Frau Lanner ist 54 Jahre alt. Vor fünf Jahren ist ihr Mann gestorben. Bald darauf wurde bei einer Vorsorgeuntersuchung ein 4 cm großer Tumor in ihrer linken Brust gefunden. Auch die axillaren Lymphknoten waren bereits befallen. Es folgte eine anstrengende Zeit mit Operation, Chemotherapie und Bestrahlungen. Wegen zunehmender Atemnot wurde sie nun an der Klinik aufgenommen. Es wurden bei den durchgeführten Untersuchungen multiple Metastasen in der Lunge und in der Wirbelsäule festgestellt.

Vor zwei Tagen hat die Ärztin mit Frau Lanner darüber gesprochen, dass multiple Absiedelungen vorhanden sind und die Krankheit fortgeschritten ist. Genaueres wollte Frau Lanner nicht wissen. Heute bei der Visite hat sie gefragt, wie lange sie denn noch hierbleiben werde. Dann folgt ein tiefer Seufzer.

[▶ NKLM-Kapitel 20: Betreuung unheilbar Kranker und Sterbender (20.18)]

Informationen zum Krankheitsbild

Hintergrund: Mammakarzinom
Histologie: invasives duktales Adenokarzinom, hormonrezeptor-positiv
Verlauf:
• 4 cm großer Knoten bei Routineuntersuchung festgestellt
• Totalentfernung der betroffenen Brust und der axillären Lymphknoten
• Radiochemotherapie
• Multiple Metastasen
• Atemnot
• Aufnahme in Palliativstation

Fakten zum Mammakarzinom siehe ▶ Kap. 11.5

11.9.1 Einführung

Über das Sterben sprechen

Das Sprechen über das Sterben und den Tod fällt uns allen schwer. Es herrscht Unsicherheit darüber, wie und wann darüber gesprochen werden soll. Ärztinnen befürchten, die Patientinnen könnten die Wahrheit nicht verkraften, fühlen sich durch starke emotionale Reaktionen seitens der Patientinnen überfordert oder haben den Eindruck, zu wenig auf diese Aufgabe vorbereitet zu sein [1, 2]. Es geht jedoch nicht nur um das »Wie« und »Wann«, sondern auch um die Bereitschaft, sich mit der eigenen Unsicherheit, Betroffenheit und letztlich auch mit der eigenen Sterblichkeit zu konfrontieren.

Auch Patientinnen und Angehörige sind unsicher und reagieren ambivalent [1], ob und wie viel sie wissen wollen und vor allem, ob sie mit der Nachricht auch umgehen können. Es erfordert vonseiten der Patientin viel Mut, nach der Prognose zu fragen. Oft geschieht das nicht direkt. Patientinnen fragen beispielsweise danach, wie lange sie noch hier sein werden oder weisen auf einen deutlichen Gewichtsverlust (als Indikator für das Fortschreiten der Erkrankung) hin. Ist die Ärztin nicht bereit, diesen Hinweis aufzugreifen, wird womöglich der »richtige« Augenblick verpasst [3]. Das führt unter anderem dazu, dass mit Patientinnen nicht oder (zu) spät über dieses existenzielle Thema gesprochen wird [4].

Evidenz

- Einer aktuellen Erhebung zufolge haben 70 % der schwer Krebskranken falsche Erwartungen an die Jahre, die ihnen noch bleiben, und leiden dadurch womöglich unnötig.
- Es gibt deutliche Unterschiede zwischen Patientinnen und Ärztinnen hinsichtlich der Beurteilung der Krankheit. Patientinnen schätzen ihre Prognose deutlich besser ein als die Ärztinnen. Das ist ein Indiz dafür, dass Themen wie die Begrenztheit des Lebens und andere heikle Themen im ärztlichen Gespräch häufig unausgesprochen bleiben (▶ Kap. 15.2) [5].

Das Gespräch planen

Gespräche über das Sterben lassen sich schwer vorausplanen. Im Krankheitsverlauf müssen Patientinnen die Gewissheit des Todes immer wieder verdrängen, um überhaupt weiterleben zu können. Im Zustand der Verdrängung und Verleugnung ist es nicht sinnvoll, die Patientin zur Auseinandersetzung mit der »Wahrheit« zu zwingen. Vielmehr erfordert es von Ihnen als Ärztin, dass Sie die Signale der Patientin wahrnehmen und subtile Hinweise seitens der Patientin bemerken. Als Ärztin befinden Sie sich im Zustand des aufmerksamen Zuwartens. Sie signalisieren der Patientin verbal und nonverbal, dass Sie bereit sind, der Patientin alles über ihren Zustand zu sagen, was Sie selbst wissen. Ärztinnen bereiten gewissermaßen eine Plattform der Wahrheit vor der Patientin aus, die diese jederzeit betreten kann [3]. Ob Patientinnen diese Plattform betreten, hängt auch davon ab, inwieweit Sie als Ärztin vermitteln können, dass Sie mit der Thematik sorgsam umgehen werden und weder sich selbst noch die Patientin überfordern.

Im Gespräch mit Schwerstkranken und Sterbenden geht es in der Regel nicht primär um das Vermitteln von Diagnose und Therapie. Im Vordergrund steht das Aufgreifen von Themen, die für die Betroffenen jetzt im Moment relevant sind. Ganz allgemein sollte die Gesprächsführung situationsgerecht und patientenzentriert sein. Eine Orientierungshilfe bietet das SPIKES-Modell, welches in diesem Buch ausführlich beschrieben wird (▶ Kap. 11.4).

Darüber hinaus erfordert die Kommunikation mit Sterbenden, dass sich Ärztinnen bereit fühlen, diese Gespräche zu führen. »Was muss ich als Ärztin der Patientin unbedingt mitteilen, damit sie für sich die richtigen Entscheidungen treffen kann?«, ist die erste Frage, die Sie als Ärztin für sich klären sollten. »Wie kann ich die Patientin bestmöglich unterstützen, damit sie ihre eigenen Möglichkeiten in der kommenden Zeit erkennen und umsetzen kann?« ist eine weitere Anregung, sich auf die Kommunikation mit Schwerkranken und Sterbenden vorzubereiten.

Im Gespräch selbst sind folgende Aspekte zu bedenken:
- Was weiß die Patientin bereits?
- Wie hat sie bisherige Informationen aufgenommen?
- In welcher Gefühlslage befindet sie sich?
- Überwiegen Trauer und Wut oder hat sie sich zunehmend mit ihrem Schicksal abgefunden?
- Wie weit soll das Gespräch heute gehen?
- Wie viel Zeit braucht die Patientin, um die Bedeutung der Information für ihr Leben und Sterben zu erfassen?

11.9.2 Darstellung einer gelungenen Arzt-Patienten-Kommunikation

Tab. 11-10 Fallbeispiel: Das Thema aufgreifen

Gesprächssituation	Handlungsanweisung
Patientin (P): »Frau Doktor, wie lange werde ich noch hier sein?« *seufzen, schaut Ärztin an*	
Ärztin (Ä): »… Wie lange Sie noch hier sein werden?« P: »Na ja, Sie wissen schon …« Ä: »Ehrlich gesagt, bin ich nicht ganz sicher, was Sie gerne von mir wissen möchten. Was meinen Sie mit ›hier bleiben‹«?	Wiederholt, ermuntert dazu weiterzuspreche
P: *schweigt, weicht dem Blick der Ärztin aus* Ä: *wartet, lange Pause entsteht* P: *flüstert* »Wie lange ich noch habe …«	Pause
Ä: »Sie möchten wissen, wie lange Sie noch leben werden?« P: »Mmh. Ä: »Frau L. ich kann Ihnen das nicht genau sagen, aber ich befürchte, Ihre Lebenszeit ist sehr begrenzt.«	Ärztin will klären, ob Patientin wirklich wissen will, wie lange sie noch zu leben hat

Gesprächssituation	Handlungsanweisung
<Pause> P: »Ich muss sterben …?«	Fragt nach, konkretisiert
Ä: »Frau L., es tut mir sehr leid. Ja, wir müssen damit rechnen, dass Sie an Ihrer Erkrankung versterben werden.« *<Pause>* P: »Oh mein Gott, meine Tochter!« *weint* Ä: *bleibt sitzen und wartet, bleibt zugewandt, bietet Taschentuch an* *<Pause>* P: »Wie soll ich ihr das nur sagen …?«	Klar antworten, Stellung beziehen
Ä: »Ich könnte das für Sie übernehmen, wenn Sie möchten …« P: »Ja, sie kommt heute eh noch vorbei.«	Bietet konkrete Unterstützung an

> **Definition**
>
> **Trauer** ist die adäquate kognitive, emotionale und verhaltensbezogene Reaktion auf bedeutsame Verluste, wobei es sich nicht nur um tatsächliche Verluste handeln muss, sondern auch um befürchtete, erwartete und auch um den Verlust von Möglichkeiten [6, 7].

Schwerkranke Menschen haben im Laufe ihrer Erkrankung viele Verlusterfahrungen zu betrauern. Zuerst der Verlust der Gesundheit, der körperlichen Unversehrtheit, der bisherigen Lebensperspektiven, aber auch der Haare, von Körperteilen, den vertrauten Rollenverpflichtungen in Beruf und Familie und vieles mehr. Nicht zuletzt ist der Verlust des Lebens an sich zu betrauern. Denn je mehr die Erkrankung voranschreitet, desto mehr wird die ursprüngliche Angst, an der Erkrankung zu versterben, zur zunehmenden Gewissheit. Auch Patientinnen, die sich mit der Tatsache, dass sie sterben werden, zunehmend abgefunden haben, plagt eine große Ungewissheit darüber, wie das Sterben ablaufen wird. »Werde ich unter Qualen sterben müssen, werde ich womöglich ersticken, und wer und wie wird man sich um mich kümmern, mir helfen können?« sind Fragen, die die Patientinnen nun beschäftigen. Diese Ängste sind häufig quälender als die Gewissheit des nahen Todes. Gerade jetzt ist es wichtig, dass Sie als Ärztin diese Fragen aufgreifen und auch gezielt danach fragen, wie die Patientin sich das Sterben vorstellt. Hier können Sie Ängste durch entsprechende Information deutlich mindern und die Patientin kann sich vermehrt auf die noch bevorstehende Zeit einstellen und sich um deren Nutzung kümmern. Wird über den Sterbeprozess nicht gesprochen, bleibt die Patientin mit ihrer Angst alleine.

11.9.3 Trauer der Angehörigen

Als Ärztin haben Sie auch mit trauernden Angehörigen zu tun (▶ Kap. 17.1). Zum Umgang mit dem Verlust nahestehender Personen gibt es verschiedene, weit verbreitete Modelle. Am vertrautesten sind wohl die Phasenmodelle von Elisabeth Kübler-Ross [8] und Verena Kast [9]. Vielen Ärztinnen und Therapeutinnen gelten sie noch immer als Orientierungshilfe in der Trauerbegleitung. Jedoch sind diese Modelle kaum empirisch überprüft worden und können in der Praxis auch zu Vorurteilen verleiten. Häufig sind auch Expertinnen der Meinung, Trauer könne ohne langen seelischen Schmerz nicht bewältigt werden. Betroffene, die ihr Gleichgewicht zeitnah wiederfinden und sich auf ihr neues, verändertes Leben einstellen, stehen unter dem Verdacht, alles zu verdrängen und zu verleugnen. Heute versteht man Trauern eher als einen Prozess, in dem immer wieder zwischen verschiedenen Zuständen hin und hergewechselt wird.

Stroebe und Shut sehen in einem Trauerfall eine Stresssituation im Sinne eines belastenden Lebensereignisses [10].

Der Stress besteht darin, dass die Betroffenen durch den Tod einer wichtigen Bezugsperson auch wichtige Ressourcen wie Zugehörigkeit, Sicherheit, Austausch, aber auch finanziellen Rückhalt verlieren. Das Dual-Prozess-Modell (DPM) unterscheidet zwei Arten von Stressoren:

- der Verlust an sich
- die Notwendigkeit, sich an die veränderte Situation anzupassen

Beides kann jedoch nicht gleichzeitig geschehen. Bei der verlustorientierten Trauerbewältigung geht es um die Auseinandersetzung mit der Verstorbenen, den Umständen des Todes, Erinnerungen an gemeinsame Erlebnisse etc. In diesem Zustand kann sich die Trauernde nicht auf die Wiederherstellung (wie z. B. dem Lösen finanzieller Probleme, Umgang mit Einsamkeit) ihrer Funktionstüchtigkeit im Alltag konzentrieren. Andererseits geht es um die wiederherstellungsorientierte Bearbeitung wie die Anpassung an die veränderte Lebenssituation. Beide Prozesse wechseln im Laufe der Trauerverarbeitung immer wieder ab. Dem DPM zufolge ist Trauern ein dynamischer Prozess. Die Betroffenen wechseln zwischen den beiden Bereichen und in jedem davon durchleben sie viele verschiedene Emotionen, die sehr positiv (eine neue Aufgabe erfolgreich bewältigt) bis zu sehr negativ (starke Gefühle der Einsamkeit) sein können. So ist die Auseinandersetzung mit dem Verlust einerseits wichtig für die erfolgreiche Bewältigung. Gleichzeitig sind jedoch bewusste Pausen von der verlustorientierten Auseinandersetzung notwendig, um sich an das veränderte Leben anpassen zu können. Auf die richtige Dosierung kommt es an.

Wie können Sie als Ärztin helfen?
Als Ärztin können Sie im Gespräch mit trauernden Angehörigen mögliche »Stolpersteine« auf dem Trauerweg erkennen und die Betroffenen darauf ansprechen. Manche Angehörige haben Schuldgefühle, wenn sie einmal nicht an die Verstorbene denken, wenn sie sich beispielsweise einen spannenden Film angeschaut

haben oder sich in unterhaltsamer Gesellschaft befinden. Wenn Sie als Ärztin der Betroffenen vermitteln, dass diese »Pausen« vom seelischen Schmerz wichtig sind, um die Trauer bewältigen zu können, tragen Sie viel zur Entlastung bei. Manchen Menschen fällt es sehr schwer, sich gedanklich und emotional von der Verstorbenen zu lösen. Sie können beispielsweise die Kleidung der Verstorbenen nicht weggeben oder können Orte, an denen sie mit der Verstorbenen gemeinsam waren, nicht mehr besuchen. Das ist ein Indiz dafür, dass die verlustorientierte Verarbeitung dominiert und die Person daran hindert im Trauerprozess voranzuschreiten. Wenn Sie das erkennen, sollten Sie es als Ärztin ansprechen und auf entsprechende Hilfsangebote auch anderer Berufsgruppen aufmerksam machen (▶ Kap. 2.9; ▶ Kap. 9.9). Für manche Personen sind Trauergruppen hilfreich, andere profitieren mehr von einer Einzelberatung. Eine Trauertherapie im engeren Sinne ist frühestens nach dem ersten Trauerjahr in Erwägung zu ziehen, außer die Trauernde ist z. B. durch ein extremes Vermeidungsverhalten an der Verlustbewältigung langfristig gehindert.

Besonderes Augenmerk sollten Sie als Ärztin auf jede Angehörige richten, die nach außen hin sehr gefasst und vernünftig wirkt. Fragen, wie: »Sie wirken sehr gefasst. Ich könnte mir vorstellen, dass das jetzt eine sehr schwierige Zeit für Sie ist«, können es der Betroffenen ermöglichen, ihre Gefühle dennoch zu thematisieren. Sie müssen als Ärztin keine Sorge haben, dass Menschen sich ihrer Trauer erst bewusst werden, wenn Sie danach fragen. Für die meisten Betroffenen bringt diese Vorgehensweise eine große Erleichterung mit sich.

Worauf Sie achten sollten!

- Patientinnen fragen oftmals nicht direkt nach der Prognose.
- Es ist wichtig, dass Sie die Hinweise aufgreifen und zeigen, dass Sie kommunikationsbereit sind.
- Für die Patientinnen ist die Frage, wie sie sterben werden, sehr quälend. Meistens wird das jedoch nicht thematisiert. Offene Kommunikation darüber kann die Belastungen für die Patientinnen reduzieren.
- Schwere Erkrankungen gehen mit vielen Verlusten einher, die betrauert werden müssen.

Als Ärztin können sie Angehörigen in der Trauerbewältigung helfen, indem Sie mögliche »Stolpersteine« erkennen und ansprechen.

Merke
Der Umgang mit schwerkranken und sterbenden Menschen ist auch für die Behandlerinnen emotional sehr herausfordernd. Die Reflexion der eigenen Einstellung zu Leben und Tod ist unabdingbare Voraussetzung dafür, um diese sensiblen Themen mit Patientinnen und Angehörigen ansprechen zu können. Supervision und Balintgruppen helfen, die eigene Psychohygiene zu wahren.

Teil III

Literatur

[1] Almack K, Cox K, Moghaddam N, Pollock K, Seymour J. After you: conversations between patients and healthcare professionals in planning for end of life care. BMC Palliat Care 2012; 11: 15.

[2] Pontin D, Jordan N. Issues in prognostication for hospital specialist palliative care doctors and nurses: a qualitative inquiry. Palliat Med 2013; 27: 165–71.

[3] Watzke H. Das ärztliche Gespräch mit PalliativpatientInnen. In Frischenschlager O, Hladschik-Kermer B. Gesprächsführung in der Medizin: lernen, lehren, prüfen. Wien: Facultas Universitätsverlag 2013; 133–36.

[4] Newbould J, Burt J, Bower P, Blakeman T, Kennedy A, Rogers A, Roland M. Experiences of care planning in England: interviews with patients with long term conditions. BMC Fam Pract 2012; 13: 71.

[5] Gramling R, Fiscella K, Xing G, Hoerger M, Duberstein P, Plumb S, Mohile S, Fenton JJ, Tancredi DJ, Kravitz RL, Epstein. Determinants of Patient-Oncologist Prognostic Discordance in Advanced Cancer JAMA Oncol 2016; 2(11): 1421–26. doi: 10.1001/jamaoncol.2016.1861.

[6] Stroebe M, Stroebe W, Hansson R (Ed). Handbook of Bereavement. Cambridge: Cambridge University Press 1993.

[7] Raphael B. The Anatomy of Bereavement. London: Hutchinson 1983.

[8] Kübler-Ross E. Interview mit Sterbenden. Gütersloh: Gütersloher Verlagshaus 1977.

[9] Kast V. Trauern, Phasen und Chancen des psychischen Prozesses. Freiburg im Breisgau: Kreuz 2013.

[10] Stroebe M, Shut H. The dual process model of coping with bereavement: rationale and description. Death Stud 1999; 23(3): 197–224.

11.10   Wer zahlt, wenn es nichts nützt?

Leistungen und Kosten

David Klemperer

Lernziel nach NKLM 14c

3.2.13 Kostenfragen transparent thematisieren, indem der Patientin und dem Patienten die Erforderlichkeit, der empfohlene Umfang und die Vertretbarkeit von Leistungen korrekt dargestellt werden.

Fallvignette

Frau Weber, von Beruf freiberufliche Architektin und 47 Jahre alt, sucht ihre Hausärztin wegen eines einseitigen Hörverlusts auf, der vor 2 Stunden plötzlich und ohne erkennbaren Anlass eingesetzt hat. Die Hausärztin überweist Frau Weber an eine HNO-Ärztin zur Objektivierung der Hörminderung. Die Diagnose Hörsturz wird bestätigt. Frau Weber ist bereits von der HNO-Ärztin darüber informiert, dass nach aktuellem Kenntnisstand keine Therapiemaßnahme besser wirkt als Placebo [1], auch wenn aktuelle Auflagen von HNO-Lehrbüchern anderes suggerieren [2, Kindle Edition, Position 3299]. Frau Weber kennt aber eine Bekannte, die – nach ihren Aussagen – sehr erfolgreich mit blutverdünnenden Infusionen, der sog. rheologischen Infusionstherapie, behandelt wurde. Weil sie sich keine Krankheitstage leisten kann, drängt sie auf die Therapie in der Annahme, dass sie ja zumindest nicht schade.
[▶ NKLM-Kapitel 20: Hörstörungen (20.48)]

Informationen zum Krankheitsbild

Hintergrund: Hörsturz (engl.: Sudden sensorineural hearing loss)
Verlauf: Normalisierung in 2/3 der Fälle zumeist innerhalb von 2 Wochen. Prognose ungünstig, wenn keine Besserung nach 2 Wochen. [3]
[▶ NKLM-Kapitel 21: Ohrgeräusche/Tinnitus (21.1.9.6)]

Fakten zum Hörsturz

- Symptome: Plötzlich einsetzende einseitige Hörminderung, häufig einhergehend mit einem Druckgefühl im Ohr und mit Tinnitus, eher selten mit Schwindel. Die Hörminderung kann unterschiedlich ausgeprägt sein und sich auf hohe, tiefe oder alle Frequenzen beziehen.
- Ursachen: Die meisten Fälle sind idiopathisch, d. h. eine benennbare Ursache ist nicht zu finden.
- Diagnose: Die Diagnose erfolgt durch ein Audiogramm, das einen Hörverlust von ≤ 30 Dezibel über einen Zeitraum von > 72 Stunden in einem oder in mehreren Frequenzbereichen (Hochton-Hörverlust, Tiefton-Hörverlust, Mittelfrequenz-Hörverlust) ermittelt. [3]
- Prognose: 65 % der idiopathischen Fälle erholen sich innerhalb von 14 Tagen vollständig, unabhängig von der Behandlung. Die Prognose ist ungünstig, wenn keine Besserung nach 2 Wochen erfolgt ist.
- Inzidenz: Die Häufigkeit wird international mit 5 bis 30 pro 100 000 angegeben [1], eine Untersuchung in Dresdner HNO-Praxen ergab für Dresdner Bürgerinnen eine Inzidenz von 160 pro 100 000 [3].
- Therapie: Rheologika, Glucocorticoide, Reduktion des Endolymphvolumens, Antioxidanzien, Thrombozytenaggregationshemmung, Fibrinogenabsenkung durch Apherese, hyperbare Oxygenierung. Nachweise für den Nutzen aus Studien mit hoher Ergebnissicherheit (Evidenzgrad Ia und Ib) liegt bisher für keine der genannten Methoden vor. Kein Medikament ist derzeit für die Behandlung des Hörsturzes zugelassen. [4]
- Kosten: Wegen fehlenden Nutzennachweisen übernimmt die Gesetzliche Krankenversicherung keine Kosten für die Behandlung des Hörsturzes. Bei einer Behandlung als Individuelle Gesundheitsleistung (IGeL) rechnet die Ärztin in der Regel die Ziffer 272 (Infusion von mehr als 30 Minuten Dauer) ab, was mit dem üblicherweise angesetzten Steigerungsfaktor 2,3 24,13 Euro ergibt. Das Medikament muss extra bezahlt werden. Eine Ampulle Pentoxifyllin (300 mg) kostet beispielsweise etwa 3 Euro. Die Infusion wird täglich über 5 bis 10 Tage durchgeführt.

11.10.1 Einführung

Rheologische Infusionstherapie

Die rheologische Infusionstherapie wird hauptsächlich durchgeführt mit:
- Natriumchlorid 0,9 % ohne Zusätze
- Natriumchlorid 0,9 % mit Pentoxifyllin
- niedermolekularem Dextran plus Pentoxifyllin
- mittelmolekularer Hydroxyethylstärke (HES) plus Pentoxifyllin

Die genannten Therapien erfolgen als Off-Label-Use, also ohne Zulassung der Substanzen für die Indikation Hörsturz. Während der Nutzen nicht belegt ist, gibt es deutliche Hinweise für schädliche Effekte, wie Nierenschädigungen durch HES oder Magen-Darm-Beschwerden durch Pentoxifyllin. Stets ist auch das Risiko einer Infektion oder Gefäßthrombose zu bedenken, das mit Einführen einer Venenverweilkanüle verbunden ist.

11.10.2 Darstellung einer gelungenen Arzt-Patienten-Kommunikation

Ziel jedes Gespräches über Behandlungsentscheidungen ist es, die Patientin in die Lage zu versetzen, eine eigenständige, auf Evidenz und Präferenz gründende Entscheidung zu ermöglichen.

Bei IGeL sollte die Patientin explizit darüber informiert werden, aus welchen Gründen die gesetzliche Krankenversicherung die Kosten nicht übernimmt. Dies ist der Fall, wenn der Gemeinsame Bundesausschuss eine Leistung wegen fehlender oder unzureichender Evidenz ausgeschlossen hat oder wenn er über eine neue Leistung noch nicht entschieden hat [5].

Im Falle der rheologischen Infusionstherapie ist der Patientin zu verdeutlichen, dass es keinerlei hochwertige Evidenz dafür gibt, dass der patientenrelevante Endpunkt Wiedererlangung des vollen Hörvermögens im Vergleich zu Placebo oder keiner Therapie oder einer anderen Therapie verbessert würde. Bei der Abwägung von Nutzen und Risiken können somit nach derzeitigem Kenntnisstand allein die Risiken überwiegen.

Herausfordernd an dieser Gesprächssituation ist die sowohl aufseiten der Patienten als auch häufig auf ärztlicher Seite bestehende intuitive Annahme, dass es stets besser sei, eine Behandlung durchzuführen, als keine Behandlung durchzuführen. In solchen Situationen ist die Rückbesinnung darauf erforderlich, dass eine Behandlung indiziert ist, wenn ausreichende Evidenz für die Verbesserung patientenrelevanter Endpunkte zu erwarten ist. Ist dies nicht der Fall, sollte die Ärztin Formulierungen benutzen, welche die Verlustaversion vermeiden und die Nichtdurchführung als Gewinn wahrnehmen lassen.

Tab. 11-11   Konkretes Gesprächsbeispiel bzw. Formulierungsvorschlag

Patientin (P): »Wieso zahlen die Krankenkassen für die Behandlung zur Blutverdünnung nicht?«	Patientinnen vermuten häufig erst einmal, dass die Krankenkassen bestimmte Leistungen nicht finanzieren, um Geld zu sparen. Patienten wissen zumeist nicht, dass der Gemeinsame Bundesausschuss auf Grundlage der Evidenz zum Patientennutzen über den Leistungskatalog beschließt und den Kassen hier keine Ermessensspielräume bleiben.
Ärztin (Ä): »Krankenkassen sind gesetzlich verpflichtet, Leistungen zu bezahlen, für die ein Nutzen durch Studien belegt ist.	Eine Therapie nicht zu erhalten, löst automatische ein unangenehmes Gefühl aus (»Verlustaversion«). Daher sollte hier expli-

Die Therapie mit blutverdünnenden Medikamenten verbessert aber die Erholung bei Hörsturz nach derzeitigem Wissensstand nicht. Deswegen bezahlen die Kassen diese Behandlung nicht.
Sie versäumen also nichts, wenn Sie die Infusionstherapie nicht durchführen. Vielmehr ersparen Sie sich die möglichen und teils gravierenden unerwünschten Wirkungen dieser Therapie.«

zit ausgesprochen werden, dass die Patientin etwas gewinnt und ihr nicht etwas Nützliches vorenthalten wird.

P: »Wieso bietet mein Arzt die Infusionstherapie gegen Bezahlung an?«

Über die Motivation von Ärzten, die unwirksame oder gar schädliche Leistungen gegen Bezahlung anbieten, lässt sich nur spekulieren. Es gibt aber sehr deutliche Hinweise dafür, dass Geschäftsgedanken eine überragende Rolle spielen können.

Ä: »Eine naheliegende und auch von vielen Bürgern geteilte Vermutung ist es, dass hier das Einkommen im Vordergrund steht. Bedenklich ist es, wenn der Arzt den Patienten nicht angemessen über den fehlenden Nutzen und die möglichen Risiken informiert.«

Teil III

Exkurs

Informationen zur rheologischen Infusionstherapie
- Medizinischer Dienst des Spitzenverbandes Bund der Krankenkassen e. V. (MDS). Rheologische Infusionstherapie beim Hörsturz, 2017 [1]

Informationsquellen für Ärztinnen
- DynaMed Plus [Internet]. Record No. 115342, Sudden sensorineural hearing loss [3]
- Suckfüll M. Hörsturz – Erwägungen zur Pathophysiologie und Therapie, 2009 [4]
- Infusionstherapie beim idiopathischen Hörsturz? Der Arzneimittelbrief 2004 [6]

Informationsquellen für Patientinnen
- Medizinischer Dienst des Spitzenverbandes Bund der Krankenkassen (MDS). Igel-Monitor. Durchblutungsfördernde Infusionstherapie beim Hörsturz [1].
- Für Patienten, die englischsprachige Informationen lesen: National Institute on Deafness and Other Communication Disorders (NIDCD) (2014). Sudden Deafness [7].
- Selbst zahlen? Allgemeine Informationen für Patienten und Ärzte zu IGeL: Bundesärztekammer (BÄK), Kassenärztliche Bundesvereinigung (KBV), Deutsches Netzwerk Evidenzbasierte Medizin (DNEBM). Individuelle Gesundheitsleistungen (IGeL). 2. Auflage 2012 [5].

Worauf Sie achten sollten!

- Verweisen Sie auf die in der Mehrzahl der Fälle gute Prognose.
- Vermeiden Sie die Verlustaversion. Eine Behandlung nicht zu erhalten, löst in der Regel negative Affekte aus. Sie sollten daher der Patientin verdeutlichen, dass der Nichterhalt der rheologischen Infusionstherapie durch Vermeidung unnötiger Risiken und Kosten einen Gewinn darstellt.
- Grundsätzlich müssen Sie vor der Erbringung von IGeL eine schriftliche Vereinbarung treffen mit genauer Beschreibung der ärztlichen Leistung und Angaben über das voraussichtliche Gesamthonorar (Kosten für die IGeL) einschließlich der einschlägigen Ziffern der Gebührenordnung für Ärzte (GOÄ) sowie dem Gebührensatz.
- Sie würden berufswidrig handeln, wenn Sie eine IGeL ohne überzeugende Begründung, aber mit großem Nachdruck nahelegen [5].

Merke

Krankheitssituationen, für die es keine wirksamen medizinischen Therapien gibt, stellen eine Herausforderung an die Arzt-Patienten-Kommunikation dar. Die Darstellung der Nichtdurchführung einer – nutzlosen – Therapie muss der Patientin als Gewinn vermittelt werden. Der Anschein, ihr werde etwas vorenthalten, muss vermieden werden.

Literatur

[1] Medizinischer Dienst des Spitzenverbandes Bund der Krankenkassen e. V. (MDS). Rheologische Infusionstherapie beim Hörsturz, 2017. Online verfügbar unter: https://tinyurl.com/y57nb4d (Abrufdatum: 10. 9. 2018).

[2] Lennarz T, Boenninghaus HG. HNO. 14. Aufl. Springer 2012.

[3] DynaMed Plus [Internet]. Record No. 115342, Sudden sensorineural hearing loss; [updated 2017, Aug 25.]. Online verfügbar unter: http://www.dynamed.com/login.aspx?direct=true&site=DynaMed&id=115342. Registration and login required (Abrufdatum: 18. 7. 2018).

[4] Suckfüll M. Hörsturz – Erwägungen zur Pathophysiologie und Therapie. Dtsch Arztebl International 2009; 106(41): 669 – 75.

[5] Bundesärztekammer und Kassenärztliche Bundesvereinigung in Zusammenarbeit mit dem Deutschen Netzwerk Evidenzbasierte Medizin e. V. Selbst zahlen? Individuelle Gesundheitsleistungen (IGeL). Wegweiser und Checkliste für Patientinnen und Patienten, 2. Auflage 2012, zuletzt geändert Juni 2015. Online verfügbar unter: https://tinyurl.com/y7Fdlzfz (Abrufdatum: 10. 9. 2018).

[6] Infusionstherapie beim idiopathischen Hörsturz? Der Arzneimittelbrief 2004; 38: 89. Online verfügbar unter: https://tinyurl.com/y8r3qmto (Abrufdatum: 10. 9. 2018).

[7] National Institute on Deafness and Other Communication Disorders (NIDCD) (2014). Sudden Deafness. Online verfügbar unter: https://tinyurl.com/y9cn4k5e (Abrufdatum: 10. 9. 2018).

12 Umgang mit Ungewissheit

12.1 Gemeinsam entscheiden – aber was ist wirklich richtig?
Kommunikation von Unsicherheit

Susanne Hoffmann, Nadine Dreimüller

Lernziel nach NKLM 14c

3.3.1 Unsicherheiten gegenüber Kolleginnen/Kollegen und Vorgesetzten ansprechen und diese dem eigenen Ausbildungsstand angemessen gegenüber Patientinnen und Patienten und deren Bezugspersonen kommunizieren.

Fallvignette

Seit einigen Jahren befindet sich der 37-jährige Malermeister Egon Friedrich bei Ihnen in hausärztlicher Behandlung. Er hat in den letzten fünf Jahren zwei mittelschwere, depressive Episoden durchlebt, die mit Antidepressiva behandelt wurden. Seine Mutter und Tante litten ebenfalls an Depressionen. Bei beiden Phasen kam es zu einer raschen Remission der Symptomatik, bei der ersten Episode hatte er die Medikation nach drei Monaten eigenständig abgesetzt, damals sei er dann für drei Jahre ohne Medikation stabil gewesen. Bei der zweiten Episode habe es länger gedauert, bis alle Beschwerden verschwunden seien, unter dem ersten Medikament seien Restsymptome erhalten geblieben, daher wurde Herr Friedrich auf ein duales Antidepressivum umgestellt. Hierunter kam es zu einer raschen Remission, jedoch beklagt Herr Friedrich einen ausgeprägten Libidoverlust unter der Medikation. Seit einem Jahr ist Herr Friedrich beschwerdefrei. Er hat eine neue Lebenspartnerin und möchte nun die medikamentöse Therapie beenden.
[▶ NKLM-Kapitel 20: Angst und Ängstlichkeit (20.4); Intoxikation oder unerwünschte Medikamentenwirkung (20.51); Störungen der sexuellen Funktion und des sexuellen Erlebens (20.103)]

Informationen zum Krankheitsbild

Hintergrund: Depression
Verlauf:
- Rezidivierende depressive Störung, 2 Episoden in den letzten 5 Jahren
- Positive Familienanamnese (Mutter und Tante erkrankt)
- Jeweils gute Remission unter Antidepressiva

[▶ NKLM-Kapitel 21: Depression (21.1.10.45)]

Fakten zur Depression

Depressionen sind psychische Störungen, die durch einen Zustand deutlich gedrückter Stimmung, Interesselosigkeit und Antriebsminderung über einen längeren Zeitraum geprägt sind [1].

- Studien zeigen, dass 16 bis 20 von 100 Menschen im Laufe ihres Lebens an einer Depression erkranken [1]. Ausführliche Informationen zum Krankheitsbild finden Sie in der S3-Leitlinie/Nationale Versorgungsleitlinie »Unipolare Depression« [1].
- Die Wahrscheinlichkeit eines Rezidivs steigt nach jeder stattgehabten Episode und liegt bei 2 Episoden in den letzten 5 Jahren bei 80 % [2].
- Risikofaktoren für Rückfälle sind:
  - Frühes Ersterkrankungsalter
  - Drei oder mehr Episoden einer Major Depression
  - Zwei oder mehr depressive Episoden in den letzten 5 Jahren
  - Episoden mit psychotischen, katatonen oder somatischen Symptomen
  - Unvollständige Remission (Restsymptome)
  - Suizidversuche in der Vorgeschichte
  - Rückfall nach Absetzen der Medikation in der Vorgeschichte
  - Familiäre genetische Belastung
  - Chronische psychosoziale Belastungsfaktoren (z. B. in Familie, Beruf)
  - Starke Beeinträchtigung im psychosozialen Funktionsniveau
  - Psychiatrische Komorbidität (z. B. Angst, Sucht, Persönlichkeitsstörung)
  - Somatische Komorbidität
  - Dysthymie (Doppeldepression)
  - Entwicklung eines bipolaren Verlaufs

12.1.1 Einführung

In ihrem beruflichen Alltag treffen Medizinerinnen ständig Entscheidungen, die von mehr oder minder großer Unsicherheit geprägt sind [3, 4, 5, 6]. Fälschlicherweise wird Unsicherheit als etwas Negatives betrachtet und nicht nur im Medizinstudium wird die Ärztin dazu erzogen, die »eine richtige Antwort« zu finden. Die berufliche Realität sieht jedoch anders aus: Meist gibt es mehrere Entscheidungsmöglichkeiten, deren Vor- und Nachteile gegeneinander abgewogen werden müssen. Wichtig ist dabei: Ganz gleich, welche Entscheidung getroffen wird, die Konsequenzen trägt die Patientin. In der modernen Medizin wird daher die partizipative Entscheidungsfindung postuliert [7] (▶ Kap. 2.7).

Definition

Unsicherheit wird als subjektive Wahrnehmung von Unwissenheit definiert, d. h. diejenige, die Unsicherheit erlebt, realisiert ihre eigene Unwissenheit bezüglich einer bestimmten Problemstellung [4]. Unsicherheit kann anhand ihrer Ursachen, den daraus resultierenden Problemfeldern und den betroffenen Personen charakterisiert werden [4]. Für den klinischen Alltag werden drei Problemfelder identifiziert:

- Wissenschaftliche Unsicherheit bezüglich Diagnose- und Behandlungsverfahren, Prognosen und kausaler Erklärungen

* Systembedingte Unsicherheit bezüglich der Abläufe und Prozesse im Gesundheitssystem (betrifft sowohl Patienten als auch Gesundheitspersonal)
* Patientenzentrierte Unsicherheit, ob Interventionen auch für diese Patientin individuell wirksam sind (individualisierte oder personalisierte Medizin)

Im Umgang mit Kolleginnen kann zusätzlich eine persönliche Unsicherheit aufgrund des eigenen Ausbildungs- und Wissensstandes oder aufgrund der Unkenntnis über den Ausbildungs- und Wissensstand des anderen entstehen.
Für jedes dieser Problemfelder können die Ursachen in der Komplexität, Widersprüchlichkeit und/oder Unvollständigkeit von Informationen liegen [4, 8].

Evidenz

* Viele Ärztinnen assoziieren ihre (Un-)Zufriedenheit im Umgang mit Unsicherheiten ausschließlich mit psychologischen Faktoren. Ihnen ist der Nutzen von erlernbaren Kommunikationskompetenzen nicht bewusst [9].
* Die negativen Folgen von Unsicherheit, u. a. das Abweichen von Standards [5] und/oder die Verzögerungen bei der Entscheidungsfindung [10], können sich nachteilig auf die Patientensicherheit auswirken.
* Wenn die Ergebnisse eines klinischen Assessments unklar oder Ärztinnen bezüglich des Assessments unsicher sind, geben sie mehr patientenzentrierte Empfehlungen [11].

12.1.2 Kommunikation von Unsicherheit: So geht's!

Bei der Kommunikation von Unsicherheit sollten die Präferenzen der Patientinnen berücksichtigt werden. Der idealtypische Gesprächsablauf orientiert sich an drei zentralen Aufgaben (▶ Tab. 12-1): Unsicherheit normalisieren, daraus resultierende Emotionen ansprechen und Hilfestellungen im Umgang mit der Unsicherheit anbieten [12].

Tab. 12-1 Zentrale Aufgaben der Ärztin beim Ansprechen von Unsicherheit [12, eigene Übersetzung]

Aufgabe	Beschreibung	Beispiele
Normalisieren der Unsicherheit	Dieser Schritt ist wichtig, damit gegenseitige Erwartungen geklärt werden und die Patientin versteht, dass Prognosen auch in der heutigen Hochleistungsmedizin unsicher sind.	• »Es gibt zu diesem Problem viele Studien, trotzdem ist eine genaue Aussage nicht möglich. Lassen Sie mich erklären, warum das so ist.« • »Ich verstehe, dass Sie genauere Informationen über xx haben möchten.« • »Wir müssen das individuell abwägen: Auf der einen Seite haben Sie die Nebenwirkung, die Sie sehr stört. Auf der anderen Seite haben Sie das Risiko wieder zu erkranken, wenn Sie die Rückfallprophylaxe, das Medikament, absetzen. Um die Wahrheit zu

Teil III

Tab. 12-1 *Fortsetzung*

Aufgabe	Beschreibung	Beispiele
		sagen, als Mediziner kann ich Ihnen keine genaue Prognose geben. Auch in der Forschung zeigt sich kein eindeutiges Bild. Wir können an dieser Stelle nur mutmaßen, ob Sie wieder erkranken würden. Man kann versuchen, anhand von Studiendaten einzuschätzen, wie groß Ihr Risiko wäre. Aber eine genaue Voraussage kann man nicht machen. Ich wünschte, ich könnte Ihnen verbindlichere Antworten auf Ihre Fragen geben.« • »Das Problem ist, wir können wirklich keine genauen Voraussagen machen. Ich denke, dass die Menschen unterschiedlich darüber denken und auch jeweils andere Entscheidungen treffen würden.«
Ansprechen der Emotionen, die aus der Unsicherheit resultieren (▶ Kap. 2.4; ▶ Kap. 13.1)	Die Ärztin kann die Patientin an dieser Stelle einladen, ihre Emotionen anzusprechen. Dies ist wichtig, da die Entscheidungsfähigkeit von Patientinnen in der Erwartung starker Emotionen oder auch unterdrückter Emotionen beeinträchtigt sein kann.	• »Ja, es ist hart, nicht zu wissen, was die Zukunft bringt.« • »Sehe ich das richtig, dass diese Unsicherheit für Sie schwer auszuhalten ist?« • »Ja, ich verstehe, das ist eine schwierige Entscheidung für Sie.«
Hilfestellung im Umgang mit der Unsicherheit	Die Suche nach Sicherheit oder Gewissheit kann die Lebensqualität von Patientinnen und ihren Angehörigen massiv einschränken. Auch Abwarten kann nicht immer die erwünschte Sicherheit bringen. Wichtig ist es daher, die Patientinnen dabei zu unterstützen, im »Hier und Jetzt« zu leben – wohlwissend, dass auch die Gegenwart für einige Patientinnen, z. B. aufgrund von Schmerzen, schwer auszuhalten ist.	• »Wie kann ich Sie jetzt unterstützen – auch wenn die Zukunft für Sie ungewiss ist?« • »Auch wenn die Forschung uns hier keine klare Aussage ermöglicht, können wir gemeinsam eine Entscheidung treffen, die für Sie annehmbar ist.«

Ein gelungener Gesprächsabschluss beinhaltet das Überprüfen, ob die Patientinnen die vermittelten Informationen verstanden haben (▶ Kap. 20.1).

Ärztinnen sollten Unsicherheit nicht nur gegenüber Patientinnen, sondern auch gegenüber Kolleginnen ansprechen (▶ Kap. 13.1). Wichtig ist auch, Kolleginnen anderer Professionen zu ermutigen, ihre Unsicherheit anzusprechen.

Worauf Sie achten sollten!

- Unsicherheit bei der klinischen Entscheidungsfindung ist der Normalfall! Überprüfen Sie Ihre eigenen Erwartungen und Ansprüche sowie die Ihrer Patientinnen.
- Beim Ansprechen von Unsicherheit ist nicht nur entscheidend, was gesagt wird, sondern auch, wie etwas gesagt wird. Versuchen Sie das, was Sie den Patientinnen mitteilen möchten, so authentisch wie möglich zu sagen und ausweichende Phrasen zu vermeiden.
- Vermeiden Sie vorschnelle Beschwichtigungen und Aussagen wie »erst abwarten und dann sehen wir weiter«. Solche Aussagen von Medizinerinnen sind nicht nur Ausdruck, dass sie Unsicherheit selbst als unangenehm empfinden, sondern können auch das Vertrauen der Patientinnen zur Ärztin zerstören [13].
- Versuchen Sie in der Unsicherheit nicht nur das Problem zu sehen, sondern nutzen Sie diese aktiv in der Kommunikation mit den Patientinnen, um eine gemeinsame Entscheidung zu treffen [7, 14, 15].

Merke
Berücksichtigen Sie in Situationen mit Unsicherheit die Präferenzen der Patientin. Sprechen Sie die Unsicherheit und die daraus resultierenden Emotionen an.

Literatur

[1] DGPPN, BÄK, KBV, AWMF, AkdÄ, BPtK, BApK, DAGSHG, DEGAM, DGPM, DGPs, DGRW (Hrsg.) für die Leitliniengruppe Unipolare Depression. S3-Leitlinie/Nationale Versorgungs-Leitlinie Unipolare Depression – Langfassung, 2. Aufl. Version 4. Online verfügbar unter: https://www.leitlinien.de/nvl/depression/ (Abrufdatum: 18.7.2018).

[2] Burcusa SL, Iacono WG. Risk for Recurrence in Depression. Clin Psychol Rev. 2007; 27(8): 959 – 85.

[3] Hamui-Sutton A, Vives-Varela T, Gutierrez-Barreto S, Leenen I, Sanchez-Mendiola M. A typology of uncertainty derived from an analysis of critical incidents in medical residents: A mixed methods study. BMC Med Educ 2015; 15: 198.

[4] Han PKJ, Klein WMP, Arora NK. Varieties of uncertainty in health care: a conceptual taxonomy. Med Decis Making 2011; 31(6): 828 – 38.

[5] Cristancho SM, Apramian T, Vanstone M, Lingard L, Ott M, Novick RJ. Understanding clinical uncertainty: what is going on when experienced surgeons are not sure what to do? Acad Med 2013; 88(10): 1516 – 21.

[6] Wray CM, Loo LK. The Diagnosis, Prognosis, and Treatment of Medical Uncertainty. J Grad Med Educ 2015; 7(4): 523 – 7.

[7] Gerber M, Kraft E, Bosshard C. Shared Decision Making – Arzt und Patient entscheiden gemeinsam (Grundlagenpapier der DDQ). Schweizerische Ärztezeitung 2014.

[8] Hamilton JG, Hutson SP, Moser RP, Kobrin SC, Frohnmayer AE, Alter BP et al. Sources of

Teil III

uncertainty and their association with medical decision making: exploring mechanisms in Fanconi anemia. Ann Behav Med 2013; 46(2): 204–16.

[9] Libert Y, Canivet D, Menard C, van Achte L, Farvacques C, Merckaert I et al. Predictors of physicians' satisfaction with their management of uncertainty during a decision-making encounter with a simulated advanced stage cancer patient. Patient Educ Couns 2016; 99(7): 1121–29.

[10] Farnan JM, Johnson JK, Meltzer DO, Humphrey HJ, Arora VM. Resident uncertainty in clinical decision making and impact on patient care: a qualitative study. Qual Saf Health Care 2008; 17(2): 122–6.

[11] Dalton AF, Golin CE, Esserman D, Pignone MP, Pathman DE, Lewis CL. Relationship between Physicians' Uncertainty about Clinical Assessments and Patient-Centered Recommendations for Colorectal Cancer Screening in the Elderly. Med Decis Making 2015 [cited 2017 Jan 27]; 35(4): 458–66.

[12] Smith AK, White DB, Arnold RM. Uncertainty – the other side of prognosis. N Engl J Med 2013; 368(26): 2448–50.

[13] Ogden J, Fuks K, Gardner M, Johnson S, McLean M, Martin P et al. Doctors expressions of uncertainty and patient confidence. Patient Educ Couns 2002; 48(2): 171–76.

[14] Wübken M, Bühner M, Barth N, Schneider A. Welche Aspekte tragen in der täglichen Routine zur diagnostischen Unsicherheit bei?: Ergebnisse einer hausärztlichen Befragung. Z Allg Med 2015; 91(10).

[15] Epstein RM, Alper BS, Quill TE. Communicating evidence for participatory decision making. JAMA 2004; 291(19): 2359–66.

13 Umgang mit Fehlern

13.1 Wenn es nicht gelaufen ist, wie es laufen sollte …

Umgang mit eigenen Fehlern, Fehlerkommunikation

Tanja Manser, Susanne Hoffmann

> **Lernziele nach NKLM 14c**
>
> 3.4.1 Eigene Fehler bei Kolleginnen und Kollegen ansprechen, situationsgerecht mit den für die Behandlung Verantwortlichen analysieren und, ggf. gemeinsam mit Patientinnen und Patienten, entscheiden, wer nachfolgende Gespräche führt.
> 3.4.2 Fehler möglichst zeitnah und direkt gegenüber den Patientinnen/Patienten und ggf. deren Bezugspersonen/Sorgeberechtigten kommunizieren.

> **Fallvignette**
> Es ist ca. 18:30 Uhr, Sie sind Assistenzärztin auf einer tagesonkologischen Station und sollen ein Abschlussgespräch mit Frau Schmidt, 62 Jahre, führen. Frau Schmidt erhielt heute ihre zweite Chemotherapie (Infusionstherapie mit vier Einzeldosen über Port) bei Zustand nach rezidivierendem Mammakarzinom. Kurz bevor Sie die Patientin aufsuchen, möchten Sie sich von einer Pflegenden den nächsten Termin bestätigen lassen, den Sie der Patientin im Gespräch mitteilen wollen. Die Pflegende weist Sie darauf hin, dass von der geplanten Chemotherapie noch eine Dosis im Stationszimmer bereitsteht. Gemeinsam sehen Sie in der Patientenakte nach. Dort ist die Verabreichung aller vier Dosen für den heutigen Tag abgezeichnet. Die dafür verantwortliche Pflegende hatte Frühdienst. Sie ist bereits zu Hause und kann telefonisch nicht erreicht werden. Die Patientin muss für eine Nacht stationär zur Überwachung aufgenommen werden, da unklar ist, ob sie drei oder vier Einzeldosen erhalten hat oder ob es zu einer Verwechslung der Infusionen gekommen ist. Die Situation ist für alle Beteiligten unklar und kann offenbar erst am Folgetag geklärt werden.

13.1.1 Einführung

Wenn bei einer Behandlung etwas schiefläuft, wird schnell von einem Fehler gesprochen. Jede Ärztin wird im Laufe ihres Berufslebens damit konfrontiert werden.

Unter einem Fehler wird eine Zielverfehlung verstanden. Das heißt, dass ein richtiges Vorhaben nicht wie geplant durchgeführt wird oder dem Handeln ein falscher Plan zugrunde liegt [2]. Nicht jeder Fehler führt zu einer Schädigung einer Patientin. Da die Begriffe »Fehler« und »Schaden« im umgangssprachlichen Gebrauch jedoch meist synonym verwendet und oft mit Schuld assoziiert werden, befürchten Medizinerinnen vor allem rechtliche Konsequenzen. Sie vermeiden daher oft einen offenen Umgang mit Fehlern.

Da der Fehlerbegriff im Kontext der Patientensicherheit und im Sinne einer Förderung einer proaktiven Sicherheitskultur unzureichend ist, wird nachfolgend von der Kommunikation nach einem unerwünschten Ereignis bzw. nach einem Zwischenfall gesprochen.

Eine vollständige, zeitnahe und verständliche Kommunikation über unerwünschte Ereignisse ist für alle Beteiligten und Betroffenen wichtig: Sie stellt eine ethische Verpflichtung dar und kann nicht nur für beide Seiten entlastend sein, sondern unter Umständen auch das Auftreten eines daraus resultierenden Schadens sowie das erneute Auftreten des unerwünschten Ereignisses verhindern.

Definition

Ein **unerwünschtes Ereignis** ist ein Vorkommnis bzw. Ereignis, welches möglicherweise, aber nicht zwangsläufig zu einem konsekutiven Schaden für die Patientinnen führen kann [2]. Dem unerwünschten Ereignis kann, muss aber kein Fehler zugrunde liegen. Ein **Zwischenfall** bezeichnet ein unerwünschtes Ereignis oder einen schwerwiegenden Fehler [3]. Gemäß aktueller Rechtslage sind Patientinnen im Falle eines Zwischenfalls, der einen Schaden zur Folge hat, oder bei einem drohenden Schaden und/oder wenn diese Situation eine Folgebehandlung erfordert, über die notwendige Folgebehandlung sowie deren Grund aufzuklären. Die Kommunikation mit Patientinnen und Angehörigen nach einem unerwünschten Ereignis oder Zwischenfall wird als »open disclosure« bezeichnet. Dazu gehören Informationen zum Behandlungsgrund (Art des Folgeschadens, Umfang und Folgen für die Lebensführung) und Erläuterungen zur erforderlichen Therapie.

Evidenz

Die vollständige Kommunikation nach einem Zwischenfall findet im klinischen Alltag nicht so häufig statt, wie dies von Patientinnen erwartet wird [4]. Als Gründe werden oft angegeben: mangelndes Training in der Kommunikation über Zwischenfälle, unzureichendes Wissen über die Erwartungen von Patientinnen, Angst vor rechtlichen Konsequenzen, unzureichende Unterstützung sowie Angst vor Schuldzuweisungen durch den Arbeitgeber und/oder Kolleginnen [4, 5].

Noch immer hält sich hartnäckig die Empfehlung an Ärztinnen, nicht mit den Patientinnen über Zwischenfälle zu reden [6]. Dies obwohl empirische Studien zeigen, dass durch eine offene, zeitnahe und transparente Kommunikation über Zwischenfälle die Wahrscheinlichkeit rechtlicher Schritte reduziert werden kann [4, 7].

Wichtig ist, dass bei der Kommunikation über unerwünschte Ereignisse wesentliche Bedürfnisse von Patientinnen und Angehörigen Berücksichtigung finden: Patientinnen erwarten Informationen darüber, was geschehen ist, und sie können Ungewissheit als verunsichernd und schmerzlich empfinden. Schweigen kann unter Umständen als Mangel an Respekt und Mitgefühl interpretiert werden. Neben dem Ausdruck des Bedauerns, ggf. sogar einer Entschuldigung, sind Informationen über die Aufklärung des Ereignisses oder zu Bemühungen, ein erneutes Auftreten zu vermeiden, von Patientinnen und Angehörigen gewünscht [4]. Die non-verbale Kommunikation, u.a. Blickkontakt und die angemessene Berührung und körperliche Distanz, trägt maßgeblich zu einer gelungenen Kommunikation nach einem Zwischenfall bei [8].

13.1.2 Kommunikation von Fehlern: So geht's!

Nach einem unerwünschten Ereignis bzw. Zwischenfall muss als Erstes weiterer Schaden verhindert werden! Treffen Sie die dafür notwendigen Maßnahmen.

Es empfiehlt sich, alle Personen im Behandlungsteam über den Zwischenfall zu informieren und eine primäre Ansprechperson für die Patientin und ihre Angehörigen zu benennen [3]. In vielen Krankenhäusern gibt es für diesen Fall schriftliche Richtlinien, an denen Sie sich orientieren können.

Eine ehrliche und authentische Kommunikation nach einem Zwischenfall kann entscheidend dafür sein, ob das Vertrauen der Patientin in das Behandlungsteam erhalten bleibt bzw. zurückgewonnen werden kann [3]. Nach einem Zwischenfall reagieren Patientinnen oft mit starken Emotionen (▶ Kap. 2.4).

Bereiten Sie die Kommunikation mit Patientinnen und Angehörigen nach einem Zwischenfall gut vor. Dazu gehört die Planung des Gesprächszeitpunkts, das Aufsuchen eines ruhigen Ortes für das Gespräch sowie die Anwesenheit möglicher Vertrauenspersonen für die Patientin. Auch Sie sollten für sich in Betracht ziehen, eine dritte Person hinzuzuziehen. Klären Sie im Vorfeld des Gesprächs die Fakten und berichten Sie diese nur, wenn sichere Aussagen möglich sind!

Patientinnen und Angehörige erwarten eine offene Kommunikation nach einem Zwischenfall [4]. Diese beinhaltet a) eine Erklärung darüber, was passiert ist und Informationen über mögliche Folgen und Konsequenzen, b) einen Ausdruck des Bedauerns und Mitgefühls und c) Informationen, was unternommen wird, um das erneute Auftreten eines vergleichbaren Zwischenfalls in Zukunft zu vermeiden.

Berichten Sie, was geschehen ist:
- *»Ich möchte mit Ihnen darüber sprechen, was passiert ist. Zunächst aber möchte ich Sie stationär aufnehmen und sorgfältig überwachen.«*
- *»Aus folgenden Gründen ist … passiert.«*

Beschreiben Sie in einfachen Worten, was passiert ist. Berichten Sie nur, wie es zu diesem Zwischenfall kommen konnte, sofern dazu sichere Aussagen möglich sind. Falls über gewisse Punkte Unsicherheit besteht, kommunizieren Sie dies offen und erläutern Sie, was zur Klärung unternommen wird.

Drücken Sie Ihr Bedauern aus:
- *»Es tut mir sehr leid, dass …«* oder *»Bevor ich mit Ihnen darüber spreche, was das für Ihre Gesundheit bedeutet, möchte ich Ihnen sagen, dass ich sehr bedaure, was Ihnen passiert ist.«*

Der Ausdruck des Bedauerns ist kein Schuldeingeständnis und daher auch nicht haftungsrelevant [9]. In einigen Ratgebern zur Kommunikation nach einem Zwischenfall wird das Aussprechen einer Entschuldigung empfohlen [3]. Dieses Vorgehen ist durchaus umstritten, da es teilweise als Eingeständnis eines Verschuldens interpretiert wird. Wichtig ist, dass Sie die Situation der Patientin anerkennen und weder negieren noch abwerten.

Teil III

Erklären Sie, was jetzt auf die Patientin zukommt und was getan wird, um derartige Ereignisse zukünftig zu vermeiden:

- *»Wie bereits gesagt, möchten wir Sie stationär aufnehmen, damit wir mögliche Beschwerden frühzeitig erkennen können und Sie dann auch bestmöglich behandeln. Zum genauen Hergang, wie und warum das passiert ist, kann ich Ihnen im Moment noch gar nichts Genaues sagen. Wir setzen jedoch alles daran, herauszufinden, was geschehen ist und wie es dazu kam. Das ist auch für uns wichtig, damit so etwas nicht noch einmal passiert. Wir werden sicher noch ein wenig Zeit brauchen, aber sobald ich mehr weiß, werde ich Sie umgehend informieren.«*

Geben Sie der Patientin ausreichend Zeit für Fragen, wiederholen Sie diese und fassen Sie das Gesagte zusammen. Fragen Sie nach, ob Sie noch etwas für die Patienten erledigen können und ob Sie noch weitere Personen (z.B. Familienangehörige) informieren sollen. Nennen Sie zum Abschluss nochmals Ihren Namen und wie Sie kontaktiert werden können bzw. teilen Sie mit, an wen sie sich bei weiteren Fragen wenden kann.

Worauf Sie achten sollten!

Beachten Sie die Richtlinien und Vorgaben Ihrer Arbeitgeberin, z.B. Vorgaben zu Ansprechpartnerinnen, Prozessbeschreibungen und/oder Vorgaben zur Dokumentation.
Das Aktionsbündnis Patientensicherheit [10] und die Ärztekammern [9] geben Handlungsempfehlungen und Hilfestellungen im Umgang mit Fehlern, u.a. weitere Formulierungshilfen.
Nach einem Zwischenfall benötigen oft auch die betroffenen Mitarbeiterinnen Unterstützung. Sie können genau wie die Patientin unter dem Ereignis leiden und so zum »second victim« werden. Hinweise, wie die Kommunikation mit betroffenen Mitarbeiterinnen gestaltet werden kann, finden Sie in der Broschüre des Aktionsbündnisses Patientensicherheit [10].
Berichten Sie den Zwischenfall gemäß den lokalen Richtlinien der Krankenhausleitung und/oder im lokalen Fehlermeldesystem. Eine interne Aufbereitung des Zwischenfalls mit anschließender proaktiver Information ist auch für Patientinnen wichtig.

Exkurs

Speaking up

Ein weiterer Aspekt im Umgang mit Fehlern ist das Ansprechen von Fehlern bei Kolleginnen. Das frühzeitige Ansprechen von Fehlern bzw. sicherheitsrelevanten Bedenken wird als »Speak(ing) up« bezeichnet [11]. »Speaking up« ist immer dann gefragt, wenn Sie einen Fehler oder unsicheren Zustand bemerken, den eine andere Person nicht zu sehen scheint. Durch das frühzeitige Ansprechen eines fehlerhaften Prozesses oder Ablaufs können Fehler aufgehalten werden, bevor Sie die Patientin erreichen, und/oder der Eintritt eines Schadens verhindert werden. Damit schützen Sie nicht nur Patientinnen, sondern auch Kolleginnen, die u.U. einen Fehler begehen würden, und sich selbst, da Sie das »ungute Gefühl« nicht länger quält.
Da das Ansprechen von Fehlern oft als schwierig empfunden wird, weisen Gesundheitsfachpersonen oft non-verbal, teilweise zurückhaltend oder vorsichtig auf Auffälligkeiten hin. Beim Ansprechen von Sicherheitsbedenken ist es jedoch wichtig, dass das Gesagte eindeutig und verbindlich

vom Gegenüber wahrgenommen wird, da in der Regel sofortiger Handlungsbedarf besteht, um Schaden von der Patientin abzuwenden [11, 12].

Eine gängige Kommunikationstechnik für das Ansprechen von Sicherheitsbedenken ist die »CUS-Technik«. CUS ist eine Abkürzung für eine dreistufige Kommunikation, bei der mit zunehmendem Nachdruck auf ein mögliches Problem hingewiesen wird. Stellen Sie sicher, dass Ihre Bedenken Gehör finden, fragen Sie ggf. aktiv nach, ob Sie verstanden worden sind.

- C = Concern (engl. »I am concerned«)
- U = Uncomfortable (engl. »I am uncomfortable«)
- S = Safety Issue (engl. »This is a safety issue«)

In Anlehnung an das obige Fallbeispiel lassen sich folgende Formulierungen zum Ansprechen von Sicherheitsbedenken beispielhaft formulieren:

- *»Frau Dr. X, ich befürchte, wir haben ein Problem: Frau Schmidt kann noch nicht nach Hause entlassen werden, da hier noch die vierte Chemo von ihr liegt.«*
- *»Ich bin beunruhigt …«, »Ich denke, ich habe etwas Unübliches gesehen«, »Lassen Sie uns noch einmal prüfen/besprechen/diskutieren … Wie sehen Sie das?«*
- *»Ich denke, dass die Sicherheit von Frau Schmidt gefährdet ist, sie könnte Komplikationen bekommen, die wir momentan noch nicht abschätzen können. Daher ist es mir wichtig, dass wir sie nicht nach Hause entlassen. Wie sehen Sie das?«*

Merke

Strukturierende Kommunikationstechniken unterstützen die Kommunikation in emotional herausfordernden Situationen.

Für die vollständige Kommunikation mit Patientinnen nach einem unerwünschten Ereignis bzw. Zwischenfall (»open disclosure«) gilt:

- Berichten Sie, was geschehen ist.
- Drücken Sie Ihr Bedauern aus.
- Erklären Sie, was jetzt auf die Patientin zukommt und was getan wird, um derartige Ereignisse zukünftig zu vermeiden.

Für das Ansprechen von Sicherheitsbedenken unter Kolleginnen (»Speaking up«) gilt: Machen Sie sich bewusst, dass es um die bestmögliche Versorgung und das aktive Abwenden von Schaden für die Patientinnen geht. Stellen Sie sicher, dass Ihre Sicherheitsbedenken gehört und verstanden wurden.

Literatur

[1] Deutsche Gesellschaft für Hämatologie und medizinische Onkologie. Mammakarzinom der Frau. Gynäkologische Tumoren. Juni 2016. Online verfügbar unter: https://www.onkopedia.com/de/onkopedia/guidelines/mammakarzinom-der-frau/@@view/html/index.html (Abrufdatum: 26.7.2018).

[2] Thomeczek C, Bock W, Conen D, Ekkernkamp A, Everz D, Fischer G et al. Das Glossar Patientensicherheit – Ein Beitrag zur Definitionsbestimmung und zum Verständnis der Thematik »Patientensicherheit« und »Fehler in der Medizin«. Gesundheitswesen 2004; 66(12): 833–40.

[3] Stiftung für Patientensicherheit. Wenn etwas schief geht: Kommunizieren und handeln nach einem Zwischenfall; ein Konsens-Dokument der Harvard-Spitäler. Basel/Zürich: Stiftung für Patientensicherheit; 2006. (Schriftenreihe Patientensicherheit SchweizNr. 1).

Teil III

[4] Manser T, Staender S. Aftermath of an adverse event: supporting health care professionals to meet patient expectations through open disclosure. Acta Anaesthesiol Scand 2005; 49(6): 728–34.

[5] Wu AW, Boyle DJ, Wallace G, Mazor KM. Disclosure of adverse events in the United States and Canada: an update, and a proposed framework for improvement. J Public Health Res 2013; 2(3): e32.

[6] Wears RL, Wu AW. Dealing with failure: the aftermath of errors and adverse events. Ann Emerg Med 2002; 39(3): 344–46.

[7] Kachalia A, Kaufman SR, Boothman R, Anderson S, Welch K, Saint S et al. Liability claims and costs before and after implementation of a medical error disclosure program. Ann Intern Med 2010; 153(4): 213–21.

[8] Hannawa AF. Explicitly implicit: examining the importance of physician nonverbal involvement during error disclosures. Swiss Med Wkly 2012; 142: w13576.

[9] Ärztekammer Nordrhein. Kommunikation im medizinischen Alltag – Ein Leitfaden für die Praxis. Online verfügbar unter: https://www.aekno.de/downloads/aekno/leitfaden-kommunikation-2015.pdf (Abrufdatum: 26.7.2018).

[10] Aktionsbündnis Patientensicherheit e. V. (APS). Reden ist Gold: Kommunikation nach einem Zwischenfall. Bonn: Aktionsbündnis Patientensicherheit e. V. (APS); 2012.

[11] Stiftung für Patientensicherheit. Speak Up: Wenn Schweigen gefährlich ist [Speak Up für mehr Sicherheit in der Patientenversorgung]. Zürich; 2016. (Schriftenreihe Patientensicherheit Schweiz; Vol. 8).

[12] Schwappach DLB. Wenn Schweigen gefahrlich ist: »Speaking-up« bei Sicherheitsbedenken. Zeitschrift fur Evidenz, Fortbildung und Qualität im Gesundheitswesen 2016; 114: 5–12.

IV Herausfordernde Kontexte

In den folgenden Kapiteln werden diverse Kommunikationsstrategien näher dargestellt, welche gezielt in herausfordernden klinischen Kontexten und Konstellationen, wie beispielsweise ein Gespräch mit nicht-adhärenten Patientinnen oder im Mehrpersonen-Setting, zur Anwendung kommen können und dazu befähigen, diese in das eigene kommunikative Handeln umzusetzen.

14   Kommunikationsstrategien

14.1   Mir schmeckt's halt so gut

Gesprächsführung mit nicht-adhärenten Patientinnen

Johannes Kruse

Lernziel nach NKLM 14c

4.1.1 Ein Gespräch mit nicht-adhärenten Patientinnen und Patienten führen und dabei spezifische Modelle berücksichtigen.

Fallvignette

Frau Müller (58) leidet seit 7 Jahren unter einem Typ-2-Diabetes, der zunächst diätetisch und durch körperliche Aktivität behandelt wurde. Wegen der kontinuierlich erhöhten Blut-glukosewerte mit einem HbA1c > 7,5 % (59 mmol/mol) erfolgte zunächst eine Behandlung mit oralen Antidiabetika. Aktuell ist die Stoffwechselsituation wieder so unbefriedigend, dass eine Insulintherapie indiziert ist. Der behandelnde Arzt legt Frau Müller daher dringend diese Therapie nahe und reagiert ungeduldig auf das zögerliche Verhalten der Patientin. Obwohl Frau Müller zahlreiche Versuche der Gewichtreduktion unternommen hat, ist sie seit mehr als 20 Jahren übergewichtig (BMI 34 kg/m^2). Die aktuell notwendige Insulinthe-rapie lehnt Frau Müller ab, da sie sich schon jetzt mit den vielen Tabletten überfordert fühlt. Sie berichtet von Müdigkeit, könne aber nachts nicht schlafen. Auch sei ihre Konzentrations-fähigkeit deutlich schlechter geworden, sodass sie sich eine Insulintherapie nicht zutraut. [▶ NKLM-Kapitel 20: Gedächtnisstörungen und Vergesslichkeit (20.32), Müdigkeit/Er-schöpfung/Allgemeine Schwäche (20.63), Schlafstörungen (20.83)]

Informationen zum Krankheitsbild

Hintergrund: Diabetes mellitus Typ 2
Verlauf:

- Adipositas, Bewegungsmangel sowie genetische Belastungen (Mutter war ebenfalls an einem Typ-2-Diabetes erkrankt) als Risikofaktoren für die Entwicklung.
- Die nichtpharmakologische Basistherapie (Ernährungsumstellung, Gewichtsreduktion bei Übergewicht, Erhöhung der körperlichen Aktivität, Nikotinverzicht und Reduktion des Alkoholkonsums) gelang nicht, auch die Gabe von Metformin und oralen Antidiabetika führte zu keiner befriedigenden Blutzuckereinstellung.
- Untersuchungen des Augenhintergrunds ergaben Anzeichen einer beginnenden diabeti-schen Retinopathie.
- Entwicklung einer depressiven Symptomatik in der Folge der krankheitsspezifischen Be-lastungen.

[▶ NKLM-Kapitel 21: Diabetes mellitus Typ 2 (21.1.3.5)]

Teil IV

Fakten zum Diabetes mellitus

- Der Diabetes mellitus umfasst unterschiedliche Störungen des Kohlenhydratstoffwechsels, die durch eine chronische Hyperglykämie charakterisiert sind.
- Diabetes ist eine Volkskrankheit mit weltweit steigender Tendenz. Bei etwa 7–8 % der erwachsenen Bevölkerung in Deutschland wurde ein Typ-2-Diabetes diagnostiziert [1]).
- Die langfristige Qualität der Glukosestoffwechseleinstellung im Zusammenspiel mit weiteren Risiken (Hypertonie, Adipositas, Dyslipidämie, Rauchen, Depressivität) prägt die Prognose und das individuelle Risiko für eine diabetesbedingte Multimorbidität und Mortalität.
- Das übergeordnete Therapieziel bei allen Diabetesformen ist eine möglichst normnahe Glukose- und Blutdruckeinstellung, um diabetesassoziierten Folgeerkrankungen und akuten Komplikationen vorzubeugen. Dabei sollen die Lebensqualität der Patientin und ihr soziales Leben möglichst wenig eingeschränkt werden.
- Die Behandlung des Diabetes setzt die aktive, intrinsisch motivierte Mitarbeit der Patientin voraus, da sie nahezu ausschließlich in ihrer Eigenverantwortung stattfindet.
- Insbesondere die Insulintherapie verlangt im Alltag die ständige Reflexion jeder Aktivität (u. a. körperliche Belastung, Ernährung, Stress), um daran die Insulindosierung mehrfach täglich anzupassen.

14.1.1 Einführung

Da der Patientin die zentrale Rolle in der Behandlung des Diabetes zukommt, ist es die Aufgabe der Ärztin, die Diabetes-Patientin zur Therapie zu motivieren und sie in ihren Selbstbehandlungsfähigkeiten zu stärken. Die Ärztin soll die Diabetes-Patientin im Umgang mit der Krankheit coachen, sie bei der Therapiezielfindung und Gestaltung unterstützen und ihr die größtmögliche Verantwortung übergeben. Dies gelingt nur, wenn auch die Ängste und Befürchtungen der Patientin, ihre Lebensziele, die subjektiven Theorien und die psychologischen Behandlungsbarrieren erfragt und berücksichtigt werden (▶ Kap. 1.3; ▶ Kap. 1.4; ▶ Kap. 2.8). Eine paternalistische ärztliche Grundhaltung, die vorgibt zu wissen, was für die Patientin das Beste ist, ist in der Betreuung von Patienten mit Diabetes häufig zum Scheitern verurteilt (▶ Kap. 1.5).

14.1.2 Darstellung einer gelungenen Arzt-Patienten-Kommunikation

Entsprechend dem Health-Action-Process-Approach-Model (HAPA) nach Schwarzer [2] und dem Konzept des Motivational Interviewing [3] ist die Gestaltung des Arzt-Patienten-Gesprächs auf das Problembewusstsein und die Motivation der Patientin abzustimmen (▶ Kap. 16.):
- Besitzen die Patientinnen kein Problembewusstsein oder keine Änderungsmotivation, sollten Zweifel geweckt und Risiken offen thematisiert werden (z. B. »Durch eine gute Blutzuckereinstellung haben Sie die Chance, das Risiko für einen Herzinfarkt oder Schlaganfall deutlich zu senken«). Ein direktives Drängen oder moralisierendes Verhalten (»Sie müssen aber abnehmen«) erweist sich als nicht hilfreich und wirkt kontraproduktiv. Vielmehr sollen die »Pros« und »Contras« aus der Perspektive der Patientinnen ermittelt (»Was

spricht aus Ihrer Sicht dafür, was spricht dagegen?«) und individuelle Ziele erarbeitet werden.

- Sind die Patientinnen ambivalent und erwägen eine Änderung ihres Verhaltens, ist es hilfreich, die Ambivalenzen zunächst zu klären (einerseits/andererseits), die Behandlungsbarrieren (s. u.) zu verstehen sowie die Selbstwirksamkeit (»Es gab Zeiten, da konnten Sie Ihren Blutzuckerspiegel gut einstellen. Was brauchen Sie dazu?«) der Patientinnen zu stärken.
- Beginnen die Patientinnen konkrete Pläne zu schmieden und in Handlungen umzusetzen, so sind sie aktiv zu unterstützen und zu ermutigen (»Welches Ziel möchten Sie sich setzen? Was planen Sie konkret?«).
- Auch bei der Aufrechterhaltung des Verhaltens und der Rückfallprophylaxe bedürfen die Patientinnen aktiver Unterstützung.

Dazu ist es notwendig, dass die Ärztin …
- Empathie zeigt für die Problematik und die Perspektive der Patientinnen einnehmen kann,
- Diskrepanzen zwischen dem aktuellen Verhalten und den längerfristigen Lebenszielen benennt, aber den Patientinnen die Entscheidung überlässt,
- Ambivalenzen und unterschiedliche Lebensstile akzeptiert und sie respektiert,
- kleine erreichbare Teilziele (z. B. mehr als 2000 Schritte am Tag) mit den Patientinnen erarbeitet und Fernziele in Nahziele umwandelt,
- die Selbstwirksamkeit und das Selbstvertrauen der Patientinnen stärkt,
- keine Beweisführung für mangelnde Compliance startet und die Patientinnen nicht moralisierend mit erhobenem Zeigefinger belehrt,
- die psychologischen Behandlungsbarrieren klärt.

Werden die Therapieziele der Diabetesbehandlung längerfristig nicht erreicht, sind häufig Probleme im Selbstmanagement der Erkrankung die Ursache. Gründe für ein ungünstiges Selbstbehandlungsverhalten sind [4]:
- **Patientenbezogene Gründe** wie z. B. mangelndes Wissen über die konkrete Behandlung, intellektuelle Einschränkungen, fehlende oder unzureichende Risikowahrnehmung, mangelnde Fertigkeiten zur Selbstbehandlung, andere lebensphasenabhängige Alltagsprioritäten, psychische Störungen (Depression, Angst, Essstörung, Sucht, artifizielle Störungen, Persönlichkeitsstörung), Autonomiekonflikt (forcierte Autonomie bei Angst vor zu großer Abhängigkeit), Selbstwertproblematik, Angst vor beruflicher und persönlicher Ausgrenzung.
- **Behandlerbezogene Gründe** wie unrealistische Behandlungsanforderungen und Überforderung der Patientinnen, unangemessene Informationsvermittlung und Schulung, vorwurfsvolle Einstellung und übermäßige Kontrolle sowie Störungen in der Arzt-Patienten-Kommunikation, da die Perspektive der Patientinnen nicht beachtet wird, sowie heterogene Therapieziele und -prinzipien im Diabetesteam.
- **Umfeldbezogene Gründe** wie übermäßige Kontrolle und Autonomieeinschränkung durch die Familie, übermäßige Rücksicht und Versorgung, Verleugnung der Erkrankung, fehlende soziale Unterstützung und mangelnde

Teil IV

Bereitschaft des Umfelds, Lebensgewohnheiten umzustellen, sowie soziale Ausgrenzung und Armut.

Exkurs

- Das HAPA-Modell verdeutlicht, dass bei der Umstellung des Lebensstils zwischen der Phase der Motivationsbildung und der Phase der Planung und Realisierung zu unterscheiden ist.
- Zunächst ist in der Motivationsphase die Risikowahrnehmung (z. B. »Wenn ich so weiterlebe, habe ich ein höheres Risiko für einen Herzinfarkt«) zu entwickeln, alternative Verhaltensweisen (Sport, gesunde Ernährung etc.) zu vermitteln und das Vertrauen in die eigene Fähigkeit zur Kontrolle zu stärken.
- In der Phase der Planung und Realisierung werden konkrete Schritte geplant, erreichbare Unterziele definiert, Belohnungen für eine erfolgreiche Umsetzung entwickelt und Bewältigungsoptionen für Rückfälle gesucht. Im Zentrum steht die Entwicklung des Gefühls der Selbstwirksamkeit, d. h. dass die Patientin die Überzeugung gewinnt, in schwierigen Situationen ihr Verhalten steuern zu können.
- Sowohl für das HAPA-Modell als auch für die motivierende Gesprächsführung liegen überzeugende empirische Befunde vor zur Veränderung der Ernährung, des Bewegungsverhaltens und der Motivation zur Suchtbehandlung [5].

Worauf Sie achten sollten!

- Verdeutlichen Sie sich, wie schwer es ist, den Lebensstil zu verändern und eine Behandlung des Diabetes durchzuführen.
- Machen Sie der Patientin keine Vorhaltungen und drohen Sie nicht mit Folgeerkrankungen.
- Gehen Sie von den Zielen und der aktuellen Motivation der Patientin aus und stärken Sie ihre Selbstwirksamkeitserwartung.
- Falls die Patientin noch nicht zur Verhaltensänderung motiviert ist, besprechen Sie das Gesundheitsrisiko und die Handlungsmöglichkeiten, klären Sie die Ambivalenzen und spiegeln Sie diese empathisch.
- Erfassen Sie die Behandlungsbarrieren der Patientin.
- Falls die Patientin ihr Gesundheitsverhalten ändern möchte, erarbeiten Sie mit ihr konkrete umsetzbare Pläne. Setzen Sie Prioritäten und überfordern Sie die Patientin nicht durch zu viel Information und zu große Schritte.
- Resignieren Sie nicht zu früh. Der Aufbau der Motivation zur Verhaltensänderung ist eine langfristige Aufgabe.

Merke
Vorhaltungen sind oftmals kontraproduktiv – die individuelle Therapiezielfindung, die Stärkung der Selbstwirksamkeitserwartung und die respektvolle Klärung der Behandlungsbarrieren sind hilfreich!

Literatur

[1] Heidemann C, Du Y, Schubert I, Rathmann W, Scheidt-Nave C. Prävalenz und zeitliche Entwicklung des bekannten Diabetes mellitus. Ergebnisse der Studie zur Gesundheit Erwachsener in Deutschland (DEGS1). Bundesgesundheitsblatt – Gesundheitsforschung – Gesundheitsschutz 2013; 56(5-6): 668–77.

[2] Schwarzer R, Lippke S, Luszczynska A. Mechanisms of Health Behavior Change in Persons With Chronic Illness or Disability: The Health Action Process Approach (HAPA). Rehabil Psychol. 2011; 56(3): 161–70. doi: 10.1037/a0024509.

[3] Miller W, Rollnick S. Motivierende Gesprächsführung. Freiburg im Breisgau: Lambertus 2015.

[4] Kruse J, Lange K, Kulzer B. Diabetes mellitus. In Köhle K, Herzog W, Joraschky P, Kruse J, Langewitz W, Söllner W (Hg.), Uexküll, Psychosomatische Medizin. Theoretische Modelle und klinische Praxis. München: Elsevier Urban & Fischer 2016.

[5] Burke BL, Arkowitz H, Menchola M. The efficacy of motivational interviewing: a meta analysis of controlled clinical trials. J Consult Clin Psychol 2003; 71(5): 843–61.

14.2 Wenn die Katastrophe tatsächlich passiert

Krisenintervention

Sabina Hunziker Schütz, Christoph Becker

Lernziel nach NKLM 14c

4.1.2 Maßnahmen einer Krisenintervention bei einer psychosozialen Krise, einem medizinischen Notfall, einem Großschadensereignis erläutern.

Fallvignette

Herr Gerber, 36 Jahre, wird von der Sanität unter Reanimation in den Schockraum gebracht. Der Patient war zuvor zu Hause plötzlich kollabiert. Die Dauer des Kreislaufstillstandes ist unklar. Die Ehefrau ist zunächst mit der Situation überfordert gewesen, habe im Verlauf jedoch mit einer Laienreanimation begonnen.

Bei Eintreffen im Schockraum zeigt sich eine Asystolie. Die Reanimationsmaßnahmen dauern bereits 45 Minuten an. Klinisch und laborchemisch zeigt sich ein schlechter Verlauf mit lichtstarren, entrundeten Pupillen. Sie brechen die Reanimation ab, Herr Gerber verstirbt. Im Wartezimmer wartet bereits die Ehefrau des Patienten.

[► NKLM-Kapitel 20: Tod und Todesfeststellung (20.108)]

Informationen zum Krankheitsbild

Hintergrund: Unklarer Herz-Kreislauf-Stillstand (Out-of-hospital Cardiac Arrest)
Verlauf:

- Zuweisung unter Reanimation bei Herz-Kreislauf-Stillstand
- Akute palliative Situation, Versterben des Patienten nach Abbruch der Reanimationsmaßnahmen.

[► NKLM-Kapitel 21: Schock (21.1.1.2), Herzrhythmusstörungen (21.1.1.13), Akutes Koronarsyndrom (21.1.1.15)]

Fakten zum unklaren Herz-Kreislauf-Stillstand

- Häufig; in Europa ca. 375 000, in den USA ca. 300 000 Betroffene/Jahr
- Überlebensrate insgesamt lediglich 10 %
- Überlebende haben in 10–30 % bleibende neurologische Schäden
- Ätiologie: v. a. kardiogen (ca. 2/3 der Fälle, insb. KHK, Rhythmusstörungen) [1–5]

Teil IV

14.2.1 Einführung

Angehörige über das akute Versterben einer Patientin zu informieren und gegebenenfalls eine Krisenintervention durchzuführen, stellt für die Ärztin eine der größten Herausforderung dar. Es handelt sich hierbei um einen kritischen Zeitpunkt, dessen Handhabung einen großen Einfluss auf die Verarbeitung eines traumatischen Erlebnisses haben kann. Die Geschehnisse, welche unmittelbar nach oder während des Verlusts eines geliebten Menschen auftreten, stehen in engem Zusammenhang mit deren Verarbeitung. Ein schlechtes Gespräch kann als ein zusätzlicher Belastungsfaktor einen erfolgreichen Trauerprozess der Angehörigen behindern.

Ziel einer Krisenintervention ist es, Ressourcen der Betroffenen zu aktivieren oder Copingstrategien zu entwickeln, um mit dem emotionalen Ereignis fertig zu werden.

Eine professionelle Krisenintervention gehört in die Hände von Expertinnen, jedoch kann jede medizinische Fachkraft bestimmte Aspekte und Elemente der Krisenintervention berücksichtigen und anwenden. Hierbei kann man sich an einem von Berger und Riecher-Rössler [6] beschriebenen Schema orientieren (► Tab. 14-1).

Tab. 14-1　8 Schritte der Krisenintervention gemäß Berger u. Riecher-Rössler 2004 [6]

Schritt	Intervention
1	Kontakt aufbauen
2	Emotional entlasten
3	Krisenfokus analysieren (Auslöser, Hintergrund)
4	Krisenfokus gemeinsam definieren
5	Ressourcen analysieren (bisherige Bewältigungsstrategien, soziales Netz)
6	Ziele gemeinsam definieren
7	Probleme bearbeiten (bewährte Bewältigungsstrategien und soziales Netz aktivieren, evtl. neue Lösungen suchen, Hilfe einschalten)
8	Nachsorge einleiten (Betreuung, Psychotherapie)

Definition

Bei einer **akuten Krise** handelt es sich um ein seelisches Ungleichgewicht, welches durch ein traumatisierendes Ereignis in der unmittelbaren Umgebung (z. B. unerwarteter Tod eines Angehörigen) hervorgerufen wird und von der betroffenen Person als so bedrohlich wahrgenommen wird, dass es die momentanen Bewältigungsmöglichkeiten überfordert. Symptome einer Krise können neben Angst, Aggressivität, Panik und Depersonalisation auch körperliche Beschwerden wie Schlafstörungen oder Herzrasen beinhalten. In der Medizin wird eine Krise in der Regel als »akute Belastungsreaktion« kodiert, persistieren die Symptome über einen Monat, spricht man von einer posttraumatischen Belastungsstörung.

14.2.2 Kriseninterventionen: So geht's!

Zum Gelingen dieses Gespräches ist eine Vorbereitung wichtig. Angehörige schätzen ein Gespräch in einer privaten, ungestörten Atmosphäre. Als Ärztin sollte man insbesondere auf störende Unterbrechungen wie Telefonanrufe achten.

Bei der Aufklärung der Angehörigen eignen sich die Techniken zur »Überbringung schlechter Nachrichten« (▶ Kap. 11.4). Diese legen im Arzt-Patienten-Kontakt neben der Informationsvermittlung einen großen Fokus auf das Zulassen, Eingehen und Benennen von Emotionen der Patientinnen. Es ist bekannt, dass das Eingehen auf Emotionen in Krisensituationen sehr wichtig ist. Besonders bewährt hat sich hierbei das NURSE-Schema (▶ Kap. 2.4).

Beim *Naming* kann es sich hier um ein Spiegeln auf Emotionen (»Ich habe den Eindruck, dass Sie das sehr bedrückt?«) oder auch ein direktes Benennen handeln (»Ich sehe, dass Sie der plötzliche Tod Ihres Mannes sehr mitnimmt«).

Understanding, als Ausdruck von Empathie, ermöglicht der Ärztin in dieser Situation, Verständnis für die Ehefrau zu äußern (»Ich kann gut verstehen, dass der Tod Ihres Mannes jetzt ein Schock sein muss«).

Ähnlich verhält es sich beim *Respecting* (to respect = Respekt zollen), dem Anerkennen eines funktionalen Patientenverhaltens oder vorhandener Ressourcen (»Ich finde es gut, dass Sie in der Familie so eine Unterstützung haben«).

Das *Supporting* steht für jegliche Unterstützung, die man der Angehörigen anbieten kann. In einer Krisenintervention kann dieses zum Beispiel das Angebot einer seelsorgerischen oder psychologischen Betreuung darstellen.

Das *Exploring* sollte man einsetzen, wenn man das Gefühl hat, das irgendein Umstand die Ehefrau beschäftigt, man aber nicht genau einordnen kann, um was es sich genau handelt (»Können Sie mir sagen, was gerade in Ihnen vorgeht?«).

Ein alternatives Modell, welches man in dieser Situation benutzen kann, ist das VALUE-Model nach Curtis [4] (▶ Tab. 14-2).

Mithilfe dieser proaktiven Kommunikationsstrategie konnte gezeigt werden, dass das Auftreten von posttraumatischen Belastungsstörungen und Depressionen bei Angehörigen von auf Intensivstation sterbenden Patientinnen signifikant gesenkt werden konnte [4].

Wichtig ist auch, zu evaluieren, welche Ressourcen die Patientin bzw. die Angehörigen besitzen, um die aktuelle Krise zu bewältigen und inwieweit man diese aktivieren kann. Hierzu zählen das soziale Netz der Patientinnen (Angehörige, Freunde) oder die in bereits anderen belastenden Situationen erlernten Copingstrategien. Zum Abschluss einer Krisenintervention sollte sichergestellt werden, dass eine adäquate Nachbetreuung gewährleistet ist. Eine akute Krisen-

Tab. 14-2   VALUE-Model nach Curtis [4]

V	Value and appreciate what family members said	Schätzen, was Angehörige sagen
A	Acknowledge family members' emotions	Auf Emotionen eingehen
LU	Listen and ask question that would allow to understand what the patient was as a person	Zuhören und Fragen stellen, um zu verstehen, was für ein Mensch der Patient war
E	Elicit questions from family member	Angehörige ermuntern, Fragen zu stellen

intervention ist meist ein erster Schritt zur Symptomentlastung und eine weitere Behandlung ist oft unerlässlich. Den Angehörigen kann man zum Beispiel die Betreuung durch einen spezialisierten Seelsorger oder Psychologen anbieten (▶ Kap. 2.9; ▶ Kap. 9.9; ▶ Kap.11.9).

Zur emotionalen Verarbeitung von unerwarteten Todesfällen ist es für Angehörige oft wichtig, den Verstorbenen noch einmal zu sehen, um Abschied nehmen zu können. Hier ist es hilfreich, wenn die Ärztin die Angehörigen nach dem Aufklärungsgespräch zu dem Verstorbenen begleitet.

Ist die Patientin durch einen unnatürlichen Tod ums Leben gekommen, gibt es jedoch einige Dinge zu beachten. Insbesondere Suizidopfer oder Verunfallte können durch ihre Entstellung zu einer zusätzlichen Belastungsreaktion der Angehörigen führen. Studien zeigen jedoch, dass die meisten Angehörigen auch in diesen Fällen die Entscheidung, ihre verstorbenen Angehörigen noch einmal zu sehen, nicht bereuen. Generell sollte man die Angehörigen behutsam auf den Anblick vorbereiten und eruieren, ob sie die Verstorbene sehen möchten und bei bestehendem Wunsch diese begleiten.

Gegebenenfalls empfiehlt es sich, medizinische Spuren vorab zu beseitigen oder die Verstorbene in einen sauberen Raum zu verlegen. Ist die Leiche für eine rechtsmedizinische Untersuchung beschlagnahmt, muss man den Angehörigen erklären, dass sie den Verstorbenen unter Umständen nicht berühren dürfen.

Nicht nur für Angehörige, auch für involvierte Teammitglieder kann das Versterben einer Patientin ein traumatisches Erlebnis darstellen, insbesondere wenn es sich um eine junge Patientin oder einen vermeidbaren Tod handelt. Daher sollte immer der Bedarf einer Nachbesprechung im medizinischen Behandlungsteam in Erwägung gezogen werden, um zu eruieren, ob Mitglieder ebenfalls Unterstützung benötigen.

Evidenz

- Ca. 40 % aller Angehörigen von reanimierten Patientinnen erfüllen die Symptome einer posttraumatischen Belastungsstörung.
- Eine proaktive Kommunikation kann das Auftreten von Depressionen, posttraumatischen Belastungsstörungen und Ängsten signifikant reduzieren [7].
- Kriesenintervention kann Symptome, emotionale Stabilität und Selbstbild signifikant verbessern.

Worauf Sie achten sollten!

- Informationsvermittlung in ruhiger Atmosphäre, Unterbrüche (z. B. Telefonanrufe) vermeiden
- Anwenden von Techniken des Breaking bad news (▸ Kap. 11.4)
- Eingehen auf Emotionen der Angehörigen mithilfe von NURSE (▸ Kap. 2.4)
- Proaktive Kommunikation mittels VALUE-Checkliste
- Medizinische Informationsvermittlung auf das Notwendigste beschränken und schonend mitteilen
- Mobilisierung von Ressourcen und Anbieten von Unterstützung
- Angehörigen anbieten, den Verstorbenen nochmals (unter medizinischer Begleitung) zu sehen

Merke

Kriesenintervention ist eine emotionale »Erste Hilfe«. Es soll Emotionen entlasten und helfen, durch Aktivierung von Ressourcen die Krise zu bewältigen.

Teil IV

Literatur

[1] Geri G, Passouant O, Dumas F, Bougouin W, Champigneulle B, Arnaout M, et al. Etiological diagnoses of out-of-hospital cardiac arrest survivors admitted to the intensive care unit: Insights from a French registry. Resuscitation 2017; 117: 66–72.

[2] Benjamin EJ, Blaha MJ, Chiuve SE, Cushman M, Das SR, Deo R, et al. Heart Disease and Stroke Statistics-2017 Update: A Report From the American Heart Association. Circulation 2017; 135(10): e146–e603.

[3] Zimmerli M, Tisljar K, Balestra GM, Langewitz W, Marsch S, Hunziker S. Prevalence and risk factors for post-traumatic stress disorder in relatives of out-of-hospital cardiac arrest patients. Resuscitation 2014; 85(6): 8010–8.

[4] Lautrette A, Darmon M, Megarbane B, Joly LM, Chevret S, Adrie C, et al. A communication strategy and brochure for relatives of patients dying in the ICU. N Engl J Med 2007; 356(5): 469–78.

[5] Jabre P, Belpomme V, Azoulay E, Jacob L, Bertrand L, Lapostolle F, et al. Family presence during cardiopulmonary resuscitation. N Engl J Med 2013; 368(11): 1008–18.

[6] Riecher-Rössler A, Berger P, Yilmaz AT, Stieglitz R-D. Psychiatrisch-psychotherapeutische Kriesenintervention. 1. Aufl. Göttingen: Hogrefe 2004.

[7] Reisch T, Schlatter P, Tschacher W. Efficacy of crisis intervention. Crisis 1999; 20(2): 78–85.

15 Risikokommunikation und Aufklärung

15.1 Glaube keiner Statistik – oder doch?

Vor- bzw. Nachteile einer Diagnostik/Therapie, Konsequenzen bei Verzicht

Odette Wegwarth, Jana Hinneburg

Lernziele nach NKLM 14c

4.2.1 Diagnostische und therapeutische Maßnahmen mit deren Vor- und Nachteilen und dem zu erwartenden Erfolg mit Hilfe von Techniken der transparenten Risikokommunikation darstellen sowie Nutzen und Schaden abwägen und kommunizieren.
4.2.2 Positive und negative Konsequenzen eines Verzichts auf diagnostische und therapeutische Maßnahmen erklären.

Fallvignette 1
Frau Dahlem, 37 Jahre, ist schwanger und glücklich darüber. Für ihr werdendes Kind will sie nur das Beste. Mit 37 Jahren zählt sie zur Gruppe der sogenannten Risikoschwangeren. Da versteht es sich von selbst, dass sie die empfohlenen Vorsorgeuntersuchungen und auch die Feindiagnostik zur Detektion eventueller Fehlbildungen oder genetischer Defekte des Fötus (z. B. Down-Syndrom) in Anspruch nimmt. In der 22. Schwangerschaftswoche nimmt Frau Dahlem an der feindiagnostischen Untersuchung teil. Bisher war die Schwangerschaft schön und unbeschwert. Heute aber erfährt sie von ihrer behandelnden Ärztin, dass der Test auf Down-Syndrom positiv war. Ein Schock. Bedeutet das Testergebnis, dass ihr werdendes Kind mit Sicherheit das Down-Syndrom haben wird? Oder wenn nicht mit Sicherheit, wie hoch ist die Wahrscheinlichkeit für das Down-Syndrom?
[▶ NKLM-Kapitel 20: Früherkennung/Vorsorgeuntersuchung (20.30)]

Fallvignette 2
Frau Blume, 50 Jahre alt und beschwerdefrei mitten im Leben, erhält ihre erste schriftliche Einladung zur Teilnahme am Mammografie-Screening zur Früherkennung von Brustkrebs. Die dem Einladungsschreiben beigefügte Broschüre klärt sie über den Nutzen und Schaden der Mammografie auf. »Seltsam«, denkt sie, »hier steht, dass nur 1 von je 1000 Frauen durch die Mammografie vor dem Brustkrebstod bewahrt wird (0,1 %) und dass 5 bis 7 pro 1000 Frauen infolge der Teilnahme überdiagnostiziert und überbehandelt würden« [1]. Das deckt sich nun gar nicht mit Informationen, die sie im Internet fand. Hier las sie, dass die Mammografie das Risiko an Brustkrebs zu sterben, um 20 % senke [2]. Und in einer Pressemitteilung der Kooperationsgemeinschaft Mammografie fand sie erst jüngst die Aussage, dass seit Einführung der Mammografie die 5-Jahres-Überlebensrate auf 87 % gestiegen ist [3]. Wer hat denn nun recht?
[▶ NKLM-Kapitel 20: Früherkennung/Vorsorgeuntersuchung (20.30)]

Informationen zum Krankheitsbild 1

Hintergrund: Down-Syndrom
Histologie: Auffälliger Nackenfaltentransparenztest bei Ersttrimesterscreening (11. bis 14. Schwangerschaftswoche)
Verlauf:

*   Auffälligkeiten im Ersttrimesterscreening liefern lediglich Wahrscheinlichkeiten für potenzielle Störungen im Erbgut, stellen aber keine Diagnose dar.
*   Weiterführende Diagnostik (Amniozentese oder Chorionzottenbiopsie) bietet die Möglichkeit, den positiven Vorhersagewert der Gesamttestung auf über 90 % zu erhöhen. Eine 100 %ig sichere Diagnose ist hiermit jedoch ebenfalls nicht möglich.
*   Amniozentese und Chorionzottenbiopsie sind invasive Verfahren und bergen das Risiko, vaginale Blutungen, Infektionen, einen vorübergehenden Fruchtwasserverlust und im schlimmsten Fall einen Abort herbeizuführen. Je nach Erfahrenheit der Untersuchenden beträgt das Risiko eines Aborts nach einer Amniozentese 0,5 % bis 1 %.
*   Demgegenüber steht die Wahrscheinlichkeit von ca. 0,15 %, dass eine Frau zwischen 30 und 34 Jahren einen von dem Down-Syndrom betroffenen Fötus trägt und von ca. 2 % bei einer Frau zwischen 40 und 44 Jahren.
*   Eine eingehende Beratung zu den Vor- und Nachteilen der weiterführenden Diagnostik ist deshalb zwingend notwendig.

[▶ NKLM-Kapitel 21: Chromosomenanomalien (Trisomien, Klinefelter-Syndrom, Turner-Syndrom) (21.1.11.21)]

Fakten zur Früherkennung

*   Früherkennungen (auch Screenings genannt) richten sich an Menschen, die keine Symptome im Hinblick auf die gesuchte Krankheit haben. Oft zielen Früherkennungen auf Krankheiten, die einerseits einen massiven Einschnitt in das Leben der Betroffenen darstellen können, andererseits aber nur eine Minderheit der Untersuchten betreffen.
*   Das bedeutet, dass die große Mehrheit der an Früherkennung und Diagnostik teilnehmenden Menschen nicht von der entsprechenden Krankheit betroffen ist. Früherkennungen adressieren also nicht nur asymptomatische, sondern vor allem mehrheitlich nichterkrankte Menschen. Daher besteht vor der Durchführung eine besondere Pflicht und Verantwortung zur transparenten Kommunikation des Nutzens und Schadens der Testung sowie zur Bedeutung eines spezifischen Testausgangs, damit die Patientinnen eine informierte Entscheidung für oder gegen die Teilnahme bzw. zum Wahrnehmen weiterer Schritte treffen können.

Fakten zum Down-Syndrom: Früherkennung und Krankheitsbild

*   Jede Schwangere hat in Deutschland Anspruch auf insgesamt drei Ultraschalluntersuchungen. Wenn es besondere medizinische Gründe gibt (z. B. das Alter der Mutter), übernehmen die gesetzlichen Krankenkassen auch weitergehende Ultraschalluntersuchungen. Dazu gehört zum Beispiel der sogenannte Fein-Ultraschall (Organ-Ultraschall), der durch besonders spezialisierte Frauenärztinnen (DEGUM-zertifiziert) durchgeführt werden muss. Teil des Fein-Ultraschalls ist der Nackenfaltentransparenztest, bei dem mittels Ultraschall zum Beispiel nach Hinweisen auf ein Down-Syndrom gesucht wird.
*   Vor solchen Untersuchungen sind Ärztinnen zu einer besonderen Aufklärung und genetischen Beratung verpflichtet. Das Down-Syndrom ist eine Chromosomenstörung. Betroffene besitzen drei anstatt zwei Exemplare des Chromosoms 21. Das überzählige genetische

Material beeinflusst die geistige und soziale Entwicklung der betroffenen Menschen. Die Ausprägung der Beeinträchtigungen variiert. Das Down-Syndrom ist nicht heilbar. Ziel der Früherkennung ist, der werdenden Mutter in der Schwangerschaft die Wahlmöglichkeit zu geben, sich für oder gegen ein Leben mit einem Kind mit Down-Syndrom zu entscheiden.

Informationen zum Krankheitsbild 2

Hintergrund: Brustkrebs
Histologie: Die in der Fallvignette beschriebene Frau befindet sich noch in der Entscheidungsfindung bzgl. einer Teilnahme am Mammografie-Screening.
Verlauf:
- Bei einer Entscheidung für die Teilnahme am Mammografie-Screening und einem daraus resultierenden auffälligen Ergebnis wird als weiterführende Diagnostik eine Biopsie angeboten. Durch die Biopsie sollen durch die Mammografie generierte falsch-positive Testergebnisse (ca. 100 pro 1000 gescreenter Frauen) weitestgehend eliminiert werden.
- Im Falle der Entscheidung gegen die Teilnahme erfolgt die Einladung zur nächsten Mammografie routinemäßig in zwei Jahren.

[▶ NKLM-Kapitel 21: Benigne und maligne Weichgewebstumore (21.1.2.2)]

Fakten zu Brustkrebs: Früherkennung und Krankheitsbild

- In Deutschland können Frauen zwischen 50 und 69 Jahren alle zwei Jahre an der Mammografie zur Früherkennung von Brustkrebs teilnehmen. Dazu werden sie im Rahmen des systematisch organisierten Früherkennungsprogramms postalisch eingeladen.
- Teil der Einladung ist ein Terminvorschlag und eine Informationsbroschüre nebst Entscheidungshilfe. Ziel der Mammografie ist die frühzeitige Diagnose eines bereits vorhandenen malignen Tumors, um ihn besser behandeln und die Heilungschancen erhöhen zu können. Brustkrebs kann entstehen, wenn sich Zellen krankhaft verändern und unkontrolliert zu teilen beginnen. Krebszellen können in gesundes Gewebe eindringen und Absiedlungen bilden, sogenannte Metastasen. Oft ist Brustkrebs heilbar, entwickelt sich langsam und bildet keine Metastasen.
- Das Risiko einer 50-jährigen Frau, in den nächsten 10 Jahren an Brustkrebs zu erkranken, liegt bei ca. 2,5 % und das einer 70-jährigen Frau bei ca. 3 %.

15.1.1 Einführung

Ein effizientes Gesundheitssystem braucht beides: gut informierte Ärztinnen *und* gut informierte Patientinnen [4]. Unser derzeitiges Gesundheitssystem erfüllt diese Anforderung nicht. Die Beispiele im folgenden Kasten illustrieren das Ausmaß.

Ausmaß des Mangels an Risikokompetenz

- Von 412 amerikanischen Primärversorgungsmedizinerinnen nahmen 47 % fälschlicherweise an, dass mehr entdeckte Tumoren und eine höhere 5-Jahres-Überlebensrate in der Früherkennungsgruppe bedeuten, dass die Früherkennung mehr Leben rette [2]. Beide statistischen Werte sind im Kontext von Früherkennung jedoch invalide Statistiken.

- Von 160 deutschen Gynäkologinnen waren rund 80 % nicht in der Lage, den positiven Vorhersagewert der Mammografie zu bestimmen. Damit können sie einer Frau nach Erhalt eines positiven Befunds keine korrekte Antwort auf die Frage geben, wie hoch die Wahrscheinlichkeit für das tatsächliche Vorliegen von Brustkrebs ist [5].
- In einer repräsentativen Studie mit mehr als 10 000 europäischen Männern und Frauen überschätzten über 90 % die Reduktion der brust- oder prostatakrebsspezifischen Sterblichkeit (Mortalität) durch die Teilnahme an Früherkennungen um das 10- bis 200-Fache oder konnten diese schlicht nicht quantifizieren [6].
- Und von mehr als 300 Menschen, die regelmäßig an einem oder mehreren Früherkennungsprogrammen teilnahmen, gaben 91 % an, von ihrer Ärztin noch nie etwas über Überdiagnose oder Überbehandlung im Zusammenhang mit Früherkennung gehört zu haben [7].

Grund für diesen Wissensmangel auf beiden Seiten ist – neben einer profitorientierten Finanzierung der medizinischen Forschung und einer intransparenten Berichterstattung zu Nutzen und Schaden medizinischer Interventionen in medizinischen Zeitschriften und Gesundheitsinformationen – das mangelnde Verständnis medizinischer Statistik aufseiten der Ärztinnen. Dies führt dazu, dass Ärztinnen und Patientinnen einerseits unrealistische Erwartungen zum Nutzen der Testung haben und andererseits mögliche Schäden (z. B. Überdiagnosen, Ängste) unterschätzen.

Im schlechtesten Fall hat das mangelnde Verständnis medizinischer Statistik und die daraus resultierende Fehlkommunikation zur Folge, dass eine schwangere Frau ihre Schwangerschaft aufgrund von fehlinduzierter Sorge abbricht oder dass eine an der Mammografie teilnehmende Frau überdiagnostiziert und damit unnötig behandelt wird. Dem ärztlichen Verständnis medizinischer Statistik (medizinische Risikokompetenz) und der daraus resultierenden Fähigkeit zur transparenten Risikokommunikation kommt daher eine entscheidende Bedeutung für das Schaffen realistischer Erwartungen, das Vermeiden unnötiger Ängste und das Ermöglichen informierten Entscheidens zu.

> **Definition**
> **Medizinische Risikokompetenz** beschreibt die Fähigkeit, Gesundheitsstatistiken richtig verstehen und interpretieren zu können. Im Kontext von Diagnostik und Früherkennung bedeutet dies, dass Ärztinnen den positiven und negativen Vorhersagewert einer Testung bestimmen können sowie relative von absoluten Risiken und invalide Statistik (5-Jahres-Überlebensrate) von valider Statistik (Mortalitätsrate) unterscheiden können. Medizinische Risikokompetenz ist Voraussetzung für transparente Risikokommunikation und beschreibt in der Arzt-Patienten-Kommunikation die Verwendung jener Statistikformate, welche die höchste Wahrscheinlichkeit für eine richtige Interpretation der medizinischen Datenlage haben.
>
> **Transparente Statistikformate** sind: natürliche Häufigkeiten zur Kommunikation von positiven und negativen Vorhersagewerten einer Testung [8, 9] sowie absolute Risiken (hierzu zählen auch Mortalitätsraten) zur Kommunikation von Nutzen und Schaden [10 – 12].

Intransparente Statistikformate sind relative Risiken (hierzu zählen auch Odds Ratios) und im Kontext von Früherkennung die invalide Statistik der 5-Jahres-Überlebensrate. Studien dokumentieren, dass die als intransparent aufgeführten Formate zu massiven Überschätzungen des Nutzens von Früherkennung und Diagnostik aufseiten von Patientinnen und Ärztinnen führen und einen verzerrenden Einfluss auf das Verschreibungsverhalten der Ärztinnen haben [11, 13–16].

15.1.2 Natürliche Häufigkeiten zur Bestimmung des positiven und negativen Vorhersagewerts einer Testung

Kommen wir zurück zu Frau Dahlem, die nach der Feindiagnostik mit dem Verdacht konfrontiert ist, dass ihr werdendes Kind das Down-Syndrom hat. Ist das Ergebnis nun sicher und wenn nicht, wie wahrscheinlich ist es, dass diese Chromosomenstörung tatsächlich vorliegt? Um Frau Dahlem diese Frage richtig beantworten zu können, müssen Ärztinnen in der Lage sein, den positiven Vorhersagewert der Testung bestimmen zu können.

Definition

Der **positive Vorhersagewert** gibt an, wie viele von den Personen, die positiv getestet werden, auch tatsächlich erkrankt sind. Der positive Vorhersagewert gibt damit den Anteil der richtig-positiven Testergebnisse in Relation zu allen positiven Testergebnissen (inklusive falsch-positiven Testergebnissen) an.
Folgende Daten werden zur Bestimmung des positiven Vorhersagewertes benötigt:
- **Prävalenz:** Gibt die Häufigkeit der Erkrankung (hier: Down-Syndrom) in einer Population (hier: schwangere Frauen im Alter von 37) zu einem bestimmten Zeitpunkt an.
- **Sensitivität:** Gibt an, wie viele Personen aus der Gruppe derer, die tatsächlich erkrankt sind, durch den Test auch korrekt als »erkrankt« detektiert werden (richtig-positive Testergebnisse).
- **Spezifität:** Gibt an, wie viele Personen aus der Gruppe derer, die *nicht* erkrankt sind, durch den Test auch korrekt als »nicht erkrankt« detektiert werden (richtig-negative Erebnisse).

Stellen wir uns nun vor, dass die Prävalenz für das Vorliegen des Down-Syndroms bei einer 37-jährigen schwangeren Frau bei ca. 1 % liegt (▸ Abb. 15-1). Die Sensitivität des Nackenfaltentransparenztests liegt bei ca. 80 % und die Spezifität bei ca. 95 % [17]. Daraus ergibt sich unter Nutzung von natürlichen Häufigkeiten die folgende Berechnung:
- *1 % Prävalenz:* Von 1000 schwangeren Frauen im Alter von 37 Jahren werden ca. 10 Schwangere einen Fötus mit Down-Syndrom tragen.
- *80 % Sensitivität:* Von diesen 10 Frauen werden 8 ein *richtig-positives* Testergebnis erhalten. Die verbleibenden 2 erhalten ein *falsch-negatives* Ergebnis.
- *95 % Spezifität:* Von den 990 Schwangeren, deren Fötus kein Down-Syndrom aufweist, werden 941 ein *richtig-negatives* Testergebnis erhalten. Die verbleibenden 49 erhalten ein *falsch-positives* Testergebnis.

Anhand der Überführung der konditionalen Wahrscheinlichkeiten (Prävalenz, Sensitivität, Spezifität) in natürliche Häufigkeiten kann nun auch leicht der positive Vorhersagewert bestimmt werden. Insgesamt erhalten aus der Gruppe der 1000 getesteten Frauen 57 Frauen ein positives Testergebnis. Von diesen 57 positiven Testergebnissen sind jedoch nur 8 Testergebnisse richtig-positiv. Daraus ergibt sich ein positiver Vorhersagewert von ca. 14 % (8 richtig-positive Testergebnisse von insgesamt 57 positiven Testergebnissen). Das heißt, die Wahrscheinlichkeit, dass Frau Dahlems Kind bei einer positiven Testung mittels Nackenfaltentransparenzmessung tatsächlich das Down-Syndrom hat, beträgt ca. 14 %.

Anhand der natürlichen Häufigkeiten kann auch leicht der negative Vorhersagewert der Testung bestimmt werden.

Definition

Der **negative Vorhersagewert** gibt an, wie viele von den Personen, die negativ getestet werden, auch tatsächlich *nicht* erkrankt sind. Der negative Vorhersagewert gibt damit den Anteil der richtig-negativen Testergebnisse in Relation zu allen negativen Testergebnissen (inklusive falsch-negativen Testergebnissen) an.

Insgesamt erhalten 943 aus der Gruppe der 1000 getesteten Frauen ein negatives Testergebnis. Von diesen 943 negativen Testergebnissen sind 941 Testergebnisse richtig-negativ und 2 falsch-negativ. Daraus ergibt sich in dieser Altersgruppe ein

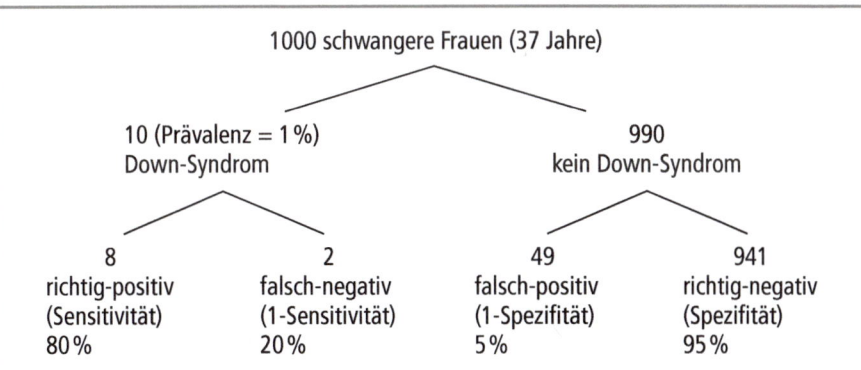

Abb. 15-1 Natürlicher Häufigkeitsbaum zur Kommunikation der Bedeutung der jeweiligen Testergebnisse der Nackenfaltentransparenzmessung bei einer 37-jährigen Schwangeren

negativer Vorhersagewert von ca. 99,8 % (941 richtig-negative von insgesamt 943 negativen Testergebnissen). Das heißt, die Wahrscheinlichkeit, dass bei einer negativen Testung tatsächlich kein Down-Syndrom vorliegt, beträgt ca. 99,8 %.

Für die Patientenkommunikation eignet sich neben der Verwendung der natürlichen Häufigkeiten besonders die Verdeutlichung der Zahlen in Form eines Häufigkeitsbaums (▶ Abb. 15-1).

Es ist wichtig, zu verinnerlichen, dass der positive und negative Vorhersagewert von der jeweiligen Prävalenz der Erkrankung in der getesteten Gruppe abhängig ist. Ist das Risiko für die Erkrankung niedrig, dann ist der positive Vorhersagewert ebenfalls niedrig, der negative Vorhersagewert jedoch hoch. Ist das Risiko für die Erkrankung hoch, dann ist auch der positive Vorhersagewert hoch, dafür aber der negative Vorhersagewert eher klein. Abb. 15-2 verdeutlicht dieses Verhältnis der Vorhersagewerte für den Nackentransparenztest in Abhängigkeit von der Prävalenz der Down-Syndrom-Erkrankung.

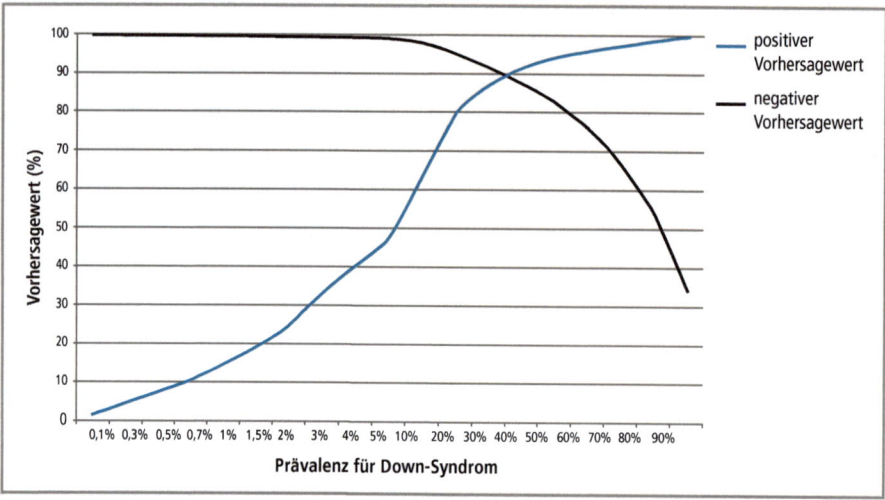

Abb. 15-2 Der positive und negative Vorhersagewert hängt von der Prävalenz der Erkrankung in der getesteten Gruppe ab (verdeutlicht an der Nackenfaltentransparenzmessung mit einer Sensitivität von 80 % und einer Spezifität von 95 %)

15.1.3 Absolute und relative Risikozunahmen oder -reduktionen zur Kommunikation von Nutzen und Schaden

Wie steht es nun mit **Frau Blume**, die durch die unterschiedlichen Informationen zur Mammografie verwirrt ist. Stimmt die 0,1 %ige Reduktion von Brustkrebs oder sind es 20 %? Und wie korrespondieren diese Zahlen mit der 87 %igen Überlebensrate? Nutzen und Schaden von medizinischen Maßnahmen können in unterschiedlichen statistischen Formaten ausgedrückt werden: absolutes Risiko, relatives Risiko, Odds Ratio und *Number needed to treat/harm* (NNT/NNH). Diese verschiedenen Formate führen zu ganz unterschiedlichen Zahlen. Auf der

Basis von Daten eines Cochrane Reviews zum Mammografie-Screening [18] würde sich der Nutzen in den verschiedenen Formaten wie folgt darstellen:

- **Absolute Risikoreduktion (ARR):** Die regelmäßige Teilnahme am Mammografie-Screening über einen Zeitraum von etwa 11 Jahren reduziert das Risiko, an Brustkrebs zu sterben, von 5 auf 4 von je 1000 Frauen (d. h. um 1 von je 1000 Frauen = 0,1 %).
- **Relative Risikoreduktion (RRR):** Die regelmäßige Teilnahme am Mammografie-Screening über einen Zeitraum von etwa 11 Jahren reduziert das Risiko, an Brustkrebs zu sterben, um 20 % (5 = 100 %, 4 = 80 % von 5, das ergibt 20 % Reduktion).
- **Odds Ratio (OR):** Das Risiko, an Brustkrebs zu sterben, ist bei Frauen, die regelmäßig über einen Zeitraum von etwa 11 Jahren an der Mammografie teilnehmen, um 21 % geringer als bei Frauen, die nicht an der Mammografie teilnehmen (OR: $0,79 = 5 \times 994 / 4 \times 995$).
- **Number needed to treat (NNT):** Um eine Frau vor dem Brustkrebstod zu bewahren, müssen 1000 Frauen regelmäßig über einen Zeitraum von etwa 11 Jahren am Mammografie-Screening teilnehmen.

Absolute Risiken und NNT berücksichtigen sowohl die absolute Größe der Basisraten des betreffenden Ereignisses (hier: Brustkrebstod) als auch die absolute Größe der Referenzgruppen (Größe der Kontroll- und Interventionsgruppe). Im Gegensatz dazu berücksichtigen relative Risikomaße diese absoluten Verhältnisse nicht. Deshalb lassen sie auch keinen Rückschluss auf die tatsächliche, absolute Größe des Effekts zu. So ergibt sich zum Beispiel eine 20 %ige Reduktion der Sterblichkeit auch dann, wenn aufgrund der Mammografie z. B. statt 500 nun 400 Frauen pro 1000 oder statt 0,00005 nun 0,00004 Frauen an Brustkrebs verstorben wären. Relative Risiken erlauben damit nicht die Beurteilung der tatsächlichen Größe des Effekts.

Verglichen mit absoluten Risiken wirken relative Risikomaße meistens beeindruckender, da sie häufig größere Zahlen produzieren als die korrespondierenden absoluten Risiken. Diese Tatsache wird beim sogenannten **Mismatched framing** [19] ausgenutzt. »Mismatched framing« beschreibt eine Technik der Risikokommunikation, bei der Nutzen und Schaden in unterschiedlichen statistischen »Währungen« kommuniziert werden. Für gewöhnlich wird dabei der Nutzen als relatives Risiko (große Zahl) und der Schaden als absolutes Risiko (kleine Zahlen) kommuniziert. Studien belegen, dass »mismatched framing« selbst in hochrangigen medizinischen Journals verbreitet ist [20, 21]. Um also den Nutzen und Schaden einer medizinischen Maßnahme richtig einschätzen und transparent kommunizieren zu können, bedarf es der Information über die absolute Größe der Basisraten und der Referenzgruppen in Kontroll- und Interventionsgruppe.

Faktenboxen stellen einen Weg dar, Risiken transparent und laienverständlich zu kommunizieren (▶ Abb. 15-3). Sie präsentieren die beste verfügbare Evidenz zu einem Thema klar verständlich und in vereinfachter Form. Dazu werden Nutzen und Schaden einer medizinischen Intervention in absoluten Zahlen und adjustiert auf den kleinsten gemeinsamen Nenner (hier: pro 1000 Frauen) sowohl für die Kontroll- als auch für die Interventionsgruppe dargestellt. Faktenboxen können durch ihr transparentes Format und ihre Übersichtlichkeit dazu beitragen, medizinisch und statistisch nicht vorgebildeten Personen eine informierte Entscheidung zu ermöglichen [22].

Brustkrebs-Früherkennung durch Mammographie-Screening   ○○○ HARDING-ZENTRUM FÜR
○○○ **RISIKOKOMPETENZ**

Zahlen für Frauen ab 50 Jahren*, die etwa 11 Jahre am Mammographie-Screening teilgenommen oder nicht teilgenommen haben

	1000 Frauen ohne Screening	1000 Frauen mit Screening
Nutzen		
Wie viele Frauen starben an Brustkrebs?	5	4
Wie viele Frauen starben insgesamt an Krebs?	22	22
Schaden		
Wie viele Frauen erhielten fälschlicherweise ein positives Ergebnis und hatten unnötige Untersuchungen oder eine Gewebeentnahme (Biopsie)?	–	100
Bei wie vielen Frauen mit nicht fortschreitendem Brustkrebs wurde die Brustdrüse unnötigerweise teilweise oder vollständig entfernt?	–	5

* Waren keine Zahlen für Frauen ab 50 Jahren verfügbar, beziehen sie sich auf Frauen ab 40 Jahren.

Kurz zusammengefasst: Mittels Mammographie-Screening konnte eine von 1000 Frauen vor dem Tod durch Brustkrebs bewahrt werden. Allerdings hatte dies keinen Einfluss auf die Gesamtzahl an Frauen, die an Krebs starben. Von allen Frauen, die an dem Screening teilnahmen, wurden einige mit nicht fortschreitendem Krebs überdiagnostiziert und unnötig behandelt.

Quelle: Gøtzsche & Jørgensen. Cochrane Database Syst Rev 2013 (6): CD001877
Letztes Update: November 2017   www.harding-center.mpg.de/de/faktenboxen

---

Abb. 15-3   Faktenbox zur Brustkrebs-Früherkennung durch das Mammografie-Screening

Exkurs

Überlebens- und Mortalitätsraten im Kontext von Früherkennungen

Wie passt nun aber die 5-Jahres-Überlebensrate von 87 % zu alledem? Gar nicht. Im Kontext von Früherkennung ist die Überlebensrate eine invalide Statistik, deren Veränderung in keinem Zusammenhang mit einer Veränderung in der Mortalitätsrate steht [23].

Der Grund für diesen fehlenden Zusammenhang ist darin begründet, dass bei der Berechnung der Überlebensrate im Kontext von Früherkennung eine andere Zielpopulation im Nenner adressiert wird als bei der Mortalitätsrate. Während die Überlebensrate »alle mit einem spezifischen Krebs diagnostizierten Menschen« im Nenner hat, ist es bei der Mortalitätsrate »alle Menschen in der jeweiligen Studiengruppe«. Der Nenner der Überlebensrate – »alle mit einem spezifischen Krebs diagnostizierten Menschen« – wird im Kontext von Früherkennung jedoch durch mehrere Faktoren verzerrt. Die wichtigsten Verzerrungen (biases) sind dabei der Vorlaufzeit-Bias (lead-time bias) und der Überdiagnose-Bias (overdiagnosis bias) [24].

Vorlaufzeit-Bias (lead-time bias):
Stellen Sie sich eine Gruppe von 100 Frauen vor, die nicht an der Früherkennung teilnimmt und bei denen im Alter von 67 Jahren Krebs anhand von Symptomen diagnostiziert wird. Stellen Sie sich weiter vor, dass all diese 100 Frauen im Alter von 70 Jahren an diesem Krebs versterben. Da jede nur drei Jahre nach der Diagnosestellung überlebt hat, ist die 5-Jahres-Überlebensrate in dieser Gruppe 0 % (▶ Abb. 15-4). Stellen Sie sich nun eine Gruppe von 100 Frauen vor, die an der Früherkennung teilnimmt. Früherkennung zielt darauf ab, Krebs zu erkennen, bevor er Symptome verursacht. Stellen Sie sich nun vor, dass aufgrund der Früherkennung bei allen 100 Frauen der Krebs bereits im Alter von 60 Jahren diagnostiziert wird, aber ebenfalls alle mit 70 Jahren sterben. In diesem Falle beträgt die 5-Jahres-Überlebensrate nun 100 % (▶ Abb. 15-4), obwohl durch die Früherkennung kein einziges zusätzliches Jahr an Überleben dazukommt. Das Einzige, was sich verändert, ist der Umstand, dass die Frauen deutlich früher von ihrer Tumorerkrankung erfahren. Die Diagnose wird also lediglich vorverlegt (▶ Abb. 15-4). Allein durch die Vorverlegung der Diagnose wird die 5-Jahres-Überlebensrate in der Früherkennungsgruppe im Vergleich zur Nicht-Früherkennungsgruppe künstlich aufgebläht, ohne jedoch eine Entsprechung in einer tatsächlichen Reduktion der Mortalität zu haben [24].

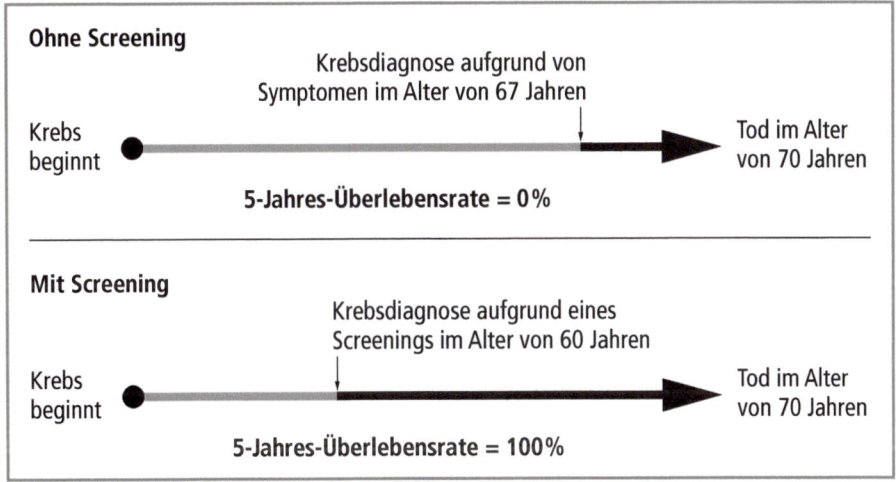

Abb. 15-4   Vorlaufzeit-Bias

15.1.4 Welche Konsequenzen hat ein Verzicht auf Früherkennung oder Diagnostik?

Wie eingangs beschrieben, werden Früherkennungen und einige diagnostische Verfahren oft für Gruppen von Menschen angeboten, in denen der große Teil die betreffende Krankheit nicht hat. Daraus ergibt sich nicht nur eine besondere Pflicht zur transparenten Aufklärung über Nutzen und Schaden der Maßnahmen, sondern auch eine Pflicht zur Aufklärung darüber, wie sich die Nutzen-Schaden-Bilanz im Verhältnis zu einem Verzicht auf die entsprechende Maßnahme verhält. Welche Konsequenzen hätte es zum Beispiel für Frau Blume, nicht zur Mammografie zu gehen?

Die Faktenbox (▶ Abb. 15-3) liefert einen guten Überblick darüber, was im

Falle einer Nicht-Teilnahme am Mammografie-Screening passieren würde. Frau Blumes Risiko, an Brustkrebs zu sterben, wäre im Vergleich zu einer regelmäßigen Teilnahme am Mammografie-Screening über etwa 11 Jahre um 0,1 % höher (von 4 auf 5 von je 1000 Frauen). Mit Blick auf die Wahrscheinlichkeit, an irgendeiner Tumorerkrankung zu sterben, ergibt sich durch die Nicht-Teilnahme jedoch kein Unterschied. Ferner vermeidet Frau Blume durch die Nicht-Teilnahme das Risiko, durch falsch-positive Ergebnisse, die erst nach einer Biopsie als negative Befunde abgeklärt werden, unnötig beunruhigt zu werden. Zu guter Letzt würde Frau Blume durch die Nicht-Teilnahme auch den wohl massivsten Schaden von Früherkennung vermeiden: mit einem nicht progressiven Tumor überdiagnostiziert und unnötig behandelt zu werden. Überdiagnostizierte Patientinnen haben keinerlei Überlebensvorteil durch die Behandlung, sondern nur die damit verbundenen Nebenwirkungen [25].

Über die medizinische Nutzen-Schaden-Bewertung hinaus müssen die Patientinnen auch darüber aufgeklärt werden, dass eine Nichtteilnahme keine Konsequenzen bezüglich der Leistungen ihrer Krankenversicherung mit sich bringt. Lehnt eine Frau zum Beispiel die Teilnahme am Mammografie-Screening ab, wird sie im Rahmen des organisierten Screening-Programms nach zwei Jahren erneut eingeladen, im Falle einer späteren Brustkrebsdiagnose wird ihr keine Behandlung vorenthalten.

Folgende exemplarische Gesprächsinhalte zur Brustkrebs-Früherkennung veranschaulichen einige Aspekte transparenter ärztlicher Risikokommunikation (▶ Tab. 15-1).

Tab. 15-1 Exemplarische Aspekte transparenter Risikokommunikation

Teilaspekt	Intransparente ärztliche Kommunikation	Transparente ärztliche Kommunikation
Benennung des absoluten Basisrisikos der jeweiligen Erkrankung unter Benennung der Referenzgröße (= auf welche Gesamtpopulation bezieht sich die gemachte Aussage)	»Jedes Jahr erkranken in Deutschland rund 77 000 Frauen an Brustkrebs.«	»Stellen Sie sich 1000 Frauen in Ihrem Alter vor (hier: 50 Jahre). Von diesen 1000 werden in den nächsten 10 Jahren ca. 25 Frauen an Brustkrebs erkranken.«
Absolute statt relative Risikozunahme/-reduktion unter Angabe einer konstanten Referenzgröße und Nennung der zeitlichen Dimension	»Die regelmäßige Teilnahme am Mammografie-Screening senkt das Risiko an Brustkrebs zu sterben um 20 % [2].«	»Die regelmäßige Teilnahme am Mammografie-Screening über etwa 11 Jahre reduziert das Risiko, an Brustkrebs zu sterben, von 5 auf 4 von je 1000 Frauen [18].«
Nennung der absoluten Risikodifferenz bzw. -änderung		»Das heißt, dass bei regelmäßiger Teilnahme 1 von je 1000 Frauen weniger an Brustkrebs stirbt.«

Teilaspekt	Intransparente ärztliche Kommunikation	Transparente ärztliche Kommunikation
Mismatched framing: Darstellung des Nutzens und Schadens unter Nutzung verschiedener Risikoformate	**Nutzen:** »Die regelmäßige Teilnahme am Mammografie-Screening senkt das Risiko an Brustkrebs zu sterben um *20 %* [2].« **Schaden:** »Nur **100 von je 1000** Frauen bekommen fälschlicherweise ein positives Ergebnis, das zusätzliche Untersuchungen oder eine Gewebeentnahme (Biopsie) nach sich zieht [18].«	**Nutzen:** »Die regelmäßige Teilnahme am Mammografie-Screening über etwa 11 Jahre reduziert das Risiko, an Brustkrebs zu sterben, **von 5 auf 4 von je 1000 Frauen** [18].« **Schaden:** »Circa **100 von je 1000** mammografierten Frauen bekommen fälschlicherweise ein positives Ergebnis, das zusätzliche Untersuchungen oder eine Gewebeentnahme (Biopsie) nach sich zieht [18].«
Natürliche Häufigkeiten statt bedingte bzw. konditionale Wahrscheinlichkeiten	»Die Brustkrebsprävalenz einer 50-jährigen Frau beträgt etwa ca. 1 %.« »Die Sensitivität der Mammografie beträgt etwa 90 %.«	»Circa 10 von je 1000 mammografierten Frauen im Alter von 50 Jahren haben Brustkrebs.« »Von diesen 10 Frauen mit Brustkrebs, erhalten 9 ein richtig-positives Testergebnis. Die verbleibende Frau erhält ein falsch-negatives Testergebnis und wird damit übersehen [9].«
Positiv prädiktiver Wert (PPV) bzw. positiver Vorhersagewert	»Der positive Vorhersagewert der Mammografie beträgt etwa 10 % [9].«	»Von 100 Frauen, die bei der Mammografie einen auffälligen Befund erhalten, haben rund 10 tatsächlich Brustkrebs und die verbleibenden 90 keinen Brustkrebs«
Mortalitätsraten in absoluten Risiken statt 5-Jahres-Überlebensraten	»Seit Einführung des Mammografie-Screenings ist die Überlebensrate auf 87 % gestiegen [3].«	»Die regelmäßige Teilnahme am Mammografie-Screening über etwa 11 Jahre reduziert das Risiko, an Brustkrebs zu sterben, von 5 auf 4 von je 1000 Frauen [18].«

Worauf Sie achten sollten!

• Vergegenwärtigen Sie sich, dass Testungen immer vier (nicht zwei) Ergebnisse liefern: richtig-positive, richtig-negative, falsch-positive und falsch negative.

Teil IV

- Um den positiven und negativen Vorhersagewert (= wie sicher ist ein positives bzw. negatives Testergebnis) eines Tests zu bestimmen, übersetzen Sie die Prävalenz, Sensitivität und Spezifität eines Tests in natürliche Häufigkeiten.
- Kommunizieren Sie den Nutzen und Schaden von Früherkennungen (was verändert dieser Test im Leben der Patientinnen) in verständlichen Zahlenformaten:
  - Absolute statt relative Risikozunahmen oder -reduktionen
  - Mortalitätsraten statt 5-Jahres-Überlebensraten
- Darstellung der Zahlen mit einer konstanten Referenzgröße (z. B. von je 1000) und unter Nennung der zeitlichen Dimension (z. B. »Wenn Sie über etwa 11 Jahre regelmäßig an der Mammografie teilnehmen, dann …«)
- Machen Sie sich von Zeit zu Zeit immer einmal wieder bewusst, wie häufig die von Ihnen getestete Kondition tatsächlich in der Allgemeinbevölkerung vorkommt, um eine persönliche Überschätzung des tatsächlich vorliegenden Risikos zu vermeiden.

Merke
Das Ziel transparenter Risikokommunikation ist die gemeinsame Entscheidungsfindung von Ärztinnen und Patientinnen und die Befähigung von Patientinnen, informierte Entscheidungen zu treffen. Die Verwendung transparenter Risikoformate befördert informierte Entscheidungen.

Literatur

[1] Gemeinsamer Bundesausschuss. Informationen zum Mammographie-Screening 2015. Online verfügbar unter: https://www.g-ba.de/downloads/17-98-2232/2015-11-13_Merkblatt-Mammographie_bf.pdf (Abrufdatum: 19. 7. 2018)

[2] Kooperationsgemeinschaft Mammographie GBR. Ist Mammographie-Screening sinnvoll? 2017. Online verfügbar unter: http://www.mammo-programm.de/ (Abrufdatum: 19. 7. 2018)

[3] Heinrich C. Mammographie-Screening auf Erfolgskurs – erstmalig Auswertung für ganz Deutschland 2014. Online verfügbar unter: http://newsroom.mammo-programm.de/download/fachpublikation/MAMMO_REPORT_A4-6s_20180316-RZweb.pdf (Abrufdatum: 19. 7. 2018)

[4] Gigerenzer G, Gray JAM. Launching the century of the patient. In: Gigerenzer G, JAM G, editors. Better doctors, better patients, better decisions: Envisioning healthcare 2020 Strüngmann Forum Report 6. Cambridge: MIT Press 2011; 1 – 19.

[5] Gigerenzer G, Gaissmaier W. Die Illusion der Gewissheit. Einblick 2007; 2: 29 – 31.

[6] Gigerenzer G, Mata J, Frank R. Public Knowledge of Benefits of Breast and Prostate Cancer Screening in Europe. Journal of the National Cancer Institute 2009; 101(17): 1216 – 20.

[7] Wegwarth O, Gigerenzer G. Overdiagnosis and overtreatment: evaluation of what physicians tell patients about screening harms. JAMA Internal Medicine 2013; 173: 2086 – 7.

[8] Gigerenzer G, Hoffrage U. How to improve Bayesian reasoning without instruction: Frequency formats. Psychological Review 1995; 102: 684 – 704.

[9] Wegwarth O, Gigerenzer G. Unnötige Ängste vermeiden [Avoiding unnecessary concerns and anxiety]. Dsch Ärztebl 2011; 108(17): A943 – A4.

[10] Malenka DJ, Baron JA, Johansen S, Wahrenberger JW, Ross JM. The framing effect of relative and absolute risk. Journal of General Internal Medicine 1993; 8: 543 – 48.

[11] McGettigan P, Sly K, O'Connell D, Hill S, Henry D. The effects of information framing on the practices of physicians. Journal of General Internal Medicine 1999; 14: 633 – 42.

[12] Wegwarth O, Gigerenzer G. Nutzen und Risiken richtig verstehen [How to get benefits and risks right]. Dsch Ärztebl 2011; 108(11): A568 – 70.

[13] Edwards A, Elwyn GJ, Covey J, Mathews E, Pill R. Presenting risk information – A review of

the effects of »framing« and other manipulations on patient outcomes. Journal of Health Communication 2001; 6: 61–82.

[14] Naylor CD, Chen E, Strauss B. Measured enthusiasm: Does the method of reporting trial results alter perceptions of therapeutic effectiveness? Annals of Internal Medicine 1992; 117: 916–21.

[15] Eddy DM. Probabilistic reasoning in clinical medicine: Problems and opportunities. In: Kahneman D, Slovic P, Tversky A, editors. Judgment under uncertainty: Heuristics and biases. Cambridge: Cambridge University Press; 1982; 249–67.

[16] Cassell J, Jenkins H (Ed.). From barbie to mortal kombat. Cambridge, MA: MIT Press 1998.

[17] Norton M, Jacobsson B, Swamy G, Laurent L, Ranzini A, Brar H, et al. Cell-free DNA Analysis for Noninvasive Examination of Trisomy. New England Journal of Medicine 2015; 372: 1589–97.

[18] Gøtzsche PC, Jørgensen KJ. Screening for breast cancer with mammography. Cochrane Database Systematic Review 2013; 6(CD001877).

[19] Gigerenzer G, Gaissmaier W, Kurz-Milcke E, Schwartz LM, Woloshin S. Helping doctors and patients make sense of health statistics. Psychological Science in the Public Interest 2007; 8: 53–96.

[20] Sedrakyan A, Shih C. Improving depiction of benefits and harms: Analyses of studies of well-known therapeutics and review of high-impact medical journals. Medical Care. 2007; 45: 523–28.

[21] Gigerenzer G, Wegwarth O, Feufel M. Misleading communication of risk: editors should enforce transaprent reporting in abstracts. British Medical Journal. 2010; 341: 791–92.

[22] McDowell M, Rebitschek F, Gigerenzer G, Wegwarth O. A simple tool for communicating the benefits and harms of health interventions: a guide for creating a fact box. Medical Decision Making Policy & Practice. 2016; 1: 2381468316665365.

[23] Welch HG, Schwartz LM, Woloshin S. Are increasing 5-year survival rates evidence of success against cancer? Journal of the American Medical Association. 2000; 283(22): 2975–78.

[24] Wegwarth O, Gigerenzer G. Sterblichkeitsstatistik als valides Maß [Mortality rates as a valid statistics]. Dsch Ärztebl 2011; 108(14): A760–A2.

[25] Welch HG, Schwartz LM, Woloshin S. Overdiagnosed: making people sick in the pursuit of health. Boston: Beacon Press 2011.

15.2 Das darf nicht wahr sein

Urteilsbildung und Entscheidungsfindung bei Ungewissheit

Nicole Deis, Matthias Villalobos, Jana Jünger

Lernziel nach NKLM 14c

4.2.3 Ungewissheit als integralen Bestandteil von Urteilsbildung und Entscheidungsfindung berücksichtigen, implizite und explizite Urteilsmodelle von Gesundheit und Krankheit kritisch reflektieren und angemessen damit umgehen.

Fallvignette

Herr Gruber, ein 54-jähriger Patient mit nicht-kleinzelligem Lungenkarzinom (Adenokarzinom), Stadium IV, stellt sich nach vier Zyklen Cisplatin/Pemetrexed und zwei Zyklen Pemetrexed-Erhaltung in der Chemotherapie-Ambulanz vor, um die aktuellen Befunde des Kontroll-CT zu besprechen. Der Patient berichtet über abnehmende Leistungsfähigkeit und Dyspnoe bei Belastung. In der CT-Konferenz wurde die Möglichkeit der Einleitung einer Immuntherapie mit Nivolumab besprochen. Palliative Care lehnt der Patient ab. Über mögliche Szenarien und Komplikationen sowie individuelle Präferenzen des Patienten zur Versorgung im »worst case«, inklusive der Frage nach Vorsorgevollmacht und ggf. Patientenverfügung möchte der Patient sich keine Gedanken machen.

[▶ NKLM-Kapitel 20: Labor- oder technische Untersuchungen als Therapie- oder Nebenwirkungskontrolle (20.59), Rehabilitation, Nachsorge (20.76), Atemnot und Kurzatmigkeit (20.7), Müdigkeit, Erschöpfung, allgemeine Schwäche (20.63)]

Informationen zum Krankheitsbild

Hintergrund: Metastasiertes nicht-kleinzelliges Lungenkarzinom rechts zentral im Stadium IV mit Nachweis einer ossären (HWK 6, LWK 1), cerebralen (rechts occipital) und adrenalen Metastasierung
Histologie: pulmonales Adenokarzinom
Molekularpathologische Analyse (Treibermutationen): EGFR, EML4-ALK, ROS1: Wildtyp; PDL1-Expression: 10 %
Nebendiagnosen: KHK, arterielle Hypertonie, Nikotinabusus (40 packyears)
Verlauf:

* Ossäre Radiotherapie HWK 6 und LWK, stereotaktische cerebrale Radiotherapie
* 4 Zyklen einer Chemotherapie mit Cisplatin 75 mg/m^2 und Pemetrexed 500 mg/m^2
* MRT-Kranium: Größenrückläufige Metastase re okzipital
* CT-Thorax: stable disease (Größenkonstanz des rechts zentralen Tumors)
* 2 Zyklen einer Erhaltungstherapie Pemetrexed 500 mg/m^2
* CT-Thorax: progressive disease

[▶ NKLM-Kapitel 21: Lungenkarzinom und pulmonale Metastasen (21.1.4.17)]

Fakten zu Lungenkrebs

* Lungenkrebs gehört in Deutschland zu den häufigsten Krebserkrankungen. Im Jahr 2014 gab es in Deutschland 53 840 (34 560 Männer und 19 280 Frauen) Neuerkrankungen. Das mittlere Erkrankungsalter lag bei 69 (Frauen) bzw. 70 (Männer) Jahren. Lungenkrebs ist mit 24 % bei den Männern die mit Abstand häufigste Krebstodesursache und mit 15 % bei den Frauen die zweithäufigste Krebstodesursache [1].
* Das nicht-kleinzellige Lungenkarzinom hat im Stadium IV mit einer medianen Überlebenszeit von 12 Monaten eine ungünstige Prognose. Die Belastung durch körperliche Symptome ist hoch (40 % entwickeln Hirnmetastasen und ebenfalls 40 % Knochenmetastasen).
* Kombinations-Chemotherapien zeigen eine begrenzte Wirksamkeit mit einem medianen progressionsfreien Überleben von 3–4 Monaten.
* In Patientinnen-Subgruppen mit therapiefähiger molekularer Alteration (ca. 20 % der Patientinnen mit Adenokarzinom) kann durch Behandlung mit Tyrosinkinase-Inhibitoren (TKI) eine mediane Überlebenszeit in der Größenordnung von zumindest 3 Jahren erreicht werden; und beim ALK^{transl}-Adenokarzinom durch repetitive TKI-Therapie bis hin zu 5 Jahren.
* Entwicklungen in der Immunonkologie zeigen durch Integration der Checkpoint-Inhibition des PD-1/PD-L1-Signalweges neue Therapiealternativen auf. Trotz aller Entwicklungen bleibt bei der Mehrheit der Erkrankten die Prognose beschränkt. Die damit verbundene hohe Unsicherheit im Hinblick auf die Lebenserwartung, die erkrankungs- und therapiebedingten körperlichen Einschränkungen, die psychosozialen Herausforderungen sowie

die spirituellen Belastungen und Bedürfnisse stellen zusätzliche Herausforderungen an die Betreuung dar. Eine frühzeitige Integration (bei Diagnosestellung) einer spezialisierten palliativmedizinischen Versorgung wird empfohlen [2].

15.2.1 Einführung

Unsicherheit über die Prognose bzw. die Prognosemitteilung ist ein häufiger Begleiter bei der Entscheidungsfindung in der Krebstherapie [3]. Klare Empfehlungen im Sinne von Gesprächsleitfäden für Ärztinnen, wie Ungewissheit bzw. ungewisse Prognosen am besten kommuniziert werden können und wie gut Patientinnen Informationen zu Unsicherheit verstehen und verarbeiten können, liegen bislang nicht vor [4, 5]. Ärztinnen stehen vor der Herausforderung, ob und wie konkret sie Schätzungen zur Überlebensdauer abgeben, ohne gleichzeitig die Hoffnungen der Patientinnen zu zerschlagen oder unrealistische Erwartungen zu wecken [6]. Die meisten Patientinnen wünschen prognostische Informationen, die Mehrzahl (80 %) präferiert dabei qualitative Informationen, also nicht die Angabe von Zahlen bzw. keine genauen Vorhersagen in Monaten oder Jahren [7 – 9]. Die Phase des Übergangs von der kurativen zur palliativen Behandlung stellt dabei die größte Herausforderung für Ärztinnen im Umgang mit Informationen zur Prognose dar [8]. Die Kommunikation über die Prognose und die weitere Behandlung ist ein Balanceakt zwischen dem Anspruch auf möglichst vollständige Informationsvermittlung, der Sicherung des Verständnisses bei Patientinnen auf der einen Seite und dem Umgang mit der Hoffnung der Patientinnen auf der anderen Seite [4]. Ärztinnen sind mit prognostischen Informationen häufig eher zurückhaltend, um Hoffnung und Motivation der Patientinnen zu erhalten [9]. Patientinnen und Angehörige wiederum äußern den Wunsch, mit ihren Ärztinnen über die Prognose zu sprechen [10], um sich effektiver an den Therapieentscheidungen beteiligen zu können und das Lebensende nach ihren Prioritäten und Präferenzen mitgestalten zu können.

Im Krankheitsverlauf drücken Patientinnen häufig unrealistische Erwartungen aus (z. B. die nächste große Reise planen, an der Abschlussfeier der Kinder an der Universität teilnehmen, …), obwohl im Vorfeld Charakter und Prognose der Erkrankung klar kommuniziert wurden [4, 11, 12]. Die Prognosemitteilung ist nicht als umschriebenes Ereignis, sondern eher als Prozess zu sehen, bei dem die Ärztin kontinuierlich Gesprächsbereitschaft signalisiert [13]. Jackson et al. [14] beschreiben einen ebenfalls prozessorientierten Ansatz, die »Prognostic Awareness« von Patientinnen zu fördern, der auf den Arbeiten von Avery Weisman [15] beruht. Die Informationsverarbeitung und Krankheitswahrnehmung von Patientinnen wird beschrieben wie ein Pendel, das zwischen mehr oder weniger realistischen Erwartungen schwankt. Das Schwanken zwischen der Akzeptanz der Diagnose bzw. Prognose und dem Verdrängen sieht Weisman als sinnvolle Copingstrategie, mit der es den Patientinnen gelingt, sich nach und nach mit ihrer Prognose auseinanderzusetzen und diese in ihr Selbstkonzept zu integrieren.

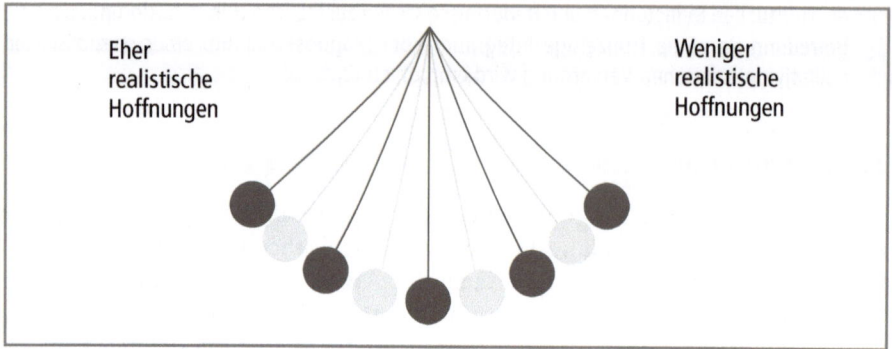

Abb. 15-5 Prognostic Awareness: Realistische vs. weniger realistische Hoffnungen [17] in der Krankheitswahrnehmung

Neben der Ambivalenz oder auch der Resistenz, sich mit prognostischen Informationen auseinanderzusetzen, ist die Kompetenz, mit Zahlen, Wahrscheinlichkeiten und Risiken umzugehen eine weitere Hürde bei der Kommunikation von prognostischen Informationen. Gigerenzer [18] bezeichnet das Lernen, mit Unsicherheit zu leben, als wichtigste Grundlage, um kompetent mit Statistiken und Risiken umzugehen (statistical literacy). Ärztinnen und Patientinnen müssen akzeptieren, dass es keine absolute Sicherheit und Gewissheit gibt, wenn es um Nutzen und Risiken von Behandlungen oder auch um Prognosen geht. Menschen haben Schwierigkeiten im Umgang mit Prozentzahlen und Wahrscheinlichkeiten und streben nach Sicherheit und »Null-Risiko« [16 – 18]. Ärztinnen kommunizieren Prognosen ungern und häufig zu optimistisch, was eine weitere Hürde im Entscheidungsprozess darstellt. Das Prognoseverständnis der Patientinnen hat relevanten Einfluss auf die Therapiewünsche [19].

Bei der Abwägung für oder gegen eine tumorspezifische Therapie kommen die Präferenzen der Patientinnen zum Tragen und bestenfalls entscheidet das Behandlungsteam gemeinsam mit den Patientinnen (► Kap. 2.7) (Shared Decision Making). Die Vermittlung und der Austausch von statistischen Informationen zu Schaden und Nutzen einer Maßnahme oder Behandlung zwischen Ärztin und Patientin – die Risikokommunikation – ist die Grundlage für fundierte, informierte partizipative Entscheidungen (► Kap. 15.1). Partizipative Entscheidungsfindung ist ohne ein gutes Verständnis von Risiken nicht möglich [17].

> **Definition**
>
> **Prognostic Awareness** = die Fähigkeit von Patientinnen, ihre Prognose und den möglichen Erkrankungsverlauf zu erfassen [14].
> **Risikokommunikation** = Vermittlung und Austausch von statistischen *Informationen* zu *Schaden* und *Nutzen einer Maßnahme/Behandlung* zwischen Ärztin und Patientin [20].
> **Partizipative Entscheidungsfindung** = ein Interaktionsprozess mit dem Ziel, unter gleichberechtigter aktiver Beteiligung von Patientin und Ärztin auf Basis geteilter Information zu einer gemeinsam verantworteten Übereinkunft zu kommen [21].

Evidenz

- Bei einer retrospektiven Befragung von Palliativ-Patientinnen hätten sich im Rückblick 55 % der Patientinnen und 75 % der Angehörigen Gespräche mit den behandelnden Ärztinnen über die Prognose gewünscht [4].
- 80 % der Patientinnen bevorzugen qualitative Prognosen, z. B. Patientin wird bzw. wird nicht an der Erkrankung versterben oder Patientin wird voraussichtlich noch lange am Leben bleiben. Quantitative Prognosen, d. h. eine Schätzung der möglichen Überlebensdauer in Monaten oder Jahren, werden nur von 50 % der Patientinnen bevorzugt [7].
- Patientinnen, die Gespräche über ihre Prognose und das Lebensende geführt haben, erkranken nicht häufiger an Depressionen und sind nicht besorgter als Patientinnen, die solche Gespräche nicht führen. Im Rahmen der »Coping with Cancer Study« akzeptierten Patientinnen, die über Prognose und Lebensende gesprochen hatten, signifikant häufiger ($p \geq 0.001$) die limitierte Prognose (52,9 % vs. 28,7 %), bevorzugten signifikant häufiger Palliative Care vor weiteren lebensverlängernden Therapien (85,4 % vs. 70,0 %) und erließen signifikant häufiger eine Patientenverfügung (63,0 % vs. 28,5 %) (Coping with Cancer Study, [22]).
- Je schlechter die Prognose, desto unehrlicher sind die geäußerten Prognosen der Ärztinnen [23].
- Je länger die Arzt-Patienten-Beziehung besteht, desto eher schätzen Ärztinnen die Prognose falsch ein. Lediglich 20 % der prognostischen Schätzungen von Ärztinnen erwiesen sich als zutreffend, 63 % waren übertreiben optimistisch, 17 % übertrieben pessimistisch (n = 504 Patientinnen mit limitierter Prognose und 365 Ärztinnen) [24].
- Die emotionale Belastung aufseiten der Ärztinnen beim Mitteilen einer schlechten Prognose beruht oft auf der Empathie der Ärztinnen für ihre Patientinnen [25].

15.2.2 Kommunikation von Ungewissheit am Beispiel des Förderns von Prognostic Awareness

Genaue Informationen über Prognose und Krankheitsverlauf sind die Voraussetzungen, um die Prognostic Awareness von Patientinnen einzuschätzen und zu fördern. Diese Informationen können aus der Dokumentation oder im Gespräch mit Kolleginnen eingeholt werden. Im interprofessionellen Setting, d. h. in Gesprächen, die durch Ärztinnen und Pflegekräfte gemeinsam geführt werden, erfolgt vor dem Gespräch die Abstimmung mit der Pflegekraft über mögliche Gesprächsinhalte, Gesprächsbedarf, den sie bei der Patientin sieht, und Informationen, die ihr aus dem vorangegangenen Patientenkontakt vorliegen.

Im ersten Schritt wird durch offene Fragen das Krankheitsverständnis und die Prognostic Awareness der Patientin beurteilt. Hilfreiche Fragen sind beispielsweise, was die Zukunft nach Ansicht der Patientin bringen wird, wie sie selbst ihren gegenwärtigen Zustand einschätzt oder was die Ärztinnen bisher über ihre Krankheit und den zu erwartenden Krankheitsverlauf gesagt haben.

Der zweite Schritt fördert die Prognostic Awareness der Patientinnen durch Vorstellen eines schlechteren Gesundheitszustands (Imaging).

Im nächsten, dritten Schritt schätzt die Ärztin die Bereitschaft der Patientin und die klinische Dringlichkeit ein, über die Prognose zu sprechen. Wünscht die

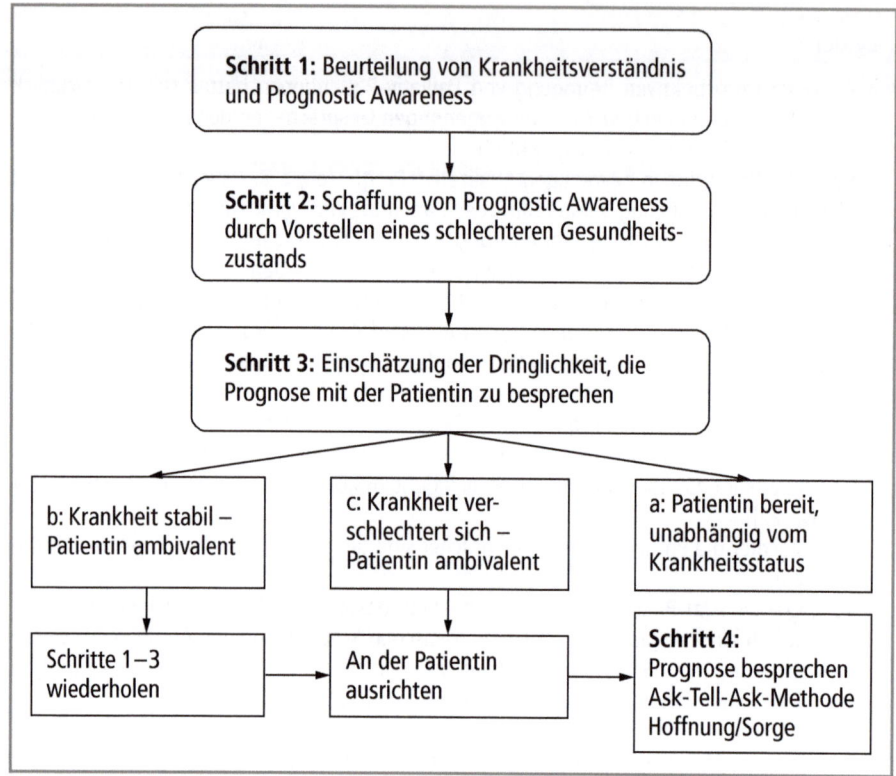

Abb. 15-6   Schritte zum Fördern der Prognostic Awareness [14]

Patientin von sich aus Informationen zur Prognose, erfolgt die Informationsvermittlung unabhängig von ihrem klinischen Zustand (Variante a). Hilfreich ist
dabei, die Erwartungen und Einschätzungen der Patientin zu erfragen, z. B. »Was
signalisiert Ihnen Ihr Körper?«.

Viele Patientinnen sind jedoch ablehnend oder ambivalent (Variante b). Befinden sich diese in einem klinisch stabilen Zustand, kann die Ärztin die vorangegangenen Schritte wiederholen und die Prognostic Awareness neu einschätzen.
Durch offene Fragen wird das aktuelle Krankheitsverständnis der Patientin
erfasst und durch Imaging wird diese darauf vorbereitet, dass es in der Zukunft
zu einem progredienten Verlauf kommen könnte. Je mehr sich der klinische
Zustand verschlechtert, desto wichtiger und dringlicher wird das Ansprechen
der Prognose und damit das Fördern der Prognostic Awareness (Variante c). Als
Strategie empfehlen Jackson et al. [14], Empathie für den Widerstand der Patientin gegen das Besprechen der Prognose zu äußern und gleichzeitig die Nachteile
zu benennen, die sich ergeben, wenn nicht über prognostische Informationen gesprochen wird (Name the dilemma).

15.2.3 Darstellung einer gelungenen Arzt-Patienten-Kommunikation

Um Informationen zur Prognose mit Patientinnen zu besprechen, ist die Ask-tell-ask-Methode geeignet. Angepasst an die Bereitschaft und den klinischen Zustand der Patientin erfragt die Ärztin, welche Art von Informationen die Patientin hilfreich findet. Nachdem die gewünschten Informationen übermittelt wurden, sichert die Ärztin das Verständnis der Patientin durch Rückfragen und Zusammenfassen lassen der für die Patientin wichtigsten Informationen und sichert sich ab, ob die Patientin die gewünschten Informationen erhalten hat.

Ein optimistischer Ansatz zur Informationsvermittlung ist die Verbindung von Hoffnung und Sorge (pairing hope and worry). Es gibt immer Patientinnen, die darauf hoffen, die eine Patientin zu sein, die allen klinischen Erfahrungen und Erwartungen zum Trotz große Heilungserfolge aufweist [19]. Ohne diese Hoffnungen zu zerstören, signalisiert die Ärztin durch den Ausdruck von Hoffnung und Sorge, dass auch sie das Beste für die Patientin hofft, und kann gleichzeitig ihre Befürchtungen über den weiteren klinischen Verlauf mit der Patientin teilen. Auf diese Weise können Ärztinnen die Prognostic Awareness ihrer Patientinnen fördern. Die Diskrepanz zwischen unrealistischen Erwartungen und der klinischen Realität wird minimiert und die Onkologinnen kommen ihrer Verpflichtung nach, gemeinsam mit ihren Patientinnen informierte Entscheidungen zu treffen [19].

Tab. 15-2 Gesprächsbeispiel zu den einzelnen Schritten zur Förderung der Prognostic Awareness

Gesprächsbeispiel	Schritte zum Fördern der Prognostic Awareness
Ärztin (Ä): »Herr Gruber, wir haben Ihre Befunde besprochen. Wie schätzen Sie selbst Ihren gegenwärtigen Zustand ein? Wie fühlen Sie sich?« Patient (P): »Ich bin ganz froh, dass die Krankheit jetzt stabil ist und sich nichts verschlechtert hat.« Ä: »Ja, das ist gut, dass die Krankheit so stabil ist und ich freue mich sehr mit Ihnen, dass es Ihnen gut geht!« P: »Ja … und ich hoffe natürlich, dass es so bleibt!« Ä: »Ja, das hoffe ich auch.«	1. Schritt: Beurteilung von Krankheitsverständnis und Prognostic Awareness
Ä: »Vielleicht sollten wir dennoch einmal gemeinsam darüber nachdenken, wie es wäre, wenn Sie kränker würden. Vielleicht wäre es ganz gut, sich das einmal vorzustellen, nur für den Fall der Fälle. Dies kann sehr hilfreich sein, wenn es Ihnen vielleicht einmal nicht so gut geht.« P: »Sicher, das kann sein … aber Frau Doktor, jetzt sind wir doch erst einmal froh, dass alles so gut geht. Lassen Sie uns lieber darüber reden, wie die Therapie weitergeht!«	2. Schritt: Schaffung von Prognostic Awareness durch Vorstellen eines schlechteren Gesundheitszustandes

Tab. 15-2 *Fortsetzung*

Gesprächsbeispiel	Schritte zum Fördern der Prognostic Awareness
Ä: »Herr Gruber, wir könnten das nächste Mal gerne zusammen mit z. B. Ihrer Familie überlegen, welche Unterstützungsmöglichkeiten es gibt. Wenn Sie mögen, bringen Sie Ihre Angehörigen zum nächsten Termin mit, dann können wir das gemeinsam besprechen.«	
P: »Ich mache weiter mit den Therapien – man darf nicht aufgeben! Und die Medizin macht doch große Fortschritte … wer weiß, was in der nächsten Zeit noch alles an neuen Therapiemethoden entwickelt wird! Da brauchen wir jetzt noch lange nicht an das Schlimmste zu denken!«	3. Schritt: Einschätzung der Dringlichkeit, die Prognose mit dem Patienten zu besprechen
Ä: »Ich weiß, dass es wirklich schwer ist, über die Tatsache zu sprechen, dass Sie von diesem Krebs immer kränker werden. Ich wünschte, es wäre etwas, worüber wir nicht sprechen müssten. Aber ich mache mir Sorgen, dass wir, wenn wir es nicht tun, nicht gemeinsamen die richtigen Entscheidungen treffen können. Was meinen Sie, besteht die Möglichkeit, dass wir mit Ihnen und Ihrer Familie darüber reden?«.	Name the dilemma
P: »Ich mache mir mittlerweile schon so meine Gedanken, wie alles werden soll …«	Schritt 4: Prognose besprechen
Ä: »Was genau macht Ihnen Sorgen? Mit welchen Informationen kann ich Sie unterstützen?« P: »Wie alles sein wird … werde ich noch selber laufen können? Ich merke ja jetzt schon, dass es schwerfällt, die Treppen zu Hause hochzugehen … und dann die Atemnot … wenn sich das alles verschlimmert … und wir wollen doch noch Urlaub machen …«	Ask-tell-ask
Ä: »Herr Gruber, ich hoffe sehr, dass es Ihnen noch möglichst lange gutgehen wird und dass Sie Ihren geplanten Urlaub genießen können. Auf der anderen Seite befürchte ich, dass es für Sie schwierig wird, wenn die Krankheit weiter voranschreitet … Wenn Sie wünschen, kann ich Ihnen dafür vielleicht doch konkretere Informationen geben. (Warten auf O. k. des Patienten)	Hoffnung/Sorge
Es könnte zum Beispiel sein, dass Sie auf Hilfsmittel wie einen Rollator oder ein Rollstuhl angewiesen sein werden. Die Krankheit erreicht leider immer einen Punkt, an dem sie sich nicht mehr aufhalten lässt. Trotzdem haben wir immer Möglichkeiten, Ihre Beschwerden zu lindern und Sie im Umgang mit der neuen Situation zu unterstützen.« […] Ä: »Herr Gruber, heute haben wir viel miteinander besprochen – haben Sie alles von mir erfahren, was Sie wissen wollten? Und was nehmen Sie davon heute für sich mit?«	Ask-tell-ask

Worauf Sie achten sollten!

Prognostic Awareness fördern [14]

- Ask-tell-ask: Welche Art von Informationen findet die Patientin hilfreich?
- Sichern Sie das Verständnis aufseiten der Patientin durch Rückfragen und lassen Sie die Patientin in eigenen Worten zusammenfassen, was sie aus dem Gespräch mitnimmt. Versichern Sie sich, dass Sie der Patientin die Art von Information gegeben haben, die sie haben wollte.
- Pairing hope and worry (Best case/worst case): Unterstützen Sie die Hoffnung der Patientin, z. B. auf den nächsten Urlaub – signalisieren Sie andererseits Ihre Besorgnis über die Progression der Krankheit.
- Name the dilemma: Wenn die Patientin nicht über ihre Prognose sprechen möchte oder ambivalent ist und der klinische Zustand sich verschlechtert, drücken Sie Empathie für den Widerstand bzw. die Ambivalenz gegenüber dem Besprechen der Prognose aus und benennen Sie gleichzeitig die Nachteile, die sich daraus ergeben können, wenn nicht über die Prognose gesprochen wird.

Unsicherheit darstellen [16, 26]

Bedeutung von Wahrscheinlichkeit bzw. Unfähigkeit Einzelfallwahrscheinlichkeiten vorherzusagen:

- Niemand kann die Zukunft für eine bestimmte Person vorhersagen. Schätzungen von Risiko und Wahrscheinlichkeiten können uns nur sagen, wie viele Personen einer Gruppe voraussichtlich von der Chemotherapie profitieren oder unter Nebenwirkungen leiden werden.
- Egal was die Studien uns über eine Personengruppe zeigen, wir wissen nicht, was Ihnen passieren wird.
- Wenn das Risiko für Nebenwirkungen einer Therapie bei 10 % liegt, also 10 von 100 Personen betroffen sind, wissen wir nicht, ob Sie Pech haben und eine der 10 Personen sind, die unter dieser Nebenwirkung leidet, oder ob Sie das Glück haben, zu den anderen 90 Personen zu gehören.

Ungenauigkeit bzw. generelle wissenschaftliche Unsicherheit

- Die Chance, dass Sie von der Chemotherapie profitieren werden (im Sinne einer Verkleinerung der Krebserkrankung), liegt bei ca. 20 %, d. h. von 100 Patientinnen profitieren 20. Das Risiko, dass Sie durch eine Komplikation der Chemotherapie sterben liegt bei 2 %. Bei 2 Patientinnen von 100 kann es zum Tod durch die Chemotherapie kommen. Das Risiko kann aber auch niedriger oder höher liegen – Einschätzungen von Risiken und Wahrscheinlichkeiten sind nie ganz sicher. Sie sind lediglich die beste Schätzung, die aufgrund wissenschaftlicher Studien möglich ist.
- Schätzungen von Risiken bzw. Wahrscheinlichkeiten, dass ein Ereignis eintritt, sind nicht perfekt, da die Wissenschaft nicht perfekt ist. Sie sind lediglich eine bestmögliche Schätzung, basierend auf dem aktuell verfügbaren Wissensstand. Wir wissen nicht alles, was wir wissen müssten, um die Zukunft vorherzusagen. Und wir kennen auch Ihr persönliches Risiko nicht, da viele Dinge, die Sie persönlich betreffen, bisher nicht erforscht wurden.

> **Merke**
> Patientinnen mir einer höheren Prognostic Awareness haben häufig eine verbesserte Stim-
> mung, höhere Lebensqualität, legen früher Maßnahmen zu Therapiebegrenzung im Sinne
> einer Patientenverfügung fest und entscheiden sich dadurch auch früher gegen weitere
> aggressive medizinische Maßnahmen und für eine Palliativ-Versorgung. Daher sollte jeder
> Gesprächskontakt dazu genutzt werden, die Krankheitsverarbeitung und eine gemeinsame
> Entscheidungsfindung zu Therapiemaßnahmen am Lebensende zu unterstützen.

Literatur

[1] Robert Koch-Institut (Hrsg) und die Gesellschaft der epidemiologischen Krebsregister in
Deutschland e. V. (Hrsg). Krebs in Deutschland für 2013/2014. 11. Ausgabe. Berlin 2017. doi:
10.17886/rkipubl-2017-007

[2] Deutsche Krebsgesellschaft, Deutsche Krebshilfe, AWMF. Leitlinienprogramm Onkologie:
Prävention, Diagnostik, Therapie und Nachsorge des Lungenkarzinoms, Langversion 1.0,
2018, AWMF-Registernummer: 020/007OL. Online verfügbar unter: https://www.leitlinien
programm-onkologie.de/leitlinien/lungenkarzinom/ (Abrufdatum: 26.7.2018)

[3] Gramling R et al. Determinants of patient-oncologist prognostic discordance in advanced
cancer. JAMA Oncol 2016; 2: 1421 – 26. http://dx.doi.org/10.1001/jamaoncol.2016.1861.

[4] Hagerty RG, Butow PN, Ellis PM, Dimitry S, Tattersall MH. Communicating prognosis in
cancer care: a systematic review of the literature. Ann Oncol 2005; 16(7): 1005 – 53.

[5] Engelhardt EG, Pieterse AH, Han PK, van Duijn-Bakker N, Cluitmans F, Maartense E, Bos
MM, Weijl NI, Punt CJ, Quarles van Ufford-Mannesse P, Sleeboom H, Portielje JE, van der
Hoeven KJ, Woei-A-Jin FJ, Kroep JR, de Haes HC, Smets EM, Stiggelbout AM. Disclosing the
uncertainty associated with prognostic estimates in breast cancer. Med Decis Making 2017,
37(3): 179-92.

[6] Butow PN, Dowsett S, Hagerty RG, Tattersall MH. Communicating prognosis to patients
with metastatic disease: what do they really want to know? Support Care Cancer 2002; 10:
161 – 68.

[7] Kaplowitz SA, Osuch JR, Safron DSC. Physician communication with seriously ill cancer
patients: Results of a survey of physicians. In de Vries B (Ed.), End of Life Issues: Interdisciplinary and Multidimensional Perspectives. New York: Springer 1999; 205 – 27.

[8] Baile WF, Lenzi R, Parker PA, Buckman R, Cohen L. Oncologists' attitudes toward and
practices in giving bad news: an exploratory study. J Clin Oncol 2002; 20: 2189 – 96.

[9] Lamont EB, Christakis NA. Prognostic disclosure to patients with cancer near the end of life.
Ann Intern Med 2001; 134: 1096 – 1105.

[10] Fried TR, Bradley EH, O'Leary J. Prognosis communication in serious illness: perceptions of
older patients, caregivers, and clinicians. J Am Geriatrics Soc 2003; 51: 1398 – 1403.

[11] Lobb EA, Butow PN, Kenny DT, Tattersall MH. Communicating prognosis in early breast
cancer: do women understand the language used? Med J Australia 1999; 171: 290 – 94.

[12] Quirt CF, Mackillop WJ, Ginsburg AD et al. Do doctors know when their patients don't?
A survey of doctor–patient communication in lung cancer. Lung Cancer 1997; 18: 1 – 20.

[13] Hui D. Prognostication of survival in patients with advanced cancer: Predicting the unpre-
dictable? Cancer Control 2015; 22: 489 – 97.

[14] Jackson VA, Jacobsen J, Greer JA, Pirl WF, Temel JS, Back AL. The cultivation of prognostic
awareness through the provision of early palliative care in the ambulatory setting: a communication guide. J Palliat Med 2013; 16(8): 894 – 900.

[15] Weisman A. Coping with Cancer. New York: McGraw-Hill 1979.

[16] Bodemer N, Gaissmaier W. Risk communication in health care. In Roeser S, Hillerbrand R,

Sandin P, Peterson M. Handbook of risk theory: epistemology, decision theory, ethics, and social implications of risk. 2012; 621 – 60.

[17] Wegwarth O, Gigerenzer G. Risikokommunikation: Risiken und Unsicherheiten richtig verstehen lernen Deutsches Ärzteblatt 2011; 108 (9): A448 – A5.

[18] Gigerenzer G, Gaissmaier W, Kurz-Milcke E et al. Helping Doctors and Patients Make Sense of Health Statistics. Psychological Science in the Public Interest. 2016; 8(2): 53 – 96.

[19] Audrey S, Abel J, Blazeby JM, Falk S, Campbell R. What oncologists tell patients about survival benefits of palliative chemotherapy and implications for informed consent: qualitative study. BMJ, 2008; 31(337): a752.

[20] Edwards AE, Elwyn G, Mulley A. Explaining risks: turning numerical data into meaningful pictures. BMJ 2002; 324: 827 – 30.

[21] Härter M. Shared decision making – from the point of view of patients, physicians and health politics is set in place. Z Arztl Fortbild Qualitatssich 2004; 98: 89 – 92.

[22] Wright AA, Zhang B, Ray A, Mack JW, Trice E, Balboni T, Mitchell SL, Jackson VA, Block SD, Maciejewski PK, Prigerson HG. Associations between end-of-life discussions, patient mental health, medical care near death, and caregiver bereavement adjustment. JAMA 2008; 300: 1665 – 73.

[23] Lee SJ, Fairclough D, Antin JH, Weeks JC. Discrepancies between patient and physician estimates for the success of stem cell transplantation. JAMA 2001; 285: 1034 – 38.

[24] Christakis NA, Lamont EB. Extent and determinants of error in doctor's prognoses in terminally ill patients: Prospective cohort study. BMJ 2000; 320: 469 – 72.

[25] Gordon EJ, Daugherty CK. Hitting You Over The Head«: Oncologists' disclosure of prognosis to advanced cancer patients. Bioethics 2003; 17: 142 – 68.

[26] Han PK, Joekes K, Mills G, Gutheil C, Smith K, Cochran NE, Elwyn G. Development and evaluation of the BRISK Scale, a brief observational measure of risk communication competence. Patient Education and Counseling. 2016; 99(12): 2091 – 94.

Teil IV

16 Gesundheitsrelevante Verhaltensweisen

16.1 Der Check-up bringt es an den Tag

Ressourcenaktivierende Gesprächsführung, Beratung zu Verhaltens- und Lebensstilveränderung

Sabine Fischbeck

Lernziele nach NKLM 14c

4.3.1 Ressourcenaktivierende und die Autonomie fördernde Gespräche mit Patientinnen und Patienten führen.
4.3.2 Auf Basis von grundlegendem Wissen Beratungen und ggf. Interventionen zur Verhaltens- und Lebensstilveränderung durchführen.

Fallvignette
Frau Reuss, 35 Jahre, ist Büroangestellte in einem mittelständischen Logistik-Unternehmen. Sie ist verheiratet und hat keine Kinder. Sie kam vor zwei Tagen wegen einer Gesundheitsüberprüfung (Check-up 35) in die hausärztliche Praxis und zeigte sich eher skeptisch, ob ihr das »was bringe«. Der Besuch beim Hausarzt war auf Anraten ihres Ehemannes veranlasst, der davon überzeugt sei, sie lebe ungesund. Dieser war kürzlich wegen der Behandlung eines grippalen Infekts in der Praxis und äußerte, seine Frau würde seit einem halben Jahr vermehrt Süßigkeiten wie Eiscreme sowie Kartoffelchips konsumieren. Körperliche Bewegung meide sie eher. Er würde sie mal zum Gesundheits-Check schicken. Die Patientin ist adipös (Körpergröße 169 cm, 95 kg, BMI = 33,3; Bauchumfang ca. 90 cm), der Blutzuckerspiegel ist erhöht (Nüchternblutzucker von 122 mm/dl), ferner zeigt sich ein erhöhter LDL-Cholesterinspiegel (240 mg/de), erniedrigter HDL-Spiegel (39 mg/dl) und Triglyzeride 180 mg/dl. Der in der Praxis gemessene Blutdruck betrug 140/90 mmHg. Die anamnestischen Informationen und die genannten Messwerte sprechen für das Vorliegen eines Metabolischen Syndroms; besondere psychische Belastungen sind im Zusammenhang mit Konflikten am Arbeitsplatz und entsprechender depressiver Verstimmung zu sehen. Der Konsum von hochkalorischen Nahrungsmitteln dient der Kompensation von Frustrations- und Ärgergefühlen. Versagenserfahrungen und Überforderung im Schulsport haben Demotivationsprozesse ausgelöst und sind für ihre körperliche Inaktivität als ursächlich zu betrachten. Die Therapie setzt an den Risikofaktoren an und beinhaltet Gewichtsreduktion und Bewegungsförderung. Herausforderungen für die Ärztin ergeben sich aus der offensichtlich geringen Eigenmotivation der Patientin. Im Gespräch mit ihr gilt es, sie zu mehr Bewegung und Gewichtsreduktion zu motivieren. Dazu ist für sie die Entwicklung eines Problembewusstseins für das eigene Befinden ebenso notwendig wie das Wissen um eine konkrete und zielgerichtete Änderungsstrategie.
[▶ NKLM-Kapitel 20: Früherkennung/Vorsorgeuntersuchung (20.30), Gewichtszunahme (20.43), Stimmungsschwankungen (20.102), Müdigkeit/Erschöpfung/Allgemeine Schwäche (20.63)], Zufallsbefunde (20.122)

Informationen zum Krankheitsbild

Hintergrund: Metabolisches Syndrom
Histologie:
- adipös (Körpergröße 169 cm, 95 kg, BMI = 33,3; Bauchumfang ca. 90 cm),
- Blutzuckerspiegel ist erhöht (Nüchternblutzucker von 122 mm/dl)
- erhöhter LDL-Cholesterinspiegel (240 mg/de),
- erniedrigter HDL-Spiegel (39 mg/dl) und Triglyzeride 180 mg/dl.
- Der in der Praxis gemessene Blutdruck betrug 140/90 mmHg
Verlauf:
- Check-up 35 Untersuchung eine Woche zuvor: Anamnese, Ganzkörperuntersuchung, Blutdruckmessung, Untersuchung des Urins (Eiweiß, Glukose, rote und weiße Blutkörperchen, Nitrit) und des Blutes (Gesamtcholesterin, Glukose),
- die Patientin ist nun zur Besprechung der Untersuchungsbefunde in die Praxis gekommen.

[▶NKLM-Kapitel 21: Metabolisches Syndrom (21.1.3.29)], Essentielle Hypertonie (21.1.1.17), Adipositas (21.1.2.27), Diabetes mellitus Typ 2 (21.1.3.5)

Fakten zum Metabolischen Syndrom

Das Metabolische Syndrom umfasst eine heterogene Kombination kardiovaskulärer und metabolischer Zustände, die eng in Verbindung stehen. Nach der Definition der International Diabetes Federation 2005 [1] liegt ein Metabolisches Syndrom bei Vorhandensein viszeraler Adipositas (Bauchumfang bei Männern > 94 cm und Bauchumfang bei Frauen > 80 cm), wenn mindestens zwei der weiteren Komponenten hinzukommen:
- erhöhte Triglyzeridwerte (mindestens 150 mg/dl bzw. 1,7 mmol/l) bzw. bereits eingeleitete Behandlung zur Absenkung der Triglyzeride,
- erniedrigtes HDL-Cholesterin (Männer < 40 mg/dl bzw. 1,03 mmol/l und Frauen < 50 mg/dl bzw. 1,29 mmol/l) bzw. eine bereits eingeleitete Therapie zur Anhebung des HDL-Cholesterins,
- Bluthochdruck (systolisch > 130 mmHg oder diastolisch > 85 mmHg) bzw. eine bereits behandelte Hypertonie,
- erhöhter Nüchternplasmaglukosespiegel (> 100 mg/dl bzw. 5,6 mmol/l) oder ein bereits diagnostizierter Typ-2-Diabetes.
- Alle diese Merkmale sind kardiovaskuläre Risikofaktoren [2]: Sie implizieren ein vergleichsweise höheres Gesundheitsrisiko für atherosklerotische Erkrankungen (vor allem Koronare Herzkrankheit und Schlaganfall) sowie Diabetes mellitus Typ 2. Je nach Definition liegt die Prävalenz des Metabolischen Syndroms bei 19 % bis 31 % in der Bevölkerung.

16.1.1 Einführung

Die Entwicklung eines Metabolischen Syndroms ist hauptsächlich auf einen ungesunden Lebensstil zurückzuführen. Es ist das Ergebnis über Jahre andauernder ungünstiger Ernährung und eines Mangels an Bewegung. Für die Betroffenen gilt es, die Lebensweise zu verändern: Die Ernährung sollte energiearm und reich an Ballaststoffen sein, gesättigte Fette sollten durch einfach- und mehrfach-ungesättigte Fettsäuren ersetzt werden. Was die körperliche Aktivität betrifft, sollte ein Energieverbrauch von mindestens 1500 kcal/Woche erreicht werden; vorzugsweise ein moderates Ausdauertraining, ergänzt durch Krafttraining [3].

Teil IV

Der Rahmen der für alle Krankenversicherten ab 35 Jahre angebotenen Gesundheitsuntersuchungen zur Früherkennung von Krankheiten (Check-up 35) [4] ist für die Ärztin eine gute Gelegenheit, auf die Veränderung von Risikoverhaltensweisen wie Bewegungsmangel, Übergewicht, Alkoholkonsum und Rauchen hinzuwirken. Grundsätzlich geht es darum, hier häufig auftretende Krankheiten wie Diabetes, Herz-Kreislauf-Erkrankungen und Nierenerkrankungen beziehungsweise deren Risikofaktoren möglichst frühzeitig zu erkennen. Die Patientinnen sollen über die Ergebnisse von klinischen Untersuchungen und Laborwerten auf dem Hintergrund anamnestischer Daten über ihre individuellen Gesundheitsrisiken informiert und zu ihrer Abwendung beraten werden. Die hier gegebene Chance, das Gesundheitsbewusstsein zu steigern, erreicht allerdings noch zu wenige Patientinnen.

Evidenz

- Nach Daten des Zentralinstituts für die Kassenärztliche Versorgung [5] gelangten im Jahr 2013 nur rund 25 % der Frauen und 23 % der Männer in die Check-up-Untersuchungen.
- Darüber hinaus zeigen Studien, dass typische Gesundheitsprobleme – etwas wie beim Metabolischen Syndrom – oder vielmehr die Notwendigkeit einer Änderung des Gesundheitsverhalten nicht in dem Maße angesprochen wird, wie es – um echte Anstöße dafür zu geben – notwendig wäre. In einer Studie zum Hausarzt-Patient-Gespräch im Rahmen der Check-up-35-Untersuchung [6] zeigte sich, dass zwar noch bei ca. der Hälfte der Patientinnen (47 %) über kardiovaskuläre Risikofaktoren gesprochen wurde, aber nur bei etwa einem Viertel (27 %) Ernährungsfragen und in nur wenigen Fällen über Bewegungsthemen (8 %) gesprochen wurde. Letztlich wurden 34 % der Patientinnen ohne Ernährungs- und 46 % ohne Bewegungsberatung aus den Abschlussgesprächen selbst dann entlassen, wenn nach den Leitlinien eine Behandlungsindikation gegeben war. Dafür können neben Zeitproblemen auch Vorbehalte und diffus-resignative ärztliche Annahmen verantwortlich sein, wie sie gegenüber adipösen Patientinnen dokumentiert sind: Es wird jenen Fehlen von Willensstärke, vergleichsweise höhere Trägheit [7, 8] oder fehlender Wille zur Gewichtsreduktion [9] zugeschrieben. Oder es werden ihnen schlicht mangelnde Erfolgsaussichten angesichts der Komplexität der Erkrankung, die mit kulturellen, sozialen und vor allem familiären Implikationen eine große Hürde für eine dauerhaft erfolgreiche Behandlung darstellt, zugeteilt [10].
- Ärztliche Vorschläge zur Gesundheitsförderung werden durchaus angenommen, gerade dann, wenn diese von Empathie und gemeinsamer Zielsetzung geprägt ist: So nahmen Patientinnen ärztliche Hinweise zu Verhaltensänderungen eher an und setzen sie um, wenn in der Beratung patientenzentrierte Gesprächstechniken verwendet wurden [11].
- In einer britischen Studie [12] zeigte sich gar, dass übergewichtige Patientinnen, denen ihr Hausarzt bei einem Routinebesuch die Möglichkeit anbot, an einem Programm zur Gewichtsreduktion teilzunehmen, dies gern annahmen. Sie reduzierten innerhalb der folgenden 12 Monate 1,4 kg mehr Gewicht als Patientinnen, denen dieses Angebot nicht unterbreitet wurde.

Um den »Anfang zu machen«, ist den Studienergebnissen zufolge also die direkte Ansprache und die Aussicht auf konkrete Hilfsangebote entscheidend [13]. Was aber nun mit Patientinnen, die trotz direkter Ansprache noch wenig Motivation zu einer gesünderen Lebensführung aufweisen? Was kann bei ihnen ein günstigeres Ernährungs- und Bewegungsverhalten in die Wege leiten? Überforderung, Überlastung, Demotivationsprozesses, mangelndes Wissen um die Notwendigkeiten oder schlicht eingeschliffene Gewohnheiten verhindern nicht selten, dass Patientinnen ihr gegenwärtiges Gesundheitsverhalten von sich aus infrage stellen. Die Art und Weise, wie die Ärztin mit den betroffenen Patientinnen kommunizieren, hat Einfluss auf ihre Veränderungsbereitschaft. Präskriptiv vorgetragene Hinweise ohne konkrete Strategieaussicht wie etwa »Sie müssen abnehmen« oder »Sie müssen sich mehr bewegen« führen eher zu Verärgerung und Reaktanz (»Ich muss gar nichts!«) und verfehlen ihre Wirkung [14, 15].

Das Transtheoretische Modell von Prochaska und DiClemente (synonym: »Stages of Change«-Modell; z. B. [16]) beschreibt und erklärt die Intention zur Verhaltensänderung und gibt Ansätze zu ihrer Vorhersage und Beeinflussung. Es konzeptualisiert Verhaltensänderung als einen mehrstufigen Prozess, bei dem verschiedene Stufen durchlaufen werden. Die Zeiträume, die Personen in den einzelnen Stufen verbringen, können individuell stark schwanken. Für die erfolgreiche Verhaltensänderung ist das Durchlaufen aller Stufen wichtig, da sonst das Risiko, in alte Verhaltensmuster zurückzufallen, erhöht ist.

Die sechs Stufen der Veränderung von Gesundheitsverhalten sind:

- **Sorglosigkeit** (precontemplation): Die Patientin ist nicht zur Änderung (in den nächsten 6 Monaten) bereit; mögliche Gründe: Mangel an relevanten Informationen, fehlendes Problembewusstsein oder niedrig bewertete Erfolgsaussichten (z. B. wegen vorausgegangener gescheiterter Versuche).
- **Bewusstwerden** (contemplation): Erwägung, das problematische Verhalten (in den nächsten 6 Monaten) zu verändern; Risiken werden zunehmend wahrgenommen; Sorge über das eigene Verhalten entwickelt sich; Zustand der Ambivalenz bzgl. Beibehaltung bzw. Veränderung des Verhaltens.
- **Vorbereitung** (preparation): Erste Schritte zur Veränderung werden eingeleitet (Zielverhalten soll in den nächsten 30 Tagen erreicht werden); konkrete Handlungspläne; Informationen werden gesammelt, Unterstützung für das Vorhaben wird gesucht.
- **Handlung** (action): Verhaltensänderung wird (seit weniger als 6 Monaten) durchgeführt; das Zielkriterium ist erreicht; hohes Maß an Entschlossenheit und Engagement.
- **Aufrechterhaltung** (maintenance): Zielverhalten wird (seit mehr als 6 Monaten) beibehalten; Strategien aus Handlungsphase werden weiter konsolidiert; aktive Maßnahmen zur Rückfallprophylaxe, da hohe Rückfallgefahr.
- **Stabilisierung** (termination): Das neue Verhalten hat sich etabliert, Rückfallgefahr nicht mehr vorhanden.

Bezogen auf das hier zu erörternde Beispiel wäre es ärztliche Aufgabe, zunächst eine Veränderungsbereitschaft zu stärken, sodass konkrete Pläne der Veränderung auf fruchtbaren Boden fallen. Erst dann wird es sinnvoll, den Patientinnen Strategien an die Hand geben, die ihnen bei der Umsetzung von Gesundheitswissen in Gesundheitsverhalten helfen. Prinzipien der Partizipativen Entscheidungsfindung setzen patientenorientierte Interaktionsprozesse in Gang mit dem Ziel, unter gleichberechtigter aktiver Beteiligung von Ärztin und Patientin auf Basis geteilter Information zu einer gemeinsamen Entscheidung über eine angemessene Vorgehensweise in Bezug auf Diagnose, Diagnostik und Therapie zu kommen [17] (▶ Kap. 2.7). Hier gilt es u. a., die Patientinnen in (Therapie-)Entscheidungen einzubeziehen und bei ihnen eine Entscheidungsfähigkeit durch die notwendige Wissensvermittlung herzustellen, etwa indem die Vor- und Nachteile der verschiedenen Therapieoptionen dargestellt werden. Aufgabe der Ärztin ist auch, die Resonanz der Patientinnen auf die verschiedenen Optionen hin zu beachten.

Dem Health Belief Model [18] zufolge wird gesundheitsrelevantes Verhalten dann ausgeführt, wenn Krankheitsfurcht (zusammengesetzt aus wahrgenommener Gefährlichkeit und Gefährdung) vorhanden und der Nutzen einer Gesundheitsmaßnahme deren materielle und immaterielle »Kosten« aus der Sicht der Kranken überwiegt. Es gilt demnach, eine realistische Sichtweise der durch das Metabolische Syndrom bestehenden Gefährdung mit dem Nutzen und den Barrieren der Präventivmaßnahmen Gewichtsreduktion und Bewegungssteigerung in Beziehung zu setzen, sodass die eigene Überzeugung der positiven Bilanz der zutreffenden Verhältnisse auf die Patientinnen transferiert werden. Von diesen wird häufig die Gefährdung nicht adäquat eingeschätzt und der individuelle Nutzen von Vorsorgemaßnahmen unterschätzt.

Letztlich stellen ein Mangel an Motivation gepaart mit unzureichendem Wissen zentrale Hindernisse für die Veränderung hin zu einem gesundheitsorientierten Lebensstil dar [19]. Der grundlegendste Baustein für darauf ausgerichtete Interventionen ist derjenige, die Patientinnen dazu zu motivieren, sie durchzuführen [20, 21].

Wie kann die Ärztin die von einem Metabolischen Syndrom Betroffene dazu bewegen, einen gesünderen Lebensstil aufzunehmen? Das Wissen über entsprechende Zusammenhänge ist die Grundvoraussetzung, aber erst die Motivation, Wissen in die Tat umzusetzen, kann die gewünschten Änderungen bewirken. Das ursprünglich aus der Suchttherapie stammende Konzept »Motivationales Interview« [22] hat sich auch hier als förderlich erwiesen, eine veränderte Einstellung zu erreichen und Gegenargumente sanft zu entkräften. In einer Metaanalyse einer entsprechenden RCT-Studie zeigte sich der Ansatz des Motivational Interviewing (MI) auch bei wenigen Therapeutin-Patientin-Kontakten als wirksam, wenn es um Gewichtsreduktion, Bewegungssteigerung oder den verantwortungsvollen Umgang mit Genussmitteln geht [23].

16.1.2 Patientinnen motivieren: So geht's!

Definition

Motivational Interviewing (auch Motivierende Gesprächsführung) ist »… eine klientenzentrierte, direktive Methode zur Verbesserung der intrinsischen Motivation für eine Veränderung mittels der Erforschung und Auflösung von Ambivalenz.« [22, S. 47].

Das geschieht durch die Erforschung und Auflösung von ambivalenten Gefühlen der Patientinnen. Nach Miller und Rollnick [22] sind das Verstehen der Perspektive der Patientinnen und das Erzeugen der Bereitschaft zur Veränderung, die von der Patientin selbst kommt (»Change-Talk«), zentral.

Beispiel für die Förderung veränderungsbezogener Äußerungen (»Change-Talk«) in der Therapie des Metabolischen Syndroms (Beispiele orientiert an [24]):

- **Offene Fragen** (»asking evocative questions«)/wahrgenommene Gefährdung
  - »In welcher Weise machen Sie oder andere sich Gedanken wegen der Gefahren, welche das zu viele Essen/die wenige Bewegung mit sich bringt? (→ Nachteile des Status quo)
  - »Wie würde Ihr Leben aussehen, wenn Sie sich wegen Ihrer Gesundheit keine akuten Sorgen machen müssten? (→ Vorteile einer Änderung)
  - »In welcher Weise möchten Sie selbst Ihren Lebensstil in Richtung eines gesünderen und aktiveren Lebens ändern?« (→ Änderungsintention)
- **Wichtigkeitsrating** (»using the importance ruler«)
  - »Auf einer Skala von 0 (gar nicht wichtig) bis 10 (sehr wichtig): Wie wichtig ist Ihnen, Gewicht zu reduzieren? Was müsste passieren, damit Sie sich für den höheren Wert entscheiden?«
- **Veränderungsmotive genau erkunden** (»elaborating«)
  - »Wie stellen Sie sich so einen Tag mit Bewegung/Sport genau vor? ... Wie läuft er ab? ... Was machen Sie anders als vorher? ...«
- **Lebensziele explorieren und Dissonanzen zum bisherigen Lebensstil eruieren** (»exploring goals and values«)
  - »Was ist Ihnen in Ihrem Leben am wichtigsten? ... Wenn ich Sie richtig verstehe, ist Ihnen Ihr Beruf sehr wichtig. Gleichzeitig haben Sie geschildert, dass Sie unter der Konkurrenzsituation am Arbeitsplatz sehr leiden. Ich stelle mir vor, dass Sie das in die Zwickmühle bringt.«

Einen weiteren Baustein stellt der »geschmeidige« Umgang mit Widerstand dar, in dem im Gespräch Einwände aufgegriffen und Patientinnen zu einer Auseinandersetzung mit ihren Ambivalenzen angeregt werden. Techniken können dafür einerseits das Zeigen von Empathie, das Aufzeigen von Dissonanzen und die Förderung der Selbstwirksamkeit sein, andererseits aber auch das Vermeiden von Beweisführungen und die geschickte Aufnahme von Widerstand.

Methoden des »geschmeidigen« Umgangs mit Widerstand bei Patientinnen mit Metabolischem Syndrom (Beispiele orientiert an [24]):

- **Einfaches Widerspiegeln** (»simple reflection«)
  - Patientin: »Ich esse überhaupt nicht zu viele Süßigkeiten – da können Sie mir sagen, was Sie wollen!« Ärztin: »Für Sie besteht kein Zweifel daran, dass Sie nicht zu viele Kekse und zu viel Schokolade essen. Sie denken, ich würde Ihnen das unterstellen.«
- **Überzogenes Widerspiegeln** (»amplified reflection«)
  - Patientin: »Ein bisschen zu viel Gewicht hat doch fast jeder, das kann mir doch nichts anhaben. Mir geht es doch gut.« Ärztin: »Sie machen sich da keine Sorgen, dass Ihr Gewicht Ihnen schaden könnte?«

Teil IV

- **Umdeuten** (»reframing«)
  - Patientin: »Mein Mann nörgelt ständig an mir herum, wenn ich auf der Couch sitze und Chips esse.« Ärztin: »Das ärgert Sie. Und gleichzeitig klingt es so, als würde er sich auch Sorgen um Sie machen – es scheint ihm nicht gleichgültig zu sein, was aus Ihnen wird.«
- **Herausstellen der persönlichen Wahlfreiheit** (»emphasizing personal choice and control«)
  - Patientin: »Ich weiß: Sie wollen, dass ich regelmäßig Sport mache. Aber das will ich eigentlich nicht!« Ärztin: »Sie sind natürlich ein freier Mensch und es hängt letztlich von Ihnen ab, wie es weitergeht.«

16.1.3 Darstellung einer gelungenen Arzt-Patienten-Kommunikation

Das Beispiel eines fiktiven Gesprächs mit der eingangs genannten Patientin Frau Reuss soll die dargestellten Zusammenhänge exemplarisch veranschaulichen (▶ Tab. 16-1):

Tab. 16-1 Patientinnenmotivierung zum Gesundheitsverhalten am Beispiel einer Patientin mit Metabolischem Syndrom

Situation	Dialog
Begrüßung	Ärztin (Ä): »Guten Tag, Frau Reuss. Bitte, setzen Sie sich doch.« Frau Reuss (Frau R.): »Guten Tag Frau Doktor, ja, danke.«
Einstieg in das Thema, Vorbereitung der Befundmitteilung	Ä: »Frau Reuss, Sie sind heute gekommen, um die Ergebnisse der Blutuntersuchung zu erfahren. Möchten Sie, dass ich Ihnen diese erläutere?« Frau R.: »Ja, schon irgendwo. Aber eigentlich wollte ja mein Mann, dass ich zum Check-up 35 gehe.« Ä: »Das bedeutet, dass war nicht unbedingt Ihr eigenes Anliegen.« Frau R.: »Nein, nicht wirklich.« Ä: »Da habe ich ja vielleicht gar keine Chance, Ihnen einige Hinweise zu geben.« Frau R.: »Na ja, ich weiß schon, was Sie sagen werden. Ich soll abnehmen und mich mehr bewegen.«
Befundmitteilung	Ä: »Vielleicht möchten Sie erst einmal die Ergebnisse der Blutuntersuchung erfahren. Gerne können Sie auch zwischendurch Fragen stellen.« Frau R.: »Na gut, das höre ich mir mal an.« Ä: »Also, die Werte sind insgesamt nicht akut gefährlich, aber Blutzucker- und Blutfettwerte sind erhöht. Auch der Blutdruck war bei der Messung vorhin über dem Normalwert, Gleiches gilt für Ihr Körpergewicht. Zusammen bilden diese Ergebnisse ein sogenanntes Metabolisches Syndrom ab. Haben Sie davon schon mal etwas gehört?« Frau R.: »Nein, was hat es damit auf sich?« Ä: »Auf Dauer haben Sie damit eine höhere Gefährdung, eine schwerwiegende Herz-Kreislauf-Erkrankung zu erleiden oder aber

Situation	Dialog
	Diabetes zu bekommen. Es wäre günstig, diese Risikowerte in den normalen Bereich zu bringen.«
Patientinnenresonanz, »geschmeidiger« Umgang mit Widerstand, Handlungshemmnisse	Frau R.: »Langfristig, dann ist es jetzt ja noch nicht so schlimm. Mein Mann macht mich auch schon ganz verrückt und ärgert mich.« Ä: »Sie fühlen sich von ihm ein wenig unter Druck gesetzt. Andererseits scheint Ihrem Mann nicht gleichgültig zu sein, was aus Ihnen wird.« Frau R.: »Ja, schon. Was schlagen Sie mir denn vor, Sport ist für mich Mord, schon seit der Schule, ich hatte immer eine Vier, weil ich mich nicht auf den Stufenbarren traute.«
Change-Talk: Bewegung	Ä: »Mir scheint, das war evtl. nicht der richtige Sport für Sie, aber vielleicht können wir für Sie das Richtige finden.« Frau R.: »Am Abend bin ich so müde von der Arbeit, da begebe ich mich am liebsten auf das Sofa und sehe fern.« Ä: »Bewegung bedeutet für Sie also nicht unbedingt Entspannung. Was müsste passieren, damit Sie z. B. zum Schwimmen gehen oder Radfahren.« Frau R.: »Alleine würde ich das jetzt nicht tun.«
Change-Talk: Ernährung	Ä: »Ein weiterer Ansatzpunkt, vor allem um das Diabetesrisiko zu reduzieren, wäre, dass Sie an Gewicht abnehmen.« Frau R.: »Das habe ich gefürchtet, dass Sie mit diesem Thema anfangen. Das klappt bei mir nicht, ich habe schon einige Crash-Diäten versucht. Und immer, wenn ich mich am Arbeitsplatz aufrege, muss ich was Süßes essen.« Ä: »Die Süßigkeiten essen Sie also vorwiegend dann, wenn Sie sich aufregen und sich beruhigen möchten?« Frau R.: »Ja, mein neuer überehrgeiziger Kollege, der schleimt sich beim Chef ein und übernimmt noch meine Arbeit.« Ä: »Wenn ich Sie richtig verstehe, ist Ihnen Ihr Beruf sehr wichtig. Und gleichzeitig sehen Sie sich von dem Kollegen bedroht. Und Ihr Ausweg daraus ist, Süßigkeiten zu essen.« Frau R.: »Ja, so ist es, aber eigentlich wünsch ich mir schon, nicht noch mehr zuzunehmen bzw. abzunehmen.« Ä: »Wie wichtig ist es Ihnen – auf einer Skala von 0 (gar nicht wichtig) bis 10 (sehr wichtig) – Gewicht zu reduzieren?« Frau R.: »Ja schon so 7 bis 8. Wenn ich nur wüsste wie …«
Intervention, Änderung des Lebensstils	Ä: »Dann ist Ihnen das ja schon sehr wichtig, andererseits sind Sie ratlos, wie Sie es anfangen können. Liebe Frau Reuss, wenn wir jetzt gar nichts unternehmen, bleibt alles so wie es ist. Wie wäre es, wenn Sie an einem Gewichtsreduktionskurs teilnehmen, da bezahlt Ihnen auch die Krankenkasse einen Teil der Kosten und Sie gehen das Problem gemeinsam mit anderen an. Was meinen Sie?« Frau R.: »Ja, klingt gut, wenn Sie mir konkret sagen, wo, dann mache ich da mal mit.«

Teil IV

Tab. 16-1   *Fortsetzung*

Situation	Dialog
	Ä: »Zusätzlich könnten Sie gemeinsam mit Ihrem Mann sportlich aktiv werden. Am besten zwei- bis dreimal die Woche 30 Minuten Schwimmen oder 1 Stunde Radfahren, je nachdem, was Ihnen besser liegt.«
Gemeinsames Ziel festlegen: Nach-fassen durch Wie-dereinbestellung	Frau R.: »Ja, könnte ich mal versuchen, am ehesten Schwimmen. Aber ich weiß nicht, ob ich das so oft schaffe.« Ä: »Sie können ja auch in kleinen Schritten anfangen, etwa die ersten 4 Wochen nur einmal die Woche gehen und langsam steigern. Die Bewegung wird Ihnen guttun. Ich gebe Ihnen auch noch Informationen darüber, wo Sie sich für den Kursus anmelden können. Wenn Sie einverstanden sind, vereinbaren wir auch gleich einen weiteren Termin in ca. 8 Wochen, um die Blutwerte noch einmal zu kontrollieren. Dann zeigt sich, ob unser Programm Ihnen etwas bringt oder ob wir ggf. noch etwas ändern müssen.« Frau R.: »Ja, in Ordnung, ich kann es ja mal versuchen.«

Worauf Sie achten sollten!

- Eine Förderung des Gesundheitsverhaltens ohne Zutun der Patientinnen ist nicht möglich.
- Die Entscheidung, ihr (Gesundheits-)Verhalten zu ändern, liegt letztlich bei der Patientin, wobei diese sowohl über Vor- als auch über Nachteile entsprechender Maßnahmen informiert werden und ärztliche Empfehlungen erhalten sollte.
- Wenig oder gar demotivierte Patientinnen können mithilfe des Motivational Interviewing (Change-Talk, sensibler Umgang mit Widerstand) in ihrer Ambivalenz aufgefangen und in ihrer Absicht, sich gesünder zu verhalten, gestärkt werden.
- Frühere Misserfolgserlebnisse und andere Handlungshemmnisse dürfen nicht bagatellisiert werden, sondern sind zur Sprache zu bringen, damit Problemlöseansätze gefunden werden.
- Die eigene resignative Haltung zu vermeintlich »änderungsresistenten Fällen« sollte hinterfragt und die eigene Rolle als Motivatorin darf nicht unterschätzt werden.
- Den Patientinnen sollte eine grundsätzliche Flexibilität des Therapieplans (Machbarkeit im Vordergrund) und der Eigennutzen von Kontrolluntersuchungen vor Augen geführt werden, um damit eine gute Voraussetzung für langfristige Therapietreue zu schaffen.

Merke

Jede Patientin, die Risikofaktoren für Herz-Kreislauf-Krankheiten – wie etwa das Metabolische Syndrom – aufweist, sollte zu entsprechend gegensteuernden Maßnahmen motiviert werden. Der Ansatz des Motivational Interviewing ist dafür hilfreich, da die entsprechende Kommunikation nicht belehrend wirkt, sondern auf die Selbsteinsicht und Eigensteuerung der Patientinnen abzielt. Die Chance, dass die Gesundheit fördernde Maßnahmen akzeptiert und durchgeführt werden, steigt, wenn die ärztliche Überzeugung ihres Nutzens auf die betreffende Patientin transferiert werden kann. Es gilt, so konkret wie möglich die Umsetzung der Gesundheitsmaßnahmen zu planen und Termine zur freiwillige Kontrolle des Therapieerfolgs zu etablieren.

Literatur

[1] Zimmet P, Alberti KG MM, Serrano Rios M. A new international diabetes federation world-wide definition of the metabolic syndrome: the rationale and the results. Rev Esp Cardiol 2005; 58: 1371–76.

[2] Moebus S, Stang A. Das metabolische Syndrom – ein umstrittenes diagnostisches Konzept. Herz 2007; 32: 529-40. doi 10.1007/s00059-007-3025-9.

[3] Wirth A, Pfeiffer A, Steinmetz A, et al. Das Metabolische Syndrom, Empfehlungen für die kardiologische Rehabilitation. herzmedizin 2006; 23: 140–44.

[4] Kassenärztliche Bundesvereinigung (2013). Gesundheitsuntersuchung Check-up 35, Wissenswertes für Ihre Praxis. Online verfügbar unter: https://www.kvberlin.de/20praxis/70themen/vorsorge_frueherkennung/praxisinfo_checkup35.pdf (Abruf vom 15.03.17)

[5] Zentralinstitut für die Kassenärztliche Versorgung in der Bundesrepublik Deutschland (2015) Teilnahme am gesetzlichen Gesundheits-Check-up. Online verfügbar unter: www.gbe-bund.de (Abruf vom 15.03.17)

[6] Henkel JDH. Hausärztliche Lebensstilberatung von übergewichtigen und adipösen Patienten am Beispiel des Check-Up 35. Dissertation, Medizinischen Fakultät Charité – Universitätsmedizin Berlin 2012. Online verfügbar unter: www.diss.fu-berlin.de/diss/receive/FUDISS_thesis_000000036700 (Abrufdatum: 26.7.2018)

[7] Jay M, Kalet A, Ark T, et al. Physicians' attitudes about obesity and their associations with competency and specialty: a cross-sectional study. BMC Health Serv Res 2009; 9:106.doi 10.1186/1472-6963-9-106.

[8] Warner CH, Warner CM, Morganstein J, et al. Military family physician attitudes toward treating obesity. Mil Med 2008; 173: 978–84.

[9] Fogelman Y, Vinker S, Lachter J, et al. Managing obesity. A survey of attitudes and practices among Israeli primary care physicians. Int J Obes Relat Metab Disord 2002; 26: 1393–97.

[10] Leverence RR, Williams RL, Sussman A, et al. Obesity counseling and guidelines in primary care: a qualitative study. Am J Prev Med 2007; 32: 334–39.

[11] Pollak KI, Ostbye T, Alexander SC, et al. Empathy goes a long way in weight loss discussions. J Fam Pract 2007; 56: 1031–36.

[12] Aveyard P, Lewis A, Tearne S, et al. Screening and brief intervention for obesity in primary care: a parallel, two-arm, randomized trial. Lancet 2016; 388: 2492–500.

[13] Schweickhardt A, Fritzsche K. Kursbuch ärztliche Kommunikation. Köln: Deutscher Ärzte-Verlag 2009.

[14] Reusch A, Tuschhoff T, Faller H. Schulungskonzepte und ihre Wirksamkeit in der Ernährungsberatung. In: Deutsche Rentenversicherung Bund (Hrsg.) Ernährungsmedizin in der Rehabilitation. Berlin 2013; 22–36.

[15] Dorfmüller M. Die ärztliche Sprechstunde. Landsberg/Lech: Ecomed 2001.

[16] Prochaska JO, Velicer WF. The transtheoretical model of health behavior change. American Journal of Health Promotion 1997; 12: 38–48.

[17] Härter M. Partizipative Entscheidungsfindung (Shared decision-making) – ein von Patienten, Ärzten und der Gesundheitspolitik geforderter Ansatz setzt sich durch (Editorial). Z ärztl Fortbildung Qual Gesundh 2004; 98: 89–92.

[18] Bengel J, Strittmatter R. Gesundheitsverhalten und Compliance. In Allhoff P, Flatten G, Laaser U (Hrsg.), Krankheitsverhütung und Früherkennung: Handbuch der Prävention. Berlin: Springer 1993; 65–76.

[19] de Almeida MDV, Pinhão S, Stewart-Knox B, et al. An overview of findings from a six-country European survey on consumer attitudes to the metabolic syndrome, genetics in nutrition, and potential agro-food technologies. British Nutrition Foundation. Nutrition Bulletin 2006; 31: 239–246.

[20] Hutchinson AD, Wilson C. Improving nutrition and physical activity in the workplace: a meta-analysis of intervention studies. Health Promot Int 2011; 27: 238–249. DOI 10.1093/heapro/dar035.

[21] Fischbeck S. Bluthochdruck-Patienten motivieren und Adhärenz fördern. Med Welt 2016; 6: 254–261.

[22] Miller WR, Rollnick S. Motivierende Gesprächsführung, 3. Auflage. Freiburg im Breisgau: Lambertus 2009.

[23] Lundahl, B. Moleni, T., Burke, B., et al. Motivational interviewing in medical care settings: A systematic literature review and meta-analysis of randomized controlled trials. Patient Educ Couns 2013; 93: 157–168. DOI 10.1016/j.pec.2013.07.012.

[24] Körkel J, Veltrup C. Motivational Interviewing: Eine Übersicht. Suchttherapie 2003; 4: 115–124.

17 Mehrpersonen-Setting

17.1 Die Rolle der Angehörigen

Gespräche mit Bezugspersonen und ihre Einflussfaktoren

Friederike Mumm, Pia Heußner

Lernziele nach NKLM 14c

4.4.1 Gespräche mit Bezugspersonen/Sorgeberechtigten/Vertretern unter Beachtung des Patientenwillens und der Vertraulichkeit führen.
4.4.2 Bei der Entscheidungsfindung persönliche Ansichten, Umstände und Wünsche derjenigen, die im Auftrag der Patientinnen und Patienten handeln, berücksichtigen.
4.4.3 Patientinnen und Patienten als primäre Ansprechpartner behandeln, d.h. diese, wenn möglich, direkt ansprechen.

Fallvignette
Die 70-jährige Adelheid Schulz wurde wegen eines erneuten linkshemisphärischen Schlaganfalls mit kompletter Hemiparese rechts, Aphasie und Schluckstörungen vor 4 Wochen stationär eingewiesen. Zwischenzeitlich war eine Aspirationspneumonie aufgetreten und eine Dauerernährungssonde (PEG) angelegt worden. Sie ist stuhl- und harninkontinent. Die Patientin ist zeitweilig desorientiert und reagiert aufgrund der Frontalhirnbeteiligung mit hirnorganischem Psychosyndrom häufig aggressiv abwehrend, insbesondere bei pflegerischen Verrichtungen. 5 Jahre zuvor hatte die Patientin bereits einen Schlaganfall erlitten und konnte seither die Wohnung nur noch im Rollstuhl verlassen. Der 72-jährige Ehemann hatte sie unterstützt und die Aufrechterhaltung des Haushaltes mit gelegentlicher Unterstützung der Tochter und einer regelmäßigen Putzhilfe sichergestellt. Die finanzielle Situation des Rentner-Ehepaars ist stark limitiert und die wohnlichen Voraussetzungen (2-Zimmer-Altbau 2. OG ohne Aufzug) schwierig. Die Tochter ist eine in Teilzeit berufstätige Mutter von 2 Kindern im Alter von 10 und 13 Jahren. Sie wohnt 15 km entfernt. Die behandelnde Ärztin hält eine häusliche Versorgung unter den neuen Umständen nicht länger für vertretbar. Sie will eine Heimverlegung organisieren und hat mit dem Sozialdienst bereits Kontakt aufgenommen. Die weitere Betreuung und Versorgung der Patientin möchte die Ärztin mit deren Ehemann und der Tochter persönlich besprechen. Frau Schulz wünscht explizit und hat ihr Einverständnis gegeben, dass die Ärztin mit den Angehörigen über die Entlassung und weitere Versorgung spricht, da ihr ein ausführliches Gespräch zu anstrengend ist.
Der Ehemann lehnt eine Heimverlegung ab, da er versprochen habe, sie nie in fremde Pflege zu geben. Es »zerreißt ihm das Herz«. Herr Schulz ist fest davon überzeugt, dass sie mithilfe eines ambulanten Pflegedienstes und der Unterstützung der Tochter auch diese schwierige Pflegesituation meistern können.
Aus Perspektive der Tochter ist zu erwarten, dass ihr Vater sowohl körperlich als auch seelisch mit der Situation überfordert sein wird. Zudem fürchtet sie, dass ihr Vater sie unent-

wegt um Hilfe bitten würde und Sie damit Ihrer eigenen Familie nicht mehr gerecht werden könnte.

[▶ NKLM-Kapitel 20: Bewusstseinsverlust oder -störung, Verwirrung und psychische Dekompensation, Vigilanzstörung (20.20), Lähmungen (20.60), Persönlichkeitsveränderungen (20.73), Pflegebedürftigkeit, Gebrechlichkeit und Bettlägerigkeit (20.74), Schluckbeschwerden (20.84), Stimm-/Sprech- und Sprachstörungen (20.101)]

Informationen zum Krankheitsbild

Hintergrund: Schlaganfall
Verlauf:

- Stationäre Aufnahme mit kompletter Hemiparese rechts, Aphasie, Dysphagie sowie Stuhl- und Harninkontinenz. Vorgeschichte: 5 Jahre zuvor Schlaganfall, in der Folge deutlich eingeschränkte Mobilität mit Rollstuhlpflichtigkeit.
- Diagnostik: Vitalparameter, Anamnese, klinische Untersuchung, Labor, EKG, Doppler-/Duplexsonografie. Craniale Computertomografie (cCT): linkshemisphärischer Infarkt.
- Therapie: Monitoring und Basistherapie. Bei bestehenden Kontraindikationen keine rekanalisierende Therapie erfolgt.
- Komplikationen in der Postakutphase: Aspirationspneumonie, PEG-Anlage bei Dysphagie, hirnorganisches Psychosyndrom.

[▶ NKLM-Kapitel 21: zerebrovaskuläre Verschlusskrankheit (cAVK) (21.1.10.1)]

Fakten

- **Schlaganfall** (syn.: Insult, Apoplex, Hirnschlag, Hirninfarkt): Innerhalb eines Jahres sind in Deutschland ca. 200 000 vorwiegend ältere Menschen erstmalig und ca. 70 000 Betroffene wiederholt von einem Schlaganfall betroffen. Ein Schlaganfall ist gekennzeichnet durch eine akut auftretende Schädigung von Gehirnarealen, in etwa 80 % durch einen Gefäßverschluss (ischämischer Schlaganfall) bedingt, aber auch auf Grundlage einer Hirnblutung (hämorrhagischer Schlaganfall). Betroffene weisen neurologische Symptome wie z. B. Lähmungen oder Sensibilitätsstörungen, Sprach-, Sprech-, Stimm-, Schluck- oder Sehstörungen oder auch Bewusstseinseinschränkungen auf. Wichtig ist, dass eine möglichst rasche notfallmäßige Diagnostik und Versorgung nach Auftreten der ersten Symptome erfolgt (»time is brain«) [1]. Rekanalisierende Therapien wie medikamentöse Thrombolyse oder mechanische Rekanalisation kommen zum Einsatz [2].
- **Pflegebedürftigkeit nach Schlaganfall:** Die Mortalitäts- und Morbiditätsrate ist hoch. So sterben im ersten Jahr nach Erstereignis ca. ein Viertel bis ein Drittel der Betroffenen, bei ca. 10 % kommt es zu einem Zweitereignis. Der Schlaganfall stellt eine der Hauptursachen für Behinderungen bei Erwachsenen dar. Es wird beschrieben, dass etwa 25 % der Patientinnen in den Aktivitäten des täglichen Lebens nach einem Schlaganfall schwer eingeschränkt sind, zudem weist etwa ein Sechstel mittelschwere bis schwere Funktionsstörungen auf. Dieses führt in der Folge häufig zur Notwendigkeit einer professionellen Pflege. Beanspruchten Patientinnnen im Quartal vor dem Schlaganfall zu 16,8 % Pflege, steigt die Pflegebedürftigkeit anschließend auf 35,6 % [1].
- **Hirnorganisches Psychosyndrom:** So werden psychische Störungen (akute, reversible Störungen wie Psychosen, z. B. Delir, und chronische, oft irreversible Erkrankungen wie z. B. Demenz) bezeichnet, die auf Grundlage einer körperlichen Erkrankung entstehen. Typischerweise treten kognitive Störungen auf, jedoch auch Persönlichkeitsveränderungen und affektive Störungen wie Depressionen [3].

Exkurs

- **Pflegereform:** Im Januar 2017 hat es mit der Umsetzung des Pflegestärkungsgesetzes II (PSG II) eine der größten Pflegereformen seit Einführung der Pflegeversicherung 1995 gegeben. Der Begriff der Pflegebedürftigkeit, bisher vor allen Dingen auf körperliche Beeinträchtigungen bezogen, wurde in Hinblick auf geistige und psychische Einschränkungen erweitert. Das zuvor bestehende System der Pflegestufen 0 bis III wurde durch 5 sogenannte Pflegegrade ersetzt, die eine differenziertere Beurteilung erlauben. Ziel ist es, die häusliche ambulante Pflege zu stärken und u. a. Demenzerkrankte und deren pflegende Angehörige besser zu unterstützen [4].
- **Schweigepflicht:** Bei der einwilligungsfähigen Patientin gilt die ärztliche Schweigepflicht bis auf den individuellen Widerruf durch die Patientin selbst auch Angehörigen gegenüber (inkl. Ehepartnerinnen und Kindern) [5].
- **Einwilligungsfähigkeit** (sog. Einsichts- und Steuerfähigkeit): Einwilligungsfähigkeit ist ein rechtlicher Begriff. Eine Patientin ist dann einwilligungsfähig, wenn sie die nötige geistige Fähigkeit besitzt, um Folgen und Tragweite einer medizinischen Behandlung zu erfassen und ihren Willen danach zu bestimmen. Die Verantwortung für die Evaluation der Einwilligungsfähigkeit obliegt den behandlungsverantwortlichen Ärzten. Bei der Evaluation der Einwilligungsfähigkeit sind Einschränkungen in den Wahrnehmungsfähigkeiten der Patientin (z. B. Schwerhörigkeit, Vigilanzminderung und Sprachbarrieren) zu beachten [6].
- **Vorausverfügungen:** Vorausverfügungen sind vorausgehende Willensäußerung einer Patientin in Bezug auf künftige Behandlungswünsche. Wenn eine Patientin entscheidungsfähig ist, haben die nachfolgenden Vorausverfügungen keine Gültigkeit.
  1. *Patientenverfügung:* Eine Patientenverfügung ist eine schriftliche Vorausverfügung einer volljährigen Person für den Fall ihrer Entscheidungsunfähigkeit. Diese enthält Wünsche und Informationen, welche ärztlichen Maßnahmen und Eingriffe oder pflegerische Begleitung gewünscht sind und unter welchen Bedingungen auf welche ärztlichen oder pflegerischen Maßnahmen verzichtet werden soll (▶ Kap. 9.8) [5].
  2. *Vorsorgevollmacht:* Eine Vorsorgevollmacht ist ein schriftliches Dokument, in dem eine oder mehrere Vertrauenspersonen ermächtigt werden, die rechtsgeschäftliche Vertretung zu übernehmen, für den Fall, dass eigene Aufgaben nicht mehr selbst wahrgenommen werden können. Den Umfang der Vollmacht legt der Vollmachtgeber fest. Zu folgenden Bereichen können Regelungen getroffen werden: Gesundheitssorge, Pflegebedürftigkeit, Aufenthalts- und Wohnungsangelegenheiten, Vermögensverwaltung, Post- und Fernmeldeverkehr, Behörden, Todesfall [5].
  2. *Betreuungsverfügung:* In einer Betreuungsverfügung werden Angaben zur Person des gewünschten Betreuers sowie zur Art und Weise der Betreuung gemacht. Dieser Vorschlag ist bindend für das Gericht, wenn das Wohl des Betreuten gewährleistet ist (§ 1897 Absatz 4 Satz 1 BGB). Die Betreuerin ist verpflichtet, »dem Willen des Betreuten Ausdruck und Geltung zu verschaffen« (§ 1901a Absatz 1 Satz 2 BGB). [5]

17.1.1 Gespräche mit Bezugspersonen, Sorgeberechtigten und Vertreterinnen

Kommunikation mit mehreren Gesprächspartnerinnen gehört in den verschiedenen medizinischen Kontexten zur alltäglichen ärztlichen Routine, unter anderem als Familiengespräch mit Sorgeberechtigten oder Bezugspersonen in der Pädiatrie (▶ Kap. 11.2), im Rahmen von Paargesprächen bei schwerwiegenden oder chronischen Erkrankungen oder auch bei Gesprächen mit gesetzlichen Ver-

Teil IV

treterinnen der Patientin in Situationen der Nichteinwilligungsfähigkeit, u. a. bei Bewusstseinsstörungen, bei beatmeten und sedierten Patientinnen auf der Intensivstation oder in Notfallsituationen.

Dieses Mehrpersonen-Setting stellt aus den unterschiedlichsten Gründen eine herausfordernde und in vielerlei Hinsicht komplexe Kommunikationssituation dar.

Vorab sind einige rechtliche Aspekte zu beachten wie die Abklärung des Patientenwillens und die unbedingte Wahrung der ärztlichen Schweigepflicht und der Vertraulichkeit.

Da die Erkrankung einer Nahestehenden große Auswirkungen auf das alltägliche Zusammenleben und die Beziehung zueinander hat, ist es wichtig, die Angehörigen je nach Patientenwunsch und -wille miteinzubeziehen. In den verschiedenen Krankheitsphasen stellen Angehörige eine wichtige Ressource und Stütze für die Patientinnen dar [7]. Zudem leisten sie in Entscheidungssituationen als Fürsprecherinnen der Patientinnen zumeist einen wertvollen Beitrag dafür, dass die individuellen Wünsche der Patientin respektiert und umgesetzt werden.

Die Gesprächspartnerinnen in einem Mehrpersonen-Setting haben unterschiedliche Positionen und Bedürfnisse, sind geprägt durch eigene Erfahrungen und Krankheitserlebnisse und stehen jeweils in einer ganz individuellen Beziehung zur Erkrankten. Es verlangt daher eine hohe Aufmerksamkeit, gute Wahrnehmungsfähigkeit, Empathie und auch Flexibilität, alle Gesprächspartnerinnen individuell miteinzubeziehen.

17.1.2 Darstellung einer gelungenen Arzt-Patienten-Kommunikation

Unabhängig vom klinischen Setting (ambulant oder stationär) und der medizinischen Fachdisziplin werden Sie als Ärztin regelmäßig Gespräche im Mehrpersonen-Setting führen. Es ist unabdingbar, einige allgemeine Voraussetzungen zu beachten und eine Gesprächsstruktur zu verinnerlichen, die das Setting in verschiedene Phasen unterteilt [8].

Zum Einsatz kommen Gesprächstechniken aus der systemischen Therapie, einer Beratungs- und Therapieform, die Probleme oder Störungen des Einzelnen nicht isoliert sieht, sondern immer im sozialen Kontext (Paar, Familie, Organisation) betrachtet und behandelt [8, 9].

Allgemeine Voraussetzungen

Beachtung des Patientenwillens und Wahrung der Schweigepflicht

Im ersten Schritt gilt es, den *Patientenwillen* abzuklären. Planen Sie, wie in der vorangestellten Fallvignette, die Angehörigen zu sprechen. Fragen Sie vorher Ihre Patientin, ob und wenn ja, wen sie in ihr Gespräch einbeziehen dürfen.
Beispiel:
- *»Frau Schulz, die Entlassung rückt näher. Ich würde zusätzlich auch gerne mit Ihrem Mann und Ihrer Tochter besprechen, wie es aus unserer Sicht weitergehen könnte. Sind Sie damit einverstanden?«*

Im Falle der Nichteinwilligungsfähigkeit Ihrer Patientin ist zu prüfen, ob eine Patientenverfügung, Vorsorgevollmacht oder Betreuungsverfügung vorliegt.

Die Wahrung der ärztlichen *Schweigepflicht* ist eine unbedingte Voraussetzung für Gespräche mit Dritten und gilt bis auf den individuellen Widerruf durch die Patientin selbst auch den Angehörigen gegenüber.

Gesprächsrahmen

Schaffen Sie eine angemessene Gesprächssituation, d. h. ein Gespräch in einem geschützten Raum möglichst ohne zusätzliche Störungen (u. a. Telefon abgeben, Türschild »Bitte nicht stören«). Weisen Sie den Gesprächsteilnehmerinnen Plätze in gleicher Sitzhöhe zu und platzieren Sie sich selbst so, dass Sie ausgewogenen Blickkontakt zu allen Beteiligten im Laufe des Gespräches aufnehmen können.

Einbeziehung aller Gesprächspartnerinnen

Auch wenn Sie innerlich vielleicht Partei für die Argumente einer Person ergriffen haben, Sympathien möglicherweise unterschiedlich gelagert sind und Ihnen eventuell sogar die Haltung eines Angehörigen von Beginn an missfällt, ist es Ihre Aufgabe, *Allparteilichkeit* und *Neutralität* allen Gesprächsteilnehmerinnen gegenüber zu wahren. Stellen Sie sich allen Anwesenden mit Namen und Funktion vor, sodass Klarheit bei allen Beteiligten darüber herrscht, welche Rolle Sie in der Betreuung der Nahestehenden spielen. Fragen Sie bei Unklarheit auch nach, um genau zu wissen, mit wem Sie es zu tun haben.

Beispiel:
- *»Grüße Sie Herr Schulz, wir sind uns schon häufiger über den Weg gelaufen. Mein Name ist XY, ich bin die behandelnde Stationsärztin Ihrer Frau. Schön, dass Sie es auch ermöglichen konnten, Frau Schulz-Mayer, ich bin XY, Stationsärztin dieser neurologischen Station. Wenn ich es richtig verstanden habe, sind Sie die älteste Tochter und die Einzige, die nicht im Ausland lebt?«.*

Achten Sie bewusst darauf, alle Teilnehmerinnen im Gesprächsverlauf durch Blickkontakt und aktive Ansprache – auch unter Verwendung des Nachnamens – einzubeziehen. Jede Gesprächsteilnehmerin sollte zu Wort kommen.

Zeitliche Aspekte

Gespräche im Mehrpersonen-Setting können schnell Ihren zeitlichen Rahmen sprengen, aus diesem Grunde ist es wichtig, dass Sie zu Gesprächsbeginn den Zeitrahmen klar definieren.

Beispiel:
- *»Ich habe heute 20 Minuten Zeit, um mit Ihnen über die weitere medizinische und pflegerische Versorgung Ihrer Frau bzw. Mutter zu sprechen.«*

Es ist empfehlenswert, dass dem Stationsteam eine definierte Ansprechpartnerin der Familie genannt wird, andernfalls verbringen Sie erfahrungsgemäß viel Zeit damit, Ihr Anliegen verschiedenen Familienangehörigen in persönlichen Einzelgesprächen zu vermitteln.

Teil IV

Phasen eines Gesprächs im Mehrpersonen-Setting

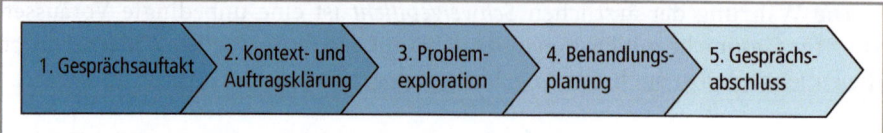

Abb. 17-1   Phasen eines Gesprächs im Mehrpersonen-Setting [8]

1. Gesprächsauftakt

Diese erste Gesprächsphase dient in allererster Linie dem Beziehungs- und Vertrauensaufbau. *Joining* (engl.: Ankoppeln, Verbinden oder Zusammenfügen) bezeichnet hierbei eine Technik, die zum Ziel hat, mit jedem Familienmitglied in Beziehung zu treten, es »dort abzuholen, wo es steht« und eine Atmosphäre zu schaffen, in der die individuellen Themen und Ansichten jeder Beteiligten Raum finden. Dieses gelingt durch eine wertschätzende, offene und einladende Haltung.

Beispiel:

● *»Guten Tag! Vielen Dank, dass Sie sich heute die Zeit genommen haben, damit wir uns gemeinsam überlegen, welche Auswirkungen der erneute Schlaganfall Ihrer Frau und Mutter auf Sie als Familie, aber auch für Sie als Einzelpersonen hat. Sie ist einverstanden und wünscht explizit, dass wir uns auch in ihrer Abwesenheit darüber unterhalten, wie eine medizinische und vor allen Dingen auch pflegerische Versorgung in Zukunft aussehen könnte. Ich könnte mir vorstellen, dass es Ihrerseits auch noch Fragen zur aktuellen medizinischen Situation gibt.«*

Zu Gesprächsbeginn ist wichtig, dass Sie die aktuelle medizinische Situation so klar zusammenfassen, dass alle Gesprächsteilnehmerinnen auf dem gleichen Informationsstand sind.

2. Kontext- und Auftragsklärung

● **Kontextklärung:** Geklärt werden sollte, ob es bereits zuvor Gespräche mit anderen Professionellen zu diesem Thema gegeben hat, z. B. mit Mitarbeiterinnen des Sozialdienstes oder auch mit anderen ärztlichen Kolleginnen, die an der Behandlung beteiligt waren oder sind. Es ist wichtig, sich untereinander im multiprofessionellen Team abzustimmen, damit die Patientinnen und deren Angehörige nicht durch unterschiedliche Einschätzungen der Situation verunsichert werden.
   Es schließt sich die Frage an, ob es andere wichtige Ansprechpartnerinnen für die Familie gibt, die in der Vergangenheit in die medizinisch-pflegerische Versorgung involviert waren, z. B. die Hausärztin oder ein Pflegedienst. Wichtig ist zu wissen, wie diese die jetzige Situation einschätzen, wie diese in den Entscheidungsprozess miteinbezogen werden sollen und insbesondere, ob ggf. bereits Aktivitäten veranlasst worden sind.
● **Auftragsklärung:** Fragen Sie die einzelnen Gesprächspartnerinnen, wie die

Erwartungen an das Gespräch sind und welche Fragen durch dieses Gespräch beantwortet werden sollen. Und welche Schritte aus Sicht der Angehörigen notwendig sind, um zu einem Konsens zu kommen. Auf dieser Basis der häufig auch widersprüchlichen Anliegen können Sie Ihre eigene Agenda um die Themen erweitern, die von den Gesprächspartnerinnen als vorrangig angesehen werden. Diese Zieldefinition ist wichtig zur Schaffung eines therapeutischen Bündnisses von Ärztin, Patientin und Angehörigen.

3. Problemexploration aus den verschiedenen Perspektiven

In dieser sehr wichtigen Gesprächsphase gilt es die Sichtweise der einzelnen Personen zu erfahren hinsichtlich der aktuellen medizinischen Situationen der erkrankten Angehörigen und der sich daraus ergebenden Veränderungen der bisherigen Lebensgestaltung im häuslichen Umfeld. Gezielt gefragt werden sollte auch nach Erfahrungen in solchen Situationen sowie Ressourcen und Bewältigungsstrategien als Familie bzw. auch der einzelnen Familienmitglieder (Ressourcenorientierung). Zum Einsatz kommen verschiedene Fragetypen [8, 9].

Direkte Fragen
Beispiel:
- *»Welche pflegerischen Aufgaben haben Sie bisher übernommen, Herr Schulz?«,*
  »Was hat sich in Ihren Augen nach dem jetzigen Schlaganfall verändert?«

Indirekte oder zirkuläre Fragen
Bei diesem Fragetyp wird nicht die Person, z. B. die Betroffene, selbst angesprochen, sondern ein anderes Familienmitglied befragt. Auf diese Weise, versetzt sich eine Gesprächsteilnehmerin in die Rolle eines anderen Familienmitglieds und wechselt die Perspektive, was dem Gespräch neue Impulse geben kann und eine offene Kommunikation zwischen den Gesprächsteilnehmerinnen ermöglicht.
Beispiel:
- *»Herr Schulz, was glauben Sie, wovor Ihre Frau Angst hat? Was bereitet Ihr die größte Sorge?« »Frau Schulz-Mayer, was glauben Sie denn, warum es Ihrem Vater so schwerfällt, die Pflege Ihrer Mutter an Professionelle abzugeben?«*

Hypothetische Fragen
Die Gesprächspartnerinnen werden durch die hypothetischen Szenarien angeregt, neue Lösungen und Handlungsoptionen zu reflektieren.
Beispiel:
- *»Angenommen, Ihre Ehefrau könnte sich in unser Gespräch einbringen, was würde sie zu dem Versprechen sagen, sie nie in fremde Pflege zu geben, das Ihnen, Herr Schulz, beim Gedanken, es zu brechen, das Herz zerreißt?«; »Würde Ihre Frau es nicht auch unterstützen, dass eine Form der Versorgung gefunden wird, auch mit Unterstützung von Professionellen, bei der es Ihnen beiden gut geht?«; »Angenommen, Sie, Herr Schulz, wären der Patient und Ihre Ehefrau würde vor der aktuellen Entscheidung stehen. Was würden Sie ihr raten?«*

Lösungsorientierte Fragen

Beispiel:

- *»Wie haben Sie in der Vergangenheit gemeinsam Herausforderungen bewältigt?«; »Ist nicht der eigentliche Inhalt Ihres Versprechens, dass Sie Ihre Frau in einer schwierigen Situation nicht allein lassen und ihr beistehen?«; »Könnten Sie sich vorstellen, anstatt die Pflege zu übernehmen, Ihr auf andere Art und Weise etwas Gutes zu tun, gemeinsames Musikhören, Vorlesen aus der Zeitung etc.?«*

4. Behandlungsplanung

In diesem Teil des Gespräches geht es darum, auf Grundlage des vorangegangenen Gesprächs gemeinsame Perspektiven, Strategien und Lösungen zu erarbeiten und gemeinsam festzulegen, wie die nächsten Schritte aussehen.

Beispiel:

- *»Sie alle haben in unserem Gespräch zum Ausdruck gebracht, wie wichtig es Ihnen ist, dass Ihre Mutter bzw. Ehefrau optimal versorgt ist. Was wären aus Ihrer Sicht die nächsten erforderlichen Schritte?«*

5. Gesprächsabschluss

Zum Abschluss werden die besprochenen Themen und die gemeinsam erarbeiteten Ergebnisse zusammengefasst und Vereinbarungen bezüglich der nächsten Schritte festgelegt.

Worauf Sie achten sollten!

- Beachten Sie die Einwilligungsfähigkeit der Patientinnen, den Patientenwillen und die Schweigepflicht!
- Fassen Sie zu Gesprächsbeginn die aktuelle medizinische Situation so zusammen, dass alle Gesprächsteilnehmerinnen auf dem gleichen Informationsstand sind.
- Legen Sie eine gemeinsame Zielsetzung des Gesprächs fest.
- Jede Gesprächsteilnehmerin sollte zu Wort kommen und ihre Sicht der Situation schildern.
- Vereinbaren Sie abschließend konkret die nächsten Schritte.

Merke

- Eine klare Gesprächsstruktur ist wichtig, damit alle Gesprächsteilnehmerinnen zum Zuge kommen und konstruktive Lösungen gemeinsam effektiv erarbeitet werden.
- Allparteilichkeit und Neutralität sollen gewahrt werden.

17.1.3   Einflussfaktoren auf die im Auftrag der Patientinnen Handelnde

Stellvertretende Entscheidungen zu treffen, d. h. beispielsweise als bevollmächtigte Tochter zuzustimmen, dass lebensverlängernde Maßnahmen bei der eigenen Mutter aufgrund einer infausten Prognose eingestellt werden, stellen eine große Herausforderung für die Beteiligten dar.

Diese hochkomplexe Situation ist geprägt von einer Unsicherheit, was überhaupt rechtlich und ethisch erlaubt ist. Zudem empfinden rechtliche Vertreterinnen die Verantwortung, für einen anderen Menschen stellvertretend Entscheidungen zu treffen, als sehr hoch und mitunter als nicht tragbar für sich selbst, nicht zuletzt, da sie unter dem Druck stehen, dass »Richtige tun zu müssen« für die Betroffene, für sich selbst und auch für die übrigen Familienmitglieder [10].

Geprägt ist die eigene, sehr subjektive Einschätzung der Situation von individuell vorhandenen Vorerfahrungen mit Krankheit, Sterben und Tod, subjektiven Krankheitstheorien, aber auch dem Vertrauen in die medizinische Profession. Möglicherweise hat die Bevollmächtigte bislang Aspekte wie Tod und Krankheit verdrängt und muss nun in der direkten Konfrontation mit der schweren Erkrankung eines Familienmitglieds aktiv Stellung beziehen. Aspekte der Lebensqualität werden vor dem Hintergrund der eigenen Biografie und Bedürfnisse unterschiedlich interpretiert und bewertet.

Beziehungsaspekte und zuvor praktiziertes Kommunikationsverhalten kommen zum Tragen. Bestand ein intensiver persönlicher Austausch über Werte, Lebenseinstellungen und persönliche Grenzen, bleibt die Zustimmung z.B. zur Therapiebegrenzung zwar schwierig, aber im Wissen um und dem Respekt vor dem gemeinsam besprochenen Patientenwillen leichter umsetzbar.

Von hoher Relevanz als beeinflussender Faktor ist die ausgeprägte emotionale Belastung der Angehörigen (▶ Kap. 2.4). Eine schwere Erkrankung oder auch ein Unfall betreffen neben der Patientin auch die ihr nahestehenden Menschen (▶ Kap. 11.5). Diese bewegen sich im Spannungsfeld: Einerseits sind sie Unterstützerinnen und stellen eine wichtige Ressource in der Krankheitsbewältigung für die Patientin dar, andererseits sind sie durch die Erkrankung und deren Auswirkung Mitbetroffene. Häufig kommt es zu Ambivalenzen und inneren Konflikten (z.B. Hoffnung vs. Trauer), die es von professioneller Seite aufzufangen gilt. Nicht selten sind Schuldgefühle im Sinne von Gedanken und Äußerungen wie »Ich lasse das Sterben meiner geliebten Mutter zu« oder »Ich habe nicht genug getan, damit es ihr wieder besser geht.«

Angehörige verfolgen nicht zwangsläufig die Interessen der Patientinnen. Auch wenn diese bewusst von der Vollmachtgeberin ausgewählt wurden, bringen die Vertreterinnen der Patientin eigene Wertvorstellungen, Erfahrungen, Bedürfnisse und Interessen mit, die nicht zwangsläufig im Einklang mit den Patientenwünschen stehen bzw. auch denjenigen der Patientin widersprechen können (▶ Kap. 19.1).

Evidenz

Die psychosoziale Belastung ist bei pflegenden Angehörigen von Demenzerkrankten hoch, besonders häufig leiden diese unter Depressionen, Schuldgefühlen und Isolation [11]. Auch bei Angehörigen von Menschen mit einer Krebserkrankung ist die psychosoziale Belastung signifikant erhöht. Bei Fortschreiten der Erkrankung nimmt diese zu und es kann zu einer Verschlechterung der Lebensqualität und klinisch signifikanter Symptombelastung (u.a. Schlafstörungen, Depression, Angst, Erschöpfung) kommen [12].

Eine qualitative Studie gab Hinweise darauf, dass rechtliche Vertreterinnen von Patientinnen mit einem »Syndrom reaktionsloser Wachheit« ihre Entscheidung nicht primär am Patientenwillen festmachen. Hierfür wurden drei Gründe von den Bevollmächtigten genannt: a) Erwartung der Verbesserung des klinischen Zustands, b) Definition der Betreuerin von lebenserhaltenden Maßnahmen und c) moralische Verpflichtung, der Patientin nicht zu schaden oder Schmerzen zuzufügen [13].

Als wichtige Ziele von Bevollmächtigten in Entscheidungssituationen werden Leidensminderung und der Wunsch, dass der Angehörigen kein Schaden zugefügt wird (Non-Malefizienz), Ermöglichen eines friedlichen und natürlichen Todes, Erholung und Wiedergesundung sowie Wahrung des eigenen Seelenfriedens und guten Gewissens genannt [10].

17.1.4 Darstellung einer gelungenen Arzt-Patienten-Kommunikation

Rechtliche Aspekte

Das behandelnde Team sollte sich der rechtlichen Grundlage bewusst sein, auf der Angehörige bei der Ermittlung des Patientenwillens einbezogen werden, um diesbezüglich keine Unklarheiten aufkommen zu lassen, die die Angehörigen unnötig verunsichern könnten. So sollte im Falle der Nichteinwilligungsfähigkeit der Patientin das Vorhandensein einer Patientenverfügung, Vorsorgevollmacht oder Betreuungsverfügung geprüft und festgestellt werden, wen die Patientin als ihre Stellvertreterin benannt hat (Wichtig: Nicht automatisch die Ehepartnerin oder die Kinder!) (▶ Kap. 9.8).

Gesprächsinhalte

Im Gespräch mit den Bevollmächtigten sollten folgende Fragen aufgegriffen werden:

- In welcher Beziehung steht die rechtliche Vertreterin zu der Patientin?
- Wie intensiv haben sich diejenige, die im Auftrag der Patientin handelt und die Patientin selbst zuvor ausgetauscht. Wie konkret sind Patientenwünsche besprochen worden? Gab es einen konkreten Anlass, bei welchem die Patientin dieses Thema aufgegriffen und für sich ausgeführt hat?
- Hat die Bevollmächtigte/Betreuerin die aktuelle medizinische Situation verstanden? Schätzt diese die Ausgangslage realistisch ein?
- Gibt es eine Patientenverfügung, die die Wünsche der Patientin ausführt? Decken sich die Angaben damit, was die Stellvertreterin sagt und entscheidet?
- Wichtig: Wenn Aussagen der Vertreterin von den Vorausverfügungen der Patientin abweichen, ist dieses zu thematisieren und genau zu hinterfragen.
- Verbergen sich hinter den Wünschen der stellvertretenden Entscheiderin evtl. konkrete Ängste, unrealistische Befürchtungen oder Hoffnungen?
- Bestehen ein weiterer Informationsbedarf oder spezifische Beratungswünsche z. B. durch Palliativmedizin oder Sozialdienst?
- Falls erforderlich, sollten Sie ein Konsil veranlassen, Kontaktadressen oder Informationsbroschüren aushändigen.

- Braucht die Bevollmächtigte ggf. Unterstützung durch Seelsorge, Sozialdienst, Psycho-Onkologie, Ethikberatung?

Unterstützungsmöglichkeiten für die Angehörigen

Von besonderer Bedeutung ist bei stellvertretenden Entscheidungen, dass Unterstützungsmöglichkeiten angeboten werden. Halten Sie Kontaktdaten bereit und unterstützen Sie das soziale Umfeld bei der Suche nach Unterstützungsmöglichkeiten. Bei einer Krebserkrankung könnte beispielsweise eine psycho-onkologische Anbindung hilfreich sein, die darauf abzielt, Angehörige zu entlasten und personale, familiäre und soziale Ressourcen zu aktivieren und zu stärken (▶ Kap. 2.9; ▶ Kap. 9.9) [14].

Optionen in Konfliktsituationen

In schwierigen Entscheidungssituationen oder auch bei unterschiedlichen Meinungen von behandelnder Ärztin und gesetzlicher Vertreterin ist die ethische Fallberatung ein geeignetes Instrument, eine Übereinkunft zu erzielen. Die ethische Fallberatung kann auch von Angehörigen im Rahmen der Entscheidungsfindung veranlasst werden [15].

In den sehr seltenen Fällen, in denen eine gemeinsame Entscheidungsfindung mit dem Bevollmächtigten nicht gelingt, ist das Betreuungsgericht zur Klärung mit einzubeziehen. Wenn ein berechtigter Zweifel an der Eignung der Bevollmächtigten besteht und diese z. B. offensichtlich eigennützig handelt oder nicht vom Patientenwohle geleitet ist, sondern z. B. eigene Interessen verfolgt, ist das Betreuungsgericht zur Prüfung und ggf. Neubestellung einer Betreuerin hinzuzuziehen (§ 1908b BGB) [5].

Teil IV

Worauf Sie achten sollten!

- Vor Gesprächsaufnahme ist zu klären, wer die rechtliche Stellvertreterin Ihrer Patientin und damit Ihre Gesprächspartnerin ist.
- Klären Sie, in welcher Beziehung die Bevollmächtigte zu Ihrer Patientin steht und wie intensiv sich diese über Wünsche und Haltungen ausgetauscht haben.
- Stellen Sie sicher, dass die medizinische Situation verständlich und klar dargestellt ist, damit die Bevollmächtigte eine realistische Basis zur Entscheidungsfindung hat.
- Fragen Sie sehr genau nach, wenn die Bevollmächtigte Wünsche vertritt, die von den Patientenwünschen in der Patientenverfügung abweichen oder eigene Haltungen in den Vordergrund stellen.
- Bieten Sie vielfältige Unterstützungs- und Beratungsmöglichkeiten an (z. B. Palliativmedizin, Psycho-Onkologie, Seelsorge, Sozialdienst, Ethikberatung).

Merke
Bei Gesprächen mit Bevollmächtigten ist besondere Sorgfalt nötig, um den mutmaßlichen Patientenwillen bestmöglich zu ermitteln.

17.1.5 Patientinnen als primäre Ansprechpartnerinnen

Im Mehrpersonen-Setting ist es wichtig, unsere Patientin als primäre Ansprech-partnerin zu behandeln. Es ist das Recht jedes Menschen, sich selbst zu äußern, den eigenen Willen kundzutun, Informationen zu erhalten und automatisch im Mittelpunkt unserer ärztlichen Bemühungen zu stehen. Erst diese Orientierung zur Patientin hin ermöglicht uns ein tragfähiges Arzt-Patienten-Bündnis zu schaffen, individuelle Anliegen und Wünsche der Betroffenen aufzugreifen und diese im Respekt vor der Autonomie des Einzelnen umzusetzen.

Diese ärztliche Grundhaltung kommt mitunter aus den unterschiedlichsten Gründen ins Wanken. In Notfallsituationen treffen wir z. B. als Notärztin auf Menschen mit Bewusstseinsminderungen oder aber auch auf beunruhigte An-gehörige, die das Erlebte aus erster Hand berichten wollen bzw. auch das Ge-fühl haben, die Betroffene durch die Übernahme der Beantwortung der Fragen weniger Belastungen auszusetzen und zu schützen. Wir erleben in Paar- und Familiengesprächen u. a. dominante Ehepartnerinnen, überprotektive Eltern oder distanzlose Beziehungspartnerinnen. Die in Beziehungen gelebten unter-schiedlichsten Rollenverteilungen kommen häufig auch in der Kommunikation gegenüber Dritten zum Ausdruck.

17.1.6 Darstellung einer gelungenen Arzt-Patienten-Kommunikation

Die Patientin ist immer unsere **primäre Ansprechpartnerin**. Dieses gilt auch bei unklarer und/oder verminderter Bewusstseinslage.

Auf den ersten Blick ist häufig z. B. beim Eintreffen einer Patientin in der Not-aufnahme nicht klar beurteilbar, was die Patientin wahrnimmt und/oder ver-steht. Senden Sie klare Signale an die Patientin, dass sie im Mittelpunkt der Auf-merksamkeit und der Bemühungen der Professionellen steht, indem Sie als aufnehmende Ärztin die Patientin zuerst *direkt ansprechen*, insbesondere auch unter Verwendung ihres Nachnamens. Achten Sie insbesondere auch bei unkla-rem Bewusstseinszustand auf non-verbale Äußerungen. Primäres Ziel ist es, Informationen und Antworten soweit wie möglich von der Betroffenen selbst einzuholen.

Sie sollten als gesprächsführende Ärztin eine Position im Raum finden mit primärer Orientierung hin zu der Betroffenen. Dieses gelingt, indem Sie Blick-kontakt aufnehmen und durch eine hingewandte Körperhaltung Zuwendung signalisieren.

Auch in Anwesenheit von begleitenden Angehörigen und Kolleginnen dürfen Sie *nicht über den Kopf der Patientin hinweg* sprechen. Es ist jedoch ungemein förderlich, die Anwesenheit und Anteilnahme der Angehörigen wertschätzend zu konnotieren und sich so zu positionieren, dass prinzipiell Blickkontakt zu allen Anwesenden möglich ist.

Gespräche mit Angehörigen erfordern auch hier die Einwilligung Ihrer Pa-tientin, einzige Ausnahme ist eine Notfallsituation mit Gefahr im Verzug. Bei Nichteinwilligungsfähigkeit ist vorab zu klären, wer ggf. von der Patientin bevollmächtigt wurde, in dieser Situation in Gespräche zur Entscheidungsfindung miteinbezogen zu werden.

Die *Fremdanamnese* gibt Ihnen im weiteren Gesprächsverlauf die Möglichkeit, ergänzende wertvolle Informationen einzuholen bzw. die medizinische Situation noch einmal von einer anderen Seite zu beleuchten (▶ Kap. 9.1). Auf diesem Wege holen Sie auch die Nahestehenden mit ins Boot, fangen deren Sorgen und Ängste auf und signalisieren Ihre Wertschätzung dahingehend, dass die Angehörigen wichtige Partnerinnen sind im gemeinsamen Bemühen, die Situation der Erkrankten gemeinsam zu verbessern.

Sie sollten das Gespräch prinzipiell in Anwesenheit der Patientin führen, damit kein Gefühl des Verbergens von Informationen und der Isolation entsteht und die Kommunikation transparent bleibt. Falls erforderlich, kann die Patientin in dem Rahmen auch Aussagen kommentieren oder dementieren. Sollte ein gemeinsames Gespräch nicht möglich oder nicht förderlich sein (z. B. bei offenkundigen Konflikten der Gesprächspartnerinnen oder dem Gefühl, dass Angehörige Sorgen/Anliegen vor der Patientin nicht offen äußern), ist es angemessen und geboten, der Patientin anschließend vom Gespräch und dessen Inhalten zu berichten.

Beispiel:
- *»Frau Schulz, ich hatte mich ja heute Nachmittag, wie ich mit Ihnen abgestimmt hatte, mit Ihrem Mann und Ihrer Tochter darüber unterhalten, wie es nach der Entlassung weitergehen könnte. Ihre Familie sieht es genauso wie Sie. Ihre Angehörigen möchten alles möglich machen, damit es Ihnen gut geht und sie bestens versorgt sind (...)«*

Manchmal kann es notwendig werden, dass Sie als gesprächsführende Ärztin den Angehörigen zwar freundlich, aber bestimmt Grenzen setzen müssen, z. B. bei Dominanzverhalten und Bevormundung einer Ehepartnerin.

Beispiel:
- *»Herr XY, ich kann Ihre Sorge um Ihre Frau nachvollziehen, ich möchte jetzt jedoch im ersten Schritt von Ihrer Frau hören, wie sie die Situation erlebt hat. Anschließend komme ich, wenn Ihre Frau einverstanden ist, auf Sie zurück.«*

Falls es Ihnen notwendig erscheint, dürfen Sie eine Dritte auch hinausbitten. Es empfiehlt sich jedoch, die Angehörigen anschließend wieder miteinzubeziehen.

Worauf Sie achten sollten!

- Die Patientin ist unsere primäre Ansprechpartnerin, auch bei unklarer oder verminderter Bewusstseinslage.
- Signalisieren Sie Ihre uneingeschränkte Aufmerksamkeit durch Blickkontakt und durch eine zugewandte Körperhaltung.
- Sprechen Sie Ihre Patientin direkt und auch mit Namen an.
- Wenden Sie sich erst im zweiten Schritt an die Angehörigen unter Beachtung des Patientenwillens.

Teil IV

Merke
»Patient first!«

Literatur

[1] Robert Koch-Institut (Hrsg). Gesundheit in Deutschland. Gesundheitsberichterstattung des Bundes. Gemeinsam getragen von RKI und Destatis. RKI, Berlin 2015. Online verfügbar unter: http://www.gbe-bund.de/pdf/GESBER2015.pdf (Abrufdatum: 26.7.2018).

[2] Deutsche Gesellschaft für Neurologie (Hrsg.). Akuttherapie des ischämischen Schlaganfalls, Ergänzung 2015 – Rekanalisierende Therapie. Online verfügbar unter: http://www.dsg-info.de/leitlinien.html (Abrufdatum: 26.7.2018).

[3] Laux G, Möller HJ. Hirnorganische Störungen. In Laux G, Möller HJ (Hrsg.), MEMORIX Psychiatrie und Psychotherapie. 2. Aufl. Stuttgart, New York: Thieme 2011; 141–49.

[4] Bundesministerium für Gesundheit. Gute Pflege. Darauf kommt es an. Online verfügbar unter: http://www.bundesgesundheitsministerium.de/themen/pflege.html (Abrufdatum: 26.7.2018).

[5] AG Therapiebegrenzung der Med. Klinik III am Klinikum der Universität München (2015). Leitlinie zur Therapiebegrenzung der Medizinischen Klinik und Poliklinik III des Klinikums der Universität München. Online verfügbar unter: http://www.ethikkomitee.de/downloads/leitlinie-zur-therapiebegrenzung.pdf (Abrufdatum: 26.7.2018).

[6] AK Patientenverfügung am Klinikum der Universität München (2013). Leitlinie zur Frage der Therapiezieländerung bei schwerstkranken Patienten und zum Umgang mit Patientenverfügungen, 3. überarb. Version 2013. Online verfügbar unter: https://www.klinikum.uni-muenchen.de/download/de/Fachbereiche/Palliativmedizin/Leitlinie_PV_Langfassung.pdf (Abrufdatum: 26.7.2018).

[7] Bucka-Lassen E. Das schwere Gespräch. Einschneidende Diagnosen menschlich vermitteln. Köln: Deutscher Ärzteverlag 2005.

[8] Schweickhardt A, Fritzsche K. Kursbuch ärztliche Kommunikation. Grundlagen und Fallbeispiele aus Klinik und Praxis. Köln: Deutscher Ärzteverlag 2016; 145–55.

[9] von Schlippe A, Schweitzer J. Systemische Interventionen. Göttingen: Vandenhoeck & Ruprecht 2009.

[10] Kim H, Deatrick JA, Ulrich CM. Ethical framework for surrogates'end-of-life planning experiences: A qualitative systematic review. Nursing Ethics 2017; 24(1): 46–49.

[11] Ärztekammer Nordrhein (Hrsg.). »Kommunikation im medizinischen Alltag«. Ein Leitfaden für die Praxis. Online verfügbar unter: www.aekno.de/Leitfaden-Kommunikation (Abrufdatum: 26.7.2018).

[12] Heußner P. Helfer oder Hilfsbedürftige – Psychoonkologische Aspekte des Umgangs mit Angehörigen und deren Einbindung in den Informations- und Behandlungsprozess. In: Dorfmüller M u. Dietzfelbinger H. Psychoonkologie. 2. Aufl. München: Elsevier Verlag 2013; 199–202.

[13] Kuehlmeyer K, Borasio GD, Jox RJ. How family caregivers' medical and moral assumptions influence decision making for patients in the vegetative state: a qualitative interview study. J Med Ethics 2012; 38(6): 332–37.

[14] Leitlinienprogramm Onkologie (2014): S3 Leitlinie für Psychoonkologische Diagnostik, Beratung und Behandlung von erwachsenen Krebspatienten (Version 1.1). Online verfügbar unter: http://leitlinienprogramm-onkologie.de/uploads/tx_sbdownloader/LL_PSO_Langversion_1.1.pdf (Abrufdatum: 26.7.2018).

[15] Ethikberatung im Gesundheitswesen. Internetportal für klinische Ethik-Komitees, Konsiliar- und Liaisondienste. Initiative der Akademie für Ethik in der Medizin (AEM). Online verfügbar unter: http://www.aem-online.de/index.php?new_kat=43&artikel_id=none (Abrufdatum: 26.7.2018).

V   Soziodemografische und sozio-ökonomische Einflussfaktoren

Faktoren, wie beispielsweise Alter, Geschlecht, Herkunft oder sozialer Status, üben einen wesentlichen Einfluss auf die Qualität der Arzt-Patienten-Beziehung und ärztlichen Gesprächsführung aus. In den folgenden Kapiteln werden soziodemografische und sozioökonomischen Einflussfaktoren näher beleuchtet und sollen dazu befähigen, diese entsprechend zu analysieren, zu reflektieren und sie im Hinblick auf eine gelungene Kommunikation zu übertragen.

18 Alters- und gendergerechte Kommunikation

18.1 Weniger ist manchmal mehr

Anpassung an das Sprachverständnis, Gendersensible Kommunikation

Sibylle Häfner, Oliver Evers

Lernziele nach NKLM 14c

5.1.1 Sich an das Sprachverständnis von Patientinnen und Patienten anpassen.
5.1.2 Geschlechtersensibel kommunizieren.

Fallvignette

Herr Maier, berentet und 78 Jahre alt, wird am frühen Abend in Begleitung seiner Tochter in der Notfallambulanz vorgestellt. Die Tochter berichtet, dass Herr Maier seit 5 bis 6 Jahren unter zunehmenden Gedächtnisstörungen und Störungen des Urteils-, Planungs- und Organisationsvermögens leide. Seit einem Jahr sei er nicht mehr ausreichend in der Lage, für sich selbst zu sorgen, weshalb er seit nun 1 ½ Jahren eine 24-Stunden-Pflege habe. Laut Pflegedienst habe sich nun in den letzten Wochen der Allgemeinzustand deutlich verschlechtert. Herr Maier sei sehr müde und kaum dazu zu motivieren gewesen, aus dem Bett zu kommen. Er habe auch mehrfach eingenässt. Die mit Urin durchnässten Unterhosen hätten einen komischen Geruch.
Tochter und Vater wirken sehr angespannt. Die Tochter ist sichtlich gereizt und übermüdet. Sie sei extra nach vollem Arbeits- und Kinderversorgungstag abends zu ihrem Vater gegangen, um ihn ins Krankenhaus zu bringen. »Der alte Sturkopf« habe sich scheußlich angestellt, sodass es zwei Stunden gebraucht habe, ihn davon zu überzeugen, in die Klinik zu gehen.
Herr Maier schimpft über seine Tochter, sie hätte ihn doch zu Hause lassen sollen, er sei müde und wolle nur schlafen. Er verstehe nicht, warum sie ihn ins Krankenhaus gebracht habe.
Auf Nachfrage der Ärztin kann Herr Maier weder angeben, in welchem Krankenhaus er ist, noch weiß er das Datum. Er gibt an, dass seine Frau auf ihn warten würde und er nun rasch nach Hause wolle. Laut Angabe der Tochter sei diese aber bereits seit 8 Jahren tot.
[▶ NKLM-Kapitel 20: Denk- und Wahrnehmungsstörungen (20.24), Gedächtnisstörungen und Vergesslichkeit (20.32), Müdigkeit/Erschöpfung/Allgemeine Schwäche (20.63)]

Informationen zum Krankheitsbild

Hintergrund: Eine Demenz ist ein Syndrom, das die Störung vieler höherer kortikaler Funktionen, einschließlich Gedächtnis, Denken, Orientierung, Auffassung, Rechnen, Lernfähigkeit, Sprache, Sprechen und Urteilsvermögen im Sinne der Fähigkeit zur Entscheidung, um-

Teil V

fasst. Ursache können unterschiedliche degenerative Erkrankungen des Hirns sein. Das Bewusstsein ist nicht getrübt. Für die Diagnose einer Demenz müssen die Symptome nach ICD über mindestens sechs Monate bestanden haben. Neben den kognitiven Veränderungen kommt es auch zu Defiziten in der emotionalen Kontrolle, der Affektlage, des Sozialverhaltens oder der Motivation; Ursache von Demenzen sind Alzheimer-Krankheit, Gefäßerkrankungen des Gehirns, frontotemporale Demenzen und andere Zustandsbilder, bei denen Neurone primär oder sekundär untergehen.

Verlauf:
- progredient
- Bei Herrn M. besteht seit mehreren Jahren eine fortschreitende Demenz. Im Rahmen der Demenz bestehen deutliche Defizite im Kurz- und Langzeitgedächtnis. Die Alltagskompetenz ist stark beeinträchtigt.

(Quelle: www.deutsche-alzheimer.de/unser-service/informationsblaetter-downloads.html) [▶ NKLM-Kapitel 21: Demenz-Syndrome (21.1.10.59)]

Fakten zu Demenz

- *Epidemiologie:* In Deutschland leben gegenwärtig fast 1,6 Millionen Demenzkranke; zwei Drittel von ihnen sind von der Alzheimer-Krankheit betroffen. Jahr für Jahr treten etwa 300 000 Neuerkrankungen auf. Infolge der demografischen Veränderungen kommt es zu weitaus mehr Neuerkrankungen als zu Sterbefällen unter den bereits Erkrankten. Aus diesem Grund nimmt die Zahl der Demenzkranken kontinuierlich zu. Sofern kein Durchbruch in Prävention und Therapie gelingt, wird sich nach Vorausberechnungen der Bevölkerungsentwicklung die Krankenzahl bis zum Jahr 2050 auf rund 3 Millionen erhöhen.
- Beeinträchtigungen der Kommunikationsfähigkeit gehören zu den Kernsymptomen demenzieller Erkrankungen. Zu typischen Beeinträchtigungen der Sprache zählen Wortfindungsstörungen, Benennschwierigkeiten und Beeinträchtigungen in der Wortflüssigkeit. Durch Störungen von Gedächtnis- und Aufmerksamkeit wirken verbale Berichte teils inkohärent und Informationen aus dem Altgedächtnis können sich mit dem aktuellen Erleben vermischen.
- Demenzielle Erkrankungen bringen zusätzliche Schwierigkeiten durch nicht-kognitive Auffälligkeiten wie wahnhafte Überzeugungen, Unruhe, Aggressivität, Angst, Enthemmung, Störungen des Tag-Nacht-Rhythmus in der Behandlung mit sich.
- Demenzielle Erkrankungen sind stark unterdiagnostiziert. Bei Demenz-Screenings in der Primärversorgung hatten 60 % der Betroffenen keine formelle Diagnose [8].
- Menschen mit kognitiven Störungen werden deutlich häufiger in Krankenhäusern behandelt als nicht erkrankte Gleichaltrige [9, 10]. Die höchsten Anteile an Demenzpatientinnen finden sich in der Inneren Medizin und der Unfallchirurgie [10].

18.1.1 Anpassung an das Sprachverständnis

Für Ärztinnen stellen sich durch diese Einschränkungen verschiedene Herausforderungen.

Patientinnen sind in der Orientierung und Auffassungsgabe beeinträchtigt. Gerade die Neuorientierung in fremder Umgebung, insbesondere im Krankenhaus, gestaltet sich für diese Patientinnen besonders schwer und verursacht Ängste, Unruhe und in vielen Fällen auch Aggressivität.

Aufgrund der Erinnerungslücken und der reduzierten Kommunikationsfähigkeit ist es oft nicht möglich, die relevanten Informationen bezüglich der aktuellen Symptomatik zu erfassen. Die Ärztinnen sind besonders auf die Informationen von Dritten (Angehörige, Pflegeheim etc.) angewiesen (▶ Kap. 9.1; ▶ Kap. 17.1).

Neben demenziellen Erkrankungen können sowohl die Sprachproduktion als auch die Sprachrezeption im Zuge anderer, z. B. neurologischer Primärerkrankungen oder auch bei bestimmten Hirnläsionen beeinträchtigt sein. Eine differenzialdiagnostische Abklärung erfordert hier die interdisziplinäre Zusammenarbeit mit Expertinnen aus den Bereichen Sprachtherapie (Klinische Linguistik/ Patholinguistik/Logopädie) und Neuropsychologie. In jedem Fall ist eine Anpassung des eigenen Sprechverhaltens an die gegebenen Sprachverständniskompetenzen empfehlenswert.

Kommunikation bei Einschränkungen der Kommunikationsfähigkeit

Die Vermittlung von sprachlichen Botschaften sollte an die reduzierten kognitiven Fähigkeiten angepasst werden (▶ Kap. 20.1) [1]. Grundlage für die ärztliche Kommunikation bei Demenz ist ein Einfühlen in Patientinnen, die gravierende Schwierigkeiten haben, die Welt um sie herum zu verstehen und adäquat darauf zu reagieren [2].

Verständnis ermöglichen: Strukturieren der Informationen

Durch Strukturierung und Art der Sprache können Sie den Patientinnen helfen, zu verstehen, was Sie Ihnen mitteilen wollen und was aktuell mit ihnen geschieht. Benutzen Sie dabei kurze und prägnante Sätze. Wählen Sie vor dem Gespräch die wichtigsten Informationen aus, betonen Sie diese und wiederholen Sie die Informationen mehrmals. Bei komplexen Gesprächen sollten Sie das Gesprächsthema gleich am Anfang konkret benennen und im Laufe des Gesprächs nochmals sanft daran erinnern, falls die Patientin »den roten Faden« verliert.

Fragen sollten Sie möglichst gegenwartsbezogen formulieren (z. B. »Wo tut es gerade weh?«). Da es Demenzkranken besonders schwerfällt, Informationen aus der jüngeren Vergangenheit zeitlich genau einzuordnen, sollten Sie nicht darauf drängen und diese Art von Information eher per Fremdanamnese einholen (▶ Kap. 9.1) [1].

Non-verbale Kommunikation

Kommunikation findet nicht nur durch Sprache statt. Zuwendung und Aufmerksamkeit sind immer wichtig. Gerade bei schweren Einschränkungen der Sprache ist es wichtig, besonders auch andere Sinnesmodalitäten einzubeziehen, etwa durch Herstellung von Blickkontakt, Körpersprache, Berührung (▶ Kap. 2.3) [3]. Wenn Patientinnen nicht alle Inhalte der verbalen Kommunikation verstehen, orientieren sie sich stärker an Tonfall, Sprechtempo, Körpersprache und emotionaler Tönung der Sprache. Es ist daher wichtig, eine zugewandte Körperhaltung

Teil V

zu wahren und auch in Anspannungssituationen in einem ruhigen und warmen Tonfall zu sprechen. Wenn Aufforderungen nicht verstanden werden, versuchen Sie, diese einfacher – nicht lauter – zu formulieren. Diese Art der Kommunikation signalisiert Sicherheit, schafft Vertrauen und senkt die Anspannung der Patientinnen.

Auch angemessene Berührungen (z. B. Halten der Hand) können als Aufmerksamkeitsstütze und zur Beruhigung dienen. Beachten Sie dabei, welche Art von Berührung für Sie als Ärztin noch angemessen ist und achten Sie auf die geschlechts- und altersspezifischen Grenzen der Patientinnen (▸ Kap. 18.2).

Die Befunderhebung sowie die Anleitung bei Handlungen kann durch Gesten und Fingerzeige unterstützt werden. Wenn bei schweren Demenzformen keine verbale Kommunikation mehr möglich ist, können bspw. bei der Einschätzung von Schmerzen Fremdbeobachtungsskalen [4] und Körpersignale (z. B. Atmung, Mimik, Laute, Körpersprache) zur Beurteilung verwendet werden [1 – 3, 5, 6].

Bedürfnisse achten: Emotionale Bestätigung und Akzeptanz

Die Bedürfnisse von Demenzpatientinnen unterscheiden sich nicht grundsätzlich von anderen Patientengruppen. Vor allem wünschen sich die Patientinnen, als erwachsene Menschen ernst genommen zu werden. Sie sollten darauf achten, mit der Patientin zu reden, nicht nur über die Patientin.

Äußert sich die Patientin nur phrasenhaft, ohne dass die erwünschte Information zu bekommen ist, oder werden die Patientinnen auf ihre Defizite hingewiesen, führt dies meist dazu, dass Betroffene unter Druck geraten oder Schamgefühle zeigen (▸ Kap. 19.2). Oft ist es hilfreicher, dahinter liegende Emotionen und Bedürfnisse zu erspüren. Hinweise darauf können Tonfall und Körperhaltung sein. Wirkt die Patientin bspw. ängstlich und angespannt, können Sie als Ärztin diese Gefühle bestätigen und Verständnis äußern (z. B. »Das ist gerade sicher viel für Sie – hier im Krankenhaus.«) (▸ Kap. 2.4) [1, 2, 7].

> **Evidenz**
>
> - Stationär weisen Demenzpatientinnen häufig einen höheren Betreuungsbedarf auf, z. B. durch sogenanntes »herausforderndes Verhalten« [9].
> - In der ambulanten Behandlung berichten Demenzpatientinnen breite Bedürfnislagen und benennen durchschnittlich neun Bedürfnisse, die nicht erfüllt werden [11]. Diese Bedürfnisse sind nicht nur medizinisch-pflegerisch, sondern betreffen auch die Sozialberatung und psychosoziale Bedürfnisse [11, 12].
> - Angehörige von Demenzpatientinnen wünschen sich in Befragungen, dass Ärztinnen auch auf nicht-medizinische Bedürfnisse eingehen (z. B. Beratung und Aufklärung). Niedergelassene Ärztinnen finden es dabei herausfordernd, die richtigen Kommunikationsstrategien anzuwenden [13].
> - Diese Kommunikationsstrategien lassen sich gut trainieren [14, 15] und führen in manchen Studien zu einer Reduktion des herausfordernden Verhaltens von Patientinnen [15].

Worauf Sie achten sollten!

- Menschen mit Demenzerkrankungen sind in ihrer Fähigkeit, Informationen aufzunehmen und zu filtern beeinträchtigt. In der Kommunikationssituation gilt es darauf zu achten, dass möglichst wenige Störungen vorhanden sind, sodass die Patientinnen sich auf das Gespräch konzentrieren können.
- Demenzkranke Menschen brauchen Ruhe und Zeit, um über den nächsten Schritt nachzudenken. Geben Sie ihnen diese Zeit.
- Demenzkranke wollen als erwachsene, gleichwertige Menschen wahrgenommen werden. Kritisieren Sie nicht. Bleiben Sie wertschätzend, auch wenn Sie sich ärgern, wenn bestimmte Informationen mehrfach wiederholt werden müssen, um im Gedächtnis zu bleiben.
- Der kranke Mensch möchte weiter das Gefühl haben, als Patientin mit ihrer Problematik ernst genommen zu werden. Vermeiden Sie es, auch bei Patientinnen mit weit fortgeschrittener Demenz, einzig mit den Angehörigen zu kommunizieren.
- Stellen Sie vor jedem Gespräch Blickkontakt her und reden Sie die Patientin namentlich an.
- Reden Sie langsam und deutlich in kurzen Sätzen. Vermeiden Sie Ironie und übertragene Bedeutungen.
- Wiederholen Sie die Informationen. Verwenden Sie dabei immer dieselbe Formulierung.
- Anschuldigungen und Vorwürfe sind oft Ausdruck von Frustration und Hilflosigkeit. Vermeiden Sie es, die Anschuldigungen persönlich zu nehmen, suchen Sie Wege, um für das darunter liegenden Anliegen Abhilfe zu schaffen.
- Vermeiden Sie Diskussionen.

Merke
Kommunikation besteht nicht nur aus Worten. Auch Körpersprache, Tonfall, Sprechtempo und emotionale Tönung vermitteln eine Botschaft. Gerade bei Einschränkungen der sprachlichen Kommunikation sind diese kommunikativen Kanäle zu berücksichtigen.

18.1.2 Gendersensible Kommunikation

Die Geschlechtsrolle als ein zentraler Teil der Identität gewinnt vor allem bei demenziellen Erkrankungen und bei der Kommunikation mit älteren Menschen an Bedeutung [16]. Abhängig von Geschlecht und Geschlechtsrolle bringen Patientinnen unterschiedliche biografische Erfahrungen, Rollenbilder in Familie und Beruf sowie Erwartungen an den Umgang mit Ärztinnen mit in die Behandlung (► Kap. 2.2; ► Kap. 19.1) [16]. Dies gilt zum Beispiel für Menschen der Kriegsgeneration, die geschlechtsspezifische Traumata durchlebt haben können. Zunehmend kommen auch Patientinnen in Behandlung, die in der Nachkriegszeit eine Rückkehr zu traditionelleren Rollenbildern erlebt haben [17]. Auch Sie als Ärztin bringen gewisse Vorerwartungen an den Umgang mit Patientinnen mit, die unter anderem durch Ihre Erwartungen an Geschlechtsrollen geprägt sind (► Kap. 10.1).

Teil V

Kommunikation

Wichtig für Sie als Ärztin ist ein einfühlendes Verstehen, welches geschlechtsspezifische Thema im Umgang mit Ihrer Patientin gerade eine Rolle spielen kann (▶ Kap. 10.2; ▶ Kap. 19.1). Die folgenden Themen können in typischer Weise mit der Geschlechtsrolle der Patientinnen zusammenhängen:

- *Biografie und Rollen:* Abhängig vom Geschlecht können für Patientinnen unterschiedliche Lebensthemen eine Rolle spielen. So kann bspw. für männliche Patienten die berufliche Rolle wichtiger sein, während bei weiblichen Patientinnen die Rolle in der Familie einen stärkeren Raum einnimmt. Wenn Sie Ressourcen Ihrer Patientinnen erfragen (z. B. worauf Ihre Patientinnen stolz sind), sollten Sie diese spezifischen Bereiche der Identität beachten. Auch im stationären Kontext können Sie Informationen zu früheren Rollen erfragen, um geschlechtsrollenspezifische Aktivitäten vorzuschlagen oder die Patientinnen durch kleine Aufgaben in den Stationsalltag einzubinden.
- *Bedürfnisse:* Die Geschlechtsrolle kann auch die Bedürfnisse Ihrer Patientinnen prägen. So wird unter Patientinnen häufiger das Bedürfnis nach Fürsorge betont, während Patienten eher die Bewahrung der Unabhängigkeit hervorheben können. In der Kommunikation spiegelt sich dieser Unterschied zum Beispiel im Tonfall (sanft, warm vs. neutral, klar) und in der Wortwahl (emotionsbetont vs. sachlich) wider. Abhängig von der Rolle, bspw. wenn Partnerin oder Partner von den Patientinnen gepflegt wurden, kann es ihnen schwerer fallen, fürsorgliche Kommunikation anzunehmen, weshalb jedoch nicht darauf verzichtet werden sollte [16].
- *Berührungen:* Die Art der Berührung während der Kommunikation hängt stark von der Geschlechtskonstellation zwischen Ärztin und Patientin ab. So gibt es andere Erwartungen, wenn Ärztin und Patientin oder Ärztin und Patient usw. miteinander in Kontakt treten. Seien Sie sich dieser Konstellationen bewusst, wenn Sie Patientinnen bei der Kommunikation berühren. Zum Beispiel kann die Art des Ausdrucks von Fürsorge variieren (sanft, leichtes Streichen über den Arm vs. firmer Händedruck, Halten an der Schulter) (▶ Kap. 2.3).

> **Merke**
> Wenn Sie sich in einem Moment nicht sicher sind, ob Geschlechtsrollen aktuell von Bedeutung sind, können Sie ein Gedankenexperiment versuchen: Drehen Sie die Rollen einmal um – wie würde hier ein Arzt statt einer Ärztin mit der Patientin reden? Wie würde ich kommunizieren, wenn ein Mann mein Patient wäre? [16]

18.1.3 Darstellung einer gelungenen Arzt-Patienten-Kommunikation

Tab. 18-1   Der Fall Herr Maier: Wie könnte eine gelungene Gesprächsführung bei Herrn Maier aussehen?

Gesprächsverlauf	Handlungsdimension, Gefühle
Herr Maier (Herr M.) ist abwehrend im Kontakt. Er möchte rasch nach Hause. Die Ärztin möchte Blut abnehmen. Herr M.: »Ich möchte nach Hause. Ich bin müde und mag mich ausruhen.«	Angst. Erschöpfung. Die Situation ist für den Patienten unverständlich plus fremde Umgebung.
Der Patient liegt in einem kleinen abgetrennten Zimmer. Die Türe ist offen. Gerade wird ein neuer Patient mit dem Rettungswagen gebracht, es ist große Unruhe.	
Ärztin (Ä): *schließt zunächst die Türe des Behandlungsraums* »Guten Abend, Herr M., mein Name ist Frau Dr. Müller. Ich bin die Ärztin. Ich verstehe, dass Sie müde sind. Sie sind hier in der Notaufnahme des Krankenhauses XY. Wir vermuten, dass Sie eine Entzündung der Blase haben. Das würde auch Ihre Müdigkeit erklären. Ich nehme nun einmal Blut ab. Da kann ich sehen, ob Sie eine Entzündung im Körper haben. Auch müssten Sie einmalig Urin in einem Becher abgeben. Der Pfleger zeigt Ihnen gleich die Toilette und ist Ihnen behilflich«.	Ruhige Umgebung schaffen; freundliche Kontaktaufnahme; Spiegelung; einfache klare Sätze.
Herr M.: »Sie sind doch keine Ärztin, Sie sind doch viel zu jung. Holen Sie mir den Arzt«.	Patient ist noch stark verängstigt. Fühlt sich biografisch bedingt sicherer, wenn Behandlung durch Mann.
Ä: »Ja, ich sehe jung aus. Das stimmt. Leider ist momentan kein Arzt im Dienst. Aber Sie können mir vertrauen, ich habe langjährige klinische Erfahrung und schon viele Menschen mit ähnlichen Problemen erfolgreich behandelt. Möchten Sie lieber am linken oder rechten Arm Blut angenommen bekommen?«	Beleidigung wird nicht persönlich genommen. Durch Klarheit und Sicherheit lässt sich die Angst reduzieren. Einfache Frage, die kein »Nein« zur Blutentnahme beinhaltet, dem Patienten aber das Gefühl der eigenen Entscheidung gibt.
Herr M.: »Na gut, aber ich verlasse mich darauf, dass Sie das gut können. Ich bin ja schon so verstochen worden von Ihren Kollegen. Das lasse ich mir nicht mehr gefallen. Stechen Sie in den linken Arm.« Ä: »Ah, die Blutgefäße sehen gut aus. Muskulöse Arme. Sie haben früher viel Sport gemacht?«	Ärztin wird nun akzeptiert. Rest Unsicherheit in Drohung ausgedrückt. Wertschätzung, persönliches Interesse am Mensch.
Herr M.: »Ja, das stimmt. Ich war früher lange in der Bundesliga.«	Patient gewinnt Sicherheit, fühlt sich gewertschätzt.

Tab. 18-1   *Fortsetzung*

Gesprächsverlauf	Handlungsdimension, Gefühle
Ä: »Das ist toll. Schwimmen Sie immer noch?« Herr M.: »Ja, ich gehe dreimal die Woche schwimmen.«	Validierung der Ressourcen.
Tochter: »Papa, das stimmt doch nicht. Du erzählst schon wieder Dinge, die gar nicht stimmen.« *(zur Ärztin gewandt):* »Er schwimmt schon seit 5 Jahren nicht mehr.«	Tochter abwertend
Ä: *(zur Tochter)* »Ah, verstehe!« *(Zum Patienten):* »So, Blut ist abgenommen, danke Ihnen. Jetzt zeigt Ihnen unser Pfleger Herr Moosmann die Toilette. Da müssten Sie noch Urin in einen Becher abgeben. Ich muss nun zu einem anderen Patienten. Wir werden schnellst möglich Blut und Urin anschauen. Wenn die Ergebnisse da sind, komme ich wieder zu Ihnen, um die Befunde zu besprechen.«	Sachliche Annahme der Information. Rascher Themenwechsel, um den Moment der Scham für den Patienten möglichst kurz zu halten.

Literatur

[1] Haberstroh J, Neumeyer K, Pantel J. Kommunikation bei Demenz: Ein Ratgeber für Angehörige und Pflegende. 2. Aufl. Berlin, Heidelberg: Springer 2016.

[2] Pulsford D, Thompson R. Demenz: Unterstützung für Angehörige und Freunde. Paderborn: Junfermann 2016.

[3] Steinmetz A. Nonverbale Interaktion mit demenzkranken und palliativen Patienten: Kommunikation ohne Worte – KoW®. Wiesbaden: Springer 2016.

[4] Zwakhalen SMG, Hamers JPH, Abu-Saad HH, Berger MPF. Pain in elderly people with severe dementia: A systematic review of behavioural pain assessment tools. BMC Geriatrics 2006; 6(1): 3.

[5] Falk J. Basiswissen Demenz: Lern- und Arbeitsbuch für berufliche Kompetenz und Versorgungsqualität, 3 Aufl. Weinheim, Basel: Beltz Juventa 2015.

[6] Sachweh S. Spurenlesen im Sprachschungel: Kommunikation und Verständigung mit demenzkranken Menschen. Bern: Huber 2008.

[7] Kitwood TM. Dementia reconsidered: the person comes first. Buckingham Open Univ. Press 1997.

[8] Eichler T, Thyrian JR, Hertel J, Köhler L, Wucherer D, Dreier A, Michalowsky B, Teipel S, Hoffmann W. Rates of formal diagnosis in people screened positive for dementia in primary care: results of the DelpHi-Trial. Journal of Alzheimer's Disease 2014; 42(2): 451–58.

[9] Galvin JE, Kuntemeier B, Al-Hammadi N, Germino J, Murphy-White M, McGillick J. Dementia-friendly hospitals: care not crisis: an educational program designed to improve the care of the hospitalized patient with dementia. Alzheimer disease and associated disorders 2010; 24(4): 372–79.

[10] Stiftung RB. General Hospital Study – GHoSt. Stuttgart 2016.

[11] Eichler T, Thyrian JR, Hertel J, Richter S, Wucherer D, Michalowsky B, Teipel S, Kilimann I, Dreier A, Hoffmann W. Unmet needs of community-dwelling primary care patients with dementia in germany: prevalence and correlates. Journal of Alzheimer's disease: JAD 2016; 51(3): 847–55.

[12] van der Roest HG, Meiland FJM, Comijs HC, Derksen E, Jansen APD, van Hout HPJ, Jonker C,

Dröes R-M. What do community-dwelling people with dementia need? A survey of those who are known to care and welfare services. International Psychogeriatrics 2009; 21(5): 949 – 65.

[13] Schoenmakers B, Buntinx F, Delepeleire J. What is the role of the general practitioner towards the family caregiver of a community-dwelling demented relative? A systematic literature review. Scandinavian journal of primary health care 2009; 27(1): 31 – 40.

[14] Morris L, Horne M, McEvoy P, Williamson T. Communication training interventions for family and professional carers of people living with dementia: a systematic review of effectiveness, acceptability and conceptual basis. Aging & mental health 2017: 1 – 18.

[15] Eggenberger E, Heimerl K, Bennett MI. Communication skills training in dementia care: a systematic review of effectiveness, training content, and didactic methods in different care settings. Int Psychogeriatr 2013; 25(3): 345 – 58.

[16] Heimerl K, Reitinger E, Eggenberger E. Frauen und Männer mit Demenz: Handlungsempfehlung zur personzentrierten und gendersensiblen Kommunikation für Menschen in Gesundheits- und Sozialberufen. Wien: Bundesministerium für Gesundheit 2011.

[17] Kessel M. Überlegungen zur Dauerhaftigkeit von Geschlechterrollen und -leitbildern in Deutschland In: Rollenleitbilder und -realitäten in Europa: Rechtliche, ökonomische und kulturelle Dimensionen. edn. Edited by Bundesministerium für Familie S, Frauen und Jugend. Baden-Baden: Nomos 2008.

18.2 Was du schon alles kannst!

Entwicklungs- und altersbezogene Kommunikation

Folkert Fehr, Harald Tegtmeyer

Lernziel nach NKLM 14c

5.1.3 Entwicklungs- und altersbezogene Unterschiede in der Kommunikation berücksichtigen.

Fallvignette

Die Mutter geht mit ihrer 3 Jahre alten Tochter Malika in das Sprechzimmer. Der Arzt ist schon da und sitzt hinter dem Schreibtisch. Er lächelt Malika an und sagt: »Hallo Malika, du hast ja Pferde auf deinem Pullover; magst du Pferde gern?«. Nun geht er um den Schreibtisch herum und setzt sich auf die Seite, wo sie auf dem Schoß ihrer Mutter sitzt. »Heute möchte ich sehen, was du schon alles kannst«, sagt er und nimmt interessante Dinge aus einem großen, grünen Koffer, der auf dem Boden liegt.

[▶ NKLM-Kapitel 20: Früherkennung/Vorsorgeuntersuchung (20.30)]

Informationen zum Vorstellungsanlass

Hintergrund: Früherkennungsuntersuchung U7a

(1) Folgende Ziele und Schwerpunkte werden in der U7a gesetzt:

- Erkennen von Entwicklungsauffälligkeiten
- Erkennen von Sehstörungen
- Impfberatung
- Aufmerksamkeit für Eltern-Kind-Interaktion

Teil V

(2) Die Untersuchung umfasst die Anamnese, die eingehende körperliche Untersuchung sowie die entwicklungsorientierte ärztliche Aufklärung und Beratung.

1. **Anamnese**
   a) Aktuelle Anamnese des Kindes
   - Erkrankungen: schwerwiegende Erkrankungen seit der letzten Untersuchung, Operationen, Krampfanfälle, schwere ungewöhnliche und häufige Infektionen
   - Ernährung/Verdauung: Essverhalten altersgemäß, abnorme Stühle, Kariesprophylaxe mittels Fluorid
   - Hörvermögen
   - regelmäßiges Schnarchen
   - Sind Sie mit der Sprachentwicklung Ihres Kindes zufrieden?
   - Wird Ihr Kind von der Umgebung gut verstanden?
   - Stottert Ihr Kind?
   b) Sozialanamnese
   - Betreuungssituation
   - besondere Belastungen in der Familie

2. **Orientierende Beurteilung der Entwicklung**
   a) Grobmotorik
   - Beidseitiges Abhüpfen von der untersten Treppenstufe mit sicherer Gleichgewichtskontrolle.
   - Steigt zwei Stufen im Erwachsenenschritt, hält sich mit der Hand fest.
   b) Feinmotorik
   - Präziser Dreifinger-Spitzgriff (Daumen, Zeige-, Mittelfinger) zur Manipulation auch sehr kleiner Gegenstände möglich.
   c) Sprache
   - Spricht mindestens Dreiwortsätze.
   - Spricht von sich in der Ich-Form.
   - Kennt und sagt seinen Rufnamen.
   d) Perzeption/Kognition
   - Kann zuhören und konzentriert spielen, Als-ob-Spiele.
   - Öffnet große Knöpfe selbst.
   e) Soziale/emotionale Kompetenz
   - Kann sich gut über einige Stunden trennen, wenn es von vertrauter Person betreut wird.
   - Beteiligt sich an häuslichen Tätigkeiten, will mithelfen.
   f) Interaktion/Kommunikation
   - Gemeinsames Spielen mit gleichaltrigen Kindern, auch Rollenspiele.
   g) Eltern sind unzufrieden mit der Entwicklung und dem Verhalten des Kindes, weil …

3. **Eingehende körperliche Untersuchung**
   a) Körpermaße und Eintragung in das Somatogramm:
   - Körpergewicht
   - Körperlänge
   - Body Mass Index
   b) Haut
   - auffällige Blässe
   - Anhalt für Verletzungen (z. B. Hämatome, Petechien, Verbrennungen, Narben)
   - entzündliche Hautveränderungen
   c) Thorax, Lunge, Atemwege
   - Auskultation

- Atemgeräusch
- Atemfrequenz
- Thoraxkonfiguration
- Mamillenabstand

d) Herz, Kreislauf
- Auskultation (Herzfrequenz, -rhythmus, -töne und -nebengeräusche)

e) Abdomen, Genitale (inkl. Analregion)
- Hodenhochstand re/li
- Leber- und Milzgröße
- Hernien

f) Bewegungsapparat (Knochen, Muskeln, Nerven)
- Inspektion des ganzen Körpers in Rücken- und Bauchlage, im Sitzen von hinten und von den Seiten
- Asymmetrien
- Schiefhaltung
- Prüfung der passiven Beweglichkeit der großen Gelenke (Muskeltonus), Muskeleigen-reflexe

g) Mundhöhle, Kiefer, Nase
- Auffälligkeiten an Zähnen und Schleimhaut
- Kieferanomalie
- Verletzungszeichen
- fehlender Mundschluss
- behinderte Nasenatmung

h) Augen
- Inspektion: morphologische Auffälligkeiten, Nystagmus, Kopffehlhaltung
- Pupillenstatus: Vergleich Größe, Form, Lichtreaktion re/li
- Hornhautreflexbildchen und Stereo-Test (z. B. Lang-Test, Titmus-Test, TNO-Test); Strabismus
- nonverbaler Formenwiedererkennungstest (z. B. Lea-Hyvärinen-Test, Sheridan-Gardiner-Test, H-Test nach Hohmann/Haase mittels Einzeloptotypen in 3-m-Abstand) und monokulare Prüfung (z. B. mit Okklusionspflaster); Sehschwäche; Rechts-links-Differenz

4. **Beratung:** Entwicklungsorientierte ärztliche Aufklärung und Beratung, vor allem zu folgenden Themen:
- Unfallverhütung
- Sprachberatung: Förderung von »Muttersprache« und deutscher Sprache (einschließlich der Laut- und Gebärdensprache)
- Ernährung
- Bewegung
- Medien (z. B. Medienkonsum, TV, Spielekonsolen, Dauerbeschallung)
- Information über zahnärztliche Vorsorge ab 30 Monaten
- Aufklärung über Impfungen/Vorschlag eines Impftermins, Impfstatus entsprechend Schutzimpfungs-Richtlinie des G-BA überprüfen
- Verweis zum Zahnarzt zur zahnärztlichen Früherkennungsuntersuchung

Die Früherkennungsmaßnahmen bei Kindern in den ersten sechs Lebensjahren umfassen insgesamt zehn Untersuchungen. Die Untersuchungen können nur in den jeweils angegebenen Zeiträumen unter Berücksichtigung folgender Toleranzgrenzen in Anspruch genommen werden:

Teil V

Tab. 18-2 Zeiträume der Früherkennungsuntersuchungen U1 – U10

Untersuchung	Zeitraum	Toleranzgrenze
U1	Unmittelbar nach der Geburt	
U2	3. – 10. Lebenstag	3. – 14. Lebenstag
U3	4. – 5. Lebenswoche	3. – 8. Lebenswoche
U4	3. – 4. Lebensmonat	2. – 4,5. Lebensmonat
U5	6. – 7. Lebensmonat	5. – 8. Lebensmonat
U6	10. – 12. Lebensmonat	9. – 14. Lebensmonat
U7	21. – 24. Lebensmonat	20. – 27. Lebensmonat
U7a	34. – 36. Lebensmonat	33. – 38. Lebensmonat
U8	46. – 48. Lebensmonat	43. – 50. Lebensmonat
U9	69. – 64. Lebensmonat	58. – 55. Lebensmonat
U10		13. – vollendetes 15. Jahr

18.2.1 Einführung

Ärztliche Kommunikation mit Kindern verläuft in der Praxis über viele Kontaktanlässe. Deshalb ist es gut, bei jeder Gelegenheit nicht nur mit den Eltern, sondern auch direkt mit dem Kind im Alter von 0 bis 18 Jahren zu »sprechen«. Ein
guter Gesprächs- und Kontaktanlass sind die Früherkennungsuntersuchungen
U1 bis U9.

> **Evidenz**
>
> - Kinder in Deutschland haben Anrecht auf Maßnahmen zur Früherkennung von Krankhei-
>   ten, die ihre körperliche oder geistige Entwicklung in nicht geringfügigem Maße gefähr-
>   den. Die Inhalte werden von Richtlinien des G-BA bestimmt [1].
> - Körpersprache spielt eine besondere Rolle bei Kindern. Der räumliche Abstand zwischen
>   den Personen und die paraverbale Ebene (Lautstärke, Stimmlage, Prosodie) können in der
>   für den Kontakt besonders schwierigen Fremdel-Phase ab dem 6. bis zum 8. Monat ge-
>   nutzt werden, um die Arzt-Kind-Interaktion durch feinfühliges Handeln und Tun der Ärztin
>   mit dem Kind positiv zu prägen. Dabei werden weniger als 60 cm oft als bedrohlich, mehr
>   als 150 cm Abstand zum Kind meist als sicher erlebt. Abweichungen erlauben mitunter
>   Rückschlüsse auf die Bindung des Kindes in einer emotionalen Sichtweise auf die frühe
>   Mutter-Kind-Beziehung [4]. Um den Kontakt sowohl zum Kind als auch zur begleitenden
>   Bezugsperson optimal zu gestalten, wird empfohlen, die physiologische Kurzsichtigkeit zu
>   beachten, mit dem Abstand zum Kind zu spielen, in etwa gleiche Augenhöhe zu gehen
>   und den Blick zu Kindern im Alter von zwei Jahren »wie nebenbei« zu suchen.

Das Interaktionsdreieck entwickelt sich mit der Zeit von der Elternfokussierung zum direkten Gespräch mit dem Kind (▶ Kap. 11.2). Machen Sie durch Veränderung Ihrer Haltung und Raumposition klar, an wen Sie sich gerade wenden, sodass keine Unsicherheit darüber auftaucht. Kommunikation mit Kindern verlangt Verspieltheit und die Loslösung von festen Mustern (▶ Kap. 11.3) [2]. Dazu bedarf es aber auch einer inneren Gelöstheit bei der Ärztin [3]. Damit spielen sowohl Persönlichkeitsfaktoren als auch die Rahmenbedingungen der Arbeit, insbesondere der Zeitfaktor, mit in die Frage einer gelingenden Kommunikation hinein. Die Signale des Kindes sollten Sie mit wachen Sinnen erfassen und nicht überstürzt zur Untersuchung übergehen.

18.2.2 Worauf ist bei den Früherkennungsuntersuchungen U7/U7a besonders zu achten?

Kontaktanbahnung

Im Gegensatz zu kurativen Vorstellungsanlässen sind Früherkennungsuntersuchungen eigentlich unkomplizierter aufgrund der größeren Gestaltungsmöglichkeiten im Ablauf und Umgang. Während Krankheit in erster Linie als unangenehme körperliche Erfahrung, also Kraftlosigkeit und Schmerz, erlebt wird, ist auch der präventive Vorstellungsanlass nicht selten mit Verunsicherung und Angst verbunden. Deshalb spielen die Kontaktaufnahme und die Körpersprache der Ärztin eine große Rolle (▶ Kap. 2.3). Kommt ein einvernehmlicher Kontakt mit den Eltern zustande, kann das Kind die Botschaft erhalten: »Schau, deine Eltern vertrauen mir!«. Wird der Kontakt zum Kind »nebenbei« aufgenommen, kann über interessante Gegenstände wie Spielzeug das Interesse des Kindes geweckt werden. Antwortet das Kind auf dieses Kontaktangebot, gehen Sie positiv verstärkend darauf ein. Begrüßen Sie Kuscheltiere (Übergangsobjekte), sprechen Sie mit ihnen und machen Sie Untersuchungsschritte daran vor. Wer auf fragende Blicke des Kindes achtet, sieht, wie Kinder Angebote aufgreifen, Dinge ausprobieren und dann wieder in das Gesicht des Gegenübers schauen.

Anamnese und Untersuchung

Während des Anamnesegesprächs und der Kontaktanbahnung lassen sich oft schon wichtige Dinge beim Kind beobachten wie das Gangbild, die Ablenkbarkeit von Symptomen, Bewegungseinschränkungen (z. B. auch bei Nackensteifigkeit) oder auch der Sprachstand und die Ausdauer beim Spiel. Die Untersuchung sollte mit den am wenigsten Angst auslösenden Schritten beginnen. So kann ein Ballspiel als Warming-up für die Vorsorgeuntersuchung und als Türöffner für das Weitere dienen. Im Einzelfall kann der Ball gerade bei kleinen Mädchen auch Versagensängste auslösen und so Blockaden hervorrufen. Bei Kleinkindern oder ängstlichen Kindern sollten Untersuchungen so weit wie möglich auf dem Schoß oder dem Arm eines Elternteils erfolgen. Umständliches und umfassendes Ausziehen des Kindes kann die Ängste des Kindes so weit steigern, dass es anfängt,

Teil V

laut zu weinen und sich gegen die Untersuchung zu wehren. Oft reicht es aus, den Stethoskopkopf vorsichtig unter dem Hemd zu versenken. Die Qualität beim Abhören ist dann allemal besser als bei einem schreienden und sich windenden Kind. Wer vorher den Eltern sein Vorgehen erklärt, bekommt zumeist Unterstützung und kann vermeiden, dass das Kind z. B. während der Untersuchung herumgereicht wird.

Gehen Sie bei nötigen Untersuchungen in eine klare, wohlwollende Führungsposition dem Kind gegenüber, was auch gegenüber unsicheren Eltern wichtig sein kann (▶ Kap. 11.2). Erzählen Sie, was Sie gleich tun werden und was das Kind dabei tun soll. Handeln Sie dann sicher und langsam, während Sie einzelne Untersuchungsschritte benennen. Die Kinder finden die Racheninspektion am unangenehmsten, soweit sie den Mund selber noch nicht weit genug öffnen und ein Spatel notwendig wird. Deshalb sollte diese Untersuchung auch erst gegen Ende angegangen und das Kleinkind in solchen Fällen nach entsprechender Erklärung entschlossen und effektiv gehalten werden, sodass der Blick in den Pharynx mit nur einem Anlauf schnell erfolgen kann. Kündigen Sie das Ende der Untersuchung erst an, wenn diese auch wirklich abgeschlossen ist und geben den Eltern eine kurze Rückmeldung zum Ergebnis. Loben Sie Eltern und Kind für ihre Mitwirkung. Eine gelungene Untersuchung ohne Übergang in Abwehr und Weinen ist ein wichtiger Grundstock für eine auch in Zukunft belastbare Beziehung zu Mutter und Kind (▶ Kap. 2.6).

Adressaten

Je jünger das Kind, umso mehr richtet sich der Inhaltsaspekt der ärztlichen Kommunikation an die Eltern. Dabei können Aufgabe, Auftrag und Auftraggeber unterschieden werden und reichern das Beziehungs-Dreieck zum Beziehungs-Vieleck an, indem beispielsweise Akteure anderer Professionen, ärztliches Ethos und sozialräumliche bzw. gesellschaftliche Gegebenheiten hinzutreten. Setzen Sie bei schwer erreichbaren Kindern und Eltern auf den Faktor Zeit. Machen Sie bei Vorsorgeuntersuchungen deutlich, dass die Entwicklung eines Kindes nicht nur ein Spaziergang ist, sondern mitunter eine anstrengende Wanderung. Eltern und Kinder lassen sich nur von Personen beeinflussen, denen sie vertrauen und das selbst zugestehen. Von Herzen gemeinte Anerkennung an die Bemühungen von Kind und Eltern sind wichtige Bausteine, um über viele Kontaktanlässe ein stabiles Beziehungsgerüst wachsen zu lassen.

Tab. 18-3 Tabellarisches Gesprächsbeispiel

Arzt (A):	Ich möchte gerne sehen, was du schon alles kannst. Hier gibt es verschiedene Dinge, die ich dir zeigen möchte (nimmt Schnur und Holzperlen). Hier ist eine Kette. Darauf kann man Perlen fädeln. Kannst du das auch?
Malika:	Ja.

Ältere Schwester:	Ich kann das auch!
Mutter (M):	Hätte ich nicht gedacht.
Malika:	(Fädelt eine Perle nach der anderen sicher auf. Lächelt dabei.)
A:	Ausgezeichnet! Jetzt habe ich hier noch etwas anderes (zeigt Schraubglas, schraubt auf und zu).
Malika:	Das kann ich auch. Gib her!
M:	Super!

Worauf Sie achten sollten!

Das Anamnesegespräch kann häufig gut durch die Frage eingeleitet werden, ob die Eltern mit der Entwicklung ihres Kindes zufrieden sind. Oft erhält man an dieser Stelle mehr Informationen, als wenn die Eltern dann nach Entwicklungen bei ihrem Kind gefragt werden, mit denen sie unzufrieden sind.

Im weiteren Verlauf kann man sich auch an Anamneseleitfäden halten, damit man nichts Wichtiges vergisst. Wichtig sind auch offene Fragen: »Was haben wir jetzt noch nicht besprochen? Fallen Ihnen noch wichtige Dinge ein?«

Merke

Die Aussage »Beziehung ist nicht alles, aber ohne Beziehung ist alles nichts« wird Ruth Charlotte Cohn zugeschrieben. Im sozialen Miteinander spielen nicht nur der am höchsten entwickelte Anteil, nämlich der sprachliche Inhalt, sondern ganz wesentlich auch Gestik und Mimik, Stimme und Tonfall eine Rolle. Je jünger das Kind, umso bedeutsamer werden die letzteren Aspekte. Der Beziehungsaspekt durchtränkt alle Anteile der Kommunikation. Diese wird als kongruent empfunden, wenn alles zueinander passt. Wenn der verbal-inhaltliche Anteil mit dem Ausdruck nicht übereinstimmt, werden der Inhalt unglaubwürdig und die Kommunikation widersprüchlich, sodass gerade bei Kindern eine verlässliche Bindungsentwicklung erschwert wird.

Teil V

Literatur

[1] Richtlinie zur Früherkennung von Krankheiten bei Kindern bis zur Vollendung des 6. Lebensjahres. Online verfügbar unter: https://www.g-ba.de/informationen/richtlinien/15/ (Abrufdatum: 26.7.2018).
[2] Delfos M. Wie meinst Du das?. Basel: Beltz 2015.
[3] Mickley M. Mit Kindern und Eltern sprechen. In Fegeler U, Jäger-Roman E, Rodens K (Eds.), Praxishandbuch der pädiatrischen Grundversorgung. München: Elsevier, Urban & Fischer Verlag 2017; 7–16.
[4] Ainsworth M. A sensitive mother creates a secure attachment. In Nigel B et al. (eds). The Psychology Book. Big ideas simply explained. London: Dorling Kindersley 2012; 280.

19 Soziokulturelle Vielfalt

19.1 Und wie sehen Sie das?

Differenzierung und Reflexion von Wert- und Normsystemen

Leyla Güzelsoy

Lernziel nach NKLM 14c

5.2.1 Kulturelle, soziale, geschlechterbezogene, sozioökonomische, religiöse und welt-anschauliche Wert- und Normsysteme differenziert bei sich und anderen wahrnehmen und ihre Bedeutung für den Einzelfall und für die medizinische Behandlung reflektieren.

Fallvignette

Güven, das 5-jährige Nesthäkchen türkischer Eltern, wird mit einer Verbrühung der unteren Extremität (Unterschenkel und Füße) zweiten Grades in die Kinderklinik aufgenommen. Nach Fremdanamnese durch die Eltern habe der motorisch aktive Junge versucht in die Samowar-Kanne Teewasser aufzugießen, dabei sei es zur Verbrühung der unteren Extremität gekommen.

Während des stationären Aufenthaltes kommt es immer wieder zu Konflikten zwischen dem behandelnden Team und den Eltern. Die Schlafens- und Essenszeiten würden regelmäßig nicht eingehalten. Güven, der in wenigen Tagen sechs wird, zeige sich als wenig einsichtiges Kind, das sich sehr gegen Verbandswechsel oder andere wichtige Maßnahmen wehrte, er hielte sich auch nicht an die strengen Hygienevorschriften, wie regelmäßiges Händewaschen und Desinfektion, zur Vermeidung einer Infektion der Brandwunde. Dies führe so weit, dass er nicht nur Schimpfwörter benutze, sondern auch die pflegenden Schwestern schlagen und bespucken würde. Die Anwesenheit der Eltern, die in ihrem Erziehungsstil als Laissez-faire bis hin zu gleichgültig wahrgenommen werden, sei oft kontraproduktiv beim Umgang mit dem hyperaktiven Jungen. Beim letzten Ausbruch des Jungen habe die Mutter daneben gesessen und hilflos gelächelt, was zu einem großen Unverständnis sowie Abwehr im Team führte. Die mitbetreuende Psychologin stellt den Verdacht auf ADHS, welches durch ein Kinder- und Jugendpsychiatrisches Konsil erhärtet wird. Es wird eine medikamentöse Therapie mit Methylphenidat empfohlen.

Als die Eltern dies erfahren, zeigen sie sich völlig fassungslos. Sie haben das Gefühl, dass ihr Kind zu Unrecht pathologisiert würde. Zudem fühlen sie sich von der konsiliarischen Psychologin im Stich gelassen mit der, aufgrund von Urlaub, kein abschließendes Befundgespräch erfolgte, sodass die Stationsärztin die Ergebnisse während der Visite den Eltern mitteilte.

Es sei doch ganz normal, dass ein so kleines Kind sich nicht an Regeln halten könne, es handele sich ja schließlich auch um ein Kind und nicht einen Erwachsenen, außerdem sei er ja auch sehr krank und habe starke Wundschmerzen, somit müsse ihm eingestanden werden, auch mal über die Stränge zu schlagen und ein wenig frech sein zu dürfen.

[▶ NKLM-Kapitel 20: Verbrennung, Verbrühung, Verätzung (20.114), Verhaltensauffällig-keiten (20.115), Wundschmerz (20.121)]

Informationen zum Krankheitsbild

Hintergrund I: Verbrennung im Kindesalter
Verlauf: Operatives Vorgehen war nicht notwendig, da Grad IIa–IIb, konservative Therapie mit Salbenverbänden und Silbersulfadiazin-Creme, Wundreinigung mit Betaisodonna-Lö-sung, Debridement von Brandblasen unter sterilen Kautelen, in der Akutphase Infusionsthe-rapie mit kolloidaler Lösung, Elektrolyt-Infusionslösung sowie elektrolytfreier Infusions-lösung, regelmäßige Kontrollen von HB, Hkt; Gesamteiweiß, Na, K sowie Blutgase.
[▶ NKLM-Kapitel 20: Blasenbildung (20.21), Verbrennung, Verbrühung, Verätzung (20.114), Wundschmerz (20.121)]

19.1.1 Einführung

Erziehungsvorstellungen von Eltern variieren je nach soziokulturellen Kontext stark. Der konservativ-spartanische Erziehungsstil ist bei türkeistämmigen Familien tendenziell deutlich häufiger anzutreffen als der permissiv-nachsichtige Erziehungsstil [12].

In islamisch geprägten Familien lassen sich oft folgende grobe Erziehungs-muster beobachten:

In den ersten drei Lebensjahren ist die Bindung des Kindes zur Mutter sehr ausgeprägt, bis zum siebten Lebensjahr wird Kindern ein recht großer Freiraum zugestanden. Das Kind wird in seinem Spielverhalten wenig reglementiert, insge-samt sind relativ wenig Regeln zu erkennen. Ab dem siebten Lebensjahr erfolgt oft eine strengere und auch auf Konsequenzen ausgerichtete erzieherische Hal-tung, die bis zur Geschlechtsreife anhält. Ab diesem Zeitpunkt beginnt auch die Umsetzung religiöser Pflichten [13].

Definition

Normen sind Handlungsregeln, die Mitglieder einer Handlungsgemeinschaft zu bestimm-ten Handlungen auffordern. Die meisten Normen wiederum lassen sich auf zugrunde lie-gende Werte zurückführen.
Werte werden als erstrebenswerte und subjektiv moralisch als richtig beurteilte Eigenschaf-ten oder Glaubensgrundsätze wahrgenommen. Werden solche Werte festgelegt und als Handlungsregeln für die Mitglieder einer Gemeinschaft definiert, resultieren hieraus Nor-men. Aus Werten, die als wichtig und sinnstiftend erlebt werden, können kollektive Rituale abgeleitet werden, die innerhalb einer Lebensgemeinschaft weitergegeben werden [7, 11].

19.1.2 Darstellung einer gelungenen Arzt-Patienten-Kommunikation

Im medizinischen Alltag stellen kulturelle Praxis und moralische Diversität eine Herausforderung dar, die in wertepluralen Gesellschaften immer häufiger anzu-

Teil V

treffen sind. Selbstreflexion und kritische Toleranz stellen eine Grundvoraussetzung zur Lösung von Konflikten in diesem Kontext dar. Zu beachten gilt, dass
verschiedene Wert- und Normsysteme nicht nur im Kontext interkultureller
Begegnungen anzutreffen sind, sondern dass die Lebenswelten von Medizinerinnen sich oft auch von denen autochthon deutscher, nicht akademischer Patientinnen unterscheiden kann.

Durch die Reflexion persönlicher Werte und Normen kann eine Sensibilisie-
rung für vermeintliche Kulturkonflikte erfolgen. Die vorschnelle Reduktion von
Konflikten auf kulturell festgeschriebene Wertdifferenzen ist in der Regel nicht
lösungsorientiert. In diesem Fallbeispiel kann gemutmaßt werden, dass der
Umgang der Eltern eine besondere kulturelle Prägung aufweist, jedoch ändert
dies nicht viel an der Tatsache, dass die Kommunikation über eine Diagnose wie
ADHS bei allen Eltern einer besonderen Sensibilität und Achtsamkeit bedarf
(▶ Kap. 11.2).

Evidenz

- Eine gute Beziehungsebene zwischen Ärztin und Eltern ist eine wichtige Voraussetzung in
  der Arbeit mit Kindern und Jugendlichen. Störungen projizieren sich oft unmittelbar auf
  das Kind.
- Paradigmendiversität kann die Kommunikation zwischen Patientinnen und Angehörigen
  aus anderen kulturellen und religiösen Kontexten beeinflussen. Diese Diversität kann sich
  in der Verschiedenheit von Werten, Normen, Gedanken sowie im Umgang mit Gewohnheiten zeigen. Diese Paradigmendiversität zeigt sich oft auch im Krankheitsverständnis,
  was wiederum die Kommunikation erschweren kann [1].

Wie könnte ein gelungener Gesprächsverlauf mit den Eltern aussehen?

Das Gespräch nicht zwischen Tür und Angel führen – nehmen Sie sich Zeit.
Weitere Voraussetzungen sind: Partnerschaftliche Kommunikation, bedingungs-
lose Wertschätzung sowie eine klar strukturierte Gesprächsführung. Dabei wäre
es hilfreich, wenn Sie neben der genauen Wahl der Sprache unter Berücksichtigung des Vorwissens der Eltern versuchen, deren Befürchtungen bzw. Ängste zu
erkennen.

Tab. 19-1   Gelungener Gesprächsverlauf mit den Eltern

Gesprächsverlauf	Handlungsdimension unter Reflexion anderer Norm- und Wertsysteme
Psychotherapeutin (PT): »Ich würde mich mit Ihnen gerne über Güven unterhalten, vielleicht schildere ich Ihnen zunächst einmal den Eindruck des behandelnden Teams. Güven ist ein sehr lieber Junge, der trotz seiner Wunden und Schmerzen lang und ausgiebig in der Bau-Ecke alleine spielen kann. Spielt er auch zu Hause so gerne mit Lego-Steinen?«	Mit ressourcenorientierten, positiven Beobachtungen beginnen, diese aus der Perspektive der Eltern schildern lassen.

Gesprächsverlauf	Handlungsdimension unter Reflexion anderer Norm- und Wertsysteme
Vater antwortet mit Stolz: »Ja das tut er, er ist sehr sozial und verschenkt seine gebauten Autos immer weiter an die älteren Brüder.«	
PT: »Güven ist ja in der Vorschule und würde jetzt eingeschult werden, freut er sich denn auf die Schule?« Mutter (M): »Also, ehrlich gesagt ist das doch viel zu früh. Er ist ja ein Sommerkind. Seine Brüder waren ja ein ganzes Stück älter, als sie in die Schule kamen. Mein Güven ist viel zu zart für die Schule.«	Vorsichtig und ergebnisoffen nachfragen.
PT: »Ja, er ist wirklich noch sehr verspielt, da teile ich Ihre Sorgen.«	Problemfelder ansprechen, dabei auf Formulierungen achten (»Ich mache mir Sorgen, …«)
PT: »Ich kann mir vorstellen, dass in Deutschland von einem Vorschulkind deutlich mehr Disziplin erwartet wird als woanders und uns ist es wichtig, dass Güven unter den jeweiligen Umgebungsbedingungen gut mitkommen kann.«	Gemeinsames Interesse, Wohl des Kindes, betonen.
PT: »Güvens Reaktionen sind oft aggressiv und es fällt ihm schwer, sich an Regeln zu halten, wir fragen uns woher das kommen könnte?« M: »Das ist doch ganz normal, das Kind hat Schmerzen und ist verängstigt, außerdem ist er noch ein kleines Kind und nicht erwachsen.«	Das Kind von seinem Verhalten trennen
PT: »Für seine medizinische Behandlung ist es sehr wichtig, dass er gut mitmachen kann. Wie können wir die Situation verändern, dass Güven nicht mehr so handeln muss?«	Eltern einbinden, nicht bevormunden. Fragen Sie die Eltern nach Lösungsvorschlägen.
PT: »Wir haben Güven getestet und festgestellt, dass er ein Aufmerksamkeitsdefizit-Syndrom hat. Deshalb würde er sehr davon profitieren, wenn er feste Strukturen, Routine und konsequente Grenzen für inakzeptables Verhalten hätte. Eine feste Tagesstruktur mit festen Essens- und Schlafenszeiten wäre wichtig. Dies könnten Sie mit Güven hier in der Klinik schon üben. Wir empfehlen solch ein Vorgehen allen Eltern und nicht nur Ihnen.«	Aufzeigen, dass diese Erwartungen kultur- und normübergreifend für alle Familien gelten. Schuldzuweisungen vermeiden

Worauf Sie achten sollten!

- Hilfreich im Umgang mit Patientinnen ist eine Haltung der bedingungslosen Wertschätzung.
- Dies bedeutet, dass Sie Ihren Patientinnen zeigen, dass Sie sie ernst nehmen und respektieren, selbst wenn deren Normen und Werte nicht von Ihnen geteilt oder verstanden werden.
- Speziell wenn Patientinnen oder Angehörige sich die Schuldfrage stellen (in dem hier beschriebenen Fall könnte dies so aussehen: »Habe ich Fehler bei meiner Erziehung gemacht?«), kann eine wertschätzende Haltung sehr hilfreich sein.

Merke

Normative Vorstellungen von richtig und falsch im Umgang mit Kindern bergen die Gefahr, diese Bewertungsmaßstäbe durch die eigene kulturelle Brille zu sehen und zu bewerten. Folge könnte eine defizitäre Interpretation von Verhaltensmustern bis hin zur Pathologisierung alternativer Sichtweisen sein. Deshalb sollte die einseitige Ausrichtung an einem spezifischen, in einer Gesellschaft dominiert favorisierten, kulturellen Modell nach Möglichkeit gemieden werden.

Literatur

[1] Bucka-Lassen E. Das schwere Gespräch. Patientengerechte Vermittlung einschneidender Diagnosen. 2. Aufl. Köln: Deutscher Ärzte-Verlag 2005; 143–44.

[2] Canino G, Algeria M. Psychiatric diagnosis – Is it universal or relative to culture? Journal of Child Psychology and Psychiatry 2008; 49: 237–50.

[3] Ellsäßer G, Böhmann G. Thermische Verletzungen im Kindesalter und soziale Risiken – Präventionsziele. In Geene R, Gold C, Hans C (Hrsg.). Armut und Gesundheit, Bd. 10, Berlin: b-books 2002; 65–70.

[4] Geyer S, Peter R. Unfallbedingte Krankenhausaufnahmen von Kindern und Jugendlichen in Abhängigkeit von ihrem sozialen Status – Befunde mit Daten einer nordrhein-westfälischen AOK. Gesundheitswesen 1998; 60: 493–99.

[5] Huss M, Hälling H, Kurth BM et al. How often are German children and adolescents diagnosed with ADHD? Prevalence based on the judgment of health care professionals: results of the German health and examination survey (KiGGS). European Child & Adolescent Psychiatry 2008; 17(1): 52–58.

[6] Jenni O. Aufmerksamkeitsdefizit-/Hyperaktivitätsstörung. Warum nicht ADHS-Spektrum? Monatsschr Kinderheilkd 2016; 164: 271–77.

[7] Korf W, Beck L, Mikat P (Hrsg.): Lexikon der Bioethik, Band 2, G-Pa. Gütersloh: Gütersloher Verlagshaus 2000; 770–79.

[8] Polanczyk GV, Willcutt EG, Salum GA, et al.: ADHD prevalence estimates across three decades: an updated systematic review and meta-regression analysis. International journal of epidemiology, 2014; 43(2): 434–42.

[9] Sinnig M, Schriek K. Management von Verbrennungen im Kindesalter. Chirurgische Erstversorgung und Nachbehandlung. Trauma Berufskh 2014; 16(4): 416–24.

[10] Schlack R, Hölling H, Kurth BM et al.: Die Prävalenz der Aufmerksamkeitsdefizit-/Hyperaktivitätsstörung (ADHS) bei Kindern und Jugendlichen in Deutschland. Bundesgesundheitsblatt – Gesundheitsforschung – Gesundheitsschutz 2007; 50: 827–35.

[11] Steigleder K. Kants Theorie der Handlungsnormen. In Schmidt K et al. (Hrsg.). Die Aktualität

der Philosophie Kants. Bochumer Ringvorlesung SS 2004, Amsterdam/Philadelphia 2005; 248–64.

[12] Toprak A. Erziehungsstile und Erziehungsziele türkischer Eltern. KJug 2008; 53: 72–75.

[13] Uslucan HH. Erziehung und Sozialisation türkischer und islamischer Kinder: Implikationen für die familienpsychologischer Praxis. Kind-Prax Spezial 2004; 7: 32–38.

[14] Willcutt E. The Prevalence of DSM-IV Attention-Deficit/Hyperactivity Disorder: A meta-analytic review. Neurotherapeutics 2012; 9: 490–99.

19.2 Ach naja, Sie wissen schon …

Schamgrenzen

Annette Maleika

Lernziel nach NKLM 14c

5.2.2 Sensibel mit individuellen Schamgrenzen umgehen und gleichzeitig die ärztlichen Pflichten und Aufgaben erklären und erfüllen.

Fallvignette

Frau Müller ist 62 Jahre alt und kommt wegen Harndranginkontinenz erstmals in die urogynäkologische Sprechstunde. Der Urinverlust beeinträchtigt ihre Lebensqualität mittlerweile erheblich, sie traut sich kaum noch aus dem Haus zu gehen. Frau Müller ist ihr Problem peinlich, sie hat noch mit niemandem darüber gesprochen.

Dem Arzt ist die Patientin bislang unbekannt. Er kennt die verschiedenen Formen von Harninkontinenz und wird versuchen, anhand der Anamnese und einer körperlichen Untersuchung die Ursache für den unwillkürlichen Urinverlust herauszufinden. Diese muss er der Patientin erläutern und ihr ein Behandlungskonzept vorschlagen.

[▶ NKLM-Kapitel 20: Miktionsbeschwerden (20.62)]

Informationen zum Krankheitsbild

Hintergrund: Die International Continence Society definiert Harninkontinenz als jeden unwillkürlichen Harnabgang, d.h., wenn es Betroffenen nicht (immer) möglich ist, Zeitpunkt und Ort der Harnausscheidung zu kontrollieren (1).

Verlauf:

- Allgemeine Anamnese
- Mikitionsanamnese
- Klinische Untersuchung (Untersuchung des Baus der äußeren Geschlechtsorgane, rektale/vaginale Untersuchung, Hustentest)

[▶ NKLM-Kapitel 21: Blasenfunktionsstörung (21.1.6.31)]

Fakten zu Harninkontinenz

- In Deutschland leiden zwischen 5 und 50 % [1], d.h. ca. 5 bis 8 Millionen Menschen unter Harninkontinenz. Die Dunkelziffer liegt wegen der Tabuisierung dieses Problems noch höher. Geht man von den Verkaufszahlen der Hersteller für Inkontinenzhilfsmittel aus, so dürften bis zu 10 Millionen Menschen in Deutschland an Inkontinenz leiden. Frauen sind häufi-

Teil V

ger betroffen, aber verschweigen es zunächst und behelfen sich mit Vorlagen. In Deutschland werden Inkontinenzeinlagen intensiv beworben und mehr Einlagen für Erwachsene verkauft als für Babys. Auch ein restriktives Trinkverhalten kann zwar Inkontinenzepisoden reduzieren, führt aber gleichzeitig zur Dehydratation der oft schon etwas älteren Frauen. Nur selten sprechen Frauen untereinander über das Problem und tauschen Ratschläge aus.

- Harninkontinenz ist ein Symptom, dem verschiedene Ursachen zugrunde liegen können: Bei der Belastungsinkontinenz, bei Frauen die häufigste Form der Harninkontinenz, liegt eine Verschlussschwäche der Harnröhre zugrunde, bedingt durch eine Lockerung des Gewebes im Beckenboden. Bei Belastung des Beckenbodens wie beispielsweise beim Husten, Niesen, Hüpfen, Aufstehen, kommt es zu tröpfchenweisem Urinverlust.
- Die Drangblase äußert sich durch ständigen Harndrang – tagsüber wie auch nachts. Ursachen sind entweder eine gereizte oder atrophe hypersensible Blasenschleimhaut (sensorische Urgency) oder durch ungehemmte Detrusorkontraktionen (motorische Urgency).
- Weitere Ursachen sind die Überlaufblase, die neurogene Blase oder Urinverlust aus Fisteln. Mischformen kommen vor, auch eine Senkung des Beckenbodens kann von einer Belastungsinkontinenz oder Drangsymptomen begleitet sein. Bestimmte Erkrankungen (u. a. rezidivierende Harnwegsinfekte, Diabetes mellitus) oder Medikamente können die Kontinenz ungünstig beeinflussen, ebenso wie psychische Belastungen die Blase quasi als »Ventil der Seele« beanspruchen können.

19.2.1 Einführung

Für die Patientin, die ein Inkontinenzproblem hat, ist es zunächst einmal unklar, welche Ärztin für ihr Problem zuständig ist. Infrage kommen die Hausärztin, die Urologin oder die Frauenärztin, idealerweise eine mit der Qualifikation Urogynäkologie. In einigen Kliniken sind Ärztinnen mehrerer Disziplinen zu einem zertifizierten Kontinenzzentrum zusammengeschlossen und beraten interdisziplinär, welche Spezialistin sich der Patientin annimmt. Den meisten Patientinnen ist das Problem der Harninkontinenz peinlich und sie vermeiden oft konkrete Schilderungen. Die aufgesuchte Ärztin sollte sich deshalb einfühlsam auf die Patientin und das Tabuthema Inkontinenz einlassen und signalisieren, dass sie die richtige Ansprechpartnerin ist und der Schweigepflicht unterliegt (▶ Kap. 6.1). Mit vertretbarem Zeitaufwand muss sie eine Anamnese erheben, denn diese ist das wichtigste diagnostische Instrument für die Inkontinenzklassifikation und -behandlung. Außerdem muss sie differenzialdiagnostische und therapeutische Überlegungen anstellen und sollte die Patientin motivieren, selber etwas zur Besserung ihrer Beschwerden beizutragen.

Peinliche Gesprächssituationen

Peinliche Gesprächssituationen entstehen fast immer bei Tabuthemen. Diese betreffen z. B. Probleme mit der Sexualität, mit unerfülltem Kinderwunsch, Essstörungen oder den Ausscheidungsfunktionen. Die Patientinnen sprechen oft leise, wenig konkret, sie nesteln verlegen an etwas herum und meiden Blickkontakt. Andere können auch sehr forsch das Problem schildern und benutzen dabei ein derbes Vokabular.

19.2.2 Darstellung einer gelungenen Arzt-Patienten-Kommunikation

Bei Vorliegen einer weiblichen Inkontinenzproblematik muss die Ärztin zunächst das Vertrauen der Patientin gewinnen, sodass sie offen über ihr Problem sprechen kann. Gleichzeitig muss die Ärztin der Patientin signalisieren, dass sie die richtige und professionelle Ansprechpartnerin für ihr keineswegs seltenes Problem ist. Gemeinsame sachliche Ziele des Arzt-Patient-Gespräches sind die Erfassung des Ausmaßes des Problems, die Differentialdiagnostik der Inkontinenzform und die Festlegung weiterer diagnostischer und therapeutischer Maßnahmen.

Tab. 19-2   Gesprächsablauf bei einer fokussierten und schambesetzten Anamnese

Gesprächs-verlauf	Gesprächssituation	Handlungsdimension
Vor dem Gespräch		Das Arzt-Patient Gespräch soll in einem ruhigen Raum ohne Störungen unter vier Augen stattfinden. Es sollten mindestens 20 Minuten für das Erstgespräch und eine gynäkologische Untersuchung eingeplant werden.
Gesprächs-eröffnung	Ärztin (Ä): »Guten Tag, Frau Müller, mein Name ist Dr. Maleika. Was führt Sie zu mir in meine Sprechstunde?« Patientin (P): »Guten Tag, Frau Dr. Maleika. Ich kann eigentlich gar nicht mehr aus dem Haus gehen. Es ist mir so unangenehm, ich bin fast immer nass.« Ä: »Sie meinen, Ihre Unterhose wird nass?« P: »Ja, trotz Einlagen. Es ist mir so peinlich.«	Die Patientin sollte warmherzig begrüßt werden. Eine vertrauensvolle, aber offene und sachliche Gesprächsebene eignet sich für den Einstieg.
Während des Gesprächs	Ä: »Ich habe den Eindruck, dass Ihnen Ihr Problem sehr unangenehm ist. Ich finde es sehr gut, dass Sie ärztlichen Rat einholen und in meine Sprechstunde gekommen sind.« P: »Ich habe einen Bericht gelesen und dann eine Überweisung zu Ihnen bekommen.«	Die Ärztin sollte die Notwendigkeit des Tabubruches und der Schamgrenze benennen und kann darauf hinweisen, dass alles, was die Patientin ihr erzählt der Schweigepflicht unterliegt. Die Patientin soll in diesem Setting ermutigt werden, über ihr Problem zu reden. Dies kann durch Ich-Botschaften und Verallgemeinerungen erleichtert werden.

Tab. 19-2   *Fortsetzung*

Gesprächs-verlauf	Gesprächssituation	Handlungsdimension
	Ä: »Viele Frauen haben dasselbe Problem und trauen sich nicht mit diesem Thema zum Arzt zu gehen!« P: »Na ja, man spricht auch nicht gerne darüber und es gibt ja Windeln. Die habe ich immer in der Tasche. Und zum Geburtstag habe ich mir extra eine größere Handtasche gegönnt. In der Stadt kenne ich jede Toilette. Aber ich kann keine Reise mehr machen, gehe nicht mehr ins Theater …«	Benennung des schambesetzten Themas
	Ä: »Das mag bestimmt sehr belastend für Sie sein, oder?« P: »Ja, es ist mir schon unangenehm und ich gehe kaum noch raus.«	Widerspiegeln und Emotionen wahrnehmen
	Ä: »Hmm, ich verstehe.« *(kurze Pause)* »Um Ihre Erkrankung besser einschätzen zu können, stelle ich Ihnen noch einige spezifische Fragen. Seit wann verlieren Sie denn unwillkürlich Urin?« P: »Oh schon lange, als ich in die Wechseljahre gekommen bin oder schon etwas davor.« Ä: »Und wie oft am Tag verlieren Sie Urin?« P: »Das ist schwer zu sagen, meine Hose ist eigentlich immer nass.« Ä: »Wie viele Vorlagen benötigen Sie denn am Tag etwa?« P: »Also mindestens vier und nachts auch zwei.« Ä: »Wie oft gehen Sie denn tagsüber auf die Toilette?« P: »Also bestimmt jede Stunde.« Ä: »Und nachts?« P: »Vier- bis fünfmal und wenn ich zur Toilette gehe, dann läuft es schon.« Ä: »Ich kann mir vorstellen, dass das sehr belastend ist, da kommen Sie ja kaum zum Schlafen. Merken Sie den Harndrang?« P: »Ja, und das Schlimme ist, es kommt ganz plötzlich, und dann läuft es schon, bevor ich auf Toilette bin!« Ä: »Das ist für Sie bestimmt sehr unangenehm. Wie ist es denn, wenn Sie mal Husten oder Niesen müssen?«	

Gesprächs-verlauf	Gesprächssituation	Handlungsdimension
	P: »Das kommt selten vor, aber dann kann auch mal etwas abgehen.« Ä: »Manchmal spielen die Geburten auch eine Rolle: Haben Sie Kinder?« P: »Nein.« Ä: »Und können Sie sich daran erinnern, dass Ihre Mutter ähnliche Probleme hatte?« P: »Das weiß ich nicht mehr, aber im Altersheim hatte sie auch Windeln an.« Ä: »Sind bei Ihnen Erkrankungen bekannt oder auch mal Krebs aufgetreten?« P: »Nein. Ich leide nur unter Bluthochdruck und nehme einen Blutdrucksenker.« Ä: »Aha, ok. Wie sieht es denn mit Blasen-entzündungen? Haben Sie öfters mal eine?«	Warten und Anamnese-erhebung
	P: »Oh ja, bestimmt zwei- bis dreimal im Jahr.« Ä: »Nehmen Sie irgendwelche Genuss-mittel, wie Zigaretten, Alkohol oder Kaffee zu sich?« P: »Rauchen tue ich, Alkohol nein und Kaffee ja. Weil ich ja nachts nicht richtig schlafe, trinke ich tagsüber Kaffee, um wach zu bleiben.« Ä: »Gut, ich würde das jetzt nochmals kurz zusammenfassen. Habe ich Sie richtig ver-standen, dass Sie fast jede Stunde von plötzlichem Harndrang überfallen werden und dann schon Urin verlieren, bevor Sie die Toilette erreichen, und zwar tags wie nachts?« P: »Ja, das ist richtig.« Ä: »Ok, dann möchte ich Sie jetzt gerne einmal noch untersuchen.«	
	Ä: »Ihr Beckenboden funktioniert einwand-frei. Ich habe den Verdacht, dass Ihre Blase zu sensibel ist und bei Ihnen eine Drang-blase vorliegt. Die Blase reagiert mit zu-nehmendem Alter auch empfindlicher auf Reizstoffe im Kaffee und auf das Rauchen. Haben Sie mal versucht, etwas gegen den Urinverlust zu unternehmen?« P: »Ja, ich habe Kürbiskerntabletten ge-nommen, aber das hat nicht viel gebracht.«	Die Patientin bekommt nun von der Ärztin ein Feedback zu dem erhobenen Befund und über die mögliche Ur-sache ihres Urinverlustes.

Tab. 19-2   *Fortsetzung*

Gesprächsverlauf	Gesprächssituation	Handlungsdimension
	Ä: »Können Sie sich vorstellen, weniger zu rauchen und auf Kaffee zu verzichten?« P: »Oh, das wird mir schwerfallen!« Ä: »Es würde Ihrer Blasenschleimhaut guttun und sie würde möglicherweise besser entspannen können.« P: »Meinen Sie? Muss ich noch etwas tun?«	Die Patientin soll zu einer Verhaltensänderung bewegt werden. Hierbei benötigt die Ärztin das Feedback, ob sie bereit ist, diese Maßnahmen umzusetzen.
	Ä: »Es wäre gut, wenn Sie regelmäßig auf die Toilette gehen, etwa alle 1 ½ Stunden und die Trinkmenge gleichmäßig auf den Tag verteilen. Es gibt auch Tabletten, die die Blasenüberaktivität reduzieren, aber zuerst möchte ich Ihr Problem noch etwas genauer analysieren. Sie haben hier ein Protokoll zum Ausfüllen, was Sie wann trinken und wie oft Sie Harndrang haben und wann Urin abgeht. Sie bekommen außerdem einen Termin zu einer Blasendruckmessung, zu der Sie bitte das Protokoll von mindestens drei Tagen mitbringen. Wenn sich mein Verdacht der Drangblase bestätigt, bekommen Sie nach der Untersuchung Tabletten. Aber es wäre gut, wenn Sie versuchen, Ihren Kaffee- und Nikotinkonsum zu reduzieren, sonst wird sich Ihre Blase nicht so gut erholen können.« P: »Dann werde ich es mal probieren. Tabletten vertrage ich nicht so gut.« Ä: »Wir werden nun das Protokoll mal abwarten und weitersehen. Es gibt auch weitere Behandlungsmöglichkeiten, wie z. B. Botox in die Blase zu spritzen, um die Blasenüberaktivität zu reduzieren.« P: »So viele Möglichkeiten gibt es?« Ä: »Ja, aber es kommt entscheidend auf Ihre Mitwirkung an! Haben Sie dazu noch Fragen?« P: »Nein.«	Der Patientin wird dargelegt, dass es Behandlungsmöglichkeiten für ihr Problem gibt. Die weiteren Schritte werden ihr erläutert.
Gesprächsabschluss	Ä: »»Gibt es im Augenblick noch etwas, was wir nicht besprochen haben und was Ihnen jetzt noch wichtig ist?« P: »Nein, mir fällt nichts mehr ein.«	

Gesprächs-verlauf	Gesprächssituation	Handlungsdimension
	Ä: »Gut, dann würde ich mit Ihnen gerne nochmals einen Termin in 10 Tagen vereinbaren zur Blasendruckmessung. Es wäre wichtig, wenn Sie das Protokoll ausfüllen und zum Termin mitbringen. Ich bin zuversichtlich, dass wir Ihre Beschwerden verbessern können und das gemeinsam gut in den Griff bekommen.« P: »Ja, das werde ich machen. Auf Wiedersehen, Frau Dr. Maleika, bis in 10 Tagen.« Ä: »Auf Wiedersehen, Frau Müller!«	

Worauf Sie achten sollten!

- Die Ärztin soll rasch eine vertrauensvolle Gesprächsatmosphäre schaffen. Sie macht klar, dass eine medizinische Notwendigkeit zum Tabubruch besteht. Durch Ich-Botschaften und Verallgemeinerungen soll die Patientin ermutigt werden, möglichst konkret über ihr Problem zu sprechen.
- Sie sollte Informationen über die Entstehung ihrer Beschwerden bekommen haben und motiviert sein, selber etwas zur konservativen Behandlung beizutragen.
- Sie sollte über die Perspektive ggfs. weiterer medikamentöser und operativer Behandlungsalternativen informiert sein.
- Die Patientin soll das Gespräch mit dem Gefühl verlassen, dass sie einen kompetenten Ansprechpartner gefunden und Vertrauen in den weiteren Behandlungsablauf hat.

Merke
Trotz des Tabuthemas gilt es, genau nachzufragen. Es hilft, einen strukturierten Gesprächsleitfaden sowie ein Anamneseschema im Kopf zu haben.
Da auch eine Verhaltensänderung der Patientin eine Verbesserung bewirken kann, muss auf diese benannt werden und die Kooperation eingefordert werden.

Teil V

Literatur

[1] Robert Koch Institut – Statistisches Bundesamt. Harninkontinenz. Gesundheitsberichterstattung des Bundes, Heft 39. 2007.

19.3   Das kenne ich schon – ist ja immer so
Gesellschaftliche Stigmatisierungsprozesse, soziokulturelle Diversität

Leyla Güzelsoy

Lernziele nach NKLM 14c

5.2.3 Gesellschaftliche Stigmatisierungsprozesse in ihren Auswirkungen auf Gesundheit und Krankheit und Behinderung berücksichtigen.
5.2.4 Sich Wissen über soziokulturelle Diversität aneignen und dabei kritisch gegenüber Vereinfachungen bleiben (Kulturalisierung vermeiden).

Fallvignette
Die 19-jährige Frau Yedigönül wird in der 14. (Schwangerschaftswoche (SSW) an Heiligabend aufgrund starken Erbrechens in der Notaufnahme vorstellig. Sie gibt an, dass sowohl Nahrungsaufnahme als auch Trinken seit 10 Tagen zu einem sofortigen Erbrechen führen. Aufgrund der Stärke der Symptomatik sowie einem starken Leidensdruck wird die Patientin gynäkologisch stationär aufgenommen.
Die muslimische Patientin (trägt ein Kopftuch) spricht wenig deutsch, der 25-jährige, in Deutschland aufgewachsene Ehemann übersetzt während des Gesprächs und gibt an, dass seine Frau vor einem halben Jahr nach der Heirat aus Nordzypern nach Deutschland emigriert sei, seit 3 Jahren einen Deutschkurs absolviere, aber Deutsch eben nicht ihre Muttersprache sei. Des Weiteren teilt er mit, dass es sich um ein Wunschkind handelt, die Ehe harmonisch sei und sie auch keinerlei andere Probleme hätten. Er arbeitet als orthopädischer Schuhmacher im väterlichen Familienbetrieb, seine Frau führe aktuell ihren Sprachkurs in Deutschland fort.
Auf Station wird von der behandelnden Ärztin am dritten Tag ein psychosomatisches Konsil mit folgender Fragestellung angefordert: »Auffällige, sehr schwierige Patientin mit Hyperemesis gravidarum. Unreife Persönlichkeit mit Angst vor Überforderung? Deutlich älterer Ehemann (Zwangsheirat?)«
Im psychotherapeutischen Liaisongespräch geben die anwesenden Pflegenden an, dass es sich um ein sehr schwieriges Paar mit einem sehr fordernden und vorwürfigen Duktus handelte. Der Ehemann würde erwarten, dass ständig nach seiner Ehefrau geschaut werde. Die Patientin selbst leide sehr offensiv, weine immer wieder. Dies sei schwer zu verstehen, gerade im Vergleich zu der Patientin im Nebenzimmer, die trotz Hammerchemotherapie Übelkeit und Erbrechen vorbildlich auszuhalten vermöge.
[▶ NKLM-Kapitel 20: Blässe (20.22), Risikoschwangerschaft/Schwangerschaftsprobleme (20.79), Schwangerschaft (20.90), Stimmungsschwankungen (20.102), Übelkeit/Erbrechen (20.110), Unter- Fehl- und Mangelernährung (20.111)]

Informationen zum Krankheitsbild

Hintergrund: Hyperemesis gravidarum (HG)
Labor: Ph-Wert erniedrigt (7,36), Kalium erniedrigt (3,3 mmol/l), Natrium erniedrigt (133 mmol/l), Kalzium erhöht (2,8 mmol/l), Hb erniedrigt (10,7 g/dl), Serum-Ferritin erniedrigt (< 12 ng/ml).

Im Urin (10 ml) sind Azeton, Eiweiß, Urobilinogen sowie Porphyrin erhöht, HCG entsprechend der Gestationswoche.

Sonografischer und gynäkologischer Befund: Hinweis auf einen zeitgerechten Schwangerschaftsverlauf.

Klinischer Verlauf:

- Bei Aufnahme: Atemgeruch erinnert an überreifes Obst. Klinisch fallen eine Blässe der Schleimhäute sowie eine Untergewichtigkeit auf (BMI 17,6).
- Der Verdacht einer Ketoazidose sowie einer Anämie bestätigen sich laborchemisch (s. o.).
- Verzicht auf orale Nahrungsaufnahme, i.v.-Substitution von Flüssigkeit und Elektrolyten (mind. 3000 ml/d). Gabe von Kohlenhydrat- und Aminosäurelösungen (rund 10 000 kJ/d)
- Anhaltende Übelkeit und Erbrechen
- Gabe von Antiemetika (Metoclopramid 5 – 10 mg i.v.) sowie Diazepam
- Intravenöse Eisentherapie
- Nahrungsaufbau gelingt trotz mehreren Versuchen nicht (Zwieback und Ingwertee)
- Ständige Übelkeit und Erbrechen
- Patientin ist sehr verzweifelt und äußert gegenüber einer Pflegenden, dass sie die Schwangerschaft abbrechen wolle.

Psychosomatisches Konsil:

- Das zweizeitige Gespräch erfolgt an zwei aufeinanderfolgenden Tagen, zunächst mit der Patientin, dann gemeinsam mit dem Partner.
- Sowohl Ehemann als auch Patientin sind sichtlich erschüttert, weil sie beide den Eindruck haben, dass das behandelnde Team große Vorurteile habe und sie in eine »Schublade gesteckt habe«. Es ist beiden sehr wichtig, dass die Symptome echt seien und als körperlich sehr beeinträchtigend erlebt würden. So sei der Patientin mehrfach von einer Krankenschwester mitgeteilt worden, dass sie froh sein solle, ein Kind zu bekommen, anstatt so zu leiden, sie solle sich doch nicht so anstellen und dankbar sein. Dies sei für sie besonders schlimm, da auch Freundinnen ihre Symptome mit den Kommentaren, dass das Einbildung sei oder in der Schwangerschaft dazu gehöre, banalisieren würden.
- Die behandelnde Ärztin habe ein Blitzgespräch unter Zeitdruck geführt, dabei kaum Fragen gestellt, die Patientin nicht direkt angesprochen und ständig auf die Uhr geblickt.
- Keine Hinweise auf einen möglichen Partnerschaftskonflikt oder einer unbewussten Ablehnung des Kindes. Es handelt sich um ein Wunschkind. Aufgrund der ausgeprägten Symptomlast habe die Patientin die Äußerung nach Schwangerschaftsabbruch getätigt. Sie habe schlichtweg Angst mit dieser heftigen Symptomatik die Schwangerschaft nicht zu überleben. Das Paar habe sich vor vier Jahren während eines Urlaubes des Mannes in Nordzypern kennengelernt. Seitdem regelmäßige Kontakte und Liebesheirat vor einem halben Jahr.
- Die Deutschkenntnisse der Patientin erweisen sich als so gut, dass ein therapeutisches Gespräch auch ohne Dolmetscherin möglich ist (Sprachkurs seit 3 Jahren).
- Keine sozioökonomischen Belastungsfaktoren.
- Patientin gibt an, dass schon die eigene Mutter sowie beide ältere Schwestern unter einer ausgeprägten Hyperemesis bis weit ins zweite Trimenon hinein gelitten hätten.
- Patientin ist verängstigt und verunsichert aufgrund der Stärke der Symptome, zeigt sich aber nach stützenden psychotherapeutischen Gesprächen und Entspannungsverfahren deutlich entlastet.
- Kontinuierliche psychosomatische Betreuung zur emotionalen Stützung während des Aufenthaltes von 10 Tagen.

[▶ NKLM-Kapitel 21: Störungen des Elektrolyt- und Flüssigkeitshaushaltes (21.03.19), Anämien (21.2.5.21)]

Teil V

Fakten zur Hyperemesis gravidarum

- In der Frühschwangerschaft stellt die Hyperemesis gravidarum die häufigste Ursache einer Hospitalisation dar [1, 11].
- Zwischen 50 bis 90 % aller Schwangeren zeigen während der Schwangerschaft Symptome von Übelkeit und Erbrechen unterschiedlichen Ausprägungsgrades, die am Ende der 20. SSW oft sistieren. Bei rund 20 % der Betroffenen halten die Symptome bis zum Ende der Gravidität an [1, 7, 11].
- Die Pathogenese ist nach wie vor nicht eindeutig geklärt, eine psychosomatische Komponente wird angenommen, sodass psychosoziale Faktoren berücksichtigt und anamnestisch erfragt werden müssen [1, 11]. Besonders gefährdet scheinen Frauen mit einer psychiatrischen Anamnese im Erwachsenenalter [6]. Somit kann postuliert werden, dass die Ursachen multifaktorieller Genese sind und ein Zusammenspiel aus körperlichen, psychischen und sozialen Faktoren darstellen.
- Der schlechte Ernährungszustand der Mutter geht mit einem erniedrigten Geburtsgewicht sowie der Gefahr einer Frühgeburt einher [11].
- Genetische Disposition zur Entwicklung einer Hyperemesis: 3 % aller Frauen, deren Mutter in der Schwangerschaft ebenfalls unter einer Hyperemesis gravidarum litten, entwickeln in der Schwangerschaft dies ebenfalls [11].
- Die Thalidomid-Tragödie der 1950er-Jahre kann als ein Schlüsselerlebnis für den Umgang der Ärzteschaft mit Schwangerschaftsübelkeit und -erbrechen betrachtet werden. Thalidomid wurde nicht nur als Schlaf-, sondern auch primär als Mittel gegen Schwangerschaftsübelkeit verabreicht. Die sich daraus jahrelang fest etablierte Einstellung bestand darin, dass diese Symptome zu ertragen seien und keine Medikation verschrieben werden sollte [3].

Definition

Eine **Hyperemesis gravidarum** (= unstillbares Erbrechen während der Schwangerschaft) liegt vor, wenn die Schwangere fünfmal am Tag oder häufiger erbricht, keinerlei Nahrung oder Flüssigkeit behalten werden kann, das Erbrechen auch bei nüchternem Magen anhält oder es aufgrund dessen zu einer Gewichtsabnahme von über 5 % kommt.
Abzugrenzen ist diese von dem häufig vorkommenden Schwangerschaftserbrechen, der Emesis gravidarum.

19.3.1 Einführung

Schwangerschaft und Geburt sind im Leben von Frauen Schwellenereignisse. Die vielen damit verbundenen Veränderungen beeinflussen sowohl ihre Psyche als auch ihre Normwerte. Es kann festgehalten werden, dass ein möglicher psychosomatischer Aspekt der HG durchaus einen nicht zu unterschätzenden Stellenwert in den differenzialdiagnostischen Erwägungen hat. Zudem erfüllt die Patientin einige Risikofaktoren wie junges Alter und Migrationsgeschichte [2, 5]. Psychosoziale Belastungsfaktoren sind im Kontext von Flucht und Migration signifikant häufiger zu beobachten. Angefangen bei finanzieller Unsicherheit über Ungewissheit des Aufenthaltsstatus bis hin zu Heimweh können werdende Mütter mit besonderen Herausforderungen konfrontiert sein. Somit ist der Auftrag an den Konsiliardienst der Klinik für psychosomatische Medizin zunächst richtig und gut.

Allerdings ist es schwer, sich des Eindrucks zu erwähnen, dass die Patientin nicht als Individuum, sondern vielmehr als eine Vertreterin einer Ethnie, Religionsgemeinschaft oder einer fremden Kultur wahrgenommen wurde. Vorurteile und Halbwissen ▶ Tab. 19-3) spiegeln sich in der Konsilanfrage wider, die sich nach Aussage der behandelnden Ärztin primär auf Beobachtungen der Pflegenden begründeten. Die Annahme, dass die Patientin selbst wenig Deutsch spricht, spielt hierbei sicher eine zusätzliche und nicht zu unterschätzende Rolle. Zudem übernahm der Ehemann das Dolmetschen, sodass immer eine Unsicherheit blieb, ob dieser auch richtig transferiert. Dadurch wurden die sprachlichen Kompetenzen der Patientin selbst nicht mehr evaluiert. Hinzu kommen mangelnde Zeitressourcen bei einem ausgedünnten Dienstplan über die Feiertage. Dennoch kann konstatiert werden, dass bei der Anmerkung, der Ehemann sei deutlich älter, der Altersunterschied von 6 Jahren nicht wirklich relevant ist.

Tab. 19-3 Folgende Stigmata finden sich in diesem Fallbeispiel wieder:

Augenmerk	Stigma
Hyperemesis gravidarum (HG)	Es müssen psychosoziale Faktoren vorhanden sein.
Hoher Leidensdruck aufgrund HG	Patientin sollte sich dankbar zeigen, da sie nur schwanger und nicht krank ist.
Kopftuch	Religiöser Zwang, unterdrückte Frau, Zwangsheirat
Junge Mutter	Unreife Persönlichkeit, nicht geeignet zur Mutterschaft
Schlechte Sprachkenntnisse	Niedriger Bildungsstand

Mögliche Folgen von Stigmatisierungsprozessen sollten gegenwärtig sein:
- Betroffene, die ein diskreditierendes Merkmal tragen, können dieses selbst verinnerlichen (Selbststigmatisierung) und die stereotypen Zuschreibungen für sich übernehmen.
- Betroffene versuchen oft, das Stigma zu korrigieren, indem sie beispielsweise mehr Leistung zeigen, sich übermäßig anpassen oder es zu relativieren versuchen, indem sie die Mängel der anderen aufzuzeigen versuchen.
- Folgen von Stigmatisierung sind oft Benachteiligungen bzw. Diskriminierung.
- Verunsicherung in der sozialen Interaktion auf beiden Seiten.

Teil V

19.3.2 Darstellung einer gelungenen Arzt-Patienten-Kommunikation

In diesem Fallbeispiel zeigen sich mehrere Ebenen gesellschaftlicher Stigmatisierungsprozesse, die es zu beachten gibt.

Die eine Ebene betrifft im Allgemeinen den Umgang mit Patientinnen mit dem Krankheitsbild der HG. Studien weisen darauf hin, dass Patientinnen mit diesem Krankheitsbild oft vom behandelnden Team als schwierig wahrgenommen werden [10], die Patientinnen deutlich weniger Fürsorge vonseiten der Pflegenden erhalten und auch weniger mit ihnen kommuniziert wird [8, 10]. Diese beschriebenen Aspekte gelten ebenfalls für viele andere Erkrankungen aus dem Umkreis somatoformer Störungen, bei deren Kommunikation eine besondere Sensibilität und ein guter Umgang mit den Emotionen der Patientinnen erforderlich sind. In diesem Fallbeispiel ist die Anfrage an den psychosomatischen Konsiliardienst als gut und richtig zu werten, da die Einschätzungen des Teams somit fachlich abgeklärt werden konnten.

Eine weitere Ebene betrifft die Ethnisierung der Patientin, die eine plausible Erklärung aber auch Rechtfertigung für die professionellen Unsicherheiten des Teams darstellt. Allein aufgrund des Aktenstudiums und der in der Notaufnahme erhobenen biografischen Anamnese scheint auf Station geschlussfolgert worden zu sein, dass die Patientin, die ein Kopftuch trägt und erst seit einem halben Jahr in Deutschland lebt, über keine Sprachkompetenzen verfügen könne. Dies scheint in der Folge dazu geführt zu haben, dass der Mangel an Sprachkompetenz als Faktum gesetzt wurde und eine diesbezügliche Evaluation ausblieb. Wenn diese falsche Annahme sich nicht etabliert hätte, hätte festgestellt werden können, dass die Sprachkompetenzen der Patientin durchaus ausreichend für die Einschätzung psychosozialer sowie paardynamischer Belastungsfaktoren gewesen wären.

Sprachprobleme sind gerade unter Geflüchteten und der sogenannten Gastarbeiterinnengeneration weit verbreitet, dies führt regelmäßig zu kommunikativen Hürden. Aber die im Fallbeispiel beschriebene Patientin lernt seit vier Jahren erfolgreich Deutsch, sodass sie von einem verhaltenstherapeutischen Therapiekonzept sehr gut profitieren konnte. Die Frage nach professionellen Dolmetscherinnen ergab sich im weiteren Verlauf nicht (▶ Kap. 20.2). Es ist zu konstatieren, dass aufgrund dieser Annahmen der echte Versuch eines Arzt-Patienten-Gespräches nicht wirklich erfolgt ist. Ein Gespräch das nicht stattgefunden hat, wird von Patientinnen deutlich stärker kritisiert als ein dysfunktionales. Aufgrund dessen ist es immer zu empfehlen, dass Sie sich ein eigenes Bild machen, Einschätzungen bzw. Annahmen anderer Teammitglieder nicht ungefragt übernehmen und es nach Möglichkeit vermeiden, eigenen Vorannahmen folgend, Patientinnen aufgrund äußerer Merkmale zu klassifizieren.

Erworbene Sprachkompetenzen folgen keiner zeitlichen Regel, wir werden Menschen finden, die binnen weniger Monate deutlich bessere Sprachkenntnisse erwerben als andere, die schon seit Jahren eine Sprache zu erlernen versuchen und umgekehrt. Selbst bei mangelnder Sprachkompetenz der Patientin und ihres Ehemannes gäbe es für die aufmerksame Beobachterin Möglichkeiten zu erkennen, dass das Paar auf non- und paraverbaler Ebene sich liebevoll zugewandt zeigt (▶ Kap. 2.3): Während des Konsiliargespräches erbricht die Patientin in die Nierenschale, die ihr der Partner hält. Sie hält dabei seine freie Hand und als er ihr im Anschluss vorsichtig den Mund tupft, lächelt sie ihn dankbar an, hält dabei den Augenkontakt und lässt sich die Haare aus dem Gesicht streichen. Die Fürsorge des Mannes wird von der Patientin mit einem hohen Maß an Vertrautheit und Selbstverständnis angenommen, was bei einer dysfunktionalen Paardynamik schlecht vorstellbar wäre. Als Letztes ist die kostbare Ressource Zeit ein weiterer Prädiktor für gelungene Kommunikation. Das mehrfache Auf-die-Uhr-Blicken der Ärztin erzeugte bei dem Ehepaar den Eindruck von Gehetztheit und Mangel an Interesse bzw. Achtsamkeit. Eine Wanduhr hinter dem Paar, im Blickfeld der Ärztin, könnte diesen Eindruck verhindern.

Was ist wichtig?

Bei Gesprächen mit vermeintlich schwierigen Patientinnen und deren Angehörigen sollten wir uns zunächst über unsere eigenen stereotypen Annahmen und Vorurteile bewusst sein. Es ist dann im nächsten Schritt von besonderer Bedeutung, gesprächsfördernde Faktoren zu nutzen.

Hierzu zählen:
- Einen ungestörten Gesprächsrahmen wählen (kein Telefon, kein Durchgangsraum)
- Augenkontakt herstellen, Sichtbarrieren vermeiden
- Augenhöhe
- Deutlich sprechen, auch für Laien verständliche Sprache, Grafiken und Bilder verwenden
- Einsatz von Gestik und Mimik, auf nonverbale Zeichen achten

---

Definition

Stigma, aus dem Griechischen: Zeichen-, Wund-, Brand- oder Stichmal. Ein körperliches Zeichen, eine Gruppenzugehörigkeit bzw. eine Persönlichkeitseigenschaft, die dazu bestimmt waren, etwas Ungewöhnliches über den Träger zu offenbaren.
Menschen, die ein solches Auffälligkeitsmerkmal tragen, laufen potenziell Gefahr durch andere abgewertet zu werden. Ausgangspunkt möglicher Stigmatisierungsprozesse stellen oft Stereotype dar. Unter Stereotyp können verallgemeinernde Muster zur Beurteilung von Personen verstanden werden. Stereotype Zuordnungen wiederum können in einem unumstößlichen Vorurteil münden.

Evidenz

- Bei aller Notwendigkeit einer Sensibilisierung von Mitarbeiterinnen des Gesundheitswesens auf die besonderen Bedürfnisse von Migrantinnen sollte auf den daraus resultierenden möglichen Stigmatisierungsprozessen ein besonderes Augenmerk liegen.

- Deshalb ist es notwendig, sich eigener pauschaler Zuschreibungen und Stereotypisierungen bewusst zu sein.
- Professionelles Handeln sollte sich primär an den individuellen Bedürfnissen von Patientinnen und nicht an kulturellen Zuschreibungen orientieren, ohne psychosoziale Determinanten und soziale Einflüsse in den verschiedenen Lebensabschnitten zu vernachlässigen.
- Dies gilt auch für Patientinnen bei Erkrankungen mit einer hohen psychosomatischen Komponente.

Worauf Sie achten sollten!

- Versuchen Sie, auf den Begriff der »schwierigen Patientin« zu verzichten, da dies als Etikett haften bleibt und der Dynamik der Behandlungsbeziehung nicht gerecht wird sowie stereotype Zuordnungen zu Vorurteilen zementieren kann.
- Zeit ist das, was wir daraus machen. Vermeiden Sie es, Ihre innere Gehetztheit Patientinnen zu zeigen: Blicken Sie nicht auf die Uhr, setzen Sie sich für das Gespräch hin, halten Sie den Blickkontakt aufrecht, wenden Sie Ihr Gesicht dem anderen zu und sprechen Sie direkt zu Patientinnen. Durch diese Maßnahmen wird die verwandte Zeit subjektiv als deutlich länger wahrgenommen.

Merke

Erkrankungen multifaktorieller Genese, bei denen eine psychosomatische Komponente angenommen wird, wie auch bei der HG, bedürfen der besonderen Kommunikation. Viele Patientinnen, bei denen als primäre Ursache auf die psychosomatische Störung verwiesen wird, fühlen sich oft nicht ernst genommen und stigmatisiert.
Das Kommunikations- und Beziehungsverhältnis zu Migrantinnen ist bei vorurteilsfreiem Umgang durch das behandelnde Team nicht schlechter als bei anderen Patientinnen.

Literatur

[1] Aksoy H, Aksoy Ü, Karadag ÖI et al. Depression levels in patients with hyperemesis gravidarum: a prospective case-control study. SpringerPlus 2015; 4: 34.
[2] Borde DM, Siedentopf F. Do immigration and acculturation have an impact on hyperemesis gravidarum? Results of a study in Berlin/Germany. J Psychosom Obstet Gynaecol 2012; 33(2): 78–84.
[3] Dean C. Does the historical stigma of hyperemesis gravidarum impact health care professionals'attitudes towards and treatment of women with the condition today? A review of recent literature. MIDIRS Midwifery Digest 2016; 26(2): 186–93.
[4] Eckman M, Eser Davolio M (Hrsg.). Grundlagen eines pädagogischen Ansatzes. In: Rassismus angehen statt übergehen. Zürich: Pestalozzianum 2003; 13–23.
[5] Mc Carthy F, Lutomski, JE, Greene RA. Hyperemesis gravidarum: current perspectives. Int J Woman's Health 2014: 6.
[6] Mullin PM, Bray A, Shoenberger F, et al. Prenatal exposure to hyperemesis gravidarum linked to increased risk of psychological and behavioral disorders in adulthood. J Dev Origins Health Dis. 2011; 2: 200–204.
[7] Mylonas I, Gingelmaier A, Kainer F. Erbrechen in der Schwangerschaft, Übersichtsarbeit. Dtsch Arztebl 2007; 104(25).
[8] Power Z, Thomson AM, Watermann: Understanding the stigma of hyperemesis gravidarum: qualitative findings from an action research study. Birth 2010; 37(3): 237–44.

[9] Schleußer E. Drohende Frühgeburt: Prävention, Diagnostik und Therapie. Dtsch Arztebl 2013; 110(13): 227–36.

[10] Sykes C, Swallow B, Gadsby R et al. Seeking medical help for nausea and vomiting in pregnancy and vomiting in pregnancy and hyperemesis gravidarum in primary care. MIDIRS Midwifery Digest 2013; 23(3): 321–26.

[11] Vikanes A, Skjaerven R, Gunnes N et al. Recurrence of hyperemesis gravidarum across generations: population based cohort study. BMJ 2010; 340: c2050.

19.4 Andere Länder, andere Sitten … erkennen, verstehen und deuten

Kultursensible Kommunikation

Stefanie Merse

Lernziel nach NKLM 14c

5.2.5 Strategien zur kultursensiblen Kommunikation anwenden.

Fallvignette

Herr Zoloo ist ein 38-jähriger Fliesenleger aus Osteuropa. Er hatte seit einigen Monaten Husten. Wegen einer behandlungswürdigen offenen Tuberkulose wird er seit 5 Wochen stationär auf der Infektionsstation behandelt. Jetzt, wo die Therapie greift, möchte er gerne bald entlassen werden.

Als diensthabende Ärztin wird Ihnen übergeben, dass Herrn Zoloo mit der offenen Tuberkulose bereits seit 5 Wochen mit einer dreifach-tuberkulostatischen Therapie behandelt wird. Die mikrobiologischen Befunde liegen bereits vor. Zwei Sputumkontrollen sind schon tuberkelfrei. Jetzt muss nur noch ein dritter negativer Abstrich in der Serie abgewartet werden. Sie betreten in Schutzkleidung (Kittel, Haube, FFP3-Mundschutz und Handschuhen) das Patientenzimmer.

Die Befundübermittlung gestaltet sich durch die sprachlichen Barrieren sehr schwierig. Eine direkte Kommunikation mit dem Patienten ist deutlich eingeschränkt möglich. Da Sie nur partiell über eine gemeinsame Sprache verfügen, wird ein Dolmetscher zur Befund- und Therapievermittlung hinzugezogen.

Der Patient spricht sehr wenig Deutsch und versteht ansatzweise die deutsche Alltagssprache. Sie selber verfügen über wenig praktische Erfahrung mit einem fremdsprachigen Patienten. Mit einem Dolmetscher haben Sie bisher noch nie gearbeitet.

[▶ NKLM-Kapitel 20: Labor- oder technische Untersuchungen als Therapie- oder Nebenwirkungskontrolle (20.59)]

Informationen zum Krankheitsbild

Hintergrund: Offene Lungentuberkulose
Diagnostik: Röntgen, Thorax in 2 Ebenen, CT-Thorax
Histologie: Mikrobiologischer Nachweis der säurefesten Stäbchen, Tuberculinum

Übertragung: Über Tröpfchenkerne, welche durch Patienten mit offener Tuberkulose beim Husten und Niesen freigesetzt werden. Für eine Übertragung ist längerer Aufenthalt von mehreren Stunden im gleichen Raum erforderlich.

[► NKLM-Kapitel 21: Pulmonale und extrapulmonale Tuberkulose (21.1.4.14)]

Fakten zur Tuberkulose

- Häufig bestehen keine charakteristischen Beschwerden. Leitsymptom der Lungentuberkulose ist Husten mit oder ohne Auswurf, wobei dieser, wenn auch nur in seltenen Fällen, blutig sein kann. Jeder länger als drei Wochen bestehende Husten sollte daher unbedingt ärztlich untersucht werden.
- Gelegentlich kommt es zu Brustschmerzen und Atemnot.
- Bei blutigem Auswurf ist eine sofortige Abklärung erforderlich.
- Mögliche weitere Allgemeinsymptome sind Einschränkungen des Allgemeinbefindens, Appetitmangel, Gewichtsabnahme, leichtes Fieber, vermehrtes Schwitzen (besonders nachts), Müdigkeit, allgemeine Schwäche oder Zeichen ähnlich denen eines grippalen Infektes.
- In Deutschland lag die Inzidenz 2015 bundesweit bei 7,3 Fällen pro 100 000 Einwohner. In Bremen, Berlin und Hamburg lag die Inzidenz im gleichen Zeitraum bei 11 Fällen pro 100 000 Einwohner.
- In Deutschland erkrankten 2016, gemäß an das Robert Koch Institut (RKI) übermittelter Meldedaten, 5915 Menschen an Tuberkulose. Die Fallzahl ist nahezu identisch mit jener von 2015 (5852 Fälle), allerdings deutlich höher als die Fallzahlen in den Jahren zuvor (2014: 4526 Fälle). [Datenstand 1. März 2017]) [1]
- S2k-Leitlinie: Tuberkulose im Erwachsenenalter [2].
- https://www.rki.de/DE/Content/Infekt/EpidBull/Merkblaetter/Ratgeber_Tuberkulose.html [1]
- Mehrsprache Patientenaufklärungen: www.explaintb.org [20]

Definition

Fremdsprachige Therapie- und Befundübermittlung: Das Robert Koch Institut (RKI) weist in seinem Epidemiologischen Bulletin Nr. 11/12 16. März 2017 [3] auf die neuen, gemeinsam mit einer Vielzahl von medizinischen Fachgesellschaften erarbeiteten AWMF-Leitlinien »Tuberkulose im Erwachsenenalter« zur Diagnostik, Therapie, Chemoprävention und Chemoprophylaxe der Tuberkulose hin. Das Merkblatt zur Tuberkulose des Deutschen Zentralkomitees zur Bekämpfung der Tuberkulose (DZK) ist in sieben Sprachen als PDF hinterlegt [4].

Das von der WHO empfohlene, weltweit gültige standardisierte Therapieschema bei Erstinfektion beinhaltet Isoniazid (H) und Rifampicin (R) über 6 Monate und Ethambutol (E) und Pyrazinamid (Z) über 2 Monate: Die Medikamente sind täglich und überwacht zu verabreichen, solange Rifampicin bei der Therapie verwendet wird [5, 6].

19.4.1 Einführung

Kommunikation ist nicht gleich Kommunikation. Es gibt vielfältige kulturspezifische Unterschiede, welche die Kommunikation maßgeblich beeinflussen.

Im klinischen Alltag ist folgende Konstellation immer häufiger anzutreffen:
- Sowohl das medizinische Personal, Ärztinnen als auch Pflegende, stammen

aus verschiedenen Ländern und die zu behandelnde Person stammt aus einem weiteren Land.

- In dieser Konstellation treffen mehr als drei unterschiedliche Nationalitäten, Kulturen, Sprachen und Religionen aufeinander.
- Die unterschiedlichen (landestypischen kulturellen und religiösen) Prägungen beeinflussen die Kommunikation dabei wesentlich. Hinzu kommen oftmals sehr divergente Bildungs- und Sprachniveaus. Alle aufgenommenen verbalen und nonverbalen Eindrücke werden mit dem eigenen immanenten Bezugsrahmen wahrgenommen, abgeglichen, eingeordnet und bewertet.
- Der eigene immanente Bezugsrahmen ist bei jedem Individuum im Detail unterschiedlich ausgeprägt [7]. Gemeinsam sind übergreifend vermittelte und tief verankerte Werte und Normen. Daraus ergibt sich ein grober Anhaltspunkt für Prägungen bei Personen, welche aus dem gleichen Lebensraum, aus dem gleichen Kulturkreis stammen und über eine gemeinsame Sprache und evtl. eine gleiche Religionszugehörigkeit verfügen.

Exkurs

Eine Person aus dem norddeutschen Raum mit hanseatischer Kultur und protestantischer Prägung unterscheidet sich in ihrem immanenten Bezugsrahmen von einer Person aus dem süddeutschen Raum mit bayrischer Kultur und katholischer Prägung, obwohl beide über die gleiche Nationalität, eine gemeinsame Sprache und ähnlichen Bildungsstand verfügen.
Auch die immanenten Bezugsrahmen von Personen aus einem afrikanischen, amerikanischen, asiatischen oder europäischen Land mit ländlicher Kultur und gleicher religiöser Prägung unterscheiden sich erheblich voneinander.

Wie eine große »Blackbox« sind diese (landestypischen, kulturellen und religiösen) Prägungen der Gesprächspartnerin völlig unbekannt. Gleichzeitig wird jede Art der verbalen und nonverbalen Kommunikation dadurch maßgeblich beeinflusst. Eine Sensibilisierung für den eigenen immanenten Bezugsrahmen und für die Gesprächspartnerin ist eine wichtige Voraussetzung für das Gelingen von Kommunikation.

Kommunikation setzt sich aus verschiedenen Anteilen zusammen. Dazu gehören die verbale, nonverbale und paraverbale Kommunikation. Diese weisen kulturelle Spezifikationen auf.

Evidenz

Nonverbale Kommunikation und Kultur sind für die Gesundheitsversorgung essenziell und sollen laut Einschätzung der Autorinnen einer Querschnittstudie aus 2017 integraler Teil der Ausbildung in Gesundheitsberufen sein [8].
Ein Curriculum der Interkulturellen Kompetenz in der klinischen Praxis wird von den Autorinnen Grützmann, Rose und Peters befürwortet, um eine professionelle kultursensible Gesundheitsversorgung zu entwickeln und zu verstetigen [9].
Eine Auswahl von Lehrwerke zur Interkulturellen Kommunikation zeigen [10, 11].

19.4.2 Wichtige Aspekte der Kommunikation

Verbale Kommunikation

Rund 7 % der Informationen werden unmittelbar über die verwendete Sprache vermittelt [12]. Dabei spielt die Auswahl der Worte eine bedeutende Rolle. Verfügen alle an der Kommunikation beteiligten Personen über den gleichen Wortschatz und über z. B. eine gemeinsame Fachsprache? Sind gleiche Begriffe auch mit der gleichen Bedeutung hinterlegt?

Exkurs

Das alte Kinderspiel »Teekesselchen« hat diese doppelte oder gar dreideutige Wortsemantik zum Inhalt (Polyseme und Homonyme). Dabei gilt es, die Worte anhand von Umschreibungen herauszufinden [13].

Auch in der Fachsprache Medizin sind viele Abkürzungen mit mehreren Bedeutungen in verschiedenen Fachdisziplinen hinterlegt. Beispielsweise kann ein »HI« in der Kardiologie einen Herzinfarkt oder eine Herzinsuffizienz bedeuten und in der Allergologie eine Histaminintoleranz. Eine Begriffsklärung auch innerhalb der Medizin zwischen den verschiedenen Fachbereichen trägt dazu bei, Missverständnisse zu vermeiden.

In der Meteorologie beispielsweise ist der »HI« eindeutig der Hitzeindex, ein Maß zur Beschreibung der gefühlten Temperatur.

Nonverbale Kommunikation

Der größte Anteil der Kommunikation wird nonverbal vermittelt. Daran sind maßgeblich die Körperhaltung, die Mimik und die Gestik beteiligt [14] (▶ Kap. 2.3).

Mimik

Durch Mimik werden Emotionen nonverbal übermittelt. Dabei ist die Übereinstimmung im mimischen Ausdruck bei Menschen innerhalb einer Kultur fast völlig identisch. Zwischen verschiedenen Kulturen scheint es jedoch Unterschiede zu geben. Bereits 1986 wurde gezeigt, dass sich sechs »Basisemotionen« unterscheiden lassen (Freude, Trauer, Furcht, Ärger, Überraschung, Ekel, manchmal noch zusätzlich Verachtung). Diese Basisemotionen werden unabhängig vom kulturellen und sprachlichen Hintergrund von allen Menschen empfunden und auch erkannt [16, 17].

Neuerdings können mimische Emotionen mittels Computerprogrammen sicher erkannt und auch kulturspezifische Unterschiede herausgefiltert werden [18]. Lächeln ist eine kulturunabhängige Mimik, welche ubiquitär gleich gedeutet wird. Ein Lächeln stellt somit eine universelle Brücke zwischen zwei kommunizierenden Menschen dar.

Handzeichen und ihre Bedeutung

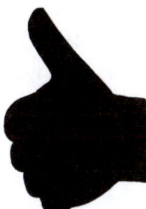

- Deutschland: »Eins« oder »Prima, Top!«
- Indonesien: »Sechs«
- Japan: »Fünf«
- Im mittleren Osten sowie in Teilen von Afrika, Australien: »Obszöne Beleidigung«

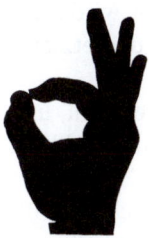

- Äthiopien: »Homosexualität«
- Brasilien: »Du kannst mich mal«
- Deutschland: »Okay«
- Frankreich: »Null«
- Japan: »Geld«
- Mexiko: »Sex«
- USA: »Okay«

Kopfschütteln und seine Bedeutungen

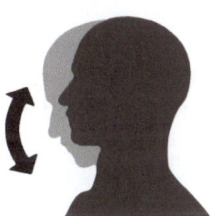

Kopfnicken: oben-unten
- Nord- und Mitteleuropa: **Ja**
- z. B. Bulgarien, Syrien und Griechenland: **Nein**

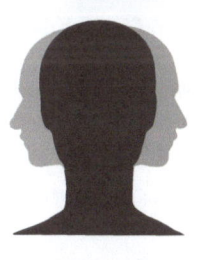

Kopfschütteln: links-rechts
- z. B. Bulgarien, Syrien und Griechenland: **Ja**
- Nord- und Mitteleuropa: **Nein**

Abb. 19-1 Kulturspezifische Unterschiede in der nonverbalen Kommunikation [15]

Blickkontakt

Blickkontakt ist in verschiedenen Kulturen anders ausgeprägt und wird unterschiedlich bewertet. Dadurch entstehen häufig schon initial die ersten Missverständnisse bei der Begrüßung.

Teil V

In Europa gilt der Blickkontakt in der persönlichen und direkten Kommunikation als höflicher und fester Bestandteil einer gelingenden Kommunikation.

Im arabischen Raum gilt das Senken des Blickes als höflich. Direkter Blickkontakt wird als unhöflich bis bedrohlich bewertet. In einigen Regionen gilt die Überzeugung, dass Krankheiten z. B. durch den »bösen Blick« verursacht werden können [19].

Paraverbale Kommunikation

Die Betonung ist in verschiedenen Sprachen divergent ausgeprägt. Dies kann ebenfalls zu Missverständnissen führen. In der deutschen Sprache wird meist die erste Silbe betont. In anderen Sprachen kann die Betonung auf der letzten Silbe des Wortes liegen.

Bei Fragen wird im Deutschen die Stimme am Satzende angehoben, um den Fragecharakter zu unterstreichen. Im osteuropäischen Sprachraum bleibt bei Fragen die Stimme auf einer Tonhöhe (▶ Kap. 2.3).

Dies kann zu Missverständnissen führen, wenn eine Frage durch die fehlende Stimmmodulation nicht als Frage erkannt, sondern als Imperativ aufgefasst wird.

Körperkontakt

Beim Kommunizieren ist der Körperkontakt regional sehr verschieden ausgeprägt. In einigen Regionen und Kulturen wird der Körperkontakt unter Fremden vermieden. In anderen Teilen der Welt wird besonders viel mit den Händen und über Körperkontakt kommuniziert.

Exkurs

Der Körperkontakt gehört beispielsweise in Lateinamerika im Arzt-Patienten-Gespräch dazu. Nicht nur die Ärztin klopft beruhigend auf die Schulter der Patientin, sondern auch die Patientin fasst ihre Ärztin während des Gesprächs z. B. an den Händen an. Der Abstand zwischen den Gesprächspartnerinnen beträgt oft weniger als einen Meter. Damit wird die Distanzschwelle von Europäern deutlich unterschritten, was von diesen als sehr unangenehm empfunden werden kann.

Begrüßungsrituale

Verkompliziert wird die Begrüßung durch die kulturell verschiedenen Begrüßungsrituale. Im europäischen Raum gilt der »Handschlag« mit Blickkontakt als Begrüßungsritual. Im arabischen Raum wird in der Regel der Körperkontakt zwischen Männern und Frauen vermieden. Im asiatischen Raum wird das Begrüßungsritual in Form gegenseitiger Verbeugung durchgeführt. Bei der Verbeugung spiegelt die Tiefe der Verbeugung den gegenseitigen Respekt und den Stand wider. Eine zu tiefe oder zu geringe Verneigung kann zu erheblichen nonverbalen Verständigungsschwierigkeiten führen.

19.4.3 Darstellung einer gelungenen interkulturellen Arzt-Patient-Dolmetscher-Kommunikation

Tab. 19-4 Gesprächsbeispiel zur interkulturellen Arzt-Patient-Dolmetscher-Kommunikation

Gesprächsverlauf	Gesprächssituation
Sie und der Dolmetscher betreten in kompletter Schutzkleidung inclusive Haube und FFP3-Maske das Isolationspatientenzimmer.	Arzt (A): »Guten Tag, Herr Zoloo, mein Name ist XY, ich bin PJ-Student. Ich habe Herrn Zielinski zum Übersetzen mitgebracht.«
	Patient (P): »Gut Tag.«
Der Arzt versteht diese Sprache nicht. Er schaut interessiert zum Dolmetscher.	*Dolmetscher (D) begrüßt den Patienten in seiner Landessprache*
Der Arzt blickt interessiert zum Patienten.	*P: Antwortet*
Der Arzt kommuniziert mit dem Dolmetscher. Der Patient versteht nichts davon.	A: »Herr Zielinski, bitte sagen Sie dem Patienten, dass wir bereits zwei gute Ergebnisse von den Sputumproben haben. Jetzt fehlt nur noch das Ergebnis der dritten Probe.«
Der Arzt blickt interessiert zum Dolmetscher.	D: »Es gibt zwei gute Ergebnisse von den Proben. Eine Probe fehlt noch.«
Der Arzt blickt interessiert zum Patienten.	P: »Kann ich heute nach Hause?«
Dolmetscher-Arzt-Kommunikation	D: »Er fragt, kann er heute nach Hause gehen?«
Dolmetscher-Arzt-Kommunikation. Der Patient versteht nichts davon.	A: »Nein, wir müssen noch auf das Ergebnis der dritten Sputumprobe warten.«
Der Arzt blickt interessiert zum Dolmetscher.	D: »Das Ergebnis der Probe von Sputum drei fehlt noch.«
Patient-Arzt-Kommunikation	P: »Wann Hause gehen?«
	A: »Wenn das dritte Ergebnis auch gut ist. Es kann noch drei Tage dauern.«
Der Arzt blickt interessiert zum Dolmetscher.	D: »Vielleicht in drei Tagen.«
Kommunikatives Missverständnis	P: »Dann bin ich gesund und kann endlich nach Hause.«
Der Arzt blickt interessiert zum Dolmetscher.	D: »Ja, dann können Sie nach Hause.«

Teil V

Tab. 19-4   *Fortsetzung*

Gesprächsverlauf	Gesprächssituation
Dolmetscher-Arzt-Kommunikation *Der Patient versteht nichts davon.*	A: »Es gibt noch etwas zu beachten. Sie müssen die Medikamente genau so weiter nehmen, jeden Tag.«
	D: »Die Medikamente müssen Sie jeden Tag weiternehmen.«
	P: »Wenn ich gesund bin, brauche ich keine Tabletten mehr.«
Dolmetscher-Arzt-Kommunikation *Der Patient versteht nichts davon.*	D: »Er sagt, als Gesunder, braucht er keine Tabletten mehr, oder?«
Dolmetscher-Arzt-Kommunikation *Der Patient versteht nichts davon.*	A: »Die Therapie muss für 6 Monate fortgesetzt werden, ganz konsequent jeden Tag. Das ist Pflicht!«
Der Arzt blickt interessiert zum Patienten.	D: »Die Tabletten sind jeden Tag zu nehmen. 6 Monate. Das ist Vorschrift!«
Der Arzt blickt interessiert zum Patienten.	A: »Das Gesundheitsamt wird das überprüfen. Tuberkulose ist eine meldepflichtige und kontrollbedürftige Erkrankung.«
Dolmetscher-Arzt-Kommunikation. *Der Patient versteht nichts davon.*	D: »Das Amt für Gesundheit prüft das. Tuberkulose wird immer kontrolliert.«
	P: »Wo muss ich melden und kontrollieren lassen?«
Dolmetscher-Arzt-Kommunikation. *Der Patient versteht nichts davon.*	D: »Wie geht das mit der Kontrolle?«
Dolmetscher-Arzt-Kommunikation. *Der Patient versteht nichts davon.*	A: »Das Gesundheitsamt meldet sich bei Ihnen nach der Entlassung.«
	D: »Das Amt für Gesundheit kommt kontrollieren.«
Dolmetscher-Arzt-Kommunikation. *Der Patient versteht nichts davon.*	A: »Haben Sie noch Fragen?«
	D: »Möchten Sie noch etwas wissen?«
	P: »Nein, ich möchte bald nach Hause.«
	D: »Er hat keine Fragen, er will bald nach Hause und nimmt die Tabletten.«

Gesprächsverlauf	Gesprächssituation
Dolmetscher-Arzt-Kommunikation. Der Patient versteht nichts davon.	A: »Prima. Dann werden wir alles schon vorbereiten für die Entlassung.«
	D: »Der Doktor wird die Entlassung vorbereiten.«
	P: »Danke, Doktor.«
Dolmetscher-Arzt-Kommunikation. Der Patient versteht nichts davon.	A: »Danke für das Übersetzen.«
	D: »Danke, wir sind fertig mit Dolmetschen. Gute Besserung und schönen Nachmittag.«
	P: »Danke, Doktor.«
Dolmetscher-Arzt-Kommunikation. Der Patient versteht nichts davon.	A: »Schönen Nachmittag noch.«

Worauf Sie achten sollten!

- Die nonverbale Kommunikation ist mit Haube und Mundschutz sehr erschwert.
- Die Patientin kann nur Ihre Augen sehen.
- Sprechen Sie besonders deutlich und etwas langsamer.
- Verwenden Sie einfache und kurze Sätze (Subjekt, Prädikat, Objekt).
- Verwenden Sie medizinische Alltagssprache.
- Vermeiden Sie die Verwendung von Fachbegriffen.
- Fragen Sie nach, ob die Fakten verstanden wurden. Verwenden Sie dazu offene Fragen.

Merke
Dolmetschregeln beachten (▸ Kap. 20.2)

Literatur

[1] RKI. Tuberkulose RKI-Ratgeber für Ärzte. Robert Koch Institut. 2013. Online verfügbar unter: https://www.rki.de/DE/Content/Infekt/EpidBull/Merkblaetter/Ratgeber_Tuberkulose. html (Abrufdatum: 23.7.2018).

[2] Schaberg T, Bauer T, Brinkmann F, Diel R, Feiterna-Sperling C, Haas W, et al. S2k-Leitlinie. Tuberkulose im Erwachsenenalter. In: Pneumologie 2017; 71(6): 325–97. doi: 10.1055/s-0043-105954.

[3] RKI. Epidemiologisches Bulletin 11/12 2017. Online verfügbar unter: https://www.rki.de/DE/Content/Infekt/EpidBull/Archiv/2017/Ausgaben/11-12_17.pdf?__blob=publicationFile (Abrufdatum: 23.7.2018).

[4] DZK. Deutsches Zentralkomitee zur Bekämpfung von Tuberkulose. Informationsschriften für

Teil V

Patienten. Was man über Tuberkulose wissen sollte. 2014. Online verfügbar unter: http://www1.pneumologie.de/dzk/patientenservice.html (Abrufdatum: 26.7.2018).

[5] DAHW. Deutsche Lepra- und Tuberkulosehilfe. Tuberkulose. https://www.dahw.de/unsere-arbeit/medizinische-soziale-arbeit/tuberkulose/7-therapieschemata-tuberkulose-ist-heilbar. htm (Abrufdatum: 23.7.2018).

[6] Schönfeld N. Tuberkulose bei Geflüchteten – was Sie beachten sollten. Pneumonews 2016; 8(75): 45 – 48.

[7] Clark HH. Using Language. Cambridge: University Press 1996.

[8] Lorié Á, Reinero Diego A, Phillips M, Zhang L, Riess H. Culture and nonverbal expressions of empathy in clinical settings: A systematic review. In: Patient education and counseling 2017; 100 (3), S. 411 – 424. doi: 10.1016/j.pec.2016.09.018.

[9] Grützmann T, Rose C, Peters T. Interkulturelle Kompetenz in der medizinischen Praxis. In: Intercultural competence in medical practice 2012; 24 (4). doi: 10.1007/s00481-012-0223-7.

[10] Broszinsky-Schwabe E. Interkulturelle Kommunikation. Missverständnisse und Verständigung. 2. Aufl. Wiesbaden: Springer 2017.

[11] Heringer HJ. Interkulturelle Kommunikation. Grundlagen und Konzepte. 4., überarb. und erw. Aufl. Tübingen: Francke 2014.

[12] Mehrabian A, Wiener M. Decoding of Inconsistent Communications. J Pers Soc Psychol 1967; 6: 109 – 14.

[13] Rohwedder U. et al. Teekesselchen. Klexikon 2016. Online verfügbar unter: https://klexikon. zum.de/wiki/Teekesselchen (Abrufdatum: 23.7.2018).

[14] Pluntke S. Kommunikation mit Patienten aus anderen Kulturen. Monatsschr Kinderheilkd 2017; 165: 29 – 37.

[15] Merse S (Ed.) Medizinische Flüchtlingsversorgung. Berlin: Lehmanns Media 2017.

[16] Ekman P. Are there basic emotions? Psychol Rev 1992; 99(3): 550 – 53.

[17] Ekman P, Friesen WV, O'Sullivan M et al. Universals and cultural differences in the judgment of facial expressions of emotion. J Pers Soc Psychol 1987; 53(4): 712 – 17.

[18] Srinivasan R, Golomb JD, Martinez AM. A Neural Basis of Facial Action Recognition in Humans. J Neurosci 2016; 36 (16): 4434 – 42.

[19] Becker S, Wunderer E, Schultz-Gambard J. Muslimische Patienten: ein Leitfaden zu interkulturellen Verständigung in Krankenhaus und Praxis. Germering: Zuckschwerdt 2006.

[20] Herzmann C, Otto-Knapp R, Gieren S et al. ExplainTB. Online verfügbar unter: www.explaintb.org (Abrufdatum: 23.7.2018).

20 Umgang mit sprachlichen Barrieren

20.1 Werde ich als Ärztin überhaupt verstanden?

Anpassung an individuelle Sprachniveaus und Anwendung von verständnissichernden Maßnahmen

Nicole Deis und Anna Mutschler, Jana Jünger, Michael Akbar

Lernziele nach NKLM 14c

5.3.1 Die Sprachkenntnisse und das individuelle Sprachniveau von Patienten einschätzen und das eigene Sprachniveau anpassen, z.B. bei Patientinnen und Patienten mit einer anderen Muttersprache als Deutsch.
5.3.2 Das Verständnis von Patientinnen und Patienten durch verständnissichernde Maßnahmen (verbal und nonverbal) gezielt kontrollieren und beim Eindruck von Verständnisproblemen direkt intervenieren.

Fallvignette

Herr Costa, 26 Jahre alt und ledig, kommt aus Italien und lebt seit 5 Jahren in Deutschland, Deutsch spricht er nicht fließend. Er arbeitet im Fitness-Studio und trainiert dort auch selber intensiv mit Gewichten. Abends klagt er regelmäßig über Rückenschmerzen. Als er einmal kurz vor Feierabend eine Langhantel abnehmen will, fährt es ihm in den Rücken und er spürt starke Schmerzen über dem dorsalen Oberschenkel bis in die Wade rechts. Er kann sich schmerzbedingt kaum noch bewegen, sodass ein Kollege ihn in die Ambulanz der Orthopädie fährt. Herr Costa wartet nun auf ein Gespräch und die Untersuchung mit dem diensthabenden Arzt.
Aus Sicht des Arztes müssen umgehend einige Fragen beantwortet werden: Unfallereignis? Fieber? Blasen- oder Mastdarmstörungen? Rückenschmerz? Beinschmerz? Taubheitsgefühle? Lähmungen? Im Gespräch mit dem Patienten müssen diese Punkte für den Patienten verständlich erfragt werden. Anschließend erfolgt eine subtile ärztliche klinische Untersuchung des Rückens und der beiden unteren Extremitäten (Klopfschmerz, ISG, Nervendehnungszeichen, motorische und sensible Defizite, Reflexstatus). Bei reduzierten Deutschkenntnissen sind einfach formulierte und kurze Fragen wichtig, die der Patient verstehen kann.
[▶ NKLM-Kapitel 20: Rückenschmerzen (20.82)]

Informationen zum Krankheitsbild

Hintergrund: Bandscheibenvorfall
Histologie: akuter traumatischer Bandscheibenvorfall vs. chronisch degenerativ geschädigte Bandscheibe

Teil V

Verlauf:

- Klinische Untersuchung mit Hypästhesie im Dermatom S1 rechts und Parese der Fuß-flexion mit 2/5
- Röntgenbild der Lendenwirbelsäule (LWS) stehend in 2 Ebenen
- Notfall-MRT der LWS

[► NKLM-Kapitel 21: Verletzungen der Wirbelsäule, Wirbelfrakturen (21.1.2.14)]

Fakten zum Bandscheibenvorfall

- Rückenschmerzen stellen nach Kopfschmerzen das häufigste Schmerzsyndrom mit einer 1-Jahres-Prävalenz von 76 % und einer Lebenszeitprävalenz von nahezu 100 % dar [1].
- Die Prävalenz eines Bandscheibenvorfalles wird in Deutschland für die Altersgruppe zwischen 35 und 60 Jahren auf 20 – 30 % geschätzt [2].
- Bei Patientinnen > 60. Lebensjahr finden sich Bandscheibenvorfälle bei 60 % der Bevölkerung [2].
- In Deutschland verursachen Rückenschmerzen unterschiedlichen Berechnungen zufolge 15 – 30 % der Arbeitsunfähigkeitstage und 18 % aller Frühberentungen [3].
- Die direkten und indirekten Kosten in Deutschland betrugen dabei im Jahr 2005 ca. 49 Milliarden Euro bzw. bis zu 2,2 % des Bruttosozialproduktes [3, 4].
- Bandscheibenvorfälle treten in ca. zwei Drittel der Fälle (62 %) an der LWS und in ca. einem Drittel der Fälle (36 %) an der Halswirbelsäule (HWS) auf. Thorakale Bandscheibenvorfälle sind mit 2 % selten [1, 5].
- Degenerative Veränderungen und bildmorphologische Pathologien korrelieren nicht zwangsläufig mit der klinischen Symptomatik [3, 5].
- Die korrekte Zuordnung der klinischen Beschwerden bzw. neurologischen Ausfallsymptomatik zur radiologischen Bildgebung muss möglich sein [3, 5].
- Übergangsstörungen der LWS (Lumbalisierung von S1 bzw. Sacralisierung von L5) können die exakte Höhenlokalisierung erschweren [3, 5].
- Frühzeitige Operation bei relevanten/progredienten Paresen (ab KG 3/5) oder Blasen-Mastdarm-Störungen (Konus-Kauda-Syndrom) [3].
- Bei frühzeitig operierten Patientinnen (mit neurologischen Defiziten) bilden sich Schmerzen und neurologische Defizite rascher zurück als bei nicht oder spät operierten Patientinnen. Nach Ablauf eines Jahres findet sich kein signifikanter Unterschied zwischen beiden Gruppen [6, 7].
- Elektive Operation bei ausgereizten konservativen Therapiemaßnahmen und persistierenden Schmerzen und entsprechendem morphologischen Fokus [3].
- Beschränkung der somatischen Diagnostik beim chronischen Rückenschmerz und psychosoziale und psychosomatische Schwerpunktsetzung [3, 8].
- Vorsicht: Chronifizierte Rückenschmerzen ohne radikuläre Ausstrahlung sind durch operative Maßnahmen in der Regel nicht besserungsfähig [3, 8].

20.1.1 Einführung

Ältere Menschen, Menschen mit Migrationshintergrund – wie Herr Costa im Fallbeispiel – oder Menschen mit niedrigem Bildungs- und Sozialstatus haben häufig aufgrund eingeschränkter kognitiver und/oder sprachlicher Fähigkeiten Schwierigkeiten damit, gesundheitsrelevante Informationen zu verstehen. Dadurch sind sie verstärkt gesundheitlichen Risiken ausgesetzt, wie z. B. eine fehlerhafte Medikamenteneinnahme, die durch mangelndes Verständnis der ärztlichen Anweisungen entstanden sind [9]. Zugleich laufen sie Gefahr, dass sie benötigte Versorgungsleistungen nicht oder unzureichend erhalten, da sie nicht über die notwendigen Kompetenzen verfügen, um sich im Gesundheitssystem zurechtzufinden.

Die Fähigkeit, gesundheitsrelevante Informationen beschaffen oder erhalten zu können und diese zu verstehen, bewerten, beurteilen und gewichten sowie auch anwenden zu können, wird als Gesundheitskompetenz – im angloamerikanischen Raum »Health literacy« – bezeichnet [10]. Um sich an die Gesundheitskompetenz verschiedener Bevölkerungsgruppen anzupassen und diese zu fördern, ist die Verwendung von leichter Sprache unabdingbar.

Tab. 20-1 gibt einen Überblick über das Konzept der Gesundheitskompetenz mit 12 Subdimensionen.

Tab. 20-1 12 Subdimensionen des konzeptionellen Modells der Gesundheitskompetenz in Anlehnung an Sørensen et al. (2012) [10–12]

Gesundheits-kompetenz	Zugang zu Informationen	Verstehen von Informationen	Beurteilen von Informationen	Anwenden von Informationen
»Health Care« **Therapie und Behandlung**	Fähigkeit, Informationen zu medizinischen oder versorgungsbezogenen Themen zu erhalten	Fähigkeit, medizinische Informationen zu verstehen und ihre Bedeutung abzuleiten	Fähigkeit, medizinische Informationen zu interpretieren und zu evaluieren	Fähigkeit, informierte Entscheidungen zu medizinischen Fragen zu treffen
»Disease prevention« **Prävention**	Fähigkeit, Informationen über Risikofaktoren zu erhalten	Fähigkeit, Informationen über Risikofaktoren und deren Bedeutung zu verstehen	Fähigkeit, Informationen über Risikofaktoren zu interpretieren und zu evaluieren	Fähigkeit, die Relevanz von Informationen über Risikofaktoren zu beurteilen
»Health Promotion« **Gesundheits-förderung**	Fähigkeit, sich über Gesundheitsthemen auf den neuesten Stand zu bringen	Fähigkeit, Gesundheitsinformationen und deren Bedeutung zu verstehen	Fähigkeit, Informationen zu Gesundheitsthemen zu interpretieren und zu evaluieren	Fähigkeit, sich eine fundierte Meinung über Gesundheitsthemen zu bilden

Teil V

> **Definition**
>
> **Einfache und leichte Sprache** werden oft als synonym verwendet, obwohl sie sich in ihrer Ausgangslage, ihren Regeln und Zielgruppen unterscheiden [13].
>
> **Leichte Sprache** fokussiert Menschen mit geistigen Behinderungen und folgt einem bestimmten Regelwerk, d. h. es werden zum Beispiel kurze Hauptsätze und bekannte Wörter verwendet. Schwierige Wörter werden erklärt und auf Nebensätze wird verzichtet. Das Schriftbild ist klar und überschaubar. Nach jedem Satzzeichen sollte ein Absatz gesetzt werden.
>
> **Einfache Sprache** fokussiert Menschen mit geringen Lese- und Schreibkenntnissen sowie wenig Deutschkenntnissen und folgt keinem Regelwerk. Im Gegensatz zur leichten Sprache ist der Sprachstil komplexer und längere Sätze sowie Nebensätze sind möglich. Die im Alltag gängigen Wörter werden vorausgesetzt, Fremdwörter sollten näher erklärt werden [13].

20.1.2 Gesundheitskompetenz einschätzen: So geht's!

Mangelnde Gesundheitskompetenz erkennen

Mangelnde Sprachkenntnisse, eingeschränkte kognitive Fähigkeiten oder ein niedriger Sozialstatus können bei Patientinnen zu Unsicherheit im Umgang mit dem Gesundheitssystem bzw. mit Ärztinnen führen. Viele Patientinnen versuchen, ihre Unsicherheit zu verbergen und fragen daher oft nicht nach, wenn sie etwas nicht verstanden haben. Hierdurch wird deren Gesundheitskompetenz im direkten Kontakt von Ärztinnen oft überschätzt [11]. Im Sinne einer guten Patientenversorgung ist es daher unabdingbar, einen Eindruck über die Gesundheitskompetenz der Patientin zu erlangen. Hierzu gibt es unterschiedliche Möglichkeiten, welche parallel eingesetzt werden können:

1. *Hinweise und Warnsignale (red flags) erkennen:* Hinweise für Lese- oder Schreibschwierigkeiten oder eingeschränkte kognitive Funktionen lassen sich im direkten Kontakt mit Patientinnen erkennen. Aussagen wie: »Ich habe meine Lesebrille vergessen, ich unterschreibe das am besten zu Hause« könnten zum Beispiel erste Warnsignale für eine niedrige Gesundheitskompetenz sein. Weitere Hinweise wie das Verpassen oder Verwechseln von Terminen, das Mitbringen von Angehörigen zum Lesen und Unterschreiben von Formularen oder das Beschreiben von Medikamenten nach Form und Farbe (statt den Namen des Medikamentes zu nennen) liefern wichtige Hinweise.

2. *Aufmerksam zuhören und nachfragen:* Durch Erfragen des Informationsstands der Patientin gewinnt die Ärztin einen Überblick über das Vorwissen. Bei entsprechender Aufmerksamkeit kann die Ärztin dabei viel über das Sprachniveau und den Umgang der Patientin mit Informationen erfahren. Im angloamerikanischen und spanischen Sprachraum wurden in Studien kurze Fragen (brief questions) erfolgreich darauf getestet, wie zuverlässig sich aus den Antworten Hinweise auf mangelnde Gesundheitskompetenz ergeben [11]. Schon eine einzige Kurzfrage, wie beispielsweise: »Fällt es Ihnen häufig schwer, schriftliche Informationen zu Gesundheitsthemen zu verstehen?«, kann verlässliche Hinweise auf eine unzureichende Gesundheitskompetenz liefern.

Welche Gesprächstechniken kann man einsetzen?

Eine mögliche Struktur für das Beratungsgespräch liefert der in Neuseeland entwickelte Leitfaden »Three steps to better health literacy«. Nach der Ermittlung des Wissensstands im Gespräch berät die Ärztin die Patientin mit dem Ziel, die Gesundheitskompetenz der Patientin zu verbessern (z. B. Ernährungsberatung). Zum Ende des Gesprächs überprüft die Ärztin, welche Informationen bei der Patientin angekommen sind [14].

Zur Überprüfung des Verständnisses bzw. der Informationsverarbeitung der Patientinnen eignet sich die Methode des Teach-Back. Indem die Patientin dazu aufgefordert wird, zusammenzufassen bzw. wiederzugeben, was sie vom Gespräch in Erinnerung behalten hat, kann sich die Ärztin rückversichern, ob die wesentlichen Informationen abgespeichert wurden (z. B. »Am Anfang unseres Gespräches haben wir verschiedene Behandlungsoptionen besprochen. Damit ich weiß, ob ich auch alles gut erklärt habe, würde ich gerne diese nochmals kurz mit Ihnen durchgehen. Können Sie sich an die verschiedenen Therapiemöglichkeiten erinnern?«) [15].

Aus der Kognitionsforschung ist bekannt, dass die kognitiven Kapazitäten des Arbeitsgedächtnisses auf durchschnittlich +/– 7 Einheiten limitiert sind [16]. Bei Patientinnen, die emotional belastet sind oder die eine geringe Gesundheitskompetenz aufweisen, sind es häufig noch weniger Informationen, die aufgenommen werden können. Dieses Wissen macht sich die sog. »Chunk and check«-Methode zunutze, bei der Informationen in kleine Einheiten unterteilt werden. Ein weiteres kognitionspsychologisches Prinzip, das bei dieser Methode zur Anwendung kommt, ist die Wiederholung. Analog zur Teach-Back-Methode wird hier nach den einzelnen Einheiten das Verständnis durch eine Zusammenfassung der Patientin gesichert, welches die Behaltensleistung signifikant erhöht [16].

Informationen möglichst leicht verständlich für die Patientin darzubieten ist hilfreich, um das Verständnis auf Patientenseite zu steigern. Die Konzepte der »einfachen« bzw. der »leichten Sprache« bieten eine gute Orientierung, um patientengerecht zu kommunizieren.

Teil V

Evidenz

- Studien aus verschiedenen Ländern zeigen, dass Gesundheit, gesundheits- bzw. krankheitsbezogenes Verhalten und die Inanspruchnahme des Gesundheitswesens durch eine gering ausgeprägte Gesundheitskompetenz negativ beeinflusst werden [17].
- 54,3 % der deutschen Bevölkerung wiesen laut der Studie »German Health Literacy Survey« (HLS-GER) Schwierigkeiten dabei auf, gesundheitsrelevante Informationen zu finden, zu verstehen oder zu beurteilen [17, 18].
- Besonders für ältere Menschen ist Gesundheitskompetenz wichtig, um die eigenen Gesundheitsressourcen und Selbstmanagementfähigkeiten zu erhalten bzw. zu stärken. Eingeschränkte Gesundheitskompetenz ist ein häufiges Phänomen in der Gruppe der über 65-Jährigen in Deutschland: 66,3 % aller über 65-Jährigen weisen Defizite in der Gesundheitskompetenz auf [17, 19].

- Menschen mit geringer Gesundheitskompetenz haben erwiesenermaßen Schwierigkeiten im Umgang mit dem Gesundheitssystem und beim Verstehen gesundheitsrelevanter Informationen. Dadurch wird die Kommunikation zwischen Ärztin und Patientin erschwert und existierende Probleme in der Gesundheitsversorgung werden verschärft [17].
- Menschen mit Migrationshintergrund weisen besonders häufig ein Defizit an Kompetenzen auf, die nötig sind, um gesundheitsbezogene Informationen einzuschätzen und zu beurteilen. 18 % von ihnen haben hier ein inadäquates, 53 % sogar ein problematisches Niveau in ihrer Gesundheitskompetenz [17].
- Menschen mit niedrigem Sozialstatus weisen eine ähnlich inadäquate Gesundheitskompetenz auf. Lediglich 1,8 % der befragten Menschen mit niedrigem Sozialstatus verfügen über exzellente Fähigkeiten bei der Beurteilung von Informationen – 78,3 % dagegen über problematische oder inadäquate Gesundheitskompetenz [17].

20.1.3 Darstellung einer gelungenen Arzt-Patienten-Kommunikation

Tab. 20-2   Exemplarisches Gesprächsbeispiel mit Herrn Costa

Arzt	Patient	Handlungs-dimension
Der Arzt sollte, auch wenn der Patient nur teilweise Deutsch spricht, eine korrekte Sprechweise einhalten!		
»Guten Tag. Mein Name ist Herr Schmidt. Ich bin der diensthabende Arzt und würde Ihnen gerne ein paar Fragen stellen.«	»Buongiorno Signore Schmidt. Si, fragen Sie …«	Begrüßung und Gesprächs-eröffnung
»Herr Costa, wie kann ich Ihnen helfen?«	»Ai, habe ich heute Schmerz in meine Rücken. Weißt du – hier – da hinten – kann nicht richtig bewegen – tut so weh. Auch im Fuß und Stehen und Laufen sehr schwer. Dottore – machen Sie, dass Schmerz weggeht!!!«	
Arzt wartet 3 Sekunden – Patient spricht weiter	»Si, im Rücken – schaust du hier?! – tut so weh, solche Schmerzen!!! Ich habe trainieren, wie jeden Abend und plötzlich auauauauau!!!!«	WWSZ

Arzt	Patient	Handlungs-dimension
»Trainiert haben Sie?«	»Ja, weißt du – ich arbeiten Mukibude, und abends, nach Arbeit, ich trainieren mit die Kumpels.«	
»Was trainieren Sie denn genau?«	»Na, so mit – eh wie heißt das?« *Patient macht Bewegung des Hantelstemmens*	Visualisierung
Arzt wartet 3 Sekunden – Patient spricht weiter	»Ah, heißt Hantel!«	WWSZ
»Und Sie haben heute mit den Hanteln trainiert und dabei ist der Schmerz im Rücken aufgetreten?«	»Nein, nicht getreten – ganz subito war große Schmerz in meine Rücken, Dottore!«	
»Ja, Herr Costa, entschuldigen Sie – dann ist der Schmerz gekommen?«	»Si, Dottore.«	
»Dann stelle ich Ihnen jetzt noch ein paar Fragen zu Ihrem Schmerz, ja?«	»Ja, si.«	Schmerz-anamnese
»Wenn Sie etwas nicht gleich verstehen, unterbrechen Sie mich bitte. Sie fragen mich, ja?«	»Ja, si.«	
»Wo tut es weh? Am Rücken haben Sie gesagt? Können Sie mir die Stelle nochmal zeigen?«	*Patient zeigt auf die Schmerzstelle*	Visualisierung
»Wann tut es weh? In Ruhe oder in Bewegung?«	»… Wie meinen Ruhe? Bewegung?«	
»Ich meine – ist der Schmerz immer da, die ganze Zeit? Wenn Sie jetzt hier sitzen zum Beispiel? Oder nur, wenn Sie sich bewegen?«	»Ja, si, Schmerz im Kreuz, aber auch Schmerz im Fuß rechts bei Bewegung, immer.«	
»Was meinen Sie mit dem Fuß? Tut nur der Fuß weh? Oder das ganze Bein bis zum Fuß? Zeigen Sie mir bitte die Schmerzen im Fuß?«	»Ja, si, Bein bis Fuß.« *(Patient zeigt mit der Hand entlang des ganzen Beines)*	Visualisierung
»Sind die Schmerzen im Rücken wie mit einem Messer? Oder wie ein Bohrer?« *(Arzt macht Bohrgeräusch)*	»Im Rücken am Anfang wie Messer, jetzt tut stark aua und geht in den Fuß.«	Schmerz-anamnese

Tab. 20-2 *Fortsetzung*

Arzt	Patient	Handlungs-dimension
Wie ist der Schmerz im Bein? Eher stechend, bohrend, blitzartig einschießend, hämmernd …?	»Ja, im Fuß, Bein, Fuß wie Elektrizität, wie Blitz!«	
»Was tritt zusätzlich auf? Haben Sie noch andere Symptome?«	»Symptome – was ist das, Dottore?«	
»Herr Costa, gibt es sonst noch etwas, das nicht so ist wie normal?«	»Nein, sonst alles gut, bene!«	
»Gibt es etwas, das den Schmerz weniger stark macht? Bestimmte Bewegungen z. B.?«	»Ja, Dottore, hinlegen und Beine auf Kissen, wie sitzen nur im Liegen.«	
»Haben Sie sowas schon mal gehabt?«	»No, nie, Dottore!«	
»Gut, Herr Costa, Sie leiden seit ungefähr 2 Stunden unter sehr starken stechenden Rückenschmerzen. Die Schmerzen strahlen aus bis zum Fuß. Ansonsten haben Sie keine Beschwerden. Die Schmerzen sind immer da, auch ohne Bewegung und nichts kann sie besser machen außer hinlegen, Beine anwinkeln und hochlagern. Ist das so richtig oder habe ich etwas vergessen?« *(Arzt winkelt Beine an und lagert sie hoch)*	»No, tutto a posto.«	Zusammenfassung, »Chunk and Check«-Methode, Visualisierung, Überleitung zur Untersuchung
»Dann würde ich Sie jetzt gerne untersuchen. Bitte ziehen Sie sich aus bis auf die Unterwäsche. Also Unterwäsche anlassen. Können Sie sich alleine ausziehen? Oder brauchen Sie Hilfe?«	»Ja, Si, bitte, beim Stehen tut der Fuß, Bein so aua.«	
»Mit dem Test überprüfe ich die Muskelkraft bei Ihnen in den Beinen. Bitte stellen Sie sich jetzt hin. Laufen Sie bitte auf der Ferse. Laufen Sie bitte auf den Zehenspitzen.« *(Arzt macht es vor)*	»Ja, si, Ich kann das, aber es tut sehr aua, wenn aua nicht wäre könnte ich das besser machen.« *(schmerzgeplagt muss die Untersuchung im Stehen abgebrochen werden)*	Visualisierung
»Legen Sie sich bitte auf den Rücken. Ich helfe Ihnen. Ich mache jetzt ein paar Untersuchungen, um zu sehen ob die Nerven im Bein in Ordnung sind: Bitte mit dem rechten Fuß gegen die Hand drücken *(gleicher Test auf der Gegenseite)* Bitte den rechten Fuß zur Nase hochziehen		Kommandos und handlungsbegleitendes Sprechen während der Untersuchung

Arzt	Patient	Handlungs-dimension
gegen meine Hand *(beidseits)* – ich will sehen ob Sie genug Kraft in den Beinen haben. Bitte jetzt gegen meine Hand das Knie biegen und gerade machen *(beidseits).* Jetzt gehe ich mit meiner Hand über Ihre Haut am linken und rechten Bein. Bitte sagen Sie mir wenn es sich taub anfüllt. Jetzt untersuche ich Ihre Reflexe, Sie müssen dafür nichts machen, nur entspannen *(Reflexstatus).* Als letzten Test hebe ich nacheinander das linke und rechte Beine gestreckt nach oben. Ich mache es Ihnen vor. Sagen Sie mir bitte, ab wann Sie Schmerzen im Bein bekommen.« *(Nervendehnungs-schmerz-Test)*		
»So, Herr Costa, nun wissen wir, wo der Schmerz herkommt – Sie haben einen sog. Bandscheibenvorfall. Haben Sie davon schon einmal etwas gehört?«	»Ja, si. Habe ich schon mal gehört, aber was ist das?«	Diagnosemit-teilung und Erfragung des Informations-standes/Vor-wissen des Patienten
»Dann erzähle ich Ihnen, was das ist und danach, was wir dagegen tun können – in Ordnung?« »Zuerst erzähle ich Ihnen jetzt kurz, was ein Bandscheibenvorfall ist.«		Buchmeta-pher, »Chunk and Check«-Methode und Teach-Back-Methode, Vi-sualisierung
<Pause>		
»In Ihrem Rücken – in der Wirbelsäule *(Arzt zeigt Modell)* – gibt es die sog. Bandscheiben. Wissen Sie, wofür Bandscheiben sind?	»No, Dottore.«	
Die machen, dass wir uns bewegen können – bücken – drehen *(Arzt führt Bewegungen dazu aus).* Wenn wir schwere Sachen heben – so wie Sie Ihre Hanteln – dann funktionieren die Bandscheiben wie Stoßdämpfer. Wie beim Auto und fangen die Kräfte auf.« <Pause>		

Tab. 20-2 *Fortsetzung*

Arzt	Patient	Handlungsdimension
»Bei Ihnen ist nun ein Teil des Stoßdämpfers, also der Bandscheibe, in den Nervenkanal herausgerutscht – und dieses Bandscheibenteil drückt nun auf einen Nerv und das macht Ihnen die starken Schmerzen.« <Pause>		
»Jetzt erzähle ich Ihnen, was wir als Nächstes machen müssen: Eine MRT-Untersuchung der Lendenwirbelsäule. Damit können wir den Bandscheibenvorfall beweisen oder andere Ursachen ausschließen. Sie müssen sich gleich in eine Röhre legen und wir können dann Bilder von Ihrer Wirbelsäule und der Bandscheibe machen. Damit wir ganz genau wissen, was los ist.« *(Der Bandscheibenvorfall L5/S1 rechts konnte im MRT bestätigt werden)*		
»Jetzt erzähle ich Ihnen, was wir dagegen tun können.« <Pause>		Teach-Back-Methode
»Da Sie erst seit einigen Stunden die Schmerzen haben und Sie gute Kraft in den Beinen haben, müssen wir nicht operieren.«		

Worauf Sie achten sollten!

- Machen Sie sich ein Bild über das Vorwissen der Patientin.
- Sprechen Sie langsam und deutlich.
- Bilden Sie kurze und einfache Sätze mit kurzen Wörtern (max. 15 Wörter/Satz).
- Vermeiden Sie lange, zusammengesetzte Wörter.
- Geben Sie nur eine Information pro Satz und teilen Sie die Informationen in »Häppchen auf«.
- Hören Sie aktiv zu.
- Verwenden Sie Alltagssprache und benutzen Sie keine abstrakten Begriffe, Metaphern, Fremdwörter, Abkürzungen oder Fachbegriffe.
- Setzen Sie die »Teach-Back«- sowie »Chunk and Check«-Methode ein.
- Stellen Sie schriftliche Informationen zur Verfügung und setzen Sie visuelle Medien ein [10, 20, 21].
- ▶ Kap. 23.3

> **Merke**
> Ein Zugang zu barrierefreien und verständlichen Informationen ist eine Verpflichtung für uns alle. Einfache Sprache ist hierfür ein wichtiges Werkzeug.

Literatur

[1] Schmidt CO, Kohlmann T. Was wissen wir über das Symptom Rückenschmerz? Epidemiologische Ergebnisse zu Prävalenz, Inzidenz, Verlauf und Risikofaktoren. Z Orthopädie und Grenzgebiete 2005; 143: 292–98.

[2] Bergmann A, Bolm-Audorff U, Ditchen D et al. Lumbaler Bandscheibenvorfall mit Radikulärsyndrom und fortgeschrittene Osteochondrose. Prävalenzschätzung im Rahmen der DWS-Richtwertestudie in der Allgemeinbevölkerung. Zbl Arbeitsmed 2014; 64: 233–38.

[3] Leitlinienprogramm Neurologie der AWMF, Deutsche Gesellschaft für Neurologie. S2-Leitlinie Lumbale Radikulopathie. Online verfügbar unter: https://www.awmf.org/leitlinien/detail/ll/030-058.html. (Abrufdatum: 23.7.2018).

[4] Wenig CM, Schmidt CO, Kohlmann T et al. Costs of back pain in Germany. Eur J Pain 2009; 13: 280–86.

[5] Leitlinienprogramm Orthopädie der AWMF, Deutsche Gesellschaft für Orthopädie und Orthopädische Chirurgie (DGOOC). S2-Leitlinie zur konservativen und rehabilitativen Versorgung bei Bandscheibenvorfällen mit radikulärer Symptomatik. Online verfügbar unter: http://www.awmf.org/uploads/tx_szleitlinien/033-048l_S2k_Bandscheibenvorfall_konservativ_rehabilitative_Versorgung_2014-07.pdf (Abrufdatum: 23.7.2018).

[6] Weinstein JN, Lurie JD, Tosteson TD et al. Surgical vs nonoperative treatment for lumbar disk herniation: the Spine Patient Outcomes Research Trial (SPORT) observational cohort. J Am Med Ass 2006; 296: 2451–59.

[7] Weinstein JN, Lurie JD, Tosteson TD et al. Surgical versus nonoperative treatment for lumbar disc herniation: four-year results for the Spine Patient Outcomes Research Trial (SPORT). Spine 2008; 33: 2789–2800.

[8] Thomé C. Chronischer Rückenschmerz – operative Therapieansätze bei chronischen Rückenschmerzen. Anästhesiol Intensivmed Notfallmed Schmerzther 2009; 44(1): 48–55.

[9] World Health Organization (WHO). Solid Facts Health Literacy. Deutsche Fassung von: Kichbusch I, Pelikan J, Haslbeck J, Apfel F, Tsouros A. D. Gesundheitskompetenz. Die Fakten. Careum Stiftung, Schweiz, Hauptverband der österreichischen Sozialversicherungsträger und AOK-Bundesverband Deutschland. 2013. Online verfügbar unter: https://aok-bv.de/imperia/md/aokbv/gesundheitskompetenz/who_health_literacy_fakten_deutsch.pdf (Abrufdatum: 23.7.2018).

[10] Sørensen K, Van den Broucke S, Fullam J et al. Health literacy and public health. A systematic review and integration of definitions and models. BMC Public Health, 2012, 80: 12.

[11] Schmidt-Kaehler S, Vogt D, Berens EM et al. Gesundheitskompetenz: Verständlich informieren und beraten. Material- und Methodensammlung zur Verbraucher- und Patientenberatung für Zielgruppen mit geringer Gesundheitskompetenz. 2017. Online verfügbar unter: http://www.uni-bielefeld.de/gesundhw/ag6/downloads/Material-_und_Methodensammlung.pdf (Abrufdatum: 23.7.2018).

[12] Quenzel G, Schaeffer D. Health Literacy – Gesundheitskompetenz vulnerabler Bevölkerungsgruppen. Ergebnisbericht 2016. Online verfügbar unter: http://www.uni-bielefeld.de/gesundhw/ag6/publikationen/QuenzelSchaeffer_GesundheitskompetenzVulnerablerGruppen_Ergebnisbericht_2016.pdf (Abrufdatum: 23.7.2018).

[13] Kellermann G. Leichte und Einfache Sprache – Versuch einer Definition. APuZ 2014; 64: 9–11. Online verfügbar unter: http://www.bpb.de/system/files/dokument_pdf/APuZ_2014-09-11_online_0.pdf (Abrufdatum: 23.7.2018).

Teil V

[14] Health Quality and Safety Comission New Zealand. Three steps to better health literacy – a guide for health professionals. Online verfügbar unter: https://www.hqsc.govt.nz/assets/Consumer-Engagement/Resources/health-literacy-booklet-3-steps-Dec-2014.pdf. (Abrufdatum: 23. 7. 2018).

[15] Ha Dinh TT, Bonner A, Clark R et al. The effectiveness of the teach-back method on adherence and self-management in health education for people with chronic disease: a systematic review. JBI Database System Rev Implement Rep 2016;14(1): 210-47. doi: 10.11124/jbisrir-2016–2296.

[16] Miller GA. The magical number seven plus or minus two: some limits on our capacity for processing information. Psychological Review 1956; 63(2): 81–97. doi:10.1037/h0043158. PMID 13310704.

[17] Schaeffer D, Hurrelmann K, Bauer U, Kolpatzik K. Nationaler Aktionsplan Gesundheitskompetenz. Die Gesundheitskompetenz in Deutschland stärken. Berlin, 2018. Online verfügbar unter: http://www.nap-gesundheitskompetenz.de/media/com_form2content/documents/c10/a1203/f41/Nationaler%20Aktionsplan%20Gesundheitskompetenz.pdf (Abrufdatum: 23. 7. 2018).

[18] Schaeffer D, Vogt D, Berens EM, Hurrelmann K. Gesundheitskompetenz der Bevölkerung in Deutschland – Ergebnisbericht. Bielefeld: Universität Bielefeld 2016.

[19] Vogt D, Schaeffer D, Messer M, Berens EM, Hurrelmann K. Health literacy in old age: results of a German cross sectional study. Health Promotion International, 2017.

[20] Aktion Mensch. Bedingung 14.1: Einfache Sprache. Online verfügbar unter: https://www.einfach-fuer-alle.de/artikel/bitv-reloaded/anforderung-14/bedingung-14.1/ (Abrufdatum: 23. 7. 2018).

[21] Bundesministerium für Arbeit und Soziales. Leichte Sprache. Ein Ratgeber. Bonn, 2014. Online verfügbar unter: http://www.bmas.de/SharedDocs/Downloads/DE/PDF-Publikationen/a752-ratgeber-leichte-sprache.pdf?__blob=publicationFile (Abrufdatum: 23. 7. 2018).

20.2 Wer hilft, wenn wir uns nicht verständigen können?

Einsatz von professionellen und nicht-professionellen Dolmetscherinnen im klinisch-praktischen Kontext

Stefanie Merse

Lernziele nach NKLM 14c

5.3.3 Die Vor- und Nachteile des Einsatzes von nichtprofessionellen und professionellen Dolmetscherinnen und Dolmetschern im klinischen Alltag reflektieren und kompetent mit diesen zusammenarbeiten.
5.3.4 Bei Einsatz von nicht-professionellen Dolmetscherinnen und Dolmetschern, insbesondere im Falle von Angehörigen, die Beziehung zu den Patientinnen bzw. Patienten erfragen und berücksichtigen und die Organisation der Dolmetschsituation übernehmen.
5.3.5 Auch während des Einsatzes von Dolmetscherinnen oder Dolmetschern die ärztlichen Aufgaben der Kommunikation wahrnehmen und nicht an die dolmetschende Person delegieren.

Fallvignette

Frau M'Bengue, eine 28-jährige Migrantin, ist relativ neu in Deutschland. Sie stellt sich nach einem Sturz auf den rechten Arm bei Glätte in der unfallchirurgischen Notaufnahme vor. Sie ist in Begleitung einer Person, die auch Englisch spricht. Die Patientin befindet sich im Untersuchungsraum und hält den Arm in einer Schonhaltung gestützt vom linken Arm. Sie wirkt unruhig und weiß nicht, welche Behandlungen in Deutschland auf sie zukommen werden.

Als diensthabende Ärztin in der Notaufnahme haben Sie die Vorinformationen erhalten, dass die Patientin gestürzt sei und kein Deutsch und kein Englisch spricht. Eine Begleitperson kann Englisch und wird dolmetschen. Sie selber verfügen über ein gutes Schulenglisch und können auch medizinische Fachartikel in Englisch verstehen.

Die Anamneseerhebung gestaltet sich durch die sprachlichen Barrieren sehr schwierig. Eine direkte Kommunikation mit der Patientin ist nicht möglich, da die Patientin und die behandelnde Ärztin über keine gemeinsame Sprache verfügen.

Die Patientin spricht kein Deutsch, sondern nur ihre Landessprache. Die Begleitperson spricht die Landessprache und Englisch. Sie selber verfügen über wenig praktische Erfahrung in der Patientenversorgung in einer Fremdsprache. Mit Dolmetscherinnen haben Sie bisher noch nie gearbeitet. Über den kulturellen Hintergrund der Patientin haben Sie keinerlei Kenntnis.

In diesem Fall muss »über zwei Ecken« kommuniziert werden. Landessprache ↔ Englisch und Englisch ↔ Deutsch. Hier ist ein erheblicher Informationsverlust zu erwarten.

[► NKLM-Kapitel 20: Schmerzen der Extremitäten und Gelenke (20.86)]

Informationen zum Krankheitsbild

Hintergrund: Olecranonfraktur rechts (Röntgen des Ellenbogengelenks in zwei Ebenen)
Verlauf:
- Es erfolgt eine operative Versorgung mittels Zuggurtungsosteosysthese.
- Eine Ruhigstellung ist initial erforderlich.
- Bei normaler Wund- und Knochenheilung ist nach sechs Wochen mit einer stabilen knöchernen Durchbauung zu rechnen.
- Im Verlauf wird das Material wieder entfernt.

[► NKLM-Kapitel 21: Distale Radiusfraktur und andere Verletzungen des Unterarms (21.1.2.19)]

Fakten zu Olecranonfrakturen

- Typischer Unfallmechanismus ist ein direktes Trauma durch Sturz auf den Ellenbogen (ca. 90 %).
- Diese Verletzung ist typisch bei direkten Sturzereignissen nach hinten auf den Ellenbogen beim Inlineskaten, Schlittschuhlaufen oder bei Sturz auf Glatteis.
- In 80 % der Olecranonfrakturen sind dies isolierte Verletzungen ohne weitere Begleitverletzungen [1].
- In Deutschland liegt die Inzidenz für eine Olecranonfraktur bei 1,15 Fällen pro 10 000 Einwohner pro Jahr [2].
- Eine operative Versorgung mittels Zuggurtungsosteosynthese ist erforderlich [29].
- DGOU Nachbehandlungsempfehlungen 2017 [3]

Teil V

20.2.1 Arbeit mit nicht-professionellen und professionellen Dolmetscherinnen

Im ärztlichen Berufsalltag werden Sie je nach Einsatzort und Fachbereich mit Patientinnen und Angehörigen oder Mitarbeiterinnen konfrontiert, welche der deutschen Sprache nicht vollumfänglich, rudimentär oder gar nicht mächtig sind. Auch aufgrund von Erkrankung können Patientinnen temporär oder dauerhaft nicht in der Lage sein, sich verbal zu verständigen (z. B. nach Apoplex oder frischer Gesichtsverletzung, Gehörlose, Schwerhörige, Säuglinge und Kleinkinder sowie Patienten aus anderen Ländern …).

Oftmals sind es die (pflegenden) Angehörigen wie Eltern und Kinder oder professionelle Kräfte wie Gebärdendolmetscherinnen, welche regelhaft als Mittler zur Verfügung stehen (▶ Kap. 11.2; ▶ Kap. 21.1).

Dem Einsatz von Dolmetscherinnen kommt vor diesem Hintergrund eine bedeutende Rolle zu.

Definition

Als **Dolmetscherinnen** werden Personen bezeichnet, welche in der Lage sind, Gespräche oder schriftliche Texte zu übertragen [4]. Beim Gesprächsdolmetschen werden kürzere Textpassagen in Gesprächssituationen zeitversetzt (konsekutiv) und abschnittsweise in eine andere Sprache übertragen.

Professionelle Dolmetscherinnen verfügen über die Sprachkenntnisse und optimalerweise auch über die erforderlichen Fachkenntnisse (medizinischer Hintergrund). Die Sprachkenntnisse sind zertifiziert und die Fachkenntnisse können ebenfalls nachgewiesen werden.

Nicht-professionelle Dolmetscherinnen sind häufig Personen aus dem gleichen Land oder Sprachraum und verfügen teilweise über die gleichen kulturellen und religiösen Hintergründe. Oftmals werden Mitarbeiterinnen medizinischer Einrichtungen oder Familienangehörige zum Übersetzen herangezogen.

Evidenz

- Die besonderen Anforderungen kulturell diverser Patientenklientel an die Fachkräfte im Gesundheitswesen wurden 2009–2010 in Schweden untersucht [5].
- Eine österreichische Studie beschäftigt sich mit Videodolmetschen als Lösungsansatz für Sprach- und Verständigungsbarrieren im Gesundheitswesen [6].
- Aus Dänemark liegt eine aktuelle Querschnittstudie zu Erfahrungen mit Videodolmetschsystemen im Gesundheitswesen vor [7].

In ▶ Tab. 20-3 sind einzelne Aspekte zur Sicherstellung der Kommunikation zwischen Ärztin, Patientin und (nicht-)professionellen Dolmetscherinnen näher ausgeführt. Die Ärztin ist immer für die Sicherstellung der Kommunikation verantwortlich. Im Zweifelsfall ist vor invasiven Maßnahmen ein offizieller Dolmetscher hinzuzuziehen [8, 9].

Tab. 20-3 Sicherstellung der Kommunikation im ärztlichen Gespräch

Professionelle Dolmetscherinnen	Nicht professionelle Dolmetscherinnen
Vor- und Nachbesprechungszeit für Ärztin und Dolmetscherin mit einplanen	
Schweigepflicht Professionelle Dolmetscherinnen sind zur Schweigepflicht angehalten. Weisen Sie die Dolmetscherin vor jedem Gespräch erneut auf ihre Schweigepflicht hin und lassen Sie eine Schweigepflichtserklärung unterzeichnen.	**Schweigepflicht** Werden Freunde, Familienangehörige oder andere Personen zum Übersetzen herangezogen, so unterliegen diese nicht der Schweigepflicht. Weisen Sie beteiligte Personen darauf hin und bitten Sie um Vertraulichkeit.
Stellen Sie Dolmetscherinnen und Patientinnen einander mit Namen und Funktion vor.	Klären Sie den Bezug der übersetzenden Person zur Patientin.
Erklären Sie der Patientin, dass die Dolmetscherin der Schweigepflicht unterliegt.	Fragen Sie bei der Patientin nach, ob die Begleitperson übersetzen soll. Diese Situation kann sich für die Patientin und die übersetzende Person als problematisch herausstellen.
Rollenkonfusion (Dreierkonstellation) Die Dolmetscherin soll möglichst wörtlich übersetzen. Es ist in der »Ich-Form« zu übersetzen und nicht in der dritten Person. Dadurch wird die Gesprächsführung zwischen Ärztin und Patientin gestärkt. Der Hauptgesprächskontakt besteht zwischen Ärztin und Patientin.	**Rollenkonfusion** Als Familienangehörige erhält man beim Dolmetschen evtl. auch Kenntnis von intimen Details. Eventuell tabuisierte Bereiche wie Alkoholkonsum oder Sexualität werden nicht offen angesprochen (▶ Kap. 6.1; ▶ Kap. 10.2; ▶ Kap. 19.1; ▶ Kap. 19.2). CAVE: Die Ärztin hat keinerlei Kontrolle darüber, welche Inhalte tatsächlich übersetzt oder aus kulturellen Gründen oder Scham verschwiegen werden!
Professionalität Besonders bei längeren Gesprächen mit vertraulichen Inhalten kann die Dolmetscherin in die Rolle einer »Vertrauensperson« rutschen. Der Kontakt zur Patientin soll auf die konkrete professionelle Gesprächssituation beschränkt bleiben.	**Familiensituation** Minderjährige Familienmitglieder sollten nicht zum Übersetzen herangezogen werden. Sie erhalten Kenntnis und Informationen über Krankheiten ihrer Eltern, Großeltern etc., welche sich negativ auf die kindliche Entwicklung auswirken können.
Fremdheit in der (Fach-)Sprache Stellen Sie immer sicher, dass die Dolmetscherin auch über ein ausreichendes medizinisches Grundwissen verfügt. *Beispiel:* Eine amtliche bei Gericht und Behörden zugelassene Dolmetscherin ohne medizinische Kenntnisse ist zum Beispiel nicht in der Lage, ein Aufklärungsgespräch über eine Transplantation sicher zu dolmetschen.	**Fremdheit der deutschen Kultur** Es ist nicht abschätzbar, inwieweit die übersetzende Person mit der deutschen Kultur vertraut ist. Deshalb ist die inhaltliche Vermittlung bei einer Übersetzung durch Angehörige vorsichtig und kritisch im Hinblick auf die Vollständigkeit zu bewerten.

Teil V

Tab. 20-3 *Fortsetzung*

Professionelle Dolmetscherinnen	Nicht professionelle Dolmetscherinnen
Konsekutives Dolmetschen (die Redeanteile werden nacheinander übersetzt im Gegensatz zu Simultandolmetschen) erfordert deutlich mehr Zeit.	Sätze wie zum Beispiel »Sie/Er hat schon verstanden« sind kein Garant für hinreichendes Verständnis bei Patientinnen. Bitte lassen Sie möglichst genau übersetzen und fragen Sie ggf. auch mehrfach nach.
Die Übersetzung soll möglichst kontextnah erfolgen. Es sollen keine Erläuterungen oder Erklärungen durch die Dolmetscherin eingefügt werden. Nichtverstehensäußerungen der Patientin sind wichtig und müssen mit übersetzt werden.	Die Patientenautonomie ist nicht in allen Kulturen verankert. Oftmals wird die Kommunikation durch ein kollektivistisches Weltbild geprägt (Kollektivismus versus Individualismus [10]). Die Entscheidung über Behandlung oder Nichtbehandlung wird von der Familie getroffen. Informationen können bewusst verschwiegen werden – zum Schutz der Patientin. Fehlübersetzungen oder Auslassungen sind für die Ärztin nicht nachvollzieh- oder überprüfbar.

Lassen Sie sich die schriftliche Dokumentation/Zusammenfassung über das gemeinsam geführte Gespräch immer von der dolmetschenden Person unterschreiben mit Datum und Uhrzeit.

Die umfassende Aufklärungspflicht vor invasiven Maßnahmen kann zu ethisch-juristischen Problemen führen und Konsequenzen für die Ärztin sowie für die Klinik oder Praxis nach sich ziehen [11, 12, 13].

Exkurs

Beispiel für eine nicht korrekt durchgeführte Übersetzung

In einem Filmausschnitt aus »Wüstenblume« [14] wird ein Mitarbeiter spontan als Dolmetscher herangezogen. Die kulturellen Einflüsse können von dem Arzt weder erkannt noch überprüft werden. Filmausschnitt in englischer Sprache abrufbar unter: https://www.youtube.com/watch?v=RjEY99zcslg

20.2.2 Eine fremdsprachige Anamnese erheben

Englisch gilt als eine weltweite Universalsprache. Es wird unausgesprochen von den Ärztinnen in Deutschland erwartet, dass diese über ausreichende und sichere Sprachkenntnisse in englischer Sprache verfügen und somit ein strukturiertes Anamnesegespräch sicher führen können. Eine Vorbereitung auf diese Anforderung ist derzeit weder im Medizinstudium noch in der Weiterbildung vorgesehen oder verankert.

Kleinmann hat zur Kommunikation mit Patientinnen aus anderen Kulturen folgende Anamnesefragen erstellt [15]:

1. Was hat Ihrer Meinung nach Ihr Problem verursacht?
2. Warum trat das Problem Ihrer Meinung nach zu dieser speziellen Zeit auf?
3. Was macht Ihre Erkrankung Ihrer Meinung nach mit Ihnen? Wie funktioniert das?
4. Wie schwerwiegend ist Ihre Erkrankung? Wird sie einen langen oder kurzen Verlauf nehmen?
5. Welche Behandlung sollten Sie Ihrer Meinung nach erhalten?
6. Welches sind die wichtigsten Ergebnisse, die Sie sich von dieser Behandlung erhoffen?
7. Welche Hauptprobleme hat die Erkrankung bei Ihnen verursacht?
8. Was an Ihrer Erkrankung fürchten Sie am meisten?

Tab. 20-4   Eine fremdsprachige Anamnese erheben

Gesprächsverlauf	Gesprächssituation	Handlungsdimension
Begrüßung und Vorstellung		*Im Behandlungsraum haben die Patientin (P), die Begleitperson (B) und die Ärztin (A) einen Sitzplatz eingenommen.*
	A: »Guten Tag, mein Name ist XY. Ich bin die behandelnde Ärztin.«	
		Patientin blickt zu Boden und antwortet zunächst nicht.
		Die Begleitperson beginnt das Gespräch.
	B: »Hello Doc.«	
Anamneseerhebung	B: »She has pain in her arm. It was an accident. There was ice outside.«	
Sprachklärung		Die Ärztin nimmt den Sprachwechsel wahr und greift ihn auf.
	A: »Who is the patient?«	
	B: »M'Bengue. She is from Africa.«	
	A: »Do you speak English?«	Die Ärztin wendet sich mit Blickkontakt der Patientin zu.

Tab. 20-4 *Fortsetzung*

Gesprächsverlauf	Gesprächssituation	Handlungsdimension
		Die Ärztin wendet sich mit Blickkontakt der Begleitperson zu.
	A: »Who are you?«	
		Die Begleitperson beginnt das Gespräch.
	B: »I am a friend. I live in the same house. She does not speak English. I understand – I can translate.«	Die Begleitperson blickt zur Patientin.
		Die Begleitperson lächelt.
Sprachverständnis klären	A: »You speak the same language?«	Die Ärztin klärt das Sprachverständnis ab.
Benachbarte Landessprachen können verstanden werden, sind aber nicht identisch. Beispiel: spanisch- und italienischsprechende Personen verstehen sich aufgrund der Ähnlichkeit der Sprachen auf einem oberflächlichen Niveau relativ gut.	B: »No. My language is from the neighbour country. I can understand!«	CAVE: Es ist mit einem doppelten Informationsverlust bei den Übersetzungen zu rechnen!
Erschwerte Anamnesebedingungen klären	A: »Okay, we will try it. Please, translate my questions to her. Then translate her answers to me.«	Die Ärztin ist sich dieser Schwierigkeit bewusst.
	B: »Okay.«	Die Begleitperson willigt ein.
	A: »Do you agree that we have to translate our communication?«	Die Ärztin holt die Einwilligung der Patientin ein.
		Der Dialog zwischen Begleitperson und Patientin findet in einer für den Arzt unverständlichen Sprache statt.

Gesprächsverlauf	Gesprächssituation	Handlungsdimension
	B: »Okay. She agrees.«	Das Einverständnis der Patientin wurde eingeholt.
Durchführung der Anamnese		Die Ärztin beginnt mit der Anamnese.
	A: »What has happened?«	Die Ärztin wendet sich an die Patientin.
		Während der längeren wortreichen Übersetzung sucht die Ärztin den Blickkontakt zur Patientin.
	B: »She fell down. On her arm. She has strong pain. It was slippery outside.«	
	A: »How did you fall down? Frontal – facing forward? Backwards?«	Nonverbale Kommunikation wird aktiv eingesetzt. Hände und Oberkörper nach vorne geneigt. Hände und Oberkörper nach hinten geneigt.
		Während der längeren wortreichen Übersetzung sucht die Ärztin den Blickkontakt zur Patientin.
	B: »She fall backwards.«	
	A: »Directly on the right hand? Or directly on the elbow?«	Die Ärztin zeigt auf die Hand der Patientin. Die Ärztin zeigt auf den Ellenbogen der Patientin.
		Während der Übersetzung sucht die Ärztin den Blickkontakt zur Patientin
		Die Patientin zeigt auf den Ellenbogen.
	A: »Do you have pain?«	
		Während der Übersetzung sucht die Ärztin den Blickkontakt zur Patientin. Sie schüttelt heftig den Kopf.

Teil V

Tab. 20-4 *Fortsetzung*

Gesprächsverlauf	Gesprächssituation	Handlungsdimension
	B: »She cannot move her arm.«	
	A: »You have no pain?«	Die Patientin nickt beim Übersetzen heftig mit dem Kopf.
	B: »She has big pain! She cannot move her arm.«	
Kulturell differente non-verbale Kommunikation		Die nonverbale Verneinung der Schmerzen und die verbal übersetzte Schmerz-äußerung passen nicht zu-sammen.
	A: »Please show me what ›Yes‹ means.«	
		Die Patientin schüttelt mit dem Kopf.
	A: »Please show me what ›No‹ means.«	
		Die Patientin nickt mit dem Kopf.
	A: »Okay. Now I under-stand. It is contradictory to our signs in Germany. You have pain in your elbow.«	Die Ärztin fasst die non-verbale Kommunikation zusammen.
		Die Patientin schüttelt heftig mit dem Kopf.
Körperliche Untersuchung	A: »I examine your elbow now.«	
		Die Ärztin wartet ab, bis die Patientin ihren Kopf schüt-telt.
	A: »Please tell me, when it hurts more.«	

Gesprächsverlauf	Gesprächssituation	Handlungsdimension
		Der Blick der Ärztin ist auf das Gesicht der Patientin gerichtet, um frühzeitig Anzeichen für Schmerzen zu erkennen.
Diagnostik	A: »We have to take an X-ray of your elbow.«	
		Die Patientin schüttelt am Ende der Übersetzung den Kopf.
	A: »Okay. I have to ask you before taking X-rays: Could you be pregnant?«	
Kultursensibel werden intime Fragen erst sehr umschweifend eingeleitet, bevor diese wirklich gestellt werden können. Das Geschlecht der Behandelnden und der Beziehungsaufbau spielen dabei eine wichtige Rolle.		Die Übersetzung dauert unverhältnismäßig lange und ist sehr wortreich.
	B: »She is not pregnant.«	
	A: »When was the last menstruation?«	Aufgrund des Informationsdefizits empfiehlt es sich in dieser Situation, sich abzusichern.
	B: »She doesn't know.«	Die Übersetzung dauert unverhältnismäßig lange und ist sehr wortreich.
	A: »Okay. We make a pregnancy-test first.«	
Diese Absicherung liegt außerhalb des Erfahrungshorizontes der Patientin und ist deshalb erklärungsbedürftig.	A: »It is necessary to be sure that you are not pregnant before we take the X-ray. We need some of your urine. The nurse will give you a cup. She shows you to the lavatory.«	
		Die Übersetzung dauert unverhältnismäßig lange und ist sehr wortreich.

Teil V

Tab. 20-4 *Fortsetzung*

Gesprächsverlauf	Gesprächssituation	Handlungsdimension
	A: »See you later again.«	Die Ärztin wartet die Übersetzung ab und verabschiedet sich mit einem freundlichen Lächeln aus dem Raum.
Der durchgeführte Schwangerschaftstest war negativ. Die Röntgenuntersuchungen des Ellenbogens in zwei Ebenen wurden problemlos durchgeführt.		
Befundmitteilung	A: »Hello again. We have the X-ray results.«	
		Die Ärztin demonstriert den Befund am Röntgenbild.
	A: »Here you see the X-ray-picture of your arm. You can see a fracture line here. Your elbow is broken.«	
		Die Ärztin wartet die Übersetzung ab.
	B: »Can she go home?«	
	A: »We have to fix your elbow with an operation. You have to stay here in the hospital for several days.«	
	B: »She will go home now.«	
An dieser Stelle wird die Kommunikation divergent. Es ist völlig unklar, was wirklich übersetzt und verstanden wurde. Das medizinische Verständnis der übersetzenden Person wurde nicht hinterfragt. Die Limitation der Übersetzung mittels einer verwandten Sprache überwiegen.		

Gesprächsverlauf	Gesprächssituation	Handlungsdimension
Eine sachliche und fachliche korrekte Übersetzung ist nicht gewährleistet.		
Eine offizielle Dolmetscherin ist für die rechtssichere Aufklärung über die Operation und Narkose hinzuzuziehen.	A: »Which is your native language?«	Die Muttersprache erfragen

Worauf Sie achten sollten!

- Fragen Sie nach, was die einzelnen Gesten bedeuten.
- Lassen Sie sich ein eindeutiges »Ja« als Zeichen der Zustimmung zeigen.
- Lassen Sie sich ein eindeutiges »Nein« als Zeichen der Ablehnung zeigen.
- Achten Sie auf nonverbale Schmerzäußerungen.
- Verwenden Sie einfache und kurze Sätze (Subjekt, Prädikat, Objekt).
- Verwenden Sie medizinische Umgangssprache.
- Vermeiden Sie Fachbegriffe.
- Warten Sie die Übersetzungen ab.
- Planen Sie deutlich mehr Zeit ein.
- Vergewissern Sie sich der Sprach- und medizinischen Sachkenntnis der dolmetschenden Person.

Persönliche Einflussfaktoren nicht-professioneller Dolmetscherinnen

Nicht-professionelle Dolmetscherinnen sind häufig Personen aus dem gleichen Land oder Sprachraum und verfügen teilweise über den gleichen kulturellen und religiösen Hintergrund. Beispielsweise werden Mitarbeiterinnen medizinischer Einrichtungen oder Familienangehörige als Dolmetscher hinzugezogen.

Bei der Hinzuziehung der Mitarbeiterinnen medizinischer Einrichtungen ist oftmals das Bildungsniveau unbekannt. Man setzt durch die Mitarbeit in der Institution ungeprüft eine gewisse medizinische Kenntnis voraus, welche durchaus nicht gegeben sein muss. Personen, die in der Pflege oder im ärztlichen Dienst tätig sind, können eine adäquatere Übersetzung leisten als beispielsweise Mitarbeiterinnen im Reinigungs- oder im technischen Dienst der medizinischen Einrichtung.

Selbst das Dolmetschen durch sprachkompetentes ärztliches Personal kann in fachfremden Disziplinen (z. B. anästhesiologische/chirurgische Aufklärung vor einem operativen Eingriff durch einen Internisten) eine große Herausforderung darstellen. Nicht alle Prozesse und Fachbegriffe sind vollständig verfügbar und lassen sich an das jeweilige Verständnisniveau der Patientinnen adaptieren.

Teil V

Familienangehörige als Dolmetscherinnen

Aus »normalen« Aufklärungsgesprächen zusammen mit Angehörigen ist zu erwarten, dass bestimmte Informationen nicht ankommen oder aufgrund des immanenten Bezugsrahmens herausgefiltert werden.

Beim Dolmetschen durch Familienangehörige spielen auch kulturelle Hintergründe mit hinein und diese Effekte sind von der gesprächsführenden Ärztin nicht überprüfbar.

Die Ärztin hat über den medizinischen Hintergrund der dolmetschenden Person ebenso wenig Informationen wie über ihre Fähigkeit, die relevanten medizinischen Informationen sachlich zu vermitteln.

Das »kulturelle Weltbild« spielt für die Entscheidungsfindung eine wichtige Rolle. Es sind Dynamiken vorstellbar, welche sich im Hintergrund des Gespräches für die Ärztin unmerklich vollziehen: Die Familie könnte die Therapieentscheidung für den Angehörigen beschließen, um ihn nicht zu belasten.

Kinder als Dolmetscherinnen

Kinder, insbesondere Minderjährige, sollen nicht als Übersetzerinnen herangezogen werden. Die Eltern-Kind-Beziehung spielt dabei eine nicht zu unterschätzende Rolle. Zudem sollen besonders sensible Bereiche wie z. B. Sexualanamnese, Medikamenten- oder Alkoholabusus, Risiken eines Eingriffs etc. nicht von Kindern gedolmetscht werden, da diese Informationen potenziell sowohl die kindliche Persönlichkeitsentwicklung als auch die Eltern-Kind-Beziehung nachhaltig negativ beeinflussen können.

Exkurs

Darstellung einer nicht gelungenen Arzt-Patienten-Kommunikation
Beispiel einer nicht gelungenen Arzt-Patienten-Kommunikation durch die Übersetzung eines klinischen Mitarbeiters wird in dem Film »Wüstenblume« (Minute 36 bis 38) sehr eindrücklich dargestellt [14]. Aufgrund von kultureller Prägung und der Geschlechterkonstellation wurden nicht die medizinischen Informationen des Arztes, sondern die eigene Überzeugung des Mitarbeiters übermittelt. Der Arzt hat keinerlei Kontrollmöglichkeit über die tatsächlich gedolmetschten Inhalte (▶ Kap. 18.1)! (Filmausschnitt in englischer Sprache abrufbar unter: https://www.youtube.com/watch?v=RjEY99zcslg)

Ärztliche Kommunikation bei Einsatz von Dolmetscherinnen

Tab. 20-5   Ärztliche Kommunikation bei Einsatz von Dolmetscherinnen

Planung	• Planen Sie sehr viel mehr Zeit für ein zu dolmetschendes Gespräch ein. • Machen Sie sich vorher mit der dolmetschenden Person bekannt. • Überzeugen Sie sich von ihrer Qualifizierung. Nicht jede vereidigte Dolmetscherin beherrscht auch das (medizinische) Fachvokabular und verfügt über ausreichendes medizinisches Verständnis.
Vorbereitung	• Stimmen Sie die Dolmetschleistung (Anamnese, Aufklärung vor invasiven Eingriffen, Behandlungsprozedere etc.) vorher ab. Klären Sie die medizinischen fachlichen Hintergründe und evtl. Verständnisfragen. • Fragen Sie nach den kulturellen Besonderheiten und beziehen Sie diese mit ein.
Setting	• Vermeiden Sie Störungen durch Doppelbelastung (Telefonate, Bereitschaftsdienst etc.) • Wählen Sie ein ungestörtes Setting (Patientenzimmer, Behandlungs- oder Besprechungsraum). • Beziehen Sie Vertrauenspersonen (Angehörige) mit ein und verabreden Sie zuvor das Vorgehen.
Durchführung	• Das Gespräch findet immer als Arzt-Patienten-Gespräch mit der Patientin statt. • Der Blickkontakt (kultursensibel) findet mit der Patientin statt. • Die Ärztin ist bei der Patientin und während der Dolmetschleistung präsent! • Stellen Sie Kontrollfragen! »Das hat die Patientin schon verstanden«, ist eine unzureichende Rückmeldung durch die Dolmetscherin und lässt keinerlei Rückschlüsse auf den tatsächlichen Kenntnis- und Verständnisstand der Patientin zu. • Lassen Sie Ihre rückversichernden Kontrollfragen dolmetschen. Geben Sie der Patientin Zeit zum Antworten. Warten Sie die gedolmetschte Antwort der Patientin ab. • Bedenken Sie, dass Sie ohne eigene Sprachkenntnisse keinerlei Kontrolle über die gedolmetschten Inhalte haben!
Nachbereitung	• Halten Sie die Inhalte des Gespräches schriftlich fest und vermerken Sie die Dauer des gedolmetschten Gespräches (Beginn, Ende und Ort). • Lassen Sie sich die Dolmetschleistungen und deren Richtigkeit immer von der dolmetschenden Person auf dem Aufklärungsbogen schriftlich bestätigen und unterzeichnen!

Teil V

Einsatz von virtuellen Dolmetscherinnen

In einigen Bereichen werden bereits Tele-Dolmetscherinnen eingesetzt. Über ein mediengestütztes System kann eine Dolmetscherin mit Bild und Ton gezielt dazugeschaltet werden. Eine Einführung in das Tele-Dolmetschsystem wird es zukünftig für die Patientinnen vorab in elektronischer Form geben.

Die technische Hinzuziehung einer physisch nicht präsenten beteiligten Person an dem Arzt-Patienten-Gespräch stellt eine weitere Herausforderung dar. Das Tele-Dolmetschsystem muss bewusst in die Arzt-Patienten-Kommunikation eingebettet werden. Der Vorteil ist die zeitnahe Verfügbarkeit eines Tele-Dolmetschers [16, 17].

Worauf Sie achten sollten!

- Der Umgang mit diesem technischen System sollte grundsätzlich sicher beherrscht werden.
- Einsatzmöglichkeiten und Limitationen sollten bekannt sein.
- Datenschutzrechtliche Hintergründe und Schweigepflicht sind zu berücksichtigen.
- Der Kompetenzrahmen der Tele-Dolmetscherin sollte vorher abgeklärt werden.
- Die Kosten für den Tele-Dolmetscherdienst sollten vorab geklärt sein.

Merke

Der Einsatz von Tele-/Video-Dolmetschsystemen muss vorher sicher erprobt und etabliert sein. Das Personal sollte im Umgang mit diesem Medium geschult und vertraut sein.

Literatur

[1] Josten C, Lill H. Ellenbogenverletzungen. Darmstadt: Steinkopff 2002.

[2] Zimmermann G, Wagner C, Wentzensen A. Olekranonfrakturen. Trauma Berufskrankh 2004; 6: 225.

[3] DGOU Nachbehandlungsempfehlungen 2017. Online verfügbar unter: https://dgou.de/uploads/media/Nachbehandlungsempfehlungen_2017.pdf (Abrufdatum: 23.7.2018).

[4] BDÜ. Berufsbild Dolmetscher und Übersetzer. Wie arbeitet heute ein Sprachmittler? Bundesverband der Dolmetscher und Übersetzer BDÜ. http://bdue.de (Abrufdatum: 23.7.2018).

[5] Nkulu Kalengayi, Faustine Kyungu; Hurtig, Anna-Karin; Ahlm, Clas; Ahlberg, Beth Maina. It is a challenge to do it the right way. An interpretive description of caregivers' experiences in caring for migrant patients in Northern Sweden. In: BMC health services research 2012; 12: 433. doi: 10.1186/1472-6963-12-433.

[6] Kletečka-Pulker M, Parrag S. Qualitätssicherung in der Versorgung nicht-deutschsprachiger PatientInnen. Videodolmetschen im Gesundheitswesen. 2015. Online verfügbar unter: https://www.plattformpatientensicherheit.at/download/themen/Endbericht_QVC.pdf (Abrufdatum: 26.7.2018).

[7] Mottelson IN, Sodemann M, Nielsen DS. Attitudes to and implementation of video interpretation in a Danish hospital. A cross-sectional study. Scandinavian journal of public health 2018; 46(2): 244–251. doi: 10.1177/1403494817706200.

[8] Hecht J. Zuwanderer als Patienten: Kulturelle Vielfalt respektieren. Klin Monatsbl Augenheilkd 2017; 234(01): 14–17.

[9] Merse S (Ed.). Medizinische Flüchtlingsversorgung: Berlin: Lehmanns Media 2017.

[10] Hofstede G. Lokales Denken, globales Handeln: interkulturelle Zusammenarbeit und globales Management. München: dtv 2011.

[11] Storck T, Schouler-Ocak M, Brakemeier E-L. Words don't come easy. Einige Herausforderun-

gen in der dolmetschergestützten Psychotherapie mit Geflüchteten. Psychotherapeut 2016; 61: 524–29.

[12] Tagay S. Patienten mit Migrationshintergrund verstehen. Dtsch Med Wochenschr 2015; 140: 1702–04.

[13] Hecht J. Zuwanderer als Patienten: Kulturelle Vielfalt respektieren. Klin Monatsbl Augen-heilkd 2017; 234(01): 14–17.

[14] Dirie W, Hawkins S, Horman S, Kebede L. Wüstenblume. Sally Hawkins. Regie Sherry Hor-man. Nach dem Bestseller von Waris Dirie. 2010. Majestic Home Entertainment. (Minute 36 bis 38). Relevante Szene online in Originalsprache Englisch abrufbar unter https://www.you tube.com/watch?v=RjEY99zcslg (Abrufdatum: 23.7.2018).

[15] Kleinman A. Culture, Illness, and Care. Clinical lessons from anthropologic and cross-cultural research. Ann Intern Med 1978; 88: 251–58.

[16] Kletečka-Pulker, M, Parrag S. Pilotprojekt Qualitätssicherung in der Versorgung nicht-deutschsprachiger PatientInnen. Videodolmetschen im Gesundheitswesen. 2015. Online ver-fügbar unter: https://www.plattformpatientensicherheit.at/download/themen/Endbericht_ QVC.pdf (Abrufdatum: 23.7.2018).

[17] Mottelson IN, Sodemann M, Nielsen DS. Attitudes to and implementation of video interpreta-tion in a Danish hospital. A cross-sectional study. In: Scandinavian journal of public health 2018; 46 (2), 244–51. doi: 10.1177/1403494817706200.

21 Umgang mit eingeschränkter Wahrnehmung und Kommunikationsfähigkeit

21.1 Mit Gebärden, Lippenlesen und Händen

Berücksichtigung der Wahrnehmungs- und Kommunikationsstörung, Maßnahmen der »unterstützten Kommunikation«, Nutzung alternativer Kommunikationskanäle, Einbezug professioneller Unterstützung, Trennen von Interaktion und Kommunikation

Matthäus Ch. Grasl

Lernziele nach NKLM 14c

5.4.1 Die Art und Schwere der Wahrnehmungs- und Kommunikationsstörung erfragen und unter besonderer Berücksichtigung des Settings entsprechend kommunizieren.
5.4.2 Maßnahmen der »unterstützten Kommunikation«, d. h. zur Erweiterung der kommunikativen Möglichkeiten, im Gespräch einsetzen.
5.4.3 Sich anderer Kommunikationskanäle bedienen, wenn einer der Kanäle eingeschränkt ist, und bei Bedarf (und immer wenn Patientinnen und Patienten von den Lippen absehen) die Interaktion von der Kommunikation trennen sowie das Verständnis sichern.
5.4.4 Bei Bedarf professionelle Unterstützung kompetent einbeziehen.
5.4.5 Bei Bedarf (und immer wenn Patientinnen und Patienten von den Lippen absehen oder ein Blickkontakt notwendig ist) die Interaktion von der Kommunikation trennen.

Fallvignette I (mit Dolmetscherin)

Herr Albert Avdijaj, 19 Jahre alt, männlich, erscheint in Begleitung seines Onkels der sich als Vormund vorstellt und gleichzeitig als Dolmetscher für den Arzt (gut verständlich in Deutsch) und für seinen Neffen (Gebärdensprache in Albanisch) zur Verfügung steht, in der HNO-Praxis. Er ist seit Geburt gehörlos, vom Bundessozialamt mit einem Grad der Behinderung von 100 % eingestuft und bittet um eine Hals-Nasen-Ohren-ärztliche Begutachtung für das Verkehrsamt zwecks Erlangung des Führerscheins für Kraftfahrzeuge. Herr Avdijaj drückt die dringende Hoffnung aus, dass das HNO-ärztliche Gutachten positiv ausfallen wird. Gemäß den Angaben aus einem vorigen amtsärztlichen Zeugnis sind die leiblichen Eltern von Herrn Avdijaj ebenfalls gehörlos. Hörgeräte würden nichts helfen und eine Begutachtung bzgl. Cochlea-Implantaten hätte an der Universitätsklinik für Hals-Nasen- und Ohrenkrankheiten ergeben, dass sie für die Art seiner Hörstörung nicht sinnvoll seien.
Herr Avdijaj ist sonst gesund, es sind keine wesentlichen Erkrankungen oder Operationen bekannt, insbesondere habe er keine Probleme mit dem Gleichgewicht und dem Sehen.
Herr Avdijaj ist seit 2011 in Wien und hat die Hauptschule für Gehörlose im Bundesinstitut für Gehörlose abgeschlossen und macht nach Kursen für Gehörlosensprache für Österreich

und England derzeit eine zahntechnische Lehre. Der HNO-Arzt, als Gutachter für verkehrsmedizinische Untersuchungen bei der zuständigen Ärztekammer approbiert, ist vom besonderen Schicksal des Führerscheinwerbers gerührt und erklärt, dass er die Begutachtung nach den Richtlinien des Führerscheingesetztes auszuführen hat, auch im Hinblick, dass er für die Qualität des Gutachtens eine persönliche Haftung trägt.
[▶ NKLM-Kapitel 20: Stimm-, Sprech- und Sprachstörungen (20.101)]

Fallvignette II (ohne Dolmetscherin)

Frau Maria Frühwirth, 48 Jahre alt, kommt mit schmerzverzerrtem Gesicht in die HNO-Sprechstunde. Sie hält sich die rechte Hand auf das rechte Ohr. Sie ist gehörlos und nicht mit Cochlea-Implantaten versorgt und gibt der Sprechstundenhilfe ihre personenbezogene Chipkarte des elektronischen Verwaltungssystems der Sozialversicherung für die Registrierung. Die Sprechstundenhilfe informiert sogleich den Arzt, der Frau Frühwirth, die nicht von einem Dolmetscher begleitet ist, gleich als Nächstes mit einladender Handbewegung zu sich bittet. Da der HNO-Arzt die Gebärdensprache und das Fingeralphabet nicht beherrscht, kommuniziert er vorerst über das Lippenlesen unter Verwendung von Mimik und Gestik. Er sieht der Patientin dabei stets ins Gesicht, deckt den Mund nicht ab und spricht deutlich, aber nicht zu langsam, kurze und klare Sätze. Zudem fragt er nach, ob sein Gesagtes auch verstanden wurde und lässt auch Wichtiges wiederholen. Anhand eines Ohr-Modells erklärt er Frau Frühwirth nach erfolgter Untersuchung, dass die Schmerzen durch eine Mittelohrentzündung bedingt sind. Auf einem Blatt Papier schreibt er die Diagnose, die Medikamente und den Kontrolltermin auf. [▶ NKLM-Kapitel 20: Ohrenschmerzen (20.70)]

Informationen zum Krankheitsbild

Hintergrund: Gehörlosigkeit, Sprachentwicklung, Kommunikation, hereditäre monosymptomatische Hörstörung, Gutachten, Lenkerberechtigung (in Fallvignette I)
Verlauf:
- Erstkontakt in HNO-Praxis zur Begutachtung
- Identitätsnachweis
- Ausführliche Anamnese (Bestätigung durch Unterschrift des Führerscheinwerbers)
- Hörprüfung
- Gleichgewichtsprüfung
- Erstellung des Gutachtens [1]

[Fallvignette I: ▶ NKLM-Kapitel 21: Sprech- und Sprachstörungen (21.1.10.48)
Fallvignette II: ▶ NKLM-Kapitel 21: Schallempfindungsschwerhörigkeit (21.1.9.3)]

Fakten zur Gehörlosigkeit

- Etwa 0,1 % der Neugeborenen der Bevölkerung in Industrienationen sind gehörlos.
- Frühes flächendeckendes Neugeborenen-Hörscreening unmittelbar nach Geburt [2].
- Hörstörungen bei Kindern besonders ernst nehmen.
- Ca. 120 Krankheitsbilder gehen mit erblichen Hörstörungen einher. Heilung unmöglich.
- Intensive Sprachentwicklungsförderung notwendig [3].
- Falls Hörnerv intakt, Cochlea-Implantat-Rehabilitation via verbaler Kommunikation beidseits bereits ab einem halben Jahr.
- Cochlea-Implantat-Versorgung und zentral-auditorische Implantate. Leitlinie der Deut-

schen Gesellschaft für Hals-Nasen-Ohren-Heilkunde, Kopf- und Hals-Chirurgie e. V., Bonn
2012, AWMF-Register-Nr.: 017-071 [4]

* Nichterlangung der Lenkerberechtigung für Kraftfahrzeuge stellt eine erhebliche Einschränkung der Mobilität und sozialen Integration dar.

21.1.1 Einführung

Für die sprachliche Rehabilitation stehen unterschiedliche Methoden zur Ver-
fügung. Orale, aurale, gemischt orale/aurale mit dem Ziel der ganzheitlichen
Hör-Sprach-Erziehung und Orientierung am regulären Lautspracherwerb des
normalhörigen Kleinstkindes. Die Lautsprache begleitende Gebärde stellt ein
Zusammenspiel von Sprechen, Absehen, Gebärden, Fingeralphabetzeichen und
Begleitmimik dar und ist eine vollwertige Sprache mit eigener Syntax. Gestik und
Mimik sind natürliche, nicht-sprachliche Kommunikationsformen. Gebärden
sind meist künstliche Zeichen, teilweise aus Gesten abgeleitet und oft spontan
entstehend. Dies erschwert die Kommunikation behinderter Kinder untereinander, wenn sie in verschiedenen Schulen die Gebärdensprache erlernten. Vorteil
der Gebärden ist die leichte Erlernbarkeit. Ein wesentlicher Nachteil ist der eingeschränkte Ausdruck gegenüber der Lautsprache und damit die Ausgrenzung aus
der Gemeinschaft lautsprachlich Kommunizierender.

Exkurs

Das Fingeralphabet
Das Fingeralphabet drückt Einzelwörter aus. Unverzichtbar zum Verständnis von Lautsprache ist für
viele Hörbehinderte das Mundablesen. Notwendig dafür sind eine deutliche Artikulation, eine un-
gehinderte Sicht auf den Mund der Sprecherin und konsequente Zuwendung. Unterstützend für das
Erlernen von Lautsprache sind andere Sinneskanäle (z. B. durch Artikulationstraining vor dem Spiegel, vibrotaktile Reize an der Hand oder am gesamten Körper/am Kehlkopf) und technische Hilfsmittel wie die Sprach-Farbbild-Transformation [6], bei der akustische Signale in optische umgewan-
delt werden. Die Hörbehinderte kann das Ergebnis der eigenen Sprachproduktion mit der Sprache
der Trainerin vergleichen.

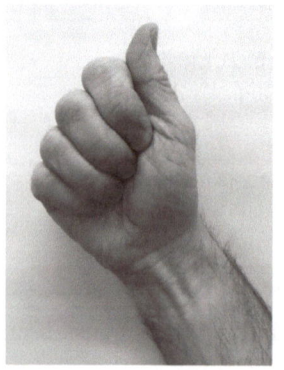 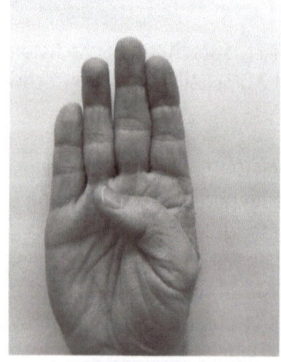 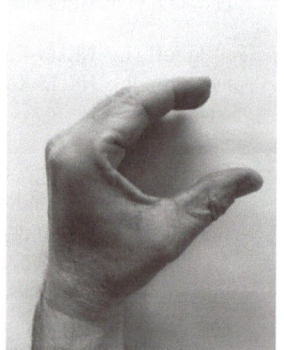

Abb. 21-1   Fingeralphabet: A (links), B (Mitte), C (rechts)

21.1.2 Darstellung einer guten Kommunikation bei der ärztlichen Gesprächsführung mit Gehörlosen: So geht's!

Tab. 21-1 Gesprächsverlauf mit Gehörlosen

Gesprächs-verlauf	mit Dolmetscherin	ohne Dolmetscherin
	Primäre Kommunikationspartnerin ist die Dolmetscherin; Patientin wird immer wieder eingebunden	Langsam sprechen, um Lippenlesen zu ermöglichen; Unterstützung durch Gesten, Mimik und Körpersprache; Fremdwörter vermeiden; kein Dialekt; immer wieder fragen, ob wirklich alles verstanden wurde.
Begrüßung	Dolmetscherin und Patientin durch Handgruß	Auf den Arm tippen und vor dem Ansprechen Blickkontakt suchen
Eröffnung und Beziehungs-aufbau	Sympathie zu Dolmetscherin und Patientin	Sympathie zur Patientin
Information sammeln	Von Dolmetscherin	W-Fragen: wer, was, wann, warum, wo, wohin …? Kurze Sätze, Pausen
Medizinische Untersuchung	Vorher Vorgehen erklären – gegebenenfalls am Modell	
Erklärungen	Patientin über Verständnis via Dolmetscherin befragen	Aufschreiben
Planung	Patienten über Verständnis via Dolmetscherin befragen	Aufschreiben
Gesprächs-abschluss	Perspektive anbieten; fixer Kontrolltermin; Handgruß	

Die Patientinnen sind in besonderem Maße auf ein hilfreiches Entgegenkommen der kommunikationsführenden Ärztin angewiesen. Diese hat Bedingungen zu schaffen, um möglichst zielgerichtet die Anamnese und Untersuchungen durchführen zu können. Die wichtigste Voraussetzung ist es, Zeit und Geduld zu haben.

Da der Arzt im vorliegenden Fall selbst die Gebärdensprache nicht beherrscht, ist er auf einen Dolmetscher angewiesen. Rasch soll der Arzt eine empathische Kommunikationsebene zu beiden Personen erreichen. Durch die Gehörlosigkeit der Patienten einerseits und durch den Migrationshintergrund andererseits sind hier besondere Anforderungen an ihn gestellt. Die Sitzposition ist so zu wählen, dass guter Sichtkontakt der drei beteiligten Personen untereinander möglich ist, am besten im Dreieck und nicht frontal. Von besonderer Wichtigkeit ist die wiederholte Frage, ob das Gefragte und Gesagte auch richtig verstanden wurde. Die Zusammenfassung am Gesprächsende darf keine wesentlichen Fragen mehr offenlassen. Im speziellen Fall hat der Arzt im Gespräch stets darauf hinzuweisen, dass er für die Behörde ein Gutachten nach objektiven Kriterien zu erstellen hat.

Evidenz für die Integration Gehörloser (nach Friedrich et al., 2013 [5])

A) Frühförderung
- Entwicklungsphysiologische Erkenntnisse liefern wesentliche Argumente für eine primär lautsprachliche Förderung hörbehinderter Kinder im Rahmen der Hör-Spracherziehung.
- Aus medizinischer Sicht wird die Integration des hörbehinderten Kindes in die Gesellschaft angestrebt, in der fast alle normal hören und laut sprachlich miteinander kommunizieren.
- Frühförderung beginnt bereits bei der Elternberatung: mit der Abstimmung/Analyse der individuellen Verhältnisse und örtlichen Gegebenheiten.
- Ziel: Mehrdimensionale Förderung, um adäquate motorische, emotionale, kognitive, sprachliche und psychosoziale Entwicklung des Kindes zu gewährleisten.

B) Hör-Spracherziehung
- Hauptspracherziehung: häusliches Umfeld
- Einzelförderung: pädaudiologisches Zentrum oder spezialisierte logopädische Praxis
- Gruppenförderungsmaßnahmen: positive soziale Entwicklung – Erfahrungsaustausch mit anderen Eltern und mit den Therapeuten
- Lautspracherziehung: oral/aural-unisensorisch (bewusstes Hören) versus aural/oral
- Lautsprachbegleitete Gebärden: zusätzlich zur Lautsprache Gebärden, Fingeralphabetzeichen, phonembezogenes Manualsystem, Gestik, Mimik

C) Ausbildung, Berufswahl, Integration
- Ausbildung: Sonderpädagogische Einrichtungen: Kindergarten; Schule: geschultes Personal mit geeignetem Spiel-, Lehr- und Lernmaterial für Kleingruppen
- Beruf: Berücksichtigung der körperlichen und kognitiven Fähigkeiten und persönliche Interessen – Lärmarbeitsplatz nicht geeignet (psychisch-vegetative Belastung)
- Integration: Familie, Schule, Arbeitsplatz

Exkurs

Beispiel Gutachten
HNO-ärztliches Gutachten für Herrn Albert Avdijaj zwecks Erlangung der Lenkerberechtigung für Kraftfahrzeuge:
- *Hörvermögen für Konversationssprache:* beidohrige Prüfung: kein Wert zu erheben
- *Hörvermögen für Konversationssprache mit Hörhilfen:* hat keine Hörhilfen, beidohrige Prüfung: kein Wert zu erheben
- *Tonaudiometrische Untersuchung (Knochen- und Luftleitung):* kein Hörvermögen nacheisbar – nur Fühlkurven beidseits im Tieffrequenzbereich durch Vibrationswahrnehmung
- *Prüfung der Gleichgewichtsfunktion:* normaler, unauffälliger Befund
- *Frenzel-Brille:* kein Spontan-Nystagmus, kein Kopfschüttel-Nystagmus
- *Stehversuch:* keine Unsicherheit mit offenen und geschlossenen Augen

- *Tretversuch:* keine Abweichung mit offenen und geschlossenen Augen
- *Gang:* unauffällig mit offenen Augen, keine Abweichungen mit geschlossenen Augen
- *Diagnose:* Gehörlosigkeit beidseits ohne Beeinträchtigung der Gleichgewichtsfunktion

Auswirkungen, die für das Lenken eines Kfz der Führerscheinklasse Gruppe 1 von Bedeutung sind:
Grundsätzlich muss für die Führerscheinklasse der Gruppe 1 ein Hörvermögen von 1,0 m Konversationssprache bei beidohriger Prüfung gegeben sein.

Stellungnahme zum Lenken eines Kfz der Führerscheinklasse Gruppe 1:
Die mangelhafte Sprachentwicklung einer Gehörlosen berührt nicht die Eignung zum Führen eines Kraftfahrzeuges. Eventuell hierdurch entstehende Schwierigkeiten (z. B. bei einem Unfall) entsprechen nur denjenigen, die ein Normalhörender ohne fremdsprachliche Kenntnisse im Ausland erfährt. Zur Orientierung im motorisierten Straßenverkehr ist das Gehör als Hilfsmittel weitgehend zurückgetreten und besonders im Großstadtverkehr wird in erster Linie mit dem Auge gefahren.
Der Einwand, Gehörlose könnten Warnzeichen anderer Verkehrsteilnehmerinnen nicht wahrnehmen, diese müssten sich aber darauf verlassen können, dass sie von allen gehört werden, widerspricht den tatsächlichen Gegebenheiten des Verkehrs. Selbst bei Normalhörenden ist diese Möglichkeit durch das eigene Motorengeräusch oder durch Rundfunkempfang etc. stark herabgesetzt. Die Bedenken, dass die Gehörlose ihre eigenen Hupsignale nicht überwachen könne, sind ebenfalls gegenstandslos. Denn sie kann sehr wohl erkennen, ob sie von anderen Verkehrsteilnehmerinnen beobachtet wird (vgl. Feldmann, 2006).
Vorausgesetzt, es besteht eine uneingeschränkte Sehleistung und keine Einschränkung anderer Sinnesfunktionen, insbesondere des Gleichgewichtssinns, sowie normale kognitive Fähigkeiten ist Herrn Albert Avdijaj aus HNO-ärztlicher Sicht trotz seiner Gehörlosigkeit befähigt, Fahrzeuge der Gruppe 1 zu lenken.

Aussage über Verlauf und Verschlechterungsneigung der Krankheit:
Es sind Verschlechterungen im Sinne der Grunderkrankung, angeborene Gehörlosigkeit beidseits, nicht möglich. Allerdings ist es nicht ausgeschlossen, dass zusätzlich Schwindelbeschwerden auftreten, die das Lenken von Kraftfahrzeugen unmöglich machen. Mögliches Ausmaß und zeitlicher Faktor des Auftretens sind jedoch nicht vorhersehbar. Der Gutachter hat den Führerscheinerwerber ausdrücklich darauf hingewiesen, im Falle von Schwindel sofort vom Lenken eines Kraftfahrzeuges Abstand zu nehmen.

Empfohlene ärztliche Kontrolluntersuchungen:
Eine HNO-ärztliche Kontrolluntersuchung wird im Hinblick auf das Lenken von Kfz der Führerscheinklasse Gruppe 1 in fünf Jahren empfohlen und auf jeden Fall, wenn Schwindel auftritt.

> **Worauf Sie achten sollten!**
>
> - Rasch Empathie finden für Patientin und Dolmetscherin.
> - Besondere Beachtung des non-verbalen Verhaltens.
> - Kommunikationsfähigkeit für Gehörlose wichtiger als Sprechfähigkeit.
> - Gehörlose empfinden die Bezeichnung »taubstumm« als Diskrimination, da »stumm« oftmals mit »dumm« verbunden wird.
> - Ziel soll sein, die soziale Diskriminierung von Behinderten zu verhindern und eine Chancengleichheit zu verbessern.

> **Merke**
> Umgang mit Gehörlosen erfordert mehrere verschiedene kommunikative Techniken, ausreichend Zeit und viel Geduld.

Literatur

[1] Feldmann H. Das Gutachten des Hals-Nasen-Ohrenarztes. 7. Aufl. Stuttgart: Thieme 2006.

[2] Biesalski P, Collo D. Hals-Nasen-Ohren-Krankheiten im Kindesalter. 2. Aufl. Stuttgart: Thieme 1991.

[3] Probst R, Grevers G, Iro H. Hals-Nasen-Ohrenheilkunde. 3. Aufl. Stuttgart: Thieme 2008.

[4] Cochlea-Implantat Versorgung und zentral-auditorische Implantate. Leitlinie der Deutschen Gesellschaft für Hals-Nasen-Ohren-Heilkunde, Kopf- und Hals-Chirurgie e. V., Bonn 2012, AWMF-Register-Nr.: 017–071.

[5] Friedrich G, Bigenzahn W, Zorowka P. Phoniatrie und Pädaudiologie. 5. Aufl. Bern: Hans Huber 2013.

[6] Esser G. et al. Verbesserung der Sprachentwicklung und der Artikulation durch visuelle Übermittlung von Sprache (Sprach-Farbbild-Transformation). In Biesalski P, Pädaudiologie aktuell. Mainz: Krach, 1984; 185–93.

[7] Americano A, Bhugura D. Dealing with diversity. In: Swanwick T, Understanding Medical Education. 2. ed. Chapter 27. London: Wiley-Blackwell, 2013; 392–402.

VI Andere mediale Kanäle und Settings

Fast täglich übergibt eine Ärztin eine Patientin an ihre ärztliche Kollegin oder an die Pflege, stellt in der Frühbesprechung neue Patientinnen anderen Kolleginnen vor, verfasst unterschiedliche Patientenberichte oder nutzt die Möglichkeit der neuen Informationstechnologien, wie beispielsweise der elektronischen Patientenakte oder Telemedizin. Die folgenden Kapitel gehen näher auf die spezifischen Anforderungen der mündlichen, schriftlichen, elektronischen und öffentlichen Kommunikation ein und sollen dazu befähigen, diese zu reflektieren und unter Berücksichtigung des Datenschutzrechtes kontextspezifisch einzusetzen.

22 Mündliche Kommunikation

22.1 Damit keine Information verloren geht …

Mündliche oder telefonische Übergabe an ärztliche Kolleginnen

Kai-Uwe R. Strelow, Holger Buggenhagen

Lernziel nach NKLM 14c

6.1.1 Eine mündliche oder telefonische Übergabe von Patientinnen und Patienten an ärztliche Kolleginnen und Kollegen durchführen.

Fallvignette

Herr Maier, 63 Jahre alt und von Beruf Installateur, ist seit mehreren Tagen auf der Station. Er soll morgen eine Knie-TEP-OP rechts bei Gonarthrose in Allgemeinanästhesie erhalten. Da er aufgrund eines chronischen Vorhofflimmerns mit absoluter Arrhythmie mit Marcumar® antikoaguliert ist, soll Herrn Maier Blut für eine Gerinnungskontrolle zur Ermittlung des INR (International Normalized Ratio) abgenommen werden, um den Wert von vor drei Tagen (INR = 4,5) erneut zu prüfen. Mit der Aufgabe ist eine PJ-Studierende beauftragt, die Herrn Maier als redseligen Zeitgenossen kennt. Doch heute liegt er teilnahmslos im Bett und auf Rückfragen bestätigt sich der allgemeine Eindruck, Herr Maier fühlt sich seit ein paar Stunden schlapp und müde und ist abwesend. Bei der körperlichen Untersuchung entdeckt sie, dass das Bettlacken im Beckenbereich blutig ist. Sie stellt einen transanalen Blutabgang fest. Die PJ-Studierende stellt die Blutabnahme zurück und informiert telefonisch die Stationsärztin, die sich direkt auf den Weg macht. Zwischenzeitlich macht sich die PJ-Studierende ein genaueres Bild vom Patienten und der Patientenakte und bereitet eine Übergabe vor.
[▶ NKLM-Kapitel 20: Labor- oder technische Untersuchungen als Therapie- oder Nebenwirkungskontrolle (20.59), Müdigkeit/Erschöpfung/Allgemeine Schwäche (20.63), perioperative Versorgung (prä- und postoperativ), OP-Fähigkeit (20.72), Veränderungen und Beschwerden des Stuhlgangs (20.113), rektale Blutung und Teerstuhl (20.77)]

Informationen zum Krankheitsbild

Hintergrund: Gastrointestinale Blutung
Ätiologie: Gastroduodenale Ulkuskrankheit Ulcus ventriculi, Ulcus duodeni und Ösophagusvarizen.
Verlauf: Bei massivem Blutverlust kann es zusätzlich zu einem hypovolämischen Schock mit Tachykardie und Blutdruckabfall kommen, bei einer chronischen Blutung zu einer Anämie.
[▶ NKLM-Kapitel 21: Obere und untere gastrointestinale Blutung (21.1.7.9)]

Fakten zur gastrointestinalen Blutung

- Unterscheidung: zwischen einer oberen gastrointestinalen Blutung (OGIB) aus Ösophagus, Magen und Duodenum und einer unteren gastrointestinalen Blutung (UGIB) aus Kolon, Rektum und Analkanal [1].
- Diagnostik: Aufgrund der Anamnese lassen sich zu den Ursachen einer GIB lediglich Vermutungen anstellen. Da akute Blutungen aus dem Gastrointestinaltrakt zum lebensbedrohlichen Schock führen können, sollte eine Abklärung für eine GIB unverzüglich durch endoskopische und gegebenenfalls chirurgische Maßnahmen erfolgen. Je nach Schwere der Blutung sind allgemeine Maßnahmen der Vitalfunktionssicherung indiziert (Schockbekämpfung, Volumenersatzmittel).
- In über 50 % der oberen dargestellten gastrointestinalen Blutungen ist ein Ulcus duodeni oder Ulcus ventriculi als Ursache festzustellen. Bei den unteren GI-Blutungen steht als Ursache dabei die Divertikulose im Vordergrund (47 %).

22.1.1 Einleitung

Bei der Übergabe von Patientinnen handelt es sich um einen der zentralen Prozesse im medizinischen Behandlungsablauf zwischen Ärztinnen gleicher und unterschiedlicher medizinischer Disziplinen und im Austausch mit dem medizinischen Umfeld mit anderen nicht ärztlichen Gesundheitsberufen (z. B. Gesundheitspflegerinnen, medizinisch-technische Assistentinnen, Physiotherapeutinnen, Hebammen und Mitarbeiterinnen des Krankentransportes und Rettungsdienstes).

Da Probleme bei der Übergabe mit unerwünschten Ereignissen und als Ursache von Behandlungsfehlern, Komplikationen und einer höheren Sterblichkeit in Zusammenhang gebracht werden [2], sind Übergaben von essenzieller Bedeutung für die Qualität der Behandlungs- und Patientensicherheit.

Um die Güte von Übergaben abzusichern, zu verbessern und im interprofessionellen Arbeitsumfeld der Medizin in der Anwendung zu standardisieren, wurden in der Vergangenheit zahlreiche sogenannte Handover-Performance-Tools (HPT) entwickelt [3]. Da gleichzeitig in der Literatur darauf aufmerksam gemacht wird, dass es einen nicht unerheblichen Mangel in der formalen Ausbildung zur Patientenübergabe gibt [4], sollte bereits die angehende Ärztin in der Ausbildung auf diese Aufgabe vorbereitet werden.

Neben der technischen Anwendung, z. B. in Form der Bearbeitung eines vorgegebenen Algorithmus (Checkliste), sollten hier auch Durchführungs- und Verhaltensaspekte berücksichtigt werden, etwa bei der Informationsbeschaffung (z. B. Daten aus der Patientenakte) oder der konkreten Umsetzung und Durchführung beim Vorgehen. Da Übergaben in besonderen Situationen, z. B. bei Notfällen oder hoher Dringlichkeit auch teilweise oder ganz über Funk oder das Telefon (Videotelefonie) durchgeführt werden, sind hier die Besonderheiten in der Kommunikation von Übergaben zu berücksichtigen. So kann das Fehlen nonverbaler/paraverbaler Kommunikation zu unbemerkten Einschränkungen und Defiziten bei Übergaben führen, die im Rahmen der Handover-Performance-Tools zu berücksichtigen sind oder gegebenenfalls durch spezielle Kommunikationsregeln, z. B. die Bestätigung oder Wiederholung der Informationen, ausgeglichen werden müssen.

Da die meisten Ärztinnen anerkanntermaßen nur wenig oder keine Ausbildung zur Patientenübergabe erhalten [5], liegt hier ein wesentlicher Ansatzpunkt für Verbesserungen. Das gilt insbesondere für junge Berufsanfängerinnen, die sich aufgrund der mangelnden Ausbildung unvorbereitet fühlen [4, 6]. So kann die Vermittlung gerade dieser Kompetenzen bereits in der medizinischen Ausbildung dazu beitragen, Übergabekompetenzen zu entwickeln und zu stärken, um Unsicherheiten abzubauen.

> **Definition**
>
> Die **Übergabe** gehört zu den wichtigen strukturellen Elementen einer modernen Gesundheitsversorgung und beschreibt den Prozess der Weitergabe von relevanten Patienteninformationen zwischen den an der Gesundheitsversorgung beteiligten Berufsgruppen. Die britische Ärzteorganisation Britisch Medical Association beschreibt klinische Übergaben als: »… transfer of professional responsibility and accountability for some or all aspects of care for a patient or groups of patients, to another person or professional group on a temporary or permanent basis« [7].

Evidenz

- In der Literatur herrscht Einigkeit darüber, dass eine effektive Patientenübergabe und die damit verbundene Kommunikation wesentliche Faktoren für die Sicherheit und die Qualität der Patientenversorgung darstellen.
- Gibt es Mängel in der Übergabe, kann dieses schwerwiegende Folgen für die Patientin haben, in dessen Folge es zu einer unklaren Diagnose, einem falschen Therapieansatz, einem verzögerten Behandlungsverlauf oder einer fehlerhaften Medikation kommen kann [3].
- Studien gehen davon aus, dass bei ca. 80 % aller Zwischenfälle im Behandlungsablauf Mängel in der Kommunikation oder der Dokumentation beteiligt sind, weshalb der Übergabeprozess in der Forschung als besonders kritisch angesehen wird [8].
- Aufgrund dynamischer Veränderungen im Gesundheitswesen, z. B. durch die Erhöhung der Patientenzahlen, die personellen Veränderungen wie die Reduzierung von Personal, die Flexibilisierung der Arbeitszeiten oder die steigende Personalfluktuation, ist davon auszugehen, dass die Häufigkeit von Patientenübergaben in der Gesundheitsversorgung und damit auch eine der Hauptfehlerquellen in der Patientenversorgung steigen wird [5, 6].

22.1.2 Übergabehilfen – Handover-Performance-Tools (HPT)

Bereits in den frühen 2000er-Jahren haben sowohl nationale als auch internationale Gesundheitsorganisationen damit begonnen, Initiativen mit dem Ziel zur Verbesserung von Übergaben einzuleiten. Beispielhaft soll hier das High-5s-Projekt [9, 10] aus dem Jahre 2006 erwähnt werden, das unter der Koordination der Joint Commission International (JCI) von der World Health Organisation (WHO) initiiert wurde, um beim weltweit relevanten Thema Patientensicherheit

Teil VI

aktiv zu werden. Im Rahmen des Projektziels, eine bedeutsame, nachhaltige und messbare Reduzierung von unerwünschten Ereignissen in der Patientenversorgung durch die Implementierung von standardisierten Handlungsempfehlungen (SOP = Standard Operating Procedures) in Krankenhäusern zu erzielen, gehört die Vermeidung von Übergabefehlern zu einem der fünf Lösungsbereichen der High-5s-Initiative [11].

Infolgedessen wurden in den letzten Jahren große Anstrengungen unternommen, Werkzeuge zur Unterstützung der Patientenübergabe (Handover-Performance-Tools, HPT) zu entwickeln und zu erproben. Die Darstellung erfolgt zumeist in Form eines Akronyms, das als Merkhilfe einzelne Schritte oder Kategorien des Übergabeprozesses beschreibt. Nachfolgend sind einige Beispiele aufgelistet:

- ISBAR (Identify, Situation, Background, Agreed plan, Read back) [12]
- SBAR (Situation, Background, Assessment and Recommendation) [13]
- ISOBAR (Identify, Situation, Observations, Background, Agreed plan, Read back) [14]
- I-PASS (Illness severity, Patient summary, Action list, Situational Awareness and contingency planning, and Synthesis by receiver) [15]
- SHARED (Situation, History, Assessment, Risk, Expectation, Documentation) [3]

Unterstützt werden diese Werkzeuge zudem durch elektronische Übergabesysteme, um die Vielfalt und Menge der Informationen besser handhaben und verwalten zu können [5]. Zahlreiche Studien zur Einführung belegen, dass die konsequente Anwendung derartiger Werkzeuge bzw. als Merksätze formulierte Hilfen einen wichtigen Beitrag leisten, Behandlungsfehler zu minimieren und gleichzeitig die Sicherheit der Patientinnen zu erhöhen [2, 13]. Darüber hinaus konnte gezeigt werden, dass das Vorgehen nach einem gemeinsamen Übergabestandard das subjektive Empfinden hinsichtlich der Kommunikation, der Zusammenarbeit im Team, dem Arbeits- und Sicherheitsklima und der Verminderung des Risikos von Kommunikationsfehlern erhöht [13].

Exkurs

Übergaben durchdringen in vielfältiger Weise die betrieblichen Abläufe (1), insofern sind sie bei der Gestaltung von Übungsszenarien zu berücksichtigen. Das gilt auch für Randbedingungen (2), deren Gestaltung insbesondere die Schwierigkeit der Aufgabenstellung beeinflussen. Das gilt auch für Variationen des medizinischen Kontextes (3), die Einfluss nehmen auf die Komplexität der Übungen und den Grad der medizinischen Profession der Übungsteilnehmerinnen berücksichtigt. Soweit Übungen die aktive Teilnahme einer (Simulations-)Patientin mitberücksichtigen (4), können neben den erforderlichen medizinischen Kompetenzen auch die sozialen, empathischen und interpersonellen Fähigkeiten und Fertigkeiten geübt und überprüft werden.

1. Betriebliche Abläufe, z. B.:
- Arbeitspausen und Schichtwechsel
- Verlegungen, Entlassungen, Überweisungen
- Nebentätigkeiten
- Ablenkungen, Störungen, Lärm usw.
- Übergaben per Funk oder am Telefon

2. Medizinische und nicht-medizinische Randbedingungen, z. B.:
- Ort des Geschehens
- verfügbare Zeit für die Übergabe
- Anzahl der Beteiligten
- soziale, kulturelle und hierarchische Aspekte der Zusammenarbeit
- divergierende Perspektiven und Konflikte

3. Medizinischer Kontext und Zustand des Patienten, z. B.:
- Krankheitsbild
- Medikation
- Therapie
- Dokumentation
- Verfügbarkeit von Informationen

4. Psychosozialer Zustand des Patienten, z. B.:
- Einstellungen und Eigenschaften
- Kooperations- und Kommunikationsverhalten
- Gesundheitszustand und Gesundheitsverhalten
- Geschlecht, Alter
- sozialer Hintergrund

22.1.3 Eine gute Übergabe an eine ärztliche Kollegin: So geht's

Das vorliegende Gesprächsbeispiel geht davon aus, dass die PJ-Studierende über den Patienten umfassend informiert ist und für die durchzuführenden Aufgaben die Hintergründe und die zeitlichen, räumlichen und medizinischen Randbedingungen kennt. Die PJ-Studierende schätzt die gesundheitliche Situation des Patienten und Notwendigkeit des Eingreifens richtig ein und informiert telefonisch die Stationsärztin. Damit auch die Stationsärztin die Dringlichkeit der Situation einschätzen kann, werden Teile der Übergabe bereits am Telefon genannt. Alles Weitere erfolgt dann unmittelbar nach Eintreffen der Ärztin im Patientenzimmer.

Teil VI

Tab. 22-1 Exemplarische Umsetzung einer Übergabe auf Basis der Fallvignette Herr Maier nach SBAR (Situation, Background, Assessment and Recommendation) [13]

Schritte SBAR	Gesprächs-verlauf	Gesprächssituation	
		PJ-Studierende	**Stationsärztin**
S	Telefonat – Gesprächs-eröffnung	»Hallo, Frau Dr. Rausch?«	»Ja, am Telefon.«
B		»Gut, dass ich Sie erreiche. Mein Name ist Pia Jeschke. Ich bin die neue PJ-Studie-rende auf Station 1 und brauche bei einem der Patienten im Zimmer 2 dringend Ihre Hilfe.«	»Worum geht es denn?«
S/A	Telefonat – Weiterer Verlauf	»Ich sollte heute bei Herrn Maier im Zim-mer 2 Blut für einen Gerinnungsstatus ab-nehmen. Das habe ich erst einmal nicht gemacht, denn Herrn Maier ist somnolent. Auf Ansprache sagte er von sich selbst, dass er sich sehr müde fühlt und ihm schwindelig ist. Der Puls ist flach und schnell, darüber hin-aus habe ich gesehen, dass das Laken im Beckenbereich voller Blut ist. Bei der kör-perlichen Untersuchung habe ich festge-stellt, dass er rektal blutet.«	
A/R		»Ich halte das für eine akut bedrohliche Situation und es ist wichtig, dass Sie schnell vorbeikommen um sich den Patien-ten anzuschauen.«	»Oh ja, das hört sich dringend an. Wissen Sie, wie lange es dem Patienten denn schon so geht?«
S		»Nein, das kann ich nicht einschätzen. Ich habe auch den Patienten dazu befragt, der hat aber nur gemerkt, dass es da unten feucht ist, konnte aber nicht sagen, seit wann das so ist.«	»O.k. – ver-stehe. Wo sind Sie nochmal genau?«
S	Telefonat – Gesprächs-abschluss	»Ich bin auf der Station 1 im Zimmer 2.«	»Ich habe ver-standen und bin dann in 2 Minu-ten bei Ihnen.«
		»Vielen Dank, bis gleich.«	

Schritte SBAR	Gesprächsverlauf	Gesprächssituation	
		PJ-Studierende	**Stationsärztin**
	Eintreffen der Ärztin im Patientenzimmer		»Hallo, Sie sind Frau Jeschke?«
S/A	Gesprächseröffnung	»Ja, Frau Dr. Rausch. Gut, dass Sie so schnell kommen konnten.«	»Sie hatten mich angerufen, dann erzählen Sie doch mal.«
S/B/A	Weiterer Verlauf	»Das ist Herr Maier, 65 Jahre alt, und wie schon am Telefon geschildert, ist er extrem schläfrig, aber noch ansprechbar und fühlt sich laut eigener Aussage sehr müde und schwindelig. Was mir Sorgen macht, ist vor allem seine rektale Blutung, die wir uns gleich einmal anschauen können.«	»Ja gerne!«
B/A/R		»Seit unserem Telefonat habe ich bei Herrn Maier erst einmal den Blutdruck gemessen – der war bei 60/40 – und ihn dann in Schocklage gebracht. Ich würde vorschlagen, erst einmal einen Zugang zu legen und sich dann um die Blutung zu kümmern.«	»Das sehe ich auch so!«
S/B		»Ansonsten habe ich noch ein paar Daten zum Patienten aus seiner Akte, … Herr Maier ist hier wegen einer Gonarthrose rechts mit dauerhaften starken Schmerzen – 8/10 – und entsprechenden Mobilitätseinschränkungen. Geplant ist eine Knie-TEP für morgen, weswegen ich auch heute noch einmal den Gerinnungsstatus bestimmen lassen sollte, der INR lag gestern noch bei 4,5. Aus der Patientenakte geht hervor, dass Herr Maier eine arterielle Hypertonie hat, paroxysmales Vorhofflimmern mit TAA, eine Hyperlipidämie und eine BHP. Die Medikation sieht so aus, dass er Marcumar nimmt – das wegen der bevorstehenden OP abgesetzt worden ist – Ramipril 5, ASS 100, Ibuprofen 800, Simvastatin 20 und zur Nacht ca. 20 Baldrian-Tropfen.	

Teil VI

Tab. 22-1   *Fortsetzung*

Schritte SBAR	Gesprächs-verlauf	Gesprächssituation	
		PJ-Studierende	**Stationsärztin**
		Bei den Vor-OPs steht eine Appendekto-mie, datiert auf das Jahr 1998. Alles Wei-tere erscheint mir für die akute Situation nicht mehr relevant.«	
B	Gesprächs-abschluss	»Das war es von meiner Seite. Brauchen Sie noch etwas von mir?«	»Vielen Dank erst einmal für die Übergabe. Ich denke Sie legen noch den Zugang und können dann gleich noch das Blut abnehmen. Ich kümmere mich dann um den Rest.«

Exkurs

Implementierung von Übergabehilfen

Die Einführung und Überprüfung der Wirksamkeit von Übergabehilfen sollte durch eine Evaluation begleitet werden. Eine Erprobung in verschiedenen Organisationsbereichen bietet darüber hinaus die Gelegenheit, die Akzeptanz im interdisziplinären und interprofessionellen Anwendungsfeld zu überprüfen. Anpassungen an die jeweiligen betrieblichen Bedingungen können zudem zu einer Erhöhung der Akzeptanz beitragen [16]. Eine erfolgreiche Einführung setzt zudem voraus, dass der Prozess verbindlich geregelt wird und die Anwenderinnen von Beginn an informiert und praktisch eingewiesen sind.

Übergabe als Gegenstand der medizinischen Ausbildung

Um die Qualität von Übergaben zu verbessern, sind neben der Vermittlung von Wissen zum Thema Übergabe und Übergabehilfen praktische Übungen notwendig. Im medizinisch praktischen Umfeld empfiehlt sich die Entwicklung von Gesprächssituationen, die sich an realen medizinischen Fällen ausrichten (siehe Fallbeispiel). Hier können unter Einbindung des medizinischen Wissens die Über-gabeabläufe eingeübt werden. In diesem Zusammenhang werden auch die sogenannten nichttech-nischen Fähigkeiten (Non-technical Skills – NTS) oder auch nicht-medizinische Kompetenzen zur Optimierung der Patientenübergabe genannt [2, 4]. Gemeint sind damit Verhaltensweisen, die es der (angehenden) Ärztin erlauben, ihr Handeln flexibel an die Situation anzupassen und somit trotz widriger Umstände die Übergabeziele zuverlässig zu erreichen. Da weite Teile der interpersonellen Kompetenzen (u.a. das Management von Fehlern, Arbeitsbelastung, Konflikte und Stress, die Wahrnehmung der Situation, Entscheidungsfindung sowie Führung und Zusammenarbeit) kein Ge-genstand der medizinischen Ausbildung sind, sind diese Kompetenzen für die Unterstützung der Übergabequalität unter Umständen gesondert zu schulen [17].

Worauf Sie achten sollten!

Implementieren Sie Übergabehilfen wie z. B. das ISBAR-Schema:
- Identität
- Situation
- Background
- Aktion & Untersuchung
- Rationale & Untersuchung

Merke
Die Übergabe gehört zu den wichtigen strukturellen Elementen einer modernen Gesundheitsversorgung und beschreibt den Prozess der Weitergabe von relevanten Patienteninformationen zwischen den an der Gesundheitsversorgung beteiligten Berufsgruppen.
Es existieren Werkzeuge zur Unterstützung der Patientenübergabe (Handover-Performance-Tools, HPT). Die Darstellung erfolgt zumeist in Form eines Akronyms, das als Merkhilfe einzelne Schritte oder Kategorien des Übergabeprozesses beschreibt. Ein Beispiel ist SBAR (▶ Tab. 22-1).

Literatur

[1] Ziegenfuß T. Notfallmedizin. 5. Aufl. Heidelberg, Berlin: Springer 2011; 340.
[2] Symons NR, Wong HW, Manser T, Sevdalis N, Vincent CA, Moorthy K. An observational study of teamwork skills in shift handover. International journal of surgery 2012; 10(7): 355–59.
[3] Pezzolesi C, Manser T, Schifano F, Kostrzewski A, Pickles J, Harriet N, Warren I, Dhillon S. Human factors in clinical handover: development and testing of a ›handover performance tool‹ for doctors' shift handovers. International journal for quality in health care: journal of the International Society for Quality in Health Care / ISQua 2013; 25(1): 58–65.
[4] Manser T, Foster S. Effective handover communication: an overview of research and improvement efforts. Best practice & research Clinical anaesthesiology 2011; 25(2): 181–91.
[5] Gordon M, Findley R. Educational interventions to improve handover in health care: a systematic review. Medical education 2011; 45(11): 1081–89.
[6] Darbyshire D, Gordon M, Baker P. Teaching handover of care to medical students. The clinical teacher. 2013; 10(1): 32–7.
[7] British Medical Association NPSA. Safe handover: safe patients. Guidance on clinical handover for clinicians and managers 2015 [cited 2016 21.02.2016]. Online verfügbar unter: http://www.bma.org.uk/-/media/files/pdfs/practical%20advice%20at%20work/contracts/safe%20handover%20safe%20patients.pdf (Abrufdatum: 23.7.2018).
[8] Apker J, Mallak LA, Applegate EB, 3rd, Gibson SC, Ham JJ, Johnson NA, Street RL, Jr. Exploring emergency physician-hospitalist handoff interactions: development of the Handoff Communication Assessment. Annals of emergency medicine 2010; 55(2): 161–70.
[9] WHO. High 5s: Action on Patient Safety 2006 [cited 2016 21.02.2016]. Available from: http://www.who.int/patientsafety/implementation/solutions/high5s/ps_high5s_project_overview_fs_Oct_2011.pdf?ua=1 (Abrufdatum: 23.7.2018).
[10] Commission TJ. Improving America's Hospitals; The Joint Commission's Annual Report on Quality and Safety 2007. Online verfügbar unter: http://www.jointcommission.org/improving_americas_hospitals_the_joint_commissions_annual_report_on_quality_and_safety_-_2007/ (Abrufdatum: 23.7.2018).

Teil VI

[11] Ärztliches Zentrum für Qualität in der Medizin. High 5s – Hintergrund des Projekts Online verfügbar unter: http://www.aezq.de/patientensicherheit/h5s (Abrufdatum: 23. 7. 2018).

[12] Robertson ER, Morgan L, Bird S, Catchpole K, McCulloch P. Interventions employed to improve intrahospital handover: a systematic review. BMJ quality & safety 2014; 23(7): 600 – 07.

[13] Randmaa M, Martensson G, Leo Swenne C, Engstrom M. SBAR improves communication and safety climate and decreases incident reports due to communication errors in an anaesthetic clinic: a prospective intervention study. BMJ open 2014; 4(1): e004268.

[14] Porteous JM, Stewart-Wynne EG, Connolly M, Crommelin PF. iSoBAR – a concept and handover checklist: the National Clinical Handover Initiative. The Medical journal of Australia. 2009; 190(11 Suppl): S152 – 6.

[15] Starmer AJ, Spector ND, Srivastava R, West DC, Rosenbluth G, Allen AD, Noble EL, Tse LL, Dalal AK, Keohane CA, Lipsitz SR, Rothschild JM, Wien MF, Yoon CS, Zigmont KR, Wilson KM, O'Toole JK, Solan LG, Aylor M, Bismilla Z, Coffey M, Mahant S, Blankenburg RL, Destino LA, Everhart JL, Patel SJ, Bale JFJ, Spackman JB, Stevenson AT, Calaman S, Cole FS, Balmer DF, Hepps JH, Lopreiato JO, Yu CE, Sectish TC, Landrigan CP. Changes in Medical Errors after Implementation of a Handoff Program. New England Journal of Medicine 2014; 371(19): 1803 – 12.

[16] Pilz S, Poimann H, Holtel M, Wiesmann A, Weber H. Kommunikation mit SBAR als Tool zur fokussierten Kommunikation. Online verfügbar unter: http://www.gqmg.de/Dokumente/public/Kommunikationmit%20SBARalsTool%20zur%20fokussiertenKommunikationV11 v23_04.pdf (Abrufdatum: 23. 7. 2018).

[17] Strelow K-UR. Zwischenfälle als Folge komplexer medizinischer Behandlungssituationen – Trainingsmöglichkeiten und Handlungsalternativen. In Heimann R, Strohschneider S, Schaub H, editors. Entscheiden in kritischen Situationen: Neue Perspektiven und Erkenntnisse. Frankfurt a. M.: Verlag f. Polizeiwissens 2014; 223 – 46.

22.2   Was müssen die anderen wissen?

Mündliche oder telefonische Übergabe an Angehörige anderer Gesundheitsberufe

Rainer Büscher

Lernziel nach NKLM 14c

6.1.2 Eine mündliche oder telefonische Übergabe eines Patienten/einer Patientin an Angehörige der Pflege- bzw. anderer Gesundheitsberufe unter Verwendung geeigneter Fachsprache durchführen.

Fallvignette

Die Notärztin wird um 1.00 Uhr nachts von einer Mutter zu ihrem 5-jährigen Sohn gerufen. Das Kind habe seit zwei Tagen Bauchschmerzen, hohes Fieber, würde anhaltend husten und hätte subjektiv Luftnot. Vom Kinderarzt habe sie morgens bei Verdacht auf einen Virusinfekt bereits fiebersenkende Medikamente und einen »Hustensaft« verschrieben bekommen. Die Mutter ist in Panik, da ihr Sohn jetzt nicht adäquat reagieren würde und nicht auf die bisherige Therapie angesprochen habe. Bei Eintreffen der Notärztin ist das Kind tachypnoeisch, zeigt interkostale Einziehungen und befindet sich in deutlich reduziertem Allgemeinzustand. Die Notärztin diagnostiziert eine Pneumonie und will das Kind sofort in die nächstgelegene Kinderklinik bringen. Über die Leitwarte lässt er sich mit der Notaufnahme verbinden, um über den Fall vorab zu informieren.

Telefonisch meldet sich die diensthabende Kinderkrankenschwester. In der Klinik ist gerade reger Betrieb und die diensthabende Ärztin und das Pflegepersonal sind ununterbrochen im Einsatz. In der kurzen telefonischen Übergabe muss die Notärztin ihre kritische Einschätzung zum Zustand des Kindes vermitteln und wichtige Aspekte der Notfallversorgung bei der Übernahme erläutern.

[▶ NKLM-Kapitel 20: Husten (produktiv oder nicht-produktiv inkl. Haemoptoe) (20.49)]

Informationen zum Krankheitsbild

Hintergrund: Pneumonie
Morphologie: Lobärpneumonie
Verlauf:

- Seit zwei Tagen Bauchschmerzen, hohes Fieber, anhaltender Husten und Dyspnoe
- Vorbehandlung mit fiebersenkenden Medikamenten und einem Schleimlöser bei Verdacht auf unspezifische Virusinfektion
- Jetzt Verschlechterung des Allgemeinzustands mit zunehmender Tachydyspnoe und interkostalen Einziehungen

[▶ NKLM-Kapitel 21 Pneumonie (21.1.4.9)]

Fakten zur Pneumonie

- Die Pneumonie gehört in den Industrieländern zu den häufigsten Infektionskrankheiten im Kindesalter. Jährlich erkranken daran ca. 150 Mio. Kinder im Vorschulalter. Bei ca. 20 Mio. Kindern ist eine stationäre Behandlung erforderlich. Vor allem in Entwicklungsländern werden bei bis zu 2 Mio. Kindern letale Verläufe beschrieben [1].
- Pneumokokken sind bei Vorschulkindern der häufigste Erreger einer ambulant erworbenen Pneumonie.
- Allgemeine Symptome, z. B. hohes Fieber, Husten, Bauchschmerzen und Vigilanzminderung können hinweisend sein.
- Die Tachypnoe ist ein wichtiges Symptom für eine Pneumonie und wird altersentsprechend definiert [1].
- Steht die Dyspnoe klinisch im Vordergrund, muss der Notarzt andere typische Erkrankungen (Pseudokrupp, Epiglottitis, Asthma bronchiale etc.) differenzialdiagnostisch in Erwägung ziehen.

22.2.1 Einführung

Pädiatrische Notfallsituationen außerhalb des Krankenhauses sind mit ca. 5 – 10 % aller Einsätze relativ selten, für alle Beteiligten aber immer eine sehr große emotionale Belastung [2]. Die geringe praktische Übung, anatomische und physiologische Besonderheiten von Kindern, die im Vergleich zum Erwachsenen geringere Apnoetoleranz, aber auch Tageszeit, Zustand des Kindes und damit verbunden die Kooperation der Familienangehörigen tragen erschwerend zu diesem enormen Stressfaktor für den Rettungsdienst bei.

Die Notärztin muss innerhalb kürzester Zeit die richtigen Entscheidungen treffen und bei der Übergabe der Patientin an die weiterbehandelnde Klinik die wesentlichen Aspekte strukturiert darstellen. Die Empfängerin der (telefonischen) Ankündigung oder Übergabe muss hingegen auf die notfallmäßigen Erstmaßnahmen bei der Ankunft des Kindes vorbereitet sein.

Evidenz

- Für Notärztinnen sind aufgrund der unzureichenden praktischen Erfahrung insbesondere Einsätze zur prähospitalen Versorgung von Kindern mit enormen Ängsten und Stress verbunden [2–4]. Neben den vom Erwachsenenalter abweichenden diagnostischen und therapeutischen Techniken ist auch die Kommunikation mit den Kindern, Familienangehörigen oder medizinischen Personal der Kinderklinik ungewohnt.
- Die Mortalität von Kindern und Jugendlichen in einer Notfallsituation und die Aufenthaltsdauer auf der Intensivstation wird in erheblichem Maße vom Handeln in den ersten Minuten beeinflusst und kann bei guter interprofessioneller Kommunikation deutlich reduziert werden [5–8].
- Wer einem pädiatrischen Notfall nicht angstfrei begegnet, kann auch nicht angstfrei kommunizieren [6]. In manchen Fällen wird die eigene Unsicherheit mit Floskeln oder teilweise überheblich wirkendem Auftreten überspielt. Wird nicht klar und strukturiert kommuniziert, kann der Zuhörer die nötigen nächsten Schritte nicht durchführen.
- Bis zur ordnungsgemäßen Übergabe der Patientin bleibt die volle Verantwortung immer beim Rettungspersonal.

22.1.2 Interdisziplinäre und interprofessionelle Übergabe: So geht's!

Bereits die telefonische Übergabe sollte alle relevanten Informationen enthalten, die für die Erstversorgung und weitere Therapie der Patientin wichtig sind. Ein verbessertes interdisziplinäres und interprofessionelles Rollenverständnis und die Wertschätzung der anderen Berufsgruppe erleichtert die Übergabe von Notfallpatientinnen, nicht nur in der Pädiatrie, aber gerade auch dort. Interprofessionelle Kommunikation von Patientinnen bei Notfalleinsätzen sollte daher systematisch geübt werden [9]. Das in den USA entwickelte SBAR-Kommunikationsmodell (Situation beschreiben, Background/Kontext erklären, Assessment/Einschätzung mitteilen und Recommendation/Empfehlung abgeben) kann eine Fehlkommunikation zwischen Ärztinnen und Pflegekräften deutlich reduzieren (▶ Kap. 22.1) (▶ Tab. 22-2).

Tab. 22-2 Exemplarisches SBAR-Kommunikationsmodell [10 – 11]

Positiv	SBAR-Kommunikations-modell	Negativ
	Allgemein	
• Gesprächspartnerin persönlich ansprechen (mit Namen) • Rückversicherung: »Bin ich mit der Kinderklinik verbunden?«, »Wie war noch mal Ihr Name?«, »Können Sie mich gut verstehen?«, »Haben Sie etwas zum Schreiben bereitliegen?«	• Vorstellen mit Namen und Funktion (»Ich bin der leitende Notarzt, Frank Förster mein Name. Mit wem spreche ich?«) • Laut und deutlich sprechen • Ruhiges Auftreten • Klare, einfache Sätze • Slang/Anglizismen vermeiden • Gegenfragen jederzeit ermöglichen	• *Mangelnde Wertschätzung vermeiden:* »Kann ich mal den diensthabenden Kollegen sprechen? … Ach so, der kann gerade nicht … Na, dann muss ich Ihnen das eben berichten.« • »Das dauert ja ewig, bis man hier mal jemanden erreicht.«
	Situation	
Pflege gleich aktiv mit einbeziehen: »Der Junge heißt Simon Peters, ist geboren am 1. März 2012; er war schon mal stationär bei Ihnen. Vielleicht haben Sie Vorbefunde in der Datei?«	• »Ich bin hier gerade in Hettstedt notfallmäßig zu einer Familie gerufen worden. Der 5-jährige Sohn hustet anhaltend, hat jetzt akut auch Luftnot und zuletzt Fieber bis 40,0 °C. Die Mutter fand auch, dass er nicht adäquat reagieren würde.« • *Kurze Einschätzung vorab:* »Er war bei unserem Eintreffen stabil und voll orientiert. Ich halte das für eine Pneumonie.«	
	Background	
	• *Akute Problematik berichten*: »Die Mutter sagt mir, dass der Junge schon seit ein paar Tagen krank ist und auch nicht in der Kita war. Alle anderen Familienmitglieder sind offensichtlich gesund, im Kindergarten haben aber zahlreiche Kinder einen fieberhaften Luftwegsinfekt.«	*Keine Wertung vornehmen:* »Ich weiß auch nicht, warum die sich immer alle nachts melden, geht ja jetzt auch schon ein paar Tage.«

Teil VI

Tab. 22-2 *Fortsetzung*

Positiv	SBAR-Kommunikations-modell	Negativ
	• *Vorbehandlung berichten:* »Heute früh war der Junge schon beim Kinderarzt. Der Kollege hielt das für einen Virusinfekt. Er hat zweimal Paracetamol 250 mg als Zäpfchen erhalten, aber darunter kaum entfiebert. Die Mutter hat das letzte Zäpfchen vor 2 Stunden gegeben.«	
	Assessment (Einschätzung)	
• *Nennen Sie immer Maß und Zahl:* »Der Junge ist tachypnoeisch und tachykard, die Atemfrequenz 35/min, die Herzfrequenz 100/min …« • »Die Sauerstoffsättigung liegt bei 92 % …« • *Gerade an dieser Stelle sollte zu Gegenfragen animiert werden:* »Habe ich noch etwas vergessen oder fällt Ihnen noch etwas ein, was ich Ihnen verschwiegen habe?«	• »Also, der Junge ist schon richtig krank! Für mich stellt sich das wie eine Pneumonie dar. Ich bin mir aber auch nicht 100 %ig sicher.« • *Vitalparameter nennen, die die Einschätzung untermauern!* • *Relevante Maßnahmen für den Transport benennen:* »Wir haben ihm gerade Sauerstoff über eine Nasenbrille vorgelegt, da ging die Sättigung auch gleich auf 98 % hoch …« • »Mehr war erstmal hier vor Ort nicht nötig. • Wir laden ihn jetzt ein und fahren mit Blaulicht los.«	• *Dramatisieren oder bagatellisieren Sie nicht, sondern seien Sie spezifisch:* »Geht ihm nicht besonders, hat Sauerstoffbedarf, ansonsten aber ganz fidel.« • *Vermeiden Sie Umgangssprache:* »Also den würde ich behandeln, wie ein rohes Ei.«
	Recommendation (Empfehlung)	
• *Feste Verabredung treffen:* »Wo sollen wir uns bei Ihnen melden?«, »Wo finden wir sie denn?«, »Sind Sie persönlich da und nehmen uns in Empfang?«	• *Wann etwa ist mit der Ankunft in der Klinik zu rechnen?* »Wir sind in etwa 10 Minuten bei Ihnen.« • *Wo soll man hinfahren?*	• *Seien Sie in ihren Empfehlungen präzise.* »Wir sind gleich da, bereiten Sie schon mal alles vor.« • Auf Nachfrage (»Was brauchen Sie denn?«): »Das übliche eben.«

Positiv	SBAR-Kommunikations-modell	Negativ
• Trotz einer meist gleichen Grundausstattung von Notfallaufnahmen sollte sich der Notarzt immer versichern, dass bestimmte Maßnahmen auch dort möglich sind: »Ist das bei Ihnen möglich?«, »Können wir das Kind isolieren?«	• Wer begleitet den Transport? Notärztin, Rettungsassistentin, Eltern? • Wer sollte bereitstehen? Intensivbereitschaft erforderlich? »Können Sie bitte den diensthabenden Kollegen sofort dazu rufen?« • Ist der Patient als infektiös einzuschätzen? Wenn ja, sind besondere Isolationsmaßnahmen vorzunehmen? »Ich habe die Mutter gefragt, aus der Familie ist derzeit keiner an einer Infektionskrankheit erkrankt.« Oder: »Wir kommen in Schutzanzügen, da wir eine ansteckende Erkrankung nicht ausschließen können … Der Junge muss bei Ihnen isoliert werden, ist das möglich?« • Was ist dringend vorzubereiten: »Wir brauchen dringend Sauerstoff und ein Monitoring, das haben Sie doch in der Notaufnahme, oder?« • Gegebenenfalls Alternativen vorschlagen: »Also ich hätte das Kind lieber sofort auf eine Intensivstation gelegt, können Sie die Kollegen bitte informieren …« • Müssen Medikamente gerichtet werden? Wenn ja, welche?	• Gerade Maßnahmen zur Isolation einer Patientin müssen vorbereitet werden (besondere Schutzkittel, Isolationszimmer, Schleuse …). Die übergebende Ärztin sollte dies immer ankündigen: »Kann ich nicht sagen, woher soll ich das wissen.«

Worauf Sie achten sollten!

• Sie als Notärztin haben gerade Stress, Ihre Zuhörerin aber auch! Kommunizieren Sie ruhig und wertschätzend.
• Lassen Sie Gegenfragen jederzeit zu.

Teil VI

- Vergewissern Sie sich immer, ob man Sie verstanden hat oder ob Sie etwas wiederholen müssen? Oft ist die telefonische Verbindung nicht gut.
- Geben Sie klare Anordnungen, was als Nächstes zu tun ist bzw. was vor Ankunft der Patientin vorbereitet werden muss.
- Die Verantwortung für die Gesprächsführung liegt beim Überbringer, nicht beim Empfänger.

Merke

Vergewissern Sie sich, dass die Zuhörerin Sie verstanden hat und Ihre Empfehlungen vor Ort umsetzen kann. Fehlkommunikation kann gerade bei Notfällen schwere Folgen haben.

Literatur

[1] Liese J, Abele-Horn M, Beer M, et al. Diagnose und Behandlung der Pneumonie im Kindesalter. Monatsschr Kinderheilkd 2013; 161: 703–12.

[2] Meyburg J, Bernhard M, Hoffmann GF, Motsch J. Grundlagen für die Behandlung von Notfällen im Kindesalter. Dtsch Arztebl Int 2009; 106: 739–48.

[3] Zink W, Bernhard M, Keul W, Martin E, Völkl A, Gries A. Invasive Notfalltechniken in der Notfallmedizin. I. Praxisorientierte Ausbildungskonzepte für die Sicherung der notärztlichen Qualifikation. Anaesthesist 2004; 53: 1086–92.

[4] Bernhard M, Hilger T, Sikinger M, et al. Patientenspektrum im Notarztdienst. Was hat sich in den letzten 20 Jahren geändert? Anaesthesist 2006; 55: 1157–65.

[5] Meyer W, Balck F. Notärzte im Umgang mit psychisch belastenden Einsatzsituationen. Notfall und Rettungsmedizin 2002; 5: 89–95.

[6] Pruitt CM, Liebelt EL. Enhancing patient safety in the pediatric emergency department: teams, communication, and lessons from crew resource management. Pediatr Emerg Care 2010; 26: 942–48.

[7] Solevag AL, Karlgren K. Comepetences for enhancing interprofessional collaboration in a paediatrics setting: Enabling and hindering factors. J Interprof Care 2016; 30: 129–31.

[8] Kim SW, Maturo S, Dwyer D, et al. Interdisciplinary development and implementation of communication checklist for postoperative management of pediatric airway patients. Otolaryngol Head Neck Surg 2012; 146: 129–34.

[9] Hammick M, Olckers L, Campion-Smith C. Learning in interprofessional teams: AMEE Guide no 38. Med Teach 2009; 31: 1–12.

[10] Panesar RS, Albert B, Messina C, Parker M. The effect of an electronic communication tool on documentation of acute events in the pediatric intensive care unit. Am J Med Qual 2016; 31: 64–68.

[11] Blyth C, Bost N, Shiels S. Impact of an education session on clinical handover between medical shifts in an emergency department: A pilot study. Emerg Med Australas., 2017; 29: 336–41.

22.3 Kurz und knackig

Patientenvorstellung

Christina Bergdolt, Gerhard Schmidmaier

Lernziel nach NKLM 14c

6.1.3 Patientinnen und Patienten vorstellen, deren Probleme priorisieren und das diagnostische und therapeutische Prozedere bezogen auf den Einzelfall mit ärztlichen Kolleginnen und Kollegen sowie Angehörigen anderer Gesundheitsberufe systematisch diskutieren.

Fallvignette

Julia, eine 16-jährige Schülerin, stolperte beim Aussteigen aus der Straßenbahn auf ihren rechten Arm und stürzte dabei auf die rechte Seite und auf den Kopf. Aufgrund starker Schmerzen wurde von den umstehenden Passanten ein Rettungswagen verständigt, der Julia in die chirurgische Notaufnahme bringt. Bei der klinischen Untersuchung zeigt sich die rechte Schulter stark geschwollen sowie bewegungseingeschränkt, die Weichteile über der Schulter sind unverletzt. Weiterhin klagt die Patientin über Schmerzen im rechten Handgelenk. Den Arm hält sie in einer Schonhaltung, passive Bewegung des Armes verursache starke Schmerzen im Schulterbereich. Durchblutung, Motorik sowie Sensibilität sind intakt. Weiterhin blutet Julia etwas an der rechten Schläfe. An den Unfallmechanismus erinnert sie sich ganz genau. Bewusstlos war sie nicht.

Bei Ankunft in der Notaufnahme werden Röntgenaufnahmen des rechten Handgelenks sowie der rechten Schulter veranlasst. Die Röntgenaufnahmen des Handgelenks zeigen einen altersentsprechenden Normbefund ohne Anhalt für knöcherne Verletzungen, am proximalen Humerus zeigt sich eine mehrfragmentäre Fraktur, wobei die Frakturteile zueinander verschoben sind. Die leicht blutende Kopfplatzwunde wurde mittels Hautnaht verschlossen.

In der Zwischenzeit sind auch die Eltern von Julia benachrichtigt worden. Sie machen sich nun auf den Weg ins Krankenhaus. Da Julia professionell schwimmt, ist sie auf die Funktionalität ihrer Arme angewiesen. Sie hat Angst, dass der Unfall Konsequenzen für ihren nächsten Wettkampf oder gar ihre Zukunft als Schwimmerin hat. Nun wartet Julia im Untersuchungszimmer angespannt und unruhig auf den behandelnden Arzt, in der Hoffnung, dass in den durchgeführten Röntgenbildern keine Verletzungen zu sehen sind.

Der Arzt betritt nach ca. 20 Minuten das Untersuchungszimmer. Aus seiner Sicht ist aufgrund des vorliegenden Befundes eine operative Versorgung am proximalen Humerus notwendig. Julia reagiert erschrocken und hofft, dass ihre Eltern bald kommen, um das weitere Prozedere zu besprechen. Eine Versorgung mittels winkelstabiler Plattenosteosynthese stellt eine Option dar. Die Schulter der Patientin wurde erst einmal in einem Gilchrist-Verband ruhiggestellt.

Der Assistenzarzt muss die Patientin in der Mittagsbesprechung um 14 Uhr seinen Kollegen vorstellen und das weitere Prozedere diskutieren.

[▶ NKLM-Kapitel 20: Schwellung einer Extremität (lokalisiert oder diffus) (20.95), Schmerzen der Extremitäten und Gelenke (20.86), Steifheit und erschwerte Bewegungen (inkl. Rigor, Spastik) (20.100)]

Informationen zum Krankheitsbild

Hintergrund: dislozierte proximale Humerusfraktur rechts
Verlauf des Patientenfalls:

- nach AO: proximale Humerusfraktur: C – Fraktur: artikuläre Fraktur, disloziert und impaktiert (AO 11 – C2)
- Aufnahme aufgrund des Sturzes bei starken Schmerzen und zur operativen Versorgung der Humerusfraktur
- mittels Röntgen diagnostizierte dislozierte proximale Humerusfraktur rechts und Handgelenksprellung rechts

[▶ NKLM-Kapitel 21: Humerusfrakturen (21.1.2.21)]

Fakten zu Humerusfrakturen

- Proximale Humerusfrakturen zählen zu den häufigsten osteoporotischen Frakturen – vor allem in der älteren Population. Frauen sind ca. zwei- bis dreimal häufiger betroffen als Männer. Ca. 5 % aller Knochenbrüche sind am proximalen Humerus lokalisiert. Bei jungen Patientinnen sind proximale Humerusfrakturen meist Folge von Hochenergietraumata.
- Die Inzidenz steigt jährlich: ca. 1120/100 000 [1]
- Behandlung [2]:
- Konservativ:
  - Verfahren der Wahl bei stabilen, unverschobenen/eingestauchten 2-Fragment-Frakturen
  - Ruhigstellung des Arms in einer Armschlinge (bspw. Gilchrist-Verband)
  - Geringer funktioneller Anspruch
- Operativ:
  - Verfahren der Wahl bei instabilen Frakturen und bei hohem funktionellen Anspruch an das Schultergelenk
  - Zeitnahe Versorgung anstreben, da die Blutversorgung des Humeruskopfes durch die Fraktur kompromittiert sein kann und dies eine Humeruskopf-Nekrose bedingen kann
  - Offene Reposition (= intraoperative Wiederherstellung der richtigen anatomischen Position der Knochenfragmente) und Fixierung der Knochenfragmente mit Drähten, Schrauben oder Platten (= Osteosynthese).
  - Bei 3- oder 4-Fragment-Frakturen werden aufgrund der Gefahr von Pseudarthrosen (= Entstehung eines »Falsch-Gelenkes« am Ort des Knochenbruchs) in einigen Fällen bei älteren Patienten Oberarmkopf-Prothesen implantiert.
- Ist die Blutversorgung des Humeruskopfes beeinträchtigt und besteht somit die Gefahr einer Humeruskopfnekrose (= Absterben des Humeruskopfes), muss der Kopf in jedem Fall durch eine Prothese ersetzt werden.

22.3.1 Einführung

Eine Patientenvorstellung ist eine ärztliche Routineaufgabe. Es kommt darauf an, den Kolleginnen in möglichst knappen Worten einen umfassenden Eindruck von der Patientin zu vermitteln. Die genaue Form, der genaue Inhalt sowie die Länge können in verschiedenen Fachbereichen und Abteilungen sowie je nach Zweck unterschiedlich ablaufen. Durch die Vorstellung eines Patienten teilt man die persönliche Verantwortung mit Chef- und Oberärztin. Viele Ärztinnen sind vor allem am Anfang der ärztlichen Berufslaufbahn unsicher, wie sie eine Patientin korrekt den ärztlichen Kolleginnen vorstellen.

Bei einer Patientenvorstellung muss es häufig schnell gehen, zum Beispiel bei einer kurzen Stationsvisite, bevor es in den OP geht. Dabei ist es wichtig, alle Fakten parat zu haben.

Allgemein eignet sich zur Strukturierung einer Patientenvorstellung die Orientierung an dem aus dem angloamerikanischen Raum bekannten *SOAP-note* [3] (▸ Tab. 22-3). Die Idee des SOAP-Prinzips stammt vom amerikanischen Mediziner und Informatik-Spezialisten Lawrence L. Weed (1960), der vor allem durch seine problemorientierte Krankenakte bekannt wurde. Eine strukturierte Vorgehensweise und Dokumentation nach dem SOAP-Schema hat sich bewährt. Die vier Komponenten des SOAP-Schemas sind »subjektive« (Subjektives Befinden/Symptome), »objektive« (Objektive Befunde), »assessment« und »plan« [4].

Definition

Das **SOAP-Schema** (ein englisches Akronym für subjektive, objektive, assessment und plan) ist eine Methode, mit der man strukturiert Patientendaten erfassen, dokumentieren und kommunizieren kann [4].

22.3.2 Patientenvorstellung: So geht's!

Mit einer korrekten Patientenvorstellung kann man zum einen für eine gute Behandlung der Patientin sorgen und zum anderen kann auch die eigene ärztliche Tätigkeit, z.B. bei einem schwierigen unklaren Störungsbild, unterstützt werden.

Grundsätzlich gilt es, in kürzester Zeit die wichtigsten Informationen über eine Patientin möglichst übersichtlich und verständlich zu vermitteln. Die Vorstellung sollte so kurz wie möglich und so ausführlich wie nötig sein [6].

Evidenz

- Die Patientenvorstellung ist eine ärztliche Routineaufgabe und entscheidend für die weitere Behandlung der Patientinnen.
- Im klinischen Alltag werden fortlaufend Patientinnen vorgestellt: Neuaufnahmen in der Besprechung, bei der Visite oder bei Übergaben vor dem Urlaub. Für effizientes Arbeiten ist es daher wichtig, zügig und anschaulich die Situation und Problematik der Patientinnen darzustellen.
- Eine Pilotstudie hat bewiesen, dass das Üben der Patientenvorstellung in den ersten klinischen Semestern eine deutliche Verbesserung der Studierenden in den Prüfungen zeigte. Durch das Üben der Patientenvorstellung schnitten die Studierenden im OSCE tendenziell besser ab [5].

Um diese Herausforderungen zu bewältigen, wurde für Ärztinnen das SOAP-Modell entwickelt (▸ Tab. 22-3):

Teil VI

- **SOAP – Subjective:** »S« steht im ersten Schritt für »subjektiv«. Es ist wichtig erst einmal die Anamnese zu erheben mit Erfassung des Problemumfeldes. Zu Beginn sollte die Patientin mit Vor- und Nachname sowie Alter vorgestellt werden. Danach sollten die Beschwerden desr Patientien erläutert werden.
- **SOAP – Objective:** »O« steht im zweiten Schritt für »objektiv«. Befunde sollten objektiviert werden durch klinische Untersuchungen, Röntgen oder Labor.
- **SOAP – Assessment:** »A« steht im dritten Schritt für »Assessment«. Hier sollte eine Analyse von Differentzialdiagnosen und der Krankheitsvorgeschichte sowie Zusammenfassung und Einschätzung der Befunde stattfinden.
- **SOAP – Plan:** »P« steht im vierten Schritt für »Plan«. Hier sollte das weitere Vorgehen bei der Behandlung des Patienten festgelegt werden. Sind weitere Untersuchungen nötig? Wie sieht die Therapie aus? Welche Optionen gibt es?

Tab. 22-3   Das SOAP-Schema nach Lawrence L Weed (1960) [7, 8]

S	SUBJECTIVE: Subjektive Beschwerden des Patienten
O	OBJECTIVE: Objektive Befunde von Labor und physikalischen Untersuchungen (Röntgen, Ultraschall etc.)
A	ASSESSMENT: Analyse von Differenzialdiagnosen und Krankenvorgeschichte sowie Zusammenfassung und Beurteilung
P	PLAN: Planung von weiteren diagnostischen Maßnahmen und Therapie

Folgendes Beispiel veranschaulicht einige exemplarische Aspekte des SOAP-Schemas (▶ Tab. 22-4).

Tab. 22-4   Exemplarische Aspekte des SOAP-Schemas

Verlauf der Vorstellung	Handlung
	Der Assistenzarzt stellt in der Nachmittagsbesprechung die Patientin vor, die er eine Stunde zuvor in der Ambulanz behandelt hat. Er sollte sich vorher sicher sein, dass er alle wichtigen Informationen zu der Patientin weiß und dass die Röntgenbilder, die er präsentieren möchte, auf dem danebenstehenden Bildschirm zu öffnen sind.
S	»Ich würde gerne noch eine Patientin vorstellen, die ich soeben in der Ambulanz gesehen habe. Es handelt sich um Frau Julia Meier, eine 16-jährige Patientin, die heute Morgen beim Aussteigen aus der S-Bahn stolperte und auf ihre rechte Seite fiel.«
O	»Im durchgeführten Röntgen der rechten Schulter und des rechten Handgelenks zeigte sich eine dislozierte proximale Humerusfraktur« (Bilder sollten hier immer in der Besprechung dargestellt werden). »Im Röntgen des Handgelenks zeigte sich keine frische knöcherne Verletzung.«

Verlauf der Vorstellung	Handlung
A	»Aufgrund des hohen Anspruchs der Patientin als professionelle Schwimmerin ist eine operative Versorgung der proximalen Humerusfraktur sehr wahrscheinlich nötig. Dies wurde der Patientin bereits mitgeteilt.«
P	»Der Arm der Patientin wurde nun in einem Gilchrist-Verband ruhiggestellt. Die Aufklärung zur Operation wollte ich nach dieser Besprechung im Beisein der Eltern durchführen.«

Worauf Sie achten sollten!

- Eine gute Patientenvorstellung gelingt meist nur, wenn man selbst den Krankheitsfall verstanden hat. Oft hilft es, eine kurze schriftliche Notiz zu machen.
- Eine Vorstellung sollte so viele Informationen wie nötig enthalten und knapp formuliert sein.
- Überhäufen Sie Ihre Kolleginnen nicht mit zu vielen Informationen.
- Gerade zu Beginn sollten Sie immer mehr Informationen dabeihaben, als Ihnen nötig erscheint. Auf diese Weise sind Sie auf Nachfragen, mit denen Sie nicht gerechnet haben, gut vorbereitet.

Merke
Auch die beste Patientenvorstellung kann bei schwierigen Fällen immer Fragen offenlassen!

Literatur

[1] Merschin D, Stangl R. Proximale Humerusfrakturen im fortgeschrittenen Lebensalter. Klinik für Unfall-, Schulter- und Wiederherstellungschirurgie, Sportmedizin und Sporttraumatologie, Krankenhaus Rummelsberg, ein Haus der Sana Kliniken AG, Schwarzenbruck Deutschland. Unfallchirurg 2016; 119: 1015. doi:10.1007/s00113-015-0009-8.
[2] DGU-Patienteninformation Proximale Humerusfraktur, Online verfügbar unter: http://www.dgu-online.de/index.php%3Fid%3D269 (Abrufdatum: 23.7.2018).
[3] Schrippf U. Deutsch für Ärztinnen und Ärzte. Kommunikationstraining für Klinik und Praxis. Berlin, Heidelberg: Springer 2012; 77–83.
[4] Schimelpfenig T. NOLS Wilderness Medicine. Mechanicsburg, PA: National Outdoor Leadership School and Stackpole Books 2006.
[5] Kujumdshiev S, Conrad C, Wagner TOF. Patientenvorstellung in Untersuchungskurs und OSCE: eine Pilotstudie. In: Jahrestagung der Gesellschaft für Medizinische Ausbildung (GMA). München, 05.–08.10.2011. Düsseldorf: German Medical Science GMS Publishing House; 2011. Doc11gma150. doi: 10.3205/11gma150, URN: urn:nbn:de:0183-11gma1506.
[6] Vieten M. Medical Skills. 4. Aufl. Stuttgart: Thieme 2000.
[7] Wright A, Sittig DF, McGowan J, Ash JS, Weed LL. Bringing science to medicine: an interview with Larry Weed, inventor of the problem-oriented medical record., J Am Med Inform Assoc. 2014; 21(6): 964–68. doi: 10.1136/amiajnl-2014-002776.
[8] Sandholzer H. Praxistrainer Allgemeinmedizin. Leitlinienbasierte Fallseminare. Stuttgart: Schattauer 2007.

Teil VI

22.4 Tücken des Telefonats
Ärztliche Gesprächsführung am Telefon

Jost Steinhäuser, Martin Scherer

Lernziel nach NKLM 14c

6.1.4 Telefonate mit Patientinnen/Patienten oder Dritten führen.

Fallvignette
Frau Friede bittet telefonisch bei der Medizinischen Fachangestellten (MFA) gegen 13.00 Uhr um einen Hausbesuch für den Nachmittag, weil ihre 82-jährige Mutter »so komisch« sei. Nach Rückfrage der MFA meint sie, dass ein Besuch innerhalb der Routine um 16.00 Uhr völlig ausreichen würde.
Als die Ärztin sich die Mutter im Rahmen des Hausbesuches ansieht, wird schnell deutlich, dass die Ursache, weswegen sich die Mutter von Frau Friede anders als sonst artikuliert, ein massives Schlaganfallgeschehen ist und eine sofortige notfallmedizinische Versorgung indiziert ist.
[▶ NKLM-Kapitel 20: Bewegungsstörungen und ungewollte Bewegungen (20.19), Denk- und Wahrnehmungsstörungen (20.24), Gehstörungen und Sturzneigung (20.33)]

Informationen zum Krankheitsbild

Hintergrund: Schlaganfall
Histologie: keine erfolgt
Verlauf: Patientin ist im Krankenhaus verstorben
[▶ NKLM-Kapitel 21: Zerebrovaskuläre Verschlusskrankheit (21.1.10.1), Apoplex (21.1.3.6) Sprech- und Sprachstörungen (21.1.10.48)]

Fakten zu Schlaganfall

- Ein Schlaganfall wird als ein sich rasch entwickelndes Zeichen einer fokalen oder globalen Störung der zerebralen Funktion einhergehend mit Symptomen, die 24 Stunden oder länger dauern oder zum Tode führen, ohne erkennbare Ursachen außer einer vaskulären, definiert. Beim Verdacht auf einen akuten Schlaganfall soll grundsätzlich jeder Patient zeitnah in eine geeignete Klinik mit einer »Stroke Unit« eingewiesen werden [1].
- Der Verdacht auf einen Schlaganfall ist mit 7 % die häufigste einzelne Verdachtsdiagnose, die zu einer Einweisung in ein Krankenhaus führt [2].
- Das klinische Bild ist auch im Hausbesuchssetting relativ eindeutig. Die für die weitere Therapie wichtige Unterscheidung zwischen ischämischem Insult und Blutung ist jedoch erst mit weiterführender, bildgebender Diagnostik möglich.
- Die jährliche Inzidenz eines Schlaganfalls (Erstereignis) in Deutschland liegt bei 160 000 Menschen. Von diesen verstirbt jeder Dritte innerhalb eines Jahres. Von den Überlebenden ist rund die Hälfte behindert und auf fremde Hilfe angewiesen [3].
- Von 100 Patientinnen, die in einer »Stroke Unit« behandelt werden, verlassen 5 das Krankenhaus in einem so guten Zustand, dass sie sich selber versorgen können [4].

22.4.1 Einführung

Die ärztliche Gesprächsführung am Telefon birgt mehrere Herausforderungen, insbesondere da der visuelle Eindruck der Patientinnen fehlt. So entfallen sowohl die Möglichkeiten der Blickdiagnostik als auch das Erfassen des Eindrucks, ob die Patientin die Ärztin versteht. Faktoren wie fehlende Sprachkompetenz oder Angst können das Gespräch zusätzlich erschweren. Ist die Patientin nicht selber am Apparat, ist dies ein Warnzeichen dafür, dass eine hohe Wahrscheinlichkeit für die Notwendigkeit einer dringlichen direkten Konsultation vorliegt.

Evidenz

Es gibt Hinweise in der Literatur, dass es bei telefonischer Kontaktaufnahme monatlich in bis zu 20 % der Fälle zu einer Fehleinschätzung kommen könnte. Diese führten in 56 % der Fälle zu einer (meist geringen) Schädigung die Patientin, in 2 % zu einem schwerwiegenden Schaden oder Todesfall [5].

22.4.2 Ein Telefonat mit Patientinnen führen: So geht's!

Jede Praxis sollte im Vorfeld definieren, wie mit (dringlichen) Hausbesuchsanfragen umgegangen wird. Wann und wie darf (muss) die Ärztin zu der Anfrage befragt werden. Was ist zu tun (wer zu fragen), wenn die Ärztin aktuell einen Notfall versorgt? Dieses Vorgehen sollte regelmäßig auf seine Gültigkeit und Effektivität hin überprüft werden. Hierzu gehört auch, dass »red flags« definiert werden. Für die ärztliche Gesprächsführung am Telefon, insbesondere im Bereitschaftsdienst, wurde z. B. die »RICE rating scale« entwickelt, um die Kommunikationsfähigkeiten zu bewerten (▶ Abb. 22-1) [6].

R: Reason for Calling	Orientierung, warum angerufen wird
I: Information Gathering	Spezifische Informationen erheben
C: Care	Beratung/Empfehlungen/Behandlungsplan besprechen (was soll unter welchen Voraussetzungen vom Patienten gemacht werden)
E: Evaluation	Evaluation der Empfehlungen, ob der Patient mit diesen so einverstanden ist

Abb. 22-1 RICE rating scale

Teil VI

Für die Schulung der ärztlichen Gesprächsführung am Telefon sollte insbesondere auf eine Strukturierung der Gespräche und auf einen patientenzentrierten Kommunikationsstil geachtet werden. Dabei sollten keine parallelen Aufgaben die Ärztin ablenken und kein Zeitdruck herrschen.

Dokumentiert werden sollte: Name, Alter und Telefonnummer der Anruferin, der Grund für den Anruf, beratungsanlassspezifische »red flags« (Warnzeichen für einen abwendbar gefährlichen Verlauf), Anamnese inkl. aktueller Medikation, Erwartungen des Patienten und Prozedere.

Tab. 22-5

R: Reason for Calling	»Frau Friede, warum rufen Sie an?«
I: Information Gathering	»Können Sie mir näher beschreiben, was Sie damit meinen? Seit wann ist das so? War zu dem Zeitpunkt etwas Besonderes? Hatte Ihre Mutter einen Unfall/Sturz? Welche Medikamente hat Ihre Mutter eingenommen?«
C: Care	»Ich fahre jetzt sofort zu Ihnen los. Die Praxis wird den Rettungsdienst alarmieren. Bitte bereiten Sie das Eintreffen des Rettungsdienstes vor (z. B. nachts Beleuchtung einschalten, jemanden, der den Wagen einweisen kann, aktivieren …)«
E: Evaluation	»Haben Sie noch Fragen?«

Worauf Sie achten sollten!

- Eine Telefonkonsultation ist immer dann nicht angemessen, wenn sprachliche Barrieren existieren oder die Indikation für eine Untersuchung gegeben ist.
- Falls die Patientin nicht selbst anruft, ist herauszufinden, ob diese nicht in der Lage ist zu telefonieren (»red flag«).
- Stets die Telefonnummer für eventuell notwendige Rückfragen notieren!

Merke
Die Dringlichkeit eines Hausbesuchs ist am Telefon schwer zu bewerten. Die Schwelle den Hausbesuch zeitnah auszuführen, muss entsprechend niedrig sein.
Wenn die Patientin selbst nicht in der Lage ist zu telefonieren, gilt dies als »red flag«.
Rücksprachregeln müssen in der Praxis festgelegt sein.

Literatur

[1] Hensler S, Barzel A, Koneczny N. DEGAM-Leitlinie Nr. 8, Schlaganfall. Deutsche Gesellschaft für Allgemeinmedizin und Familienmedizin 2012. http://www.degam.de/files/Inhalte/Leitlinien-Inhalte/Dokumente/DEGAM-S3-Leitlinien/Leitlinien-Entwuerfe/053-011 %20Schlaganfall/LL-08_Langfassung_Schlaganfall_final5.pdf (Abrufdatum: 23. 7. 2018).
[2] Laux G, Kühlein T, Gutscher A, Szecsenyi J. Versorgungsforschung in der Hausarztpraxis – Ergebnisse aus dem CONTENT Projekt 2006 – 2009. München: Urban & Vogel 2010.

[3] Kolominsky-Rabas P. Projekt: Erlanger Schlaganfall Register. Kompetenznetz Schlaganfall. http://www.kompetenznetz-schlaganfall.de/176.0.html (Abrufdatum: 23.7.2018).

[4] Langhorne P, Duncan P. Does the organization of postacute stroke care really matter? Stroke. 2001; 32(1): 268–74.

[5] Gehring K, Schwappach D. Telefon-Triage unter der Lupe. Patientensicherheit Schweiz 2013 https://www.fmh.ch/files/pdf15/V_Online_Telefon-Triage_03_2014.pdf (Abrufdatum: 23.7.2018).

[6] Derkx HP, Rethans JJE, Knottnerus JA, Ram PM. Assessing communication skills of clinical call handlers working at an out-of-hours centre: development of the RICE rating scale. Br J Gen Pract 2007; 57 (538): 383–87.

Teil VI

23 Schriftliche Kommunikation

23.1 Was muss denn da alles rein?

Patientenberichte

Swantje Wienand

Lernziel nach NKLM 14c

6.2.1 Verschiedene Formen von Patientenberichten (Aufnahmeprotokoll, Kurzbericht, Entlassbericht) in einer strukturierten und sachbezogenen Form mit allen relevanten Untersuchungsergebnissen und Vorschlägen zur Behandlungsplanung erstellen.

Fallvignette

Eine weibliche 66-jährige Patientin stellt sich in der Notfallambulanz mit rechtsseitigen kolikartigen Oberbauchschmerzen vor. Sie berichtet, seit den frühen Morgenstunden sehr starke, heftigste Schmerzen mit Übelkeit zu haben. Die Patientin gibt an, in den letzten Wochen und Monaten intermittierend Schmerzen zum Teil krampfartig im Oberbauch gehabt zu haben, insbesondere nach dem Genuss von fettigem Essen. Laut Patientin sind Stuhlgang und Urin »unauffällig«.
[▶ NKLM-Kapitel 20: Bauchschmerzen (20.15)]

Informationen zum Krankheitsbild

Hintergrund: Cholezystolithiasis
Histologie:
- Akute Cholezystitis
  - Gerötete, ödematös aufgetriebene und hämorrhagisch veränderte Gallenblasenwand
  - Mehr oder weniger ausgeprägte ulzeröse Schleimhautdefekte (Cholecystitis ulcerosa)
  - Eventuell eine diffuse Durchsetzung der Wand durch neutrophile Granulozyten (Cholecystitis phlegmonosa)
- Chronische Cholezystitis:
  - Verdickte und fibrosierte Gallenblasenwand (Schrumpfgallenblase).
  - Maximalbefund Porzellangallenblase bei ausgedehnter Fibrose, Hyalinose und Verkalkung der Gallenblasenwand
  - Narbige, atrophe oder fokal hyperplastische Mukosa
  - Subepitheliale und perivaskuläre Infiltrate aus Lymphozyten und Plasmazellen, gelegentlich Lymphfollikel
  - Eventuell auch Zeichen einer akuten Entzündung (siehe oben)
  - Fibrosierung, Hyalinose und eventuell Verkalkung in den Wandschichten

Verlauf:
- Bei einer elektiven unkomplizierten Cholezystektomie kommen zu dem OP-Tag noch zwei bis drei weitere Tage im Krankenhaus zu der Verweildauer hinzu. Bei Notfall-Operationen und/oder komplikativen Verläufen mit ggf. Aufenthalt auf der Intensivstation demensprechend länger.

[▶ NKLM-Kapitel 21: Choledocho- und Cholezystolithiasis (21.1.7.3)]

Fakten zu Cholezystolithiasis
- Die Prävalenz der Cholezystolithiasis beträgt bei der erwachsenen Bevölkerung in den westlichen Ländern zwischen 10 und 15 % [1].
- Die meisten Gallensteine bleiben asymptomatisch, bis zu 25 % der steintragenden Patientinnen entwickeln jedoch eine Cholezystitis, eine Cholangitis oder eine biliäre Pankreatitis [2].
- Sobald eine Cholzystolithiasis symptomatisch wird, ist im weiteren Verlauf der sogenannte »Goldstandard« in der Therapie die Operation (Cholezystektomie), da die Wahrscheinlichkeit eines Rezidivs innerhalb eines kurzen Zeitabstandes sehr hoch ist [3].
- In der Bundesauswertung zum Erfassungsjahr 2014 des AQUA-Instituts wurden im Jahr 2014 insgesamt 176 173 Cholezystektomien in Deutschland durchgeführt [4].

23.1.1 Einführung

Der Hauptzweck der ärztlichen Dokumentation liegt in der Therapiesicherung für die Patientinnen. Eine sorgfältige Dokumentation ist sehr wichtig, insbesondere wenn mehrere Ärztinnen mit der Therapie einer Patientin betraut sind, um die Informationsweitergabe über die durchgeführte und im Weiteren geplante medizinische und pflegerische Therapie zu gewährleisten. Besonderes Augenmerk kommt hier den Dokumenten »Aufnahmeprotokoll« und »Entlassungsbrief« (Ärztlicher Brief, Arztbrief) sowie der Sonderform »Kurzbericht« zu.

Exkurs

Die Verpflichtung, diese ärztliche Dokumentation gewissenhaft durchzuführen, unterliegt zwei unterschiedlichen Rechtsvorschriften:
1. Berufsrechtlichen § 10 Abs. 1, MBO-Ä (Musterberufsordnung Ärzte)
2. Zivilrechtlich § 630f Abs. 1 BGB (Bürgerliches Gesetzbuch)

Die Dokumentation der Anamnese sowie der Aufnahmebefunde legt die initiale Grundlage für die ersten weiterführenden Diagnoseschritte und zum Teil auch bereits für die ersten Therapieschritte. Das Aufnahmeprotokoll stellt die ersten Weichen für den weiteren Verlauf. Da es manchmal schnell gehen muss in der Versorgung, ist eine eindeutige, die wichtigen Informationen beinhaltende Dokumentation entscheidend. Losgelöst von der Dokumentationsform (EDV oder papiergebunden) haben Ärztinnen die Dokumentation unmittelbar im zeitlichen Zusammenhang mit der Behandlung/Untersuchung durchzuführen (§630f BGB). Dieses betrifft aus ärztlicher Sicht die wesentlichen Maßnahmen wie Anamneseerhebung, Diagnosestellung, Untersuchung und Untersuchungs-

Teil VI

ergebnisse, Befunde und Therapien sowie deren Wirkung. Laut §630h Abs.3 BGB wird zulasten der Ärztin davon ausgegangen, dass bei Nichtdokumentation eine solche Maßnahme (Befundung) nicht durchgeführt worden ist. Bei eventuellem Arzthaftungsprozess müsste die Ärztin dann beweisen, dass diese Maßnahme (Befundung) dennoch durchgeführt wurde (umgekehrte Beweislast).

Aufnahmeprotokoll

Je nach Fachrichtung existieren unterschiedliche Schwerpunkte im Inhalt des Aufnahmeprotokolls. Meistens sind sie für die jeweilige Fachrichtung klinikintern standardisiert und geben damit bereits den Fokus der Untersuchungen vor. Allen gleich ist jedoch der Beginn mit einem Anamneseteil, der die unmittelbaren Beschwerden beschreibt. Anschließend kommt ein unterschiedlich ausgeprägter Teil der »älteren Vorgeschichte« (Vor-Operationen, Vorerkrankungen). Um eine Behandlung korrekt ausführen zu können, ist ein Wissen über die bereits vorhandene »Hausmedikation« oder bereits eingenommenen Medikamente wichtig. Des Weiteren sollten Angaben zu möglichen Allergien gemacht werden. Um sich ein Gesamtbild über die Patientin zu verschaffen, ist es ratsam, sich ebenfalls kurz über den Allgemeinzustand (AZ) sowie über den Ernährungszustand (EZ) zu äußern (inkl. Größe, Gewicht und Body-Mass-Index).

Hauptaugenmerk kommt dem sogenannten Lokalbefund zu. Dieser sollte so ausführlich wie möglich beschrieben werden – insbesondere die pathologischen, aber auch die unauffälligen Befunde sollten dargestellt werden (z.B. Durchblutungsstörungen am Bein = rechter Fuß: Gangrän Dig I, Rötung und Überwärmung am Vorfuß, gute Reperfusionszeichen an den Digg II-V, Fußpulse nicht palpabel, keine Lymphadenitis oder -angitis, squamatöse Haut bis mittlerer Unterschenkel, Motorik schmerzbedingt nicht prüfbar. Sensibilität bis auf Dig I intakt). Es kann in bestimmten Situationen hilfreich sein, eine zusätzliche Fotodokumentation anzufertigen. Im Idealfall kann aus der Aufnahmedokumentation bereits auf die folgenden möglichen Diagnostikschritte und Therapien geschlossen werden (z.B. Röntgen des Vorfußes, Angiografie und ggf. perkutane Angioplastie, im weiteren Zehenamputation).

Wurden Befunde nicht erhoben oder wurden nur orientierend untersucht, ist dies ebenfalls aufzuschreiben (z.B. »Der Patient lehnt die rektale Untersuchung ab«, »in der orientierenden Untersuchung neurologisch unauffällig«, »klinisch kardiopulmonal unauffällig«). Diese »grobkursorischen« Angaben erfordern jedoch ein geübtes und erfahrenes Auge, den sogenannten »klinischen Blick«.

Häufig gibt es eine Dynamik in den Beschwerden, die die Patientin angibt, während sie noch in der Aufnahmestation ist. Es hat sich hierzu bewährt, unterschiedliche Befunde jeweils mit der Uhrzeit zu versehen. Sollte der Aufnahmebefund durch eine Ärztin in Weiterbildung erfolgen, empfiehlt es sich aus juristischer Sicht, zu dokumentieren, welcher Fachärztin die Patientin demonstriert wurde und welches nach Rücksprache die weiteren Diagnostik- und Therapieschritte sein sollen (Facharztstandard).

Abschließend muss die Aufnahmediagnose festgehalten werden (Verdachtsdiagnose, Arbeitsdiagnose). Bei handschriftlichen Aufnahmeprotokollen muss das Dokument unterschrieben werden. Hier ist es sinnvoll, den Namen der Aufnahmeärztin nochmals in gut leserlicher Schrift anzugeben, damit ggf. direkt derjenige bei Unklarheiten angefragt werden kann. Bei Dokumenten in Papierform hat es sich eingebürgert, dass diese zeitnah eingescannt und der elektronischen Akte angehängt werden.

Zum Umfang der Dokumentation lässt sich in Leitlinien nichts finden. Als Anhaltspunkt könnte ein Urteil des Oberlandesgerichts München gelten, in dem es heißt: »Die Dokumentation dient primär dem therapeutischen Interesse des Patienten und der Sicherstellung einer ordnungsgemäßen Behandlung. Deshalb erstreckt sich die Dokumentationspflicht auch nur auf die Umstände, die für die Diagnose und Therapie medizinisch erforderlich sind« [5].

Entlassbrief

Der umfassende und korrekte Arztbrief (analog gilt das folgende für Ambulanzbriefe) dient als Bindeglied zwischen der stationären Behandlung und der ambulanten Weiterbehandlung sowie bei Verlegung in eine andere stationäre Einrichtung. Er muss neben der Sicherung der Kontinuität in der Behandlung verhindern, dass Maßnahmen nicht oder doppelt durchgeführt werden.

Dem Arztbrief kommt als Zusammenfassung eines stationären Aufenthaltes oder einer Therapie in der ambulanten Versorgung eine zentrale Bedeutung zu. Obwohl es allgemeine Richtlinien und Gesetze zur ärztlichen Dokumentationspflicht gibt, liegt überraschenderweise keine deutsche Leitlinie oder Empfehlung von den einzelnen Fachgesellschaften zum Thema Arztbrief vor.

Das strukturierte Zusammenfassen von Diagnosen, Befunden und geplanter Therapie und Maßnahmen sowie Empfehlung zwingt die Ärztin erneut zum konkreten Durchdenken des Patientenkasus. Dies ist auch im Rahmen einer Qualitätskontrolle zu werten. Eine weitere Qualitätssicherung kommt hinzu in der Art und Weise, wie Arztbriefe besonders im Krankenhaus verfasst und im Weiteren versandt werden. In der Regel werden die Arztbriefe von Assistentinnen in Weiterbildung geschrieben bzw. diktiert und von der Oberärztin und Chefärztin korrigiert und validiert (Facharztstandard).

Gemäß der Umsetzungshinweise der Deutschen Krankenhausgesellschaft zum Rahmenvertrag über ein Entlassmanagement nach § 39 Abs. 1a Satz 9 SGB V soll ein Entlassbrief mindestens die folgenden Punkte enthalten [6]:
- Patientenstammdaten, Aufnahme- und Entlassdatum
- Name des behandelnden Krankenhausarztes und Telefonnummer für Rückfragen
- Kennzeichnung »vorläufiger« oder »endgültiger« Entlassbrief
- Diagnosen (Haupt- und Nebendiagnosen) einschließlich Infektionen oder Besiedelungen durch multiresistente Erreger
- Grund der Einweisung
- Entlassungsbefund
- Epikrise (Anamnese, Diagnostik, Therapien inkl. Prozeduren)

Teil VI

- Weiteres Prozedere/Empfehlungen
- Arzneimittel (unter ihrer Wirkstoffbezeichnung/-stärke und Beachtung von § 115c SGB V; Darreichungsform inkl. Erläuterung bei besonderen Darreichungsformen; Dosierung bei Aufnahme/Entlassung mit Therapiedauer, Erläuterung bei Veränderungen, bekannte Arzneimittelunverträglichkeiten) und der Medikationsplan
- Information über mitgegebene Arzneimittel gemäß § 8 Abs. 3a Arzneimittel-Richtlinie
- Alle veranlassten Verordnungen und Information über Bescheinigung der Arbeitsunfähigkeit
- Nachfolgende Versorgungseinrichtung und mitgegebene Befunde

Inhaltlich sollten zusätzlich weitere Punkte berücksichtigt werden [7, 8]:
- *Die Adressatin:* Hausärztin, nachrichtlich einweisende Ärztin und Aufführung der ebenfalls an der Behandlung dieser Patientin beteiligten ärztlichen Kolleginnen.
- *Aufführung der Diagnosen:* An erster Stelle sollte hier die Hauptdiagnose/-diagnosen stehen. Danach werden nach klinischer Bedeutung weitere Nebendiagnosen aufgeführt. Diagnosen die in einem kausalen Zusammenhang stehen, sollten ebenfalls zusammen genannt werden. Außerdem sollten relevante Operationen und Eingriffe erwähnt werden (ggf. mit Monats- und Jahresangabe). Deskriptives Beschreiben von Befunden und Symptomen in der Diagnoseliste sollte nur erfolgen, wenn keine klare Diagnose gestellt werden kann.
- *Die Epikrise/Anamnese:* Es hat sich bewährt, die Epikrise mit einem kurzen Satz einzuleiten (z. B.: Patientin stellte sich in der Notfallambulanz mit akuten Oberbauchschmerzen vor.) Im Befundanhang kann dann die ausführliche Anamnese wiedergegeben werden. Zur Epikrise gehören ebenfalls die weiteren wichtigen Befunde, die zur Diagnosestellung geführt haben. Diese sollen logisch nachvollziehbar abstrahiert und zusammengefasst werden. Bei vermeintlich diskrepanten Befunden müssen diese bewertet und ggf. abgewägt werden. Besonders müssen Abweichungen von Standards diskutiert werden, ebenfalls muss ein sogenannter Einzelfallentscheid erklärt werden. Abschließend zur Epikrise ist in manchen Fällen eine Stellungnahme hilfreich, ob die erhobenen Befunde zu den vorliegenden Beschwerden passen.
- *Die Therapie:* Die durchgeführte Therapie muss genannt und ggf. erklärt werden. Wichtig sind in diesem Abschnitt die Erfolge oder das Therapieversagen, stattgehabte Nebenwirkungen oder Komplikationen.
- *Die Medikamentenliste/die Verordnungen:* Eine angehängte Medikamentenliste muss vollständig sein, bei besonderen Medikamenten sollte die Einnahmedauer (z. B. antibiotische Therapie) empfohlen werden.
- *Der Anhang:* Im Anhang können dann die detaillierten Befunde wie z. B. ausführliche Anamnese, Laborwerte und Histologien in aufgelisteter Form angeführt werden.

Der Entlassbrief ist Bestandteil des Entlassmanagements. Aus diesem Grund ist es wichtig, dass die Arztbriefschreibung nahtlos nach einer Entlassung aus dem stationären Bereich geschieht (und ggf. bei komplexen und langen Therapieverläufen bereits Tage vorher vorbereitet worden ist). Um sicherzustellen, dass die weiterbehandelnde Ärztin die wichtigsten Informationen erhält, muss der Patientin ein Entlassbericht direkt bei Entlassung aus der stationären Behandlung mitgegeben werden [6].

Evidenz

In einer Studie konnte zusätzlich gezeigt werden, dass bei den Patientinnen, die den Arztbrief bei der Entlassung direkt in die Hand bekamen, die Patientenzufriedenheit signifikant höher war, als bei den Patientinnen, deren weiterbehandelnde Ärztin den Arztbericht zugesandt bekamen [9].
Nach Umstellung auf elektronische Klinikinformationssysteme (KIS) hat es sich eingebürgert, dass hier sog. vorläufige Berichte mitgegeben werden. Das bedeutet, der spätere endgültige Entlassungsbericht wurde noch nicht vom Oberarzt und Chefarzt korrigiert und vidiert. Dieser ist als sog. »vorläufig« zu kennzeichnen [6].

Obsolet sind handschriftliche Berichte in nicht lesbarer Schrift sowie Berichte in jeglicher Form mit unüblichen Abkürzungen.

Juristisch ist der Aspekt der Patientensicherheit bei der Arztbrieferstellung relevant. Nach gängiger Rechtsprechung darf sich die weiterbehandelnde Ärztin auf die Richtigkeit des Arztbriefes verlassen. Ist der Arztbrief falsch, unklar, unvollständig oder deutlich zu spät erstellt, haftet der Ersteller des Briefes, falls der Patientin ein Schaden entsteht [10, 11].

Im Rahmen des Datenschutzes darf der Entlassbrief nur weitergeleitet werden, wenn die Patientin eingewilligt hat. Hierfür existiert ein vorgedrucktes Formular (Formular Ib des Rahmenvertrages) [6].

Worauf Sie achten sollten!

Als Autorin eines Dokumentationsschrittes ist es sehr hilfreich, sich in die Rolle der Empfängerin zu versetzen. Man sollte sich fragen: »Welche Informationen würde ich benötigen, um den Patienten weiterzubehandeln?«

Evidenz

Es besteht die gesetzliche und berufsrechtliche Vorgabe, eine korrekte Dokumentation durchzuführen.
CAVE: Man ist verpflichtet, sich nach den aktuellsten Vorgaben zu richten!

Teil VI

23.1.2 Ärztliche Dokumentation: So geht's!

Aufnahmeprotokoll

Muster

- Frau Stein, Renate, geb. 23.03.1960
- Tag der Aufnahme Krankenhaus ist der 27.12.2016
- Zeit: 12:30 Uhr
- Anamnese: Schmerzen im rechten Oberbauch seit einigen Tagen, seit den frühen Morgenstunden sehr starke, heftigste Schmerzen mit Übelkeit. Letzter Stuhlgang gestern, unauffällig (braun, geformt, kein Blut, kein Schleim). Urin gelb ohne Schmerzen. Die Patientin gibt an, in den letzten Wochen und Monaten intermittierend Schmerzen zum Teil krampfartig im Oberbauch gehabt zu haben, insbesondere nach dem Genuss von fettigem Essen.
- Vor-OP's: Hüft-TEP beidseits, 2009 rechts, 2011 links.
- Arterieller Hypertonus
- Adipositas (Größe 171 cm, 93 kg, BMI 32)
- Medikamente:
  – Acetylsalicylsäure 100 mg 1-0-0
  – Simvastatin 40 1-0-0
  – Diclofenac bei Knieschmerzen gelegentlich
- RR 150/86, Puls 86, Temperatur 37,4° (Ohr)
- Allergien: Pollen und Gräser, keine bekannten Allergien gegen Medikamente.
- Sozial: Verkäuferin, lebt alleine, keine Kinder.
- Befund:
  – Abdomen: Adipöse Bauchdecken, ausladende Flanken. Abwehrspannung mit Peritonitis im rechten Oberbauch, positives Murphy-Zeichen, spärliche Darmgeräusche über allen Quadranten. Keine Hernie, kein Nierenklopfschmerz, kein Sklerenikterus.
  – AZ gut, Ernährungszustand adipös
  – Cor: Keine Herzgeräusche, Rhythmus unauffällig
  – Pulmo: Vesikuläres Atemgeräusch über allen Lungenfeldern
  – Neurologie: Grob orientierende Untersuchung unauffällig
  – Sonografie: Gallenblase mit Dreischichtung, Sludge im Infundibulum, DHC ohne Aufweitung, Leber ohne Raumforderung, Milz und Nieren unauffällig. keine freie Flüssigkeit, keine Raumforderung, restliches Abdomen ohne pathologischen Befund
  – Labor: Siehe PC, Leukos 15, CRP 12
  – Röntgen Abdomen: Keine freie Luft, keine stehenden Schlingen
- Verdachtsdiagnose: Akute Cholezystitis bei Cholezystolithiasis
- Therapie: Stationäre Aufnahme zur Operation heute noch (laparoskopische Cholezystektomie)
- Analgesie z. B. Metamizol 1 g i. v. 4 × tgl. Pantoprazol 20 1-0-0, 2000 ml NaCl 0,9 %ig für 24 Stunden, 4 Amp. Buscopan in 1000 ml NaCl i. v., nüchtern lassen, Praemedikation steht noch aus.

Unterschrift aufnehmender Arzt mit Datum und Blockbuchstaben.

Facharzt

Vorläufiger Entlassungsbericht (Kurzbericht)

┌─ **Muster** ───┐

- Adressat: Hausärztin, einweisende Ärztin, ggf. weitere behandelnde Ärztinnen
- Frau Stein, Renate mit Wohnadresse, Geburtsdatum 23.03.1960
- Diagnosen:
  - Akute Cholezystitis mit Cholezystolithiasis
  - Arterieller Hypertonus
  - Adipositas per magna (171 cm, 93 kg, BMI 32)
  - Zustand nach Hüft-TEP beidseits
- Stationärer Aufenthalt am 27.12.2016
- Die Patientin stellte sich notfallmäßig bei uns mit rechtsseitigen Oberbauchschmerzen vor. Diese bestanden seit Längerem und sind nun exazerbiert. In der klinischen, sonografisch sowie laborchemischen Untersuchung zeigte sich das Bild einer akuten Cholezystitis. Wir nahmen die Patientin stationär auf und planten hier die dringliche laparoskopische Cholezystektomie für den gleichen Tag. Die Patientin willigte zunächst ein, entließ sich dann jedoch gegen ärztlichen Rat, da ihre Hunde sonst nicht versorgt werden könnten. Die Patientin wurde darüber aufgeklärt, sich jederzeit wieder vorzustellen (Formular »Entlassung gegen ärztlichen Rat« wurde unterschrieben).
- Therapieempfehlung:
  Die Indikation zur Cholezystektomie besteht weiterhin. Wir bitten um eine Wiedervorstellung der Patientin, sobald die häusliche Situation geklärt ist. Wir bitten Sie, die antibiotische Therapie fortzuführen (Metronidazol 500 mg 3 × tgl. und Cefaclor 2 g für mindestens eine Woche, ASS 100 pausieren bei geplanter Operation, Simvastatin 40 1-0-0).

Unterschrift des Stationsarztes

└──┘

Endgültiger Arztbrief/Entlassungsbrericht

— Muster—

- Adressat: Hausärztin, einweisende Ärztin, ggf. weitere behandelnde Ärztinnen
- Frau Stein, Renate mit Wohnadresse, Geburtsdatum 23. 03. 1960
- Stationärer Aufenthalt vom 13. 2. 2017 – 18. 2. 2017
- Diagnosen:
  - Chronische Cholezystitis mit Cholezystolithiasis
  - Arterieller Hypertonus
  - Adipositas per magna (171 cm, 93 kg, BMI 32)
  - Zustand nach Hüft-TEP beidseits
- Operation: Laparoskopische Cholezystektomie am 14. 2. 2017
- Bei der Patientin ist seit 12/2016 eine symptomatische Cholezystolithiasis bekannt. Zum damaligen Zeitpunkt war es der Patientin trotz OP-Indikation bei akuter Cholezystitis aus persönlichen Gründen nicht möglich, operiert zu werden. Die Patientin stellte sich dann bei uns vereinbarungsgemäß ambulant vor und kam nun zur geplanten elektiven Operation. Bei Aufnahme war die Patientin soweit beschwerdefrei. Insbesondere gab es klinisch, sonografisch und laborchemisch keine Hinweis auf eine Cholestase. Am 14. 2. 2017 führten wir die laparoskopische Cholezystektomie problemlos durch. Intraoperativ bestätigte sich das Bild einer chronischen Cholezystitis. Bei postoperativ starken Schmerzen verzögerte sich die Entlassung, es gelang im Weitern, die Schmerzen zu beherrschen. Wir konnten die Patientin im guten AZ und soweit beschwerdegebessert in die ambulante Betreuung entlassen. Bei Entlassung waren die Wunden reizlos und das Abdomen bland. Eine Fadenentfernung ist bei resorbierbarem Fadenmaterial nicht notwendig.
- Eine Arbeitsunfähigkeitsbescheinigung wurde ausgestellt bis zum 25. 3. 2017.
- Therapieempfehlung/Medikamente bei Entlassung:
  - Metamizol 40° 4 × tgl. (im Verlauf reduzieren und beenden)
  - ASS 100 1-0-0 ab dem 23. 2. 2017, Simvastatin 40 1-0-0).
- Befunde: Klinischer Aufnahmebefund
  - AZ gut, Ernährungszustand adipös (Größe 171 cm, 93 kg, BMI 32). Haut: kein Ikterus/ kein Sklerenikterus. Abdomen: Weiche Bauchdecken, keine Abwehrspannung, keine Druckdolenzen, Murphy-Zeichen negativ. Lebhafte Darmgeräusche über allen Quadranten. Cor: Keine Herzgeräusche, Rhythmus unauffällig. Pulmo: Vesikuläres Atemgeräusch über allen Lungenfeldern. Neurologie: Grob orientierende Untersuchung unauffällig.
  - Histologie (ggf. Angabe der Histologienummer): Vergrößerung der Gallenblase mit narbiger Wandverdickung. Narbig, atrophisch und abgeflachte Schleimhaut, intramurale Schleimhauteinstülpungen, chronische Entzündungsinfiltrate intramural, Ausbildung von Sekundärfollikeln, fokal granulozytäre Infiltrate. Kein Hinweis auf Malignität.
- Labor bei Entlassung: …

Unterschriften

Chefarzt   Oberarzt   Stationsarzt

> **Merke**
> Eine gute Dokumentation ist integraler Bestandteil bei der Qualitäts- und Patientensicherheit.

Literatur

[1] Stinton LM, Shaffer EA. Epidemiology of gallbladder disease: cholelithiasis and cancer. Gut Liver 2012; 6: 172 – 87.

[2] Sakorafas GH, Milingos D, Peros G. Asymptomatic cholelithiasis: is cholecystectomy really needed? A critical reappraisal 15 years after the introduction of laparoscopic cholecystectomy. Dig Dis Sci 2007; 52: 1313 – 25.

[3] Sobolev B, Mercer D, Brown P, FitzGerald M, Jalink D, Shaw R. Risk of emergency admission while awaiting elective cholecystectomy. CMAJ. 2003;169: 662 – 665

[4] Bundesauswertung zum Erfassungsjahr 2014, 12/1 – Cholezystektomie, AQUA – Institut für angewandte Qualitätsförderung und Forschung im Gesundheitswesen GmbH, Göttingen. www.aqua-institut.de

[5] Oberlandesgericht München, Urteil vom 29. Januar 2009, Az.:1U 3836/05

[6] Umsetzungshinweise der Deutschen Krankenhausgesellschaft zum Rahmenvertrag über ein Entlassmanagement nach § 39 Abs. 1a Satz 9 SGB V, § 9 – Dokumentation an die weiterbehandelnden Ärzte, vom 13.10.2016 mit Inkrafttreten zum 1.07.2017).

[7] Glazinski R. Arztbriefe optimal gestalten. Leitfaden zur Erstellung qualifizierter ärztlicher Berichte in Klinik und Praxis. Eschborner Studienbuch zur Kommunikation im Gesundheitswesen, Eschborner Studienbuch zur Kommunikation im Gesundheitswesen. (Brainwave) Köln 2012.

[8] Spießel H, Cording C. Kurz, strukturiert und rasch übermittelt: Der »opitmale« Arztbrief. Deutsches Med WSCHR 2001; 126: 184 – 87.

[9] Nielsen FT, Rossholm JU, Sondergaart J, Gore T, Tougaart L. Short discharge letter with a copy to the patient-satisfactory for patient's und practitioners. Ugeskr Laeger 1994; 156 (12): 1811 – 13.

[10] Erdogan-Griese B: Arztbrief: mehr als nur eine ungeliebte Pflicht. Rheinisches Ärzteblatt 2010; 12: 23 – 24.

[11] Eekhof JA, Heijmans M, Meeskers-van Geel AA, Assendelft WJ. A snail leaves trail- how delayed provision of information affects the general practitioner and patient. Ned Tijdscher Geneeskd 2010; 154 (51 – 52): A2895.

23.2 Die Checkliste ist schon der halbe Bericht

Patientenberichte

Nadine Dreimüller

> **Lernziel nach NKLM 14c**
> 6.2.1 Verschiedene Formen von Patientenberichten (Aufnahmeprotokoll, Kurzbericht, Entlassbericht) in einer strukturierten und sachbezogenen Form mit allen relevanten Untersuchungsergebnissen und Vorschlägen zur Behandlungsplanung erstellen.

Fallvignette

Sie werden als Dienstärztin nachts auf eine psychiatrische Station gerufen, da sich Herr Mertens, ein 38-jähriger Patient mit einer paranoiden Schizophrenie, entgegen der Absprache nicht auf Station befindet. Sie kennen den Patienten nicht persönlich, auch der Krankenpfleger im Nachdienst hatte noch keinen Kontakt zum Patienten, da dieser erst am Vortag aufgenommen wurde. Um sich ein Bild zu machen, lesen Sie den Aufnahmebericht des Patienten. In der aktuellen Anamnese wird von einer ängstlich angespannten Stimmung berichtet und dass Herr Mertens sich von der Mafia verfolgt fühle. Sie finden keine Informationen zur Vorgeschichte oder zu somatischen Erkrankungen. Der dokumentierte psychopathologische Befund lautet wie folgt: Patient wach, 4-fach orientiert (d. h. zu Person, Ort, Zeit und Situation), ängstlich, Aufmerksamkeit und Konzentration reduziert, Stimmung gedrückt, es bestehen Hinweise auf Wahn, keine Ich-Störung, kein Anhalt für Halluzinationen. Der Pfleger fragt Sie, ob man sich Sorgen um den Patienten machen müsse und eine Suche zu veranlassen sei.
[▶ NKLM-Kapitel 20: Denk- und Wahrnehmungsstörungen (20.24)]

Informationen zum Krankheitsbild

Hintergrund: Paranoide Schizophrenie
Verlauf: chronisch, rezidivierend
[▶ NKLM-Kapitel 21: Schizophrenie (paranoide, hebephrenische, katatone, undifferenzierte S.) (21.1.10.66)]

Fakten zur Paranoiden Schizophrenie

- Lebenszeitprävalenz der Schizophrenie: 1 %
- Männer und Frauen erkranken etwa gleich häufig.
- Verlauf: ca. $1/3$ Heilung nach wellenförmigem Verlauf, $1/3$ wellenförmig zu chronischen Zuständen, $1/3$ chronisch, konsequente antipsychotische Therapie reduziert die Rückfallwahrscheinlichkeit deutlich [1].
- Stark erhöhte Suizidalität, ca. 50 % der Erkrankten unternehmen einen Suizidversuch, 15 % der Erkrankten versterben an Suizid [2].
- Insgesamt deutlich erhöhte Mortalität im Vergleich zur Allgemeinbevölkerung (Suizid, kardiovaskulär durch Rauchen, Bewegungsmangel, antipsychotische Medikation).

23.2.1 Einführung

Schriftliche Befunde wie Aufnahmeberichte oder Arztbriefe sind von entscheidender Wichtigkeit. Die im Gespräch erhobenen Informationen müssen klar dokumentiert werden, um hieraus notwendige Maßnahmen abzuleiten (Therapie etc.). Der psychiatrische Aufnahmebefund beinhaltet: die aktuelle Anamnese, psychiatrische Vorgeschichte, somatische Anamnese, Sozialanamnese, Suchtanamnese, Familienanamnese und den psychopathologischen Befund (▶ Kap. 5.1). All diese Informationen sind zwingend erforderlich, um Patientinnen mit einer psychiatrischen Erkrankung zu diagnostizieren und zu therapieren. Auch und vor allem schizophrene Patientinnen haben ein deutlich erhöhtes Suizidrisiko. Zur Abschätzung der Gefährdung muss bei jeder Patientin die **Suizidalität** exploriert und dokumentiert werden (▶ Kap. 11.7).

23.2.2 Einen guten Bericht schreiben: So geht's!

Gerade in Bereichen, in denen man nicht täglich arbeitet, kann es helfen, Erinnerungshilfen in Form von Checklisten zur benutzen, um alle wesentlichen Informationen zu sammeln.

Das Anamnesegespräch mit einer psychisch kranken Patientin kann schwierig sein. Beginnen Sie mit offenen Fragen und benutzen Sie die Checkliste (▶ Tab. 23-1) zur Strukturierung. Verlieren Sie jedoch nicht die Beziehung zur Patientin aus den Augen. Nutzen Sie die Checkliste während des Gesprächs ausgewogen und nehmen Sie sich lieber am Ende des Gespräches Zeit, die Vollständigkeit der Information anhand der Checkliste zu überprüfen. Nutzen Sie die Struktur der Checkliste beim Verfassen des Berichtes. Das ermöglicht das schnelle Finden von Informationen für die Leserin. Arbeiten Sie mit Fachbegriffen; diese sind definiert und verringern Interpretationsspielräume. Treffen Sie klare Aussagen: Entweder es gibt Halluzinationen oder es gibt keine. Benennen Sie auch das Nichtvorhandensein von wichtigen Symptomen, z. B. Suizidalität. Vermeiden Sie trotz aller Genauigkeit zu lange Berichte. Eine nachfolgende Ärztin hat womöglich wenig Zeit und muss im Notfall schnell entscheiden können. Es muss klar werden, was die Hauptsymptome sind, und ob Gefährdungen vorliegen.

Verfassen Sie den psychopathologischen Befund stichwortartig. Er soll eine prägnante Auflistung der Symptome darstellen. Arbeiten Sie mit Zitaten: Geben Sie zum Beispiel an, was die Stimmen der Patientin sagen. Auch der Inhalt eines Wahns oder das Gesagte von akustischen Halluzinationen können Hinweise auf eine Gefährdung beinhalten. Halten Sie nach dem Schreiben des Berichtes kurz inne und lesen Sie ihn dann nochmals konzentriert durch. Stellen Sie sich die Frage, ob Ihr Eindruck, den Sie von der Patientin hatten, vermittelt wird? Sind alle Gefährdungsmomente benannt und mit Beispielen belegt? Ist der Bericht so strukturiert und klar, dass man ihn auch unter Zeitdruck und in stressigen Situationen lesen und verstehen kann?

Tab. 23-1 Checkliste zur Erstellung eines psychiatrischen Berichtes

		erfragt	dokumentiert
1) Aktuelle Anamnese			
	a) Aufnahmemodus		
	b) Aktuelle Beschwerden		
2) Suchtanamnese			
	a) Konsumierte Substanzen		
	b) Konsumierte Menge		
	c) Dauer der Abhängigkeit		

Teil VI

Tab. 23-1 *Fortsetzung*

		erfragt	dokumentiert
3) Biografie und Sozialanamnese			
	a) Familienstand		
	b) Beruf		
	c) Ausbildung		
4) Psychiatrische Vorgeschichte			
	a) Häufigkeit		
	b) Abweichende Diagnosen		
	c) Dauer der Erkrankung		
5) Familienanamnese			
6) Somatische Anamnese			
7) Psychopathologischer Befund			
	a) Orientierung		
	b) Interaktion		
	c) Aufmerksamkeit/Konzentration		
	d) Schlaf		
	e) Erscheinungsbild		
	f) Gedächtnis		
	g) Formales Denken		
	h) Ängste und Zwänge		
	i) Wahn		
	j) Sinnestäuschungen		
	k) Ich-Störungen		
	l) Stimmung		
	m) Psychomotorik		
	n) Eigengefährdung		
	o) Fremdgefährdung		
	p) Einwilligungsfähigkeit		

		erfragt	dokumentiert
8) Diagnose			
	a) Kriterien erfüllt?		

> **Evidenz**
>
> Eine strukturierte Checkliste hilft nicht nur bei der Prüfung von Kompetenzen, sondern wirkt auch als Denkhilfe.
> - Medizinische Checklisten verbessern die Qualität der Patientenversorgung [3].
> - Es besteht eine enge Korrelation der Qualität der medizinischen Berichte mit der Qualität des Arzt-Patienten-Gespräches [4].

23.2.3 Aufnahmebefund – Beispiel paranoide Schizophrenie

Aktuelle Anamnese

Die Vorstellung des 23-jährigen Herr Reimer erfolgt freiwillig am Vormittag in Begleitung des Rettungsdienstes. Der Patient berichtet, er habe auf dem Weg nach Hause plötzlich eine Stimme gehört, die ihm befohlen habe, auf die Straße zu laufen, dies habe ihn sehr geängstigt. Er habe sich daher in einem Geschäft Hilfe gesucht, diese hätten den Rettungsdienst verständigt. Bei Aufnahme ist er psychomotorisch stark angespannt. Das formale Denken ist weitschweifig. Er berichtet von Lebensüberdruss, habe jedoch keine konkreten Suizidgedanken. Er könne jedoch nicht garantieren, nicht auf die Straße zu laufen, da die Stimmen so viel Macht über ihn hätten. Er wünsche eine stationäre Behandlung, könne jedoch nicht garantieren, auf Station zu bleiben, da er sich manipuliert und fremdgesteuert fühle. Seit mehreren Jahren fühle er sich von »höheren Wesen« ferngesteuert. Dies sei ihm sehr unangenehm. Er berichtet, sehr darunter zu leiden, dass er nicht seine Ziele erreichen könne, da er immer Befehle befolgen müsse. Er wünsche sich sehr, im Leben etwas zu erreichen. Dies trage zusätzlich dazu bei, dass er häufig lebensüberdrüssige Gedanken habe.

Aktuelle Medikation: keine.

Suchtanamnese

Rauchen: 20 Zigaretten pro Tag (7 packyears). Alkohol: ca. einmal die Woche in sozial akzeptierten Mengen. Kein schädlicher Konsum von Medikamenten. Illegale Drogen: In der Jugend zwischen dem 16. und 18. Lebensjahr regelmäßiger Konsum von Cannabis, in den letzten Jahren gar nicht mehr, einmaliger Konsum von Amphetaminen auf einer Party mit 19 Jahren, sonst keine Drogen. Keine nicht stoffgebundenen Süchte. Kein Hinweis auf Abhängigkeitserkrankungen, abgesehen von Nikotin.

Sozialanamnese

Herr Reimer ist alleinstehend, wohne noch bei seiner Mutter, er habe nach dem Realschulabschluss mehrere Ausbildungen begonnen (Installateur, Schreiner, Lagerist), jedoch alle wieder abgebrochen, aktuell lebe er von Arbeitslosengeld II und gehe keiner festen Beschäftigung nach. Zu seiner Mutter bestünde guter Kontakt, der Vater sei vor einigen Jahren verstorben. Er habe zwei ältere Schwestern, die jedoch in anderen Städten lebten und zu denen nur sporadisch Kontakt bestünde. Kaum Sozialkontakte außerhalb der Familie, nur im Internet Bekanntschaften zum gemeinsamen »Zocken«, keine Partnerschaft. Keine gesetzliche oder psychosoziale Betreuung. Keine Vorstrafen.

Psychiatrische Vorgeschichte

Insgesamt dritter stationärer Aufenthalt. Erstmalig sei er vor 4 Jahren in psychiatrischer Behandlung gewesen, damals habe sich erstmalig das Gefühl entwickelt, er werde von fremden Mächten gesteuert und andere könnten seine Gedanken lesen. Damals sei die Diagnose einer paranoiden Schizophrenie gestellt worden und er sei auf Risperidon (4 mg) eingestellt worden. Seither sei er in kontinuierlicher ambulanter Behandlung beim Psychiater. Die Behandlungsanlässe seien bei allen Aufenthalten vergleichbar gewesen (Ich-Störung, akustische Halluzinationen). Die verordnete Medikation habe er allerdings nie längerfristig eingenommen, da er sie schlecht vertrage und sie sowieso nichts nütze (Vortherapien mit Olanzapin und Risperidon, Dosis und Dauer nicht erinnerlich). Laut Vorbriefen guter Therapieeffekt unter Olanzapin 15 mg/die. Richtig gut sei es ihm nach Beginn der Erkrankung nie mehr gegangen, er habe kontinuierlich unter Symptomen gelitten.

Es habe einen Suizidversuch vor einem Jahr gegeben, hier habe er alle Medikamente eingenommen, die er zu Hause hatte. Auslöser sei gewesen, dass er mit der Situation der kontinuierlichen Beeinflussung nicht mehr klarkomme. Hier sei jedoch keine Behandlung erfolgt, da er sich nicht in ärztliche Behandlung begeben habe. Ansonsten keine Suizidversuche, allerdings wurde er im April von einem Auto erfasst, nachdem er unkontrolliert über die Straße gelaufen sei.

Familienanamnese

Ein Onkel mütterlicherseits habe ebenfalls an einer Schizophrenie gelitten, er sei inzwischen verstorben. Er wisse die Todesursache nicht. Ansonsten leer für psychiatrische Erkrankungen.

Somatische Anamnese

Bei Autounfall im April Commotio cerebri und Rippenfraktur, ansonsten keine Auffälligkeiten.

Psychopathologischer Befund

Wach, bewusstseinsklar, zu den vier Grundqualitäten (Person, Ort, Zeit, Situation) voll orientiert, freundlich im Kontakt, Aufmerksamkeit und Konzentration im Gespräch vermindert, Schlaf reduziert (Ein- und Durchschlafstörung), vernachlässigtes Erscheinungsbild, schmutzige, kaputte Kleidung, Körperpflege wirkt vernachlässigt. Keine Gedächtnisstörungen. Formal-gedanklich weitschweifig, zeitweise vorbeiredend. Herr R. beschreibt Zukunftsängste und paranoide Ängste, keine spezifischen Phobien oder Panikattacken. Keine Zwänge. Er beschreibt Wahnwahrnehmungen (er erkenne Zeichen für sich in Alltagssituationen), berichtet von Wahrnehmungsstörungen im Sinne von akustischen Halluzinationen, keine Wahrnehmungsstörungen anderer Sinnesmodalitäten erkennbar. Ich-Störungen in Form von Fremdbeeinflussungserleben. Affekt flach, eingeschränkt schwingungsfähig, berichtet von starker Verzweiflung, Antrieb unauffällig, psychomotorisch angespannt. Es besteht Lebensüberdruss, keine akute Suizidalität. Akute Eigengefährdung bei starkem Drang, auf die Straße zu laufen. Keine Fremdgefährdung. Krankheitseinsichtig.

Diagnose
Paranoide Schizophrenie

Worauf Sie achten sollten!

- Achten Sie auf eine klare Strukturierung.
- Beziehen Sie alle Informationsquellen in Ihren Bericht ein.
- Machen Sie immer deutlich, woher Sie die erhobenen Informationen haben.
- Dokumentieren Sie so, dass Kolleginnen auf Basis des Berichts Entscheidungen treffen können.

Merke
Ihre Dokumentation dient der nachfolgenden Kollegin zur Entscheidungsfindung.

Literatur

[1] Leucht S, Barnes TRE, Kissling W et al. Relapse prevention in schizophrenia with new-generation antipsychotics: a systematic review and exploratory meta-analysis of randomized, controlled trials. Am Jour of Psychiatry 2003; 160(7): 1209–22.
[2] Hor K and Taylor M. Review: Suicide and schizophrenia: a systematic review of rates and risk factors. Journal of psychopharmacology 2010; 24(4_suppl): 81–90.
[3] Hales B, Terblanche M, Fowler R, Sibbald W. Development of medical checklists for improved quality of patient care. Int J Qual Health Care 2008; 20(1): 22–30.
[4] Woolliscroft JO, Calhoun JG, Beauchamp C et al. Evaluating the medical history: observation versus write-up review. J Med Educ. 1984; 59(1): 19–23.

Teil VI

23.3   Was hab' ich denn nun?

Patientenberichte

Ansgar Jonietz

Lernziel nach NKLM 14c

6.2.1 Verschiedene Formen von Patientenberichten (Aufnahmeprotokoll, Kurzbericht, Entlassbericht) in einer strukturierten und sachbezogenen Form mit allen relevanten Untersuchungsergebnissen und Vorschlägen zur Behandlungsplanung erstellen.

Fallvignette

Aus einem Arztbericht: »Die Patientin klagt über Rückenschmerzen. Zusätzlich Parästhesien ventraler OS. Kraftminderung in M.quadr.fem. Keine Blasen-Mastdarm-Störungen. Trauma nicht erinnerlich. Bildgebend konnte lediglich eine breitflächige Protrusion Höhe L3/L4 ohne sichere Affektion der Nervenwurzeln nachgewiesen werden. Wir therapierten konservativ mit Analgetika und physiotherapeutischen Maßnahmen. Unter o. g. Therapiemaßnahmen kam es zu einer Reduktion der Schmerzen der LWS und zur gesteigerten Beweglichkeit.«

Da die Patientin den Arztbericht nicht versteht, möchte sie nun von ihrer Ärztin eine leicht verständliche Übersetzung ihres Befundes erhalten.

[▶ NKLM-Kapitel 20: Muskelschwäche (20.66), Rückenschmerzen (20.82), Taubheitsgefühl und Kribbeln/Sensibilitätsstörungen (20.106)]

Informationen zum Krankheitsbild

Hintergrund: Bandscheibenvorfall
Histologie: Bandscheibenvorfall vs. Bandscheibenvorwölbung
Verlauf:

- klinische Untersuchung mit Parästhesien Dermatom L2/L3, Kniestreckung 4/5
- MRT LWS
- stationäre Aufnahme mit konservativer Therapie
- Verbesserung Beschwerdebild

[▶ NKLM-Kapitel 21: Osteochondrosis und Spondylose (21.1.2.11), chronische Rückenschmerzen (21.1.2.44), Bandscheibenpathologien; radikuläre Syndrome (21.1.10.5)]

Aktuelle Daten zum Bandscheibenvorfall (▶ Kap. 20.1)

23.3.1   Einführung

Patientinnen, die ihre Befunde nicht verstehen, sind häufig ängstlicher, weniger therapietreu, haben langfristig eine niedrige Gesundheitskompetenz und eine geringere Lebenserwartung [1] (▶ Kap. 20.1).

Evidenz

Studien zeigen: Das Gesundheitsbewusstsein und die Therapietreue von Patientinnen steigen, wenn sie ihre Erkrankungen und Behandlungen verstehen. Sie können ihrer Ärztin die richtigen Fragen stellen, besser Entscheidungen treffen und ihrer Erkrankung insgesamt bewusster entgegentreten.

- So stellten Haskard Zolnierek und DiMatteo in ihrer Meta-Analyse von 2009 fest, dass die Kommunikation der Ärztin mit der Patientin signifikant positiv mit der Therapietreue der Patientin korreliert [2]. Weitere Studien belegen, dass die Adhärenz steigt, wenn die Patientin die Notwendigkeit einer Medikation versteht [3] bzw. eine höhere Gesundheitskompetenz hat [4].
- Die gelungene Kommunikation hat neben der Stärkung der Compliance auch eine positive Wirkung auf den Heilverlauf bzw. Heilerfolg [5].
- Bei einer Befragung von 1805 Patienten, die eine Übersetzung von »Was hab' ich?« erhalten hatten, gaben 47 % derjenigen, die Medikamente nehmen mussten, an, diese nach der Übersetzung regelmäßiger zu nehmen und 58 % aller Befragten sagten, dass sie nach der Übersetzung insgesamt mehr auf ihre Gesundheit achten. 78 % derjenigen, die vor der Entscheidung für oder gegen eine OP standen, half die Übersetzung sich zu entscheiden [6].
- In einer weiteren Befragung unter 558 »Was hab' ich?«-Nutzern gaben 85 % an, dass die Übersetzung ihnen Mut gemacht habe, ihrer Erkrankung mit Entschlossenheit entgegenzutreten [7].

23.3.2 Befunde leicht verständlich übersetzen: So geht's!

Bei »Was hab' ich?« übersetzen Medizinstudierende und Ärztinnen medizinische Befunde kostenlos für Patientinnen in eine leicht verständliche Sprache (vgl. Fallbeispiel unten). Zu Beginn des ehrenamtlichen Engagements erhalten sie eine intensive Ausbildung in patientenfreundlicher Kommunikation – bislang konnten weit über 1600 Medizinerinnen geschult werden [8]. In diesem Kapitel finden Sie nun die wichtigsten Werkzeuge für eine leicht verständliche Übersetzung. Orientierungshilfe leistet die Leichte Sprache [9], denn bis zu 40 % der Deutschen haben große Schwierigkeiten beim Lesen [10] (▸ Kap. 20.1).

Fallbeispiel
Diagnose: Nachweis eines ausgeprägten Knochenmarködems an der ventralen Zirkumferenz des Humeruskopfes.

Erklärung leicht verständlich:
- Bei Ihnen hat sich Flüssigkeit (Ödem) in das Knochenmark vom Oberarmknochen eingelagert. Das Knochenmark befindet sich im Innern vom Knochen. Es liegt unter der äußeren, harten Schicht vom Knochen. Das Knochenmark füllt den Knochen von innen aus.
- Die Flüssigkeitseinlagerungen im Knochenmark befinden sich bei Ihnen vorn (ventral) im oberen Ende vom Oberarmknochen. Das obere Ende vom Oberarmknochen heißt auch Oberarmkopf (Humeruskopf). Das obere Ende ist kugelig und bildet ein Gelenk mit dem Schulterblatt.

Teil VI

Was erkläre ich?

Erkennen Sie Fremdwörter und Fachwörter

In einem Arztbrief stehen viele Fachwörter und Fremdwörter, die für die Patientin nicht verständlich sind. Diese Wörter müssen zuerst erkannt werden. Dabei hilft es, sich in eine Patientin hineinzuversetzen. Zum Beispiel: Würde meine Oma dieses Wort verstehen? Wie würde ich ihr diesen Begriff erklären? Nutzen Sie für die Erklärungen einfache Wörter aus dem Alltag.

Medizinische Fachsprache	Leicht verständliche Sprache
Wir *therapierten konservativ* mit *Analgetika* und *physiotherapeutischen* Maßnahmen.	Wir haben Sie mit Schmerzmitteln und Krankengymnastik behandelt. Eine Operation war nicht notwendig.

Erkennen Sie, was für das Verständnis zusätzlich wichtig ist

Als Nächstes muss erkannt werden, welche Hintergrundinformationen nötig sind, um den Befund verstehen zu können.

Beispiel:

* *Bildgebend konnte lediglich eine breitflächige Protrusion Höhe L3/L4 ohne sichere Affektion der Nervenwurzeln nachgewiesen werden.*

Zusätzlich zu der Übersetzung des Satzes müsste hier erklärt werden: Was sind Nervenwurzeln? Was ist die Wirbelsäule? Wie stehen die Wirbelsäule und die Nervenwurzeln im Zusammenhang? Auch hierbei hilft es, sich in eine Patientin ohne jegliche medizinische Vorbildung hineinzuversetzen.

Medizinische Fachsprache	Leicht verständliche Sprache
Bildgebend konnte lediglich eine breitflächige Protrusion Höhe *L3/L4* …	Die Wirbelsäule besteht aus vielen Wirbeln. Zwischen den Wirbeln liegen die Bandscheiben. Die Bandscheiben sind weiche Knorpelscheiben, die Belastungen abfedern. Bei Ihnen hat sich eine Bandscheibe zwischen dem 3. und 4. Lendenwirbel vorgewölbt.
… ohne sichere Affektion der *Nervenwurzeln* nachgewiesen werden.	Die Wirbel bilden außerdem den Wirbelkanal. Im Wirbelkanal liegt das Rückenmark. Vom Rückenmark verlaufen viele Nerven zu den Muskeln, zur Haut oder zu den Organen. Zwischen den Wirbeln gibt es deshalb für die Nerven eine Öffnung. An dieser Öffnung verlässt die Nervenwurzel den Wirbelkanal. Bei Ihnen wurden durch die Bandscheiben-Vorwölbung die Nervenwurzeln nicht gereizt.

Schreiben Sie in einfacher Sprache

Erklären Sie den Befund in einer leicht verständlichen Sprache. Benutzen Sie einfache Wörter. Schreiben Sie vollständige, möglichst kurze Hauptsätze. Sätze mit höchstens 15 Wörtern werden schneller verarbeitet als längere Sätze. Vermeiden Sie Schachtelsätze. Ein Satz sollte höchstens ein Komma enthalten. Bringen Sie nur eine neue Information pro Satz.

Medizinische Fachsprache	Leicht verständliche Sprache
Die Patientin klagt über Rückenschmerzen. Zusätzlich Parästhesien ventraler OS. Kraftminderung in M.quadr.fem. Keine Blasen-Mastdarm-Störungen.	Sie hatten Rückenschmerzen. Außerdem hat sich die Vorderseite von Ihrem Oberschenkel anders angefühlt. Die Haut kann zum Beispiel taub sein oder kribbeln. Sie konnten Ihr Bein nicht kraftvoll strecken. Sie haben keine Probleme mit dem Wasserlassen oder mit dem Stuhlgang.

Vermeiden Sie Substantivierungen

Viele Substantive in einem Satz wirken sehr hochsprachlich und sind schwer zu verarbeiten. Vor allem viele Substantive hintereinander machen einen Text schwer verständlich. Verben sind leichter zu verstehen.

Medizinische Fachsprache	Leicht verständliche Sprache
Unter o. g. *Therapiemaßnahmen* kam es zu einer *Reduktion* der Schmerzen der *LWS* und zur gesteigerten *Beweglichkeit*.	Sie hatten durch die Behandlung weniger Beschwerden. Sie hatten weniger Schmerzen unten im Rücken. Außerdem konnten Sie sich wieder besser bewegen.

Vermeiden Sie Medizinerjargon

Die Medizinersprache ist sehr knapp und enthält Wörter, die im Alltag von Laien nicht benutzt werden.

Verständlicher ist es, ganze Sätze zu bilden und Wörter aus dem Alltag zu nutzen.

Medizinische Fachsprache	Leicht verständliche Sprache
Trauma nicht erinnerlich	Sie konnten sich nicht an einen Unfall erinnern.
Bildgebend konnte lediglich	Wir haben Bilder von Ihrer Wirbelsäule gemacht. Auf den Bildern haben wir gesehen, dass …

Teil VI

Vermeiden Sie die 1-zu-1-Übersetzung von Fremdwörtern

Beim Übersetzen von Fremdwörtern ist es manchmal verständlicher, die Fremdwörter zu umschreiben und zu erklären, statt sie direkt zu übersetzen. Viele Menschen können mit dem Begriff »Griffelfortsatz« genauso wenig anfangen wie mit dem Begriff »Processus styloideus«. Es ist daher oft sinnvoll zu erklären, wo etwas liegt oder wofür man es braucht. Für das Wort selbst kann man eine Verallgemeinerung, zum Beispiel »Knochenvorsprung«, nutzen.

Medizinische Fachsprache	Leicht verständliche Sprache
M.quadr.fem.	Der Quadrizeps-Muskel ist ein großer Muskel vorn am Oberschenkel. Der Muskel ist wichtig, um das Knie zu strecken.

Worauf Sie achten sollten!

- Nutzen Sie einfache Wörter aus dem Alltag und vermeiden Sie Medizinerjargon.
- Nutzen Sie Verben und vermeiden Sie Substantivierungen.
- Umschreiben und erklären Sie Fremdwörter, ohne sie direkt zu übersetzen.
- Geben Sie Hintergrundinformationen, die für das Verständnis notwendig sind.
- Nutzen Sie Abbildungen, um Hintergrundinformationen zu vermitteln.
- Schreiben Sie kurze Sätze mit maximal einem Komma.
- Begrenzen Sie sich auf eine oder wenige Informationen pro Satz.

Merke
Nutzen Sie eine leicht verständliche Sprache, um Befunde und Krankheiten zu erklären.

Literatur

[1] Schaeffer D, Vogt D, Behrens E, Hurrelmann K. Gesundheitskompetenz der Bevölkerung in Deutschland. Ergebnisbericht der Universität Bielefeld, 2016.
[2] Haskard Zolnierek K, DiMatteo R. Physician communication and patient adherence to treatment: a meta-analysis. In: Med Care 2009; 47(8): 826–34.
[3] Schoenthaler AM, Schwartz BS, Wood C, Stewart WF. Patient and physician factors associated with adherence to diabetes medications. Diabetes Educator 2012; 38(3): 397–408.
[4] Zhang NJ. Impact of health literacy on medication adherence: a systematic review and meta-analysis. In: Annals of Pharmacotherapy 2014; 48(6), 741–51.
[5] Hax PM, Hax-Schoppenhorst T. Kommunikation mit Patienten in der Chirurgie. Praxisempfehlungen für Ärzte aller operativen Fächer. Stuttgart: Kohlhammer 2012.
[6] »Was hab' ich?«. Nutzerbefragung unter 1805 Nutzern von washabich.de. Dresden 2015.
[7] Bittner J, Jonietz A, Kersten A, Menzel K. »Was hab' ich?« – Medizinische Dokumente in der Kommunikation zwischen Arzt und Patient. Dresden 2012.
[8] »Was hab' ich?« Medizinstudenten übersetzen Befunde in eine für Patienten leicht verständliche Sprache. Kostenlos. https://washabich.de (Abrufdatum: 26.7.2018).
[9] Bredel U, Maaß C, Dudenredaktion. Leichte Sprache. Theoretische Grundlagen. Orientierung für die Praxis. Berlin: Duden 2016.

[10] Grotlüschen A, Riekmann W. Funktionaler Analphabetismus in Deutschland. Ergebnisse der ersten leo-Level-One Studie. Münster: Waxmann 2012.

23.4 Rezeptschreibung – gibt es dafür auch ein Kochbuch?

Rezepte

Hanna Seidling, Christine Faller, Walter Emil Haefeli

> **Lernziel nach NKLM 14c**
>
> 6.2.2 Rezepte ausstellen.

> **Fallvignette**
> Frau Blume, 47 Jahre, verlässt mit zwei rosa Rezepten die Hausarztpraxis, eines über L-Thy-roxin-Tabletten gegen Schilddrüsenunterfunktion und Escitalopram-Tabletten, das andere über eine Stomatitis-Lösung. Außerdem erhält sie für ihre 12-jährige Tochter noch ein Grünes Rezept über ein Läusemittel. Escitalopram hat ihr der Hausarzt zum ersten Mal verordnet und sie hatte darauf bestanden, das Originalpräparat zu erhalten. Dr. Baum, ihre Hausärztin, kennt die langen Diskussionen mit Frau Blume über »echte« und »unechte« Arzneimittel und da sie besorgt ist, dass sie das Arzneimittel sonst nicht nimmt, hat sie das Aut-idem-Kreuz gesetzt. Frau Blume fällt erst in der Apotheke auf, dass die Hausärztin jedoch bei den L-Thyroxin-Tabletten kein Kreuz gemacht hat. Da steht zwar die Firma, die sie immer bekommt, aber es wurde kein Kreuz gemacht. »Na prima«, denkt sie, »das wird jetzt bestimmt ausgetauscht werden«. Gereizt wendet sie sich der Apothekerin zu, die ihr bereits exakt die beiden verordneten Präparate sowie das Läusemittel auf den Tisch legt; die Stomatitis-Lösung sei frisch anzufertigen und am Nachmittag fertig. Frau Blume ist er-leichtert, ist jedoch empört, als die Apothekerin anstatt der erwarteten 10 Euro Zuzahlung plötzlich 72,15 Euro verlangt. Dass das Originalpräparat bei Escitalopram so viel mehr kostet, wusste sie nicht und auch Dr. Baum hatte sie nicht darüber informiert, dass die Mundspül-Lösung nicht erstattungsfähig ist und auch beim Läusemittel für ihre Tochter Kosten anfallen. Sie entscheidet sich trotz langer Diskussion mit der Apothekerin gegen die Mundspülung und die Escitalopram-Therapie. »Wie soll das nur einer mit diesen Forma-litäten verstehen?«, fragt sie sich noch beim Hinausgehen.
> [▶ NKLM-Kapitel 20: Rehabilitation und Nachsorge (20.76)]

23.4.1 Einführung

Für die Verordnung von Arzneimitteln, Medizinprodukten, Hilfsmitteln und Verbandstoffen können Rezepte ausgestellt werden, die sowohl der Kommunika-tion mit der Apothekerin dienen als auch Grundlage für die Abrechnung der Arzneimitteltherapie durch die Krankenkassen sind. Gesetzlich ist die Rezept-schreibung durch die Arzneimittel-Verschreibungsverordnung (AMVV), die Be-täubungsmittel-Verschreibungsverordnung (BtMVV) und das T-Register gere-gelt; Besonderheiten für die Abrechnung durch die Krankenkassen sind im Rahmenvertrag über die Arzneimittelversorgung nach §129 Absatz 2 SGB V sowie in regionalen Verträgen und Vereinbarungen geregelt.

Teil VI

Je nach Versicherungsstatus der Patientin, nach Alter und zu verordnendem Arzneimittel gibt es unterschiedliche Formulare für die Rezeptschreibung. Als Privatrezept gelten alle Dokumente, die den Patientennamen und sein Geburtsdatum, die notwendigen Angaben zur Identifikation der Ärztin samt Unterschrift, das Datum der Ausstellung sowie das zu verordnende Präparat enthalten. Für privat versicherte Patientinnen wird hierfür auch oft ein »blaues« Rezeptformular verwendet. Für die gesetzlich versicherten Patientinnen gibt es je nach zu verordnendem Präparat und Erstattungsmöglichkeit unterschiedliche Vordrucke (z. B. »rosa Rezept« für erstattungsfähige Präparate durch gesetzliche Krankenversicherungen (GKV) oder Berufsgenossenschaften, »grünes« Rezept für nicht erstattungsfähige Präparate, arztspezifische BtM-Rezeptformulare für Arzneimittel, die der Betäubungsmittelpflicht unterliegen, und das T-Rezept für Lenalidomid, Thalidomid und Pomalidomid).

Das Kassenrecht regelt im Detail, wie und welche Arzneimittel für GKV-Versicherte verordnet werden können, wie das entsprechende Rezeptformular ausgefüllt sein muss und welche Kosten durch die Kasse bzw. durch die Patientinnen getragen werden müssen. Jede Ärztin muss somit zahlreiche Rahmenbedingungen für die vertragsärztliche Versorgung kennen, auch für das Ausstellen eines formal richtigen Rezeptes sowie der Umgehung einer finanziellen Nachforderung.

So sind nicht verschreibungspflichtige Arzneimittel im Allgemeinen für Erwachsene nicht auf ein Kassenrezept zu verordnen, außer sie sind in der vom Gemeinsamen Bundesausschuss festgelegten OTC-Ausnahmeliste zu finden. Verschreibungspflichtige Arzneimittel sind für Kinder und Jugendliche bis zum vollendeten 18. Lebensjahr kostenfrei (außer den Mehrkosten), nicht verschreibungspflichtige Arzneimittel typischerweise bis 12 Jahre und im Falle von Entwicklungsstörungen bis 18 Jahre. Ab 18 Jahren tragen Patientinnen typischerweise einen Teil der Kosten für ein Arzneimittel. Diese »Zuzahlung« beträgt 10 % des Apothekenabgabepreises; mindestens 5 Euro (bzw. den Preis des Arzneimittels) und maximal 10 Euro pro Packung.

Falls ein verschreibungspflichtiges Arzneimittel nicht verordnungsfähig ist, beispielsweise ein Life-Style-Arzneimittel, trägt die Patientin die Kosten des vollen Arzneimittelpreises. Auch hier gibt es jedoch wieder Besonderheiten – z. B. bei der Verordnung von (Notfall-)Kontrazeptiva bei Patientinnen bis zum 20. Geburtstag.

Für die Abrechnung über die GKV müssen beim Ausfüllen der Rezeptformulare außerdem eine Reihe formaler Besonderheiten eingehalten werden; dazu zählt zum Beispiel eine besondere Kennzeichnung bei der Verordnung von Betäubungsmitteln, wenn die Höchstmenge überschritten wird oder die Angabe von Diagnosen bei der Verordnung von Hilfsmitteln. Prinzipiell können Abweichungen von den formalen Anforderungen zu einer Nichterstattung der Arzneimittelkosten für die Apothekerin (Retaxation) oder die Ärztin (finanzielle Nachforderung) führen. Formale Fehler dürfen oftmals auch in der Apotheke durch Ergänzen oder Korrektur nach Rücksprache mit der Verordnerin korrigiert werden, bei gravierenderen Abweichungen ist eine Korrektur durch die rezeptausstellende Ärztin notwendig.

Auch in Bezug auf das verordnete Präparat gibt es Mindestanforderungen, die auf dem Rezept enthalten sein müssen, damit die Verordnung eindeutig ist. Bei einer zeitlich begrenzten Therapie ist es oftmals hilfreich, die Therapiedauer mit anzugeben, damit die Apothekerin eine geeignete Packungsgröße auswählen kann. Oftmals unterscheidet sich die Stückzahl einer Packung bei unterschiedlichen Herstellern auch bei gleicher Normgröße (z. B. bei Ciprofloxacin können N1-Packungen 10 oder 14 Tabletten enthalten), sodass die Apothekerin erst bei Kenntnis der Therapiedauer ein tatsächlich geeignetes Präparat abgeben kann. Bei der Verordnung eines konkreten Präparates für eine gesetzlich versicherte Patientin ist die Apothekerin grundsätzlich verpflichtet, wenn vorhanden, das entsprechende Rabattarzneimittel abzugeben, ausgenommen hiervon sind nur Präparate, die einen Wirkstoff enthalten, der auf der sogenannten Substitutionsausschlussliste aufgeführt ist. Durch Setzen des Aut-idem-Kreuzes kann von ärztlicher Seite die Abgabe des verordneten Präparates erzwungen werden, insbesondere bei der Verordnung von Originalia können so jedoch mitunter erhebliche Mehrkosten für Patientinnen entstehen. Diesen Betrag, der die Differenz zwischen Packungspreis des Herstellers und durch die Krankenkasse festgelegtem Festbetrag darstellt, muss die Patientin bezahlen. Patientinnen, die gerne das Präparat eines bestimmten Herstellers erhalten möchten, ohne dass hierfür aus ärztlicher oder pharmazeutischer Sicht die Notwendigkeit besteht, können sich dieses Präparat als »Wunscharzneimittel« verordnen lassen; über die Homepage der kassenärztlichen Vereinigung wird dazu ein Patienteninformationsblatt zur Verfügung gestellt.

Rezepturen allgemein dürfen gemäß § 31 SGB V für GKV-Patientinnen verordnet werden, allerdings gelten auch hier Ausschlüsse nach § 34 SGB V. Besonderheiten gibt es, falls die Rezeptur auf der OTC-Ausnahmeliste steht, wie beispielsweise harnstoff- oder salicylsäurehaltige Zubereitungen.

Für viele Patientinnen sind solche Besonderheiten der Erstattungsfähigkeit oftmals nicht klar ersichtlich und sollten daher möglichst schon während des Arztbesuches angesprochen werden, um Non-Adhärenz aufgrund zu hoher Kosten zu vermeiden (▶ Kap. 14.1).

Die korrekte Rezeptausstellung erfordert daher nicht nur die Kenntnis und Umsetzung der Verschreibungsverordnung und des Kassenrechts, sondern auch eine begleitende Kommunikation mit der Patientin.

Evidenz

- Rezepte zählen im ambulanten Sektor zu den wichtigsten Kommunikationsmitteln zwischen Ärztin und Apothekerin in Bezug auf die Arzneimitteltherapie.
- Die Rezeptschreibung unterliegt formalgesetzlichen Anforderungen und formal falsch ausgestellte Rezepte können zu Verzögerungen im Versorgungsprozess oder Retaxationen bzw. finanziellen Nachforderungen führen.
- Die Anforderungen für eine formal korrekte Rezeptausstellung sind in der Arzneimittelverschreibungsverordnung (AMVV), Betäubungsmittel-Verschreibungsverordnung (BtMVV), dem T-Register und dem Sozialgesetzbuch, Fünftes Buch (SGB V) geregelt. Die grundlegen-

den Anforderungen sind auch in elektronische Verschreibungssysteme eingebunden. Die Ausstellung von Rezepten mit einer Verschreibungssoftware ist daher weniger anfällig für formale Fehler als die handschriftliche Ausstellung.

● Zusätzlich informiert die Kassenärztliche Vereinigung zu Neuerungen und speziellen Anforderungen für GKV-Versicherte.

23.4.2 Darstellung einer gelungenen Arzt-Patient Kommunikation

Bei der Rezeptausstellung und -belieferung sollten Ärztin und Apothekerin gut zusammenarbeiten. Insbesondere bei der Verordnung von nicht erstattungsfähigen Arzneimitteln oder dem Wunsch der Patientin, das Präparat eines bestimmten Herstellers zu erhalten, ist eine Aufklärung der Patientin, vor allem im Hinblick auf die finanziellen Folgen hilfreich, um zu verhindern, dass sich die Patientin in der Apotheke aus Kostengründen gegen die Therapie entscheidet. In oben beschriebenem Fall wären also folgende Informationen für die Patientin hilfreich gewesen:

»Ich verordne Ihnen nun also wieder das L-Thyroxin von der Firma X, weil Sie das schon immer hatten. Ich muss an dieser Stelle kein Kreuz auf dem Rezept setzen, weil Sie bei diesem Wirkstoff immer das Präparat bekommen, das ich aufgeschrieben habe. Außerdem verordne ich Ihnen wie besprochen erstmalig Escitalopram. Da es sich um eine Neuverordnung handelt, kann die Apothekerin das Präparat suchen, das bei gleicher Wirksamkeit durch Ihre Krankenkasse für Sie ausgewählt wurde. So können wir vermeiden, dass Sie hier besonders viel zuzahlen müssen.« Wenn Frau Blume auf die Verordnung des Originalpräparates drängt, kann man schon an dieser Stelle darauf hinweisen, dass die Originalpräparate oft teurer sind als die der anderen Hersteller und sie als Patientin ggf. diese Preisdifferenz selbst bezahlen muss.

»Ihre Stomatitis-Lösung wird nicht von Ihrer gesetzlichen Krankenkasse erstattet, aber diese Lösung ist die beste Option für Ihre Therapie und ich schreibe sie Ihnen auf ein grünes Rezept. So weiß die Apothekerin, was herzustellen ist. Außerdem können Sie versuchen, das Rezept bei Ihrer Krankenkasse nachträglich einzureichen.

Da ihre Tochter nun ihren 12. Geburtstag gefeiert hat, darf ich ein Läusemittel nicht mehr zu Lasten der GKV auf ein rosa Rezept schreiben, sondern auf ein grünes Rezept.«

Worauf Sie achten sollten!

● Nutzen Sie die Funktionen Ihrer Verschreibungssoftware aus, um formale Fehler zu vermeiden.
● Informieren Sie sich anhand der Materialien der Kassenärztlichen Vereinigung zu Neuerungen der formalen Anforderungen bei Rezeptausstellungen für GKV-Patienten.
● Besprechen Sie mit den Patientinnen, weshalb Sie welches Arzneimittel wie verordnen und weisen Sie ggf. auch auf Kostenpunkte hin.

> **Merke**
> Das Rezept sollte am Ende eines Patientengespräches stehen, in dem die Therapieentscheidung und Arzneimittelauswahl mit der Patientin besprochen wurde.

Literatur

Allgemein verwendet wurden Angaben der Kassenärztlichen Vereinigungen, des SGB V und des gemeinsamen Bundesausschusses.

Kassenärztliche Vereinigung Baden-Württemberg. Wissenswertes für Patienten Aut-idem-Feld auf dem Kassenrezept. Online verfügbar unter: https://www.kvbawue.de/kvbw/suche/?id=15&L =0&q=wunscharzneimittel (Abrufdatum: 26.7.2018).

Landesapothekerverband Baden-Württemberg e.V. Online verfügbar unter: https://www.apothe ker.de/ (Abrufdatum: 26.7.2018).

Gemeinsamer Bundesausschuss. Anlage V: Übersicht der verordnungsfähigen Medizinprodukte. Online verfügbar unter: https://www.g-ba.de/informationen/richtlinien/anlage/120/ (Abrufdatum: 26.7.2018).

Bundesinstitut für Arzneimittel und Medizinprodukte. FAQ-T-Register. Online verfügbar unter: http://www.bfarm.de/DE/Service/FAQ/_functions/Bundesopiumstelle/T-Rezept/_node.html, (Abrufdatum: 26.7.2018).

Gemeinsamer Bundesausschuss. Anlage I: OTC-Übersicht. Online verfügbar unter: https://www. g-ba.de/downloads/83-691-323/AM-RL-I-OTC-2013-06-05.pdf (Abrufdatum: 26.7.2018).

23.5 Was soll ich denn jetzt reinschreiben?

Todesbescheinigungen

Steffen Heide

> **Lernziel nach NKLM 14c**
> 6.2.3 Todesbescheinigungen ausstellen.

> **Fallvignette**
> Herr Peters, von Beruf Zollbeamter und 42 Jahre alt, wird am frühen Morgen von seiner Ehefrau leblos in der Wohnung aufgefunden. Er liegt in Bauchlage auf dem Boden des Wohnzimmers. Die hinzugerufene Notärztin kann nur noch den Tod feststellen. Die sichtlich emotional aufgewühlte Ehefrau gibt an, dass sich ihr Mann gestern mit Freunden zum Stammtisch getroffen habe. Das nächtliche Eintreffen ihres Ehemannes habe sie nicht bemerkt. Eigentlich sei er immer gesund gewesen sei. Deshalb sei er auch nicht in hausärztlicher Behandlung gewesen. Lediglich in den letzten Wochen habe er zeitweise über einen stechenden Schmerz im Brustkorb und linken Arm geklagt. Die Beschwerden seien jedoch von allein zurückgegangen.
> Nach Schaffung einer ausreichenden Beleuchtung und der Entkleidung führt die Ärztin die Leichenschau durch. Nach der Entfernung der Wollmütze ist am Übergang zwischen Hinterkopf und Oberkopf rechts eine rötliche Hautunterblutung ersichtlich. Weitere Verletzungen sind nicht feststellbar. Nun muss die Todesbescheinigung ausgefüllt werden.
> [▶ NKLM-Kapitel 20: Tod und Todesfeststellung (20.108)]

Informationen zum Krankheitsbild

Es handelt sich um einen plötzlichen und unerwarteten Todesfall eines Mannes im mittleren Lebensalter. Die medizinische Vorgeschichte ist weitgehend leer, lediglich die angegebenen Beschwerden könnten auf eine kardiale Symptomatik hinweisen. Andererseits kann die frische Kopfverletzung auch auf ein Unfallgeschehen oder eine Fremdeinwirkung hinweisen. [▶ NKLM-Kapitel 21: Koronare Herzerkrankung (21.1.1.12), Schädel-Hirn-Trauma (21.1.10.2)]

Fakten zur Todesbescheinigung

- Im Jahr 2015 verstarben in der Bundesrepublik Deutschland 925 200 Menschen.
- Laut offizieller Statistik stellen Erkrankungen des Herz-Kreislauf-Systems dabei mit 38,5 % die häufigste Todesursache dar [1].
- In Deutschland muss bei jeder Verstorbenen eine Leichenschau durchgeführt und eine Todesbescheinigung ausgestellt werden. Diese Tätigkeit ist eine ärztliche Aufgabe, die auch einen letzten Dienst für die Verstorbenen darstellt. Mit dieser Problematik kann jede approbierte Ärztin, insbesondere im Krankenhaus oder im Bereitschaftsdienst, konfrontiert werden. Die Modalitäten der Leichenschau werden in Deutschland in den Gesetzen der verschiedenen Bundesländer (z. B. Bestattungsgesetz) geregelt, wobei teilweise erhebliche Abweichungen mit unterschiedlich gestalteten Todesbescheinigungen anzutreffen sind.

23.5.1 Einführung

Bei der äußeren Leichenschau sollen Ärztinnen trotz fehlender oder mangelhafter forensischer Erfahrung unter anderem nicht-natürliche Todesfälle (Tötungen, Suizide, Unfälle und Sterbefälle im Zusammenhang mit medizinischen Maßnahmen) von natürlichen Sterbefällen abgrenzen und eine Todeszeitschätzung vornehmen. Mit der derzeitigen Regelung der Leichenschau in Deutschland ist diese Tätigkeit mit einer Vielzahl von Fehlerquellen behaftet. Dabei können alle Teilbereiche der ärztlichen Leichenschau betroffen sein. Am häufigsten finden sich dabei Fehler bei der Identifizierung des Leichnams (z. B. Angabe einer gesicherten Identität bei einem fäulnisveränderten Leichnam), bei der Todeszeitschätzung (im Extremfall wird damit einer Mörderin ein falsches Alibi verschafft) und bei der Einordnung von Todesart und Todesursache. Insbesondere bei der Qualifikation der Todesart kann eine Fehlklassifizierung nicht nur strafrechtliche Konsequenzen betreffen, sondern auch zivil-, versicherungs- und versorgungsrechtliche Ansprüche der Hinterbliebenen berühren [2] (▶ Kap. 13.1).

Evidenz

- Bei der äußeren Leichenschau treten immer wieder eklatante Mängel auf, bis hin zu übersehenen Tötungsdelikten. Die Ergebnisse einer multizentrischen Studie weisen darauf hin, dass in Deutschland jährlich ca. 11 000 nicht-natürliche Todesfälle und ca. 1200 Tötungsdelikte übersehen werden, die als natürliche Todesfälle klassifiziert werden [3].
- In Deutschland beträgt der Anteil nicht-natürlicher Sterbefälle nach der offiziellen Statistik nur etwa 4 % [1], während z. B. in Skandinavien mit 15 – 25 % deutlich höhere Raten anzu-

treffen sind. Aufgrund retrospektiver Studien muss davon ausgegangen werden, dass diese Rate auch in Deutschland um 33–50 % höher liegt [4].

- Die Mehrzahl der bei der ersten Leichenschau übersehenen nicht-natürlichen Todesfälle kann auf bestimmte Leichenschaukonstellationen zurückgeführt werden. Dazu gehören nicht-natürliche Todesfälle mit einer erheblichen zeitlichen Latenz zwischen der zugrunde liegenden Einwirkung und dem Todeseintritt sowie Sterbefälle im Zusammenhang mit medizinischen Maßnahmen und Todesfälle älterer Menschen mit schweren Vorerkrankungen [5, 6]. Des Weiteren zählen dazu Sterbefälle mit nur gering ausgeprägten äußeren Hinweiszeichen (z. B. wenige petechiale Blutungen beim Ersticken unter weicher Bedeckung).

- In mehreren Studien konnten deutliche Diskrepanzen zwischen der ersten Leichenschau und dem Obduktionsergebnis hinsichtlich der Todesart und Todesursache nachgewiesen werden. Dabei wurden z. B. in nahezu der Hälfte aller Fälle erhebliche Diskrepanzen zwischen klinischer angegebener und autoptisch festgestellter Todesursache festgestellt [7, 8].

- Neben grundsätzlichen und strukturellen Ursachen können auch situative Hindernisse auftreten und zu erheblichen kommunikativen Problemen führen. Dazu gehören Interessenkonflikte von Hausärztinnen, die z. B. im ländlichen Raum zumeist die ganze Familie betreuen. Gelegentlich wird der Leichnam von den Angehörigen vor der ärztlichen Leichenschau »hergerichtet« (z. B. feierliches Anziehen, Aufbahren oder andere Manipulationen). Einerseits möchte die Hausärztin der Familie durch die Attestierung einer ungeklärten oder sogar nicht-natürlichen Todesart keine Probleme bereiten, andererseits muss sie ihre Rolle als sachlich-neutrale Gutachterin erfüllen [9]. Ähnliche Situationen können im Alten- und Pflegeheim auftreten. Dort wird mitunter durch das Personal bzw. die Leitung das weitere Betreuungsverhältnis mit der Einrichtung infrage gestellt, wenn es zu einem aus ihrer Sicht »unnötigen« Herbeirufen der Polizei kommt. Ein anderes Konfliktszenario kann z. B. im kassenärztlichen Bereitschaftsdienst im Rahmen der Leichenschau bei einer bis dahin unbekannten Patientin auftreten. Hier muss aus medizinischer Sicht, u. a. aufgrund fehlender Informationen, nicht selten auch bei älteren Menschen ohne zwingende Hinweise auf einen nicht-natürlichen Tod eine ungeklärte Todesart attestiert werden. Mitunter wird dann von der hinzugerufenen Polizei erheblicher Druck ausgeübt, entgegen der eigenen ärztlichen Einschätzung eine natürliche Todesart zu klassifizieren. Das Motiv für dieses Handeln der Polizei scheint am ehesten in der Vermeidung einer als unnötig angesehenen Ermittlungstätigkeit zu liegen [9].

23.5.2 Darstellung einer gelungenen schriftlichen Kommunikation: So geht's!

Das Fallbeispiel muss als nicht aufgeklärter Todesfall mit unbekannter Todesursache (ICD-10: Kodierung R96.0 oder R98 bzw. R99) klassifiziert werden. Als Konsequenz sind Sie als Ärztin hier verpflichtet, ebenso wie beim Verdacht auf einen nicht-natürlichen Sterbefall oder nicht identifizierten Verstorbenen, die Polizei zu benachrichtigen. Natürlich bedeuten die nachfolgenden polizeilichen Ermittlungen eine zusätzliche emotionale Belastung für die Angehörigen. Demgegenüber steht, dass bei einer Primärklassifikation des Sterbefalles als natürlicher Tod ein mögliches Tötungsdelikt unerkannt bleiben würde. Im Hinblick auf die unklare Fallkonstellation wäre es möglich, dass Herr Peters auf dem Weg nach Hause einen Schlag auf den Kopf erhalten hat und zunächst noch handlungsfähig gewesen ist. Er könnte dann in der Wohnung an einer sich allmählich ausbildenden Epiduralblutung verstorben sein. Bei der Lokalisation der Hautunterblutung am Übergang zwischen Hinter- und Oberkopf kommt auch ein tödliches Sturzgeschehen (z. B. im alkoholisierten Zustand) in Betracht. Schließlich kann es sich auch um einen natürlichen Sterbefall handeln, z. B. infolge eines Myokardinfarktes. Dann könnte es sich bei der Kopfwunde um eine terminale Sturzverletzung handeln. Letztlich kann die tatsächliche Todesursache nur durch eine Obduktion mit entsprechenden Zusatzuntersuchungen (z. B. chemisch-toxikologische Analyse) geklärt werden.

Prinzipiell sollten bei jeder ärztlichen Leichenschau nur die Befunde und Interpretationen attestiert werden, die aus medizinischer Sicht auch verantwortet werden können. Mit der Klassifikation einer nicht-natürlichen oder nicht aufgeklärten Todesart wird ein Teil der Verantwortung an die Polizei und Staatsanwaltschaft weitergegeben, die dann eben Ermittlungen führen müssen. Mögliche Widerstände von Angehörigen, Pflegekräften, anderen Ärztinnen (z. B. bei Todesfällen in der Klinik) und Polizeibeamtinnen sollten sachlich kommuniziert werden. Bei der Argumentation kann darauf verwiesen werden, dass die äußere Leichenschau auch bei sorgfältiger Durchführung mit erheblichen Limitationen behaftet ist und die Erkennung von objektiven Grenzen auch zur medizinischen Sorgfaltspflicht gehört.

Hinsichtlich der Todeszeitschätzung sollte im vorliegenden Fall der Zeitpunkt der Auffindung angegeben werden, da bei der äußeren Leichenschau weder der genaue Zeitpunkt des letztmaligen Kontaktes zu Lebzeiten (z. B. Verabschiedung der Freunde in der Gaststätte) noch der exakte Todeszeitpunkt bekannt sind.

Worauf Sie achten sollten!

- Das Ausfüllen der Todesbescheinigung muss sorgfältig erfolgen, keinesfalls darf leichtfertig ein natürlicher Todesfall attestiert werden.
- Bei nicht aufgeklärten und nicht-natürlichen Todesfällen sowie bei unklarer Identität der Verstorbenen muss die Polizei benachrichtigt werden.
- Bei der Kommunikation über mögliche Widerstände sollte auf die Limitationen der äußeren Leichenschau und die Einhaltung der medizinischen Sorgfaltspflicht hingewiesen werden.

Merke

Die korrekte Durchführung der Leichenschau stellt unter den derzeitigen Rahmenbedingungen in Deutschland für forensisch wenig erfahrene Ärztinnen eine sehr große Herausforderung dar. Im Zweifelsfall sollte bei unklaren Todesumständen kein natürlicher Sterbefall attestiert und damit ein Teil der Verantwortung an die Ermittlungsbehörden weitergegeben werden.

Anlage "Todesbescheinigung"

| Blatt 1: **für das Gesundheitsamt** | Anlage 1
(zu § 1 Nr. 4), (zu § 1 Abs. 1) |

Todesbescheinigung

				Angaben des Standesamtes

1. Familienname *Peters* Geburtsname Vorname *Jörg*

2. Hauptwohnsitz: PLZ / Ort / Straße / Hausnummer *06132 Halle/S. Palmenweg 13*

Beurkundungsjahr ☐☐☐☐

3. Geburtsdatum: Tag *20* Monat *02* Jahr *7975* männlich ☒ weiblich ☐

Gemeinde-(Schlüssel)-Nr. des Standesamtes ☐☐☐☐☐

Sterbebuch-Nr. ☐☐☐☐☐

4. Todeszeit und Todesort

4.1 Genaue Todeszeit festgestellt oder bestimmbar: Tag ☐☐ Monat ☐☐ Jahr ☐☐☐☐ Stunde ☐☐ Minuten ☐☐

4.2 Ungefähre Todeszeit, wenn Nr. 4.1 nicht zutrifft: zwischen Tag ☐☐ Monat ☐☐ Jahr ☐☐☐☐ Stunde ☐☐ Minuten ☐☐
und Tag ☐☐ Monat ☐☐ Jahr ☐☐☐☐ Stunde ☐☐ Minuten ☐☐

4.3 Todesort: im Krankenhaus ☐ zu Hause ☐ im Heim ☐ Transport ☐
sonstiger Ort ☐

4.4 Wenn Nrn. 4.1 - 4.3 nicht zutreffen tot aufgefunden Tag *21* Monat *03* Jahr *2017* Stunde *06* Minuten *30*
Auffindeort

5. Todesart: natürlich ☐ nichtnatürlich (einschl. Verdacht) ☐ nicht aufgeklärt ☒
(Bitte zusätzliche Angaben bei Nr. 11)

6. Zuletzt behandelt durch Arzt/Ärztin *keine hausärztliche Behandlung* Tel. Anschrift

7. Zusatzangaben bei Totgeborenen von mindestens 500 g
Als tote Leibesfrucht ☐ In der Geburt verstorben ☐ Gewicht in g ☐☐☐☐

8. Anhaltspunkte für eine Meldepflicht nach dem Infektionsschutzgesetz? ja ☐ nein ☒

9. Todesursache gemäß Leichenschau
I. Unmittelbar zum Tode führende Krankheit a) *durch äußere Leichenschau*
Vorausgegangene Ursachen (Grundleiden) b) *allein nicht feststellbar*
c)
II. Andere wesentliche Krankheiten (Begleitkrankheiten, ohne mit a) in Zusammenhang zu stehen)
ICD 10 *R 96.0*

10. Todesursache gemäß Autopsie
I. Unmittelbar zum Tode führende Krankheit a)
Vorausgegangene Ursachen (Grundleiden) b)
c)
II. Andere wesentliche Krankheiten (Begleitkrankheiten, ohne mit a) in Zusammenhang zu stehen)
ICD 10

11. Bei nichtnatürlichem Tod (Nr. 5): Äußere Ursache (von Verletzungen und Vergiftungen) ICD 10 ☐☐☐
Nur bei Unfällen: Arbeitsunfall ☐ Schulunfall ☐ Verkehrsunfall ☐
Häuslicher Unfall ☐ Sport- oder Spielunfall ☐ sonstiger Unfall ☐

12. Bei Kindern unter einem Jahr sowie Totgeborenen: Mehrlingsgeburt: ja ☐ nein ☐
Wo geboren: Länge: (cm) ☐☐ Geburtsgewicht: (g) ☐☐☐☐

13. Neugeborene, die innerhalb der ersten 24 h verstorben sind: Lebensdauer in vollen Stunden ☐☐ unbekannt ☐
Frühgeburt in der ☐☐ Schwangerschaftswoche

14. Warnhinweise: Radionuklide ☐ Sonstiges:

21.03.2017
08ºº Uhr
Datum/Uhrzeit/Unterschrift/Stempel/Tel. für die **Leichenschau** (Nr. 9)

Datum/Uhrzeit/Unterschrift/Stempel/Tel. für das **Obduktionsergebnis** (Nr. 10)

Blatt 1 Gesundheitsamt
Blatt 2 Standesamt
Blatt 3 Statistisches Landesamt
Blatt 4 Ärztliche Person der 2. Leichenschau
Blatt 5 Ärztliche Person der 1. Leichenschau

Bestell-Nr. 1602-SAH
Vordruck Lehrverlag GmbH,
Halberstädter Straße 31 b, 09599 Freiberg, Tel. 037131/3/3-0 01/08

Teil VI

Abb. 23-1 Beispiel für korrekt ausgefüllte Todesbescheinigung (Name, Daten und Anschrift geändert)

Literatur

[1] Todesursachenstatistik des Statistischen Bundesamt (2017) Online verfügbar unter: https://www.destatis.de/DE/ZahlenFakten/GesellschaftStaat/Gesundheit/Todesursachen/Todesursachen.html (Abrufdatum: 24.7.2018).

[2] Madea B. Praxis Rechtsmedizin. Befunderhebung, Rekonstruktion, Begutachtung: Heidelberg: Springer 2007.

[3] Brinkmann B, Banaschak S, Bratzke H et al. Fehlleistungen bei der Leichenschau in der Bundesrepublik Deutschland. Arch Kriminol 1997; 199: 1–12 und 65–74.

[4] Madea B, Rothschild M. Ärztliche Leichenschau. Dtsch Ärztebl 2010; 107(33): 575–588.

[5] Vennemann B, Du Chesne A, Brinkmann B. Die Praxis der ärztlichen Leichenschau. Dtsch Med Wochenschr 2001; 126: 712–726.

[6] Große Perdekamp M, Pollak S, Bohnert M et al. Äußere Leichenschau. Rechtsmed 2009; 19: 413–417.

[7] Pounder DJ, Horowitz M, Rowland R et al. The value of the autopsy in medical audit: a combined clinical and pathological assessment of 100 cases. Aus N Z J Med 1983;13: 478–482.

[8] Modelmog D, Goertchen R, Steinhard K et al. Vergleich der Mortalitätsstatistik einer Stadt (Görlitz) bei unterschiedlicher Obduktionsquote. Pathologe 1991; 12: 191–195.

[9] Rothschild M. Probleme bei der ärztlichen Leichenschau. Rechtsmed 2009; 19: 407–412.

23.6   Eine Arbeitsunfähigkeitsbescheinigung bei psychischen Beschwerden ausstellen

Arbeitsunfähigkeitsbescheinigung

Markus Hermann

Lernziel nach NKLM 14c

Kein Lernziel im NKLM-Kapitel 14c hinterlegt.

Fallvignette

In der hausärztlichen Sprechstunde erscheint Frau Müller, 51 Jahre alt. Sie klagt über Niedergeschlagenheit und Schmerzen im Bereich des Rückens und der Arme. Bekannt sind rezidivierende Rückenschmerzen und Gelenkbeschwerden. Sie gibt an, Schwierigkeiten zu haben, länger zu sitzen und Überkopfarbeiten zu verrichten. Sie hat Konditorin gelernt. Zum Ende ihrer als Aushilfe befristeten Tätigkeit hat sie sich zunächst für drei Wochen krankschreiben lassen. Wegen ihrer Schmerzen und Niedergeschlagenheit würde sie ihre Tätigkeit als zu belastend erleben. Als Diagnose für die Arbeitsunfähigkeit (AU) wurde eine akute Belastungsstörung, ICD-10, F43.0 und eine Somatisierungsstörung ICD-10, F45.1 diagnostiziert. Die Patientin bittet nun um eine weitere Fortsetzung der AU. Aufgrund der Beendigung des Beschäftigungsverhältnisses würde sie bei einer fortgesetzten, längeren AU Krankengeld (1100 €) erhalten. Aufgrund der Kürze der Beschäftigung besteht kein Anspruch auf Arbeitslosengeld, sobald der Arbeitsvertrag endet. Bei Beendigung der AU müsste sie bei der Arbeitsagentur Arbeitslosengeld II beantragen mit deutlich geringeren finanziellen Leistungen und müsste dem Arbeitsmarkt zur Verfügung stehen. Unklar ist, ob sie aufgrund des Einkommens ihres Mannes überhaupt einen Anspruch geltend machen kann.

In der hausärztlichen Rolle stehen Sie nun vor der Aufgabe, das Für und Wider einer weiteren Attestierung der Arbeitsunfähigkeit abzuwägen. Falls Sie sich für eine Fortsetzung der AU entscheiden, müssen Sie das Formular 52 ausfüllen (Muster ► Abb. 23-2). Spätestens nach 6 Wochen AU besteht Anspruch auf Krankengeldzahlung durch die Krankenkassen. [► NKLM-Kapitel 20: Attestwunsch (20.8)], Rückenschmerzen (20.82), Schmerzen der Extremitäten und Gelenke (20.86), somatisch nicht erklärbare Beschwerden (20.98)]

Informationen zum Krankheitsbild

Hintergrund: Nicht-spezifische, funktionelle und somatoforme Körperbeschwerden (NFS)
Histologie: keine
Verlauf:

- Vorgeschichte rezidivierender Rückenschmerzen und Gelenkbeschwerden
- AU-Attestierung vor 3 Wochen erteilt am Ende einer befristeten Tätigkeit in einer Konditorei
- Erneuter Attestierungswunsch im Sinne einer Fortschreibung der Arbeitsunfähigkeit
- Drohendes Auslaufen der Lohnfortzahlung im Krankheitsfall nach weiteren 3 Wochen, Entscheidung steht an, ob die Arbeitsunfähigkeit weiter fortgeschrieben oder beendet wird mit Rückkehr zum Arbeitsmarkt.

[► NKLM-Kapitel 21: Somatisierungsstörung, somatoforme autonome Funktionsstörung, somatoforme Schmerzerkrankung (21.1.10.56)]

Fakten zu nicht-spezifischen, funktionellen und somatoformen Körperbeschwerden

- Nicht-spezifische, funktionelle und somatoforme Körperbeschwerden (NFS) betreffen 4–10 % der Bevölkerung und 20 % der Hausarztpatientinnen. Sie verlaufen häufig chronisch, beeinträchtigen die Lebensqualität erheblich und sind kostspielig. Für Behandelnde stellen sie eine Herausforderung dar. Ungünstiges Behandlungsverhalten, z. B. durch lange Arbeitsunfähigkeitsattestierung, kann den Verlauf negativ beeinflussen. Ein Großteil zeigt eine hohe, dysfunktionale Inanspruchnahme des Gesundheitssystems, insbesondere bei psychischer Komorbidität (9, e34; EL 2b). Es resultieren hohe direkte (Mehrfach-/ Überdiagnostik, unangemessene Behandlungen) und indirekte Gesundheitskosten (Produktivitätsausfälle, längerfristige Arbeitsunfähigkeit, vorzeitige Berentung) (13, e35). S. dazu AWMF S3-Leitlinie: Umgang mit nicht-spezifischen, funktionellen und somatoformen Beschwerden [1].
- Nicht-spezifische, funktionelle und somatoforme Körperbeschwerden [32] zeigen in klinischen wie bevölkerungsbasierten Stichproben eine mit dem Schweregrad zunehmende Komorbidität mit depressiven, Angst- und posttraumatischen Belastungsstörungen und Suchterkrankungen (Medikamente, Alkohol).
- Klinische Charakteristika schwererer Verläufe (»yellow flags«) zeigen mehrere Beschwerden (polysymptomatischer Verlauf), wie z. B.:
  - häufige bzw. anhaltende Beschwerden (ohne oder nur mit seltenen/kurzen beschwerdefreien Intervallen),
  - dysfunktionale Gesundheits-/Krankheitswahrnehmung, z. B. katastrophisierendes Denken, starke gesundheitsbezogene Angst, frühe Lernerfahrungen mit eigener Krankheit, Krankheit in der Familie bzw. unklare Körperbeschwerden bei Bezugspersonen (Modelllernen), persönlichkeitsstrukturelle Defizite, Neurotizismus, unsicherer Bindungsstil, gestörte Affektwahrnehmung, Affektverarbeitung oder Mentalisierungsfähigkeit,

- dysfunktionales Gesundheits-/Krankheitsverhalten, z. B. hohes Inanspruchnahmeverhalten, Schon- und Vermeidungsverhalten, aktuell bestehende Konflikte und Belastungen, v. a. am Arbeitsplatz (evtl. mit subjektiver emotionaler oder interpersoneller Entlastung durch Symptombildung i. S. e. primären Krankheitsgewinns), Verstärkung von Krankheitsverhalten durch fehlende externe Anreize zum Überwinden der Symptomatik bzw. positive Anreize für die Krankenrolle (z. B. Entlastung, Zuwendung, Versorgung i. S. e. sekundären Krankheitsgewinns),
- deutlich reduzierte Funktionsfähigkeit; Arbeitsunfähigkeit > 4 Wochen, sozialer Rückzug, körperliche Dekonditionierung, evtl. körperliche Folgeschäden,
- mäßige bis hohe psychosoziale (evtl. auch biografische) Belastung (z. B. Niedergeschlagenheit, Zukunftsängste, wenig Sozialkontakte),
- psychische Komorbidität (v. a. Depressionen, Angststörungen, posttraumatische Belastungsstörung, Suchterkrankungen, Persönlichkeitsstörungen).
- Behandler-Patient-Beziehung wird (von beiden) als »schwierig« erlebt, häufiger Arztwechsel (»doctor-hopping«) und iatrogene »somatisierende« Faktoren [1].
  - z. B. einseitig somatische Vorgehensweise, Ignorieren von Hinweisen auf psychosoziale Zusammenhänge, verunsichernde Bewertung von Symptomen und Befunden, Förderung der Unzufriedenheit durch unerreichbare Therapieziele, suchtfördernde Verordnung von Medikamenten,
  - kontraproduktive Entlohnung im Medizinsystem: Vergütung für Krankheit, krankheitsbezogenes Verhalten und apparative Leistungen, fehlende bzw. unzureichende Vergütung für gesundes Verhalten, Gesprächsleistungen oder Vermeidung unnötiger Maßnahmen.
- Gesundheitssystem, das v. a. auf »Reparatur« und »Versorgung« und weniger auf Selbstverantwortung und Prävention ausgerichtet ist.
- Inkonsistente und unscharfe Begriffe
- Teilweise einseitige »Psychologisierung« und »Psychiatrisierung« der Beschwerden

Seit dem 1. 1. 2016 müssen Anfragen der Krankenkassen bei Fortbestehen der Arbeitsunfähigkeit ab dem 21. Tag auf einem verbindlichen Formblatt, Muster 52, beantwortet werden (▶ Abb. 32-2) [2].
Folgende Angaben müssen gemacht werden:
- Wegen welcher Diagnose(n) (ICD-10) besteht die Arbeitsunfähigkeit?
- Welche Tätigkeiten übte die Versicherte bis zum Beginn der Arbeitsunfähigkeit aus? (Inklusive zeitlicher Umfang der Vermittelbarkeit als Entscheidungsgrundlage)
- Ist der Zeitpunkt des Wiedereintritts der Arbeitsfähigkeit absehbar? (Ggf. voraussichtlicher Tag der Arbeitsfähigkeit einzutragen)
- Welche diagnostischen/therapeutischen Maßnahmen sind in Bezug auf die die Arbeitsunfähigkeit auslösende(n) Diagnose(n) vorgesehen? (Angaben sind erforderlich, um zu beurteilen, ob und wann eine Begutachtung durch den MDK sinnvoll ist.)
- Weitere behandelnde Ärztinnen (Name und Anschrift der Ärztin und Fachrichtung)
- Welche weiteren Maßnahmen sind angezeigt? (Z. B. medizinische Rehabilitation, stufenweise Wiedereingliederung, innerbetrieblicher Arbeitsplatzwechsel; Leistungen zur Teilhabe am Arbeitsleben oder sonstiger Maßnahmen, z. B. Suchttherapie, psychotherapeutische Behandlung, Leistungen zur Teilhabe am Leben in der Gemeinschaft, Rehabilitationssport/Funktionstraining, betriebliches Eingliederungsmanagement, Ernährungsberatung, Rückenschule); Ziel: aktuelle Arbeitsunfähigkeit zu verkürzen oder zukünftige Arbeitsunfähigkeiten zu vermeiden.
- Gibt es bei der Überwindung der Arbeitsunfähigkeit andere Probleme? (Wichtig für Beur-

teilung durch den MDK sind z. B. Besonderheiten des Arbeitsplatzes, Sprachbarrieren oder soziale und familiäre Besonderheiten.)
- Besteht oder droht eine Erwerbsminderung? (Wichtig, da Krankenkassen lediglich zuständig für Leistungen bei einer zeitweisen Arbeitsunfähigkeit; für weitergehende Leistungsansprüche sind vorrangig die Rentenversicherungträger zuständig.)

Besonderheiten ab der siebenten Arbeitsunfähigkeitswoche oder bei sonstigem Krankengeldfall

Sobald die durchgängige Dauer der Arbeitsunfähigkeit mehr als 6 Wochen beträgt oder die Vertragsärztin über das Vorliegen eines sonstigen Krankengeldfalles (z. B. wegen anrechenbaren Vorerkrankungen oder Arbeitsunfähigkeit während der ersten vier Wochen des Arbeitsverhältnisses) Kenntnis erlangt, ist in jeder dieser Arbeitsunfähigkeit folgenden Arbeitsunfähigkeitsbescheinigung das Kästchen »ab 7. AU-Woche oder sonstiger Krankengeldfall« anzukreuzen. Bei der Angabe handelt es sich um einen Hinweis der Vertragsärztin für die Krankenkasse, dass die aktuelle Arbeitsunfähigkeitsbescheinigung in einem potenziellen Krankengeldfall ausgestellt wurde. Die Ärztin beurteilt durch die Angabe nicht, ob tatsächlich ein Anspruch auf Krankengeld für den Versicherten gegeben ist.

23.6.1 Einführung

Veränderung der Arbeitsbedingungen in den letzten Jahrzehnten führen zu steigenden Anforderungen an die Individuen und die Arbeitsorganisation. Beispielhaft seien genannt: Entgrenzung und Subjektivierung von Arbeit, Flexibilisierung und Prekarisierung von »Erwerbsformen, Unternehmen und Arbeitsstrukturen« sowie Rationalisierung und Leistungsverdichtung durch moderne Technik [3, 4, 5]. Als Konsequenz erleben Betroffene vermehrt Verunsicherung, Prekarisierung und Entkopplung der Lebenslagen, welche sich u. a. in ihrer gesundheitlichen Situation widerspiegeln [6]. Studien der letzten Jahre zeigen eine Zunahme von Diagnosen psychischer Erkrankungen und von Frühberentungen aufgrund psychischer Erkrankungen [7, 8, 9].

Grundlage für die Beurteilung der Arbeitsunfähigkeit sind die Anforderungen der Arbeitsunfähigkeits-Richtlinie (AU-RL). So liegt nach § 2 AU-RL Arbeitsunfähigkeit vor, wenn:
- **beschäftigte Versicherte** aufgrund von Krankheit ihre zuletzt vor der Arbeitsunfähigkeit ausgeübte Tätigkeit nicht mehr oder nur unter der Gefahr der Verschlimmerung der Erkrankung ausführen können; hierbei sind die konkreten Bedingungen der bisherigen Tätigkeit zu berücksichtigen. Endet die Beschäftigung während der Arbeitsunfähigkeit und wurde kein anerkannter Ausbildungsberuf ausgeübt (An- oder Ungelernte), ist ab diesem Zeitpunkt die Beurteilung der Arbeitsunfähigkeit ohne die Besonderheiten des bisherigen Arbeitsplatzes erneut vorzunehmen. Beginnt während der Arbeitsunfähigkeit ein neues Beschäftigungsverhältnis, so beurteilt sich die Arbeitsunfähigkeit ab diesem Zeitpunkt nach dem Anforderungsprofil des neuen Arbeitsplatzes.

- **arbeitslose Versicherte** krankheitsbedingt nicht mehr in der Lage sind, leichte Arbeiten in einem zeitlichen Umfang zu verrichten, für den sie sich bei der Agentur für Arbeit zur Verfügung gestellt haben; die bisherigen Tätigkeiten sind für die Beurteilung unerheblich.
- **Bezieher der Grundsicherung** für Arbeitsuchende – »Hartz IV« – krankheitsbedingt nicht in der Lage sind, mindestens drei Stunden täglich zu arbeiten oder an einer Eingliederungsmaßnahme teilzunehmen.

Medizinisch begründete AU zielt zunächst auf Entlastung für die Betroffenen. Bei längerer Dauer jedoch erschwert sie den Wiedereinstieg in das Arbeitsleben und verunsichert die soziale Lage, da Erwerbsarbeit eine zentrale gesellschaftliche Integrationsfunktion zukommt. Nicht zuletzt behindert die Stigmatisierung der Betroffenen den beruflichen Wiedereinstieg [10]. Europäische Studien zeigen, dass eine stufenweise Wiedereingliederung eine höhere Rückkehrquote bei positiven Effekten auf den Gesundheitszustand und das Wohlbefinden von Langzeiterkrankten zeigen [11, S. 228] Längere AU mit Bezug von Krankengeld kann aber auch der Sicherung des Lebensunterhalts dienen, wenn ein für die Patientin attraktiver Wiedereinstieg ins Arbeitsleben fehlt und die Alternative einer Grundsicherung durch Arbeitslosengeld II wegfällt, z. B. aufgrund des Verdienstes der Partnerin.

Regionale Unterschiede in der Prävalenz und Versorgung psychischer (depressiver) Störungen sind als einflussnehmende Faktoren zu beachten: etwa sozioökonomische und angebotsstrukturelle Wohnortmerkmale oder die Versorgungsdichte fachpsychiatrischer und fachpsychotherapeutischer Angebote [12, 13]. Die regionalen Unterschiede der administrativen Prävalenz und der Versorgung depressiver Störungen werden durch die Sekundäranalyse von Versorgungsdaten durch den »Faktencheck Depression« der Bertelsmann-Stiftung gestützt [14; 15, S. 20 – 54]. Das hausärztliche Erkennungs- und Entscheidungsverhalten bei psychischen Störungen ist oft richtunggebend für die Versorgung, nicht nur in Regionen, in denen es an fachpsychiatrischer und psychotherapeutischer Expertise mangelt. Auch insgesamt spielen Hausärztinnen bei der Versorgung von Patientinnen mit der Diagnose Depression eine zentrale Rolle [16, S. 52]. Sie zeigen Besonderheiten in ihrem methodischen Vorgehen [17].

Als Hausärztin nehmen Sie bei der Attestierung von AU verschiedene Rollenanteile wahr:
- Sie handeln als Anwältin der Interessen und Bedürfnisse der Patientinnen (Einzelfallbezug), die sich beispielsweise eine Fortsetzung der Krankschreibung auch zur ökonomischen Absicherung (Krankengeld) erhoffen.
- Sie wirken als Leistungserbringerin medizinisch indizierter Leistungen, eingebunden in die Regeln des verrechtlichten Systems der sozialen Sicherung (Systembezug), z. B. durch psychosomatische Gespräche und die Verordnung von Psychotherapie.
- Sie übernehmen die Rolle als Gutachterin/Richterin, die über Krankenrolle,

Sozialversicherungsleistungen, Schritte der Statuspassage oder der Absicherung von Krankengeld durch Attestierung von Arbeitsunfähigkeit entscheidet.

Zwischen diesen unterschiedlichen Ebenen hausärztlichen Handelns können Paradoxien sichtbar werden. Sie ergeben sich aus unterschiedlichen Erwartungen und aus nicht immer erkennbaren Aufträgen des Hausarztes [18, 19, 20].

Hinsichtlich des Einzelfallbezugs ist die Hausärztin zunächst mit ihren eigenen biografisch und beruflich internalisierten Normen und Leitbildern konfrontiert, die in ihr Entscheidungsverhalten einfließen (z. B. als Freiberuflerin auch mit Rückenschmerzen zur Arbeit zu gehen). An welcher Leitlinie sollte sie sich bei der vorliegenden Multimorbidität orientieren? Welche Funktion sieht sie in der Attestierung der AU: eine Schonung und Sicherstellung der Alimentierung für die Patientin, eine Begutachtung von Beeinträchtigungen oder eine indizierte ärztliche Leistung, die aus einer Praxisroutine heraus erfolgt? Wie lange sollte AU ggf. erfolgen? Was bedeutet eine Attestierung bzw. Nicht-Attestierung für ihre Praxisökonomie?

In der Beziehung zur Patientin und deren Wünsche: Wie wird die Beziehung zur Patientin erlebt – eine »einfache« oder eher »schwierige« Patientin? Was löst der Wunsch der o. g. Patientin nach Entlastung und Schonung sowie Absicherung der Alimentierung durch den weiteren Bezug von Krankengeld bei der Hausärztin aus?

Relevanz haben möglicherweise auch andere Akteure, die entweder die Wünsche der Patientin an die Ärztin beeinflussen oder die Ärztin direkt, wenn bei erneuter AU die bisherige Alimentierung über Krankengeld nicht mehr abgesichert ist und die Transferleistung Arbeitslosengeld II deutlich geringer ist oder ganz entfällt, wenn die Partnerin zu viel verdient:

- Sozialversicherungsträger (Krankenkassen, Rentenversicherung, Berufsgenossenschaft): Welche Rolle spielt eine drohende Erwerbsunfähigkeit (EU) der Patientin in ihrem sozialen Umfeld (Chancen, Risiken)? Mit welchen Erwartungen aus der Familie sieht sich die Patientin konfrontiert? Welche Vorstellungen verbindet sie mit dem weiteren Bezug von Krankengeld, mit einer erneuten AU, einer Frühberentung, einer medizinischen und beruflichen Rehabilitation? Wie wird die Begründungspflicht gegenüber Sozialversicherungen erlebt, wenn der ärztliche Auftrag zu helfen und zu schonen mit ökonomischen Interessen der Sozialversicherungsträger in Konflikt gerät? Welche konfligierenden Interessen stellen sich in der Vermittlung zwischen den Interessen und Erwartungen der Patientin und denen der Sozialversicherungssysteme sowie weiteren Leistungsanbietern (z. B. der Orthopäde, der möglicherweise zu einer Frühberentung rät)? Wie ist die innere Bereitschaft, diese Vermittlerrolle einzunehmen?
- Orthopädinnen, Neurologinnen, Psychiaterinnen, Gutachter des MDK: Welche Bedeutung haben begutachtende Spezialisten des MDK (Orthopäden, Neurologen, Psychiater), die jeweils nur Teilbereiche der morbiditätsbedingten Einschränkungen sehen?

- Weitere spezialisierte Leistungserbringerinnen in Diagnostik und Therapie oder das Arbeitsamt.

Körperbezogene Beschwerden können nach ICD-10 unterschiedlich verschlüsselt werden. Z.B. als Rückenschmerzen M54 oder als Gelenkschmerzen M25. Sie können aber auch als Somatisierungsstörung F45 klassifiziert werden. Für Letzteres charakteristisch sind multiple, wiederholt auftretende und häufig wechselnde körperliche Symptome, die wenigstens zwei Jahre bestehen. Die meisten Patientinnen haben eine lange und komplizierte Patientinnen-Karriere hinter sich, sowohl in der Primärversorgung als auch in spezialisierten medizinischen Einrichtungen, wo viele negative Untersuchungen und ergebnislose explorative Operationen durchgeführt sein können. Die Symptome können sich auf jeden Körperteil oder jedes System des Körpers beziehen. Der Verlauf der Störung ist chronisch und fluktuierend und häufig mit einer langdauernden Störung des sozialen, interpersonalen und familiären Verhaltens verbunden. Eine kurzdauernde (weniger als zwei Jahre) und weniger auffallende Symptomatik wird besser unter F45.1 klassifiziert (undifferenzierte Somatisierungsstörung).

Evidenz

- Ein Drittel bis zur Hälfte aller Diagnosen, die zu Frühberentungen führen, beruht auf psychischen Erkrankungen. Psychische Erkrankungen führen etwa doppelt so häufig zu einer Arbeitsunfähigkeit wie somatische Erkrankungen. Von 2001 bis 2010 stieg der Anteil der Arbeitsunfähigkeitstage aufgrund psychischer Erkrankungen von 6,6 % auf 13,1 %. Die Betroffenen von Frühberentungen aufgrund psychischer Erkrankungen sind im Durchschnitt erst 49 Jahre alt [21, 22, 23, 24].
- Es zeigt sich ein enger Zusammenhang zwischen Erwerbstätigkeit und gesundheitlichen Einschränkungen: Multitasking, starker Termin- und Leistungsdruck, Arbeitsunterbrechungen, Monotonie und schnelle Arbeitsprozesse werden als belastend erlebt [25, 26].
- Zur Erklärung dieses Zusammenhangs allgemein existieren verschiedene Modelle wie das Belastungs-Beanspruchungs-Modell [27], das Anforderungs-Kontroll-Modell [28, 29] und das transaktionale Stressmodell [30]. Zentrale Aussage der Modelle ist, dass die Ursache der gesundheitlichen Probleme in der Diskrepanz zwischen den Arbeitsbedingungen und Anforderungen auf der einen Seite und den Bedürfnissen, Voraussetzungen und Möglichkeiten des Individuums auf der anderen Seite gründet [31].
- Das hausärztliche Erkennungs- und Entscheidungsverhalten bei psychischen Störungen ist oft richtunggebend, insbesondere in Regionen, in denen es an fachpsychiatrischer und psychotherapeutischer Expertise mangelt.
- Trotz vorhandener Richtlinien für die Begutachtung von Attestierungen von AU und der Richtlinie AU des G-BA [2, 19] geben hausärztlich relevante Leitlinien zu psychischen Beschwerden bisher keine Orientierung für die Attestierung von AU. Allenfalls werden lange AU-Phasen oder Frühberentungsbegehren in einschlägigen Leitlinien [30] als prognostisch ungünstig gewertet (yellow/black flags). »Yellow flags« stehen für Faktoren, die die Gefahr einer Chronifizierung beinhalten; »black flags« werden von einigen als Kontraindikationen aufgefasst, z.B. Psychotherapie bei Rentenbegehren.

| Krankenkasse bzw. Kostenträger | | Bericht für die Krankenkasse bei Fortbestehen der Arbeitsunfähigkeit | 52 |

Bericht für die Krankenkasse bei Fortbestehen der Arbeitsunfähigkeit **52**

Krankenkasse bzw. Kostenträger

Name, Vorname des Versicherten

geb. am

Kostenträgerkennung   Versicherten-Nr.   Status

Betriebsstätten-Nr.   Arzt-Nr.   Datum

1. Wegen welcher Diagnose(n) (ICD-10) besteht die Arbeitsunfähigkeit?
   ICD-10 - Code   ICD-10 - Code   ICD-10 - Code   ICD-10 - Code   ICD-10 - Code   ICD-10 - Code

   ICD-10 - Code   ICD-10 - Code   ICD-10 - Code   ICD-10 - Code   ICD-10 - Code   ICD-10 - Code

2. Welche Tätigkeiten übte der Versicherte bis zum Beginn der Arbeitsunfähigkeit aus?
   (Bei Empfängern von Arbeitslosengeld bitte 2.2 beantworten.)

   2.1 erwerbstätig als

   2.2 Der Versicherte ist Empfänger von Arbeitslosengeld und hat sich vor Beginn der Arbeitsunfähigkeit für ☐ Stunden pro Woche der Arbeitsvermittlung zur Verfügung gestellt.
   Kann der Empfänger von Arbeitslosengeld in diesem Umfang leichte Tätigkeiten ausüben? ☐ ja ☐ nein

3. Ist der Zeitpunkt des Wiedereintritts der Arbeitsfähigkeit absehbar?
   ☐ nein ☐ ja, Arbeitsfähigkeit besteht voraussichtlich ab

4. Welche diagnostischen/therapeutischen Maßnahmen sind in Bezug auf die Arbeitsunfähigkeit auslösende(n) Diagnose(n) vorgesehen?
   konservativ (ggf. wann und welche)

   operativ (ggf. wann und welche)

5. Weitere behandelnde Ärzte (Name und Anschrift des Arztes und Fachrichtung)
   (Diese Angabe ist nur erforderlich, sofern nicht aus den Befundberichten ersichtlich.)

6. Welche weiteren Maßnahmen sind angezeigt?
   ☐ keine
   ☐ Innerbetrieblicher Arbeitsplatzwechsel (z.B. zur Vermeidung von Schichtarbeit) *(Gilt nicht für Arbeitslose.)*
   ☐ Stufenweise Wiedereingliederung *(Gilt nicht für Arbeitslose.)*
   ☐ Sonstige (z.B. Suchttherapie, Ernährungsberatung, Rückenschule)
   ☐ Medizinische Rehabilitation
   ☐ Psychotherapeutische Behandlung
   ☐ Leistung zur Teilhabe am Arbeitsleben

7. Gibt es bei der Überwindung der Arbeitsunfähigkeit andere Probleme?
   ☐ nein ☐ ja, folgende

8. Besteht oder droht eine Erwerbsminderung? ☐ ja ☐ nein
9. Sonstiges / Bemerkungen zum Gesundheitszustand

   Für das Ausstellen dieses Berichts ist die Nr. 01622 EBM berechnungsfähig

   Datum
   T T M M J J

   Vertragsarztstempel / Unterschrift des Arztes

   Muster 52 (1.2016)

Abb. 23-2 Formular 52: Bericht für die Krankenkasse bei Fortbestehen der Arbeitsunfähigkeit

Teil VI

23.6.2 Darstellung einer gelungenen Arzt-Patienten-Kommunikation

Die aktive Gestaltung einer langfristigen, empathischen und auf die Ressourcen der Patientin ausgerichteten Patient-Arzt-Beziehung ist das entscheidende diagnostische wie therapeutische Instrument.

Um mit der typischen Beziehungsgestaltung in Form eines Hoffnungs-Enttäuschungs-Zirkels umzugehen, sollte die Hausärztin bereits frühzeitig im Verlauf am besten vor oder zumindest parallel zur technischen Diagnostik den psychosozialen Kontext der Beschwerden und die Lebenserfahrungen der Patientin zur Sprache bringen und nicht erst dann, wenn die somatischen Befunde nach langer Ausschlussdiagnostik unauffällig geblieben sind. Vermeidet sie das Ansprechen der psychosozialen Situation und möglicher Konflikte sowie der Biografie, ist die Patientin oft bereits in einer durch Enttäuschung bzw. Kränkung bestimmten, abwehrenden Haltung, was gerade auch die Erwartungshaltung nach einer weiteren Attestierung der Arbeitsunfähigkeit verstärken kann.

Arbeitsunfähigkeit (AU) sollte zurückhaltend bescheinigt und frühzeitig Vorteile (Schonung, Entlastung) den Nachteilen (Vermeidung, weitere Schwächung durch Schonung, Teilhabeverlust) gegenübergestellt werden (e83) (EL 4 – 5) [1]. Eine befristete AU-Bescheinigung (7 Tage mit Wiedervorstellung, dann gegebenenfalls weitere 7 Tage) kann erwogen werden, um eine spontane Beschwerdebesserung zu unterstützen und therapeutische Beziehung beziehungsweise Behandlungsadhärenz zu fördern (EG B). Längerfristige Arbeitsunfähigkeit (mindestens 4 Wochen) und Gefährdung der Erwerbsfähigkeit, geringe soziale Unterstützung beziehungsweise große Konflikte im familiären/beruflichen Umfeld oder sonstige relevante sozialmedizinische Aspekte sind als Indikationen für eine (teil-)stationäre Therapie (klinische Entscheidung) anzusehen [2, 4].

Auch eine Rehabilitation mit den Rentenversicherungen als Kostenträgern sollte im Rahmen eines multimodalen Therapieansatzes erwogen werden (e93). Hauptziele sind Verbesserung von Leistungs-/Erwerbsfähigkeit und Verhindern von (weiterer) Chronifizierung. Erfolgskritisch scheint vor allem die sozialmedizinische Ausgangslage, z. B. Dauer der Arbeitsunfähigkeit (e94; KKP).

Innerhalb der Deutschen Gesellschaft für Allgemeinmedizin und auf der Basis der S3-Leitlinie wurde ein Modell von vier Phasen für einen Behandlungszeitraum von etwa 3 Monaten entwickelt.

Vier-Phasen-Modell

1. Erstkontakt:
   - Annehmen der Beschwerdeklage und
   - Herstellen einer empathischen Arzt-Patient-Beziehung
2. Zweitkontakt:
   - Symptomverständnis, Symptomkontrolle und Behandlungsplanung
3. Drittkontakt:
   - Wiedereinbestellung nach 2 – 6 Wochen
   - Veränderungen, Klärungen, Aktivierung

4. Verlaufsbeurteilung:
- Folge-Wiedereinbestellung nach weiteren 2 – 6 Wochen
- Bilanzierung, ggf. Anpassung des Behandlungsplans

Beispiel Empfehlungen für den Erstkontakt

Beim Erstkontakt bzw. in der ersten Behandlungsphase wird durch Empathie die Grundlage einer tragfähigen Arzt-Patient-Beziehung gelegt (▶ Tab. 23-2):

Tab. 23-2 Empfehlungen für den Erstkontakt

Annehmen der Beschwerdeklage	• aktiv Zuhören und da sein – bestätigende Äußerungen, ggf. Gesprächspausen zulassen • offene Fragen (z. B. Seit wann?) • weitere Beschwerden? • Alarmsymptome?
Kontext der Beschwerden klären	• Kontextfaktoren (Beruf, Familie) erfragen • Fragen nach Meinung und Verhalten wichtiger Bezugspersonen zu den geschilderten Beschwerden: »Was sagt Ihr Ehemann/Ihre Ehefrau/Ihre Mutter/Ihr Vater/Ihre Kollegen … zu Ihren Beschwerden?« • »Wie ist Ihr Alltag beeinträchtigt?«
Psychosoziale Aspekte markieren/ spiegeln	• Verstehen bekunden bzw. ermutigende und wertschätzende Kommentare: »Das stelle ich mir sehr belastend/anstrengend vor.«, »Ich sehe, dass Sie viel Leid erlebt haben.«, »Ich kann Ihre Kränkung nachvollziehen.« »Ich bin beeindruckt, wie differenziert Sie diese schwierige Situation schildern. Ich überlege, was Sie sonst noch alles tun, um die Situation zu entschärfen?« • Verbalisieren von Gefühlen: »Ich erlebe Sie sehr traurig ängstlich/ ärgerlich/enttäuscht …«
Wenn möglich, bereits jetzt biografische Anamnese	• »Haben Schmerzen in Ihrer Herkunftsfamilie eine Rolle gespielt?«, »Kennen Sie solche Situationen aus Ihrer früheren Lebensgeschichte?«, »Wie sind Sie früher mit belastenden Ereignissen umgegangen?«
Erklärungsmodell der Patientin erfragen und bio-psycho-sozial erweitern	• Subjektive Krankheitstheorie erfragen: »Was ist Ihre Auffassung, woher die Beschwerden kommen?«, »Wo haben Sie sich bereits informiert?« • Psychoedukation über bio-psycho-soziale Wechselwirkungen • Distanzierende statt konfrontativer Gesprächstechniken; auf Dritte verweisen: »Andere Patienten mit Ihren Beschwerden haben auch …«, »Mein früherer Chef würde sagen, dass …«
Körperliche Untersuchung	• Neben ihrem unmittelbaren Ergebnis vermittelt die körperliche Untersuchung Sicherheit und Fürsorge
Zusammenfassung und Planung	• Nachfragen und Zusammenfassen: »Habe ich Sie richtig verstanden, dass …«, »Ist noch etwas wichtig für Sie?« • Diagnostische Maßnahmen partizipativ erarbeiten und über erwartbares Ergebnis (Normalbefund) vorinformieren • Proaktiv die Terminstruktur vereinbaren

Worauf Sie achten sollten!

- Wenn langwierige einseitige somatische Diagnostik keine organpathologische Ursache findet, kann es zu Enttäuschungen und Kränkungen in der Arzt-Patienten-Beziehung führen. Die Diagnosestellung einer psychischen Störung als »Ausschlussdiagnose« kann bedeuten, dass Patientinnen sich stigmatisiert erleben.
- Hausärztliche psychosomatische Grundversorgung beinhaltet diagnostische Einordnung psychischer Beschwerden und sieht auch hausärztliche Interventionen vor bzw. dient der Einleitung und Koordination weiterführender Behandlungen. Attestierung von AU hat neben der gutachterlichen Rolle die Funktion einer Entlastung, Schonung oder Regeneration, längerer AU hingegen wird in der Leitlinie zum Umgang mit nicht-spezifischen, funktionellen und somatoformen Beschwerden (NFS) als die Prognose erschwerender Faktor (»yellow flag«) betrachtet.
- Der Körper ist die Basis der Selbstentwicklung und ein Speicher aller Beziehungserfahrungen des Individuums. Frühere biologisch und sozial belastende Lebensereignisse gewinnen Bedeutung für das gegenwärtige Körpererleben. Schwierige Bindungserfahrungen, eine ungünstige Lerngeschichte, ich-strukturelle Defizite, konfliktbedingte Probleme, Traumata und ungünstiges Verhalten der sozialen Umgebung (Angehörige, Behandelnde) spielen bei Disposition, Auslösung und Aufrechterhaltung von NFS zusammen. Ein integratives Konzept erlaubt, alle diese Aspekte zu berücksichtigen und die Patientinnen bei ihrer subjektiven Krankheitstheorie abzuholen. Es kann psychoedukativ den Patientinnen vermittelt werden:
  - »Ihre Beschwerden sind sowohl körperlich als auch durch mögliche leidvolle Erfahrungen bedingt. Gefühle beeinflussen den Körper, auch dann, wenn die Gefühle nicht bewusst sind. Lebens- und Beziehungserfahrungen hinterlassen Spuren im Gehirn und verändern das Empfinden.«
  - »Schmerz heute hängt oft auch mit früheren Schmerzerfahrungen zusammen. Schmerz wird nicht vergessen. Auch seelischer Schmerz hinterlässt Spuren im Gehirn und verändert die Empfindlichkeit für Schmerzen. Sie sind auf diese Weise möglicherweise verletzlicher als andere.«
- Auch alltagssprachliche Metaphern können psychosomatische Erklärungen erleichtern: z.B. »Etwas schlägt auf den Magen«, »Schiss haben«, »Es zerreißt das Herz«, »Aus der Haut fahren«, »Einen dicken Hals bekommen«, »Eine schmerzliche Erfahrung«.
- Zusammen mit der Patientin sollten die Vor- und Nachteile der Attestierung einer Arbeitsunfähigkeit erwogen werden. Mögliche konfligierende Interessen sollten erwogen und ggf. auch angesprochen werden.

Merke
Die Attestierung von Arbeitsunfähigkeit stellt ein gewichtiges Interventionsmittel dar bei psychischen und körperlichen Beschwerden, die somatisch nicht hinreichend erklärbar sind. Aus der wachsenden Bedeutung der Attestierung von Arbeitsunfähigkeit und deren Beendigung bei psychischen Beschwerden in der alltäglichen hausärztlichen Praxis resultieren konfligierende Interessen in dem Spannungsbogen zwischen sozialversicherungsrechtlicher Alimentierung und Aktivierung zur Wiederherstellung der Arbeitsfähigkeit. Um das spezifische professionelle Handeln von Hausärztinnen als eine Kombination wissenschaftlicher und hermeneutischer Kompetenz mit gleichzeitigem Fall- und Systembezug zu stärken, bedarf es Vermittlungs- und Reflexionsräumen (z.B. Kursus der Psychosomatischen Grundversorgung, Balintgruppen, Qualitätszirkel).

Literatur

[1] Schaefert R, Hausteiner-Wiehle C, Häuser W, Ronel J, Herrmann M, Hennigsen P. Klinische Leitlinie: Nicht-spezifische, funktionelle und somatoforme Körperbeschwerden. Dtsch Arztebl 2012; 47: 803 – 13.

[2] Kassenärztliche Bundesvereinigung. 37. Änderung der Vereinbarung über Vordrucke für die vertragsärztliche Versorgung. Dtsch Arztebl 2015; 112(26): A-1206.

[3] Kleemann F, Moldaschl M, Voß GG. Subjektivierung von Arbeit – Ein Überblick zum Stand der soziologischen Diskussion. In: Moldaschl, M, Voß GG (Hrsg). Subjektivierung von Arbeit. München, Mering: Hampp 2002: 53 – 100.

[4] Kratzer N, Sauer D. Entgrenzung von Arbeit. Konzept, Thesen, Befunde. In Gottschall K, Voß GG (Hrsg.), Entgrenzung von Arbeit und Leben. Zum Wandel der Beziehung von Erwerbstätigkeit und Privatsphäre im Alltag. München, Mehring: Hampp 2003: 87 – 121.

[5] Becke G. Flexibilisierung in der Arbeitswelt: Perspektiven arbeitsbezogener Gesundheitsförderung. In Badura B et al. (Hrsg.), Fehlzeiten-Report 2012. Berlin, Heidelberg: Springer 2012: 279 – 87.

[6] Hardering, F. Unsicherheiten in Arbeit und Biographie. Wiesbaden: Verlag für Sozialwissenschaften 2011.

[7] BPtK. Studie zur Arbeits- und Erwerbsfähigkeit. Psychische Erkrankungen und gesundheitsbedingte Frühverrentung. Online verfügbar unter: http://www.bptk.de/uploads/media/20140128_BPtK-Studie_zur_Arbeits-und_Erwerbsunfaehigkeit_2013_1.pdf (Abrufdatum: 26.7.2018).

[8] Pilars de Pilar M, Abholz HH, Becker N, Sielk M. Was erzählen Hausärzte über ihre Patienten, bei denen sie eine vorliegende Depression nicht diagnostiziert haben? In Psychiatrische Praxis 2012; 39: 71 – 78.

[9] Maaz A, Winter M, Kuhlmey A. Der Wandel des Krankheitspanoramas und die Bedeutung chronischer Erkrankungen. In Badura et al. (Hrsg.), Fehlzeiten-Report 2007. Heidelberg: Springer 2007.

[10] Gaebel W. Psychisch Kranke: Stigma erschwert Behandlung und Integration. Deutsches Ärzteblatt 2004; 101(48): A 3253 – 3255.

[11] Medizinischer Dienst des Spitzenverbandes Bund der Krankenkassen e.V. (MDS). Begutachtungsanleitung Arbeitsunfähigkeit (AU). Online verfügbar unter: https://www.mds-ev.de (Abrufdatum: 26.7.2018).

[12] Erhart M, von Stillfried D. Analyse regionaler Unterschiede in der Prävalenz und Versorgung depressiver Störungen auf Basis vertragsärztlicher Abrechnungsdaten – Teil 1 Prävalenz http://www.versorgungsatlas.de/fileadmin/ziva_docs/3/Depression_Bericht_1.pdf.

[13] Melchior H, Schulz H, Härter, M. Faktencheck Gesundheit – Regionale Unterschiede in der Diagnostik und Behandlung von Depressionen, Faktencheck Depression. Gütersloh: Bertelsmann 2015.

[14] Faktencheck Depression. Online verfügbar unter: https://depression.faktencheck-gesundheit.de (Abrufdatum: 26.7.2018).

[15] Gerste B, Roick C. Prävalenz und Inzidenz sowie Versorgung depressiver Erkrankungen in Deutschland – Eine Analyse auf Basis der in Routinedaten. In Klauber J, Günster C, Gerste B, Robra BP, Schmacke N. Versorgungsreport 2013/14. Stuttgart: Schattauer 2014: 20 – 54.

[16] DGPPN (Hauptverantwortlich). S3-Leitlinie/Nationale VersorgungsLeitlinie Unipolare Depression – Langfassung, 2. Aufl. 2015. Version 2. Online verfügbar unter: www.depression.versorgungsleitlinien.de (Abrufdatum: 26.7.2018).

[17] Pilars de Pilar M, Abholz HH, Becker N, Sielk M. Was erzählen Hausärzte über ihre Patienten, bei denen sie eine vorliegende Depression nicht diagnostiziert haben? In Psychiatrische Praxis 2012; 39: 71 – 78.

Teil VI

[18] Abholz HH. Wer sind unsere Auftraggeber? Überlegung zur Vielfältigkeit und Wandlung bei den Auftraggebern von Hausärzten. ZfA 2010; 01: 31 – 38.

[19] Klauber J, Günster C, Gerste B, Robra BP, Schmacke N (Hrsg.). Versorgungsreport 2015/2016: Schwerpunkt: Kinder und Jugendliche. Stuttgart: Schattauer 2015.

[20] Herrmann M, Matt-Windel S, Spura A, Bernt-Peter R. Attestierung von Arbeitsunfähigkeit bei Patienten mit psychischen Beschwerden – Konfligierende Aufgaben und daraus abgeleitete Paradoxien hausärztlichen Handelns. Ärztliche Psychotherapie 2016; 11: 211 – 16.

[21] Maaz A, Winter M, Kuhlmey A. Der Wandel des Krankheitspanoramas und die Bedeutung chronischer Erkrankungen. In Badura et al. (Hrsg.), Fehlzeiten-Report 2007. Heidelberg: Springer 2007.

[22] BPtK (Bundespsychotherapeutenkammer) 2013: Studie zur Arbeits- und Erwerbsfähigkeit. Psychische Erkrankungen und gesundheitsbedingte Frühverrentung. Online verfügbar unter: http://www.bptk.de/uploads/media/20140128_BPtK-Studie_zur_Arbeits-und_Erwerbsunfae higkeit_2013_1.pdf (Abrufdatum: 26.7.2018).

[23] Linden M, Weidner C. Arbeitsunfähigkeit bei psychischen Störungen. Der Nervenarzt 2005; 76: 1421 – 31.

[24] Kailitz S: Wenn Arbeit krank macht. Immer mehr Angestellte leiden an psychischen Störungen. In Focus Magazin 10.6.2013. Online verfügbar unter: http://www.focus.de/gesundheit/ ratgeber/psychologie/krankheitenstoerungen/tid-31841/titel-wenn-arbeit-krank-macht_aid_ 1008368.html (Abrufdatum: 26.7.2018).

[25] Lohmann-Haislah A. Stressreport Deutschland 2012 - Psychische Anforderungen, Ressourcen und Befinden. Dortmund: Bundesanstalt für Arbeitsschutz und Arbeitsmedizin. 2012. Online verfügbar unter: http://www.baua.de/de/Publikationen/Fachbeitraege/Gd68.pdf?__blob=pu blicationFile&v=4 (Abrufdatum: 26.7.2018).

[26] Rau R, Gebele N, Morling K, Rösler U. Untersuchung arbeitsbedingter Ursachen für das Auftreten von depressiven Störungen. Dortmund: Bundesanstalt für Arbeitsschutz und Arbeitsmedizin 2010.

[27] Rohmert W, Rutenfranz J. Arbeitswissenschaftliche Beurteilung der Belastung und Beanspruchung an unterschiedlichen Industriearbeitsplätzen. Bonn: Bundesministerium für Arbeit und Sozialordnung 1975.

[28] Karasek RA. Job demands, Job decision latitude, and mental strain: Implications for job redesign. In: Administrative Science Quarterly 1979; 24(2): 285 – 308.

[29] Karasek R, Brisson C, Kawakami N, Houtman I, Bongers P, Amick B. The job content questionnaire (JCQ): an instrument for internationally comparative assessments of psychosocial job characteristics. Journal of Occupational Health Psychology 1998; 3(4): 322 – 55.

[30] Lazarus RS, Folkman S. Stress, appraisal and coping. New York: Springer 1984.

[31] Windemuth D, Jung D, Petermann O (Hrsg.). Praxishandbuch psychische Belastungen im Beruf. Vorbeugen – erkennen – handeln. Wiesbaden: Gentner 2010.

[32] AWMF-Leitlinie: Nicht-spezifische, funktionelle und somatoforme Körperbeschwerden bzw. Funktionelle Körperbeschwerden. Online verfügbar unter: http://www.awmf.org/leitlinien/ detail/ll/051-001.html (Abrufdatum: 26.7.2018).

24 Medizinische Informationstechnologie

24.1 Wie funktioniert die elektronische Patientenakte?

Klinische Informationssysteme und Patientendaten, Elektronische Patientenakten

Achim Hochlehnert

Lernziele nach NKLM 14c

6.3.1 Patientenspezifische Informationen aus klinischen Informationssystemen abrufen, sowie die ärztliche Verantwortlichkeit bei Betrieb dieser Systeme und Verfahren zur sicheren Übermittlung und Speicherung von Patientendaten kennen und anwenden.
6.3.2 In einer elektronischen Patientenakte Untersuchungen anfordern, Befunde dokumentieren, Medikamentenverordnungen durchführen und Arztbriefe erstellen.

Fallvignette

Sie sind Ärztin in der Notambulanz der Inneren Medizin einer Universitätsklinik. Vom Rettungsdienst wird Ihnen spätabends eine 81-jährige Dame aus dem ortsanständigen Pflegeheim mit abdominellen Schmerzsymptomatik gebracht, die sich im Laufe des Tages heute zunehmend verstärkt hätten (Angabe der Pflegedienstleitung). Bei Aufnahme ist die Patientin kardiorespiratorisch stabil. Aufgrund einer beginnenden demenziellen Entwicklung können Sie leider keine weiteren anamnestischen Angaben von der Patientin selbst in Erfahrung bringen. Nach Angaben des Rettungsdienstes habe die Tochter der Patientin die Vollmacht in Gesundheitsfragen und sei bereits auf dem Weg in die Klinik. Bei der körperlichen Untersuchung zeigt sich eine Druckschmerzhaftigkeit im linken Unterbauch, auskultatorisch finden Sie lebhafte Darmgeräusche.
Sie haben den Verdacht auf Sigmadivertikulitis: Sie überwachen die Patientin per Monitor, nehmen Blut ab und beginnen eine Infusionstherapie, da die Patientin klinische Zeichen der Exsikkose aufweist. Nachdem Sie die unmittelbare Versorgung der Patientin sichergestellt haben, suchen Sie nach patientenspezifischen Informationen und initiieren eine spezifische weitere Diagnostik.
[▶ NKLM-Kapitel 20: Bauchschmerzen (20.15)]

Informationen zum Krankheitsbild

Hintergrund: Das Vorhandensein von Schleimhautausstülpungen durch Muskellücken der Dickdarmwand bezeichnet man als *Kolondivertikulose.* Eine Divertikelkrankheit liegt dann vor, wenn eine Divertikulose mit Symptomen und/oder Komplikationen verbunden ist. Kommt es zu einer Entzündung der Divertikel, spricht man von einer *Divertikulitis.* Typisch ist – wie in diesem Fall – eine primär umschriebene lokalisierte Druckschmerzhaftigkeit im linken Unterbach. Bei peritonealer Reizung werden auch eine Abwehrspannung und Losslass-Schmerz beobachtet, die bei dieser Patientin jedoch fehlen.

Teil VI

Histologie/Ätiologie: Liegt neben einer lokalen Inflammation eine Abszessbildung mit gedeckter oder offener Perforation vor, handelt es sich um eine akute komplizierte Divertikulitis. Eine chronische Divertikulitis ist gekennzeichnet durch persistierende oder rezidivierende Entzündungsschübe [1]. In diesem Fall entscheiden Sie sich nach klinischer Untersuchung und nach Vorliegen der laborchemischen und bildgebenden Befunde für ein konservatives Vorgehen und beginnen u. a. mit einer intravenösen Antibiose.

Verlauf: Nach Angaben der Tochter habe sich im Laufe des Tages bei der Patientin die Schmerzsymptomatik verstärkt. Die Tochter berichtet weiterhin, dass die Patientin in den letzten Tagen wenig getrunken hätte. Unter der laufenden Infusionstherapie (NaCl 0,9 %) klart die Patientin im Verlauf etwas auf.

[▶ NKLM-Kapitel 21: Dünndarm- und Dickdarmdivertikel inkl. Komplikationen (21.1.7.17)]

Fakten zur Kolondivertikulose

- *Epidemiologie:* Zivilisationskrankheit bei ballaststoffarmer Ernährung. Häufigkeitszunahme mit dem Lebensalter.
- *Prävalenz:* Jenseits des 70. Lebensjahres haben bis zu 50 % der Menschen Kolondivertikel. 20 % der Patienten mit symptomloser Divertikulose entwickeln als Komplikation irgendwann eine symptomatische Divertikulitis, wenn es zu Stuhlstau und Entzündung der Darmwand im Bereich der Divertikel kommt.
- Eine Divertikulitis ist eine Entzündung eines oder mehrerer Divertikel, die sich z. B. bei einer bekannten Sigmadivertikulose entwickeln kann. Hier muss zeitnah die Entscheidung einer chirurgischen Vorstellung bzw. Möglichkeit einer konservativen Therapie abgewogen werden.

CAVE: Nie mit der alleinigen Diagnose zufriedengeben: Das Karzinom muss zusätzlich ausgeschlossen werden.

24.1.1 Klinische Informationssysteme und Patientendaten

Aufgrund der Durchdringung von Informationstechnologie (IT) im klinischen Alltag sind mittlerweile fast alle Prozesse im Klinischen Informationssystem (KIS) abgebildet bzw. EDV-technisch unterstützt [2]. Die Beherrschung der IT stellt daher eine »conditio sine qua non« bei Ihrer klinischen Tätigkeit dar. Deshalb ist eine detaillierte Schulung im sicheren Umgang mit den zur Verfügung stehenden EDV-Tools oft ausführlich und nimmt in der Regel mehrere Tage in Anspruch. Im Folgenden sollen ein paar wichtige EDV-gestützte Prozesse am Beispiel dieser Notambulanzpatientin beispielhaft kurz beschrieben werden.

Station/Ambulanz finden

Sie rufen an Ihrem Rechner das KIS auf und loggen sich mit Ihrem Namen und per Passwort ein. Über die Belegungssicht rufen Sie die spezifische Patientenliste der Notambulanz auf und finden dort die Patientin in einer Liste mit Ihren Basisdaten der Krankenversicherung, die vom Aufnahmedienst bereits eingepflegt wurden. In dieser Liste können Sie mehrere der im Folgenden aufgeführten Funktionen direkt aufrufen.

Im Rahmen eines anderen Szenarios ist es darüber hinaus auch möglich, die

Dokumente einer Patientin über eine Suchfunktion im KIS aufzurufen, wobei im Rahmen der Umsetzung der Datenschutzrichtlinien immer automatisch überprüft wird, ob ein unmittelbarer Behandlungszusammenhang besteht.

Patientin finden

Sie möchten in Erfahrung bringen, ob die Patientin bereits in der Uniklinik vorstellig wurde, um die aktuellen Laborwerte und Befunde evtl. mit früheren Untersuchungsergebnissen vergleichen zu können. Hierzu rufen Sie über die Fallübersicht eine Liste aller stationären Aufenthalte und der ambulanten Vorstellungen der Patientin auf.

Sie finden heraus, dass die Patientin im letzten Jahr bereits in der Gedächtnisambulanz vorstellig wurde, darüber hinaus sind keine Klinikkontakte im KIS zu finden.

Alte Arztbriefe suchen/einsehen

Sie möchten weitere patientenspezifische Informationen aus dem KIS abrufen. Hierzu rufen Sie eine Liste aller Dokumente zu der Patientin auf.

Sie finden den Ambulanzbrief aus der Gedächtnisambulanz sowie die Laborwerte. Weitere Vorbefunde sind im KIS leider nicht zu finden.

Nachdem Sie sich nun über die Vorbefunde der Patientin aus früheren ambulanten und stationären Vorstellungen informiert haben, beginnen Sie mit der Durchsicht der aktuellen Laborwerte und der Anordnung von apparativen Untersuchungen.

Evidenz

- Eine elektronische Patientenakte (ePA), in der Gesundheitsdaten aus Arztpraxen, Kliniken und anderen Gesundheitseinrichtungen gesammelt werden, würden 60 % der Deutschen nutzen, 34 % lehnen dies ab.
- 47 % der Ärztinnen nutzen für ihren Schriftverkehr, etwa für Arztbriefe, überwiegend noch Papier und Stift, und 34 % arbeiten noch mit der Patientenakte auf Papier.
- 69 % der Ärztinnen bewerten die Digitalisierung als Chance für die Versorgung. 65 % meinen, dass die ePA die Zusammenarbeit zwischen den Ärztinnen erleichtert, 54 % sehen eine Kostenersparnis durch weniger Doppeluntersuchungen und 42 % versprechen sich mehr Transparenz für alle Beteiligten über das Leistungsgeschehen und die Morbidität. [3].

24.1.2 Elektronische Patientenakte

Nachdem Sie sich nun ein Bild über die Vorbefunde der Patientin aus früheren ambulanten und stationären Vorstellungen verschafft haben, beginnen Sie mit der Durchsicht der aktuellen Laborwerte und der Anordnung von apparativen Untersuchungen.

Teil VI

Labor einsehen

Über den Button »Kumulativer Befund« rufen Sie ein Labortool auf, in dem Sie zeitnah die Laborwerte der Patientin durchsehen und mit den Vorwerten vergleichen können.

Neben einer Leukozytose finden Sie eine CRP-Erhöhung, was zu dem Befund einer Sigmadivertikulitis passt.

Untersuchung (Röntgen Abdomen) anfordern

Aufgrund der klinischen Beschwerdesymptomatik möchten Sie eine Perforation ausschließen. Hierzu fordern Sie die Untersuchung »Röntgen Abdomen« an, in der Sie neben der Verdachtsdiagnose und einer Kurzanamnese auch die Fragestellung (hier: »Ausschluss freie Luft«) angeben müssen.

Röntgenbild im PACS aufrufen

Nachdem die Untersuchung durchgeführt wurde, können Sie unter dem Button »PACS« das Röntgenbild an Ihrem Rechner ansehen, noch bevor das Röntgenbild vom diensthabenden Radiologen befundet wurde.

Sie sehen hier freie Luft unter dem Zwerchfell, sodass Sie den Verdacht auf Perforation haben, umgehend den chirurgischen Dienstarzt hierüber informieren und um eine baldmögliche Übernahme der Patientin in die Chirurgie bitten.

Verlegungsbrief in die Chirurgie erstellen und archivieren

Zur Dokumentation Ihres Vorgehens und Ihrer Entscheidungsfindung in diesem Fall erstellen Sie ein elektronisches Dokument im KIS. Sie werden hierbei durch mehrere Automatismen unterstützt, wie z. B. automatischer Import der letzten Diagnosen und Laborwerte, sodass das Dokument in wenigen Minuten fertiggestellt ist. Um das Dokument abzuschließen, ändern Sie den Dokumentenstatus auf »archiviert«. Dadurch kann das elektronische Dokument im Nachhinein nicht mehr verändert werden (▶ Abb. 24-1).

Exkurs

Das Vorgehen zur Erstellung von Dokumenten und die Anforderung von Befunden können sich je nach KIS sehr unterscheiden, insofern kann hier keine generelle Anleitung zur Verfügung gestellt werden. Dennoch bietet es sich an, die genannten Funktionen zu verinnerlichen, da bei einem reibungslosen Verständnis eine wertvolle Zeitersparnis resultiert, die z. B. für eine bessere Arzt-Patienten-Kommunikation genutzt werden kann. Im Folgenden sind weitere Aspekte skizziert, die im klinischen Alltag eine Rolle spielen.
- **Aufklärungsbogen erstellen:** Vor der Durchführung von Untersuchungen oder therapeutischen Eingriffen, müssen Patientinnen über den beabsichtigten Eingriff selbst und insbesondere über die möglichen Komplikationen informiert werden. Hierzu können Sie sich durch EDV-Tools

unterstützen lassen, indem Sie aus einer Datenbasis von gespeicherten Dokumenten einen Aufklärungsbogen auswählen und patientenindividuell anpassen können.

- **Medikamentenverordnung durchführen:** Wenn Patientinnen die Ambulanz mit einer Medikamentenverordnung verlassen, können Sie sich bei der Rezeptschreibung EDV-technisch unterstützen lassen. Das Tool AID-Klinik kann Ihnen hierbei auch anhand der Laborwerte und weiterer Angaben (z. B. Alter der Pat.) Entscheidungshilfen geben, die auf einer Wissensbasis basieren.
- **Leistung und Diagnose dokumentieren:** Zur Abrechnung von ambulanten und stationären Fällen müssen bei jeder Vorstellung die relevante(n) Diagnose(n) nach ICD-10 sowie die durchgeführten Leistungen (i. d. R. nach OPS) kodiert werden. Bei stationären Fällen erfolgt dann auf dieser Datengrundlage eine Gruppierung in eine Fallpauschale, die vom Krankenhaus abgerechnet werden kann.

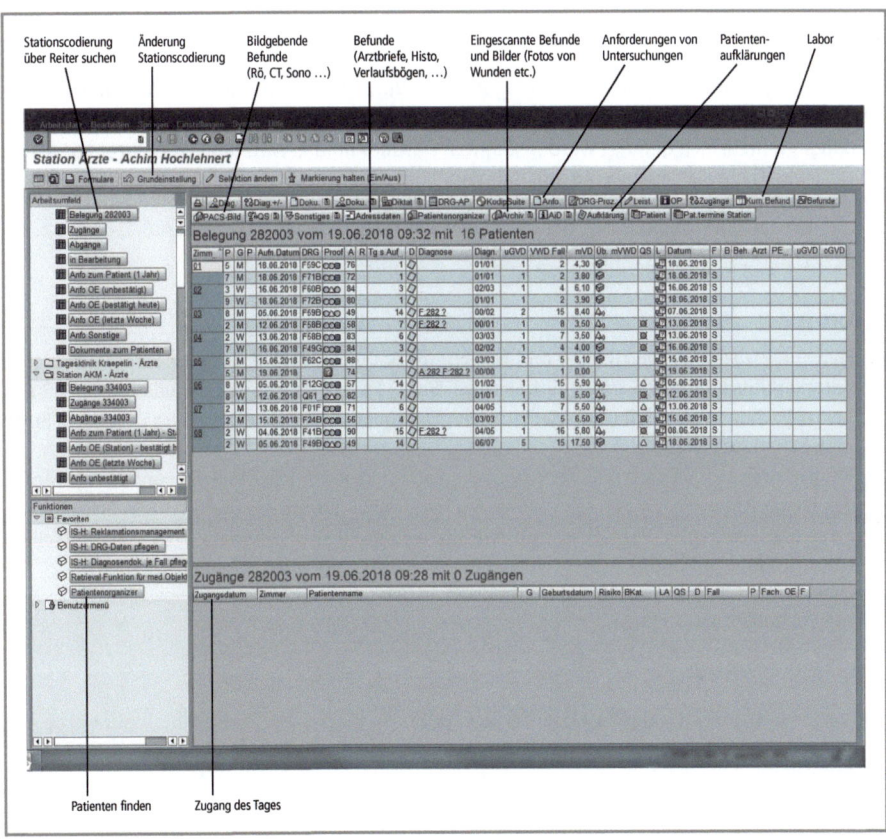

Abb. 24-1 Klinischer Arbeitsplatz im IS-H-med. Von hier aus können Patientinnen ausgewählt und die verschiedenen Funktionen aufgerufen werden.

Worauf Sie achten sollten!

- Die Arbeit mit EDV-Medien darf Ihre Kommunikation mit den Patientinnen nicht beeinträchtigen. Es empfiehlt sich daher, diese Arbeiten konzentriert und zügig durchzuführen, zumal die Durchführung von apparativen Untersuchungen erst erfolgen kann, wenn Sie diese per EDV freigegeben haben. Ebenso ist die Verlegung der Patientin zeitlich an die Fertigstellung Ihres Arztbriefes gebunden, sodass Verzögerungen bei der Freigabe dieser Dokumente einen unmittelbaren Einfluss auf die Weiterversorgung Ihrer Patientin haben.

- Bitte beachten Sie, dass Ihre IT-basierten Recherchen und Anforderungtätigkeiten nicht zu Lasten der Kommunikationsaspekte werden. Die Patientinnen sind i. d. R. anwesend und haben meist wenig Verständnis, wenn sich die Ärztin minutenlang hinter den Bildschirm zurückzieht. Die Arbeit mit mobilen Endgeräten (z. B. Convertible-Laptops), mit denen patientennah per Stift Eingaben erfolgen können, könnte hier perspektivisch helfen, die subjektive Distanz zwischen Ärztin und Patientin minimieren.
- Alle Eingaben, die Sie papier- oder KIS-basiert erfassen, sind nach dem Patientenrechtegesetz für die Patienten zugänglich, d. h. Patienten haben ein Recht auf Einsichtnahme in diese Daten.

Merke

Ein wichtiges Grundprinzip bei der Eingabe und Nutzung von Informationen im KIS ist das Prinzip, dass Daten nur einmal eingegeben werden müssen und dann in verschiedenen Kontexten mehrfach genutzt werden können. Darüber hinaus wird durch die Datenbasis die Möglichkeit für Datenanalysen im Rahmen von zukünftigen Forschungsfragen eröffnet (Data Mining) [4].

Literatur

[1] Herbst F, Dauser B. Divertikulose und Divertikulitis. Online verfügbar unter: http://www.aerzte zeitung.at/fileadmin/PDF/2016_Verlinkungen/State_Divertikulitis.pdf (Abrufdatum: 26. 7. 2018).
[2] Leiner F, Gaus W, Haux R et al. Medizinische Dokumentation – Einführendes Lehrbuch. Stuttgart: Schattauer 1999.
[3] Krüger-Brand HE, Osterloh F. Elektronische Patientenakte: Viele Modelle – noch keine Strategie. Dtsch Arztebl 2017; 114(43): A-1960/B-1658/C-1624. Online verfügbar unter: https://www.aerzteblatt.de/archiv/194137/Elektronische-Patientenakte-Viele-Modelle-noch-keine-Strategie (Abrufdatum: 26. 7. 2018).
[4] Haux R, et al. Health care in the information society. A prognosis for the year 2013. Int J Med Inform 2002; 66(1-3): 3 – 21.

24.2   Entfernungen überbrücken

Telemedizin

Frank Vitinius und Marcel Rarek, Samia Peltzer, Jochen Heymanns

---

Lernziel nach NKLM 14c

6.3.3 Lösungen der Telemedizin patientenorientiert einsetzen und Rahmenbedingungen der Gesundheitsthematik erläutern.

Fallvignette

Herr Fink, ein 80-jähriger Rentner und langjähriger Diabetes-mellitus-Typ-2-Patient, befindet sich in ambulanter Behandlung eines Ulcus cruris aufgrund eines Diabetischen Fußsyndroms. Da er mit seiner Familie auf einem Hof in einer ländlichen Region lebt, wird die tägliche Wundreinigung zu Hause von seiner Tochter durchgeführt. Um Herrn Fink die für ihn beschwerlichen Fahrten zu den Kontrollterminen zu ersparen, möchte seine Hausärztin die nächste Wundkontrolle in einer Videosprechstunde abhalten.

Einige Minuten vor dem verabredeten Termin melden sich Herr Fink und seine Tochter mit ihrem Computer auf einer speziellen Plattform an. Nach einer Identitätskontrolle befindet sich Herr Fink nun im »digitalen Warteraum« und wartet darauf, dass sich seine Hausärztin dazuschaltet. Ein wenig aufgeregt ist er schon, da dies eine völlig neue Erfahrung für ihn ist. Wird die Ärztin ihn gut verstehen können? Und wie soll er sich verhalten?

[▶ NKLM-Kapitel 20: Wunden und Ulcera der Haut und Schleimhäute (20.120)]

Informationen zum Krankheitsbild

Hintergrund: Diabetisches Fußsyndrom (DFS)
Histologie: chronisch-granulierender Substanzdefekt der Haut
Verlauf:
- Anamnese und initiale Wundbeurteilung in der Hausarztpraxis
- Regelmäßige Wundreinigung mit Verbandswechsel
- Verlaufsbeobachtung durch die Hausärztin

[▶ NKLM-Kapitel 21: Diabeteskomplikationen (Mikro- und Makroangiopathien, Nephropathie, KHK, pAVK, Apoplex, Diabetisches Fußsyndrom, diabetische Polyneuropathie, diabetische Retino- und Makulopathie) (21.1.3.6)]

Fakten zum Diabetischen Fußsyndrom (DFS)
- Prävalenz des diabetischen Fußes bei Diabetikerinnen je nach Studie und Land bei 2–10 %.
- Häufig entsteht das DFS durch Bagatellverletzungen auf Basis einer diabetischen Neuropathie, pAVK und Mikroangiopathie.
- Die Patientinnen verspüren im Gegensatz zum rein ischämischen Fuß keine Schmerzen. Regelmäßige Fußkontrollen durch Patientinnen und Ärztinnen sind also indiziert.
- Wichtige Prinzipien der Behandlung sind die regelmäßige Wundreinigung, Druckentlastung durch geeignetes Schuhwerk und die Behandlung der Polyneuropathie.
- Eine unzureichende Behandlung kann zu einer Amputation führen [1].
- S3-Leitlinie (Langversion) zum Diabetischen Fußsyndrom online verfügbar unter: http://www.deutsche-diabetes-gesellschaft.de/fileadmin/Redakteur/Leitlinien/ Evidenzbasierte_Leitlinien/NVL-DM2-Fuss-lang-ddg-2.8-100215.pdf (Abrufdatum: 13.6.2018)

Teil VI

24.2.1 Einführung

Das Anwendungsspektrum der Telemedizin lässt sich in drei Formen aufteilen: Telekonsile, Teletherapie und Telemonitoring.

Durch *Telekonsile* können sich Ärztinnen interdisziplinär austauschen, ohne einen persönlichen, örtlichen Kontakt zu haben. Ein erfolgreiches Beispiel ist die deutschlandweite Etablierung von »Tele-Stroke-Units«, durch die sich regionale Krankenhäuser ohne eigene neurologische Abteilung mit überregionalen Stroke-Units vernetzen, um so ein höheres Niveau in der Versorgung von Patientinnen mit akutem Schlaganfall zu erreichen.

Mit der *Teletherapie* ist die virtuelle Zusammenführung von Patientin und Ärztin durch Telefone, Chat oder Videokonferenzen gemeint, um beispielsweise im Rahmen der Behandlung von chronischen Krankheiten, wie beispielsweise Typ-I-Diabetes oder Depression, einen regelmäßigen Kontakt ohne räumliche Anwesenheit herstellen zu können.

Das *Telemonitoring* beinhaltet die Überwachung von Vitalparametern einer Patientin in ihrer häuslichen Umgebung und die automatische Weitergabe der Daten an die behandelnde Ärztin, beispielsweise bei der Funktionsanalyse eines Herzschrittmachers.

Definition

Unter **Telemedizin** versteht man einen Sammelbegriff für verschiedene Konzepte der Nutzung von Kommunikations- und Informationssystemen, um eine räumliche oder zeitliche Entfernung in der medizinischen Versorgung der Bevölkerung zu überbrücken. Dies beinhaltet Bereiche der Diagnostik, Therapie, Rehabilitation und der ärztlichen Entscheidungsberatung [2].

Schon sehr früh wurde erkannt, dass die Telemedizin die Möglichkeit bieten kann, die medizinische Versorgung besonders in ländlichen und strukturschwachen Regionen zu verbessern [3]. Während sich Länder wie Kanada und Australien schon seit einigen Jahrzehnten mit der Telemedizin beschäftigen, entstand in den letzten Jahren auch in Deutschland eine Diskussion über die Chancen telemedizinischer Technologien in Hinblick auf Herausforderungen wie der Behandlung chronisch Kranker und den Mangel an medizinischen Fachkräften in strukturschwachen Regionen [4]. Das Potenzial für das deutsche Gesundheitssystem scheint groß zu sein und dies wirft die Frage auf, inwieweit die Studierenden der Medizin an den deutschen Universitäten auf diese Entwicklung vorbereitet werden sollen.

Evidenz

Die Telemedizin befindet sich in Deutschland noch in den Anfängen, doch einige Projekte konnten schon erfolgreich implementiert werden:

- Videosprechstunden für die ambulante Verlaufskontrolle von Wunden wurden im Frühjahr 2017 der Gebührenordnung für Ärzte hinzugefügt [5].
- Deutschlandweit wurden mehr als 200 sogenannte »Telestroke Units« zertifiziert, in denen sich Ärztinnen bei der Behandlung von akuten Schlaganfällen per Videokonsultation mit Neurologinnen beraten können [6].

24.2.2 Ärztliche Kommunikation in der Telemedizin: So geht's

Zurück zur o. g. Fallvignette, die sich auf den Patienten mit einem Diabetischen Fußsyndrom bezieht: Auch für seine Hausärztin ist dies keine übliche Sprechstunde. Neben der Begutachtung der Wunde muss sie den Datenschutz gewährleisten und trotz der reduzierten und distanzierten Kommunikationsmethode ein professionelles Gespräch führen. Insbesondere gilt es für die Hausärztin, dieses Gespräch angemessen in einem Face-to-Face-Kontakt vorzubereiten, in dem Vor- und Nachteile einer telemedizinischen Strategie inkl. Thematisierung des Datenschutzes gemeinsam unter Einbeziehung der Angehörigen erörtert werden. In diesem Fall entschieden sich die Beteiligten dafür, die telemedizinische Vorgehensweise künftig in die Gesamtbehandlungsstrategie zu integrieren. Für die Hausärztin und den Patienten bedeutete es eine erhebliche Zeitersparnis, die telemedizinische Strategie einzubeziehen. Zudem wurden die Transporte des Patienten in die Praxis in der Vergangenheit als belastend erlebt. Die telemedizinische Vorgehensweise erlaubt eine engere Therapiekontrolle, was für den Patienten, seine pflegende Angehörige und die Hausärztin entlastend ist. Der Patient fühlt sich zudem in der häuslichen Umgebung wohler. Er versicherte, dass er diese Vorgehensweise nicht als unpersönlich, sondern als unterstützend wahrgenommen hat.

Exkurs

Als Beispiel für eine Nutzung der Telemedizin in der studentischen Lehre wird der an der Kölner Uniklinik durchgeführte Wahlpflichtblock »Gesprächsführung in der Onkologie mit Videokonferenz« kurz dargestellt, der ein Best-Practice-Beispiel der Toolbox des Nationalen Longitudinalen Mustercurriculums Medizin ist.

Zur Erklärung des Begriffes »Wahlpflichtblock« (WPB): Die Studierenden müssen aus einer Vielzahl an Wahlpflichtblöcken einzelne Blöcke auswählen.

Unser WPB umfasst vier Doppelstunden für besonders am Thema interessierte Studierende, die schon den Kurs zur Arzt-Patienten-Kommunikation absolviert (5. Semester) und teilweise auch schon am Psychosomatik-Blockkurs (8. Semester) teilgenommen haben. Die Studierenden erleben in diesem WPB den Praxisalltag eines Onkologen. Der WPB findet statt mit einer Teilnehmerzahl von bis zu 20 Personen. Ein Vorteil dieser Unterrichtsform besteht darin, dass eine größere Zahl an Studierenden die Arzt-Patient-Gespräche beobachten und reflektieren kann als während einer Praxisfamulatur.

Durch den niedergelassenen Koblenzer Onkologen Dr. Heymanns erfolgt in diesem Wahlpflichtblock über eine Videokonferenz eine Einführung in die Krankengeschichte einer jeden Patientin, welche aktuell in die Sprechstunde kommt und sich mit der Teilnahme an diesem Lehrangebot einverstanden erklärt hat. Dabei werden kommunikative Aufgaben und Herausforderungen berücksichtigt, die der Onkologe und der Kölner Psychosomatiker als zweiter Dozent sehen. Danach betrachten die Studierenden und der Kölner Dozent gemeinsam das Arzt-Patient-Gespräch auf einem Großbildschirm, um abschließend nach jeder Konsultation eine Nachbesprechung mit den Studierenden und den beiden Dozenten durchzuführen. In diesem Rahmen sprechen die Studierenden nicht direkt mit dem Patienten/der Patientin, sondern kommunizieren mit den beiden Dozenten. Die Studierenden achten bei der Live-Übertragung auf das kommunikative Verhalten des Onkologen. Dabei wird seitens der Dozenten großer Wert darauf gelegt, dass das kommunikative

Verhalten nicht unabhängig von der onkologischen Expertise zu betrachten ist, sondern beide Aspekte tragen wechselseitig zu einer möglichst optimalen Versorgung der Patienten bei. Das bedeutet, dass die Studierenden auch Fragen stellen hinsichtlich der onkologischen Therapie, des persönlichen Werdegangs des Onkologen, seiner Entwicklung kommunikativer Fertigkeiten, seiner Haltung zur Medizin und Patientenversorgung und zu belastenden beruflichen Situationen.

Ein weiterer Teil des WPB bezieht sich auf den Umgang mit Emotionen und das Mitteilen schlechter Nachrichten, was mit den Studierenden in Form von Rollenspielen mit dem Kölner Dozenten geübt wird.

Worauf Sie achten sollten!

Bei allen telemedizinischen Verfahren ist der Datenschutz essenziell! Achten Sie darauf, dass Ihre digitale Verbindung sicher ist und dass die Daten der Patientinnen nur befugten Personen mitgeteilt werden.

Tipps zur Videosprechstunde:

- Ist die Patientin für diese Form der Kommunikation geeignet? Die Einladung zur Videosprechstunde sollte nicht als Versuch gewertet werden können, Distanz zur Patientin aufzubauen.
- Idealerweise gibt es vor einer ersten Videosprechstunde einen Face-to-Face Kontakt, um das Prozedere der künftigen Video-Sprechstunden zu besprechen.
- Besitzt die Patientin das nötige technische Wissen? Wenn möglich, besprechen Sie sich vorab mit Angehörigen.
- Schaffen Sie eine ruhige Umgebung ohne Störungen von außen.
- Achten Sie besonders auf Ihre Wortwahl und Tonlage, da Teile der nonverbalen Kommunikation fehlen.
- Nicht bei jedem Kamerawinkel besteht Augenkontakt. Testen Sie vorher die korrekte Position.

Merke

Einsatzgebiete der Telemedizin müssen in Deutschland noch erprobt werden.

Literatur

[1] Arbeitsgemeinschaft der Wissenschaftlichen Medizinischen Fachgesellschaften e. V. (AWMF). Bundesärztekammer (BÄK), Kassenärztliche Bundesvereinigung (KBV) und Arbeitsgemeinschaft der Wissenschaftlichen Medizinischen Fachgesellschaften (AWMF). Nationale VersorgungsLeitlinie Typ-2-Diabetes: Präventions- und Behandlungsstrategien für Fußkomplikationen (2010).

[2] AG-Telemedizin. Telemedizinische Methoden in der Patientenversorgung – Begriffliche Verortung. Bundesärztekammer. 2015. Online verfügbar unter: http://www.bundesaerztekammer.de/fileadmin/user_upload/downloads/pdf-Ordner/Telemedizin_Telematik/Telemedizin/Telemedizinische_Methoden_in_der_Patientenversorgung_Begriffliche_Verortung.pdf. (Abrufdatum: 26.7.2018).

[3] Preston J, Brown F-W, Hartley B. Using telemedicine to improve health care in distant areas. Psychiatric Services 1992; 43: 25–32.

[4] Brauns HJ, Loos W. Telemedizin in Deutschland. Bundesgesundheitsblatt-Gesundheitsforschung-Gesundheitsschutz 2005; 58(10): 1068–73.

[5] Kassenärztliche Bundesvereinigung (KBV). Videosprechstunde: telemedizinisch gestützte Betreuung von Patienten. Videosprechstunde. 2018. Online verfügbar unter: http://www.kbv.de/html/videosprechstunde.php (Abrufdatum: 26.7.2018).

[6] Deutsche Gesellschaft für Telemedizin e.V. (DGTelemed). Tele-Stroke-Units werden zertifiziert. Tele-Stroke-Units. 2015. Online verfügbar unter: http://www.dgtelemed.de/de/telemedizin/stroke-units.php (Abrufdatum: 26.7.2018).

25 Kommunikation in der Öffentlichkeit

25.1 Medizin im Rampenlicht
Öffentlichkeitsarbeit

Julia Bird

Lernziel nach NKLM 14c

6.4.1 Medizinische Informationen an die Öffentlichkeit und/oder die Medien angemessen weitergeben.

Fallvignette I
Dr. Elisabeth Stein ist Assistenzärztin am Zentrum für Seltene Erkrankungen eines Universitätsklinikums im Bereich seltene angeborene Stoffwechselkrankheiten. Sie möchte dazu beitragen, seltene Erkrankungen in der Öffentlichkeit, bei Förderern und Entscheiderinnen im Gesundheitssystem bekannter zu machen. Der 6-jährige Sascha Schäfer, der an der Ahornsirupkrankheit leidet, kommt heute mit seinen Eltern für einen Routinecheck in die Ambulanz. Die Ärztin möchte die Familie dafür gewinnen, bei Presseaktionen zum Thema »Seltene Erkrankungen« mitzumachen. Planung und Durchführung der Aktionen übernimmt die Pressestelle des Universitätsklinikums in enger Abstimmung mit der Ärztin. Die Ahornsirupkrankheit, die unbehandelt zu schwerer Behinderung oder sogar zum Tode führen würde, wurde wenige Tage nach Saschas Geburt aufgrund eines auffälligen Neugeborenenscreenings diagnostiziert. Dank einer Spezialdiät geht es dem Jungen gut, jedoch können z. B. Infekte oder bestimmte Nahrungsmittel den Stoffwechsel lebensbedrohlich entgleisen lassen. Stationäre und ambulante Klinikaufenthalte gehören für Familie Schäfer deshalb zum Alltag. Zu Dr. Stein hat sie großes Vertrauen und wartet jetzt im Ambulanzzimmer angespannt auf die aktuellen Ergebnisse und das Gespräch mit der Ärztin. Hoffentlich können sie mit Sascha wie geplant heute noch nach Hause fahren.
Dr. Stein kann gute Untersuchungsergebnisse überbringen. Das Gespräch verläuft in angenehmer Atmosphäre. Unsicher ist sie sich, wie die Familie auf ihr Anliegen reagieren wird, mit Sascha Pressearbeit zu unterstützen. Sie möchte nicht, dass die Familie sich verpflichtet fühlt. Vor allem Pressearbeit mit Kindern erfordert eine sensible Aufklärung und Entscheidung, auch im Sinne des kleinen Patienten.
[▸ NKLM-Kapitel 20: Labor- oder technische Untersuchungen als Therapie- oder Nebenwirkungskontrolle (20.59)]

Informationen zum Krankheitsbild der Fallvignette I

Hintergrund: Ahornsirupkrankheit
Bei Sascha Schäfer wird die Ahornsirupkrankheit im Rahmen des Neugeborenenscreenings entdeckt. Fünf Tage nach der Geburt werden Schäfers als Notfall in die Kinderklinik gerufen. Weitere Untersuchungen bestätigen die Diagnose.

Aufgrund des Defekts des Enzyms »Verzweigtkettige-Ketosäuren-Dehydrogenase« ist der Abbau der verzweigtkettigen Aminosäuren Leucin, Isoleucin und Valin gestört. Sie reichern sich in schädigender Konzentration im Körper an. Unbehandelt drohen Hirnschäden, Koma und Tod. Saschas Stoffwechsel wird stabilisiert, er erhält eine speziell hergestellte Milch ohne diese Aminosäuren. Die Eltern werden von Ärzten und Ernährungsberaterinnen im Umgang mit der Stoffwechselstörung geschult.
Verlauf:
- Sascha entwickelt sich altersgerecht dank einer speziellen Diät ohne eiweißreiche Lebensmittel sowie Zugabe bestimmter Aminosäuren, Spurenelemente, Nährstoffe und Vitamine. Wöchentliche Blutkontrollen und deren Auswertung bestimmen den Diätplan. Regelmäßig stellt er sich für umfassende Untersuchungen in der Ambulanz der Klinik vor.
- Stoffwechselkrisen aufgrund von Infekten werden in der Klinik z. T. stationär behandelt.

[▶ NKLM-Kapitel 21: Primäres Organsystem: Hormone und Stoffwechsel. Sie besitzen Wissen bzw. Handlungskompetenz zu Erkrankungen des Hormonhaushaltes und des Stoffwechsels. (21.1.3, Störungen des Aminosäuren-Stoffwechsels (21.1.3.8)]

Fakten zur Ahornsirupkrankheit

- *Hintergrund:* Störung im Abbau der verzweigtkettigen Aminosäuren Leucin, Isoleucin und Valin
- *Prävalenz:* Ca. 1 : 150 000
- *Verlauf:* Ohne Früherkennung schwere neonatale Krisen mit Defektzustand, geistige Behinderung, tödlicher Verlauf möglich; intermittierende und intermediäre Verlaufsformen
- *Therapiemöglichkeiten:* Eiweißarme Diät, Aminosäuren-Supplement

Fallvignette II

In einer Medizinischen Universitätsklinik kommt es im Januar auf der hämatologisch-onkologischen Station zu einer Infektionswelle mit dem Respiratorischen Synzytial-Virus (RSV). Diese Viren sind im Winter häufig und führen bei gesunden Erwachsenen zu meist harmlos verlaufenden Erkältungskrankheiten. Für Risikopatienten mit geschwächtem Immunsystem können die RS-Viren lebensbedrohlich werden. Eine permanente Abschottung gegen das Virus ist – abgesehen von Isolierstationen – auch im Krankenhaus nicht möglich.
Dr. Andreas Nusser ist diensthabender Arzt. Er informiert bei den ersten Anzeichen den Ärztlichen Direktor der Klinik sowie den Ärztlichen Direktor der Hygiene-Abteilung. Nach erster Bestandsaufnahme wird die Infektions-Task-Force einberufen, an der auch die Pressestelle teilnimmt. Dr. Andreas Nusser und die Experten aller notwendigen Fachbereiche stimmen das weitere interne Vorgehen ab, wie Screeningmaßnahmen, verstärkte Hygienemaßnahmen, Meldung an das Gesundheitsamt, Information von Patienten, Angehörigen, Besuchern. Es wird vereinbart, dass zu diesem Zeitpunkt nicht nach außen kommuniziert wird, um nicht zu verunsichern. Eine öffentliche Information trägt hier nicht dazu bei, Patienten zu schützen oder die Infektionswelle rascher zu beenden. Regelmäßige Task-Force-Treffen sorgen für einen schnellen und validen internen Informationsaustausch. Nach 20 Tagen scheint die Infektionswelle gestoppt. Die Task Force beschließt, im Rahmen einer Pressekonferenz zu berichten. Keime im Krankenhaus sind von hohem öffentlichen Interesse. Eine valide Information aus der Klinik heraus beugt eventuell falschen und irreführenden Meldungen durch Dritte und damit einer Verunsicherung der Öffentlichkeit vor. Das Klinikum zeigt Transparenz auch in Krisenfällen und kann so seine Glaubwürdigkeit in Krisensituationen erhöhen.
Dr. Andreas Nusser unterstützt die Pressestelle, die Presseinformationen vorzubereiten.

Teil VI

Dazu führt er mehrere Gespräche mit den Mitarbeitern der Pressestelle, in denen er den Ablauf der Infektion und der Gegenmaßnahmen schildert sowie Fakten zu Erkrankungen, die auf seiner Station behandelt werden. Alle Texte werden mit ihm und anderen Experten abgestimmt. Bei der Pressekonferenz sitzt er nicht auf dem Podium. Das übernehmen der Klinikdirektor und der Direktor der Hygiene. Dr. Nusser steht jedoch für Fragen von Journalisten zur Verfügung.
[▶ NKLM-Kapitel 20: Erkrankung ist nicht abgedeckt)]

Informationen zum Krankheitsbild der Fallvignette II

- Respiratorische Synzytial-Viren (RSV) sind RNA-Viren aus der Familie der *Pneumoviridae*. Sie befallen Schleimhäute der Atemwege. RSV sind weltweit verbreitet und ähneln in Saisonalität und Symptomatik der Influenza.
- Eine häufige Komplikation bei Kindern ist die akute Mittelohrentzündung.
- Frühgeborene und Kleinkinder sowie Risikopatientinnen mit geschwächtem oder unterdrücktem Immunsystem – z. B. nach einer Transplantation – tragen ein erhöhtes Risiko, eine schwere Lungenentzündung zu entwickeln. Bei schwerem Verlauf kann eine Beatmung erforderlich sein. Bei Patienten mit chronischen Lungen- oder Herzerkrankungen, Asthma oder schweren neurologischen Erkrankungen kommt es häufig zu einer Verschlechterung dieser Vorerkrankung.
- Die Übertragung erfolgt in erster Linie durch Tröpfcheninfektion von einer infektiösen Person auf eine Kontaktperson. Es wird angenommen, dass eine Übertragung auch indirekt über kontaminierte Hände, Gegenstände und Oberflächen möglich ist. Auch Betroffene ohne Symptome sind ansteckend.
- Zur sicheren Diagnose kann der Erreger im Nasenrachensekret nachgewiesen werden.
- Eine wirksame ursächliche Therapie der RSV-Infektion gibt es nicht. Es können lediglich die Symptome behandelt werden, z. B. ausreichende Flüssigkeitszufuhr zur Schleimlösung, Nasenspülungen oder -tropfen. Je nach Zustand des Patienten können Sauerstoffgaben, Atemunterstützung oder Beatmung nötig sein.
- Wichtigste Vorbeugemaßnahmen sind regelmäßiges Händewaschen, hygienisches Husten und Niesen sowie die Reinigung eventuell kontaminierter Gegenstände wie Kinderspielzeug.
- Die Kontrolle von RSV-Ausbrüchen im Krankenhaus wird dadurch erschwert, dass die Viren während der RSV-Saison fortlaufend durch neu infizierte Patientinnen, Klinikmitarbeiter und Besucher in das Krankenhaus gebracht werden können. Es besteht dann ein erhöhtes Risiko für stationäre Patienten mit Atemwegsinfektionen, mit RSV infiziert zu werden.
- Folgende Kontroll-Maßnahmen haben sich als effektiv erwiesen: Diagnostisches Screening von Patientinnen auf RSV, (Kontakt-)Isolierung infizierter Patientinnen und Mitarbeiterinnen, Besucherstopp, insbesondere von Besuchern mit Atemwegsinfektionen, Ausschluss des Krankenhauspersonals mit Atemwegsinfektionen oder RSV-Infektion von der Pflege gefährdeter Patientinnen.

(Quelle: Robert Koch Institut)
[▶ NKLM-Kapitel 21: Erkrankung ist nicht abgedeckt]

25.1.1 Einführung

Die Aufklärung über Möglichkeiten der Presse- und Öffentlichkeitsarbeit mit Beteiligung von Patientinnen ist keine originär ärztliche Aufgabe. Für alle

Gesprächsbeteiligten sind diese Themen i. d. R. Neuland oder zumindest keine Routine und gehen über den eigentlichen Anlass des Arzt-Patienten-Gesprächs hinaus. Oft kann nicht genau vorhergesagt werden, welches Echo Pressearbeit hervorrufen wird. Hinzu kann ein Gefühl der Verpflichtung vonseiten der Patientin bzw. der Eltern kommen gegenüber der Ärztin bzw. der Klinik sowie gleichzeitig ein besonderes Schutzbedürfnis der Patientin, v. a. bei einem Kind, gegenüber Presse und Öffentlichkeit.

Pressearbeit kann dazu beitragen, Presse und damit Öffentlichkeit, Entscheiderinnen, Sponsorinnen etc. aufmerksam zu machen und als Unterstützerinnen und Multiplikatoren zu gewinnen. Besonders Patientengeschichten werden gerne von der Presse aufgegriffen, da sie komplexen Themen aus Klinik und Forschung ein Gesicht geben, sie verständlich, nachvollziehbar und auch »nachfühlbar« machen.

Beispielkanäle der Pressearbeit

- Pressemeldung: regionale, überregionale, internationale Verbreitung an Fach- und/oder Laienpresse
- Pressegespräch: Ein oder wenige ausgewählte Medien bzw. Journalistinnen sprechen mit Ärztin und Kind/Familie
- Pressekonferenz: meist mit mehreren Expertinnen und Kind mit Familie
- Online-Fotostrecke
- Radiointerview
- Fernsehdreh
- Social Media
- Ausstellung, Informationstag oder sonstige Veranstaltung mit begleitender Pressearbeit
- Anzeigenschaltung

Evidenz/Öffentlichkeitsarbeit in der Medizin

Nicht erst seit Dr. Google spielt die Vermittlung von seriösen medizinischen Informationen an Presse und Öffentlichkeit eine wichtige Rolle. Universitätskliniken als Maximalversorger und in ihrer Verbindung von Klinik, Forschung und Lehre haben hier eine herausragende Bedeutung.

- Jedes der 33 deutschen Universitätsklinika und die meisten anderen Kliniken haben eine Unternehmenskommunikation/Pressestelle oder zumindest eine entsprechend beauftragte Mitarbeiterin.
- Ein großes Uniklinikum verschickt bis zu 150 Pressemeldungen pro Jahr, v. a. aus den Bereichen Patientenversorgung, Forschung, Veranstaltungen, Personalia, Lehre.
- Die Meldungen werden über Kontaktadressen (Presseverteiler), Presseplattformen, Online-Kanäle, Social Media verbreitet.
- Knapp 500 Kliniken hatten im Januar 2018 eine Facebook-Seite. Die Bandbreite ist groß, von kaum Aktivität bis hin zu täglichen Posts und 40 000 Fans.
- Informationsveranstaltungen für Patientinnen und Interessierte mit der Möglichkeit zum direkten Austausch mit Expertinnen sind wichtige Pfeiler der regionalen Öffentlichkeitsarbeit: »Arzt zum Anfassen«.
- Ein großes Uniklinikum erreichen pro Jahr rund 1000 Presseanfragen (v. a. nach Expertininterviews, Hintergrundinfos, Drehanfragen, Fotos).

Teil VI

- Eine vertrauensvolle Zusammenarbeit mit Medien, v. a. in der Region, ist auch eine wichtige Basis für die Öffentlichkeitsarbeit in Krisensituationen.

25.1.2 Pressearbeit mit Patientinnen: So geht's

Beispielgespräch

- Ärztin Frau Dr. Stein (Ä): »Wie schön, dass wir heute so gute Ergebnisse für Sie haben und dass Sascha nach Hause darf. Ich möchte Sie gerne noch etwas anderes fragen. Wie Sie wissen, sind seltene Erkrankungen in der Öffentlichkeit kaum bekannt, auch die Zentren für seltene Erkrankungen nicht, wo Betroffene und Ärzte Hilfe finden können. Deshalb planen wir eine Aktion mit unserer Pressestelle und möchten fragen, ob Sie als Eltern und in erster Linie natürlich du, Sascha, da mitmachen würdest.«
- Frau Schäfer (Frau S.): »Hmm, was kommt denn da auf uns zu?«
- (Ä): »Wir würden zu Saschas Patientengeschichte und seiner erfolgreichen Behandlung hier an unserem Zentrum eine Pressemeldung machen und auf weitere medizinische Angebote für Betroffene hinweisen. Die Meldung wird an Medien deutschlandweit verschickt, z. B. an Zeitungen, Radiosender, Fernsehen. Die dürfen dann dazu berichten. Der Beitrag erscheint auch im Internet und auf facebook und twitter.«
- Kind Sascha (K): »Dann komme ich ins Fernsehen?«
- (Ä): »Naja, das wissen wir nicht. Es kann aber sein, dass Fernsehen sich meldet und mit dir drehen möchte. Das kannst du dir dann überlegen, ob du das willst.«
- Herr Schäfer (Herr S.): »Wir können also entscheiden, wer über Sascha berichtet?«
- (Ä): »Die Pressemeldung – die Sie zur Freigabe bekommen – kann jede Zeitung oder Zeitschrift oder auch eine Internetseite mit Gesundheitsthemen frei verwenden. Das können wir nicht entscheiden. Aber ob darüber hinaus noch Interviews gegeben oder Fotos gemacht werden oder sogar ein Dreh fürs Fernsehen, das können Sie entscheiden.«
- Frau S.: »Wann soll das denn sein?«
- (Ä): »Am 28. Februar, also in 4 Wochen, ist der Tag der Seltenen Erkrankungen. Dazu würden wir gerne die Meldung verschicken. Dann erreichen wir sicherlich viele Medien und können auf die Seltenen aufmerksam machen.«
- Herr S.: »Ich denke, wir besprechen das heute Abend in Ruhe zuhause und melden uns morgen wieder.«
- (Ä): »Das ist eine gute Idee! Schauen Sie doch auch mal auf der Internetseite des Klinikums. Da finden Sie Beispiele für solche Pressemeldungen. Und auf der Homepage des Zentrums für Seltene Erkrankungen haben wir entsprechende Patientengeschichten. Ich sende Ihnen die Links per Mail. Und ganz wichtig: Es ist Ihre freie Entscheidung und egal, ob Sascha mitmachen möchte oder nicht, ich freue mich weiterhin natürlich, dich als tollen Patienten zu haben! Das hat damit gar nichts zu tun, o. k.?«
- K: »O. k.!«

Worauf Sie achten sollten!

- Welche Ziele verfolgen Sie mit der Pressearbeit?
- Wer sind Ihre Zielgruppen?
- Wie profitiert die Patientin bzw. andere Betroffene jetzt und zukünftig von Pressearbeit?
- Welches ist der Anlass und damit der terminliche Rahmen der Pressearbeit? (Der jährlich stattfindende Internationale Tag der »Seltenen Erkrankungen«, ein aktuelles Forschungsergebnis, ein neues klinisches Angebot etc.)
- Mit welchen Kanälen erreichen Sie Zielgruppen und Ziele am besten?
- Wie kann die Patientin eingebunden werden?
- Möchte die Patientin mit vollem Namen genannt werden?
- Stimmt sie Pressefotos zu?
- Dürfen Fotos im Internet, z. B. Homepage des Klinikums, und über Social Media verbreitet werden?
- Wie möchte die Patientin bzw. die Familie in die Abstimmung von Texten eingebunden werden?
- Stehen Patientin und Familie für Presseanfragen, Interviews, Drehaufnahmen zur Verfügung?
- Zeigen Sie zur Verdeutlichung Beispiele von Pressearbeit aus Ihrem Haus, z. B. Ausdrucke oder Internetseiten.
- Machen Sie deutlich, dass die Entscheidung frei bei der Patientin und Familie liegt und nicht die weitere Behandlung beeinflusst.
- Geben Sie der Patientin und Familie Bedenkzeit.
- Vermitteln Sie den Kontakt zur Ansprechpartnerin der Pressestelle des Klinikums, damit weitere Fragen vor der Entscheidungsfindung geklärt werden können.
- Bei Zustimmung müssen i. d. R. Einverständniserklärungen, z. B. für Fotoaufnahmen, von beiden Eltern unterschrieben werden.
- Planen Sie genügend Vorlaufzeit bis zum Termin der Presseaktivität ein.

25.1.3 Krisenfall mit Presse kommunizieren: So geht's

Gesprächsbeispiel

Eine Infektionswelle mit Keimen auf Station ist ein Krisenfall für alle Beteiligten. Alle Maßnahmen und Kommunikationswege intern wie extern bedürfen einer streng koordinierten und fach- sowie berufsgruppenübergreifenden Zusammenarbeit. Eine Task Force ist hierfür ein geeigneter Rahmen. Oberstes Ziel: Patientinnen, Angehörige und Mitarbeiterinnen schützen, Infektionswelle stoppen, gesicherte Kommunikation aus einer Quelle. Die primäre Kommunikationsaufgabe liegt also intern, sofern eine Information der Öffentlichkeit nicht zu einer Verbesserung der Lage bzw. einem Schutz beitragen kann.

Zum geeigneten Zeitpunkt trägt eine Kommunikation mit Presse und Öffentlichkeit dazu bei, dem Informationsbedarf professionell nachzukommen. Dabei gilt der Grundsatz: Aufklären, aber nicht verunsichern. Dazu gehören eine verständliche Sprache, Konzentration auf die wichtigsten Inhalte, übersichtliche Darstellung der Fakten, weiterführende Informationsmöglichkeiten, Expertinnen, die für Rückfragen zur Verfügung stehen.

Gesprächsbeispiel

- Frage eines Reporters (R) der lokalen Zeitung an Arzt Dr. Nusser (A): »Besteht weiterhin Gefahr für Ihre Patienten?«
- A: »Seit einer Woche gibt es keine Neuerkrankungen mehr. Die Hygienemaßnahmen haben also funktioniert und die Infektionskette ist gestoppt. Wir sehen keine Gefahr für unsere Patienten.«
- R: »Woher wissen Sie das so genau?«
- A: »Wir haben alle Patienten getestet und zwar drei Mal immer im Abstand von drei Tagen. Auch die Mitarbeiter wurden getestet. Das Gesundheitsamt und das Robert Koch Institut, die wir als Experten hinzugezogen haben, teilen unsere Interpretation der Ergebnisse.«
- R: »Also können Sie wieder Patienten aufnehmen?«
- A: »Ja, alle Stationen und auch die Ambulanzen unserer Klinik können ganz normal Patienten aufnehmen. Auch Besuche sind wie gewohnt möglich.«

Worauf Sie achten sollten!

- Besonders in Krisensituationen muss aus einer Quelle kommuniziert werden.
- Die Abläufe innerhalb einer Task Force, auch zur Kommunikation, sollten klar geregelt sein.
- Interne Abstimmung des Zeitpunkts der Kommunikation
- Wer sind Ihre Zielgruppen?
- Was sind Ihre Ziele?
- Mit welchen Kanälen erreichen Sie Zielgruppen und Ziele am besten?
- Sind alle Botschaften, Daten, Fakten intern umfassend abgestimmt sowie verifiziert?
- Ist die Sprache der Materialien für die Presse deutlich und klar?
- Haben Sie sich auf die wichtigsten Punkte beschränkt?
- Ist die Darstellung übersichtlich?
- Gibt es weiterführende Informationsmöglichkeiten, z. B. Webseite, Experte?
- Wie können Experten verschiedener Fachrichtungen/Berufsgruppen eingebunden werden?
- Gibt es Motive für Pressefotos? (Achtung: Einverständniserklärungen)
- Sind Interviews, Drehaufnahmen möglich?

Merke

Was möchte ich wem, wann, wie und weshalb sagen?
Eine gelungene Kommunikation mit der Öffentlichkeit hängt ab von Inhalten, Zielgruppe, Zeitpunkt, Form und Ton sowie Ziel. Diese Parameter variieren von Fall zu Fall.

Literatur

RKI-Ratgeber für Ärzte: Respiratorische Synzytial-Virus-Infektionen (RSV). Online verfügbar unter: https://www.rki.de/DE/Content/Infekt/EpidBull/Merkblaetter/Ratgeber_RSV.html (Abrufdatum: 26.7.2018).

Übungsaufgaben und Bewertungsbögen

Die Übungsaufgaben dienen Ihnen als Anhaltspunkte dafür, zu welchen Bereichen formales Feedback gegeben werden kann. Die von den Autorinnen und Autoren vorgenommenen Gewichtungen in den Bewertungsbögen spiegeln die jeweilige Schwerpunktsetzung für das behandelte Fallbeispiel bzw. die Aufgabe wider. Bitte beachten Sie, dass die Gewichtungen in den Bewertungsbögen durchaus unterschiedlich ausfallen können (z. B. in der allgemeinen Gesprächsführung zwischen 20 Prozent und 40 Prozent). Die Aufgaben, Gewichtungen und Kriterien können je nach Ausbildungsstand der Studierenden variieren.

Übungsaufgaben

Teil I

1.1 Übungsaufgaben

Übungsaufgabe 1

Bilden Sie bitte 3er-Gruppen. Eine Person ist die Senderin, eine die Empfängerin, die dritte Person beobachtet und achtet auf die Zeit (3 Minuten pro Durchgang).

Im ersten Durchgang – das Thema kann frei gewählt werden – hört die Empfängerin ausschließlich mit dem »Sachohr«, reagiert also nur auf den Sachinhalt der (beliebigen) Äußerungen der Senderin. Nach Ablauf der Zeit und Rückmeldung durch die Beobachterin werden die Rollen gewechselt (Senderin → Empfängerin, Empfängerin → Beobachterin, Beobachterin → Senderin).

Im zweiten Durchgang hört die Empfängerin nun ausschließlich mit dem »Beziehungsohr«, reagiert also nur auf den Beziehungsaspekt in den Äußerungen der Senderin. Nach erneuter Rotation wird im dritten Durchgang dann das »Appellohr« benutzt, d.h. die Empfängerin reagiert ausschließlich nur auf die (impliziten) Anforderungen an sie, die in der Botschaft der Senderin enthalten sind.

Im letzten Durchgang hört die Empfängerin jetzt ausschließlich mit dem »Selbstoffenbarungsohr«, formuliert also nur die wahrgenommenen Aspekte über den inneren Zustand der Senderin. Je nach zur Verfügung stehender Zeit wird erneut rotiert und mit einem »Sachohr«-Durchgang neu gestartet, bis dann alle drei Teilnehmerinnen jeweils mit allen vier »Ohren« die Botschaften gehört haben (gesamte Zeitdauer: ca. 45 Minuten).

Übungsaufgabe 2

1. Die Patientin sagt zur Ärztin: »Wenn Sie mir einen schlechten Befund mitteilen, sprechen Sie viel langsamer als bei einem guten Befund«. Auf welchen Aspekt der Kommunikation nimmt die Patientin hier am ehesten Bezug? (Bitte wählen Sie eine Antwortmöglichkeit aus)
   a) Digitale Kommunikation
   b) Nonverbale Kommunikation
   c) Paradoxe Kommunikation
   d) Paraverbale Kommunikation
   e) Analoge Kommunikation

2. Ihre ungewollt kinderlose Patientin fragt Sie verzweifelt: »Was machen wir, wenn die Hormonanalysen nichts erbringen?« Welche der folgenden Reaktionen Ihrerseits spricht am ehesten die Ebene der Selbstoffenbarung nach dem Vier-Ohren-Modell an? (Bitte wählen Sie eine Antwortmöglichkeit aus)

a) »Wollen Sie meine ärztliche Expertise infrage stellen?«

b) »Sie haben Angst, dass wir keinen therapierbaren Befund bekommen werden? Sprechen wir darüber.«

c) »Dann setzen wir invasive Diagnostik wie eine Laparoskopie ein!«

d) »Diese Hormonanalysen haben bei Patientinnen in Ihrem Alter bisher immer etwas erbracht!«

e) »Sie müssen aber schon mitarbeiten, damit die Diagnostik nicht verschleppt wird!«

3. Ein Paar mit unerfülltem Kinderwunsch kommt zu Ihnen in die Sprechstunde und berichtet Ihnen von der »Achterbahn der Gefühle«, also der Hoffnung auf eine Schwangerschaft und der Enttäuschung bei negativem Schwangerschaftstest. Welche Äußerung Ihrerseits entspricht am ehesten einer einfühlsamen und normalisierenden Haltung? (Bitte wählen Sie eine Antwortmöglichkeit aus)

a) »Das kann ja nichts werden mit der Schwangerschaft, wenn Sie sich so hineinsteigern!«

b) »Wenn Sie jetzt nicht bald schwanger werden, dann ist Ihre Partnerschaft ernsthaft gefährdet.«

c) »Ihrer Schilderung nach sollten Sie baldmöglichst einen Psychiater aufsuchen.«

d) »Ich habe bisher noch jedes Paar schwanger gekriegt!«

e) »So wie Ihnen ergeht es nahezu jedem Paar in so einer Situation.«

4. Eine verhaltensbedingte Fertilitätsstörung liegt voraussichtlich vor … (Bitte wählen Sie eine Antwortmöglichkeit aus)

a) … wenn die Spermiogrammerstellung monatelang »verschleppt« wird.

b) … wenn es während der »fruchtbaren Tage« nie zum Geschlechtsverkehr kommt.

c) … wenn bei der Frau eine unbehandelte Anorexie besteht.

d) … wenn der Mann entgegen ärztlichen Rat weiterhin den hohen Zigarettenkonsum beibehält.

e) Alle Antworten sind richtig.

Lösungen zur Übungsaufgabe 2: 1 d), 2 b), 3 e), 4 e)

1.2   Übungsaufgaben

Übungsaufgabe 1

Bilden Sie bitte eine 4er-Gruppe. Zwei Personen stellen ein Kinderwunschpaar dar, eine Person die aufklärende Ärztin, eine Person beobachtet. Zur Vorbereitung sollten vier Karten erstellt worden sein, auf denen jeweils die Diagnose und entsprechende therapeutische Optionen skizziert werden:

1. Ausschließlich andrologischer Faktor (Azoospermie aufgrund zu spät behandeltem beidseitigen Hodenhochstand als Kind); Therapie: MESA/TESE oder Spendersamenbehandlung

2. Ausschließlich gynäkologischer Faktor (beidseitiger Tubenverschluss auf-

grund verschleppter Blinddarmentzündung als Jugendliche); Therapie: assistierte Reproduktion ART

3. Idiopathische Infertilität (kein organischer Befund feststellbar trotz gründlicher Diagnostik); Therapie: je nach Alter der Frau »expectant management«, Insemination oder ART

4. Verhaltensbedingte Fertilitätsstörung (z. B. starker Zigarettenkonsum beim Mann bzw. Übergewicht bei der Frau); Therapie: Absetzen bzw. Reduktion des Genussgifts (Entwöhnungsprogramm) beim Mann bzw. Diätprogramm bei der Frau

Versuchen Sie das Gespräch als Ärztin in begrenzter Zeit (max. 15 Minuten) mit dem Paar auf der Grundlage eines partnerschaftlichen Beziehungsmodells zu führen. Das Gespräch sollte vonseiten der Ärztin ergebnisoffen, allparteilich, authentisch und empathisch geführt werden. Sie sollten dabei aktives Zuhören einsetzen. Nach der Übung soll eine gemeinsame Reflektion von Verlauf und Ergebnis des Gesprächs, moderiert durch die Beobachterin, durchgeführt werden. Je nach verfügbarer Zeit kann ein weiterer Durchgang mit neu verteilten Rollen und Diagnosen stattfinden.

Übungsaufgabe 2

1. Welche Begrifflichkeit beschreibt am ehesten das »Zwischen-den-Zeilen-Hören« auf der Grundlage der klientenzentrierten Gesprächstherapie? (Bitte wählen Sie eine Antwortmöglichkeit aus)
a) Empathie
b) Authentizität
c) Paternalismus
d) Positive Wertschätzung
e) Identifikation

2. Bei welchem der folgenden Beispiele kann das Konsumentenmodell der Arzt-Patient-Beziehung am ehesten sinnvoll eingesetzt werden? (Bitte wählen Sie eine Antwortmöglichkeit aus)
a) Bei akut psychotisch erkrankten Patientinnen
b) Bei komatösen Patientinnen
c) In der Notfallmedizin
d) In der Reproduktionsmedizin
e) Bei Patienten mit akuter Lebensmittelvergiftung

3. Die Gesprächstechnik des »aktives Zuhörens« kann besonders gewinnbringend in welchen der folgenden Situationen eingesetzt werden? (Bitte wählen Sie eine Antwortmöglichkeit aus)
a) Bei Erstgesprächen
b) Bei schambesetzten Themen
c) In Aufklärungsgesprächen bei schwerer Erkrankung

d) Zur Deeskalation bei Arzt-Patient-Konflikten
e) Alle Antworten sind richtig

Lösungen zur Übungsaufgabe 2: 1 a), 2 d), 3 e)

1.3 Übungsaufgabe

Führen Sie im Rollenspiel das oben begonnene Gespräch zwischen Herrn Lohmeier und der Oberärztin der Rehabilitationsklinik weiter. Versuchen Sie, in die Rolle der Oberärztin die Elemente der ICF in Ihre Argumentation einfließen zu lassen. Sie können das Flussschema der ICF vor sich auf den Tisch legen (▶ Abb. 1-2).

1.4 Übungsaufgabe

Führen Sie paarweise für zwei Minuten eine »Grundkommunikation«, z. B. bei der Begleitung eines Unfallopfers vom Unfallort in ein Krankenhaus, durch, bei der Sie mit Ihren Worten, in verschiedenen Formulierungen, alle Themen der Grundkommunikation ansprechen.

Die Person, die wortlos das Unfallopfer gespielt hat, berichtet Ihnen, wie die Begleitung empfunden wurde, welche Formulierungen besonders ansprechend waren und ob alle neun Themen berücksichtigt wurden (▶ Tab.1-7).

1.5 Übungsaufgaben
Übungsaufgabe 1

Ein Orthopäde möchte gemeinsam mit seiner Patientin, die einen ausgeprägten Hallux valgus hat, eine Entscheidung herbeiführen, ob eine Operation oder die Verordnung einer Schiene der nächste Versorgungsschritt sein soll.

Welche der nachstehenden Vorgehensweisen ist *nicht* kennzeichnend für die partizipative Entscheidungsfindung (shared decision making) in der Arzt-Patient-Beziehung? (Bitte wählen Sie eine Antwortmöglichkeit aus)
a) Der Arzt entscheidet letztlich im wohlverstandenen Interesse der Patientin.
b) Der Arzt eröffnet der Patientin, dass nun die Entscheidung über die zukünftige Versorgung ansteht.
c) Der Arzt exploriert die gewünschte Rolle der Patientin bei der Entscheidungsfindung.
d) Der Arzt stellt beide Behandlungsoptionen mit ihren Stärken und Schwächen vor.
e) Die Patientin äußert Ihre Präferenz bezüglich der Behandlungsoptionen.

Übungsaufgabe 2

Ein Urologe entscheidet aufgrund medizinischer Abwägung der jeweiligen Vor- und Nachteile bei einem Patienten mit lokal begrenztem Prostatakarzinom für eine aktive Überwachung anstelle einer Intervention, ohne den Patienten danach gefragt zu haben, ob er bei dieser Entscheidung beteiligt werden will. Zu welchem Modell der Arzt-Patient-Beziehung passt dieses Handeln am besten? (Bitte wählen Sie eine Antwortmöglichkeit aus)
a) Informatives Modell
b) Interpretatives Modell
c) Paternalistisches Modell
d) Partizipatives Modell
e) Partnerschaftliches Modell

Übungsaufgabe 3

Ein wichtiger Bestandteil der Arzt-Patient-Beziehung kann die partizipative Entscheidungsfindung sein. Welches der folgenden Merkmale ist dafür bezeichnend? (Bitte wählen Sie eine Antwortmöglichkeit aus)
a) Bei der partizipativen Entscheidungsfindung übernimmt der Arzt allein die Verantwortung für die Behandlung.
b) Bei der partizipativen Entscheidungsfindung ist die Einwilligung des Patienten lediglich Formsache.
c) Bei der partizipativen Entscheidungsfindung kann das Behandlungsergebnis verbessert werden, allerdings auf Kosten der Patientenzufriedenheit.
d) Bei der partizipativen Entscheidungsfindung kann eine höhere Compliance erzielt werden als bei paternalistischen Entscheidungen.
e) Bei der partizipativen Entscheidungsfindung wählt der Arzt nach Vorstellung der finanziellen Möglichkeiten durch den Patienten die Therapie aus.

Übungsaufgabe 4

Beim informativen Modell besteht die Aufgabe des Arztes darin dem Patienten alle relevanten medizinisch-wissenschaftlichen Informationen zur Verfügung zu stellen, damit dieser eine informierte Entscheidung treffen kann, die seinen Vorstellungen und Werten entspricht. Welche Aussage zum informativen Modell trifft *am wenigsten* zu? (Bitte wählen Sie eine Antwortmöglichkeit aus)
a) Das informative Modell wird auch Konsumentenmodell genannt.
b) Das informative Modell ist durch ein hohes Maß an Patientenautonomie gekennzeichnet.
c) Der Arzt exploriert vor der Umsetzung der Behandlung eventuelle Änderungen der Präferenzen des Patienten.
d) Der Patient entscheidet allein über die Behandlung.
e) Die Arztrolle ist als eine Art »technischer Experte« zu sehen, dessen Dienstleistung darin besteht, für ausreichend Informationen zu sorgen.

Lösungen zu den Übungsaufgaben: 1 a), 2 c), 3 d), 4 c)

1.6   Übungsaufgaben

Übungsaufgabe 1

Welche der im Folgenden genannten Verhaltensweisen von Patientinnen sind nicht adhärent? (Es kann mehr als eine Antwortmöglichkeit richtig sein)
a) Die Patientin informiert sich eigenständig über alternative Behandlungsmöglichkeiten.
b) Die Patientin wechselt die Ärztin, weil ihr die vorgeschlagene Therapie nicht zusagt.
c) Die Patientin nimmt zusätzliche Medikamente/Substanzen ein, die ihre Therapie unterstützen sollen.
d) Die Patientin vergisst häufig, ihre Medikamente einzunehmen.
e) Die Patientin entwickelt ständig neue Ideen, wie sie ihre Therapieempfehlungen umsetzen kann.

Übungsaufgabe 2

Welche der folgenden Verhaltensweisen der Ärztin können Adhärenz fördern? (Es kann mehr als eine Antwortmöglichkeit richtig sein)
a) Möglichst beängstigende, drastische Schilderung der Folgen unterlassener Behandlung.
b) Sich nach der Familie und den Kindern erkundigen.
c) Interesse an der Sichtweise und den Bedürfnissen der Patientin zeigen.
d) Nach Erwartungen und Befürchtungen fragen.
e) Die aus ihrer Sicht optimale Therapie empfehlen.

Übungsaufgabe 3

Welche Vorteile könnte eine patientenorientierte Kommunikation für Sie selbst als Ärztin haben? Schreiben Sie hierzu mindestens drei Punkte auf.

Übungsaufgabe 4

Wie hängt der Kommunikationsstil der Ärztin mit der Sicherheit der Patientin zusammen? Versuchen Sie hierzu auch Beispiele zu finden!

Übungsaufgabe 5

Welche der untenstehenden Bewältigungsstrategien sind problemorientiert und welche emotionszentriert? Bitte ordnen Sie die Antwortmöglichkeiten den problemorientierten und emotionszentrierten Bewältigungsstrategien zu.

a) Aufgeben selbstschädigender Verhaltensweisen
b) Nicht daran denken
c) Unterstützung suchen
d) Verändern von Umweltbedingungen
e) Herunterspielen (»Wird schon nicht so schlimm sein!«)
f) Einen Plan zur Veränderung der Ernährungsgewohnheiten aufstellen
g) Anwendung von Entspannungsmethoden
h) Sport und Bewegung
i) Verständnisvolle Gesprächspartner suchen
j) Sich über seine Erkrankung informieren

Lösungen zu den Übungsaufgaben: 1 b) + d), 2 c) + d), 3 d), 5
    problemorientiert: a), c), d), f), j)
    emotionszentriert: b), e), g), h), i)

Teil II

2.1 Übungsaufgabe

Üben Sie einen offenen Gesprächseinstieg, indem Sie mit einer Partnerin über ein beliebiges Thema sprechen (ein gut geeignetes Thema ist z. B. die letzte Urlaubsreise). Nutzen Sie eine offene Einstiegsfrage, wie z. B. »*Erzähl mir von deinem letzten Urlaub. Erzähl einfach, was dir als Erstes in den Kopf kommt!*«. Lassen Sie Ihre Partnerin aussprechen und machen Sie sich Notizen zum Gesagten. Sobald Ihre Partnerin ihre Eingangserzählung beendet hat, nutzen Sie Ihre Notizen in der entsprechenden Reihenfolge, um Nachfragen zu stellen, z. B. »*Du sagtest eingangs, du wolltest eigentlich gar keine Fernreise machen*«. Machen Sie sich auch hier erneut Notizen. Versuchen Sie, auch Techniken wie das Spiegeln oder das Zwischenfazit einzusetzen. Reflektieren Sie nach dem Gespräch gemeinsam, wie die Unterhaltung verlaufen ist.

Sie werden erstaunt sein, was Sie an Informationen erfahren werden. Wenn Sie sich in der Gesprächstechnik sicher fühlen, können Sie sie auch im medizinischen Kontext anwenden.

2.2 Übungsaufgabe

Nachdem Sie die Übungsaufgabe in ▶ Kapitel 2.1 durchgeführt haben, üben Sie die Gesprächstechniken noch einmal und nutzen dazu ein medizinisches Thema, wie beispielsweise das Erzählen über die letzte selbst erlebte Krankheitsepisode. Achten Sie dabei vor allem auf Hinweise zu psychosozialen Aspekten der beschriebenen Erkrankung. Richten Sie Ihre Nachfragen speziell nach diesen Aspekten aus und vermitteln Sie Ihrem Gegenüber, dass Sie die besondere Situation, in der er sich befunden hat, verstehen können.

2.3 Übungsaufgabe

Die in Kapitel 2.3 dargestellte Fallvignette dient als Skript für dieses Partner-Rollenspiel. Partnerin A spielt den Patienten mit sozialer Phobie einschließlich seines nonverbalen Verhaltens und Partnerin B den Arzt.

Beim ersten Durchgang des Rollenspiels (5 Min.) lässt sich der Arzt von den irregulären Hand-zu-Hand-Bewegungen des Patienten anstecken.

Beim zweiten Durchgang (5 Min.) behält der Arzt eine offene Sitzposition bei und lässt ggf. spontane Handbewegungen im Raum (Gesten) zu.

Frage zur Selbsterfahrung an beide Partner: Welche Auswirkung hat das Ausführen irregulärer Bewegungen am Körper auf Ihr eigenes Befinden? Wie erleben Sie Ihr Gegenüber?

2.4 Übungsaufgabe

Der Patient Herr Algeier kommt mit seiner Ehefrau zur erneuten Befundbesprechung der neu aufgetretenen Metastasen im Kopf. Als Behandlungsoptionen des fernmetastasierten Ösophaguskarzinoms stehen Chemo-, Radiochemo- und Antikörpertherapie sowie verschiedene Bestrahlungstechniken zur Verfügung. Die Ehefrau ist das erste Mal nach Fortschreiten der Erkrankung beim Arztgespräch anwesend und sehr um ihren Ehemann besorgt.

Bilden Sie bitte eine 5er-Gruppe und führen Sie abwechselnd in den Rollen der Ärztin, des Patienten Herrn Algeier und seiner Ehefrau das Arztgespräch vor zwei Beobachterinnen durch. Achten Sie in der Rolle als Ärztin insbesondere darauf, die Emotionen analog dem NURSE-Modell angemessen aufzugreifen. Zeichnen Sie das Gespräch auf Video auf und reflektieren Sie gemeinsam den Umgang mit Emotionen anhand der Kriterien des Bewertungsbogens (▸ Bewertungsbogen 2.4).

2.5 Übungsaufgabe

Üben Sie in einer Gruppe von mindestens drei Studierenden. Sie können das Überbringen einer schlechten Nachricht als Grundlage Ihres Feedback-Trainings nutzen. Dabei ist eine Studierende in der Rolle der Ärztin, eine Studierende in der Rolle der standardisierten Patientin und es gibt eine Beobachterin. Definieren Sie einen Standard, z. B. das SPIKES-Protokoll mit den Kriterien einer guten Kommunikation. Nach diesem Standard soll die Studierende in der Rolle der Ärztin eine schlechte Nachricht übermitteln. Die Beobachterin und die standardisierte Patientin geben Feedback nach der im Kapitel 2.5 genannten offenen Sandwich-Methode. Strukturieren Sie Ihr Feedback mit den Leitfragen »Was war gut?« und »Was könnte besser sein?«.

Rotieren Sie in den Rollen und diskutierten Sie dann, welches Feedback am konstruktivsten war, welche Aussagen Sie nicht annehmen konnten und bei welchen Aussagen Sie eher in Ärger oder Widerstand gekommen sind. Notieren Sie dazu Kriterien.

Reflektieren Sie dann, inwieweit Sie diese Kriterien bei Kommilitoninnen, Freundinnen, Kolleginnen oder Vorgesetzten anwenden können und welche Besonderheiten in der jeweiligen Situation zu beachten sind.

2.6   Übungsaufgabe

Bilden Sie bitte ein Tandem. Führen Sie abwechselnd in der Rolle der Ärztin und des Patienten Herrn Butschle die Untersuchung bei Verdacht auf Cerumen obturans durch und erläutern Sie dabei Ihre Schritte. Zeichnen Sie das Gespräch auf Video auf und reflektieren Sie gemeinsam das Rollenspiel anhand des Bewertungsbogens (▶ Bewertungsbogen 2.6).

2.7   Übungsaufgabe

Zur Vertiefung des PEF-Konzepts erhalten Sie nun eine praktische Übung, die Sie alleine, idealerweise aber auch zu zweit durchführen können. Bilden Sie bitte ein Tandem. Führen Sie selbst ein entscheidungsrelevantes Gespräch in der Rolle der Ärztin und der Patientin aus einem Bereich, in dem Sie sich sicher fühlen, durch und zeichnen Sie es auf Video auf. Reflektieren Sie anschließend anhand des Videos und des Bewertungsbogens (▶ Bewertungsbogen 2.7) zunächst getrennt und dann im Austausch, welche Schritte in der Arztrolle schon gut umgesetzt wurden und welche noch fehlten. Halten Sie dabei gute Formulierungen schriftlich fest und überlegen Sie auch für die noch nicht umgesetzten Schritte, welche Formulierungen gepasst hätten.

2.8   Übungsaufgabe

Dass es auch gefährliche, gewissermaßen »maligne« subjektive Krankheitstheorien geben kann, zeigt das Beispiel eines anderen Patienten.

Herr Krause (52-jährig, Heizungstechniker) konsultiert seinen Hausarzt wegen eines grippalen Infekts. Dabei beschreibt er einen dumpfen Schmerz im Oberkörper. Dieser tritt häufig auf, besonders nach üppigen Mahlzeiten, wenn er in der Kälte arbeitet oder sich über unangenehme Kunden aufregt.

Zum ersten Mal seien die Schmerzen bei einer Reparatur aufgetreten, bei der ihm ein gusseiserner Heizkörper gegen sein Brustbein gekippt ist.

Herr Krause beschreibt Linderung, wenn er sich abends eine Wärmflasche macht und die Brust mit Arnika-Salbe einreibt.

Der Hausarzt überlegt zunächst, ihm seine Erklärung abzunehmen, leitet aber zur Sicherheit kardiodiagnostische Maßnahmen ein. Tatsächlich wird dabei ein leichter Herzinfarkt festgestellt und im Anschluss eine Reperfusionstherapie eingeleitet und somit eine lebensbedrohliche Entwicklung rechtzeitig verhindert.

Diskutieren Sie in Ihrer Kleingruppe folgende Fragen und üben Sie das weitere Vorgehen im Rollenspiel:

- Welche Risikofaktoren und Symptome liegen bei Herrn Krause vor?
- Analysieren Sie die subjektive Erklärung des Herrn Krause und machen Sie behutsam auf Widersprüche darin aufmerksam.
- Verdeutlichen Sie dem Patienten, wie Sie seine Symptome bewerten.

● Planen Sie gemeinsam das weitere diagnostische und therapeutische Vorgehen bei Herrn Krause. Nutzen Sie dafür Patienten-Informationsblätter.

2.9 Übungsaufgabe

Horst Müller ist 47 Jahre alt. Er ist verheiratet und hat zwei Kinder im Alter von 14 und 11 Jahren. Er ist beruflich selbstständig und führt mit seiner Ehefrau ein Gasthaus.

Herr Müller erhält die Diagnose eines metastasierten Magenkarzinoms. Nach erfolgtem Staging stellt er sich zur Befundbesprechung und zur Planung der weiteren Therapie in Ihrer Ambulanzsprechstunde vor.

Bei stabiler Situation nach bisher 12 Zyklen einer teilstationären Chemotherapie soll die Therapie nach dem bisherigen Schema (ambulante Termine im Abstand von 14 Tagen) fortgesetzt werden. Eine nächste Bildgebung ist nach weiteren drei Monaten geplant.

Der Patient teilt mit, dass er unmittelbar nach der Therapiegabe sehr geschwächt sei, unter Übelkeit leide und deshalb derzeit die Therapie nicht fortsetzen möchte.

Auf Nachfrage erklärt Herr Müller, er habe in seinem Restaurant in den nächsten drei Monaten mehrere Festveranstaltungen, die er nicht absagen könne. Da müsse er fit sein und unter laufender Chemotherapie könne er das nicht schaffen. Eine Vertretung für die Küche sei so leicht nicht zu finden und das würde sich für ihn auch nicht rechnen.

Bei onkologisch aktuell stabiler Situation ist eine Therapiepause derzeit mit hohen Risiken verbunden und Sie würden dem Patienten zur Fortsetzung der Therapie raten.

Bei onkologisch aktuell stabiler Situation ist eine Therapiepause derzeit mit hohen Risiken verbunden und Sie würden dem Patienten zur Fortsetzung der Therapie raten.

Übungsaufgabe 1

Welche weiteren Fragen/Probleme können sich hinter der Ablehnung des Patienten verbergen?

Übungsaufgabe 2

Wen können Sie zur Entlastung hinzuziehen bzw. wohin können Sie den Patienten vermitteln?

Lösungen zu den Übungsaufgaben:
Übungsaufgabe 1:
● Finanzielle Absicherung der Familie im Krankheitsfall, wie ist der Patient als Selbstständiger abgesichert?

Übungsaufgaben

- Wie steht es um den Betrieb, hat Herr Müller finanzielle Verpflichtungen, hat er Mitarbeiter, die er bezahlen muss?
- Wie sind die Kinder versorgt, was bedeutet die Krankheit des Vaters für die Kinder (emotional, aber auch wirtschaftlich, d. h. bezüglich der möglichen sozialen Auswirkungen)?

Übungsaufgabe 2:
- Sozialdienst der Klinik, ambulante Beratungsstelle, psychoonkologischer Dienst (Kinder)

2.10   Übungsaufgaben

Übungsaufgabe 1

Diskutieren Sie in Ihrer Kleingruppe folgende Fragen:
- Welche Chronifizierungsfaktoren liegen bei Herrn Krause vor?
- An welchen Stellen ist es dem Arzt gelungen, iatrogene Chronifizierung zu vermeiden?

Übungsaufgabe 2

Üben Sie die weitere Beratung von Herrn Krause zur Therapie und Prävention im Rollenspiel. Nutzen Sie dabei die Patienten-Informationsblätter der NVL Kreuzschmerz.

Übungsaufgabe 3

Welche Behandlungsmöglichkeiten gibt es, wenn sich der Arbeitsplatzkonflikt verschärft und Herr Krause weiter Beschwerden hat?

3.1   Übungsaufgabe

Rollenspiel für 3–5 Personen
Fall: Erstmals erhöhter Blutdruck
Material:
- Rollenanweisung Simulationspatient
- Anweisung Arztrolle
- Anweisung Beobachter und Feedbackhandout

Medizinischer Hintergrund:
Ab dem 35. Lebensjahr haben gesetzlich Versicherte alle zwei Jahre einen Anspruch auf eine Gesundheitsuntersuchung. Schwerpunkt der Untersuchung ist die Erfassung kardiovaskulären Risiken, um veränder- oder behandelbare Risikofaktoren zu beeinflussen. Neben der Anamnese gehören dazu die Messung des

Blutdrucks sowie eine Blutuntersuchung mit Bestimmung der Cholesterinwerte und des Blutzuckers.

Es gibt über 200 bekannte kardiovaskuläre Risikofaktoren. Unveränderbare Risikofaktoren sind Alter, Geschlecht, Familienanamnese. Die wichtigsten beeinflussbaren Risikofaktoren sind Rauchstatus, Bluthochdruck, Diabetes und Hypercholesterinämie. Liegen Blutdruck und Laborwerte vor, kann man diese mit den anamnestischen Angaben in einen kardiovaskulären Risikorechner eingeben und so das kardiovaskuläre Risiko objektivieren. Dieses objektive Risiko kann dann die Grundlage für eine Beratung zum Rauchstopp oder auch medikamentöse Maßnahmen sein.

Literatur
- Chenot JF, Bergmann A, Popert U., Früherkennung und Umgang mit Risikofaktoren. In: Kochen MM (Hrsg.): Allgemein und Familienmedizin. 5. Auflage 2017. *Thieme Verlag, Stuttgart, ISBN 978-3-131413857 Seiten 51–64*
- Kardiovaskuläres Risikokalkulations- und Beratungsinstrument: https://www.arriba-hausarzt.de/ Das individuelle Risiko, in den nächsten 10 Jahren ein Herzkreislaufereignis zu erleiden, kann so objektiv grafische dargestellt werden, Vorteil dieses Risikorechners ist, dass er es auch erlaubt Behandlungseffekte dazustellen.
- Videotutorial zur kardiovaskulären Risikoanamnese und der Benutzung des kadiovaskulären Risikorechners und zur motivierenden Beratung von Rauchern. Chenot JF, Meyer C. 2017. https://youtu.be/b_K1rXe3lA4

Materialien

Arztrolle	
Allgemeine Charakteristika	Ort der Konsultation: Hausarztpraxis.
Situation	Sie sind Ärztin in Weiterbildung in einer Praxis und kennen die meisten Patientinnen noch nicht.
Ausrüstung	• Arztkittel • Blutdruckmessgerät • Stethoskop
Aufgaben	• Erfassen Sie das Patientenanliegen (Patientenagenda) • Erfassen Sie die kardiovaskulären Risikofaktoren (Arztagenda) • Nutzen Sie Kommunikationstechniken wie Spiegeln und Paraphrasieren. • Machen Sie an geeigneten Stellen Zusammenfassungen.
Ende des Gesprächs	Vereinbaren Sie das weitere Vorgehen.

Simulationspatientenrolle	
Allgemeine Charakteristika	Name: Petra/Peter Jürgens Alter: zwischen 35 und 45 Jahren Ort der Konsultation: Hausarztpraxis
Situation	Sie waren gestern in der Apotheke, um einen Lippenbalsam zu kaufen. Dort gab es die »Blutdruck-Aktion« und Sie haben ihren eigenen Blutdruckwert gleich messen lassen: • Blutdruck von 150/90 Die Apothekerin hat Ihnen geraten, Ihre Hausärztin aufzusuchen. Sie waren bisher nur selten in der Praxis, weil Sie immer gesund waren.
Eigenanamnese	• Erstmals ist ein erhöhter Blutdruck aufgefallen • Keine weiteren Erkrankungen und Allergien bekannt • Keine Operationen bisher • Blutzucker ist noch nie bestimmt worden • Cholesterin ist vor zwei Jahren gemessen worden und war bei 5,5 mmol/l (Normbereich) oder so ähnlich • Keine regelmäßige Einnahme von Medikamenten • Keine Medikamentenunverträglichkeiten bekannt
Untersuchung	• Blutdruckmessung • Folgen Sie den Anweisungen der Ärztin

Lebensgewohnheiten	• Nikotin:
	  – Seit 10–20 Jahren (je nach Ihrem Alter) täglich Konsum einer Schachtel Zigaretten
	  – Mehrfache Versuche aufzuhören, jedoch ohne Erfolg
	  – Sie würden gern mit dem Rauchen aufhören
	• *Alkohol:* Gelegentlich auf Feiern
	• *Ernährung:* Sie machen keine spezielle Diät
	• *Bewegung:* Sie treiben keinen Sport

Familienanamnese	• Mutter ist/war gesund • Vater im Alter von 70 Jahren einen leichten Schlaganfall ohne bleibende Schäden gehabt • Geschwister ebenfalls gesund
Persönliche Situation	• Fleischereifachverkäufer/in • Verheiratet • 2 Kinder *(Details improvisieren)* • Sie haben keine beruflichen oder privaten Stresssituationen
Emotionale Situation	• Leicht beunruhigt • Interessiert • Sie möchten ungerne eine Tablette nehmen
Ende des Gesprächs	Nach gemeinsamer Vereinbarung des weiteren Vorgehens

Anweisung Beobachter

Es gelten die üblichen Feedbackregeln (▶ Kap. 2.5)

Kommunikationsaspekte	• Wie lange hat das Gespräch gedauert? • Wie lange hat es gedauert, bis die Simulationspatientin unterbrochen wurde? • Wurden zu Beginn des Gesprächs offene Fragen gestellt? • Konnte die Patientin ihr Anliegen vorbringen? • Fand eine Zusammenfassung des Patientenanliegens statt? • Ist eine zentrale Frage gestellt worden? • Ist die Technik der Spiegelung/Paraphrasierung genutzt worden? • Sind Emotionen verbalisiert worden (Angst vor Herzkrankheit)? • Wurde paraphrasiert oder gespiegelt? • Wurde das Beratungsergebnis zusammenfasst? Gab es für die Patientin einen klaren Plan am Ende des Gesprächs, wie es weitergeht. • Wurden Fremdwörter verwendet? • War eine innere Struktur im Gespräch erkennbar?

Medizinische Aspekte	• Wurden alle wesentlichen Risikofaktoren erfasst:
	  – Relevante Vorerkrankungen
	  – Frühere Blutdruckmessungen
	  – Diabetes
	  – Cholesterin
	  – Familienanamnese
	  – Nikotinkonsum
	  – Alkohol
	  – Bewegung/Sport
	• Wurde eine Medikamenteneinnahme erfragt?
	• Wurde eine Sozialanamnese durchgeführt?
	• Korrekte Durchführung der Blutdruckmessung

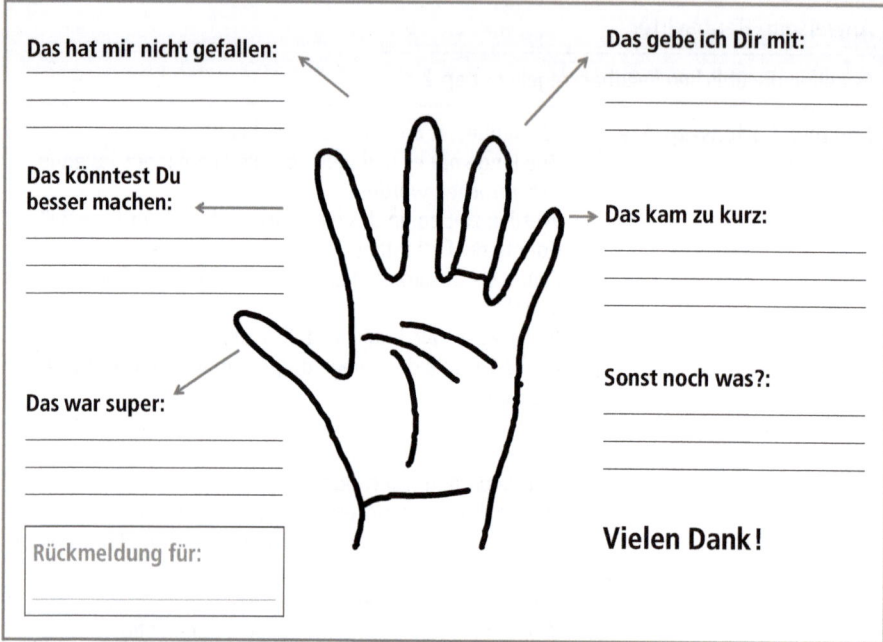

Abb. 3-1   Feedback-Hand

5.1   Übungsaufgabe

Bilden Sie bitte ein Tandem. Führen Sie abwechselnd in der Rolle der Ärztin und der Patientin Frau Mönch ein Anamnesegespräch durch. Zeichnen Sie das Gespräch auf Video auf und reflektieren Sie gemeinsam das Rollenspiel anhand des Bewertungsbogens (▶ Bewertungsbogen 5.1).

5.2   Übungsaufgabe

Bilden Sie Tandems. Führen Sie abwechselnd in der Rolle der Ärztin und in der Rolle der Patientin der Fallvignette eine gynäkologische Sexualanamnese durch.

Als Ärztin kennen Sie die verschiedenen pathophysiologischen Ursachen der primären Sterilität.

1. Eine stufenweise Abklärung ist indiziert, wobei anamnestisch die Menstruations- und Zyklusanamnese am Anfang stehen und erfragt werden muss.
2. Die Sexualanamnese kann mögliche Ursachen dieser Problematik aufdecken und soll in diesem Zusammenhang ebenfalls erhoben werden.

5.3 Übungsaufgabe

Bilden Sie Tandems. Führen Sie abwechselnd in der Rolle des Arztes und in der Rolle des Patienten eine Sexualanamnese durch. Reflektieren Sie anschließend gemeinsam, wo Sie Schwierigkeiten empfunden haben und überlegen Sie Lösungsansätze.

5.4 Übungsaufgabe

Notfallanamnesen sind integraler Bestandteil der Behandlung von Notfallpatienten. Übungsaufgaben können anhand des SAMPLE-Schemas mithilfe der ▶ Tab. 5-8 konstruiert werden.

Die Anamnese kann dabei auf Basis einer selbst erlebten oder dokumentierten Patientengeschichte oder auch auf Basis eines erdachten Falls konstruiert werden. Hierbei kann durch die Variationen des medizinischen und/oder des situativen Kontextes die Komplexität der Übungen geändert und auf die Zielgruppe angepasst werden.

Zur Einübung von Notfallanamnesen wird eine Paarübung vorgeschlagen, bei der beide Personen abwechselnd in der Rolle des Arztes und der Notfallpatientin Frau Kaiser die Notfallanamnese mittels des SAMPLE-Schemas durchführen (▶ Tab. 5-8: SAMPLE). Für ein möglichst systematisches Vorgehen und eine gezielte Informationssammlung empfiehlt sich die Verwendung geschlossener Fragen (▶ Kasten »Worauf Sie achten sollten«, ▶ Kap. 5.4).

Lösung

Zunächst sollte der Arzt nach möglichen **Symptomen** fragen. Danach muss das Vorhandensein von **Allergien** überprüft werden. Anschließend wird nach **Medikamenten** gefragt. Jetzt sollte die Patienten nach **Vorerkrankungen und dem Verlauf der jetzigen Erkrankung** befragt werden. Zudem ist die Uhrzeit der **letzten Nahrungsaufnahme** festzustellen. Abschließend ist von Interesse, welche Ereignisse zu dem Unfall, einer Verletzung oder einer akuten Verschlechterung des Gesundheitszustandes geführt hat.

6.1 Übungsaufgaben

Übungsaufgabe 1 (Haltungen, normative Vorstellungen)

Für Kleingruppen (3–8 Personen)
Schreiben Sie auf, was Sie typisch für schwule Männer und lesbische Frauen finden. Sie haben dafür max. 10 Minuten Zeit. Versuchen Sie möglichst viele Eigenschaften und Beschreibungen zu finden. Tauschen Sie sich danach in der Gruppe aus. Diskutieren Sie die Fragen: Woher kommt mein Wissen über diese Eigenschaften? Kenne ich Männer und Frauen, die so sind? Kenne ich Gegenbeispiele?

Wie verhält es sich mit heterosexuellen Männern und Frauen, die auch solche Eigenschaften haben? Wie mögen sich LGBT-Patientinnen fühlen, die zur Ärztin gehen und dort Fragen zu Sexualität und/oder Partnerschaft gestellt bekommen?

Variante 1 A (Haltungen, normative Vorstellungen)
Übung 16 A für Gruppen von 6–10 Personen
Bilden Sie zwei Untergruppen, die in knapp 10 Minuten alles sammeln, was ihnen zum Thema Hetero- bzw. Homonormativität einfällt. Was gilt ins unserer Gesellschaft gemeinhin
● als typisch heterosexuell bzw. *normal*? (Gruppe 1)
● als typisch homosexuell bzw. *andersherum*? (Gruppe 2)

Tauschen Sie sich über ihre Ergebnisse aus und werten Sie diese unter der Frage aus, an welchen Punkten Sie im ärztlichen Gespräch aufpassen müssen, nicht in die Fallen der Hetero- bzw. Homonormativität zu laufen. Versuchen Sie 3–5 Vorannahmen herauszuarbeiten, die sich als Kommunikationskiller im ärztlichen Gespräch erweisen können.

Übungsaufgabe 2: »Rollenspiel: Herr Friese«

Für Kleingruppen (3–8 Personen)
Legen Sie fest, wer aus Ihrer Kleingruppe in dem Rollenspiel den »Patienten« spielt und wer die Ärztin. Der Rest der Gruppe ist in der Rolle die Beobachterinnen. Das Beispiel wird gemeinsam gelesen. Die Ärztin versucht im Rollenspiel
a) eine Sexualanamnese, die klärt, welche Risiken für eine HIV-/STI-Übertragung tatsächlich vorliegen,
b) den Patienten emotional zu unterstützen und Wertschätzung auszudrücken. Die Ärztin kann versuchen auf psychosoziale Fragen kurz einzugehen und dann auf geeignete Beratungsstellen und Selbsthilfe zu verweisen.

Die Beobachterinnen werden in zwei Gruppen aufgeteilt und bewerten die Beratung nach folgenden Punkten:

Gruppe 1: Nonverbales und Paraverbales
● Körpersprache (Sitzhaltung, Mimik und Gestik; Augenkontakt während des Gespräches)
● Stimme, Gesprächspausen

Gruppe 2: Gesprächsverlauf
1. Welche Fragen führen im Gespräch dazu, dass sich eine Patientin öffnet?
2. Was hat irritiert? Sowohl die Gesprächspartnerinnen als auch Sie selbst?
3. Finden Sie Anteile des NURSE-Modells wieder?

Bei der Auswertung des Rollenspiels lassen Sie zuerst die Ärztin zu Wort kommen: Wie ging es ihr mit dem Gespräch und den angesprochenen Themen, was war schwer, was fiel leicht? Erst dann teilen die Beobachterinnen ihre Ergebnisse mit und achten darauf, ob es Zusammenhänge zwischen ihren Beobachtungen und dem Erleben der Ärztin gab.

Übungsaufgabe 3: »Rollenspiel: Krankheitsphobie«

Für Kleingruppen (3–8 Personen)
Legen Sie fest, wer aus Ihrer Kleingruppe in dem Rollenspiel die »Patientin« spielt und wer die Ärztin. Der Rest der Gruppe ist in der Rolle der Beobachterinnen. Patientin und Ärztin erhalten die nachfolgenden Karten und werden gebeten, ein Arzt-Patienten-Gespräch zu führen. Ziel der Kommunikation ist herauszufinden, wie der Patientin mit ihrem Anliegen bestmöglich geholfen werden kann. Dauer ca. 8–10 Minuten.

Anweisungskarte Patientin

Symptome: Schlafstörungen, innere Unruhe
Auf einer Party vor fünf Monaten haben Sie Maik, 28 Jahre alt, kennengelernt, den Sie total toll fanden. Nach intensivem Flirt und Tanz sowie einigen Gläsern Wein sind Sie mit Maik nach Hause gegangen. So etwas machen Sie eigentlich nie, und während alles so seinen Lauf nahm, waren Sie sich auch nicht sicher, ob Ihnen das nicht alles zu schnell geht. Dann kam es zum Sex und Sie haben es gerade noch geschafft, dass er ein Kondom benutzt. Hinterher ging es Ihnen trotzdem schlecht. Sie erinnern sich, dass er davon sprach, »auch mal so eine Drogenphase gehabt zu haben«. Noch am Abend ging es Ihnen schlecht und Sie baten Maik zu gehen. Er ist dann auch gegangen, nach einer Rufnummer haben Sie gar nicht mehr gefragt. Ist er vielleicht HIV-positiv? Sie haben auch etwas Sperma auf die Hand bekommen. Später fiel Ihnen auf, dass Ihre Fingernägel etwas eingerissen sind. Nun befürchten Sie, sich mit HIV angesteckt zu haben. Sie haben erstmals bei Hausärztin nach zwei Wochen und dann noch einmal nach 12 und 15 Wochen im Gesundheitsamt einen HIV-Test machen lassen. Beruhigt hat Sie das allerdings nicht. »Könnte ja sein, dass ich erst später Antikörper bilde«. Die Angst begleitet Sie fast täglich.
Sie wollen nun bei einer niedergelassenen Ärztin einen weiteren HIV-Test durchführen lassen.

Anweisungskarte Arzt/Ärztin

Eine Ihnen bisher nicht bekannte 28-jährige Patientin kommt in die Arztpraxis und möchte einen HIV-Test machen lassen. Die Patientin wirkt angespannt. Versuchen Sie, Elemente des NURSE-Modells in Ihrem Gespräch zu verwenden.
Die Beobachterinnen werden in zwei Gruppen aufgeteilt und bewerten die Beratung nach folgenden Punkten:

Gruppe 1: Nonverbales und Paraverbales
- Körpersprache (Sitzhaltung, Mimik und Gestik; Augenkontakt während des Gespräches)
- Stimme, Gesprächspausen

Gruppe 2: Gesprächsverlauf
- Welche Fragen führen im Gespräch dazu, dass sich die Patientin öffnet?
- Was hat irritiert? Sowohl die Gesprächspartnerinnen als auch Sie selbst?
- Finden Sie Anteile des NURSE-Modells wieder?

Bei der Auswertung des Rollenspiels lassen Sie zuerst die Ärztin zu Wort kommen: Wie ging es ihr mit dem Gespräch und den angesprochenen Themen, was war schwer, was fiel leicht? Erst dann teilen die Beobachterinnen ihre Ergebnisse mit und achten darauf, ob es Zusammenhänge zwischen ihren Beobachtungen und dem Erleben der Ärztin gab.

7.1   Übungsaufgabe

Führen Sie ein Protokoll zur Übergabe der Patientin an eine ärztliche Kollegin durch. Thematisieren Sie neben der aktuellen klinischen Situation, das Gespräch mit den Angehörigen über die Prognose und eine mögliche Einstellung der Intensivtherapie. Danach vergleichen Sie mit dem Bewertungsbogen (▶ Bewertungsbogen 7.1), ob Sie an alles gedacht haben.

Ebenso wurde das mögliche Auftreten eines irreversiblen Ausfalls der Gesamthirnfunktion und die Option einer Organspende erörtert. Berichten Sie Ihrer Kollegin, welche konkreten Schritte diesbezüglich bereits erfolgt sind und welche noch ausstehen.

Bitte dokumentieren Sie am Ende, welche Punkte mit den Angehörigen besprochen wurden/welche noch zu besprechen sind.

7.2   Übungsaufgabe Strukturieren Sie die Entscheidungspfade

1. Beschreiben Sie in eigenen Worten, wozu Interaktionen von Ärztinnen mit pharmazeutischen Unternehmen führen können.
2. Frau Mai erhofft sich von Frau Klein besonders viel Expertise im Bereich der Behandlung von Multipler Sklerose. Wie schätzen Sie das ein?
3. Was sind die Vor- und Nachteile der Offenlegung von Interessenkonflikten gegenüber Patientinnen?
4. Was würden Sie Frau Klein in Bezug auf ihren Umgang mit pU raten, um ihre Patientinnen möglichst gut zu behandeln?

Lösungen

1. Interaktionen mit pU führen zu einem Interessenkonflikt, der zu einer verzerrten Sichtweise in Bezug auf auf den Nutzen und Schaden von Arzneimitteln führen kann. Meistens nehmen Ärztinnen mit Interessenkonflikten den Nutzen von Medikamenten als überhöht war und unterschätzen den Schaden der Medikamente. Dabei merken die Ärztinnen oft selbst nicht, dass sie beeinflusst werden.
2. Aufgrund von ihrer Forschungstätigkeit hat Frau Klein vermutlich tatsächlich besonders viel Expertise in der Therapie der Multiplen Sklerose. Allerdings führt die Tatsache, dass sie Honorare von Unternehmen annimmt dazu, dass sie das Nutzen-/Schaden-Verhältnis der Medikamente verzerrt einschätzt. Es könnte sein, dass sie Frau Mai Medikamente empfiehlt, die nicht die für Frau Mai am besten geeigneten sind.
3. Vorteile: Die Patientinnen haben alle wichtigen Informationen, um eine Entscheidung zu treffen; viele Patientinnen wünschen sich eine Offenlegung und so kommt man deren Wünschen nach
4. Nachteile: Möglicherweise Verstärkung der Verzerrung durch die Interessenkonflikte; Vertrauensverlust der Patientinnen; Druck auf die Patientinnen, entlang der Empfehlung ihrer Ärztin zu entscheiden und nicht der eigenen Einschätzung zu folgen
5. Als wichtigste Maßnahme sollte sie ihre Vortragstätigkeit für die Unternehmen einstellen und keine Honorare mehr annehmen. Solange sie dies nicht tut, besteht weiterhin die Gefahr, dass sie ihre Patientinnen verzerrt berät. Zudem sollte sie unabhängige Informationsquellen nutzen, um die neusten Erkenntnisse über Medikamente zu beurteilen.

7.3   Übungsaufgabe

Bilden Sie bitte ein Tandem und simulieren Sie ein Arzt-Patient-Gespräch zum Thema »Bereitschaft zur Organspende«. Der Fokus des Gesprächs soll auf der Beteiligung des Patienten Herrn Becker bei der Entscheidung liegen. Vor dem Gespräch notieren Sie sich einzeln Ihre Vorgehensweise (Ärztin) bzw. Erwartungen (Patientin). Vergleichen Sie nach dem Gespräch diese Notizen und kommentieren Sie, ob sie erfüllt worden sind. Im nächsten Schritt evaluieren Sie anhand des Bewertungsbogens (▸ Bewertungsbogen 7.3), ob der Prozess der Patientenbeteiligung eingehalten wurde. Diskutieren Sie das Ergebnis mit Ihrer Simulationspartnerin.

7.4   Übungsaufgabe

Bilden Sie eine Kleingruppe oder üben Sie bilateral. Überlegen Sie, wie Sie den
sozialen Kontext einer Patientin erfassen und erfragen können! Welche Aspekte
gehören dazu?

Versuchen Sie, konkrete Fragen zu formulieren, um die soziale Situation so
anschaulich wie möglich zu erfassen. Probieren Sie diese Fragen in Ihrer Gruppe
aus.

Ist es möglich, sofort darauf zu antworten? Wissen die Befragten, was gemeint
ist? Müssen Sie die Fragen noch einmal umformulieren?

Lösung

Folgende Aspekte sollten in den Fragen angesprochen werden:

Berufsausbildung, Erwerbsstatus, familiäre Situation, Wohnsituation, weitere
soziale Kontakte, wichtige Bezugspersonen, subjektive Wahrnehmung der sozialen Situation, Zufriedenheit mit aktueller sozialer Situation, Partnerschaft, soziale Unterstützung.

7.5   Übungsaufgabe

Bilden Sie bitte ein Tandem. Führen Sie abwechselnd in der Rolle der Ärztin und
der Patientin Frau Roth ein Beratungsgespräch durch.

8.1   Übungsaufgabe

Nach dem Telefongespräch mit der Tochter bietet der Arzt einen Hausbesuch an.
Um die aktuelle Situation zu evaluieren und zu besprechen, besucht er am nächsten Mittwochnachmittag Herrn L.

Bilden Sie bitte ein Tandem. Führen Sie abwechselnd in der Rolle des Hausarztes und des Patienten die ärztliche Gesprächsführung durch. Zeichnen Sie das
Gespräch auf Video auf und reflektieren Sie gemeinsam das Rollenspiel anhand
des Meta-Algorithmus und Bewertungsbogens (► Bewertungsbogen 8.1).

8.2   Übungsaufgabe

Wiederholen Sie die Übungsaufgabe aus ► Kapitel 2.1 anhand einer von Ihnen
erlebten Krankheitsepisode. Aufgabe der Zuhörerin ist es nun, die geschilderte
Krankheitsepisode kurz und verständlich zusammenzufassen und bei der Erzäh-
lenden nachzufragen, ob das Wiedergegebene korrekt und vollständig ist.

9.1   Übungsaufgabe

Sie sind Frau Hase, Ärztin in der Notaufnahme. In Ihrem Nachtdienst kommt die 45-jährige Frau Schwarz aufgeregt mit ihrer 72-jährigen Mutter Anneliese zu Ihnen. Diese hat eine bekannte Alzheimer-Demenz und ist nun zu Hause gestürzt. Anneliese möchte Ihnen Geschichten aus Ihrer Jugend erzählen. Ihre Tochter hingegen wiederholt immer wieder, dass wenn sie das vorher gewusst hätte, sie nicht in die Küche gegangen wäre »und s'Mutti« allein im Bad gelassen hätte. Sie sprechen mit beiden, um sich ein Bild von der Lage zu machen und die Geschehnisse des Nachmittags zu rekonstruieren.

Spielen Sie die Situation zu dritt nach. Tauschen Sie dabei immer wieder die Rollen, bis jede in jeder Position gewesen ist. Tauschen Sie sich nach jedem Durchlauf darüber aus, wie Sie das Gespräch und die Lage bzw. Bedürfnisse der jeweiligen Person empfunden haben. Geben Sie sich gegenseitig Rückmeldung, wie das Gespräch aus Sicht der von Ihnen in diesem Durchlauf eingenommenen Person hätte günstiger gestaltet werden können.

9.2   Übungsaufgabe

Bilden Sie bitte Dreier- oder Vierer-Gruppen. Führen Sie abwechselnd in der Rolle des Arztes und des Patienten Herrn Schulz das Aufklärungsgespräch durch, ein oder zwei von Ihnen sind Beobachterinnen. Zeichnen Sie wenn möglich das Gespräch auf Video auf und reflektieren Sie gemeinsam das Rollenspiel anhand folgender Fragen:
- Wie stark war die Überzeugung von Herrn Schulz, an einer sehr gefährlichen Herzerkrankung zu leiden vor und nach dem Gespräch? (Bitte Angabe zwischen 0 und 100 % durch denjenigen, der den Patienten gespielt hat).
- Wie stark war nach dem Gespräch die Überzeugung in Prozent, dass Panikanfälle die Erklärung sind?
- Was hat Herrn Schulz geholfen, seine Überzeugung zu wechseln?
- Was hat es ihm schwer gemacht?
- Was hätte ihm vielleicht noch helfen können?

9.3   Übungsaufgabe

1. Eine Patientin kommt zur Routineuntersuchung in die Hausarztpraxis. Aufgrund der klinischen Untersuchung ist keine Änderung der Arzneimitteltherapie notwendig. Inwiefern ist es trotzdem notwendig, über die Arzneimitteltherapie zu sprechen?
2. Eine Patientin soll in einer Hausarztpraxis bei einer Lungenentzündung kurzfristig mit einem Antibiotikum behandelt werden. Welche Informationen sind hier wichtig?

Lösung

1. Bei chronisch therapierten Patientinnen ist ein Follow-up wichtig, um abzuklären, ob der Patient alle Arzneimittel weiterhin wie besprochen und dokumentiert anwendet. Insbesondere bei Arzneimitteln zur Prävention ist ein klinisches Monitoring mit Surrogatparametern nicht immer einfach (z. B. Thrombozytenaggregationshemmung, orale Antikoagulantion), gleichzeitig ist das Risiko für Nonadhärenz aber besonders hoch, sodass gezielt nach Nonadhärenz oder Anwendungsfehlern gefragt werden sollte. Parallel sollten auch potenzielle unerwünschte Arzneimittelwirkungen erfasst werden, insbesondere auch um langfristig zu vermeiden, dass unerwünschte Arzneimittelwirkungen als neue Erkrankungen missinterpretiert und entsprechend symptomatisch behandelt werden (Verordnungskaskaden).
Entsprechende Änderungen in der Einnahmeroutine, ebenso wie vielleicht im Verlauf neu hinzugekommene Therapien von Fachärztinnen oder in der Selbstmedikation sollten explizit abgefragt und evaluiert werden.

2. Die Patientin muss alle objektiv notwendigen Informationen erhalten – typischerweise ist bei einem Antibiotikum insbesondere auch die Behandlungsdauer besonders wichtig. Diese Informationen sollten der Patientin auch schriftlich weitergegeben werden, idealerweise auf einem Medikationsplan. Spezielle Hinweise zur Anwendung und zu potenziellen Wechselwirkungen z. B. mit Nahrungsmitteln oder der bestehenden Medikation sollten in der Hausarztpraxis schon erwähnt werden. Hierzu erfolgt jedoch auch zusätzlich noch einmal eine Prüfung und Information in der Apotheke. Auch relevante unerwünschte Arzneimittelwirkungen sollten mit der Patientin besprochen werden, um zu klären, welche unerwünschten Arzneimittelwirkungen möglicherweise tolerierbar und dem Nutzen der Therapie unterlegen sind und bei welchen Symptomen die Therapie abgebrochen bzw. die Hausärztin kontaktiert werden sollte.

9.4   Übungsaufgabe

Simulieren Sie zu zweit das Aufklärungsgespräch von Herrn Schmidt für die bevorstehende Operation der Leistenhernie. Sie schlüpfen in die Rolle der aufklärenden Ärztin, eine Kommilitonin versetzt sich in die Rolle des Patienten. Zeichnen Sie das Gespräch auf Video auf und reflektieren Sie gemeinsam das Rollenspiel anhand des Bewertungsbogens (▸ Bewertungsbogen 9.4).

9.5   Übungsaufgabe

Führen Sie abwechselnd mit drei Kommilitoninnen die interprofessionelle Visite von Frau Michalski durch: Eine Kommilitonin nimmt die Rolle der Pflegekraft ein, eine Kommilitonin nimmt die Rolle des Stationsarztes ein und eine Kommilitonin versetzt sich in die Rolle der Patientin. Zeichnen Sie das Gespräch auf Video auf und schauen Sie sich nachher gemeinsam die Aufnahme an. Bewerten Sie die Visite anhand des Bewertungsbogens (▶ Bewertungsbogen 9.5).

9.6 Übungsaufgabe

Ob bzw. was die Patientinnen verstanden haben, wird häufig nur ungenügend von Ärztinnen überprüft. Je besser es aber gelingt, neues Wissen an bereits bestehendes Vorwissen anzuknüpfen, desto größer ist die Wahrscheinlichkeit, dass Neues verstanden und behalten wird.

Eine Möglichkeit, um herauszufinden, ob die Patientin Informationen verstanden hat, besteht in der »*Blaming myself*«-Methode, die gemäß dem Fallbeispiel folgendermaßen aussehen könnte:

- *Das war jetzt viel Neues für Sie, Frau Hofmann. Haben Sie alles verstanden, was ich Ihnen erklärt habe? Wie geht es zu Hause weiter?*

Überlegen Sie eine weitere Möglichkeit der Überprüfung, ob die Patientin alle Informationen verstanden hat!

Zum Beispiel mit der »*Blaming myself*«-Methode:

- *Liebe Frau Hofmann, das waren jetzt wirklich viele Informationen. Wenn mir mein Computerfachmann auf Station so viel über meinen defekten Computer erklären würde, könnte ich mir bestimmt nicht alles merken und ich würde den Computer wahrscheinlich prompt wieder abstürzen lassen. Sagen Sie mir ruhig, ob Sie etwas nicht verstanden haben. Soll ich bestimmte Punkte noch einmal genauer oder anders erklären?*
- *Liebe Frau Hofmann, das waren jetzt wirklich viele Informationen. Ich bin mir nicht sicher, ob ich alles verständlich genug ausgedrückt hatte. Würden Sie bitte einmal zusammenfassen, was Sie verstanden haben, damit ich ggf. etwas noch besser erklären kann?*

9.7 Übungsaufgabe

Protokollieren Sie die Eindrücke, die Sie während eines Hausbesuchs z. B. im Rahmen der Famulatur, des praktischen Jahres oder der Facharztweiterbildung gesammelt haben, und besprechen Sie Ihre Eindrücke mit einer erfahrenen Kollegin. Achten Sie dabei insbesondere auf die kommunikativen Aspekte und vergleichen Sie, ob sich die Arzt-Patienten-Kommunikation im Hausbesuch anders dargestellt hat, als Sie dies für gewöhnlich in der Praxis erleben.

9.8   Übungsaufgabe

Erstellen Sie eine eigene Patientenverfügung und versuchen Sie, insbesondere
Ihre individuellen Behandlungswünsche für konkrete Krankheiten und Krankheitssituationen schriftlich festzuhalten. Halten Sie problematische Punkte im
Verlauf der Erstellung fest. Besprechen Sie das fertig erstellte Dokument mit Personen Ihres Vertrauens, gehen Sie dabei auch auf schwierige Passagen ein, bei
deren Verfassen Sie gezögert und sich nicht sicher waren (Beispiel: Beschreibung
der Bedingungen, unter welchen bestimmte intensivmedizinische Maßnahmen
überhaupt ergriffen oder weitergeführt werden sollen und wenn ja, in welchem
Umfang das geschehen soll).

9.9   Übungsaufgabe

Herr Geiser, ein 54-jähriger Patient, stellte sich vor einem Jahr mit Bauchschmerzen und Fieber bei Ihnen in der Hausarztpraxis vor. Außerdem wies er bei der
körperlichen Untersuchung vermehrt blaue Flecken, Ödeme in beiden Beinen
sowie einen Ikterus auf. Die durchgeführte Ultraschalluntersuchung ergab Hinweise auf eine Leberzirrhose. Die Diagnose wurde durch eine Leberbiopsie bestätigt.

Herr Geiser konnte zu einer stationären Entzugsbehandlung überzeugt werden und begab sich anschließend für drei Monate in Langzeittherapie.

Seine Frau hat sich vor fünf Jahren wegen eines anderen Mannes von ihm
getrennt, seitdem lebt er allein. Er arbeitet seit 15 Jahren in einer Schule als Haus-
meister und in den letzten drei Jahren gab es mehrere Mitarbeitergespräche mit
der Schulleitung, weil er seine Aufträge häufig nicht oder fehlerhaft ausführt.

Heute stellt sich Herr Geiser zu einem vereinbarten Termin bei seinem Hausarzt vor, um die aktuellen Laborwerte zu besprechen. Der Befund zeigt weiter
erniedrigte Albumin- und Cholinesterase-Werte sowie einen deutlich erhöhten
Bilirubin-Wert. Im Gespräch gab Herr Geiser zu, ab und zu wieder ein paar Fla-
schen Bier sowie einige Gläser Schnaps zur Entspannung zu sich zu nehmen.
Einen erneuten Entzug möchte er nicht wahrnehmen.

Bilden Sie bitte eine Dreiergruppe: Ärztin, Patient und Beobachterin. Besprechen Sie mit Herrn Geiser in abwechselnden Rollen seine Laborergebnisse und
den kritischen Zustand seiner Gesundheit aufgrund des Alkoholkonsums sowie
die Option zur Teilnahme an einer Selbsthilfegruppe der Anonymen Alkoholiker
oder einer anderen Selbsthilfegruppe zum Thema. Reflektieren Sie das Rollenspiel anhand des Bewertungsbogens (▸ Bewertungsbogen 9.9).

Teil III

10.1 Übungsaufgabe

Arbeiten Sie bitte zu zweit und führen Sie gegenseitig, einmal in der Rolle als Ärztin und einmal als Patient, das Aufklärungsgespräch durch. Identifizieren und reflektieren Sie die von Ihnen während des Gesprächs wahrgenommenen Emotionen. Lernen Sie zu unterscheiden, ob Sie die Emotionen der Patientin oder sich selbst zuschreiben würden. Nehmen Sie das Gespräch per Video auf, identifizieren Sie Grundhaltung, Emotion und Absicht in Schlüsselszenen des Gespräches bei Patientin und Ärztin. Notieren Sie auch die nonverbalen Ausdruckszeichen von Emotionen und deren Interaktion zwischen Patientin und Ärztin.

10.2 Übungsaufgabe

Bilden Sie eine Gruppe von 4 Personen. Stellen Sie mit drei Personen die oben genannte Situation nach und wenden Sie dabei das NURSE-Modell an. Die vierte Person beobachtet und gibt Feedback. Diskutieren Sie die Ergebnisse.

11.1 Übungsaufgabe

Schauen Sie sich das Video »Posttraumatische Belastungsstörung (PTBS)« mit einem ärztlichen Gespräch zum Thema häusliche Gewalt an. Sie können das Video unter folgendem Link abrufen: http://mediathek.hhu.de/watch/4612929d-f0b8-4cac-9a79-36f003823995 (Abrufdatum: 26. 7. 2018)

Überlegen Sie, was Sie genauso und was Sie anders gemacht hätten. Begründen Sie Ihre Entscheidung kurz.

11.2 Übungsaufgabe

Finden Sie sich in einer Gruppe von vier Personen zusammen (Arzt, Vater, Mutter, Beobachterin). Spielen Sie anhand des geschilderten Beispiels ein Elterngespräch nach. Nehmen Sie dieses Gespräch auf Video auf (z. B. mit dem Smartphone), um es nachher anhand des Bewertungsbogens (▶ Bewertungsbogen 11.2) gemeinsam bewerten zu können.

Besetzen Sie die unterschiedlichen Rollen abwechselnd. Derjenige, der eine Elternrolle einnimmt, sucht sich vorher in seinen Gedanken einen bestimmten Elterntyp heraus, teilt dies dem mitspielenden Arzt aber nicht mit!

Die Aufgabe des Arztes ist es nun, sich im Rahmen des Gespräches dem Elterntyp anzupassen (die spielende Mutter könnte sich z. B. zunächst weigern, dass ihr
krankes Kind im Krankenhaus aufgenommen wird, weil sie die Vermutung hat,
von einem sehr unerfahrenen Arzt beraten zu werden. Auch der 90. Geburtstag
des Großvaters könnte einer stationären Aufnahme im Wege stehen oder der in
den Medien mitgeteilte »Verseuchungswahn« mit Keimen im Krankenhaus.)

Nach Durchführung dieses circa fünf- bis maximal siebenminütigen Gesprächs erfolgt dann in der Gruppe eine gemeinsame Auswertung anhand des
Handy-Videofilms. Anschließend werden die Rollen getauscht.

11.3   Übungsaufgabe

Drei Monate später. Der Tumor und die Metastasen sind unter der Therapie progredient, die Sprachprobleme haben zugenommen, der Allgemeinzustand von
Herrn Funke hat sich verschlechtert. Er soll in den nächsten Tagen auf die Palliativstation verlegt werden.

Bilden Sie bitte Gruppen aus vier Personen und verteilen Sie folgende Rollen:
Ärztin Dr. Meisner, Patient Herr Funke, Sohn Leon, Beobachterin. Erklären Sie
als Ärztin Leon kindgerecht die palliative Situation. Schlüpfen Sie abwechselnd
in die verschiedenen Rollen und geben sich vor dem nächsten Rollentausch nach
etwa 10 Minuten gegenseitig Feedback.

Beachten Sie für eine gelungene Gesprächsführung mit Leon bitte Folgendes
und hinterfragen Sie aus allen Rollen heraus kritisch folgende Punkte:

- Hat Leon am Ende des Gesprächs verstanden, was Sie ihm sagen wollten?
- Was sind aus Sicht der Beobachterin hilfreiche und kindgerechte Formulie-
  rungen gewesen?
- Welche Möglichkeiten der Mithilfe und Mitgestaltung wurden Leon angeboten?
- Wie fühlen sich Leon, der Vater und die Ärztin während des Gesprächs?

11.4   Übungsaufgabe

Bilden Sie bitte ein Tandem. Führen Sie abwechselnd in der Rolle des Arztes und
des Patienten Herrn Becker das Aufklärungsgespräch durch. Zeichnen Sie das
Gespräch auf Video auf und reflektieren Sie gemeinsam das Rollenspiel anhand
des Bewertungsbogens (▶ Bewertungsbogen 11.4).

11.5   Übungsaufgabe

Über welche Bewältigungsressourcen verfügen Sie: Was tun Sie, wenn Sie Probleme haben?

1. Bitte denken Sie jede für sich alleine nach, wie Sie bisher mit schwierigen Situationen (z. B.: Wohnortwechsel wegen Studium, Misserfolge, Beziehungspro-

bleme, eigene Verlusterlebnisse in der Familie) umgegangen sind und notieren Sie diese auf einem Blatt Papier.

2. Setzen Sie sich bitte in Zweier- oder Dreiergruppen zusammen und sammeln Sie, was Sie gefunden haben. Versuchen Sie, die unterschiedlichen Bewältigungsmöglichkeiten nach handlungsbezogenen, kognitiven und emotionalen Ressourcen zu kategorisieren.

3. Überlegen Sie dann gemeinsam, welche Sie im Falle einer schweren Erkrankung anwenden könnten.

Stellen Sie Ihr Ergebnis in der Gruppe vor und begründen Sie, warum Sie welche Strategien Ihren Patientinnen empfehlen würden und wovon Sie eher abraten.

11.6 Übungsaufgaben

Übungsaufgabe 1

Welches Vorgehen im Sinne der deeskalativen Gesprächsführung ist in den folgenden Fällen *richtig*?

1. Wenn Sie Anzeichen von Erregung bei einer Patientin wahrnehmen, dann sollten Sie … (Bitte wählen Sie eine Antwortmöglichkeit aus)
a) … die Patientin möglichst in Ruhe lassen und lieber weiter beobachten.
b) … der Patientin beruhigend die Hand auf die Schulter legen und ihr gut zureden.
c) … zunächst versuchen, in sicherem Abstand durch ruhige, ggf. beherzte Ansprache einen Kontakt aufzubauen.
d) … die Patientin direkt mit ihrem aggressiven Verhalten konfrontieren.

2. Wenn sich eine aggressive Patientin lauthals über Sie beschwert, dann sollten Sie … (Bitte wählen Sie eine Antwortmöglichkeit aus)
a) Der Patientin autoritär begegnen, um ihr zu zeigen, dass sie Ihnen keine Angst macht.
b) Überhaupt nicht reagieren und so tun, als wäre die Patientin nicht da.
c) Die Patientin sofort wieder nach Hause schicken, da solch ein Verhalten nicht geduldet werden kann.
d) Auf Beleidigungen nicht reagieren, und die Patientin ruhig und wertschätzend danach fragen, was sie augenblicklich so aufbringt und wie Sie ihr ggf. helfen können.

3. Nachdem es Ihnen gelungen ist, mit einer aggressiv gespannten Patientin in Kontakt zu treten, sollten Sie … (Bitte wählen Sie eine Antwortmöglichkeit aus)
a) … versuchen, Interesse an den Problemen und aktuellen Bedürfnissen der Patientin zu zeigen und sie mittels offener Fragen in ein Gespräch darüber zu bringen.

Übungsaufgaben

b) … die Patientin freundlich auf die Regeln hinweisen und ihr die Konsequenzen klarmachen, wenn sie sich nicht daran hält.

c) … der Patientin vorschlagen, sich jetzt erst einmal zu beruhigen und später wiederzukommen, wenn sie wieder klar denken kann.

d) … der Patientin erklären, dass Sie leider keine Zeit haben, sich jetzt um sie zu kümmern, da noch viele andere Patienten auf Sie warten, Sie aber später wieder auf sie zukommen.

4. Im Kontakt zu einer aggressiven Patientin sollten Sie folgendermaßen auftreten: (Bitte wählen Sie eine Antwortmöglichkeit aus)

a) Selbstbewusst, stark und sicher. Vermitteln Sie, dass man sich besser nicht mit Ihnen anlegen sollte. Sprechen Sie möglichst laut und bestimmt, achten Sie dabei auf einen sicheren Stand.

b) Ruhig und sicher, aber keinesfalls bedrohlich. Vermeiden Sie provokative Gestik und Mimik, sprechen Sie mit klarer und fester Stimme, jedoch möglichst tief, ruhig, fragend und »melodisch«.

c) Scheu, ängstlich und zurückhaltend. Wenn die Patientin Ihre Unsicherheit wahrnimmt, wird sie sich nicht mehr so bedroht fühlen und Sie in Ruhe lassen.

d) Kumpelhaft und humorvoll. Durch einen Scherz lockern Sie die Atmosphäre auf und signalisieren der Patientin, dass es hier keinen Grund für Aggressivität gibt. Stellen Sie sich dicht neben sie, um ihr zu zeigen, dass Sie ihr Ihre ganze Aufmerksamkeit widmen.

Übungsaufgabe 2

In den folgenden Übungen können Sie das Spiegeln und das offene Fragen üben. Wie könnten Sie die folgenden Sätze …

1. … paraphrasieren/spiegeln (Gefühle/Erleben mit eigenen Worten wiederholen und inhaltliches Verständnis signalisieren)?

2. … hinsichtlich wahrgenommener Bedürfnisse aufgreifen und Hilfsangebote machen und/oder Konkretisierungsfragen stellen?

a) »Hier wird man wie eine Nummer behandelt!«

b) »Mir geht es doch gut, ich möchte nach Hause!«

c) »Ich brauche von Ihnen keine Belehrung, wie ich mich nach einem Herzinfarkt zu verhalten habe!«

Lösungen

Lösungen zur Übungsaufgabe 1: 1 c), 2 d), 3 a), 4 b)

Lösungsvorschläge zu Übungsaufgabe 2:
Satz a)
1. »Sie fühlen sich hier nicht als Person wahrgenommen.«

2. »Ich kann nachvollziehen, dass Sie sich nicht ernst genommen fühlen und Sie darüber verärgert sind. Was kann ich für Sie tun?«

Satz b)
1. »Verstehe ich Sie richtig, dass Sie sich vollkommen gesund fühlen?«
2. »Dass Sie jetzt ein großes Nein spüren, respektiere ich. Auch könnte ich mir vorstellen, dass Sie ganz schön Angst haben müssen vor der weiteren Behandlung.«

Satz c)
1. »Habe ich Sie richtig verstanden, dass Sie sich mit der Behandlung von Herzinfarkten auskennen und keine weiteren Informationen zu Ihrer Erkrankung wünschen?«
2. »Sie scheinen sich über meine Vorschläge geärgert zu haben. Was genau hat Sie denn daran gestört?«

11.7 Übungsaufgaben

Übungsaufgabe 1

Sie haben Dienst in der internistischen Notfallambulanz. Über den Rettungsdienst wird nun eine 53-jährige Patientin, Frau Heinrich, im somnolenten Zustand zu Ihnen gebracht. Ihr Ehemann hatte sie, nachdem er von der Arbeit zurückgekehrt war, am Abend im Wohnzimmer bewusstlos aufgefunden und den Notarzt alarmiert. Neben ihr lag eine leere Packung mit 20 Tabletten Zolpidem à 10 mg. Ein Abschiedsbrief sei nicht vorgefunden worden. Der Ehemann berichtet Ihnen, dass die Patientin seit 10 Jahren unter M. Parkinson leide. Im letzten Monat habe ihr der Arbeitgeber gekündigt. Seither verbringe sie viel Zeit alleine und habe auch Kontakte zu Freundinnen abgebrochen.

Benennen Sie aus diesen Angaben allgemeine Risikofaktoren für Suizidalität bei dieser Patientin!

Übungsaufgabe 2

Sie rufen die Giftnotzentrale an und erfahren, dass bei einer Überdosierung von Zolpidem ein Koma mit Atemdepression und Hypotonie eintreten könnte und in diesem Fall die Patientin intubiert und beatmet werden muss. Zusätzlich sei eine Antidottherapie mit Flumazenil erforderlich. Eine Gefährdung sei bei einer Dosis von mehr als 200 mg wahrscheinlich. Aktuell wird Ihnen empfohlen, die somnolente Patientin auf der Wachstation zu überwachen. Nach einigen Stunden, Sie sind immer noch im Dienst, informiert Sie das Pflegepersonal, dass die Patientin wach und ansprechbar geworden ist.

Worauf achten Sie bei der Erhebung der Anamnese?

Übungsaufgaben

Übungsaufgabe 3

Im Gespräch berichtet die Patientin, dass sie seit zwei Wochen nicht habe schlafen können. Am Morgen habe sie sich mit ihrem Ehemann gestritten. In letzter Zeit würden sie sich öfters wegen finanzieller Probleme streiten. Um endlich abschalten zu können, habe sie dann alle Tabletten auf einmal genommen, nachdem ihr Ehemann zur Arbeit gegangen war. Nachgedacht habe sie nicht, sie habe einfach die Tabletten genommen.

Welche weiteren Informationen brauchen Sie?

Übungsaufgabe 4

Es liegt eine deutliche Niedergestimmtheit vor, auf Nachfrage gibt die Patientin Apathie, Müdigkeit, Freud- und Lustlosigkeit und Appetitlosigkeit an. Alles habe keinen Zweck mehr, ihre Situation werde sich nicht verbessern. Jetzt habe sie durch ihre blöde Aktion auch noch ihren Mann schwer belastet.

Bisher sei keine psychiatrische Behandlung erfolgt, es lägen auch keine Suizidversuche in der Vergangenheit vor. Suizide in der Familie gebe es nicht.

Die Medikation besteht aus: Levodopa + Benserazid, Levodopa + Carbidopa + Entacapon, Amantadin, Pramipexol, L-Thyroxin und ASS.

Alkohol trinke sie nur sehr selten, schon wegen der Medikamente nicht, auch würde sie nicht rauchen.

Welche weiteren Informationen bräuchten Sie, um das erneute Suizidrisiko zu erfassen?

Übungsaufgabe 5

Als Sie die Patientin näher explorieren wollen, bricht Sie das Gespräch ab. Sie gibt an, dass sie bedaure, was passiert sei und nun entlassen werden wolle.

Was würde für eine weitere Suizidgefährdung der Patientin sprechen?

Übungsaufgabe 6

Was tun Sie nun?

Lösungen

Lösungsvorschlag zur Übungsaufgabe 1:
- Soziale Isolation
- Höheres Alter
- Schwere somatische Erkrankung (M. Parkinson)
- Veränderung der Lebenssituation (Arbeitsplatzverlust)
- Erfolgter Suizidversuch

Lösungsvorschlag zur Übungsaufgabe 2:
- Herstellen einer tragfähigen therapeutischen Beziehung durch offenen, empathischen Gesprächsstil
- Erfassen des mutmaßlichen Suizidversuchs und seiner chronologischen Entwicklung
- Erfassen der Lebenssituation: Alter, Berufs- und Familienstand, soziale Integration
- Verstehen von auslösender Konfliktsituationen

Lösungsvorschlag zur Übungsaufgabe 3:
- Erkennen psychiatrischer Erkrankungen (insbesondere affektive Störungen, Suchterkrankungen, psychotische Störungen)
- Information über frühere Suizidversuche (Suizidarrangement, Suizidmethode)
- Information über Suizide in der Familie und im Bekanntenkreis
- Erfassen von therapierelevanten körperlichen Begleiterkrankungen und Suchterkrankungen

Lösungsvorschlag zur Übungsaufgabe 4:
- Indikatoren für akute Suizidalität (nach Pöldinger, 1968 [10]):
  - Aktive vs. passive Gedanken an den Tod: »Denken Sie im Moment darüber nach, sich das Leben zu nehmen?«
  - Häufige, drängende vs. seltene Gedanken: »Denken Sie bewusst daran oder drängen sich derartige Gedanken, auch wenn Sie es nicht wollen, auf?«
  - Konkrete Planung vs. ungerichtete Absichten: »Haben Sie schon über Ihre Absichten mit jemandem gesprochen?«
- Indikatoren für akute Suizidalität (nach Ringel, 1953 [11]):
  - Situative Einengung: zunehmende Hilflosigkeit
  - Dynamische Einengung: depressive Färbung der Gedanken und Gefühle
  - Einengung der zwischenmenschlichen Beziehungen: zunehmender sozialer Rückzug
  - Einengung der Wertewelt: Interessenlosigkeit, innere Leere (»Was würde Sie davon abhalten, sich noch einmal etwas anzutun?«)

Lösungsvorschlag zur Übungsaufgabe 5:
- Keine Offenheit
- Keine klare Distanzierung von Suizidideen/Suizidversuch
- Schwere depressive Stimmung mit gedanklicher Einengung
- Hoffnungslosigkeit, keine Zukunftsperspektiven
- Starke Schuldgefühle
- Quälende Schlaflosigkeit
- Soziale Isolation

Lösungsvorschlag zur Übungsaufgabe 6:
- Selbstoffenbarung und Beziehungsangebot: »Frau Heinrich, nach dem, was Sie mir berichtet haben, mache ich mir Sorgen um Sie. Ehrlich gesagt befürchte

ich, dass sich an Ihrer schwierigen Lebenssituation nichts ändern wird, wenn
Sie jetzt nach Hause gehen, und Sie sich etwas antun könnten.«
- Konkrete Hilfsangebot: »Ich möchte nicht den Fehler machen, die Gefahr für
  Sie als zu gering einzuschätzen. Deswegen möchte ich, dass Sie in eine Klinik
  gehen und dort mit einem Psychiater sprechen.«
- Prüfung der Absprachefähigkeit: »Kann ich mich darauf verlassen, dass Sie die
  Hilfe in der Psychiatrie annehmen werden?«
- Einleitung der stationären Einweisung in die Psychiatrie per Krankenwagen,
  ggf. gegen den Willen der Patientin.

11.8   Übungsaufgaben

Übungsaufgabe 1

Welches patientenbezogene Merkmal kann als besondere Voraussetzung dafür
gelten, dass eine Patientin erfolgreich für eine psychotherapeutische Behandlung
überwiesen werden kann? (Bitte wählen Sie eine Antwortmöglichkeit aus)
a) Es besteht eine hohe Compliance zur behandelnden Ärztin.
b) Es besteht ein subjektives Krankheitsmodell, das bio-psycho-sozial begründet
   ist.
c) Es besteht eine positive Beziehung zur behandelnden Ärztin.
d) Es besteht ein subjektives Krankheitsmodell, das biologisch begründet ist.
e) Es besteht eine hohe Selbstfürsorge seitens der Patientin.

Übungsaufgabe 2

Herr S., ein 49-jähriger Manager in leitender Funktion in einem großen, internationalen Automobilkonzern, erscheint auf Empfehlung des Hausarztes zum
Vorstellungstermin in einer psychosomatischen Ambulanz. Er klage seit Monaten über erhebliche Magen- und Darmbeschwerden, eine medizinische Ursache konnte nach unterschiedlichen Untersuchungen allerdings nicht gefunden
werden. Nach eigenen Angaben verlange es der Job, dass er sich voll und ganz auf
das Unternehmen konzentriere, sodass er durchschnittlich 12 Stunden am Tag
arbeite. Durch die langen Arbeitszeiten und die zahlreichen Dienstreisen kommt
es immer wieder zu Streitigkeiten in der Familie. Die Frau werfe ihm vor, dass
sie und die Kinder ihm nichts bedeuten würden und drohe, sich von ihm schei-
den zu lassen. Familiäre Pflichten seien im Moment mit dem Job nicht vereinbar,
so Herr S. Er selbst fühle sich manchmal etwas müde, da er sehr hohe Ansprüche
an sich selbst und seine Arbeit habe: »Es gibt nichts Besseres, als ein Lob von
ganz oben.« Dies sei aber eher selten, da sein Vorgesetzter seine Arbeit als selbstverständlich ansehe und ihn nur selten lobe. Herr S. fühle sich ungerecht behandelt, was immer wieder zu Konflikten mit Kollegen und dem Vorgesetzten
führe und letztlich in noch längeren Arbeitszeiten und größeren Mühen endet.
Herr S. sei nun in der psychosomatischen Ambulanz erschienen, um geeignete
Medikamente gegen die Magen-Darm-Beschwerden zu erhalten, verstehe aller-

dings nicht, warum er dafür in eine psychosomatische Einrichtung kommen muss.

Die von Herrn S. geschilderten hohen Ansprüche an die eigene Person und die eigene Arbeit sind ein Beispiel für welche Art von arbeitsplatzbezogenem Konflikt? (Bitte wählen Sie eine Antwortmöglichkeit aus)
a) Interpersoneller arbeitsplatzbezogener Konflikt
b) Intrapsychischer arbeitsplatzbezogener Konflikt
c) Struktureller arbeitsplatzbezogener Konflikt
d) Somatischer arbeitsplatzbezogener Konflikt
e) Sozialer arbeitsplatzbezogener Konflikt

Übungsaufgabe 3

Führen Sie in der Rolle der Ärztin ein Gespräch mit Herrn S. und nutzen Sie hierfür zunächst die Technik der empathischen Validierung. Versuchen Sie das rein biologische Krankheitsverständnis in Richtung eines bio-psycho-sozialen Krankheitsverständnisses zu erweitern.

Lösungen: Übungsaufgabe 1: b), Übungsaufgabe 2: c)

11.9   Übungsaufgaben

Übungsaufgabe 1

Bitte überlegen Sie, was Sie tun würden, wenn Sie wüssten, Sie hätten nur mehr circa ein Jahr zu leben?
• Was würden sie aufgeben?
• Was würden sie nicht mehr tun?
• Was würden sie erledigen wollen?
• Mit wem möchten Sie Zeit verbringen?

Übungsaufgabe 2

Wenn Sie erfahren würden, dass Sie nur noch ein Jahr zu leben hätten, was würden Sie sich in dieser Situation von Ihrer behandelnden Ärztin wünschen?

11.10   Übungsaufgabe

Fassen Sie auf maximal einer Seite zusammen, was für und was gegen die rheologische Infusionstherapie spricht. Üben Sie, im Gespräch die Nichtdurchführung einer diagnostischen oder therapeutischen Maßnahme als Gewinn darzustellen.

12.1   Übungsaufgabe

Bilden Sie bitte ein Gesprächstandem. Simulieren Sie ein Gespräch zwischen einer Assistenzärztin und einem männlichen Patienten, in dem mit dem Patienten die unterschiedlichen Handlungsoptionen »Beenden« oder »Fortführen einer Therapie mit einem Antidepressivum« besprochen werden. Tauschen Sie die Rollen.

Diskutieren Sie, wie Sie die Gesprächssituationen in den beiden Rollen erlebt haben. Geben Sie nach der Diskussion einander Feedback, wie Sie das Vertrauensverhältnis zwischen Ärztin und Patient empfunden haben. Beachten Sie dabei die Feedbackregeln (▶ Kap. 2.5).

Lösung

Beispiellösung für einen gelungenen Gesprächsablaufs [15, eigene Übersetzung]:

* **Ärztin:** Es klingt, als hätte Ihnen das Antidepressivum gut geholfen, jedoch hatten Sie auch Nebenwirkungen. Jetzt wissen Sie nicht, ob es sich lohnt, damit weiterzumachen. Ist das richtig?
* **Patient:** Ja.
* **Ärztin:** Das ist eine schwierige Entscheidung. Den meisten Patienten geht es gut, auch wenn sie kein Antidepressivum einnehmen. Die Forschung zeigt aber auch, dass einige Patienten einen Rückfall haben. Wenn Sie die Medikamente nehmen, ist die Wahrscheinlichkeit einer depressiven Episode in den nächsten fünf Jahren geringer.
* **Patient:** Und was würden Sie tun?
* **Ärztin:** Das ist keine leichte Wahl, deshalb denke ich, dass verschiedene Menschen unterschiedliche Entscheidungen treffen würden. Aber lassen Sie mich zunächst sicherstellen, dass Sie das Problem verstehen.
* **Patient:** Nun, ich glaube, ich verstehe, aber wie sicher ist es denn, dass die Depression zurückkommen wird? Die Pillen sind okay, aber ich möchte sie wirklich nicht für den Rest meines Lebens nehmen – sie beeinflussen mein Sexualleben ein wenig.
* **Ärztin:** Mögen Sie Statistiken?
* **Patient:** Okay – versuchen wir es.
* **Ärztin:** Es gab mehrere Forschungsstudien und es scheint, dass von 10 Patienten mit Depressionen, die die Antidepressiva absetzen, vier Patienten nach einem Jahr einen Rückfall erleben, während 6 gesund bleiben. Falls nun 10 Patienten die Antidepressiva weiternehmen, würden nur 2 von ihnen einen Rückfall haben. Folgen Sie mir?
* **Patient:** Habe ich denn dann eine Wahl? Ich möchte mich wirklich nicht wieder so elend fühlen!
* **Ärztin:** Okay, ich verstehe: Zuerst sagten Sie, dass Sie die Medikamente nicht für immer nehmen möchten, und jetzt sagen Sie mir eindeutig, dass Sie keinen Rückfall haben möchten. Und das ist die Entscheidung, die wir gemeinsam treffen sollten.

- **Patient:** Ich verstehe jetzt. Ich vermute, die Millionen-Dollar-Frage ist, ob ich in der gesunden Gruppe oder in der deprimierten Gruppe sein werde, oder?
- **Ärztin:** Das Problem ist, wir können wirklich keine genauen Voraussagen machen. Aber wir wissen, wie die Depressionen in Ihrer Familie verlaufen, sodass ich Ihr Risiko für einen Rückfall etwas höher einschätze als in der Forschung berichtet. Viele Ärzte würden vorschlagen, dass Sie weiterhin das Medikament nehmen. Und ich denke, ich würde zustimmen, solange die Nebenwirkungen erträglich sind. Falls nicht, gibt es andere Medikamente. Wir könnten in sechs bis zwölf Monaten noch einmal sprechen, um zu sehen, ob es sinnvoll ist, die Therapie fortzusetzen.
- **Patient:** Okay, verstanden. Ich werde das Medikament höchstwahrscheinlich weiter nehmen, möchte aber noch einmal darüber nachdenken.
- **Ärztin:** Gibt es etwas, das wir diskutiert haben, das Sie nicht verstehen?
- **Patient:** Nicht wirklich. Ich brauche nur Zeit zum Nachdenken.
- **Ärztin:** Okay, dann lassen Sie uns in einem Monat noch einmal miteinander sprechen. Wären Sie einverstanden, das Medikament so lange noch einzunehmen?
- **Patient:** Das klingt vernünftig.

13.1 Übungsaufgabe

Arbeiten Sie mit einer Partnerin in abwechselnden Rollen als Ärztin und Patientin.

Lesen Sie nochmals die Fallvignette des Kapitels 13.1. Erklären Sie der Patientin die Situation in angemessenem Umfang und in adäquater Art und Weise. Drücken Sie Ihr Bedauern über die Situation aus und erläutern Sie das weitere Procedere. Nutzen Sie dafür die Formulierungshilfen.

Variieren Sie Ihren Dialog, indem Sie ihre nonverbale Kommunikation verändern, z. B. indem Sie sich den Dialog stehend/sitzend führen, den Blickkontakt, die Lautstärke ihrer Stimme und/oder die Sprechpausen verändern.

Berichten Sie einander, wie Sie die unterschiedlich durchgeführte (non-)verbale Kommunikation über den Zwischenfall erlebt haben. Versetzen Sie sich in die Situation der Patientin: Welche Information hätten Sie gerne gehabt? Welche Informationen haben Sie tatsächlich aufgenommen und verstanden?

Lösung

Beispiellösung für die Fallvignette
»Guten Tag Frau Schmidt. Mein Name ist xx. Ich bin xx. Können wir miteinander sprechen?«
    <Reaktion der Patientin abwarten>
    »Ich muss Ihnen leider mitteilen, dass Sie noch nicht nach Hause entlassen werden können. Lassen Sie mich erklären, warum das so ist.«
    <Reaktion der Patientin abwarten>

»Sie sollten heute vier Dosen ihrer Chemotherapie erhalten. Wir haben soeben festgestellt, dass eine Ihrer Infusionen noch im Stationszimmer liegt. Wir können zum jetzigen Zeitpunkt nicht nachvollziehen, was genau passiert ist, da dokumentiert wurde, dass Sie alle Dosen erhalten haben.«

<Reaktion der Patientin abwarten>

»Ich weiß, Sie haben sich auf Ihr Zuhause gefreut. Es tut mir sehr leid, dass Sie nun noch hier bleiben müssen. Da wir im Moment nicht genau sagen können, was passiert ist, möchte ich Sie stationär aufnehmen und sorgfältig überwachen.«

<Reaktion der Patientin abwarten>

»Wir setzen alles daran, herauszufinden, was geschehen ist. Wir werden morgen im Frühdienst versuchen, dies herauszufinden. Das ist auch für uns wichtig, damit das nicht noch einmal passiert.«

<Reaktion der Patientin abwarten>

»Für uns ist wichtig, dass Sie keine falsche Infusion erhalten haben, daher möchten wie Sie engmaschig überwachen. Bitte melden Sie sich sofort bei Schwester Hilde, wenn Sie Beschwerden haben. Schwester Hilde weiß Bescheid. Sie wird dann mich beziehungsweise meine Ablösung im Nachtdienst umgehend informieren. Ich bin dann morgen früh auch wieder da und kümmere mich um alles Weitere. Haben Sie noch Fragen?«

<Reaktion der Patientin abwarten>

»Was kann ich sonst noch für Sie tun?«

Teil IV

14.1   Übungsaufgabe

Nahezu alle Menschen kennen ungesunde Lebensgewohnheiten, die sie gerne ändern wollen, aber nicht ändern können. Führen Sie im Rollenspiel ein Arzt-Patient-Gespräch. Nehmen Sie die Rolle der Patientin ein, die diese unliebsame Lebensgewohnheit verändern soll. Achten Sie darauf, welches Verhalten Ihrer »Ärztin« hilfreich ist.

Lösung

Ein moralisierendes Verhalten verärgert, während ein empathisches Verhalten der Ärztin sowohl beim Aufbau der Motivation als auch bei der Planung der Verhaltensänderung hilfreich ist.

14.2   Übungsaufgabe

Bilden Sie bitte ein Tandem. Führen Sie abwechselnd in der Rolle des Arztes und der Ehefrau das Informationsgespräch und übernehmen Sie hierbei Elemente der Krisenintervention. Reflektieren Sie das Gespräch anhand des Bewertungsbogens (▶ Bewertungsbogen 14.2).

15.1   Übungsaufgaben

Übungsaufgabe 1

Bilden Sie ein Tandem und simulieren Sie ein Arzt-Patienten-Gespräch, in dem die Ärztin **Frau Blume** über das Mammografie-Screening informiert. Nutzen Sie dazu gerne die Faktenbox aus ▶ Abb. 15-3.

Übungsaufgabe 2

Bilden Sie ein Tandem und simulieren Sie ein Arzt-Patienten-Gespräch, bei dem die Ärztin **Frau Dahlem** darüber aufklärt, wie sich der positive Vorhersagewert ihres ersten Testergebnisses des Nackenfaltentransparenztests verändern würde, wenn sie nun im nächsten Schritt eine Amniozentese durchführen würde (Prävalenz nach positivem Nackenfaltentransparenztest: 14 %, Sensitivität der Amniozentese: 99,4 %, Spezifität der Amniozentese: 99,5 %).

15.2   Übungsaufgabe

Klären Sie den Patienten und seine Tochter über die Ergebnisse der Kontrolluntersuchung auf. In der CT-Konferenz wurde die Möglichkeit der Einleitung
einer Immuntherapie mit Nivolumab besprochen. Besprechen Sie die weiteren
Therapieziele mit Blick auf die Lebensqualität des Patienten und bieten Sie Palliative Care an. Besprechen Sie ggf. mögliche Szenarien und Komplikationen sowie
individuelle Präferenzen des Patienten zur Versorgung im »worst case« inklusive
der Frage nach Vorsorgevollmacht und ggf. Patientenverfügung. Unterstützen
Sie im Verlauf des Gesprächs das Verständnis des Patienten für seine Erkrankung
(Prognostic Awareness).

16.1   Übungsaufgabe

Für das Übungsgespräch wird eine Dreiergruppe gebildet: Ärztin, Patientin, Beobachterin (die Rollen können selbstverständlich auch männlich besetzt werden).
    Die Patientin war vor zwei Tagen bei ihrer Hausärztin, um den Checkup 35
durchführen zu lassen. Heute kommt sie zur Besprechung der Ergebnisse:
Die Patientin ist adipös (Körpergröße 169 cm, 95 kg, BMI = 33,3; Bauchumfang
ca. 90 cm), der Blutzuckerspiegel ist erhöht (Nüchternblutzucker von 122 mm/
dl), ferner zeigt sich ein erhöhter LDL-Cholesterinspiegel (240 mg/de), erniedrigter HDL-Spiegel (39 mg/dl) und Triglyzeride 180 mg/dl. Der in der Praxis gemessene Blutdruck betrug 140/90 mmHg. Aus der Anamnese ist bekannt, dass die
Patientin vermehrt Süßigkeiten konsumiert, während sie Bewegung eher vermeidet. Die anamnestischen Informationen und die genannten Messwerte sprechen
für das Vorliegen eines Metabolischen Syndroms.
    Aufgabe der Ärztin ist es, das Gespräch nach dem Prinzip des Motivational
Interviewing zu führen, um die Bereitschaft der Patientin, für Ihre Gesundheit
etwas zu tun, zu stärken. Sie soll die verschiedenen Therapieoptionen darstellen
und sich mit der Patientin auf ein von beiden Seiten akzeptiertes Vorgehen einigen. Es gilt auch, einen Kontrolltermin anzubieten. In die Tat umgesetzt werden
soll eine patientenorientierte Grundhaltung (Wertschätzung, Echtheit, Empathie).
    Die Beobachterin bewertet mit Hilfe des Bewertungsbogens (▶ Bewertungs-
bogen 16.1), inwiefern die Gesprächsziele erreicht worden sind.

17.1   Übungsaufgaben

Übungsaufgabe 1

Bilden Sie eine Vierergruppe und greifen die Fallvignette des Gesprächs mit den
Angehörigen von Frau Schulz auf. Führen Sie jeder in der Rolle der behandelnden
Ärztin ein Gespräch von 8 bis 10 Minuten im Mehrpersonen-Setting. Besonderes
Augenmerk soll hierbei auf die vorgestellte Untergliederung des Gesprächs in

verschiedene Phasen gerichtet werden. Ebenso ist es Ihre Aufgabe, die Perspektiven zu wechseln und das Gespräch in der Rolle des Ehemanns bzw. der Tochter der Patientin zu erleben. Nach jeder Sequenz schließt sich eine kurze Feedbackrunde an (1. Ärztin, 2. Angehörige, 3. Beobachterin).

Übungsaufgabe 2

Ein 38-jähriger Patient mit einem pulmonal und zerebral metastasierten rezidivierten Sarkom im Oberschenkel wird stationär zur Abklärung eines erneuten Progresses aufgenommen. Die tumorspezifischen therapeutischen Maßnahmen sind weitestgehend ausgeschöpft, der Nutzen einer weiteren Behandlung ist fraglich und starke Nebenwirkungen sehr wahrscheinlich. Aus ärztlicher Sicht ist die Indikation zur Fortführung der Therapie daher fraglich. Der Patient ist aufgrund der weit fortgeschrittenen Raumforderungen im Zentralnervensystem nicht mehr in der Lage, seine Wünsche zu kommunizieren. Eine Vorsorgevollmacht und Patientenverfügung existiert, jedoch ist sich die Familie uneinig über das weitere Therapievorgehen.

Diskutieren Sie in einer Kleingruppe folgende Fragen: Wie könnten die nächsten Schritte aussehen? Was ist zu klären? Welche Gründe führen in der Familie zu der Uneinigkeit über das Therapievorgehen? Welche Unterstützungsmöglichkeiten sehen Sie für die Familie?

Übungsaufgabe 3

Sie treffen als Notärztin in Ihrem Einsatz auf den 55-jährigen Herrn Mutig und dessen Ehefrau, die den Rettungsdienst alarmiert hat. Eine Herzphobie ist aus der Vorgeschichte bekannt. Heute sei es wieder einmal nach der Gartenarbeit zu Schmerzen und einem Engegefühl in der Brust gekommen, begleitet von Herzrasen, Atemnot, Schwindel und Benommenheit. Alles weist auf eine Panikattacke im häuslichen Umfeld hin, weiterführende Diagnostik ist jedoch zu dem Gesprächszeitpunkt noch ausstehend. Die Ehefrau ist sichtlich verzweifelt. Sie wirkt fürsorglich auf Sie, zugleich jedoch auch agierend und bevormundend. Alle Fragen werden von ihr beantwortet, auch auf Ihre Bitte hin, ihren Mann doch einmal zu Wort kommen zu lassen, erwidert sie: »Ich bin mittlerweile Expertin, was die Erkrankung meines Mannes betrifft. Medizinische Fragen regen ihn zu sehr auf.«

Stellen Sie die Situation szenisch nach und experimentieren Sie mit verschiedenen Steh- und Sitzpositionen. Wie gehen Sie auf die Ehefrau ein? Üben Sie in einem Rollenspiel, freundlich, aber bestimmt Grenzen zu setzen.

Teil V

18.1 Übungsaufgabe

Welches Vorgehen ist im Sinne der Gesprächsführung in den folgenden Fällen *richtig*?

1. Wenn eine Patientin Sie beschimpft, was tun sie dann? (Bitte wählen Sie eine Antwortmöglichkeit aus)
a) Die Patientin darauf hinweisen, dass sie sich an die allgemeinen Regeln des Umgangs halten soll.
b) Der Patientin beruhigend die Hand auf die Schulter legen und ihr gut zureden.
c) Den Kontakt beenden, und eine andere Kollegin hinzuziehen.
d) Die Beschimpfung nicht persönlich nehmen, vielmehr freundlich das Gefühl der Angst oder Wut spiegeln und die Ursache dafür herausfinden, um eine gemeinsame Lösung zu finden.
e) Eine Krankenpflegerin an die Seite holen, um eine Zeugin zu haben, um notfalls Material zu haben, um gerichtlich vorgehen zu können.

2. Wenn eine Patientin nicht mehr in der Lage ist, sich verständlich zu äußern, dann … (Bitte wählen Sie eine Antwortmöglichkeit aus)
a) … sollte man ausschließlich von Angehörigen und Pflegepersonal die notwendigen Informationen einholen.
b) … sollte trotzdem immer darauf geachtet werden, der Patientin das Gefühl zu geben, dass sie als erwachsener Mensch wertgeschätzt und ernstgenommen wird.
c) … sollte man am besten zu der Patientin wie zu Kindern reden. Falls Sie die Patientin nicht ganz verstehen, geben Sie der Patientin Blatt und Papier, damit sie sich bildlich ausdrücken kann.
d) … ist den Patientinnen, die noch besser verstehen, dass sie krank sind, der Vorzug in der Behandlung zu geben.

Lösung zu den Übungsaufgaben: 1 d), 2 b)

18.2 Übungsaufgabe

Steigen Sie mit einem dreijährigen Kind eine Treppe. Achten Sie darauf, ob das Kind mindestens zwei Stufen im Erwachsenenschritt steigt. Dabei darf es sich festhalten. Ermuntern Sie das Kind, von der untersten Treppenstufe abzuhüpfen und achten auf seine Gleichgewichtskontrolle.

Erwecken Sie die Aufmerksamkeit des Kindes mit einem interessanten Bilderbuch. Achten Sie darauf, worauf das Kind seine Aufmerksamkeit richtet und regen Sie das Kind an, darüber zu sprechen, was es sieht. Achten Sie darauf, ob das Kind Drei- oder Mehrwortsätze spricht.

19.1   Übungsaufgaben

Übungsaufgabe 1

Überlegen Sie sich welche drei Werte/Normen im Umgang mit Kindern bzw. bei der Erziehung von Kindern für Sie wichtig sind.

Übungsaufgabe 2

Überlegen Sie sich inwiefern es Ihnen wichtig ist, diese Werte zu teilen und falls ja, warum oder falls nein, warum nicht?

Übungsaufgabe 3

Was würden Sie machen, wenn Sie in einem Kulturkreis lebten, in denen eine gänzlich konträre Einstellung zu der Ihrigen herrschte und Ihre Werte/Normen in Frage gestellt würden. Was würden Sie sich wünschen, wie sollte der Umgang mit Ihnen aussehen?

19.2   Übungsaufgaben

Übungsaufgabe 1

Leiten Sie vertrauensvoll das Gespräch ein.

Übungsaufgabe 2

Erheben Sie eine urogynäkologische Anamnese.

Übungsaufgabe 3

Versuchen Sie differenzialdiagnostisch zwischen Drang- und Belastungsinkontinenz zu unterscheiden.

Übungsaufgabe 4

Welche Maßnahmen kann die Patientin ergreifen, um die Beschwerden zu verbessern?

Übungsaufgabe 5

Welche weiteren diagnostischen Schritte sind denkbar?

Lösungen

Lösung zur Übungsaufgabe 1:
Beginnen Sie mit einer offenen Frage, zeigen Sie Mitgefühl (»Ich habe den Eindruck, dass Sie sehr darunter leiden«). Ermuntern Sie die Patientin, konkret ihre Beschwerden zu schildern, z. B. durch Rückmeldung, dass das Problem gar nicht so selten ist.

Lösung zur Übungsaufgabe 2:
Beginn der Beschwerden wann? Beschwerden tagsüber und nachts. Auslöser für den Urinverlust? Begleitender Harndrang? Angaben zu Anzahl und Verlauf der Geburten, Angaben zu gynäkologischen Vor-Operationen, Medikamente. Gab es bereits Behandlungsversuche etc.

Lösung zur Übungsaufgabe 3:
Dranginkontinenz: Ständiger Harndrang, auch nachts, Urinverlust bevor die Toilette erreicht wird, es gehen größere Mengen Urin ab. Belastungsinkontinenz: Urinverlust ohne Harndrang beim Husten, Niesen, Lachen, Hüpfen, Joggen, Aufstehen.

Lösung zur Übungsaufgabe 4:
Blasentraining (regelmäßig auf die Toilette gehen), Stuhlregulierung, Beckenbodengymnastik, Gewichtsreduktion, Vermeiden von Kaffee, Alkohol und scharfen Gewürzen, Vermeiden von schwerem Heben und Tragen.

Lösung zur Übungsaufgabe 5:
Urinsticks, gynäkologische Untersuchung, Blasendruckmessung

19.3   Übungsaufgabe

Überlegen Sie sich, welche stereotype Zuordnungen Sie kennen. Diese können sowohl positiv als auch negativ besetzt sein. Inwieweit spiegeln diese die Realität wider? Und worin besteht aus Ihrer Sicht der Unterschied zu einem Vorurteil?

(Als mögliche Kriterien können Sie Beruf, Geschlecht, Alter, Religion, Herkunft etc. wählen.)

Lösung

Stereotype sind kollektive Zuschreibungen bzw. Bilder, die besondere Merkmale, Eigenschaften und Verhaltensweisen zusammenfassen. Dies dient der Sortierung und Einschätzung von Situationen und kann auch positive Bilder einschließen. Vorurteile sind im Gegensatz hierzu in der Regel negativ konnotiert, oft abwertend und unverrückbar.

19.4 Übungsaufgabe

Worauf müssen Sie im Isolationszimmer und im OP achten? Welche besonderen erschwerenden Einflüsse auf die Kommunikation kommen hier zum Tragen?

Lösung

Durch das Tragen von Schutzkleidung (Haube und Mundschutz) sind Teile des Gesichtes verdeckt. Die Mimik steht nur eingeschränkt zur Verfügung, dadurch entfallen wichtige nonverbale Signale (Lächeln, Lippenlesen etc.).

Aktives Nachfragen, ob und welche Informationen richtig verstanden wurden, ist in diesem Kontext extrem wichtig.

Bitte machen Sie sich dies im OP und bei Visiten in Schutzkleidung immer wieder bewusst.

20.1 Übungsaufgabe

Bilden Sie bitte eine Dreiergruppe: Ärztin, Patientin und Beobachterin. Klären Sie in abwechselnden Rollen den Patienten Herrn Costa über die Diagnose und Therapiemöglichkeiten auf und besprechen Sie mit ihm das weitere Vorgehen. Berücksichtigen Sie dabei die einzelnen Schritte gelungener Gesprächsführung zur Erfassung der Gesundheitskompetenz und die Prinzipien einfacher Sprache.

20.2 Übungsaufgabe

- Welche Tele-/Video-Dolmetschsysteme werden in der Klinik/Praxis eingesetzt?
- Welche Personen werden darin geschult?
- Welche Regelungen für den sicheren Umgang sind hinterlegt?
- Aufklärung der Mitarbeiter?
- Aufklärung der Patienten?
- Welche Personen und Berufsgruppen werden regelmäßig darin geschult?
- Datenschutz?
- Technische Anwendung?

Lösung

Fragen Sie aktiv bei der IT und den Datenschutzbeauftragten nach.

21.1   Übungsaufgabe

Bilden Sie eine Gruppe von drei Personen: je eine Ärztin, Dolmetscherin und Gehörlose, die abwechselnd diese Rollen spielen, und führen Sie ein Anamnesegespräch. Zeichnen Sie die Gespräche auf Video auf und reflektieren Sie gemeinsam das Rollenspiel anhand des Bewertungsbogens (▶ Bewertungsbogen 21.1).

Teil VI

22.1 Übungsaufgabe

Übergaben sind integraler Bestandteil der Behandlung von Patientinnen. Übungsaufgaben können anhand des SBAR-Schemas mithilfe von ▶ Tab. 22-1 (Abschn. 22.1.3: Eine gute Übergabe an eine ärztliche Kollegin: So geht's) konstruiert werden. Die Übergabe kann auf Basis einer real erlebten oder dokumentierten Patientengeschichte oder auf Basis eines rein erdachten Falls konstruiert werden. Hierbei kann durch kleine Variationen des medizinischen und/oder des situativen Kontextes die Komplexität der Übungen geändert und auf die Zielgruppe angepasst werden. Somit können anhand der auf diese Weise konstruierten Patientenkarrieren Übergaben durchgeführt und eingeübt werden.

Bilden Sie ein Tandem und führen Sie abwechselnd die Übergabe mittels des SBAR-Schemas durch. Übernehmen Sie dabei jeweils die Rolle der (angehenden) Ärztin, die die Übergabe durchführt bzw. empfängt. Geben Sie sich nach der Übergabe Feedback und thematisieren Sie dabei die Aspekte, die zum Gelingen der Übergabe beigetragen haben, und jene, die Sie optimieren möchten.

22.2 Übungsaufgabe

Versetzen Sie sich in die (gestresste) Situation eines Notarztes und nehmen Sie eine telefonische Übergabe eines Notfallpatienten auf Band auf. Die Zuhörerinnen bekommen nur diese Aufnahme zu hören und reflektieren das Gespräch anhand des Bewertungsbogens (▶ Bewertungsbogen 22.2).

22.3 Übungsaufgabe

Bilden Sie bitte eine 3er-Gruppe. Stellen Sie abwechselnd in der Rolle des Assistenzarztes die 16-jährige Patientin in der ärztlichen Mittagsbesprechung Ihren Kolleginnen und Kollegen vor. Zeichnen Sie das Gespräch auf Video auf und reflektieren Sie gemeinsam das Rollenspiel anhand des Bewertungsbogens (▶ Bewertungsbogen 22.3).

Übungsaufgaben

22.4 Übungsaufgabe

Bilden Sie bitte ein Tandem. Führen Sie abwechselnd in der Rolle der Ärztin und von Frau Friede die ärztliche Gesprächsführung am Telefon durch. Frau Friede bittet telefonisch gegen 13 Uhr um einen Hausbesuch für den Nachmittag, weil ihre 82-jährige Mutter »so komisch« sei.

Wenden Sie dabei die RICE-Struktur an und reflektieren Sie gemeinsam das Rollenspiel unter Berücksichtigung der in der Fallvignette enthaltenen »red flags« sowie des Bewertungsbogens (▸ Bewertungsbogen 22.4).

23.1 Übungsaufgabe

Während Ihres Einsatzes in der Klinik fertigen Sie von einer Patientin, die Sie betreut haben, einen Entlassbrief an.

Gleichen Sie Ihr Ergebnis dann mit dem Bewertungsbogen (▸ Bewertungsbogen 23.1) ab.

23.2 Übungsaufgaben

Übungsaufgabe 1

Überlegen Sie sich, wie Sie sich in der Fallvignette aus Kapitel 23.2 als Ärztin würden. Listen Sie die Punkte auf, die Ihnen zur weiteren Entscheidung fehlen.

Übungsaufgabe 2

Warum ist eine gute schriftliche Dokumentation auch vor der Entlassung von zentraler Bedeutung?

Lösungen

Lösung zur Übungsaufgabe 1:
Sie müssen den Patienten suchen lassen, da er aufgrund seiner Grunderkrankung (Schizophrenie) und aktuell einer akuten psychotischen Exazerbation ein stark erhöhtes Suizidrisiko hat und Sie keinerlei Informationen über die Eigen- oder Fremdgefährdung haben.

Insgesamt fehlen Ihnen sehr viele Informationen zur Gefährdungsbeurteilung:

- Ist der Patient suizidal?
- Gab es Suizidversuche in der Vorgeschichte?
- Gab es fremdaggressive Tendenzen in der Vorgeschichte?
- Wie ist die Steuerungsfähigkeit des Patienten?
- Wie ist der Wahninhalt des Patienten?

Lösungsvorschläge zur Übungsaufgabe 2:
- Wichtig für die interprofessionelle und interdisziplinäre Zusammenarbeit
- Vor dem Hintergrund von Teilzeit- und Schichtmodellen ist eine schriftliche Dokumentation bedeutsam für die Übergabe
- Spart in Notfallsituationen Zeit, beispielsweise wenn die Ärztin vom Dienst nicht noch einmal Anamnese/Fremdanamnese vervollständigen muss.

23.3 Übungsaufgabe

Übersetzen Sie folgende Sätze in eine für die Patientin verständliche und nachvollziehbare Sprache.
1. Lage und Größe der Nieren bds. regelrecht. Kleine Zyste rechts. Kein Harnaufstau.
2. Glättung und Debridierung von instabilen Knorpelanteilen. Einlage einer Redon-Drainage, Versorgung der Stichkanäle.
3. Patella in regulärer Position. Regelrechte Stellung der artikulierenden Gelenkflächen. Die übrigen Bandstrukturen sind unauffällig.

Lösungen: Beispielübersetzungen

1) Die Nieren liegen eher hinten im Rücken. Es gibt auf der rechten und auf der linken Seite eine Niere. Ihre Nieren liegen an der richtigen Stelle. Sie sind normal groß.
   In der rechten Niere haben Sie einen kleinen Hohlraum mit Flüssigkeit. Man kann sich das wie eine Blase im Gewebe vorstellen. Der Urin kann aus der Niere abfließen und staut sich nicht.
2) Im Kniegelenk treffen der Oberschenkelknochen, das Schienbein und die Kniescheibe aufeinander. Die Knochen sind im Gelenk mit Knorpel überzogen. Der Knorpel federt Belastungen ab. Außerdem können die Knochen so besser aneinander vorbeigleiten.
   Bei der Operation wurde der Knorpel in Ihrem Knie geglättet. Außerdem wurde Knorpel entfernt, der sich teilweise abgelöst hatte.
   Am Ende der Operation wurde ein Schlauch in die Wunde gelegt. So kann Flüssigkeit aus der Wunde nach außen laufen. Die Hautschnitte wurden verschlossen.
3) Im Kniegelenk treffen der Oberschenkelknochen, das Schienbein und die Kniescheibe aufeinander. Bei Ihnen befindet sich die Kniescheibe in der normalen Lage. Die Knochen stehen normal zueinander.
   Das Kniegelenk ist sehr beweglich und muss gleichzeitig eine große Last tragen. Deshalb festigen verschiedene Bänder das Kniegelenk. Diese Bänder sehen bei Ihnen normal aus.

23.4   Übungsaufgaben

Übungsaufgabe 1

Was wäre ein wichtiger Gesprächsinhalt hinsichtlich Erstattungsfähigkeit bei der Verordnung einer Rezeptur?

Übungsaufgabe 2

Was wäre ein wichtiger Gesprächsinhalt zur Erstattungsfähigkeit bei der Verordnung eines Läusemittels für ein Kind, das gerade 12 geworden ist?

Übungsaufgabe 3

Was wäre eine wichtige Information für eine Patientin, der unbedingt das Arzneimittel eines spezifischen Herstellers wünscht?

Lösungen

Lösung zur Übungsaufgabe 1:
Die Verordnungsfähigkeit für Rezepturen, also für in der Apotheke für die Patientin individuell, selbst hergestellte Zubereitungen, orientiert sich an den verwendeten Bestandteilen, ihrer Menge, der Diagnose und dem Alter der Patientin. Falls eine Rezeptur nicht die Kriterien für eine GKV-Verordnung erfüllt, Sie diese aber verordnen möchten, informieren Sie bitte Ihre Patientin über anfallende Kosten und die Wichtigkeit der Therapie.

Die KV informiert über ihre Homepage und die Verordnungsforen ausführlich zum Thema Rezeptur, den Ausgangstoffen und der Erstattungsfähigkeit.

Lösung zur Übungsaufgabe 2:
Die Verordnungsfähigkeit für das Medizinprodukt Läusemittel orientiert sich am Lebensalter. Bitte informieren Sie die Eltern des 12-jährigen Kindes, dass Läusemittel nur für Kinder bis zum 12. Geburtstag auf ein »rosa Rezept« verordnet werden können und von der gesetzlichen Krankenversicherung erstattet werden. Das Läusemittel sollte in diesem Fall daher auf ein »grünes Rezept« verordnet und die Eltern über anfallende Kosten informiert werden; in der Apotheke ist der volle Verkaufspreis zu entrichten.

Einzige Ausnahme wären Jugendliche mit Entwicklungsstörungen, bei denen das Präparat bis zum 18. Geburtstag zu Lasten der GKV verordnungsfähig wäre.

Allgemein finden Sie Informationen über verordnungsfähige Medizinprodukte in der Anlage V der Arzneimittel-Richtlinie.

Lösung zur Übungsaufgabe 3:
Wenn Ihre Patientin einen spezifischen Hersteller wünscht und Sie eine medizinische Notwendigkeit sehen, das Aut-idem-Kästchen anzukreuzen, können Sie das gewünschte Präparat auf Muster 16 verordnen. Hierbei kann es allerdings für

die Patientin zu Mehrkosten kommen, da der Wechsel auf ein kostengünstiges Präparat mit gleicher medizinischer Qualität von einem anderen Hersteller ausgeschlossen wurde. Bitte informieren Sie Ihre Patientin über eventuell anfallende Kosten, um die Adhärenz zu steigern.

Wenn Ihre Patientin einen spezifischen Hersteller wünscht (Wunschpräparat) und Sie keine medizinische Notwendigkeit sehen, das Aut-idem-Kästchen anzukreuzen, können Sie das Wunschpräparat dennoch auf Muster 16 verordnen und Ihre Patientin über die Möglichkeit des Erhalts des Wunschpräparates informieren. Hierfür muss die Patientin in der Apotheke zunächst den vollen Apothekenverkaufspreis bezahlen, anschließend kann sie unter Vorlage der Quittung der Apotheke und der Rezeptkopie eine Erstattung der Kosten bei ihrer Krankenkasse beantragen. Typischerweise erhält die Patientin nicht den vollen Preis durch die Krankenkasse zurück, sodass es sinnvoll ist, dass sie sich zunächst bei seiner Krankenkasse informiert, wie hoch der Erstattungsbeitrag sein wird.

Die KV informiert auf ihren Homepages ausführlich zum Thema Aut-idem-Kreuz und bietet dort auch eine Informationsschrift für Patientinnen an.

23.5 Übungsaufgabe

1. In welcher Verordnung bzw. in welchem Gesetz ist in Deutschland die Leichenschau geregelt? (Bitte wählen Sie eine Antwortmöglichkeit aus)
a) Europäische Richtlinie zur ärztlichen Leichenschau (einzelnes Dekret des Europarates)
b) Bundesgesetzblatt zum Umgang mit Verstorbenen (verbindliches Leichenschaugesetz)
c) Landesgesetze der verschiedenen Bundesländer (insbesondere Bestattungsgesetze)
d) Satzungen aller 16 Landesärztekammern (modifizierte Musterberufsordnung)
e) Kommunalverordnung der jeweiligen Gesundheitsämter (ausnahmslos Amtsarzterlass)

2. Sie werden im kassenärztlichen Bereitschaftsdienst zu einer 86-jährigen Frau gerufen, welche nach Angaben der Schwiegertochter friedlich im Bett eingeschlafen sein soll. Bei der äußeren Leichenschau fallen lediglich eine Zyanose und ein paar petechiale Blutungen der Gesichtshaut auf. Außer einer »Herzschwäche« sind keine konkreten Vorerkrankungen bekannt. Die Hausärztin ist nachts nicht erreichbar. Sie klassifizieren eine ungeklärte Todesart und verständigen die Polizei. Der etwas unwirsche Kriminalbeamte verweist auf seine jahrzehntelangen Erfahrungen bei der Leichenschau und drängt Sie im Hinblick auf das hohe Lebensalter auf die Attestierung eines natürlichen Sterbefalles. Mit welcher Argumentation könnten Sie dieser Auffassung am ehesten entgegentreten? (Bitte wählen Sie eine Antwortmöglichkeit aus)
a) Es ist grundsätzlich nicht möglich, eine natürliche Todesart zu klassifizieren, wenn der Ärztin die Verstorbene bisher nicht bekannt war.

b) Es besteht die konkrete Möglichkeit, dass es sich um einen nicht natürlichen Todesfall mit nur geringen äußeren Hinweiszeichen handelt.

c) Es liegt allein in der ärztlichen Kompetenz, womit polizeiliche Befugnisse bei der Leichenschau von vornherein ausgeschlossen sind.

d) Es kommt allenfalls in Betracht, dass die zuständige Hausärztin am Folgetag die Verantwortung für einen natürlichen Sterbefall übernimmt.

e) Es ist prinzipiell keine Diskussion statthaft, da die eigentliche Aufgabe der Bereitschaftsärztin in der Behandlung von lebenden Personen besteht.

Lösungen zu der Übungsaufgabe: 1 c), 2 b)

23.6   Übungsaufgabe

Bilden Sie bitte ein Tandem. Führen Sie abwechselnd in der ärztlichen Rolle und als Patientin Frau Müller das Gespräch in der hausärztlichen Sprechstunde durch. Zeichnen Sie das Gespräch auf Video auf und reflektieren Sie gemeinsam das Rollenspiel.

Aufgabe:
1. Herstellung einer empathischen Beziehung
2. Annehmen der Beschwerdeklage
3. Kontextklärung der Beschwerden
4. Psychosoziale Aspekte markieren/spiegeln
5. Erklärungsmodell der Patienten erfragen und bio-psycho-sozial erweitern
6. Diskussion der Vor- und Nachteile weiterer Attestierung der Arbeitsunfähigkeit
7. Ggf. Klärung der Dauer
8. Ggf. Erwägung der möglichen Diagnosen
9. Planung weiterer Maßnahmen
10. Terminierung des Wiedereintritts der Arbeitsfähigkeit
11. Reflexion möglicher konfligierender Interessen
12. Ausfüllen des Formulars 52

24.1   Übungsaufgabe

Machen Sie sich mit Ihrem KIS vertraut und versuchen Sie im Schulungssystem die genannten Funktionalitäten durchzuführen.

Da die KIS-Systeme unterschiedlich aufgebaut sind und die grafischen Benutzeroberflächen verschieden aussehen, kann an dieser Stelle keine repräsentative Musterlösung vorgestellt werden. Eine spezifische Einführung in das KIS in Ihrer Klinik erfolgt im Rahmen der Mitarbeiter-Schulungen (am Universitätsklinikum Heidelberg werden alle Ärztinnen vor Vergabe einer IS-H-Zugangsberechtigung in einer intensiven zweitägigen Schulung mit praxisrelevanten Übungen in das KIS eingewiesen).

24.2 Übungsaufgabe

Überlegen Sie sich, welche Besonderheiten eine Videokonferenz mit einer Patientin mit sich bringt. Welche Vorteile fallen Ihnen ein und wo können Sie sich Grenzen vorstellen?

Lösung

Mögliche Vorteile	Mögliche Grenzen
• Zeitersparnis für Ärztin und Patientin • Engere Therapiekontrolle möglich • Patientin fühlt sich evtl. in häuslicher Umgebung wohler • Patientin in ländlicher Umgebung können besser versorgt werden, u. a. auch in Flächenstaaten (Kanada, Australien, USA, Russland)	• Eingeschränkte Sicht auf den Raum • Fehlende Untersuchungsmöglichkeiten • Das Gespräch kann als unpersönlich empfunden werden • Patientin kann sich fragen, ob Ärztin sich allein im Raum befindet • Datenschutz gewährleistet?

25.1 Übungsaufgaben

Übungsaufgabe 1

Bilden Sie bitte ein Vierer-Team und beantworten Sie im Team die Fragen der Praxistipps des Kapitels 25.1. Führen Sie abwechselnd in der Rolle der Ärztin bzw. des Patienten und seiner Eltern das Gespräch durch. Zeichnen Sie das Gespräch auf Video auf und reflektieren Sie gemeinsam das Rollenspiel anhand der Praxistipps. Konnten Sie alle Punkte verständlich machen? Ist die Familie davon überzeugt, dass Ihr Beitrag im Rahmen der Pressearbeit gewinnbringend ist für »die Waisen der Medizin«, nämlich die seltenen Erkrankungen?

Übungsaufgabe 2

Spielen Sie verschiedene Krisen-Szenarien durch, die in einer Klinik auftreten können, z. B. Keime auf Station, verunreinigtes OP-Besteck, unklare Todesfälle auf einer Station. Wann wären geeignete Zeitpunkte, an die Öffentlichkeit zu gehen. Welche Argumente sprechen wann dafür, welche wann dagegen? Welches sind Ziele und Zielgruppen der Öffentlichkeitsarbeit in der Krise? Welche Botschaften und Informationen sollen transportiert werden?

Übungsaufgaben

Sammlung Bewertungsbögen

2.4   Bewertungsbogen

Beziehungsaufbau und Gesprächsstruktur	Bewertung (max. 30 %)
Stellt angenehme Rahmenbedingungen her (z. B. ungestörter Raum, Piepser aus, Sitzordnung)	
Begrüßt den Patienten offen und persönlich (z. B. Händeschütteln und Blickkontakt, spricht Patienten mit Namen an, Vorstellung mit Namen und Funktion)	
Nimmt eine zugewandte Haltung ein (z. B. Gesprächsbeginn mit offener Frage)	
Greift (non-)verbale Signale des Patienten angemessen auf (z. B. Paraphrasieren, Verbalisieren)	
Berücksichtigt die individuelle Patientenlage (z. B. Notfall, chronische Erkrankung, Erstkontakt, Folgekonsultation)	
Strukturiert das Gespräch nachvollziehbar und auf den Patienten bezogen (z. B. Reihenfolge erkennbar und logisch, Erläuterungen bei Themenwechsel, Raum für Fragen geben, Benennung des Zeitrahmens)	
Zeigt ein angemessenes verbales Verhalten (z. B. Sprachstil angepasst, Vermeidung von Fremdwörtern und Fachausdrücken, Verwendung von Alltagssprache, verständliche Formulierungen)	
Zeigt ein angemessenes nonverbales/paraverbales Verhalten (z. B. Mimik und Gestik, Augenkontakt während des Gespräches, Stimme, Dialekt, Lautstärke, Sprachmelodie)	
Angemessenes Aufgreifen der Emotionen des Patienten (NURSE-Modell angemessen anwenden)	**Bewertung (max. 30 %)**
Benennt Emotionen und Gefühle als Vorschlag im Gespräch (z. B. »Ich habe den Eindruck, das hat Sie traurig werden lassen …?«)	
Bringt Emotionen und Gefühle verständnisvoll zum Ausdruck (z. B. »Ich kann gut verstehen, dass Sie Angst vor Nebenwirkungen haben.«)	
Würdigt die Emotionen und erkennt die Anstrengungen/ Bemühungen des Patienten an (z. B. »Das ist völlig nachvollziehbar, dass Sie sich so fühlen« bzw. »Ich finde, Sie gehen mit der aktuellen Herausforderung sehr tapfer um.«)	

2.4   Fortsetzung

Eruiert die Ressourcen und bietet dem Patients Unterstützung an (z. B. Unterstützung als Angebot formulieren, eigene Ressourcen, Einbezug von Angehörigen)	
Exploriert die Emotionen des Patienten (z. B. vertiefte Klärung der Emotion; Berücksichtigung weiterer Emotionen; Zeit gewähren)	
Einbezug der Angehörigen	**Bewertung (max. 20 %)**
Begrüßt die Angehörige offen und persönlich (z. B. Händeschütteln und Blickkontakt, spricht Angehörige mit Namen an, Vorstellung mit Namen und Funktion)	
Evaluiert den Kenntnisstand der Angehörigen über die Erkrankung	
Bindet die Angehörige in das Gespräch ein	
Legt im Gespräch den Fokus auf den Patienten	
Inhaltskompetenz	**Bewertung (max. 20 %)**
Benennt die medizinischen Inhalte korrekt (z. B. Therapiemöglichkeiten bei fernmetastasiertem Ösophaguskarzinom)	
Erreichte Gesamtbewertung in Prozent (max. 100 %)	

2.6   Bewertungsbogen

Beziehungsaufbau und Gesprächsstruktur	Bewertung (max. 20 %)
Stellt angenehme Rahmenbedingungen her (z. B. ungestörter Raum, Piepser aus, Sitzordnung)	
Begrüßt den Patienten offen und persönlich (z. B. Händeschütteln und Blickkontakt, spricht Patienten mit Namen an, Vorstellung mit Namen und Funktion)	
Nimmt eine zugewandte Haltung ein (z. B. Gesprächsbeginn mit offener Frage)	
Greift (non-)verbale Signale des Patienten angemessen auf (z. B. Paraphrasieren, Verbalisieren)	
Berücksichtigt die individuelle Patientenlage (z. B. Notfall, chronische Erkrankung, Erstkontakt, Folge-konsultation)	
Strukturiert das Gespräch nachvollziehbar und auf den Patienten bezogen (z. B. Reihenfolge erkennbar und logisch, Erläuterungen bei Themenwechsel, Raum für Fragen geben, Benennung des Zeitrahmens)	
Zeigt ein angemessenes verbales Verhalten (z. B. Sprachstil angepasst, Vermeidung von Fremdwörtern und Fachausdrücken, Verwendung von Alltagssprache, verständliche Formulierungen)	
Untersuchungssetting	**Bewertung (max. 10 %)**
Schafft eine angenehme Atmosphäre für den Patienten (z. B. Fenster schließen)	
Geht respektvoll und umsichtig mit dem Patienten um (z. B. die Entkleidung findet in geschütztem Raum statt)	
Erläuterungen zur körperlichen Untersuchung	**Bewertung (max. 30 %)**
Erklärt die Untersuchungsschritte (z. B. Inspektion des Mund-Rachen-Raums, Palpation der Lymphknotenstationen, Untersuchung des Gehörgangs und des Trommelfells mit dem Otoskop)	
Kündigt an, welche Körperteile für die Untersuchung entkleidet werden sollen (falls notwendig)	
Formuliert angemessene und kontinuierliche Anweisungen an den Patienten (z. B. Öffnung des Mundes)	

2.6 Fortsetzung

Inhaltskompetenz	Bewertung (max. 20 %)
Führt eine angemessene und korrekte körperliche Untersuchung durch (z. B. Inspektion des Mund-Rachenraums, Palpation der Lymphknotenstationen, Untersuchung des Gehörgangs und des Trommelfells mit dem Otoskop)	

Befundbesprechung	Bewertung (max. 20 %)
Erklärt detailliert die Befunde (z. B. weitere Diagnostik und Therapiemöglichkeiten)	
Berücksichtigt die aktuellen Leitlinien der Erkrankung	
Erreichte Gesamtbewertung in Prozent (max. 100 %)	

2.7 Bewertungsbogen

Beziehungsaufbau und Gesprächsstruktur	Bewertung (max. 20%)
Stellt angenehme Rahmenbedingungen her (z.B. ungestörter Raum, Piepser aus, Sitzordnung)	
Begrüßt den Patienten offen und persönlich (z.B. Händeschütteln und Blickkontakt, spricht Patienten mit Namen an, Vorstellung mit Namen und Funktion)	
Nimmt eine zugewandte Haltung ein (z.B. Gesprächsbeginn mit offener Frage)	
Greift (non-)verbale Signale des Patienten angemessen auf (z.B. Paraphrasieren, Verbalisieren)	
Berücksichtigt die individuelle Patientenlage (z.B. Notfall, chronische Erkrankung, Erstkontakt, Folgekonsultation)	
Strukturiert das Gespräch nachvollziehbar und auf den Patienten bezogen (z.B. Reihenfolge erkennbar und logisch, Erläuterungen bei Themenwechsel, Raum für Fragen geben, Benennung des Zeitrahmens)	
Zeigt ein angemessenes verbales Verhalten (z.B. Sprachstil angepasst, Vermeidung von Fremdwörtern und Fachausdrücken, Verwendung von Alltagssprache, verständliche Formulierungen)	
Zeigt ein angemessenes nonverbales/paraverbales Verhalten (z.B. Mimik und Gestik, Augenkontakt während des Gespräches, Stimme, Dialekt, Lautstärke, Sprachmelodie)	
Team-Talk: Anfangsphase	**Bewertung (max. 20%)**
Definiert Problem (z.B. lenkt die Aufmerksamkeit auf ein bestimmtes Problem, das einer Entscheidung bedarf)	
Betont Gleichwertigkeit der Behandlungsoptionen (z.B. teilt mit, dass es mehr als einen Weg gibt, um mit dem identifizierten Problem umzugehen)	
Betont Gleichwertigkeit der Gesprächspartnerin (z.B. klärt, in welcher Art und Weise der Patient Informationen erhalten möchte, um eine Entscheidung treffen zu können – etwa im Gespräch, durch das Lesen von Informationsmaterial, durch die Präsentation grafisch aufbereiteter Daten, durch Videos oder andere Medien)	

2.7   Fortsetzung

Option-Talk: Informationsphase	Bewertung (max. 30 %)
Beschreibt Behandlungsmöglichkeiten (z. B. zählt Optionen auf, worunter auch die Option fallen kann, nichts zu tun; erläutert dem Patienten die Vor- und Nachteile der verschiedenen Optionen, wobei nichts zu tun ebenfalls eine Option ist).	
Erfragt Verständnis, Gedanken, Erwartungen und Befürchtungen (z. B. exploriert die Erwartungen (oder Ideen) des Patienten, wie mit dem Problem (den Problemen) umgegangen werden soll/exploriert die Sorgen (Befürchtungen) des Patienten, wie mit dem Problem umgegangen werden soll/vergewissert sich, dass der Patient die Informationen verstanden hat/bietet dem Patienten explizit Möglichkeiten an, während des Entscheidungsprozesses Fragen zu stellen)	
Decision-Talk: Entscheidungsfindung und Gesprächsabschluss	**Bewertung (max. 30 %)**
Klärt Rollenpräferenz und Behandlungspräferenz zur Entscheidungsfindung (z. B. findet heraus, in welchem Ausmaß der Patient bei der Entscheidungsfindung beteiligt werden möchte/weist darauf hin, dass es notwendig ist, eine Entscheidung jetzt zu treffen (oder aufzuschieben)/weist darauf hin, dass es notwendig ist, noch einmal auf die Entscheidung zurückzukommen (oder auf das Aufschieben der Entscheidung))	
Erreichte Gesamtbewertung in Prozent (max. 100 %)	

5.1   Bewertungsbogen

Beziehungsaufbau und Gesprächsstruktur	Bewertung (max. 40 %)
Stellt angenehme Rahmenbedingungen her (z. B. ungestörter Raum, Piepser aus, Sitzordnung)	
Begrüßt die Patientin offen und persönlich (z. B. Händeschütteln und Blickkontakt, spricht Patienten mit Namen an, Vorstellung mit Namen und Funktion)	
Nimmt eine zugewandte Haltung ein (z. B. Gesprächsbeginn mit offener Frage)	
Greift (non-)verbale Signale der Patientin angemessen auf (z. B. Paraphrasieren, Verbalisieren)	
Berücksichtigt die individuelle Patientenlage (z. B. Notfall, chronische Erkrankung, Erstkontakt, Folge-konsultation)	
Strukturiert das Gespräch nachvollziehbar und auf die Patientin bezogen (z. B. Reihenfolge erkennbar und logisch, Erläuterungen bei Themenwechsel, Raum für Fragen geben, Benennung des Zeitrahmens)	
Zeigt ein angemessenes verbales Verhalten (z. B. Sprachstil angepasst, Vermeidung von Fremdwörtern und Fachausdrücken, Verwendung von Alltagssprache, verständliche Formulierungen)	
Zeigt ein angemessenes nonverbales/paraverbales Verhalten (z. B. Mimik und Gestik, Augenkontakt während des Gesprä-ches, Stimme, Dialekt, Lautstärke, Sprachmelodie)	
Aktuelle Symptomatik und Funktionen	**Bewertung (max. 20 %)**
Erhebt umfassend aktuelle Beschwerden (z. B. Symptom in allen 7 Dimensionen erfasst)	
Erhebt vegetative Anamnese (z. B. Körperfunktionen, Infektneigung, Ein-/Durchschlaf-störungen)	
Erhebt Medikamentenanamnese (z. B. aktuelle Medikation mit Dosierung/Besonderheiten, vorherige Medikation, Compliance)	

5.1   Fortsetzung

Vorgeschichte	Bewertung (max. 20 %)
Verschafft sich Systemüberblick (z. B. »Volkskrankheiten«, Operationen, Krankenhaus-voraufenthalte)	
Erhebt Familienanamnese (z. B. aktuelle Erkrankung in der Familie, gehäufte Erkrankungen in der Familie)	
Erhebt Entwicklungsanamnese (z. B. Kinderkrankheiten, Impfstatus, Schlüsselzeiten im Leben)	
Erhebt gesundheitsrelevantes Verhalten (z. B. Suchtmittelkonsum, Bewegung, Ernährung, Freizeitverhalten)	
Umgebungsfaktoren und Gesprächsabschluss	**Bewertung (max. 20 %)**
Erhebt psychosoziale Anamnese (z. B. Beruf, Familie, soziales Umfeld, Ressourcen)	
Fasst zusammen und gibt Ausblick (z. B. Raum für Fragen, Festlegung von Nah- und Fernzielen)	
Erreichte Gesamtbewertung in Prozent (max. 100 %)	

7.1   Bewertungsbogen

Klinische Situation	Bewertung (max. 20 %)
Welche diagnostischen Maßnahmen wurden durchgeführt? (z. B. Ausschluss reversibler Ursachen, Prüfen der klinischen Symptome des Ausfalls der Hirnfunktion, isoelektrisches EEG, Nachweis des zerebralen Zirkulationsstillstandes)	
Welche Diagnose wurde gestellt?	
Verdachtsdiagnose?	
Welche Maßnahmen/Interventionen wurden eingeleitet (z. B. aktuelle Therapie, bereits erfolgte Blutentnahmen, EEG)?	
Welche klinischen Aufgaben stehen für die Kollegin an (z. B. Abfragen von Untersuchungsergebnissen)?	
Welche weiteren Maßnahmen wurden von wem geplant?	
Angehörigensituation	**Bewertung (max. 20 %)**
Welche Angehörigen sind involviert?	
Kennen Sie die Namen der Angehörigen?	
Sind die Kontaktdaten bekannt?	
Sind weitere Angehörige angekündigt?	
Welche der Angehörigen stehen im rechtlich bzw. emotional engsten Verhältnis?	
Angehörigengespräche	**Bewertung (max. 40 %)**
Haben Angehörigengespräche stattgefunden?	
Dauer der jeweiligen Gespräche (Zeitpunkt der Gespräche)?	
Mit wem haben Sie gesprochen (z. B. gibt es noch weitere enge Angehörige, die nicht anwesend waren, aber ein Gespräch wünschen)?	
In welchem psychischen Zustand waren die einzelnen Angehörigen, was haben Sie beobachtet?	
Welche Themen wurden besprochen, welche Vereinbarungen getroffen (z. B. Information bei Verschlechterung des Patienten)?	
Wurde die medizinische Prognose erklärt (und von den Angehörigen verstanden)? Weiterer Gesprächsbedarf notwendig?	

Bewertungsbögen

7.1　Fortsetzung

Welche Inhalte konnten noch nicht angesprochen werden?	
Wurde bereits über eine schriftliche oder mündliche Patientenverfügung gesprochen?	
Wann erfolgen weitere Gespräche?	
Welche Entscheidungen stehen aus Sicht der Angehörigen an?	
Bestehen offene Fragen seitens der Angehörigen?	
Weitere notwendige Kontakte	**Bewertung (max. 20 %)**
Wurde die Transplantationsbeauftragte informiert und mit ihr alle Inhalte besprochen?	
Welche Informationen fehlen noch und müssen beispielsweise bei der Hausärztin angefragt werden?	
Gibt es weitere externe Informationsquellen oder Institutionen, die kontaktiert werden müssen?	
Erreichte Gesamtbewertung in Prozent (max. 100 %)	

7.3   Bewertungsbogen

Beziehungsaufbau und Gesprächsstruktur	Bewertung (max. 20 %)
Stellt angenehme Rahmenbedingungen her (z. B. ungestörter Raum, Piepser aus, Sitzordnung)	
Begrüßt den Patienten offen und persönlich (z. B. Händeschütteln und Blickkontakt, spricht Patienten mit Namen an, Vorstellung mit Namen und Funktion)	
Nimmt eine zugewandte Haltung ein (z. B. Gesprächsbeginn mit offener Frage)	
Greift (non-)verbale Signale des Patienten angemessen auf (z. B. Paraphrasieren, Verbalisieren)	
Berücksichtigt die individuelle Patientenlage (z. B. Notfall, chronische Erkrankung, Erstkontakt, Folgekonsultation)	
Strukturiert das Gespräch nachvollziehbar und auf den Patienten bezogen (z. B. Reihenfolge erkennbar und logisch, Erläuterungen bei Themenwechsel, Raum für Fragen geben, Benennung des Zeitrahmens)	
Zeigt ein angemessenes verbales Verhalten (z. B. Sprachstil angepasst, Vermeidung von Fremdwörtern und Fachausdrücken, Verwendung von Alltagssprache, verständliche Formulierungen)	
Zeigt ein angemessenes nonverbales/paraverbales Verhalten (z. B. Mimik und Gestik, Augenkontakt während des Gespräches, Stimme, Dialekt, Lautstärke, Sprachmelodie)	
Voraussetzung	**Bewertung (max. 20 %)**
Evaluiert die Fähigkeit des Patienten, Erklärungen zu verstehen (z. B. Ist der Patient grundsätzlich in der emotionalen oder geistigen Verfassung, Erklärungen zu verstehen? Wenn nicht, wurde es erkannt?)	
Berücksichtigt die Entscheidungsfähigkeit des Patienten (z. B. Ist der Patient in der Lage, aufgrund der Erklärungen Entscheidungen zu treffen?)	
Betont die Freiwilligkeit der Entscheidung	

7.3   Fortsetzung

Aufklärung	Bewertung (max. 30 %)
Erläutert relevante Informationen und stellt ggf. weitere in Aussicht (z. B. Waren die Informationen, die vermittelt wurden, ausreichend, zu viel oder teilweise nicht relevant?)	
Empfiehlt ein Vorgehen (z. B. Weiß der Patient, was der Arzt ihm warum empfohlen hat?)	
Prüft Verständnis der Informationen durch den Patienten (z. B. Hat der Patient die Informationen verstanden oder waren sie nicht verständlich genug?)	
Einwilligung	**Bewertung (max. 30 %)**
Lässt den Patienten über das Vorgehen entscheiden (z. B. Hat der Patient eine Entscheidung getroffen und weiß der Arzt warum?)	
Lässt sich Behandlungs-/Informationsauftrag durch den Patienten geben (z. B. Wurde dem Arzt explizit die Zustimmung zu einer Behandlung/weiteren Gesprächen gegeben?)	
Erreichte Gesamtbewertung in Prozent (max. 100 %)	

8.1 Bewertungsbogen

Beziehungsaufbau und Gesprächsstruktur	Bewertung (max. 20 %)
Stellt angenehme Rahmenbedingungen her (z. B. ungestörter Raum, Piepser aus, Sitzordnung)	
Begrüßt den Patienten offen und persönlich (z. B. Händeschütteln und Blickkontakt, spricht Patienten mit Namen an, Vorstellung mit Namen und Funktion)	
Nimmt eine zugewandte Haltung ein (z. B. Gesprächsbeginn mit offener Frage)	
Greift (non-)verbale Signale des Patienten angemessen auf (z. B. Paraphrasieren, Verbalisieren)	
Berücksichtigt die individuelle Patientenlage (z. B. Notfall, chronische Erkrankung, Erstkontakt, Folgekonsultation)	
Strukturiert das Gespräch nachvollziehbar und auf den Patienten bezogen (z. B. Reihenfolge erkennbar und logisch, Erläuterungen bei Themenwechsel, Raum für Fragen geben, Benennung des Zeitrahmens)	
Zeigt ein angemessenes verbales Verhalten (z. B. Sprachstil angepasst, Vermeidung von Fremdwörtern und Fachausdrücken, Verwendung von Alltagssprache, verständliche Formulierungen)	
Fokussierte Anamnese	**Bewertung (max. 20 %)**
Erhebt die aktuellen Beschwerden umfassend (z. B. Symptom in allen Dimensionen erfasst)	
Erhebt eine vegetative Anamnese (z. B. Körperfunktionen, Infektneigung, Ein-/Durchschlafstörungen)	
Erhebt eine Medikamentenanamnese (z. B. aktuelle Medikation mit Dosierung/Besonderheiten, vorherige Medikation, Compliance)	
Erhebt das gesundheitsrelevante Verhalten (z. B. Suchtmittelkonsum, Bewegung, Ernährung, Freizeitverhalten)	
Erhebt eine psychosoziale Anamnese (z. B. Einordnung der aktuellen Symptomatik in den psychosozialen und familiären Kontext)	

8.1 Fortsetzung

Verdachtsdiagnose	Bewertung (max. 30 %)
Ordnet die erlebte Anamnese ein und führt diese auf ggf. bekannte Ursachen zurück (z. B. Zusammenhang zu Vorerkrankungen wie Demenz, Depression)	
Schließt abwendbare gefährliche Verläufe aus (z. B. Exsikkose, unterwünschte Arzneimittelwirkung)	
Identifiziert neue Ursachen (z. B. Sturz)	
Erläutert dem Patienten seine Verdachtsdiagnose angemessen	
Partizipative Entscheidungsfindung	**Bewertung (max. 30 %)**
Klärt die gegenseitigen Präferenzen und Prioritäten (z. B. Exploration der Erwartungen des Patienten, Erläuterung der Vor- und Nachteile verschiedener Optionen)	
Setzt diagnostische Prioritäten (z. B. Durchführung weiterer Untersuchungen versus Abwarten)	
Setzt therapeutische Prioritäten (z. B. Medikamentenwechsel versus Abwarten)	
Managt die vorhandenen Krankheiten oder sucht nach einer neuen Diagnose	
Legt das weitere Vorgehen fest (z. B. bei Ausschluss abwendbar gefährlicher Verläufe: begleitendes Abwarten, regelmäßige Nachkonsultationen)	
Erreichte Gesamtbewertung in Prozent (max. 100 %)	

9.4 Bewertungsbogen

Beziehungsaufbau und Gesprächsstruktur	Bewertung (max. 20 %)
Stellt angenehme Rahmenbedingungen her (z. B. ungestörter Raum, Piepser aus, Sitzordnung)	
Begrüßt den Patienten offen und persönlich (z. B. Händeschütteln und Blickkontakt, spricht Patienten mit Namen an, Vorstellung mit Namen und Funktion)	
Nimmt eine zugewandte Haltung ein (z. B. Gesprächsbeginn mit offener Frage)	
Greift (non-)verbale Signale des Patienten angemessen auf (z. B. Paraphrasieren, Verbalisieren)	
Berücksichtigt die individuelle Patientenlage (z. B. Notfall, chronische Erkrankung, Erstkontakt, Folgekonsultation)	
Strukturiert das Gespräch nachvollziehbar und auf den Patienten bezogen (z. B. Reihenfolge erkennbar und logisch, Erläuterungen bei Themenwechsel, Raum für Fragen geben, Benennung des Zeitrahmens)	
Zeigt ein angemessenes verbales Verhalten (z. B. Sprachstil angepasst, Vermeidung von Fremdwörtern und Fachausdrücken, Verwendung von Alltagssprache, verständliche Formulierungen)	
Zeigt ein angemessenes nonverbales/paraverbales Verhalten (z. B. Mimik und Gestik, Augenkontakt während des Gespräches, Stimme, Dialekt, Lautstärke, Sprachmelodie)	
Schilderung des prä-, intra- und postoperativen Ablaufs	**Bewertung (max. 40 %)**
Geht chronologisch vor (z. B. prä-, intra- und postoperativen Ablauf)	
Informiert über präoperative Bedingungen (z. B. Aufnahmedatum, Nüchternheit)	
Schildert den intraoperativen Ablauf (z. B. Erklärung der Schnittführung, geplanter Maßnahmen und möglicher Erweiterungen)	
Benennt postoperative Besonderheiten (z. B. liegende Drainagen, Schmerzmittelgabe, Vermeiden von Heben schwerer Lasten)	

9.4   Fortsetzung

Informiert über evtl. bestehende Behandlungsalternativen (z. B. abwartendes Verhalten, gemeinsame Entscheidungsfindung)	
Erläuterung der möglichen Risiken	**Bewertung (40 %)**
Klärt wahrheitsgemäß und vollständig auf (z. B. häufige, wahrscheinliche Komplikationen sowie seltene mit schwerwiegenden Folgen)	
Stellt Inhalte der aktuellen Leitlinien patientengerecht dar (z. B. Vermeiden reiner Wahrscheinlichkeitsstatistiken, Nennung natürlicher Häufigkeiten: z. B. 1 von 100 Patienten)	
Betrachtet mögliche Risiken individuell (patientenadaptiert) (z. B. Erklärung der Referenzklasse und Zuordnung des Patienten/eigenständige Nutzen-Risiko-Abwägung möglich)	
Klärt über Unsicherheit der Risikoeinschätzung auf (z. B. Unvermögen, Einzelfälle vorauszusagen, Unsicherheit von Studienergebnissen und Risikoschätzungen)	
Erreichte Gesamtbewertung in Prozent (max. 100 %)	

9.5 Bewertungsbogen

Beziehungsaufbau und Gesprächsstruktur	Bewertung (max. 30 %)
Stellt angenehme Rahmenbedingungen her (z. B. ruhige Atmosphäre, nur Angehörige im Patientenzimmer, Piepser aus, Anordnung der Teammitglieder)	
Begrüßt das Team und die Patientin offen und persönlich (z. B. kurze Vorstellungsrunde aller Beteiligter vor dem Patientenzimmer, Händeschütteln und Blickkontakt, spricht Patientin mit Namen an, Vorstellung mit Namen und Funktion)	
Nimmt eine zugewandte Haltung ein (z. B. Gesprächsbeginn mit offener Frage, respektvoller und wertschätzender interprofessioneller Umgang)	
Greift (non-)verbale Signale der Patientin angemessen auf (z. B. Paraphrasieren, Verbalisieren)	
Berücksichtigt die individuelle Patientenlage (z. B. Notfall, chronische Erkrankung, Erstkontakt nach Operation, Folgekonsultation)	
Strukturiert das Gespräch nachvollziehbar und auf die Patientin bezogen (z. B. Reihenfolge erkennbar und logisch, Erläuterungen bei Themenwechsel, Raum für Fragen geben, Benennung des Zeitrahmens)	
Zeigt ein angemessenes verbales Verhalten (z. B. Sprachstil angepasst, Vermeidung von Fremdwörtern und Fachausdrücken, Verwendung von Alltagssprache, verständliche Formulierungen)	
Zeigt ein angemessenes nonverbales/paraverbales Verhalten (z. B. Mimik und Gestik, Augenkontakt während des Gespräches, Stimme, Dialekt, Lautstärke, Sprachmelodie)	
Struktur der interprofessionellen Visite	**Bewertung (max. 50 %)**
Kommuniziert alle offenen Fragen und Unklarheiten vor dem Patientenzimmer (z. B. Analyse und Interpretation aktueller Laborwerte, des Krankheitsverlaufs und der durchgeführten Untersuchungen, Informationsaustausch zur Stimmungslage der Patientin und zum aktuellen Stand der Krankheitsverarbeitung)	
Lässt die Pflegekraft die Patientin vorstellen (z. B. Name, Geburtsdatum, Diagnose, Verlauf, Operation, aktueller Post-OP-Tag)	

9.5   Fortsetzung

Erfragt das aktuelle Befinden der Patientin und die von der Pflegekraft zuvor benannte Pflegesymptomatik (z. B. vermeidet Suggestivfragen, berücksichtigt W-Fragen, gezielte Fragen zu speziellen medizinischen und pflegerischen Problemen, berücksichtigt Beschwerden, Ängste und Wünsche der Patientin)	
Kennt den derzeitigen Zustand der Patientin (z. B. umfassender Kenntnisstand bezüglich aktueller Diagnosen, relevanter Nebendiagnosen, aktueller Krankengeschichte, medizinischer und pflegerischer Verlauf)	
Vermittelt der Patientin den aktuellen, mittelfristigen und langfristigen Behandlungs- und Versorgungsplan (z. B. aktive Mitgestaltung der Patientin möglich, Patientin kennt ihren derzeitigen Zustand und weiß über Behandlungsplan Bescheid)	
Klärt die weiteren Behandlungsschwerpunkte vor Verlassen des Patientenzimmers (z. B. lässt Raum für Rückfragen durch die Patientin)	
Reflektiert die Visite und schildert die eigene Sichtweise und Probleme (z. B. interprofessionelle Ausarbeitung und gemeinsame Umsetzung eines patientenzentrierten Behandlungsplanes)	
Dokumentiert die Visite und den interprofessionellen Behandlungsplan	
Körperliche Untersuchung	**Bewertung (max. 20 %)**
Führt eine gezielte, körperliche Untersuchung korrekt durch (z. B. Begutachtung von Wunden und Drainagen)	
Erreichte Gesamtbewertung in Prozent (max. 100 %)	

9.9 Bewertungsbogen

Beziehungsaufbau und Gesprächsstruktur	Bewertung (max. 20 %)
Stellt angenehme Rahmenbedingungen her (z. B. ungestörter Raum, Piepser aus, Sitzordnung)	
Begrüßt den Patienten offen und persönlich (z. B. Händeschütteln und Blickkontakt, spricht Patienten mit Namen an, Vorstellung mit Namen und Funktion)	
Nimmt eine zugewandte Haltung ein (z. B. Gesprächsbeginn mit offener Frage)	
Greift (non-)verbale Signale des Patienten angemessen auf (z. B. Paraphrasieren, Verbalisieren)	
Berücksichtigt die individuelle Patientenlage (z. B. Notfall, chronische Erkrankung, Erstkontakt, Folgekonsultation)	
Strukturiert das Gespräch nachvollziehbar und auf den Patienten bezogen (z. B. Reihenfolge erkennbar und logisch, Erläuterungen bei Themenwechsel, Raum für Fragen geben, Benennung des Zeitrahmens)	
Zeigt ein angemessenes verbales Verhalten (z. B. Sprachstil angepasst, Vermeidung von Fremdwörtern und Fachausdrücken, Verwendung von Alltagssprache, verständliche Formulierungen)	
Zeigt ein angemessenes nonverbales/paraverbales Verhalten (z. B. Mimik und Gestik, Augenkontakt während des Gespräches, Stimme, Dialekt, Lautstärke, Sprachmelodie)	
Informationen zum aktuellen Stand der Erkrankung verständlich vermitteln (Diagnose und Prognose)	**Bewertung (max. 20 %)**
Hat die Ergebnisse der Untersuchung verständlich mitgeteilt	
Hat Vorstellungen/Kenntnisstand des Patienten erfragt	
Hat die Diagnose Leberzirrhose und die Dringlichkeit der Lebensstilveränderung (Alkoholkonsum) verständlich erläutert	
Hat den Patienten zum Fragen ermuntert	

9.9   Fortsetzung

Rolle einer Selbsthilfegruppe darstellen	Bewertung (max. 20 %)
Hat über die Möglichkeit der Teilnahme an einer Selbsthilfe-gruppe informiert	
Hat den Nutzen der Selbsthilfegruppe im Umgang mit der Erkrankung dargestellt	
Hat emotionale und psychosoziale Unterstützung zum Umgang mit der Erkrankung durch eine Selbsthilfegruppe dargestellt	
Patienten zur Teilnahme an einer Selbsthilfegruppe motivieren	**Bewertung (max. 40 %)**
Hat die Stufe der Veränderungsmotivation erkundet (Absichtslosigkeit)	
Hat Überlegungen ermittelt (Was denken Sie? Inwiefern ist das aus Ihrer Sicht machbar?)	
Hat gemeinsame Entscheidung herbeigeführt (Abwägungen berücksichtigt)	
Ist mit Wiederstand konstruktiv umgegangen	
hat Vereinbarung zur Umsetzung der Entscheidung getroffen (z. B. Ansprechpartner und Adresse der SHG)	
hat Kontrolltermin vereinbart	
Erreichte Gesamtbewertung in Prozent (max. 100 %)	

11.2   Bewertungsbogen

Beziehungsaufbau und Gesprächsstruktur	Bewertung (max. 50 %)
Stellt angenehme Rahmenbedingungen her (z. B. ungestörter Raum, Piepser aus, Sitzordnung)	
Begrüßt die Eltern offen und persönlich (z. B. Händeschütteln und Blickkontakt, spricht Patienten mit Namen an, Vorstellung mit Namen und Funktion)	
Nimmt eine zugewandte Haltung ein (z. B. Gesprächsbeginn mit offener Frage)	
Greift (non-)verbale Signale der Eltern angemessen auf (z. B. Paraphrasieren, Verbalisieren)	
Berücksichtigt die individuelle Patientenlage (z. B. Notfall, chronische Erkrankung, Erstkontakt, Folgekonsultation)	
Strukturiert das Gespräch nachvollziehbar und auf die Eltern bezogen (z. B. Reihenfolge erkennbar und logisch, Erläuterungen bei Themenwechsel, Raum für Fragen geben, Benennung des Zeitrahmens)	
Zeigt ein angemessenes verbales Verhalten (z. B. Sprachstil angepasst, Vermeidung von Fremdwörtern und Fachausdrücken, Verwendung von Alltagssprache, verständliche Formulierungen)	
Zeigt ein angemessenes nonverbales/paraverbales Verhalten (z. B. Mimik und Gestik, Augenkontakt während des Gespräches, Stimme, Dialekt, Lautstärke, Sprachmelodie)	
Technik des aktiven Zuhörens	**Bewertung (max. 25 %)**
Zeigt Eltern, dass es ihr/ihm wichtig ist, zu verstehen, was genau das Problem ist (z. B. »Ist es richtig, dass …«)	
Fasst das Gesagte der Eltern zusammen	
Versichert sich, alles richtig verstanden zu haben	
Identifiziert Hauptproblem	

11.2 Fortsetzung

Aufgreifen der Emotionen	Bewertung (max. 25 %)
Zeigt Verständnis für die Aufregung der Eltern	
Versucht den gestressten Eltern Angst und Sorgen zu nehmen	
Beschreibt die Erkrankung des Kindes konkret und verständlich	
Erreichte Gesamtbewertung in Prozent (max. 100 %)	

11.4 Bewertungsbogen

Beziehungsaufbau und Gesprächsstruktur	Bewertung (max. 20 %)
Stellt angenehme Rahmenbedingungen her (z. B. ungestörter Raum, Piepser aus, Sitzordnung)	
Begrüßt den Patienten offen und persönlich (z. B. Händeschütteln und Blickkontakt, spricht Patienten mit Namen an, Vorstellung mit Namen und Funktion)	
Nimmt eine zugewandte Haltung ein (z. B. Gesprächsbeginn mit offener Frage)	
Greift (non-)verbale Signale des Patienten angemessen auf (z. B. Paraphrasieren, Verbalisieren)	
Berücksichtigt die individuelle Patientenlage (z. B. Notfall, chronische Erkrankung, Erstkontakt, Folge-konsultation)	
Strukturiert das Gespräch nachvollziehbar und auf den Patienten bezogen (z. B. Reihenfolge erkennbar und logisch, Erläuterungen bei Themenwechsel, Raum für Fragen geben, Benennung des Zeitrahmens)	
Zeigt ein angemessenes verbales Verhalten (z. B. Sprachstil angepasst, Vermeidung von Fremdwörtern und Fachausdrücken, Verwendung von Alltagssprache, verständliche Formulierungen)	
Zeigt ein angemessenes nonverbales/paraverbales Verhalten (z. B. Mimik und Gestik, Augenkontakt während des Gespräches, Stimme, Dialekt, Lautstärke, Sprachmelodie)	
Strukturierte Vermittlung der Diagnose (SPIKES-Modell)	**Bewertung (max. 40 %)**
Hat alle relevanten Befunde vorgelegt	
Hat das Vorwissen des Patienten erfragt	
Hat die relevanten Informationen an das Bedürfnis des Patienten angepasst (z. B. Wahrnehmung der aktuellen Befindlichkeit; Informations-wunsch und Informationstiefe des Patienten berücksichtigt)	
Vermittelt die schlechte Nachricht klar und angemessen (z. B. Vorwarnung; Diagnose direkt nach Vorwarnung konkret ausgesprochen; Zeit lassen und Pausen geben; Hinweis, dass keine Operation mehr möglich; Verweis auf palliative Behandlungsoption/ sequenzielles Behandlungskonzept; auf Nachfrage: Prognosevermittlung in natürlichen Zahlen)	

11.4   Fortsetzung

Exploration und angemessenes Aufgreifen der Emotionen des Patienten (SPIKES-Modell)	Bewertung (max. 20 %)
Benennt Emotionen und Gefühle als Vorschlag im Gespräch (z. B. »Das ist jetzt sicherlich ein Schock für Sie …?«)	
Bringt Emotionen und Gefühle verständnisvoll zum Ausdruck (z. B. »Ich verstehe, dass Sie diese Nachricht erst einmal verarbeiten müssen.«)	
Würdigt die Emotionen und erkennt die Anstrengungen/ Bemühungen des Patienten an (z. B. »Ich finde, Sie gehen mit der Nachricht sehr gefasst um.«)	
Bietet Unterstützung an (z. B. Unterstützung als Angebot formulieren, Einbezug von Angehörigen)	
Exploriert weitere Emotionen (z. B. Berücksichtigung weiterer Emotionen; Patienten hier Zeit einräumen)	
Zusammenfassung des Gespräches (SPIKES-Modell)	**Bewertung (max. 20 %)**
Ermutigt den Patienten, weitere offene Punkte zu besprechen	
Fasst die wichtigsten Gesprächsinhalte zusammen und bespricht weitere Strategien (z. B. nächster Termin festgelegt, Erklärung der Behandlungsoptionen, Bezugspersonen eingeladen)	
Erreichte Gesamtbewertung in Prozent (max. 100 %)	

14.2 Bewertungsbogen

Beziehungsaufbau und Gesprächsstruktur	Bewertung (max. 10%)
Stellt angenehme Rahmenbedingungen her (z. B. ungestörter Raum, Piepser aus, Sitzordnung)	
Begrüßt die Ehefrau offen und persönlich (z. B. Händeschütteln und Blickkontakt, spricht Patienten mit Namen an, Vorstellung mit Namen und Funktion)	
Nimmt eine zugewandte Haltung ein (z. B. Gesprächsbeginn mit offener Frage)	
Greift (non-)verbale Signale der Ehefrau angemessen auf (z. B. Paraphrasieren, Verbalisieren)	
Berücksichtigt die individuelle Lage (z. B. Notfall, chronische Erkrankung, Erstkontakt, Folgekonsultation)	
Strukturiert das Gespräch nachvollziehbar und auf die Ehefrau bezogen (z. B. Reihenfolge erkennbar und logisch, Erläuterungen bei Themenwechsel, Raum für Fragen geben, Benennung des Zeitrahmens)	
Zeigt ein angemessenes verbales Verhalten (z. B. Sprachstil angepasst, Vermeidung von Fremdwörtern und Fachausdrücken, Verwendung von Alltagssprache, verständliche Formulierungen)	
Zeigt ein angemessenes nonverbales/paraverbales Verhalten (z. B. Mimik und Gestik, Augenkontakt während des Gespräches, Stimme, Dialekt, Lautstärke, Sprachmelodie)	
Strukturierte Vermittlung des Todes des Patienten	**Bewertung (max. 20%)**
Hat alle relevanten Befunde vorliegen	
Exploriert das Vorwissen (was für Informationen sind bereits vorhanden? Durch Notarzt vorinformiert?)	
Übermittelt die schlechte Nachricht gemäß SPIKES	
Passt die Informationen an Bedürfnis der Ehefrau an	

14.2   Fortsetzung

Exploration und Aufgreifen von Emotionen, proaktive Kommunikation	Bewertung (max. 40 %)
Greift die von der Ehefrau gezeigte Emotion auf	
Drückt Verständnis für diese Emotionen aus (Understanding)	
Äußert Respekt für vorhandene Ressourcen (Ich finde es gut …)	
Bietet Unterstützung an (z. B. Seelsorger, psychologische Betreuung, Informationsmaterial …)	
Exploriert Emotionen	
Exploriert vorsichtig, was die selbst an ihrem Ehemann durchgeführten Reanimationsmaßnahmen für Ehefrau bedeuten	
Exploriert, was für ein Mensch der Verstorbene war	
Ermuntert die Angehörige, Fragen zu stellen	
Management	**Bewertung (max. 30 %)**
Evaluiert die sozialen Ressourcen (z. B. Familie, Freunde)	
Evaluiert vorhandene Coping-Strategien	
Bemüht sich um die Aktivierung von Ressourcen	
Strebt die Erschließung neuer Ressourcen oder Bewältigungsstrategien an	
Bietet der Ehefrau an, den Verstorbenen nochmals zu sehen	
Fasst die wichtigsten Gesprächsinhalte zusammen	
Erreichte Gesamtbewertung in Prozent (max. 100 %)	

16.1 Bewertungsbogen

Beziehungsaufbau und Gesprächsstruktur	Bewertung (max. 20 %)
Stellt angenehme Rahmenbedingungen her (z. B. ungestörter Raum, Piepser aus, Sitzordnung)	
Begrüßt die Patientin offen und persönlich (z. B. Händeschütteln und Blickkontakt, spricht Patienten mit Namen an, Vorstellung mit Namen und Funktion)	
Nimmt eine zugewandte Haltung ein (z. B. Gesprächsbeginn mit offener Frage)	
Greift (non-)verbale Signale der Patientin angemessen auf (z. B. Paraphrasieren, Verbalisieren)	
Berücksichtigt die individuelle Patientenlage (z. B. Notfall, chronische Erkrankung, Erstkontakt, Folgekonsultation)	
Strukturiert das Gespräch nachvollziehbar und auf die Patientin bezogen (z. B. Reihenfolge erkennbar und logisch, Erläuterungen bei Themenwechsel, Raum für Fragen geben, Benennung des Zeitrahmens)	
Zeigt ein angemessenes verbales Verhalten (z. B. Sprachstil angepasst, Vermeidung von Fremdwörtern und Fachausdrücken, Verwendung von Alltagssprache, verständliche Formulierungen)	
Zeigt ein angemessenes nonverbales/paraverbales Verhalten (z. B. Mimik und Gestik, Augenkontakt während des Gespräches, Stimme, Dialekt, Lautstärke, Sprachmelodie)	
Verständliche Informationsvermittlung (Diagnose, Prognose, Therapieoptionen)	**Bewertung (max. 20 %)**
Stellt den Informationsbedarf fest	
Teilt die Ergebnisse des Check-up 35 verständlich mit	
Erfragt Vorstellungen/Kenntnisstand der Patientin	
Erläutert die Diagnose Metabolisches Syndrom und die Notwendigkeit der Risikoreduktion verständlich	
Ermuntert die Patientin, Fragen zu stellen	

16.1   Fortsetzung

Einbezug in die Therapieentscheidung	Bewertung (max. 20 %)
Informiert über Therapie-Wahlmöglichkeiten (Gewichtsreduktion, Bewegung, beides)	
Informiert nachvollziehbar über Vor- und Nachteile der Therapien	
Erfragt Verständnis, Gedanken und Erwartungen	
Ermittelt Therapie-Präferenzen (Was denken Sie? Inwiefern ist das aus Ihrer Sicht machbar?)	
Führt gemeinsame Entscheidung herbei	
Trifft Vereinbarung zur Umsetzung der Entscheidung (z. B. Ausstellen des Rezepts oder Adresse zur Ernährungsschulung)	
Vereinbart Kontrolltermin	
Motivation der Patientin zur Therapie	**Bewertung (max. 40 %)**
Erkundet die Stufe der Veränderungsmotivation (Absichtslosigkeit)	
Stößt Überlegungen hinsichtlich eines besseren Gesundheitsverhaltens an (»change talk«)	
Deckt Ambivalenzen (auch kognitive Dissonanzen) auf	
Geht mit Widerstand »geschmeidig« um (Inhalte und Nutzenüberlegungen)	
Erreichte Gesamtbewertung in Prozent (max. 100 %)	

21.1 Bewertungsbogen

Beziehungsaufbau und Gesprächsstruktur	Bewertung (max. 30 %)
Stellt angenehme Rahmenbedingungen her (z. B. ungestörter Raum, Piepser aus, Sitzordnung)	
Begrüßt die Patientin offen und persönlich (z. B. Händeschütteln und Blickkontakt, spricht Patienten mit Namen an, Vorstellung mit Namen und Funktion)	
Nimmt eine zugewandte Haltung ein (z. B. Gesprächsbeginn mit offener Frage)	
Greift (non-)verbale Signale der Patientin angemessen auf (z. B. Paraphrasieren, Verbalisieren)	
Berücksichtigt die individuelle Patientenlage (z. B. Notfall, chronische Erkrankung, Erstkontakt, Folge-konsultation)	
Strukturiert das Gespräch nachvollziehbar und auf die Patientin bezogen (z. B. Reihenfolge erkennbar und logisch, Erläuterungen bei Themenwechsel, Raum für Fragen geben, Benennung des Zeitrahmens)	
Zeigt ein angemessenes verbales Verhalten (auch der Dolmetscherin gegenüber) (z. B. Sprachstil angepasst, Vermeidung von Fremdwörtern und Fachausdrücken, Verwendung von Alltagssprache, verständliche Formulierungen)	
Zeigt ein angemessenes nonverbales/paraverbales Verhalten (auch der Dolmetscherin gegenüber) (z. B. Mimik und Gestik, Augenkontakt während des Gespräches, Stimme, Dialekt, Lautstärke, Sprachmelodie)	
Einbezug der Dolmetscherin	**Bewertung (max. 40 %)**
Weist die Dolmetscherin auf die Schweigepflicht hin	
Stellt sicher, dass die Dolmetscherin in beiden Sprachen über das nötige Fachvokabular verfügt	
Stellt die Dolmetscherin mit Namen und Funktion vor	
Achtet darauf, dass die Dolmetscherin in der 1. Person über-setzt	

21.1   Fortsetzung

Strukturierte Anamnese	Bewertung (max. 30 %)
Erhebt die aktuellen Beschwerden umfassend (z. B. Symptom in allen 7 Dimensionen erfasst)	
Führt eine vegetative Anamnese durch (z. B. Körperfunktionen, Infektneigung, Ein-/Durchschlaf- störungen)	
Führt eine Medikamentenanamnese durch (z. B. aktuelle Medikation mit Dosierung/Besonderheiten, vorherige Medikation, Compliance)	
Erhebt das gesundheitsrelevante Verhalten (z. B. Suchtmittelkonsum, Bewegung, Ernährung, Freizeit- verhalten)	
Führt einen Systemüberblick durch (z. B. »Volkskrankheiten«, Operationen, Krankenhaus- voraufenthalte)	
Erhebt eine Familienanamnese (z. B. aktuelle Erkrankung in der Familie, gehäufte Erkran- kungen in der Familie)	
Erhebt eine Entwicklungsanamnese (z. B. Kinderkrankheiten, Impfstatus, Schlüsselzeiten im Leben)	
Erhebt eine psychosoziale Anamnese (z. B. Beruf, Familie, soziales Umfeld, Ressourcen)	
Zusammenfassung und Ausblick	**Bewertung (max. 30 %)**
Ermutigt die Patientin, weitere offene Punkte zu besprechen	
Fasst die wichtigsten Gesprächsinhalte zusammen und bespricht weitere Strategien (z. B. nächster Termin festgelegt, Erklärung von Behandlungs- optionen, Bezugspersonen eingeladen)	
Erreichte Gesamtbewertung in Prozent (max. 100 %)	

22.2   Bewertungsbogen

Beziehungsaufbau und Gesprächsstruktur	Bewertung (max. 20 %)
Begrüßt die Gesprächspartnerin offen und persönlich (z. B. ggf. Händeschütteln und Blickkontakt, spricht den Gesprächspartner mit Namen an, Vorstellung mit Namen und Funktion)	
Nimmt eine zugewandte Haltung ein (z. B. empathischer und respektvoller Umgang)	
Greift (non-)verbale Signale der Gesprächspartnerin angemessen auf (z. B. Paraphrasieren, Verbalisieren)	
Berücksichtigt die individuelle Lage der Gesprächspartnerin (z. B. Notfall, Umgebung, stressige Situation, Lautstärke im Hintergrund)	
Strukturiert das Gespräch nachvollziehbar und auf die Gesprächspartnerin bezogen (z. B. Reihenfolge erkennbar und logisch, Erläuterungen bei Themenwechsel, Raum für Fragen geben, Benennung des Zeitrahmens, gibt klare Anweisungen)	
Zeigt ein angemessenes verbales Verhalten (z. B. Sprachstil angepasst, Vermeidung von Fremdwörtern und Fachausdrücken, Verwendung von Alltagssprache, verständliche Formulierungen, einfacher Satzbau)	
Zeigt ein angemessenes nonverbales/paraverbales Verhalten (z. B. Artikulation, Stimme, Dialekt, Lautstärke, Sprachmelodie)	
Situation	**Bewertung (max. 20 %)**
Gibt den eigenen aktuellen Ort an (z. B. Entfernung zum Krankenhaus)	
Berichtet prägnant, was geschehen ist (z. B. Grund des Notrufes)	
Schätzt die Situation kurz ein (z. B. vitale Bedrohung, Bewusstsein und Orientierung des Patienten)	
Bezieht die Gesprächspartnerin aktiv ein (z. B. fragt nach Vorbefunden)	

22.2   Fortsetzung

Background	Bewertung (max. 20 %)
Benennt das aktuelle Problem (z. B. Hauptsymptome, aktueller Krankheitsverlauf)	
Benennt die Vorbehandlung (z. B. bisherige Arztbefunde aufgrund der aktuellen Symptomatik, bisherige Therapien)	
Assessment	**Bewertung (max. 20 %)**
Schätzt den Allgemeinzustand kurz ein (z. B. Bewusstsein)	
Benennt die Vitalparameter (z. B. Puls, Blutdruck, Atemfrequenz, Temperatur)	
Benennt Untersuchungsergebnisse (z. B. Sauerstoffsättigung)	
Nennt relevante Maßnahmen für den Transport (z. B. Monitoring, Sauerstoffgabe)	
Recommendation/ Empfehlung	**Bewertung (max. 20 %)**
Nennt die ungefähre Ankunft und wer mitfährt (z. B. Notärztin, Rettungsassistentin, Eltern)	
Trifft feste Verabredungen (z. B. konkreter Treffpunkt in der Klinik)	
Empfiehlt, wer bereitstehen sollte (z. B. Kinderarzt, intensivmedizinisches Pflegepersonal)	
Empfiehlt, ob die Patientin intensivmedizinisch überwacht werden muss (z. B. Vergewisserung, dass in der Klinik eine intensivmedizinische Überwachung möglich ist)	
Empfiehlt, was bereitgehalten werden sollte (z. B. Monitoring)	
Empfiehlt, welche Medikamente vorbereitet werden sollten (z. B. Antibiotikatherapie, Sauerstoffgabe)	
Gibt an, ob Isolationsmaßnahmen notwendig sind	
Erreichte Gesamtbewertung in Prozent (max. 100 %)	

22.3 Bewertungsbogen

Gesprächsbeginn	Bewertung (max. 5 %)
Begrüßt die Kolleginnen und Kollegen freundlich (z. B. Blickkontakt, Lächeln, Freundlichkeit)	
Kündigt die Patientin an	

Strukturierte Vorstellung der Patientin (SOAP-Schema)	Bewertung (max. 40 %)
Stellt die Patientin kurz mit Name und Alter vor (z. B. Vorstellung der Patientin in klarer gut verständlicher Sprache)	
Beschreibt den Unfallmechanismus (z. B. kurze Beschreibung des Unfallhergangs/Sturzereignisses, Benennung wichtiger Details)	
Benennt die Beschwerden der Patientin (z. B. »Die Schülerin hat Schmerzen im Schulterbereich und rechten Handgelenk«)	
Spiegelt die klinische Untersuchung und Röntgenuntersuchung wieder (z. B. »in der klinischen Untersuchung zeigte sich/im durchgeführten Röntgen zeigte sich …«, nur die Pathologien in der Untersuchung benennen)	

Kurze Zusammenfassung der Befunde und Vorstellung eines möglichen Behandlungsplans (SOAP-Schema)	Bewertung (max. 40 %)
Analysiert kurz die Differenzialdiagnosen und Krankheitsvorgeschichte der Patientin (z. B. Differenzialdiagnosen: Schulterluxation, Humerusschaftfraktur, Rotatorenmanschettenruptur, Scapulafraktur. Die 16-jährige Patientin stürzte beim Aussteigen aus der Bahn auf ihre rechte Seite. Sie beschreibt starke Schmerzen v. a. in der rechten Schulter. Diese sei stark bewegungseingeschränkt.)	
Fasst die Befunde zusammen und schätzt diese ein (z. B. mittels Röntgen diagnostizierte dislozierte proximale Humerusfraktur rechts und Handgelenksprellung rechts)	
Erläutert die Notwendigkeit einer Operation und schlägt diese in Bezug auf die Situation der Patientin vor (z. B. »Aufgrund des hohen sportlichen Anspruchs der Patientin ist eine Operation …«)	

22.3   Fortsetzung

Setzt Pausen ein und gibt den Kolleginnen und Kollegen Zeit, Fragen zu stellen (z. B. Blickkontakt halten, kurz warten bis zur nächsten Information, auf Fragen der Ärztinnen eingehen)	
Stellt den aktuellen Plan kurz vor (z. B. »Aktuell ist die Schulter ruhiggestellt. Das operative Prozedere ist bereits kurz angesprochen worden.«)	
Zusammenfassung der Vorstellung	**Bewertung (max. 15 %)**
Räumt Kolleginnen und Kollegen Zeit ein, um Vorschläge für das weitere Prozedere zu machen	
Fasst die wichtigsten Gesprächsinhalte zusammen und bespricht weitere Strategien (z. B. kurze Zusammenfassung und weitere Strategie, »die Eltern wurden bereits benachrichtigt und sind unterwegs«)	
Erreichte Gesamtbewertung in Prozent (max. 100 %)	

22.4 Bewertungsbogen

Beziehungsaufbau und Gestaltung	Bewertung (max. 30 %)
Begrüßt die Patientin offen und persönlich (z. B. spricht Patienten/Gesprächspartner mit Namen an, Vorstellung mit Namen und Funktion)	
Nimmt eine zugewandte Haltung ein (z. B. empathischer und respektvoller Umgang)	
Greift (non-)verbale Signale der Patientin angemessen auf (z. B. Paraphrasieren, Verbalisieren)	
Berücksichtigt die individuelle Lage der Patientin (z. B. Notfall, Umgebung, stressige Situation, Lautstärke im Hintergrund)	
Strukturiert das Gespräch nachvollziehbar und auf die Patientin bezogen (z. B. Reihenfolge erkennbar und logisch, Erläuterungen bei Themenwechsel, Raum für Fragen geben, Benennung des Zeitrahmens, gibt klare Anweisungen)	
Zeigt ein angemessenes verbales Verhalten (z. B. Sprachstil angepasst, Vermeidung von Fremdwörtern und Fachausdrücken, Verwendung von Alltagssprache, verständliche Formulierungen, einfacher Satzbau)	
Zeigt ein angemessenes nonverbales/paraverbales Verhalten (z. B. Artikulation, Stimme, Dialekt, Lautstärke, Sprachmelodie)	
Anwendung der RICE-Struktur	**Bewertung (max. 40 %)**
Reason for Calling: Orientiert sich über den Grund des Anrufs	
Information Gathering: Erhebt spezifische Informationen (z. B. erfragt nähere Beschreibung der Situation)	
Care: bespricht Beratung/Empfehlungen/Behandlungsplan (z. B. Wahrnehmung der aktuellen Befindlichkeit; Informationswunsch und Informationstiefe des Patienten berücksichtigt)	
Evaluation: überprüft, ob die Patientin mit der Beratung/ den Empfehlungen/dem Behandlungsplan einverstanden ist	
Erkennt »red flags« (z. B. reagiert darauf, dass Patientin nicht selbst anruft)	

22.4   Fortsetzung

Zusammenfassung des Gespräches	Bewertung (max. 30 %)
Erfragt und notiert Telefonnummer für evtl. Rückruf	
Fasst die wichtigsten Gesprächsinhalte zusammen (z. B. Zusammenfassung der Symptome, Zusammenfassung der nächsten Schritte)	
Erreichte Gesamtbewertung in Prozent (max. 100 %)	

23.1 Bewertungsbogen

Stammdaten und Diagnosen	Bewertung (max. 20 %)
Patientenstammdaten, Aufnahme- und Entlassdatum	
Adressatin: Hausärztin, nachrichtlich einweisende Ärztin, ebenfalls an der Behandlung beteiligte ärztliche Kollegen	
Name der behandelnden Krankenhausärztin und Telefonnummer für Rückfragen	
Kennzeichnung »vorläufiger« oder »endgültiger« Entlassbrief	
Grund der Einweisung	
Haupt- und Nebendiagnosen	
Infektionen und ggf. Besiedelungen durch multiresistente Erreger	
Epikrise	**Bewertung (max. 40 %)**
Anamnese	
Wichtige Befunde, die zur Diagnosestellung geführt haben	
Durchgeführte Therapien inkl. Prozeduren	
Logisch nachvollziehbare Darstellung der Befunde, die zur Diagnosestellung geführt haben	
Bewertung und Abwägung von diskrepanten Befunden	
Diskussion bei Abweichungen von Standards und Erklärung bei Einzelfallentscheiden	
Stellungnahme, ob die erhobenen Befunde zu den vorliegenden Beschwerden passen	
Entlassungsbefund	
Weiteres Prozedere/Empfehlungen	**Bewertung (max. 20 %)**
Weiteres Prozedere	
Empfehlungen	
Information über mitgegebene Arzneimittel	
Angabe über alle veranlassten Verordnungen	
Information über Bescheinigung der Arbeitsunfähigkeit	

23.1 Fortsetzung

Nachfolgende Versorgungseinrichtung	
Mitgegebene Befunde	
Arzneimittel	**Bewertung (max. 20 %)**
Wirkstoffbezeichnung/-stärke	
Darreichungsform inkl. Erläuterung bei besonderen Darreichungsformen	
Dosierung bei Aufnahme/Entlassung mit Therapiedauer	
Erläuterung bei Veränderungen	
Bekannte Arzneimittelunverträglichkeiten	
Medikationsplan	
Erreichte Gesamtbewertung in Prozent (max. 100 %)	

Sachverzeichnis

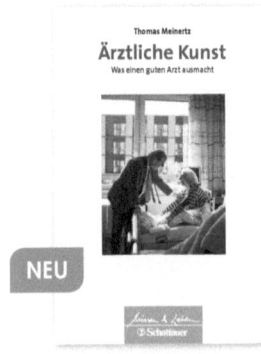

NEU

Thomas Meinertz

Ärztliche Kunst

Was einen guten Arzt ausmacht

Der renommierte Kardiologe und engagierte Kliniker Thomas Meinertz plädiert dafür, den Arztberuf als künstlerisches Handwerk auf wissenschaftlicher Grundlage aufzufassen. Sein Anliegen ist dabei, nicht nur eine größere Patientenzufriedenheit zu erreichen, sondern auch ein besseres Behandlungsergebnis durch eine gute Arzt-Patienten-Beziehung. Wenn diese Passung gelingt, kann der Arzt wesentlich präziser eine richtige Diagnose stellen und die optimale Therapie wählen.

„Wenn sich ein Patient dem Arzt anvertraut, überträgt er ihm – zumindest potentiell – die Verantwortung für sein Leben. Ohne es auszusprechen, legt er sein Schicksal in die Hand des Arztes. Etwas Vergleichbares gibt es in keinem anderen Beruf."
Thomas Meinertz

Reihe Wissen & Leben
2018. 184 Seiten, 15 Abb., broschiert
€ 19,99 (D) | ISBN 978-3-608-43283-1

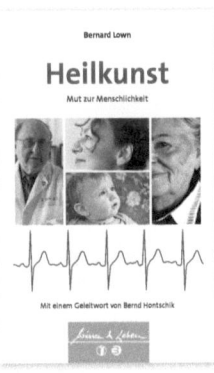

Bernard Lown

Heilkunst

Mut zur Menschlichkeit

„Worte sind das mächtigste Hilfsmittel, das ein Arzt besitzt."
Bernard Lown

Der „begnadete Erzähler" (FAZ) öffnet mit einer Fülle von Impressionen und Reflexionen aus seiner bewegten Laufbahn den Blick auf eine Heilkunst, die diesen Namen verdient und nicht zu einer technischen Reparaturwerkstatt verkommen soll: Er beleuchtet die unermessliche Bedeutung der Arzt-Patienten-Beziehung – die „Droge Arzt" als bestes Heilmittel der Welt – und zeigt, wie man die Zeit mit dem Patienten nutzbringender verwendet, als gleich mit Apparate-Tests zu beginnen. Der Herzspezialist Lown als Erfinder des Defibrillators, der unendlich viele Menschenleben gerettet hat, ist nicht nur ein Meister der Heilkunst, sondern auch der Erzählkunst. Er lehrt, dass ein guter Arzt vor allem Mut braucht, um zu seinen Idealen zu stehen. Für menschliche Werte in der Medizin – um der schleichenden Erosion der Humanität entgegenzuwirken.

Reihe Wissen & Leben
2015. 320 Seiten, broschiert
€ 24,99 (D) | ISBN 978-3-608-43125-4

Fachliteratur bei Schattauer

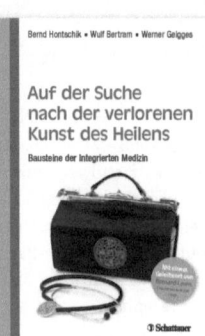

Bernd Hontschik, Wulf Bertram, Werner Geigges (Hrsg.)

Auf der Suche nach der verlorenen Kunst des Heilens

Schriftenreihe der Akademie für Integrierte Medizin

Eine Orientierungshilfe für ethische Entscheidungen in der Medizin.

- **Schlägt die Brücke** zwischen Schulmedizin und Psychosomatik
- **Neuer Blickwinkel** auf Patient-Arzt-Beziehung
- **Anschaulich** mit Fallbeschreibungen

Eine Medizin, die sich moderne naturwissenschaftlich-technische Fortschritte zunutze macht, kann zu großen therapeutischen Erfolgen führen – besonders bei akuten Krankheiten. Das Paradigma einer rein naturwissenschaftlichen Medizin, kurz „Schulmedizin" genannt, greift hier aber zu kurz, denn es begreift den Menschen und seinen Organismus als eine triviale Ursache-Wirkungs-Maschine. Das Buch vereint die wegweisenden Ansätze für eine Theorie der Integrierten Medizin mit Berichten über praktische Erfahrungen mit diesem Modell des Denkens und des Handelns. Eine exzellente Fundgrube für alle, die verstanden haben, dass Humanmedizin etwas ganz anderes bedeutet als eine Reparaturwerkstatt für defekte Körper oder Seelen.

Mit einem Geleitwort von Bernard Lown (Friedensnobelpreis 1985)
2013. 392 Seiten, 5 Abb., 4 Tab., broschiert
€ 29,99 (D) | ISBN 978-3-608-42893-3

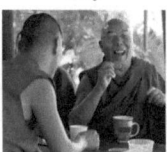

Michael Stefan Metzner

Achtsamkeit und Humor

Das Immunsystem des Geistes

Eine Hommage an zwei der wertvollsten menschlichen Eigenschaften

Der Autor zeigt ganz konkret auf, wie wir Achtsamkeit und Humor pflegen können: von traditionellen Achtsamkeitsübungen über achtsames Essen bis hin zu solchen Übungen, die man zu zweit oder in einer (Therapie-) Gruppe durchführen kann. In der 2. Auflage des erfolgreichen Buchs werden diese praktischen Aspekte stärker betont, es sind weitere Übungsanleitungen, z.B. für eine Hörmeditation, hinzugekommen.

Reihe Wissen & Leben
Mit einem Vorwort von Barbara Wild
2., erweiterte Aufl. 2016. 208 Seiten, 25 Abb. inklusive Yogaübungen zum Ausdrucken, broschiert
€ 19,99 (D) | ISBN 978-3-608-43164-3

Irrtum und Preisänderungen vorbehalten

Schattauer

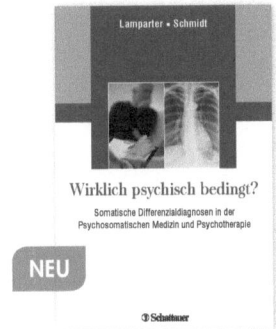

NEU

Ulrich Lamparter, Hans-Ulrich Schmidt (Hrsg.)

Wirklich psychisch bedingt?

Somatische Differenzialdiagnosen in der Psychosomatischen Medizin und Psychotherapie

- **Hilft im klinische Alltag:** Alle Krankheitsbilder mit typischen Kasuistiken
- **Schafft einen Überblick:** Gut strukturiertes und kompaktes Wissen zur Ausschlussdiagnostik
- **Schließt die Lücke:** Ergänzt die einschlägigen Lehrbücher zur psychotherapeutischen Versorgung, Aus- und Weiterbildung

Gerade bei seltenen primär somatischen Krankheitsbildern werden Symptome oft vorschnell als psychisch bedingt aufgefasst. Dadurch kommen die Patienten auf die »falsche Schiene«, werden manchmal langjährig diagnostisch verkannt und erhalten nicht die eigentlich notwendige Therapie. Anhand von realen Fällen aus der klinischen Praxis wird in diesem Handbuch das notwendige Wissen zu somatischen Differenzialdiagnosen vermittelt.

2018. 472 Seiten, zahlreiche Abb., gebunden
€ 59,99 (D)| ISBN 978-3-608-43135-3

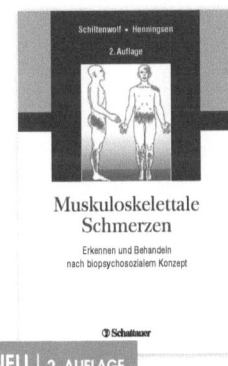

NEU | 2. AUFLAGE

Marcus Schiltenwolf, Peter Henningsen (Hrsg.)

Muskuloskelettale Schmerzen

Erkennen und Behandeln nach biopsychosozialem Konzept

- **Praxisnah:** Mit zahlreichen Fallbeispielen
- **Interdisziplinär:** Biomedizinische, psychologische, physikalische und naturheilkundliche Therapieverfahren
- **Plus:** Mit einem Kapitel zur Begutachtung von chronischen Schmerzen

Menschen mit Schmerzen der Haltungs- und Bewegungsorgane suchen häufig nach ärztlicher Hilfe. Bei starken wiederkehrenden und chronisch anhaltenden Schmerzen sind diagnostische Beurteilung und therapeutische Arbeit oft eine Herausforderung. Dieses Buch vermittelt die Grundlagen zum Verständnis der Chronifizierung. Es beschreibt prägnant die wesentlichen möglichen Ursachen der Schmerzen, die jeweiligen Therapieoptionen und deren wissenschaftlich begründete Evidenz vor dem Hintergrund einer gelingenden therapeutischen Beziehung.

2., komplett überarbeitete Aufl. 2018. 440 Seiten, 100 Abb., 63 Tab., gebunden
€ 69,99 (D) | ISBN 978-3-608-43178-0